主 编

Chourmouzios Arampatzis

Eugene P. McFadden

Lampros K. Michalis

Renu Virmani

Patrick W. Serruys

Coronary Atherosclerosis
Current Management and Treatment

冠状动脉粥样硬化
当代管理与治疗

主 译｜张 奇　徐 波

主 审｜沈卫峰　高润霖

上海科学技术出版社

图书在版编目（CIP）数据

冠状动脉粥样硬化：当代管理与治疗 /（希）阿兰
巴西斯（Arampatzis, C.）等主编；张奇，徐波译. ——
上海：上海科学技术出版社，2015.1
ISBN 978-7-5478-2441-2

Ⅰ.①冠…　Ⅱ.①阿…②张…③徐…　Ⅲ.①冠心病
-诊疗　Ⅳ.①R541.4

中国版本图书馆CIP数据核字（2014）第256422号

冠状动脉粥样硬化：当代管理与治疗

主编　Chourmouzios Arampatzis
　　　Eugene P. McFadden
　　　Lampros K. Michalis
　　　Renu Virmani
　　　Patrick W. Serruys
主译　张　奇　徐　波
主审　沈卫峰　高润霖

上海世纪出版股份有限公司
上海科学技术出版社　　出版
（上海钦州南路71号　邮政编码200235）

上海世纪出版股份有限公司发行中心发行
200001　上海福建中路193号　www.ewen.co
上海中华商务联合印刷有限公司印刷
开本 787×1092 1/16　印张 29.5　插页：4
字数 660千字
2015年1月第1版　2015年1月第1次印刷
ISBN 978-7-5478-2441-2/R·825
定价：258.00元

本书如有缺页、错装或坏损等严重质量问题，请向工厂联系调换

献给:

我们的朋友和同事 Wim van der Giessen 教授(1954—2011年),
鹿特丹伊拉斯姆斯大学的临床医师和科学家。

在线材料内容

获取第12、13、20、32及34章中另外的在线内容需首先在网站（https://informahealthcare.com/action/registration）注册。在完成注册后，将获得登录信息。若以前已经完成注册则无需再次注册。

在完成注册后，请在浏览器中输入以下网址：http://informahealthcare.com/9781841848549/extras。在跳出页面上输入登录信息，完成登录后即可浏览相应内容。

12　血流储备分数在指导临床决策中的作用

（1）开口病变FFR测定

13　血管内超声在患者诊断与治疗中的作用

（1）回撤过程中血管内超声图像常见伪像

（2）掌握血管内超声起始图像，从远端到近端

（3）血管内超声记录过程中注射造影剂

（4）A、B，急性血栓图像举例

（5）血肿图像举例

（6）A、B，造影下模糊病变举例

（7）药物洗脱支架植入后极晚期支架血栓（左前降支）血管内超声图像举例，从远端到近端，

20　血管内镜在动脉粥样硬化斑块评估中的作用：现状和潜在临床价值

（1）急性心肌梗死罪犯血管血管镜图像（来源Yasunori Ueda）

（2）病变处植入Cypher支架后血管镜图像（来源Yasunori Ueda）

（3）病变处植入Endeavor支架后血管镜图像（来源Yasunori Ueda）

32　进展性稳定型冠状动脉疾病介入治疗展望

（1）复杂病例成功介入治疗（植入药物洗脱支架）举例

（2）适合冠状动脉旁路手术病例举例

34　杂交治疗及其未来展望

（1）冠状动脉再灌注杂交治疗：同时MIDCAB和PCI治疗

（2）微创主动脉瓣置换同时PCI治疗

内 容 提 要

　　本书是一部全面而权威的关于冠状动脉粥样硬化病理、诊断和治疗的专著，由欧洲和美国心脏内科、心脏外科、介入心脏病学、心脏病理学方面的顶尖专家共同编写。面对当今心血管领域海量的文献信息，这些专家从大量全新的资料中提取出精华，并编撰成书。

　　本书阐述了世界范围内冠状动脉粥样硬化领域临床诊断与治疗方面的最新研究、技术和临床应用，内容涉及病理生理、诊断、治疗等。在病理生理方面，内容涉及基因组学、蛋白质组学、生物标志物在冠状动脉粥样硬化风险评估中的应用；在诊断方面，涉及非侵入性诊断方法（如负荷超声、闪烁显像、正电子发射断层扫描）和侵入性诊断方法（如血管内超声、血流储备分数、光学相干断层扫描等），同时包括这些技术的最新临床实验数据、应用方法及判断标准等；在治疗方面，则重点阐述各种类型病变的治疗策略、方法等。

　　本书是一部关于冠状动脉粥样硬化的高级参考书，对从事心血管疾病研究和临床工作的研究人员和医师具有较高的参考价值。

译 者 名 单

主审　沈卫峰　高润霖

主译　张　奇　徐　波

编委　(按所译章节排序)

张　奇	上海交通大学医学院附属瑞金医院	刘学波	同济大学附属东方医院
吴志俊	上海交通大学医学院附属瑞金医院	陆　林	上海交通大学医学院附属瑞金医院
张　力	浙江大学医学院附属第一医院	金泽宁	首都医科大学附属安贞医院
唐礼江	浙江医院	李　妍	第四军医大学附属西京医院
杭靖宇	上海交通大学附属第六人民医院	潘靖南	浙江大学医学院附属第二医院
蒋　峻	浙江大学医学院附属第二医院	卜　军	上海交通大学医学院附属仁济医院
唐熠达	阜外心血管病医院	戚晨良	南京市第一医院
钟　赟	南京市第一医院	叶　飞	南京市第一医院
刘　健	北京大学人民医院	伍满燕	北京大学人民医院
李　怡	中山大学附属第一医院	张瑶俊	南京市第一医院
任晓敏	南京市第一医院	陈晓云	南京市第一医院
李　浪	广西医科大学第一附属医院	葛　雷	复旦大学附属中山医院
张俊霞	南京市第一医院	张俊杰	南京市第一医院
郭　宁	西安交通大学第一附属医院	高晓飞	南京市第一医院
徐　波	阜外心血管病医院	孙中伟	阜外心血管病医院
丁风华	上海交通大学医学院附属瑞金医院	梁　春	第二军医大学附属长征医院
钱　杰	阜外心血管病医院	徐　凯	沈阳军区总医院
杨峻青	广东省人民医院	宋现涛	首都医科大学附属安贞医院
张东凤	首都医科大学附属安贞医院	曲新凯	上海交通大学附属胸科医院
韩文正	上海交通大学附属胸科医院	朱政斌	上海交通大学医学院附属瑞金医院
王　辉	北京协和医院	刘震宇	北京协和医院
赵志敬	第四军医大学附属西京医院	窦克非	阜外心血管病医院
何　源	阜外心血管病医院	杨震坤	上海交通大学医学院附属瑞金医院
李　悦	哈尔滨医科大学附属第一医院	沈成兴	上海交通大学医学院附属新华医院

编写者名单

主编

Chourmouzios Arampatzis, MD, phD,FESC
Interbalkan Medical Center, Thessaloniki, Greece

Eugène P. McFadden, MD, FESC, FACC
Department of Cardiology, Cork University Hospital, Cork, Ireland

Lampros K. Michalis, MD, phD, MRCP (UK), FESC
Department of Cardiology, Medical School, University of Ioannina, Ioannina, Greece

Renu Virmani, MD
CVPath Institute, Inc., Gaithersburg, MD, USA

Patrick W. Serruys, MD
Interventional Department, Heartcenter Rotterdam, Rotterdam, The Netherlands Thoraxcenter, Erasmus Medical Center, Rotterdam, The Netherlands

编写者

Takashi Akasaka
Department of Cardiovascular Medicine, Wakayama Medical University, Wakayama, Japan

Mario Albertucci
Interventional Cardiology, San Giovanni Hospital, Centro per la Lotta contro l'Infarto (CLI) Foundation, Rome, Italy

Dimitrios Alexopoulos
Cardiology Department, Patras University Hospital, Greece

Carlos L. Alviar
Zena and Michael A. Wiener Cardiovascular Institute, The Marie-Josee and Henry R. Kravis Cardiovascular Health Center, The Mount Sinai School of Medicine, NY, USA

John A. Ambrose
University of California San Francisco School of Medicine, Fresno, CA, USA

Dominick J. Angiolillo
University of Florida College of Medicine-Jacksonville, FL, USA

Antonios P. Antoniadis
Cardiovascular Division, Brigham and Women's Hospital, Harvard Medical School, Boston, MA, USA

Aris Bechlioulis
Department of Cardiology and Michaelidion Cardiac Center, University of Ioannina, Iannina, Greece

Jan Bogaert
Radiology Department, Medical Imaging Research Center, University Hospitals Leuven, Herestraat Leuven, Belgium

Manolis Bountioukos
Thoraxcenter, Erasmus Medical Center, Rotterdam, The Netherlands

Emmanouil S. Brilakis
Dallas VA Medical Center, Dallas, TX, USA

Salvatore Brugaletta
Thoraxcenter, Erasmus Medical Center, Rotterdam, The Netherlands Thorax Institute, Department of Cardiology, Hospital Clinic, Barcelona, Spain

Andrew Cassar
Division of Cardiovascular Diseases, Mayo College of Medicine, Rochester, MN, USA

Kuang-Yuh Chyu
Oppenheimer Atherosclerosis Research Center, the Division of Cardiology and Cedars Sinai Heart Institute, Cedars Sinai Medical Center, Los Angeles, CA, USA

Antonio Colombo
EMO-GVM Centro Cuore Columbus, Milan, Italy

Filippo Crea
Institute of Cardiology, Catholic University, Rome, Italy

Pim J. de Feyter
Department of Radiology, Erasmus Medical Center, Rotterdam, The Netherlands
Thoraxcenter, Erasmus Medical Center, Rotterdam, The Netherlands

Dominique de Kleijn
Laboratory of Experimental Cardiology, Utrecht, The Netherlands

Giuseppe De Luca
Division of Cardiology, 'Maggiore della Carità' Hospital, Università del Piemonte Orientale 'A. Avogadro', Novara, Italy

Ranil de Silva
National Heart and Lung Institute, Imperial College London, UK NIHR Biomedical Research Unit, Royal Brompton and Harefield NHS Foundation Trust, UK

Maria Drakopoulou
First Department of Cardiology, Hippokration Hospital, Athens Medical School, Athens, Greece

William F. Fearon
Division of Cardiovascular Medicine, Stanford University Medical Center, CA, USA

Charles L. Feldman
Cardiovascular Division, Brigham and Women's Hospital, Harvard Medical School, Boston, MA, USA

Eleonora Ficarra
Interventional Cardiology, San Giovanni Hospital, Centro per la Lotta contro l'Infarto (CLI) Foundation, Rome, Italy

Peter J. Fitzgerald
Division of Cardiovascular Medicine, Stanford University Medical Center, Stanford, CA, USA

Kim Fox
National Heart and Lung Institute, Imperial College London, UK NIHR Biomedical Research Unit, Royal Brompton and Harefield NHS Foundation Trust, UK

Hector M. Garcia-Garcia
Thoraxcenter, Erasmus Medical Center, Rotterdam, The Netherlands

Panagiota Georgiadou
2nd Division of Interventional Cardiology, Onassis Cardiac Surgery Center, Athens, Greece

Bernard J. Gersh
Division of Cardiovascular Diseases, Mayo College of Medicine, Rochester, MN, USA

Chrysafios Girasis
Interventional Cardiology, Thoraxcenter, Erasmus Medical Center, Rotterdam, The Netherlands

Luca Golino
UOC Emodinamica/UTIC/Cardiologia–Belcolle Hospital, Viterbo, Italy

Zhihua He
InfraReDx, Inc., Burlington, MA, USA

Imo Hoefer
Laboratory of Experimental Cardiology, Utrecht, The Netherlands

Yasuhiro Honda
Division of Cardiovascular Medicine, Stanford University Medical Center, Stanford, CA, USA

Krista Jansen
Thoraxcenter, Erasmus Medical Center, Rotterdam, The Netherlands

Juan Carlos Kaski
Cardiovascular Sciences Research Centre, Division of Clinical Sciences, St George's Hospital, University of London, London, UK

Kazuhisa Kodama
Cardiovascular Division, Osaka Police Hospital, Tennoji-ku, Osaka, Japan

Frank D. Kolodgie
CVPath Institute, Inc., Gaithersburg, MD, USA

Takashi Kubo
Department of Cardiovascular Medicine, Wakayama Medical University, Wakayama, Japan

Gaetano Antonio Lanza
Institute of Cardiology, Catholic University, Rome, Italy

Joel A. Lardizabal
Cardiology Division, Department of Medicine, University California San Francisco School of Medicine, Fresno MEP, Fresno, CA, USA

Azeem Latib
EMO-GVM Centro Cuore Columbus, Milan, Italy

Pedro A. Lemos
Heart Institute (InCor), University of Sao Paulo Medical School, Sao Paulo, Brazil Hospital Sirio Libanes, Sao Paulo, Brazil

Sean P. Madden
InfraReDx, Inc., Burlington, MA, USA

Pier Giorgio Masci
Fondazione C.N.R/Regione Toscana 'G.Monasterio' Katholieke Universiteit Leuven Leuven-Belgium

Lampros K. Michalis
Department of Cardiology and Michaelidion Cardiac Center, University of Ioannina, Ioannina, Greece

Archontoula Michelongona
First Department of Cardiology, Hippokration Hospital, Athens Medical School, Athens, Greece

Pedro R. Moreno
Zena and Michael A. Wiener Cardiovascular Institute, The Marie-Josee and Henry R. Kravis Cardiovascular Health Center, The Mount Sinai School of Medicine, New York, NY, USA

James E. Muller
InfraReDx, Inc., Burlington, MA, USA

Katerina K. Naka
Department of Cardiology and Michaelidion Cardiac Center, University of Ioannina, Ioannina, Greece

Masataka Nakano
Cardiovascular Research Fellow CVPath Institute, Inc.

Koen Nieman
Department of Radiology, Erasmus Medical Center, Rotterdam, The Netherlands Thoraxcenter, Erasmus Medical Center, Rotterdam, The Netherlands

Peter Ong
Cardiovascular Sciences Research Centre, Division of Clinical Sciences, St George's Hospital, University of London, London, UK

Michail I. Papafaklis
Cardiovascular Division, Brigham and Women's Hospital, Harvard Medical School, Boston, MA, USA

Gerard Pasterkamp
Laboratory of Experimental Cardiology, Utrecht, The Netherlands

Francesco Prati
Interventional Cardiology, San Giovanni Hospital, Centro per la Lotta contro l'Infarto (CLI) Foundation, Rome, Italy

Vito Ramazzotti
Interventional Cardiology, San Giovanni Hospital, Centro per la Lotta contro l'Infarto (CLI) Foundation, Rome, Italy

G. Russell Reiss
Center for Interventional Vascular Therapy and Department of Cardiothoracic Surgery, New York-Presbyterian Hospital, Columbia University, College of Physicians and Surgeons, New York, NY, USA

Francesco Saia
Institute of Cardiology, University of Bologna, Policlinico S. Orsola-Malpighi, Bologna, Italy

Kenji Sakamoto
Division of Cardiovascular Medicine, Stanford University Medical Center, Stanford, CA, USA

Arend F.L. Schinkel
Thoraxcenter, Department of Cardiology, Erasmus Medical Center, Rotterdam, The Netherlands

Gregory Angelo Sgueglia
UOC Emodinamica e Cardiologia Interventistica, Ospedale Santa Maria Goretti, Latina, Italy

Prediman K. Shah
Oppenheimer Atherosclerosis Research Center, the Division of Cardiology and Cedars Sinai Heart Institute, Cedars Sinai Medical Center, Los Angeles, CA, USA

Joanne Shannon
EMO-GVM Centro Cuore Columbus, Milan, Italy

Christodoulos Stefanadis
First Department of Cardiology, Hippokration Hospital, Athens Medical School, Athens, Greece

Peter H. Stone
Cardiovascular Division, Brigham and Women's Hospital, Harvard Medical School, Boston, MA, USA

Stephen T. Sum
InfraReDx, Inc., Burlington, MA, USA

Saeko Takahashi
Cardiovascular Division, Brigham and Women's Hospital, Harvard Medical School, Boston, MA, USA

Antonio Tello-Montoliu
University of Florida College of Medicine-Jacksonville, FL, USA

Gert-Jan R. ten Kate
Department of Radiology, Erasmus Medical Center, Rotterdam, The Netherlands Thoraxcenter, Erasmus Medical Center, Rotterdam, The Netherlands Interuniversity Cardiology Institute of the Netherlands, Utrecht, The Netherlands

Konstantinos Toutouzas
First Department of Cardiology, Hippokration Hospital, Athens Medical School, Athens, Greece

Eleftherios Tsiamis
First Department of Cardiology, Hippokration Hospital, Athens Medical School, Athens, Greece

Yasunori Ueda
Cardiovascular Division, Osaka Police Hospital, Tennoji-ku, Osaka, Japan

Ton van der Steen
Thoraxcenter, Erasmus Medical Center, Rotterdam, The Netherlands
Interuniversity Cardiology Institute of the Netherlands, Utrecht, The Netherlands

Gijs van Soest
Thoraxcenter, Erasmus Medical Center, Rotterdam, The Netherlands

Renu Virmani
President and Medical Director, CVPath Institute, Inc., Gaithersburg, MD, USA

Vassilis Voudris
2nd Division of Interventional Cardiology, Onassis Cardiac Surgery Center, Athens, Greece

Mathew R. Williams
Cardiovascular Transcatheter Therapies, Center for Interventional Vascular Therapy, New York-Presbyterian Hospital, Columbia University, New York, NY, USA Department of Cardiothoracic Surgery, College of Physicians and Surgeons, New York, NY, USA

Ioanna Xanthopoulou
Cardiology Department, Patras University Hospital, Greece

序

高润霖　译

当心血管期刊数量呈指数级增长且可为冠状动脉粥样硬化性心脏病（冠心病）患者选择的研究和治疗方法亦高速增长时，一本全面而权威的教科书在迅速发展的冠状动脉粥样硬化领域推出，确实十分及时。作为多年从事冠心病治疗工作的人，我十分荣幸为此书作序，并且我可以说，这本书以巧妙的方式汇集所有相关信息，是心血管领域的一个丰富的新资源，我对本书编者和编辑的努力表示赞赏。

请允许我来说明一下，当今文献资料规模巨大，我们需要一本简明扼要且综合各项数据的图书。在PubMed中，快速搜索词条"动脉粥样硬化（coronary atherosclerosis）"（直接取自本书标题），可查到约12.1万篇参考文献——一个惊人的文献数量。然而，将总量拆开，关于冠状动脉粥样硬化的数据在近期激增。1900~1960年有694篇文献；1960~1970年有1 377篇；1970~1980年有5 927篇；1980~1990年有15 797篇；1990~2000年有30 582篇；2010~2012年中期，仅仅两年半的时间就有16 029篇关于冠状动脉粥样硬化的文献，这比1980~1990整个十年的出版量都要多！显然，任何研究人员或临床医师希望独立读完这些文献是不可能的。普遍认为指南和概要声明是解决之道。但是，如今有如此多的这类文件的存在，它们出自许许多多的协会，且不断迭代和更新，指南和声明的数量也变得势不可挡了。

面对信息量超负荷这一隐约可见的威胁，Arampatzis、McFadden、Michalis、Virmani及Serruys医师看到了一项尚未被满足的重大需求，他们着手从大量的文献中提取精华，并编纂出一本关于冠状动脉粥样硬化的病理、诊断和治疗的权威教科书。编者们系统地找到当今全球该领域的思想领袖们，他们共同编纂出一本逻辑上涵盖所有重要因素的教科书。当阅读此书时，我十分惊喜地发现这本书各个部分的总和远胜于其整体，并且写作团队在涵盖冠状动脉粥样硬化完整的广度和宽度方面做了杰出的工作。本书恰当地开始于基本的动脉粥样硬化病理学；第二部分讲的是影像和诊断，先是非侵入性方法再是侵入性方法，后者包括了当下时常谈论的设备，如心肌血流储备分数和光学相干断层摄影。这样可以使从事介入和非介入工作的读者都能够学到许多见解。第三部分讲的是治疗，从一级预防开始，接着是一些相关的课题，比如危险分层、药物治疗、非ST段抬高型心肌梗死、ST段抬高型心肌梗死及微血管性心绞痛。本书以心血管领域突出方面的不同视角结尾，如冠状动脉旁路移植术和经皮血管再通术的选择、长期疗效及治疗进展等。总而言之，这本完美均衡的教科书是竭尽全力了。

当代家庭医师或心脏专科医师的工作远远超出了冠心病范畴。但是，没人会否认冠状动脉粥样硬化依然是日常临床工作的主要部分。结合了当前这一领域强烈的研究兴趣和爆炸性数据，《冠状动脉粥样硬化：当代管理与治疗》应该会成为一本随时想到就可以翻阅的教科书。我建议那些刚刚开始阅读此书的读者，在书桌上留有足够的空间——这不是一本你将会闲置在书架上的教科书。为它喝彩吧！

Valentin Fuster，MD，PHD

美国纽约西奈山医学中心内科主任

美国纽约西奈山心脏中心主任

西班牙马德里国家心血管研究中心总监

美国心脏协会前任主席

世界心脏联盟前任主席

前　言

沈卫峰　译

近几十年来，对冠状动脉粥样硬化病理生理的新认识、影像学的发展、规模适当并结合相关临床终点的随机试验的开展，以及经皮介入和外科技术的进展，使各种冠状动脉粥样硬化表现的处理水平有了明显的提高。

对正在接受多个组成现代心脏病学的亚专科培训的心血管医师而言，难以想像这样一个新时代的到来：届时心脏病患者的处理主要由普通内科医师承担，而他们的临床敏锐性因现有的诊断工具和治疗方法得到补充。相反，对具有不同背景、目前正在医治冠状动脉粥样硬化疾病患者的医师，由于这一领域发展迅速，致使他们难以决定哪些新的危险因素、影像学技术和治疗方法与其日常临床实践相关。

本书的目的是请该领域的著名专家为心血管医师和接受相关培训者提供冠状动脉粥样硬化病理生理、诊断和治疗进展的总体认识。

第一部分复习动脉粥样硬化病理生理最新进展、常见冠状动脉粥样硬化危险因素的作用、基因组学和蛋白质组学在指导临床处理中的潜在用途。前瞻性阐述其在冠心病患者最新分型和生物标志物在预测临床事件中的重要价值。

第二部分阐述现有和新的无创及有创技术作为已知或可疑冠心病患者诊断、危险分层和处理工具的潜在作用。内容包括：对胸痛患者早期临床评估；对可疑冠心病患者应用基本的无创技术作再评估；新的无创技术如何通过测定冠状动脉解剖和左心室功能提高危险分层、明确血管重建获益的患者；这些技术在评估动脉粥样硬化的功能性作用以及动脉粥样硬化斑块预测冠状动脉事件发生中的潜在作用，其在指导临床决策中的价值。最后，还探讨了现有的影像学技术对诊断和指导治疗的相对优势和不足之处。

第三部分为各种临床表现的冠心病患者提供实用的治疗方法，指出一级和二级预防的重要作用，复习当前现有的药物。此外，还从临床角度总结冠心病伴不同临床合并症患者的处理方法。

最后部分描述不同的冠心病治疗方法在现代处理策略中的应用前景、经皮介入和外科手术治疗的长期疗效的循证评估、对将来治疗措施的展望。

我们期望本书中相关领域专家的现代知识能为临床一线医师在治疗心血管疾病中提供最佳的处理方法。

Ch. Arampatzis, E.P. McFadden, July 2012

缩写词对照表

AACE	美国临床内分泌学家协会	DM	糖尿病
ABC	ATP 结合盒	DMV	左主干血管远端
ACC	美国心脏病学院	DS	直径狭窄程度
ACE-I	血管紧张素转换酶抑制剂	EAS	欧洲动脉粥样硬化协会
ACS	急性冠状动脉综合征	EASD	欧洲糖尿病研究协会
ADA	美国糖尿病协会	EBCT	电子束CT
AHA	美国心脏协会	EPC	内皮祖细胞
AMI	急性心肌梗死	ESC	欧洲心脏病协会
ARB	血管紧张素受体阻滞剂	ESH	欧洲高血压协会
ARIC	社区动脉粥样硬化风险	FFR	血流储备分数
ASA	阿司匹林	FH	家族性高胆固醇血症
AVR	主动脉瓣置换	FRS	Framinghan 风险评分
BA	分叉角度	GWAS	Genomiwide 相关研究
BIMA	双侧乳内动脉	HbA1c	糖化血红蛋白
BMI	体表指数	HCR	冠状动脉杂交再血管化治疗
BMS	裸金属支架	HDL-c	高密度脂蛋白胆固醇
CABG	冠状动脉旁路移植术	HPR	愈合的破裂斑块
CAC	冠状动脉钙化	HRT	激素替代治疗
CAD	冠状动脉疾病	HU	霍斯菲耳德单位（CT值单位）
CKD	慢性肾脏疾病	IB	背向散射积分
CRP	高敏C反应蛋白	ICA	介入性冠状动脉造影
CSA	慢性稳定性心绞痛	IDF	国际糖尿病联盟
CT	计算机断层显像	IVOCT	血管内光学相干断层显像
CT-CA	计算机断层冠状动脉显像	IVPA	血管内光声光谱
CTO	慢性完全闭塞	IVUS	血管内超声
CV	心血管	LAD	左前降支
CVD	心血管疾病	LCM	激光捕获显微切割技术
DASH	控制高血压的饮食方法	LCP	脂质核心斑块
DBP	舒张期血压	LDL-c	低密度脂蛋白胆固醇
DCM	扩张性心肌病	LIMA	左侧内乳动脉
DES	药物洗脱支架	LV	左心室

LVH	左心室肥厚		**PUFA**	多不饱和脂肪酸
MACE	主要不良心脏事件		**QCA**	定量冠状动脉造影
MI	心肌梗死		**RVD**	参考血管直径
MIDCAB	微创冠状动脉旁路移植术		**SB**	分支血管
MLA/MLD	最小管腔面积/直径		**SBP**	收缩压
MMPs	基质金属蛋白酶		**SCD**	冠状动脉猝死/心源性猝死
MPO	髓过氧化物酶		**SCORE**	系统性冠状动脉风险评估
MSCT	多层计算机断层显像		**SMC**	平滑肌细胞
NICE	国家临床高标准研究所		**SNP**	单核苷酸多态性
NIRS	近红外光谱		**STEMI**	ST段抬高型心肌梗死
OCT	光学相干断层扫描		**SVG**	大隐静脉桥
OMT	优化药物治疗		**TAVR**	经导管主动脉瓣置换
OPCAB	不停跳冠状动脉旁路移植术		**TCFA**	薄帽纤维斑块
OR	手术室		**TECAB**	全内镜冠状动脉旁路移植术
PA	光声学		**T1MI**	心肌梗死溶栓
PCI	经皮冠状动脉介入治疗		**TLR**	靶病变血运重建
PIT	病理性内膜增厚		**US**	超声
PMV	左主干血管近端		**VH**	虚拟组织学
PROCAM	前瞻性心血管明斯特（研究）		**2-D/3-D**	二维/三维

目 录

1

斑块形成和动脉粥样硬化进展之当代概念

Current concepts of plaque formation and the progression of atherosclerosis

Masataka Nakano, Renu Virmani, and Frank D. Kolodgie

张奇 译

概　述

1994年美国心脏协会（American Heart Association, AHA）分类对人体冠状动脉粥样硬化病变多样性及其导致冠状动脉血栓的阐述不够全面。在改良的分类中，人们应用描述性术语对病变差异进行了分类：适应性内膜增厚、内膜黄色瘤、病理性内膜增厚、纤维粥样斑块及薄纤维帽粥样斑块，后者作为斑块破裂的前驱病变；另外两种导致血栓的病变也同时被纳入，分别是斑块腐蚀和钙化小节。这一分类有别于冠状动脉性猝死患者的斑块概念，后者代表了无症状性斑块事件。现有分类包含了斑块破裂病变的愈合，后者通常导致冠状动脉管腔狭窄并极有可能是斑块进展的前驱形式及稳定型心绞痛的启动因素。

动脉粥样硬化的发展过程包含了早期阶段的脂质沉积、巨噬细胞浸润和凋亡、斑块内出血、氧化应激、基质金属蛋白酶化及其导致的纤维帽变薄和最终破裂等一系列因素。聚焦于斑块破裂的研究众多，但在这一章节中所阐述的对疾病进展的总体理解应当有助于给处在斑块发展不同阶段及不同冠状动脉粥样硬化临床表现的患者制订正确的治疗方案。

引　言

冠状动脉粥样硬化性疾病在世界范围内是导致死亡的首要原因，每年约有700万患者因此死亡。为应对冠状动脉疾病带来的灾难性结果，近10年来人们开展了大量的药物治疗和介入领域的临床研究，旨在降低此病的高死亡率。

对动脉粥样硬化进展的初始认识起始于20世纪90年代初的尸体解剖（以下简称尸检）研究[1,2]。虽然有了这些早期的报道，但对于斑块进展与急性冠状动脉综合征之间关系的理解仍是不完整的。美国心脏协会于20世纪90年代中期意识到了这一空白，组织成立了相关委员会并对斑块进展的现有认识做了总结，并融入动脉粥样硬化模型中得到的相关信息[3,4]。共识报告提示了斑块破裂是冠状动脉血栓唯一的致病原因，并提出了与斑块破裂相关的冠状动脉粥样硬化的六步分类方案。但对于斑块破裂的前驱病变并没有加以命名，也就是没有提及薄帽纤维粥样斑块。

我们实验室拥有最大的冠状动脉性猝死患者的尸检注册资料，在观察到蚀损斑块[5]和结节性钙化[6]这些可导致急性冠状动脉综合征的非主流因素后，我们意识到了AHA命名的不完整性。另外，AHA命名没有描述斑块愈合进程，后者也可导致管腔严重狭窄，在这一过程中可发生或不发生急性斑块破裂。静息性斑块破裂可能导致慢性完全闭塞，这在约30%的冠状动脉性猝死患者尸检中被证实。这些问题促使我们对AHA的分类做出相应的修正，采用更为详细且易懂的描述性分类，而不是简单的数字化分类。这一分类可与侵入性或非侵入性图像学检查结果相融合并应用,可改善急性冠状动脉综合征高危患者突发事件的预测能力[6]。此外,为改善急性冠状动脉综合征患者预后,全面了解动脉粥样硬化进展的病理学过程非常必要。这些都将在下文加以讨论。

定 义

在改良的分类中(表1.1,图1.1),AHA分类中的Ⅰ~Ⅳ型由描述性术语代替:适应性内膜增厚、内膜黄色瘤(脂肪纹)、病理性内膜增厚及纤维粥样斑块。由于不能说明血栓形态的三种不同原因(破裂、腐蚀和钙化结节),同时也不能阐明与以稳定型心绞痛为临床表现的愈合斑块之间的联系,新分类去除了AHA分类中的Ⅴ型和Ⅵ型。

鉴于动脉粥样硬化是一个牵涉多种致病原因的动态过程,回顾动脉粥样硬化发展的各个阶段是非常有用的。当然,随着对相关机制了解的不断深入和知识的积累,对相关分类应当进行持续的回顾和更新。

适应性内膜增厚和内膜黄色瘤(脂肪纹)

血管变化的最早表现是适应性内膜增厚(AHA分类 Ⅰ型),后者包括细胞外基质中的数层平滑肌细胞(SMCs),伴或不伴有炎症细胞浸润。研究观察到在35%的早产儿中存在适应性内膜增厚,其出生时内膜/中膜比值为0.1,之后逐渐增加,到2岁时为0.3[7]。这一变化被认为是适应性过程(非动脉粥样硬化性),因为此时平滑肌细胞的增生及抗凋亡表型表达非常弱[8]。尽管随着年龄增大,

表1.1 基于形态学描述的AHA共识改良分类

分 类	描 述	血 栓
非动脉粥样硬化性内膜病变		
内膜增厚	内膜内平滑肌细胞(SMCs)正常聚集,无脂质或泡沫巨噬细胞	无
内膜黄色瘤	浅表泡沫细胞聚集,无坏死核心或纤维帽。基于动物和人体数据,这类病变通常呈可逆性	无
进展性动脉粥样病变		
病理性内膜增厚	富含平滑肌细胞的斑块,伴有蛋白多糖基质和局部细胞外脂质聚集	无
纤维帽样粥样斑块	早期坏死:局部巨噬细胞向脂质池区域浸润,伴有叠加的纤维帽 晚期坏死:基质丢失,大量的细胞碎片,伴有叠加的纤维帽	无
薄帽纤维粥样斑块	薄纤维帽(<65 μm),伴巨噬细胞和淋巴细胞浸润,少或不伴有SMCs,并有相对较大的底层坏死核心,可伴有斑块内出血或纤维素存在	无
急性血栓性病变		
斑块破裂	纤维粥样斑块帽破裂,血管腔内血栓与内部坏死脂质核心相连接	完全闭塞性或非完全闭塞性
斑块腐蚀	斑块组成与上文相同,但无血栓与坏死脂质核心相连。可在斑块病理性增厚内膜或纤维粥样斑块基底上发生	通常为非完全闭塞性
钙化结节	喷发性(脱落)钙化结节,伴有底层纤维钙化斑块,伴少量或不伴有坏死	通常为非完全闭塞性
血栓愈合性病变		
纤维样病变(无钙化)	富含胶原斑块,伴有明显的血管腔狭窄。病变可含有大面积的钙化,伴有极少量炎症细胞,但无坏死,可代表破裂或腐蚀斑块得到愈合	无
纤维钙化病变(可合并坏死核心)		

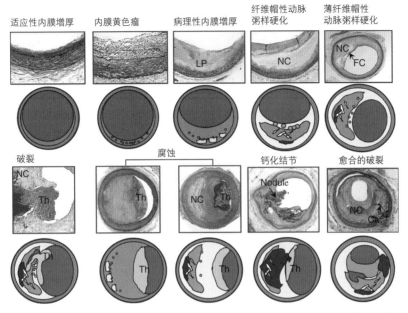

图1.1　人类冠状动脉粥样硬化图谱。两种非进展性病变：适应性内膜增厚（AHA分类Ⅰ型）和内膜黄色瘤（泡沫细胞聚集成脂肪纹，AHA分类Ⅱ型）。病理性内膜增厚（PIT, AHA分类Ⅲ型，过渡性病变）由于其被认为是纤维粥样斑块（FA）进一步发展的前体，从而作为早期斑块进展的标志。薄帽纤维粥样斑块认为是斑块破裂的前体。AHA分类中没有阐明，但导致冠状动脉血栓的阶段为腐蚀和钙化结节。腐蚀可在PIT或FA基础上发生，而钙化结节（导致血栓发生的可能性小但是存在）为钙质呈暴发状碎片并突入血管腔从而造成血栓事件。最后，斑块破裂愈合性病变通常呈更小的坏死核心及局部钙化，愈合表面富含蛋白多糖。众多破裂斑块愈合将导致进展性的管腔狭窄。缩写：LP, 脂质池；NC, 坏死核心；FC, 纤维帽；Th, 血栓；Nodule, 结节[16]。

适应性内膜也逐渐变大，但其增幅很少会达到影响血流的程度。剪切力的变化启动了内皮细胞腔内侧的异常反应[9]，同时诱导平滑肌细胞表型出现继发性改变[10]，但具体机制仍未确定。

脂肪纹或内膜黄色瘤（AHA分类Ⅱ型）病变在血管局部无毛糙或突起，主要由大量泡沫状巨噬细胞夹杂平滑肌细胞形成。虽然AHA此类分型代表了最早期的动脉粥样硬化病变，我们的经验和人体及动物研究报道提示至少在某些区域这类病变是可以逆转的[11,12]。一些研究提示细胞外基质的改变是早期动脉粥样硬化进展的重要组成部分，二聚糖和核心蛋白聚糖蛋白多糖在这一过程中起着重要作用[13]，但具体机制在很大程度上仍未确定。

病理性内膜增厚

病理性内膜增厚（PIT, AHA分类Ⅲ型）被大多数研究者认为是最早阶段（非可逆性）的进展性病变。该阶段病变的特点是管腔附近多层增生性

SMCs并存在位于内膜、中膜边缘的内在脂质池。脂质池的来源尚不清楚，其富含多功能蛋白聚糖、透明质烷及细胞外脂质聚集，但缺乏SMCs和巨噬细胞。这类脂质池已被证实与血浆脂蛋白具有亲和力，提示细胞外脂质的聚集可能由血浆脂蛋白的内流所造成[14]。Williams和Tabas[15]提出"积聚反应"假说：致粥样硬化性脂蛋白与细胞外基质（如多功能蛋白聚糖和透明质烷）的积聚启动了早期动脉粥样硬化事件。近期的研究结果强化了这一假说，蛋白多糖黏多糖链的结构变化是动脉粥样硬化前的初始步骤，这一步骤结合并聚集脂蛋白[16]。另外一个被提出的假说指出凋亡的SMCs细胞膜是PIT脂质的替代来源[17]。脂质池内凋亡的SMCs被膜残留处理受体（基底膜笼状结构）识别并伴有提示线粒体钙化的微小钙化灶[18]，这一假说机制仍保留在推理层面。

PIT的另一重要特征是斑块管腔区域存在不同程度的泡沫样巨噬细胞（与脂质池不在同一区域），

但这并不适用于所有病例。Nakashima等人在他们早期冠状动脉粥样硬化系列研究中指出，PIT伴有泡沫样巨噬细胞的病变是动脉粥样硬化的更高级别阶段[19]。我们相信巨噬细胞从血管腔表面入侵到斑块内。尽管局部巨噬细胞在PIT内聚集的准确进程仍未完整阐明，但推测指出修饰后脂蛋白的积聚和血管黏附分子的激活，如内皮细胞表达的VACM-1和ICAM-1，刺激了巨噬细胞的招募[20,21]。另外，PIT病变可展现出不同程度的游离胆固醇，后者在石蜡包埋切片上呈现为在脂质池内的细微的空心晶体状结构。尽管认为游离胆固醇通常来源于死亡的泡沫细胞，但在PIT病变中这一来源不太可能，因为PIT病变中巨噬细胞更容易限制出现在斑块的管腔侧。

纤维粥样斑块

纤维粥样斑块（AHA分类 Ⅳ型）代表动脉粥样硬化性病变的进一步进展阶段，其经典特征为存在非细胞性坏死核心，后者与PIT阶段的区别在于脂质池内无透明质烷和多功能蛋白聚糖的表达。脂质池内早期巨噬细胞浸润和细胞死亡，伴随着游离胆固醇大量增加及细胞外基质破坏，后者通常由巨噬细胞释放的基质蛋白酶所导致，这一系列变化被分类为"早期"坏死核心。在坏死核心形成早期阶段，巨噬细胞系统可有效清除凋亡物质。但这一系统很快会被压倒，清除凋亡细胞的吞噬作用将出现缺陷，随之进一步加重坏死核心的增大和斑块发展[22]。随着总斑块负荷的增加，血管代偿性增大，血管正性重构以保存血管管腔大小。根据Glagov等人的研究，管腔受累仅在血管横断面狭窄超过40%时出现[23]。我们根据观察到的坏死核心的类型将纤维性斑块进一步分划为"早期"和"晚期"。坏死核心内没有透明质烷和多功能蛋白聚糖或任何胶原表达的命名为"晚期"坏死核心，其纤维帽较厚并完整覆盖坏死核心。反之，"早期"坏死核心局部持续表达透明质烷和多功能蛋白聚糖（特别在面向中膜侧），但面向管腔侧缺乏含巨噬细胞浸润的基质。

斑块内出血

除了巨噬细胞凋亡及继发的游离胆固醇聚集，其他成分如红细胞（RBCs）也参与坏死核心的扩展进程。来源于SCD（科学引文数据库）注册资料的研究表明，斑块破裂和晚期坏死患者通常存在坏死核心内出血。RBCs膜富含脂质，约占其重量的40%，且其游离胆固醇组分超过了其他所有类型细胞膜[24]。这些在RBCs膜上过多聚集的胆固醇可阶段性分离，并形成由尾对尾排列的单纯胆固醇组成的非融合性膜域，这种排列有助于晶体形成[25]。积聚红细胞在斑块内的嵌合程度、大量脂质及巨噬细胞吞噬作用的不健全导致RBCs和其他碎片的清除障碍，从而影响坏死核心的生化组分和大小[26,27]。

关于斑块内出血的起源仍存在不同理论。有些学者认为是管腔内血液通过斑块缝隙流入所致，但也有人认为这是由于斑块内毛细血管发生渗漏所导致。我们倾向于后一种理论，因为斑块内出现非血管内红细胞时这些斑块通常并没有缝隙存在，相反其斑块内小血管的密度较高（图1.2）。另外，有研究提示了不完整的壁内细胞覆盖、毛细血管内皮细胞功能不全、小动脉基底膜局部缺失及内皮联结不良等现象[28]。这些发育不成熟、有渗漏的血管有可能导致血浆蛋白扩散，白细胞渗出和红细胞溢出[29]，这些可进一步驱动从血管外膜开始向心性血管新生进程的发生[30]。

血红蛋白毒性和氧化应激

斑块内出血不可避免地伴随着炎症细胞的加入[31]。细胞反应的具体信号机制尚不明确，但这一过程的通常假设是巨噬细胞表面的血红蛋白-结合珠蛋白（Hb-Hp）受体CD163参与复合物的清除，释放抗炎细胞因子减轻炎症反应[32]。但我们研究组的近期研究结果表明了与血管外红细胞相关的氧化应激的意义，后者导致血红蛋白的迅速增加及斑块区域内持续的炎症反应[33]。游离血红蛋白结合并灭活一氧化氮（NO），后者作为一个强有力的分子，在调控导致血管壁炎症事件因素（即平滑肌

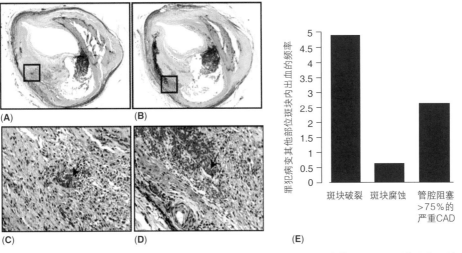

图1.2　冠状动脉斑块内出血。薄帽纤维粥样硬化斑块内近期出血。低倍（A，B x20）和高倍（C，D x200）镜观察，黑色方框区域为冠状动脉薄帽纤维粥样斑块（脆弱斑块）近期斑块内出血。A和C中箭头提示红细胞从血管滋养管中漏出。B和D为A部分的连续切片，提示出血区域的扩展，高倍镜图片提示围绕微血管的外渗红细胞池（箭头）。冠状动脉切片经Movat Pentachrome染色。E柱状图表示其他冠状动脉病变部位斑块内出血的频率，标本来源于因斑块破裂、腐蚀或严重冠状动脉疾病（CAD）而死亡的患者。值得注意的是，因斑块破裂而死亡的患者远处部位斑块出血的数量最高[64]。

血管活性和内皮黏附分子表达）上起重要作用[34]。

　　结合珠蛋白的功能主要是处理血管内或血管外发生溶血后RBCs释放的血红蛋白。结合珠蛋白基因核心中存在共同等位基因，标识为1和2，可存在两种纯合子（1-1和2-2）和一种杂合子基因型。在临床上Hp1和Hp2的蛋白产物在保护机体抵抗血红蛋白导致的氧化应激方面有着显著不同的功能差异。Levy等人报道[35]指出糖尿病患者伴有Hp2-2基因型时其心血管病风险较非Hp2-2基因型患者增加3~5倍。特别指出的是，对于并存糖尿病和Hp2-2基因型的人群，其小血管及大血管并发症风险显著增加。

　　在动脉粥样硬化斑块中，表达在M2基因型免疫抑制性巨噬细胞表面的CD136受体首要参与Hb-Hp复合物的清除过程[36]。生理性低浓度血红蛋白（亚铁血红素）呈细胞保护性，其诱导血红素氧化酶（HO-1）迅速上调。但病理性过多数量的亚铁血红素，超过HO-1代谢能力时，残存的亚铁血红素（释放游离铁离子）可通过促氧化和促炎症效应损害组织[37]。另外，当保护性血红蛋白清除机制达到饱和时，无细胞血红蛋白水平增加，

导致一氧化氮消耗增加和临床事件。一氧化氮在维持血管止血中起重要作用，同时又是基础和应激情况下血管平滑肌舒张、血管张力、内皮黏附分子表达、血小板激活和积聚的重要调节因素。亚铁血红素过多的另外一个产物是胆红素，后者具有潜在的抗氧化活性。游离铁具有潜在的促氧化活性，但是这一效应可能因其被铁蛋白隔离而受到限制。

重点提示1.1　进展性动脉粥样硬化性冠状动脉疾病

　　最早的血管改变为"内膜增厚"，包括数层平滑肌细胞和蛋白多糖基质。

　　"病理性内膜增厚（PIT）"是最早的进展性动脉粥样硬化改变（不可逆），以出现脂质池为特点。PIT包含接近管腔的不同程度泡沫样巨噬细胞。

　　纤维粥样斑块以存在无细胞性坏死核心为特征，后者包含酯化反应器、游离胆固醇及其他脂蛋白。众多人认为，巨噬细胞凋亡是形成坏死核心的主要原因。

　　斑块内出血通过聚集过多红细胞膜来源的游离胆固醇而导致坏死核心扩展。

　　红细胞溢出引起血红蛋白增加而诱导氧化应激，导致M2巨噬细胞（CD68+、CD163+）出现增加，具有抗炎特性和包含少量脂质微滴（与CD68+、CD163- 巨噬细胞相比）。

薄帽纤维粥样斑块和斑块破裂

薄帽纤维粥样斑块（TCFA）俗称"脆弱"斑块，具有类似破裂样斑块的形态学表现[6]。TCFAs通常含有一个大坏死核心，伴随着薄的完整的纤维层（帽），后者主要由Ⅰ型胶原纤维、不同阶段的巨噬细胞、淋巴细胞及少量（或没有）α肌动蛋白阳性的SMCs构成。纤维帽的厚度是斑块脆弱程度（是否容易破裂）的指标，TCFA定义为纤维帽的厚度<65 μm，破裂斑块上残存帽部厚度最薄为（23 ± 19）μm，破裂部分95%以上厚度<65 μm[38]。与已经破裂的斑块相比，TCFAs倾向具有更小的脂质核心及更少的巨噬细胞浸润。另外，与已破裂斑块相比，TCFAs的典型特征是其管腔横截面狭窄程度更小。与非阻塞性病变相比，阻塞性血栓病变其背后的管腔狭窄通常更为严重[39]。

既往认为斑块破裂通常发生在最为脆弱的点上，一般是斑块的肩部区域。但我们发现并非所有情况都这样，接近一半的破裂发生在纤维帽中部区域，特别是在劳累后发生死亡的病例中[40]。因此，我们可以合理推测斑块破裂的发生机制是多过程参与的，如基质金属酶造成的纤维帽降解[41]、高剪切力[42]、巨噬细胞和SMC死亡[43]、微钙化和纤维帽内铁离子聚集[44]。

一旦发生斑块破裂、坏死物质向血流暴露，作为对脂质、胶原和组织因子的反应，导致凝血链的启动。破裂处血管腔内血栓富含血小板成分（白色血栓），破裂近端和远端（血栓延展区域）由红色血栓组成，后者由数层纤维素和红细胞组成。一项应用扫描电镜（SEM）分析了急性心肌梗死（AMI）患者抽吸出的血栓的研究证实，随着缺血时限的增加，血栓中血小板成分减少，同时伴有纤维素成分的增加[45]。

斑块腐蚀

动脉粥样硬化斑块破裂是AMI和心源性猝死（SCD）的主要原因，占全部情况的65%~70%[46]。20世纪90年代中期，我们实验室及van der Wal等人的研究报道了冠状动脉血栓的另一种可能机制，即斑块腐蚀[5,47]。在斑块腐蚀中，血栓限制在管腔斑块表面，但并无斑块裂隙或底下脂质核心与外界接触的状态。这种情况已通过连续性切片得到证实。van der Wal等人的研究入选了20例AMI患者，结果发现斑块破裂（60%）的比例要高于"表层腐蚀"（40%）[47]。针对50例连续性冠状动脉血栓性猝死的系列研究结果表明，其中28例（56%）存在斑块破裂，22例（44%）存在"表层腐蚀"，后者所有患者的底层斑块均富含SMC和蛋白多糖成分[5]。更多针对AMI和SCD的病例研究表明，斑块腐蚀是冠状动脉血栓形成的重要底物，且女性发生频率要高于男性[48]。

使用"腐蚀"描述这一病变，是因为血栓下的管腔面缺乏内皮细胞层。除此之外，斑块腐蚀和破裂在形态学上有明显的差异。与斑块破裂相比，斑块腐蚀中巨噬细胞和T淋巴细胞更少[5,49]。另外，腐蚀斑块更多表现为偏心性病变，其富含蛋白多糖、透明质酸和Ⅲ型胶原，这也与破裂斑块不同。再者，与破裂斑块处血栓相比，腐蚀部位的血栓含有更多的髓过氧化物酶阳性细胞，并且远端栓塞的发生率更高[50,51]。综上所述，更好地认识斑块腐蚀和破裂在机制上的差异非常重要，这有助于针对斑块腐蚀诊断和治疗制订相应的策略。

钙化结节

钙化结节是导致冠状动脉血栓形成最为少见的原因。其特点为病变后有片断状、不规则钙化结节存在，管腔面周围含有纤维素，更深层通常就表现为钙化片。在形态学上，它就像喷发状结节（通常呈现多个结节伴或不伴有成骨现象）突入管腔面，伴随有富含血小板的血栓，但通常是非完全闭塞性的。目前对结节钙化的成因知之甚少。组织学上，在骨质和钙化针状体之间通常有纤维素存在，同时伴有成骨细胞、破骨细胞及炎症细胞，提示可能存在的循环干细胞诱捕或斑块内细胞的转化[6]。老年人结节钙化病变更为常见，特别是男性、慢性肾功能不全的患者，以及在扭曲的右冠状动脉或前降支血管中段部位更常见。另外, 颈动脉较冠状动脉更易呈现钙化, 这与临床颈动脉疾病时更多的钙化发现相一致。如果存在坏死核心, 通常也比其他病变类型中的要小。

愈合斑块

由于针对发生事件后斑块进展的临床研究极少, 临床上对于静息性斑块破裂或腐蚀的发生率所知不多。美国心肺血液研究所(NHLBI)针对接受PCI治疗患者的连续性动态注册数据表明术后1年非靶病变再次血运重建的发生率达6%, 且冠状动脉病变负荷越重的患者这种风险就越高。最近另一项针对急性冠状动脉综合征接受PCI治疗患者的研究发现, 术后30个月非靶病变性严重心血管事件的发生率为11.6%。这类病变在初始造影上通常表现为轻度狭窄, 但多为薄帽纤维斑块, 且斑块负荷大、管腔面积小, 有时这些特点可同时出现[52]。另外, 尸检研究提供的证据表明, 斑块进展(定义为管腔横截面积狭窄)随着反复发生的血栓事件而发生。破裂处愈合的破裂性病变, 作为愈合性斑块破裂(HPR)被提及, 可通过不同愈合阶段中下层旧纤维帽与新形成的表层组织(由平滑肌和蛋白多糖或富含胶原的基质组成)间隙来分辨[53]。与斑块破裂相似, 斑块腐蚀部位的愈合也导致管腔狭窄。愈合早期阶段的特点是病变富含蛋白多糖和Ⅲ型胶原, 其下方存在坏死核心及破裂的纤维斑块帽, 后者富含Ⅰ型胶原。

Davies等人研究结果表明, 斑块进展是通过HPR机制产生的[53]。HPR发生的频率与管腔狭窄程度相关, HPR的发生频率在管腔狭窄<20%、21%~50%及>50%的病变中分别为: 8%、19%和73%[53]。我们的研究发现, 心源性猝死患者HPR的发生率为61%, 且管腔狭窄程度与既往斑块破裂和愈合的次数增加呈正相关。这些数据为阐明静息性斑块破裂和愈合是斑块进展及造成管腔狭窄这一理论提供了证据[54]。

钙化稳定斑块

CT研究提示钙化程度通常是弥漫性冠状动脉病变的预测因子。80%的心源性猝死患者存在钙化性动脉粥样硬化, 但患者之间钙化程度各不相一, 且和疾病严重程度及斑块脆弱性无明确相关性。钙化本身是多种危险因素导致的结果, 包括年龄、性别[55]、肾功能、糖尿病[56]、维生素D水平和其他骨质代谢情况[57], 以及基因标记等[58]。

在人体, 动脉粥样硬化中开始出现钙化是细胞死亡的一种标记, 这也是所有动脉粥样硬化斑块所必有的组成部分。通过主动和被动过程, 凋亡的SMCs被认为是斑块钙化的最早期来源。这一过程累及基质泡等细胞器的钙化, 在组织学上可通过特殊染色, 如von Kossa染色等, 观察到微钙化[59]。巨噬细胞死亡被认为是早期钙沉积的另一来源。钙化的巨噬细胞表现为小片状的钙化, 并以此和SMCs钙化相区别。我们观察到, 凋亡SMCs及巨噬细胞的微钙化通常在脂质池内或接近管腔表面的"早期"坏死核心开始。钙化扩展及导致弥漫性钙化的机制, 包括累及其他细胞外基质蛋白, 如胶原、蛋白多糖, 以及通过体内表达成骨蛋白等, 目前对此理解甚少。钙化盘的最终演化形式可表现为管道状钙化, 这包含了坏死核心、胶原、炎症细胞等, 在晚期阶段甚至可能观察到骨质的形成。免疫组化和基因表达研究提示, 与无钙化对照组相比, 骨形态生成蛋白、骨桥蛋白及骨质生成所需的成骨细胞特异性转录因子在钙化动脉中得到高度表达。在烧坏样严重钙化病变中, 极少有巨噬细胞浸润或其他炎症细胞。不过仍有一部分比例的钙化属于被动形成, 没有生物学调节, 纯粹是退化性改变, 并且由磷酸钙晶体组成[60]。

斑块形态与临床相关性

针对心源性猝死患者的组织学研究表明, 50%~75%的患者存在新鲜血栓, 剩余部分患者主要冠状动脉存在稳定性斑块伴管腔严重狭窄(管腔横截面积狭窄>75%)。在含有新鲜血栓的各类患者中, 其内在的病理病变主要是斑块破裂(60%~75%), 然后是斑块腐蚀(30%~40%)及钙化结节(2%~7%)[2,6,61-63]。在由斑块破裂导致的死亡病例中，70%的患者在破裂部位的远端还有薄帽纤维粥样斑块。与之相反，薄帽纤维粥样斑块的发生率在稳定性斑块伴管腔严重狭窄猝死患者中显著减少（30%的患者）。另外，薄帽纤维粥样斑块的发生率在斑块破裂死亡患者中最高，其次是稳定性斑块，在因斑块腐蚀死亡患者中最低（图1.2）。绝大多数薄帽纤维粥样硬化发生在三个主要冠状动脉的近端部位，前降支近端最多见（43%），其次是右冠状动脉（20%）和回旋支（18%）[39]。

总之，虽然斑块破裂可导致不稳定型心绞痛、心肌梗死或猝死，但其也可能不表现出任何症状。现知静息性破裂可以愈合，但其反复在同一部位发生的话，相应管腔狭窄程度将随着每一次发生而加重。相应病变可表现为由不同层次胶原所分隔的多处坏死核心（图1.3）。这些反复的血栓事件将导致管腔的逐步狭窄和斑块进展。斑块负荷及管腔狭窄的显著增加通常由既往反复血栓血栓所导致，且此类血栓事件经常静息性发生，临床上并无心脏症状。存活患者静息性破裂的发生率无从知晓。根据我们的经验，61%的心源性猝死患者至少存在一处HPR病变，稳定性斑块伴高度狭窄死亡病例中HPR病变发生率最高（>80%），其次是急性斑块破裂（75%）和斑块腐蚀性病变（9%）患者[54]。

个 人 观 点

虽然脂类及其他传统危险因素在冠心病发病中具有十分重要的作用，但脂类和疾病之间联系的机制仍不清楚。同样的，过去一个多世纪中关于人体斑块进展的尸检和临床研究其采用的调查工具多为发光图谱，而非动脉壁本身（动脉粥样硬化发生的具体位置）。虽然动物模型不能体现在人体

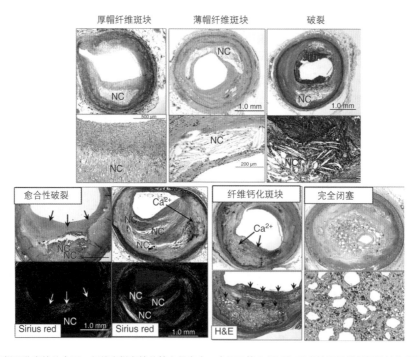

图1.3 动脉粥样硬化斑块的命运。纤维粥样斑块的特点是存在一个坏死核心（NC），后者被厚纤维性帽状结构所覆盖（左上图）。随着斑块发展，纤维帽变薄且NC增大。薄帽纤维粥样斑块（中上图）被认为是斑块破裂性病变的前体（右上图）。左下图提示愈合的破裂斑块病变，其新形成的纤维帽中（箭头所示）富含蛋白聚糖和Ⅲ型胶原（Sirius red染色呈绿色），可观察到散在α肌动蛋白阳性的平滑肌细胞叠加在坏死核心和之前破裂的、富含Ⅰ型胶原蛋白（Sirius red染色呈红色）的薄纤维帽上。反复破裂发作的病变在坏死核心上有多层纤维帽覆盖的表现，导致管腔严重狭窄。纤维钙化斑块（中下图）认为是一种烧坏病变，通常与斑块基质的片状钙化联系在一起（箭头所示）。右下图提示慢性完全闭塞性病变。管腔被再通的机化血栓所占据，后者富含蛋白多糖基质，其中存在铁质沉积和巨噬细胞。

中发生的斑块破裂事件，通过基因修饰小鼠，我们还是了解了很多疾病的机制。然而，在动物模型中观察到的动脉粥样硬化病变和人类中的并不一样。另外，动物模型对预测人体对新治疗的反应并没有帮助。因此，在人体中应用侵入性或非侵入性方法确定各种斑块的特征是我们唯一能获得更多关于斑块类型及进展知识的途径。我们仍需持续改进现有成像技术来发现冠心病并对其进行特征鉴定，包括判定斑块具体形态或特殊的代谢过程，如局部炎症或生物标志物，这些有助于对动脉粥样硬化疾病进行密切的观察。开发用于筛选无症状患者的非侵入性影响检查设备对高危临床事件患者诊治来讲是绝对必要的一种预测手段。

重点提示1.2　冠状动脉粥样硬化性疾病死亡的原因

　　50%~75%的冠状动脉性猝死由新鲜血栓事件导致。

　　在发生新鲜血栓事件的患者中，内在的病理性病变主要为斑块破裂（60%~75%），其次为斑块腐蚀（30%~40%）和钙化结节（2%~7%）。

　　血栓事件可静息性发生，并导致渐进性管腔狭窄和斑块进展，后者可最终导致急性冠状动脉综合征及猝死。

参 考 文 献

1. Velican D, Velican C. Atherosclerotic involvement of the coronary arteries of adolescents and young adults. Atherosclerosis 1980; 36: 449−60.

2. Davies MJ, Thomas A. Thrombosis and acute coronary-artery lesions in sudden cardiac ischemic death. N Engl J Med 1984; 310: 1137−40.

3. Stary HC, Blankenhorn DH, Chandler AB, et al. A definition of the intima of human arteries and of its atherosclerosis-prone regions. A report from the Committee on Vascular Lesions of the Council on Arteriosclerosis, American Heart Association. Arterioscler Thromb 1992; 12: 120−34.

4. Stary HC, Chandler AB, Dinsmore RE, et al. A definition of advanced types of atherosclerotic lesions and a histological classification of atherosclerosis. A report from the Committee on Vascular Lesions of the Council on Arteriosclerosis, American Heart Association. Arterioscler Thromb Vasc Biol 1995; 15:1512−31.

5. Farb A, Burke AP, Tang AL, et al. Coronary plaque erosion without rupture into a lipid core. A frequent cause of coronary thrombosis in sudden coronary death. Circulation 1996; 93: 1354−63.

6. Virmani R, Kolodgie FD, Burke AP, et al. Lessons from sudden coronary death: a comprehensive morphological classification scheme for atherosclerotic lesions. Arterioscler Thromb Vasc Biol 2000; 20: 1262−75.

7. Ikari Y, McManus BM, Kenyon J, et al. Neonatal intima formation in the human coronary artery. Arterioscler Thromb Vasc Biol 1999; 19: 2036−40.

8. Orekhov AN, Andreeva ER, Mikhailova IA, et al. Cell proliferation in normal and atherosclerotic human aorta: proliferative splash in lipid-rich lesions. Atherosclerosis 1998; 139:41−8.

9. Davies PF, Civelek M, Fang Y, et al. Endothelial heterogeneity associated with regional athero-susceptibility and adaptation to disturbed blood flow in vivo. Semin Thromb Hemost 2010; 36: 265−75.

10. Wang L, Karlsson L, Moses S, et al. P2 receptor expression profiles in human vascular smooth muscle and endothelial cells. J Cardiovasc Pharmacol 2002; 40: 841−53.

11. Aikawa M, Rabkin E, Okada Y, et al. Lipid lowering by diet reduces matrix metalloproteinase activity and increases collagen content of rabbit atheroma: a potential mechanism of lesion stabilization. Circulation 1998; 97: 2433−44.

12. Velican C. A dissecting view on the role of the fatty streak in the pathogenesis of human atherosclerosis: culprit or bystander? Med Interne 1981; 19: 321−37.

13. Nakashima Y, Wight TN, Sueishi K. Early atherosclerosis in humans: role of diffuse intimal thickening and extracellular matrix proteoglycans. Cardiovasc Res 2008; 79: 14−23.

14. Hoff HF, Bradley WA, Heideman CL, et al. Characterization of low density lipoprotein-like particle in the human aorta from grossly normal and atherosclerotic regions. Biochim Biophys Acta 1979; 573: 361−74.

15. Williams KJ, Tabas I. The response-to-retention hypothesis of early atherogenesis. Arterioscler Thromb Vasc Biol 1995; 15:551−61.

16. Merrilees MJ, Beaumont BW, Braun KR, et al. Neointima formed by arterial smooth muscle cells expressing versican variant v3 is resistant to lipid and macrophage accumulation. Arterioscler Thromb Vasc Biol 2011; 31:1309−16.

17. Preston Mason R, Tulenko TN, Jacob RF. Direct evidence for cholesterol crystalline domains in biological membranes: role in human pathobiology. Biochim Biophys Acta 2003; 1610: 198−207.

18. Kockx MM, De Meyer GR, Muhring J, et al. Apoptosis and related proteins in different stages of human atherosclerotic plaques. Circulation 1998; 97: 2307−15.

19. Nakashima Y, Fujii H, Sumiyoshi S, et al. Early human atherosclerosis: accumulation of lipid and proteoglycans in intimal thickenings followed by macrophage infiltration. Arterioscler Thromb Vasc Biol 2007; 27:1159−65.

20. Cushing SD, Berliner JA, Valente AJ, et al. Minimally modified low density lipoprotein induces monocyte chemotactic protein 1 in human endothelial cells and smooth muscle cells. Proc Natl Acad Sci USA 1990; 87: 5134−8.

21. Klouche M, Gottschling S, Gerl V, et al. Atherogenic properties of enzymatically degraded LDL: selective induction of MCP-1 and cytotoxic effects on human macrophages. Arterioscler Thromb Vasc Biol 1998; 18: 1376−85.

22. Tabas I. Cholesterol and phospholipid metabolism in macrophages. Biochim Biophys Acta 2000; 1529: 164−74.

23. Glagov S, Weisenberg E, Zarins CK, et al. Compensatory enlargement of human atherosclerotic coronary arteries. N Engl J Med 1987; 316: 1371−5.

24. Yeagle PL. Cholesterol and the cell membrane. Biochim Biophys Acta 1985; 822: 267−87.

25. Tulenko TN, Chen M, Mason PE, et al. Physical effects of cholesterol on arterial smooth muscle membranes: evidence of immiscible cholesterol domains and alterations in bilayer width during atherogenesis. J Lipid Res 1998; 39: 947−56.

26. Kolodgie FD, Gold HK, Burke AP, et al. Intraplaque hemorrhage and progression of coronary atheroma. N Engl J Med 2003; 349: 2316−25.

27. Tabas I. Consequences and therapeutic implications of macrophage apoptosis in atherosclerosis: the importance of lesion stage and phagocytic efficiency. Arterioscler Thromb Vasc Biol 2005; 25: 2255−64.

28. Sluimer JC, Kolodgie FD, Bijnens AP, et al. Thin-walled microvessels in human coronary atherosclerotic plaques show incomplete endothelial junctions relevance of compromised structural integrity for intraplaque microvascular leakage. J Am Coll Cardiol 2009; 53:1517−27.

29. Zhang Y, Cliff WJ, Schoefl GI, et al. Plasma protein insudation as an index of early coronary atherogenesis. Am J Pathol 1993; 143: 496−506.

30. Michel JB, Thaunat O, Houard X, et al. Topological determinants and consequences of adventitial responses to arterial wall injury. Arterioscler

Thromb Vasc Biol 2007; 27: 1259-68.

31. Tavora F, Kutys R, Li L, et al. Adventitial lymphocytic inflammation in human coronary arteries with intimal atherosclerosis. Cardiovasc Pathol 2010; 19: e61-8.

32. Davis GE. The Mac-1 and p150,95 beta 2 integrins bind denatured proteins to mediate leukocyte cell-substrate adhesion. Exp Cell Res 1992; 200: 242-52.

33. Finn AV, Nakano M, Polavarapu R, et al. Hemoglobin directs macrophage differentiation and prevents foam cell formation in human atherosclerotic plaques. J Am Coll Cardiol 2012; 59: 166-77.

34. Rother RP, Bell L, Hillmen P, et al. The clinical sequelae of intravascular hemolysis and extracellular plasma hemoglobin: a novel mechanism of human disease. JAMA 2005; 293: 1653-62.

35. Levy AP, Hochberq I, Jablonski K, et al. Haptoglobin phenotype is an independent risk factor for cardiovascular disease in individuals with diabetes: The Strong Heart Study. J Am Coll Cardiol 2002; 40: 1984-90.

36. Boyle JJ, Harrington HA, Piper E, et al. Coronary intraplaque hemorrhage evokes a novel atheroprotective macrophage phenotype. Am J Pathol 2009; 174: 1097-108.

37. Wagener FA, van Beurden HE, von den Hoff JW, et al. The hemeheme oxygenase system: a molecular switch in wound healing. Blood 2003; 102: 521-8.

38. Burke AP, Farb A, Malcom GT, et al. Coronary risk factors and plaque morphology in men with coronary disease who died suddenly. N Engl J Med 1997; 336: 1276-82.

39. Kolodgie FD, Burke AP, Farb A, et al. The thin-cap fibroatheroma: a type of vulnerable plaque: the major precursor lesion to acute coronary syndromes. Curr Opin Cardiol 2001; 16: 285-92.

40. Burke AP, Farb A, Malcom GT, et al. Plaque rupture and sudden death related to exertion in men with coronary artery disease. JAMA 1999; 281: 921-6.

41. Sukhova GK, Schonbeck U, Rabkin E, et al. Evidence for increased collagenolysis by interstitial collagenases-1 and -3 in vulnerable human atheromatous plaques. Circulation 1999; 99: 2503-9.

42. Gijsen FJ, Wentzel JJ, Thury A, et al. Strain distribution over plaques in human coronary arteries relates to shear stress. Am J Physiol Heart Circ Physiol 2008; 295: H1608-14.

43. Kolodgie FD, Narula J, Burke AP, et al. Localization of apoptotic macrophages at the site of plaque rupture in sudden coronary death. Am J Pathol 2000; 157: 1259-68.

44. Vengrenyuk Y, Carlier S, Xanthos S, et al. A hypothesis for vulnerable plaque rupture due to stress-induced debonding around cellular microcalcifications in thin fibrous caps. Proc Natl Acad Sci USA 2006; 103: 14678-83.

45. Silvain J, Collet JP, Nagaswami C, et al. Composition of coronary thrombus in acute myocardial infarction. J Am Coll Cardiol 2011; 57: 1359-67.

46. Falk E, Shah PK, Fuster V. Coronary plaque disruption. Circulation 1995; 92: 657-71.

47. van der Wal AC, Becker AE, van der Loos CM, et al. Site of intimal rupture or erosion of thrombosed coronary atherosclerotic plaques is characterized by an inflammatory process irrespective of the dominant plaque morphology. Circulation 1994; 89: 36-44.

48. Kramer MC, van der Wal AC, Koch KT, et al. Histopathological features of aspirated thrombi after primary percutaneous coronary intervention in patients with ST-elevation myocardial infarction. PLoS One 2009; 4: e5817.

49. Kolodgie FD, Burke AP, Farb A, et al. Differential accumulation of proteoglycans and hyaluronan in culprit lesions: insights into plaque erosion. Arterioscler Thromb Vasc Biol 2002; 22: 1642-8.

50. Ferrante G, Nakano M, Prati F, et al. High levels of systemic myelo-peroxidase are associated with coronary plaque erosion in patients with acute coronary syndromes: a clinicopathological study. Circulation 2010; 122: 2505-13.

51. Schwartz RS, Burke A, Farb A, et al. Microemboli and microvascular obstruction in acute coronary thrombosis and sudden coronary death: relation to epicardial plaque histopathology. J Am Coll Cardiol 2009; 54: 2167-73.

52. Stone GW, Maehara A, Lansky AJ, et al. A prospective natural history study of coronary atherosclerosis. N Engl J Med 2011; 364: 226-35.

53. Mann J, Davies MJ. Mechanisms of progression in native coronary artery disease: role of healed plaque disruption. Heart 1999; 82: 265-8.

54. Burke AP, Kolodgie FD, Farb A, et al. Healed plaque ruptures and sudden coronary death: evidence that subclinical rupture has a role in plaque progression. Circulation 2001; 103: 934-40.

55. Burke AP, Farb A, Malcom G, et al. Effect of menopause on plaque morphologic characteristics in coronary atherosclerosis. Am Heart J 2001; 141(2 Suppl): S58-62.

56. Burke AP, Taylor A, Farb A, et al. Coronary calcification: insights from sudden coronary death victims. Z Kardiol 2000; 89(Suppl 2): 49-53.

57. Watson KE, Abrolat ML, Malone LL, et al. Active serum vitamin D levels are inversely correlated with coronary calcification. Circulation 1997; 96: 1755-60.

58. Keso T, Perola M, Laippala P, et al. Polymorphisms within the tumor necrosis factor locus and prevalence of coronary artery disease in middle-aged men. Atherosclerosis 2001; 154: 691-7.

59. Proudfoot D, Shanahan CM. Biology of calcification in vascular cells: intima versus media. Herz 2001; 26: 245-51.

60. Sage AP, Tintut Y, Demer LL. Regulatory mechanisms in vascular calcification. Nat Rev Cardiol 2010; 7: 528-36.

61. el Fawal MA, Berg GA, Wheatley DJ, et al. Sudden coronary death in Glasgow: nature and frequency of acute coronary lesions. Br Heart J 1987; 57: 329-35.

62. Davies MJ, Bland JM, Hangartner JR, et al. Factors influencing the presence or absence of acute coronary artery thrombi in sudden ischaemic death. Eur Heart J 1989; 10: 203-8.

63. Burke AP, Farb A, Malcom GT, et al. Effect of risk factors on the mechanism of acute thrombosis and sudden coronary death in women. Circulation 1998; 97:2110-16.

64. Virmani R, Kolodgie FD, Burke AP, et al. Atherosclerotic plaque progression and vulnerability to rupture: angiogenesis as a source of intraplaque hemorrhage. Arterioscler Thromb Vasc Biol 2005; 25: 2054-61.

2

传统危险因素筛选普通人群和识别高危个体

Screening and identifying the high risk individuals in the general population by using traditional risk factors

Grogory Angelo Sgueglia, Gaetano Antonio Lanza, and Filippo Crea

刘学波　译

概　　述

传统的心血管疾病危险因素，即吸烟、高血压、血脂异常和糖尿病，在心血管疾病风险上表现出剂量依赖和协同效应。如此，危险分层就基于总体风险因素的评估。为了这一目的，评分算法和风险图表已经开发出来，它们在危险分层上非常有效。总体风险评估可以识别低风险人群（10年心血管事件的风险小于10%）、高风险人群（10年心血管事件的风险大于20%）和中等风险人群（10年心血管事件的风险介于10%~20%）。低风险患者达到和维持一个最佳的生活方式是很重要的。在另一个极端，高风险患者的危险性等同于已确诊有心血管疾病的患者，其除良好的生活方式外，根据危险因素的药物治疗是必需的。中等风险患者表现为不均匀人群，他们需要重新分层：为此，需要进一步的研究来确立生物标志物或生物成像技术是最有效的。

引　　言

心血管疾病（CVDs）是全世界范围内死亡和致残的主要原因，尤其是在发达国家。在终身风险中，估计50岁人群的心血管疾病风险：男性为52%，女性为39%[1]。

心血管风险的评估，对无症状但是有足够高风险患心血管疾病的个体的目标生活方式的改变和实施预防性的药物治疗是非常重要的。干预措施的强度表现出的对心血管风险因素的效应应该平行于患者的绝对风险水平。

虽然高风险的定义是武断的，但是当主要心血管事件的绝对风险与已确诊的疾病（如有稳定型心绞痛病史、急性冠状动脉综合征或冠状动脉血运重建术）的患者的相当，则他们通常被认为属于这种风险类别[2]。

临床试验表明，有心肌梗死病史的患者10年复发非致死性或致死性心肌梗死的患病风险大于20%[3,4]，稳定型心绞痛患者的10年患病风险为20%[5]。因此，那些无症状患者的10年致死性或非致死性心肌梗死的患病风险，大于20%被认为是高风险人群，而10%~20%的为中等风险人群。

患者分层的重要性依赖于这样的事实：心血管疾病预防策略的受益取决于潜在的心血管危险因素。充分评估危险因素的绝对减少对恰当评估任何预防策略的受益是非常重要的。对在风险分层中减少类似的相对风险，相比于低风险人群，更高风险人群的绝对减少是更急需的。

两种不同但互补的方法被用于心血管疾病的预防。以人群为基础的策略通过公共卫生措施尝试将风险因素的负担转移到低水平。这种方法对心血管疾病死亡率的影响在20世纪已经很显著。据过去几十年对西方国家的观察，大部分心血管死亡的减少很大可能与此策略相关，并且人群中危险因素的分布应该是公共卫生部门预防心血管疾病的基石。

然而，以人群为基础的策略也有一些缺点。虽然预防措施对整体人群有积极的平均影响，但实际上受益者局限于将有心血管事件的这一部分子集人群，而导致对其余人群过度治疗。当药物治疗或者其他更激进的措施被用于治疗危险因素可能导致不利的风险受益及成本-效益比率时，这种考虑是最有意义的。实际上，这种途径应用于生活方式的调整是最有益的[6]。

互补策略是唯一应用于高危人群的预防措施。这种方法包括设置风险阈值和集中治疗策略于那些超过这个阈值的人群。传统医学实践基于这种方法识别需要治疗的有"疾病"（或风险）的患者。相比于以人群为基础的策略，这种选择性策略的优点是以更高的风险-效益比提供干预措施。重要的是，选择性策略还提高了治疗过程中的成本效益。此外，了解心血管危险因素的知识可以提高医师和患者采用预防措施的动机。

预防心血管疾病高风险策略的效用依赖于广泛使用，而可靠的处理措施又基于心血管风险。

在过去的50年里，已经有超过100个独立的心血管危险因素被确认。然而，发现只有少数一直符合公认的导致因果关系的标准。事实上，大量的流行病学研究和随机对照试验证实吸烟、高血压、血脂异常和糖尿病是心血管疾病独立可调整的危险因素，也是心血管疾病的原因。因为强有力的证据支持它们在心血管疾病的发病机制的作用，这四个危险因素经常被贴上"传统"危险因素的标签。

重点提示2.1　传统的心血管疾病危险因素

吸烟。
高血压。
血脂异常。
糖尿病。

心血管危险因素

传统的可调整的危险因素有一个至关重要的特点，那就是它们每个与心血管风险都有一个连续的、剂量依赖性关系[7]。重要的是，经典的危险因素组合，表现为协同地增加心血管疾病的风险[8]，而全球控制它们的结果则是显著减少心血管事件（图2.1）。

吸烟

吸烟是最重要的一个可调整的心血管危险因素，也是一个有效的报警器，特别是在心肌梗死、卒中和外周动脉疾病中。

吸烟的负面作用涉及动脉粥样硬化的发展和急性血栓现象的发生。病理生理学的研究已经确定了吸烟可能通过诸多机制产生不良影响。吸烟增加了氧化产物的水平，包括氧化低密度脂蛋白（LDLs）和低浓度的心血管保护因子高密度脂蛋白（HDLs）。这些影响，随同一氧化碳和尼古丁的直接有害作用，产生内皮损伤。吸烟也与增加纤维蛋白原（凝血因子Ⅰ）的水平和增强血小板反应相关。最终，由吸烟副作用所导致的血液携氧能力下降可引起心肌缺血阈值的减低。

吸烟的负面影响与每天吸烟的数量和持续时间呈正比，而在性别、年龄和种族群体中无明显差异。每天只抽4~5支烟甚至也会增加2倍急性心肌梗死的风险（图2.2）[9]。没有证据表明过滤器或其他香烟的改进可以减少吸烟的风险。相反，使用烟斗和雪茄不吸入烟及使用口服烟草（咀嚼烟草或鼻烟）在某种程度上风险小一些，但是它们也存在剂量依赖性。

重要的是，被动吸烟（即暴露于吸烟环境）已经越来越被认为是一个可调节的心血管危险因素。一个汇集了18个流行病学研究的荟萃分析显示，对于不吸烟的患者，持续暴露于吸烟环境可增加20%~30%的心血管风险[10]。值得注意的是，吸烟是与血管痉挛性心绞痛显著相关的唯一的心血管危险因素[11]。

从每天只抽4~5支这样低的量开始，因为每天吸烟的数量与心血管危险事件有线性关系，而且由被动吸烟造成的损伤已得到记录，因此我们的终极目标是实现戒除吸烟。

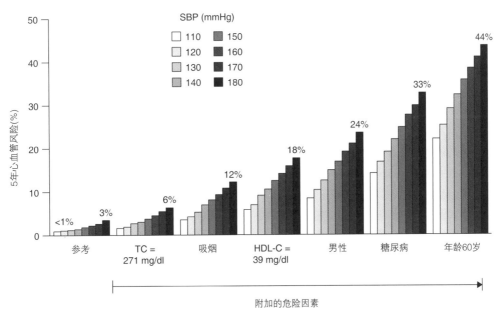

图 2.1 根据传统的危险因素对心血管疾病患者进行的 5 年风险分层。参考分层是无糖尿病、不吸烟 50 岁女性、总胆固醇 155 mg/dl①、高密度脂蛋白胆固醇 62 mg/dl、收缩压 < 110 mmHg。逐步增加的心血管危险因素使 5 年风险从低于 1% 增加到 44% [8]。缩写：HDL–C, 高密度脂蛋白胆固醇；SBP, 收缩压；TC, 总胆固醇。

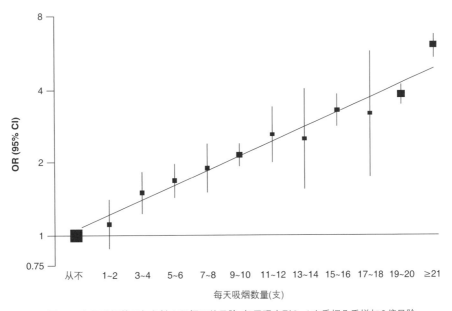

图 2.2 每天吸烟数目与急性心肌梗死的风险，每天吸少到 3~4 支香烟几乎增加 2 倍风险。

_____

① 胆固醇 1 mg/dl=0.025 86 mmol/L。

高血压

高血压可能是促进动脉粥样硬化的潜在机制，可导致急性心血管事件包括损伤内皮功能，增加血管内皮对脂蛋白的通透性和白细胞的黏附，增加氧化应激，并增加血流动力学压力，所有这些因素均可能触发急性斑块破裂。此外，还增加心肌壁压力，增加缺血心肌的需氧量并致心律失常。

在大量的前瞻性流行病学研究中发现，系统性高血压在男性和女性已被确认为心血管疾病的危险因素，也包括老年人。收缩期和舒张期血压值均与心血管疾病的风险有极强的和等级相关性，却没有任何证据表明心血管疾病风险的阈值[12]。

来自61个研究的关于100万患者的一个荟萃分析中的观测性数据显示，由心血管疾病导致的死亡是随着收缩压水平低至115 mmHg开始、舒张压值上升达到75 mmHg的水平逐步和线性的增加。风险的增加在所有年龄组都有，从40~89岁，由心血管疾病导致的死亡率随着收缩压每增加20 mmHg、舒张压每增加10 mmHg而翻倍[13]。此外，弗雷明汉心脏研究的回顾性数据表明，与血压120/80 mmHg以下的患者相比，血压值在130~139/85~89 mmHg者心血管疾病的相对风险超过其2倍以上[12]。

生理变化对血压有强大的影响，为了确诊高血压，每个患者的血压应该在不同场合多次测量。一般来说，确诊高血压应证实至少2次，且每次至少测2个血压值。血压的测量应在患者坐位休息至少5 min后进行。初次测量，应该测量双臂血压值，以识别由于患者锁骨下动脉的动脉粥样硬化斑块而导致的双臂血压差异。在这种情况下，应该选择最高的血压值。有合适大小充气袋的传统血压计，一直被认为是临床测量血压的黄金标准。然而，因为需使用汞，传统血压计在一些国家已经被禁用，而无汞柱式血压计则被更频繁地使用。因此，其精确性应正确使用标准协议测试和验证。

欧洲高血压协会（ESH）和欧洲心脏病学会（ESC）定义：最佳血压水平（收缩压<120 mmHg，舒张压<80 mmHg），正常水平（收缩压120~129 mmHg，舒张压80~84 mmHg），正常高值（收缩压130~139 mmHg，舒张压85~89 mmHg），一级高血压（收缩压140~159 mmHg，舒张压90~99 mmHg），二级高血压（收缩压160~179 mmHg，舒张压100~109 mmHg）和三级高血压（收缩压≥180 mmHg，舒张压≥110 mmHg）[14]。类似的三级分类也被世界卫生组织和国际高血压协会（ISH）共同采用[15]，以及被全国联合委员会的第七次报告用于区别三级高血压的预防、检测、评估和治疗。高血压前期阶段也称为边缘高血压，指收缩压值120~139 mmHg，舒张压值80~89 mmHg[16]。

与血压正常的人相比，高血压患者更有可能有其他心血管疾病的危险因素。实际上，高血压通常与胰岛素抵抗、高胰岛素血症、糖耐量异常、血脂异常和肥胖有关，在不到20%的高血压患者，也发现它是心血管疾病的独立危险因素。欧洲高血压协会/欧洲心脏病学会和世界卫生组织/国际高血压协会的指南都强调高血压的诊断和治疗要根据全球心血管危险因素而确定（图2.3），也要关注器官损伤，尤其是左心室肥大和尿微量白蛋白[14,15]。

高血压患者治疗的首要目标是达到一个持续的长期减少心血管疾病的风险。为此，血压应该控制在低于140/90 mmHg水平。此外，在糖尿病患者和高危对象患者，他们的目标血压为低于130/80 mmHg水平。然而，如果其他的风险因素包括吸烟、血脂异常和糖尿病，如果没有合理的治疗，控制血压治疗可能是不够的，而且风险居高不下，甚至更高（图2.3）。

血脂异常

20世纪后期，在不同国家人群的几个横断面研究表明，由心血管疾病导致的死亡与血清胆固醇水平相关。前瞻性群组研究支持这种关系，且后来的调查也证实了这种心血管死亡率的相关性主要归因于低密度脂蛋白胆固醇。事实上，在血液中，脂质（如胆固醇和三酰甘油）是不溶于水的，它们以微粒的形式流动，即以含有脂质的核心被一层亲水

血压（mmHg）					
其他危险因素、器官损伤或疾病	正常 SBP120~129 或DBP80~84	正常高值 SBP130~139 或DBP85~89	1级高血压 SBP140~159 或DBP90~99	2级高血压 SBP160~179 或DBP100~109	3级高血压 SBP≥180 或DBP≥110
无其他危险因素	一般风险	一般风险	低危	中危	高危
1~2个危险因素	低危	低危	中危	中危	极高危
3个或多个危险因素、代谢综合征、器官损伤或疾病	中危	高危	高危	高危	极高危
确诊心血管疾病或肾脏疾病	极高危	极高危	极高危	极高危	极高危

图2.3　根据心血管危险因素和器官损伤对高血压患者总的心血管风险分层。"风险"一词指的是10年心血管事件的概率，"增加"一词表明在所有分层中风险高于平均水平。虚线表明高血压的定义根据总的心血管风险而变动[14]。缩写：DBP，舒张期；SBP，收缩压。

蛋白所包裹而著称的脂蛋白（载脂蛋白）。载脂蛋白不仅对脂质的运输具有重要作用，也有其他的功能，包括：① 活化脂类代谢的关键酶（脂肪酶、肝脂肪酶、磷脂酰胆碱胆固醇酰基转移酶和胆固醇酯转运蛋白）；② 结合到细胞表面受体。

脂蛋白导致动脉粥样硬化的程度取决于它们的类型、尺寸和血浆浓度。大部分血液中的胆固醇通常是由低密度脂蛋白运输的；胆固醇和心血管危险因素之间存在一种强大的、分级的联系，这种联系在很大的胆固醇范围内存在，从胆固醇水平低至50 mg/dl起[17]。这种联系也适用于男性和女性，虽然女性的总体风险水平较低，至少到围绝经期（更年期）。此外，它对年长、年轻的人群同样适用。

升高的低密度脂蛋白胆固醇和冠心病的发展之间的关系必须被视为一个多步骤的过程，且起始于生活中的相对较早期。动脉粥样硬化形成的第一阶段是脂肪条纹的形成，其主要是由充满胆固醇的巨噬细胞构成，大部分脂质条纹的胆固醇来源于低密度脂蛋白胆固醇。第二阶段由纤维斑块构成，其中纤维斑块是一层覆盖着丰富的脂质核心的瘢痕组织。其他风险因素导致斑块在这个阶段生长。第三阶段的代表是容易破裂和形成腔内血栓的不稳定斑块。斑块破裂（或糜烂）是绝大多数急性冠状动脉综合征（心肌梗死、不稳定型心绞痛、心源性

猝死）的病因。升高的低密度脂蛋白胆固醇在成熟的冠状动脉斑块中发挥着作用，其为不稳定斑块的基层。因此，更早地在生活中降低低密度脂蛋白胆固醇可以延缓动脉粥样硬化斑块的发展。这一事实为长期降低无症状、有高全球风险因素且有高水平的低密度脂蛋白胆固醇或可调节的低密度脂蛋白胆固醇患者提供了依据。最近的证据表明，强化急性冠状动脉综合征患者低密度脂蛋白水平的降低可以减少短-中期冠状动脉不稳定事件复发的风险。他汀类药物的早期影响是更可能是由其抗炎效应而非降脂作用所致。相比之下，他汀类药物对无症状的心血管事件患者和已确诊冠心病的患者的长期受益作用完全归于低密度脂蛋白胆固醇的减少。

低浓度的高密度脂蛋白胆固醇也显然与动脉粥样硬化的早期发展有关。高密度脂蛋白有抗动脉粥样硬化作用；已经表明高密度脂蛋白通过抗炎、抗血栓及抗凋亡机制来发挥这一效应。高密度脂蛋白参与胆固醇从其他器官、组织到肝脏的转运，也包括转运动脉血管壁内过剩的胆固醇（称为反向胆固醇运输），这可能是高密度脂蛋白保护动脉血管壁的另一种机制。

总胆固醇和高密度脂蛋白可以直接测定，但低密度脂蛋白通常由弗里德瓦尔德公式计算而得：

$$低密度脂蛋白胆固醇 = 总胆固醇 - 高密度脂蛋白胆固醇 - (0.2 \times 三酰甘油)$$

然而，这一公式只适用于当三酰甘油浓度低于 400 mg/dl 左右时。

高三酰甘油血症也与动脉粥样硬化性疾病的风险增加有关，但它是否独立于其他风险因素（尤其是糖尿病）仍处于争论中。

就治疗目标而言，国家胆固醇教育计划成人治疗专家组Ⅲ（NCEP-ATP Ⅲ）已经推荐了一种广泛应用并且将总体风险评价考虑在内的治疗方法[18]。

NCEP-ATP Ⅲ确定了三类风险，把调整目标和降低低密度脂蛋白胆固醇作为治疗已有心血管疾病患者的终极目标。第一类（最高风险类别）包括10年风险大于20%且有超过两个危险因素的无症状患者及已确诊冠心病或等同冠心病的疾病[包括糖尿病、外周动脉疾病、腹主动脉瘤、颈动脉疾病（有症状的，如短暂性脑缺血发作或颈动脉来源的卒中，或血管造影或超声提示血管 > 50%的狭窄）]的患者。此类型中低密度脂蛋白控制目标为小于100 mg/dl。第二类包括多个（大于2个）危险因素以及10年风险 <20%。低密度脂蛋白控制目标为小于130 mg/dl。第三类包括0 ~ 1个危险因素的人群，低密度脂蛋白控制目标为小

于160 mg/dl。在NCEP-ATP Ⅲ中，推荐的主要危险因素包括吸烟、血压大于等于140/90 mmHg或在降压治疗的基础上、低的高密度脂蛋白浓度（小于40 mg/dl）、有早发的冠心病家族史，以及年龄≥45岁的男性和年龄≥55岁的女性。

NCEP-ATP Ⅲ指南发布后，几个有关降低胆固醇的重要试验也出版了。因此，更新的管理推荐发布了[19]，提出了以下低密度脂蛋白目标：① 在高危组（如前所述）患者中，小于100 mg/dl并且随机浓度小于70 mg/dl；② 在中高危组（超过2个危险因素及10年风险介于10% ~ 20%）患者，小于130 mg/dl或者随机浓度小于100 mg/dl；③ 中危组（超过2个危险因素及10年期风险小于10%）患者小于130 mg/dl；④ 低危组（如以上定义）患者，小于160 mg/dl（图2.4）。

糖尿病

糖尿病引起动脉粥样硬化的潜在机制包括低水平的高密度脂蛋白胆固醇、高浓度的三酰甘油、增加的脂蛋白残余颗粒、增加的小而密的低密度脂蛋白胆固醇、脂蛋白氧化的增强、低密度脂蛋白胆

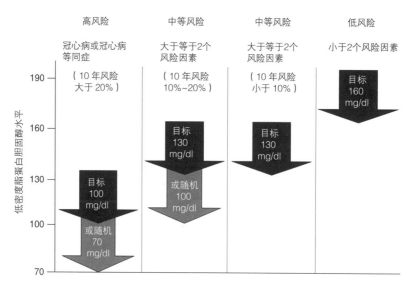

图2.4　NCEP-ATP Ⅲ指南根据全球风险因素建议的目标低密度脂蛋白胆固醇水平。

固醇的糖化、增加的纤维蛋白原、血小板聚集的增强、纤维蛋白溶解受损、血管性血友病因子增加、高胰岛素血症和内皮功能受损。

流行病学研究已经证明了血糖水平的增加与心血管疾病死亡风险间的线性关系。这一关系已经通过糖耐量试验的餐后 2 h 血糖值和糖化血红蛋白证实。

糖尿病是心血管疾病的独立危险因素。1 型和 2 型糖尿病患者的心血管风险事件均有 2~4 倍的升高。糖尿病患者中有 3/4 死于心血管疾病。一些数据表明无心肌梗死病史的糖尿病患者与有心肌梗死病史的非糖尿病患者有同样高的冠心病死亡率[20]。

糖尿病消除了对绝经前期女性抗心血管疾病的一般保护。实际上，女性糖尿病患者复发心肌梗死的风险是男性糖尿病患者的 2 倍。2 型糖尿病女性患者可能较糖尿病男性患者的心血管疾病的风险更高，至少在一定程度上可以解释为：糖尿病在女性中对脂蛋白有更大的损伤效应。

欧洲心脏病协会（ESC）和欧洲糖尿病研究协会（EASD）[21]的联合文件，依据先前世界卫生组织（WHO）[22]和美国糖尿病协会（ADA）[23]的标准，将葡萄糖代谢分类为正常血糖代谢、糖代谢异常及糖尿病。WHO的标准基于空腹血糖及餐后 2 h 血糖，而ADA的标准强烈鼓励只用空腹血糖。糖尿病的定义为空腹血糖大于等于 126 mg/dl 或餐后 2 h 血糖值大于等于 200 mg/dl。这些值，同样被美国内分泌临床医师协会（AACE）[24]及国际糖尿病联合会（IDF）[25]所认同，其主要取决于糖尿病视网膜病变患者的患病率，而糖尿病视网膜病变是高血糖症的一种特殊并发症，且其患病率开始增加。

糖尿病的治疗已经变得愈加清晰，目标是对高血糖的控制和与糖尿病高度相关的其他危险因素的控制。Steno-2研究（图2.5）表明，联合控制高血糖、高血压和血脂异常，能减少超过50%的心血管事件[26]。关于糖尿病，特别是糖化血红蛋白，ADA的公认目标值是小于 7%[23]，而 ESC、EASD[21]、AACE[24]和IDF[25]公认目标为小于6.5%。最近的试验表明，严格的血糖控制可能导致致命的低血糖

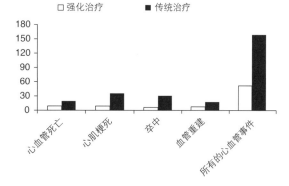

图 2.5 在 Steno-2 研究（上半部分）预定的强化的多因子的干预治疗目标和在平均 13.3 年后的事件发生率（7.8 年的强化全面干预和额外的 5.5 年的随访，下半部分）。全面减少传统的 2 型糖尿病的风险因素导致心血管事件减少 50% 以上[26]。

发作，能抵消潜在的受益。未来的指南将通过制定基于临床表现的不同目标值来解决这一重要问题。

> **重点提示 2.2**
>
> 传统危险因素的组合对增加心血管风险事件具有协同作用。因此，全球风险评估在一级预防中发挥关键作用。

其他临床危险因素

尽管传统的心血管危险因素的临床重要性已被认可，但通常被认为它们只占患心血管疾病风险的大约一半。此外，近年来许多研究表明，其他潜在的可改变的危险因素，在临床检查中很容易辨别，其可能有临床意义并可能成为减少心血管危险因素的重要目标。引人注目的 INTERHEART 研究确定了 9 个风险因素，约占正在发展中的心肌梗死的 90% 人群归因危险度（图2.6）[27]。除传统的危险因素（仍在进行的抽烟、血脂异常、高血压和糖尿病）外，这些危险因素包括腹部肥胖、社会心理因素、久坐不动的生活方式、缺少水果和蔬菜的摄入和乙醇摄入。

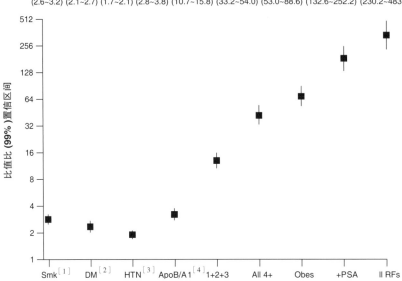

图2.6　在INTERHEART研究中的多个风险因素中，暴露于急性心肌梗死的风险。含所有危险因素患者的风险比没有任何危险因素的患者高512倍[27]。缩写：Smk, 吸烟；DM, 糖尿病；HTN, 高血压；Obes, 腹部肥胖；PSA, 心理社会因素；RF, 危险因素。

然而，它们是否真正独立于心血管危险因素仍需评估并有争议。事实上，这些危险因素经常改善或导致传统的风险因素，包括血脂异常、高血压和糖尿病。如此，它们大部分的影响是由后者的不利条件而致，它们可能是通过减少传统的危险因素而使患者受益，这些影响貌似可信。

近年来大多数研究显示，肥胖的重要性成为一个流行性的话题，但大多数强调肥胖的负面影响。最近的一项在17个国家涉及221 934例患者的研究表明，关于传统的危险因素，肥胖本身并不构成一个独立的危险因素[28]。

重点提示2.3

基于多风险因素组合的评分在大规模的前瞻性研究中已开发和验证，以确保个别患者的全球风险评估。

风险评分和全球风险评估

虽然个体的传统危险因素与心血管疾病的发展显著相关，但就整体而言，这些因素的预测性和分辨力在单独使用时是受限制的。事实上，那些存在和不存在冠心病的个体风险因素的分布大体上是重叠的。

在女性健康研究中，虽然低密度脂蛋白胆固醇水平的增加与心血管事件相关，但这些事件46%却发生在低密度脂蛋白胆固醇水平低于130 mg/dl的女性[29]。

在超过122 000例已确诊冠心病患者参加的临床试验的数据分析，包括心肌梗死、不稳定型心绞痛和经皮冠状动脉介入治疗[30]，发现15%的女性和几乎20%的男性没有任何传统的可调整的四大心血管危险因素。另外，超过50%的女性和60%的男性没有或仅有其中的一个危险因素。

因此，考虑到个别风险因素预测心血管疾病发展能力有限，一个可以量化风险并确定适当干预措施的替代策略被提出；这个策略依赖于基于对大量个体多个风险因素的结合而发现的对心血管事件有显著预测作用的评分。通过使用预测方程，可以进行全球性的危险因素评估。后者来源于对传统危险因素的各种加权和在给定的时间内提供一个估计发展为心血管疾病事件的概率的多变量模型分析。事实上，风险因子的交互作用是复杂的，涉及联合效应、阈值水平、能放大心血管风险的相乘交互作用,需要更复杂的和综合的方法去评估风险。

一项评价这些风险评估策略效用的常规技术是利用受试者工作特征(ROC)曲线分析。ROC曲线下面积(AUC),与C-统计相符合,通过分析函数,与那些不发生阳性事件的相比,可以评估发生阳性事件的一个更高概率。如此,它就可以评估一个风险因素,或者一组风险因素,可以区别受影响和不受影响的人,当值为0.5(或50%)对应的意义为无诊断价值,而值为1.0则有完美的诊断价值。AUC值在0.7~0.9被认为是良好的诊断价值,而大于0.9被认为有较高的诊断价值。C-统计对于个别的风险因素,如血脂和血压,通常在单独使用时其值在0.6~0.7,这是不理想的临床用途。

与单一风险因素相比,AUC值和C-统计有助于确定风险因素评分在多大程度上促进了疾病预测,也为评估诊断干预的成本-效益比提供了重要信息。

重点提示2.4　总体心血管风险的评估工具

Framingham风险评分。
SCORE项目。
QRISK风险评分。
PROCAM风险函数。
CUORE风险图表。

Framingham风险评分

Framingham风险评分(FRS)[7]是一个易于使用和临床相关的评分系统,是根据下列危险因素推断而来:年龄、性别、总胆固醇、高密度脂蛋白胆固醇、高血压和吸烟。

FRS来源于在Framingham心脏研究中心招募的最初没有临床心血管疾病的一个庞大的男性和女性人群。FRS最初是基于连续的变量值,但随后则是一个基于年龄分类、总胆固醇(或低密度脂蛋白胆固醇)、高密度脂蛋白胆固醇、收缩压、糖尿病、吸烟状况的简化的评分系统,同时开发了对男性和女性独立的算法[7]。

FRS提供了冠状动脉事件包括心绞痛、心肌梗死和冠心病死亡的10年风险评估[7]。虽然FRS在很多人(包括高加索人、美国人和非裔美国人)中

得到验证,但最近的一些研究表明其精确性是有限的,特别是在欧洲和亚洲人群。事实上,系统的回顾使用FRS的27个研究发现,预测-观察风险比从对高风险人群的预测低0.43到对低危人群的预测高2.87之间波动[31]。

最近观察FRS风险预测准确性较低有多个原因,包括从Framingham研究后的几十年,西方人群的心血管风险显著下降,人群中心血管疾病的患病率与Framingham研究时的患病率的差别已经不同,而且种族差异已显著影响了风险因素。

另一方面,FRS提供了一些优势,使其作为一种初等的心血管评估方法在美国和其他国家得到广泛的认可。首先,FRS在大量的研究中和不同的设置下已被评估。来自FRS的风险评分也可以预测30年风险和终身风险,虽然后者的风险性评分还需要进一步验证。新近,一个评估心血管疾病风险的多变量风险函数衍生于FRS[1]。

重要的是,FRS可以很容易地应用于办公室,包括纸质和以计算机为基础的工具,以促进其使用。由于这些原因,FRS被各种科学社会的数个专家组和调查委员会推荐,作为用于评估看似健康的人的全球心血管风险的一个有效工具。

SCORE项目

在2003年,ESC指南对心血管疾病的预防提出了一种新的全球风险评估算法称为SCORE(系统的冠心病的风险评估)[32]。这种函数的开发是基于来自超过200 000例汇集欧洲12个国家同龄患者的数据。

SCORE算法合并了将同样传统危险因素包括在内的FRS,但它被欧洲人群所校准,并预测由心肌梗死、卒中和主动脉瘤造成的心血管首要致命的10年风险。SCORE系统独特的一面是,对欧洲高风险区和低风险区,同样对冠心病和非冠心病患者均有其独特的公式(图2.7)。应该注意的是,SCORE算法仅用于评估致命的动脉粥样硬化事件的风险;也就是说,它不用于评估非致死性事件。现在有几个特定国家的版本的SCORE系统。

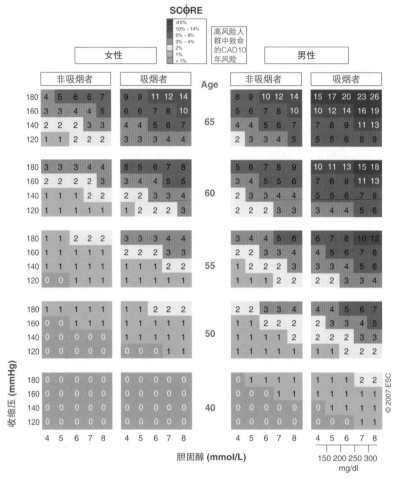

图 2.7　来自由欧洲心脏病协会主持提出的系统性的冠状动脉风险评估（SCORE）大纲的风险图。在传统危险因素的基础上，这些图表对快速评估心血管风险是非常有帮助的[29]。缩写：CVD，心血管疾病。

QRISK 风险评分

QRISK 风险评分是来自一个庞大的英国基层医疗人群，把年龄、性别、吸烟状况、收缩压、总胆醇与高密度脂蛋白胆固醇的比、身体质量指数、冠心病家族史、社会剥夺衡量和抗高血压药物治疗等因素作为危险因素[33]。随后 QRISK2 风险评分的开发是为了进一步提高风险预测，把种族、糖尿病、类风湿关节炎、肾脏病、心房颤动等因素作为附加的危险因素[34]。

然而，由于它的复杂性，这一风险评分在临床实践中的应用是不太有吸引力的；此外，它在独立人群中还没有被验证。此外，它来源于常规数据集，而不是前瞻性的研究，是用来推导 FRS 和 SCORE 风险方程的。

PROCAM 风险函数

PROCAM（PROspective CArdiovascular Munster）风险函数可以评估 10 年内发展为终点事件的概率（猝死或首次心肌梗死）；它包括年龄、收缩压、低密度及高密度脂蛋白胆固醇、三酰甘油、吸烟、糖尿病及心肌梗死家族病史的危险因素[35]。

这个风险函数的建立，是基于在 1979~1985 年对 PROCAM 研究中没有任何心血管疾病的 5 389 个德国男性作为基线的 Cox 比例风险回归模型。然而，由于它是来源于中年男性人群中，所以对 65

岁以上年龄的男性和女性有应用的限制性。因此，最近建立的一个新的PROCAM风险评分是基于威布尔函数，从而使得它可以在普通人群中进行风险评估[36]。

CUORE风险图表

CUORE风险图表的建立，来自在20世纪80~90年代中期对意大利北方、中部和南方的无心血管疾病的7 056个男性和12 574个女性的数据，是为了评估全球心血管风险[37]。患者平均随访10年时间，以了解总的和特定的死亡率及非致死性的脑血管和心血管事件。

特别是，风险图表把糖尿病、吸烟、年龄、收缩压和总胆固醇作为分类变量，单独应用于年龄在40~69岁的男性和女性。CUORE风险图表较SCORE被发现可以更好地应用于欧洲低风险心血管死亡率人群[38]。

重点提示2.5

高达1/3的心血管事件发生在总体风险处于中等的患者。这是心血管风险评估的一个灰色地带。因此，对该灰色区域患者合理的重新分类是必须的。为此，虽然C反应蛋白是一个很有前途的生物标志物，但进一步使用其他生物标志物或生物成像技术的研究也是必要的。

个 人 观 点

传统风险因素的识别是预防心血管疾病的第一个里程碑。第二个里程碑是仅考虑个体风险因素还不足的概念；衡量总体风险因素以调整并控制个体患者风险因素的强度是非常重要的。这种方法使我们能够识别：① 低风险患者，其主要目标是鼓励形成适当的生活方式；② 高风险患者，除了优化生活方式，还必须实现治疗高血压、高血脂和糖尿病的严格目标；③ 处于中间风险的患者，再次强调优化生活方式是很重要的，同时他们仍然处于最佳药物治疗的灰色地带。因此，未来的挑战包括：① 对现在考虑的处于中间风险的患者进行合理的

重新分类；② 识别出在短时间内发展为急性心血管事件的高风险患者。

中等危险人群构成了心血管风险评估的灰色区域，且高达1/3的心血管事件发生于这一类别风险。因此，基于进一步研究对患者进行合理的重新分类非常有用。随着我们对动脉粥样硬化生物学理解的进步，可能允许使用新的生物学标志加强对心血管风险的评估。例如，INTFR II FART研究证明高水平的C反应蛋白和所有的危险因素相关，包括那些不在目前风险评估算法内的因素[27]。迅速捕获这些难以捉摸的风险要素，如饮食、体育活动和抑郁，它们的风险可能性很难直接度量，但它们可能有助于协同提高C反应蛋白的预测能力，对处于心血管事件中间风险的患者合理地再分类，使用传统的算法再评估其高风险或低风险类别。因此，在最近的JUPITER试验（他汀类一级预防使用的理由：一项评估瑞舒伐他汀的干预试验），根据传统危险因素分类，处于中等风险但CRP水平>2 mg/L的患者，当被随机分至他汀组时，与安慰剂组相比，心血管预后更好[39]。生物成像（包括评估冠状动脉钙化积分或颈动脉内-中膜厚度）似乎也可以对中等心血管风险患者重新分类。然而，如何将CRP水平和生物成像应用于临床实践以指导治疗那些分类处于中等风险的患者，有待被更好地建立。

最后，在高风险人群中很容易识别在短时间内引起心血管事件易损斑块的患者。然而，我们可能离这个目标还远，因为大部分薄帽纤维斑块可能会被生物成像技术所识别，不引起任何症状而自发痊愈[40,41]，且在血栓形成之前糜烂的斑块难以检测出。

参 考 文 献

1. D'Agostino RB Sr, Vasan RS, Pencina MJ, et al. General cardiovascular risk profile for use in primary care: the Framingham Heart Study. Circulation 2008; 117: 743–53.

2. Grundy SM. Primary prevention of coronary heart disease: integrating risk assessment with intervention. Circulation 1999; 100: 988–98.

3. Sacks FM, Pfeffer MA, Moye LA, et al. The effect of pravastatin on coronary events after myocardial infarction in patients with average cholesterol levels. Cholesterol and Recurrent Events Trial investigators. N Engl J Med 1996; 335:1001–9.

4. The Long-Term Intervention with Pravastatin in Ischaemic Disease (LIPID) Study Group. Prevention of cardiovascular events and death with pravastatin in patients with coronary heart disease and a broad range of initial cholesterol levels. N Engl J Med 1998; 339: 1349−57.

5. Juul-Moller S, Edvardsson N, Jahnmatz B, et al. Double-blind trial of aspirin in primary prevention of myocardial infarction in patients with stable chronic angina pectoris. The Swedish Angina Pectoris Aspirin Trial (SAPAT) Group. Lancet 1992; 340: 1421−5.

6. Cesaroni G, Forastiere F, Agabiti N, et al. Effect of the Italian smoking ban on population rates of acute coronary events. Circulation 2008; 117: 1183−8.

7. Wilson PW, D'Agostino RB, Levy D, et al. Prediction of coronary heart disease using risk factor categories. Circulation 1998; 97: 1837−47.

8. Jackson R, Lawes CM, Bennett DA, et al. Treatment with drugs to lower blood pressure and blood cholesterol based on an individual's absolute cardiovascular risk. Lancet 2005; 365: 434−41.

9. Teo KK, Ounpuu S, Hawken S, et al. Tobacco use and risk of myocardial infarction in 52 countries in the INTERHEART study: a case-control study. Lancet 2006; 368: 647−58.

10. He J, Vupputuri S, Allen K, et al. Passive smoking and the risk of coronary heart disease-a meta-analysis of epidemiologic studies. N Engl J Med 1999; 340: 920−6.

11. Lanza GA, Sestito A, Sgueglia GA, et al. Current clinical features, diagnostic assessment and prognostic determinants of patients with variant angina. Int J Cardiol 2007; 118: 41−7.

12. Vasan RS, Larson MG, Leip EP, et al. Impact of high-normal blood pressure on the risk of cardiovascular disease. N Engl J Med 2001; 345: 1291−7.

13. Lewington S, Clarke R, Qizilbash N, et al. Age-specific relevance of usual blood pressure to vascular mortality: a meta-analysis of individual data for one million adults in 61 prospective studies. Lancet 2002; 360: 1903−13.

14. Mancia G, De Backer G, Dominiczak A, et al. Guidelines for the management of arterial hypertension: The Task Force for the Management of Arterial Hypertension of the European Society of Hypertension (ESH) and of the European Society of Cardiology (ESC). Eur Heart J 2007; 28: 1462−536.

15. Whitworth JA. World Health Organization (WHO)/International Society of Hypertension (ISH) statement on management of hypertension. J Hypertens 2003; 21: 1983−92.

16. Chobanian AV, Bakris GL, Black HR, et al. The seventh report of the Joint National Committee on prevention, detection, evaluation, and treatment of high blood pressure: the JNC 7 report. JAMA 2003; 289: 2560−72.

17. Neaton JD, Blackburn H, Jacobs D, et al. Serum cholesterol level and mortality findings for men screened in the Multiple Risk Factor Intervention Trial Research Group. Arch Intern Med 1992; 152: 1490−500.

18. Expert Panel on Detection, Evaluation, and Treatment of High Blood Cholesterol in Adults. Executive Summary of the Third Report of the National Cholesterol Education Program (NCEP) Expert Panel on Detection, Evaluation, and Treatment of High Blood Cholesterol in Adults (Adult Treatment Panel III). JAMA 2001; 285: 2486−97.

19. Grundy SM, Cleeman JI, Merz CN, et al. Implications of recent clinical trials for the National Cholesterol Education Program Adult Treatment Panel III guidelines. Circulation 2004; 110: 227−39.

20. Haffner SM, Lehto S, Ronnemaa T, et al. Mortality from coronary heart disease in subjects with type 2 diabetes and in nondiabetic subjects with and without prior myocardial infarction. N Engl J Med 1998; 339: 229−34.

21. Ryden L, Standl E, Bartnik M, et al. Guidelines on diabetes, prediabetes, and cardiovascular diseases: executive summary the Task Force on Diabetes and Cardiovascular Diseases of the European Society of Cardiology (ESC) and of the European Association for the Study of Diabetes (EASD). Eur Heart J 2007; 28: 88−136.

22. WHO Consultation. Definition, diagnosis and classification of diabetes mellitus and its complications. Geneva: World Health Organ, 1999.

23. Genuth S, Alberti KG, Bennett P, et al. Follow-up report on the diagnosis of diabetes mellitus. Diabetes Care 2003; 26:3160−7.

24. Rodbard HW, Blonde L, Braithwaite SS, et al. American Association of Clinical Endocrinologists medical guidelines for clinical practice for the management of diabetes mellitus. Endocr Pract 2007; 13(Suppl 1): 1−68.

25. IDF Clinical Guidelines Task Force. Global Guideline for Type 2 Diabetes. Brussels: International Diabetes Federation, 2005.

26. Gaede P, Lund-Andersen H, Parving HH, et al. Effect of a multifactorial intervention on mortality in type 2 diabetes. N Engl J Med 2008; 358: 580−91.

27. Yusuf S, Hawken S, Ounpuu S, et al. Effect of potentially modifiable risk factors associated with myocardial infarction in 52 countries (the INTERHEART study): case-control study. Lancet 2004; 364: 937−52.

28. Wormser D, Kaptoge S, Di Angelantonio E, et al. Separate and combined associations of body-mass index and abdominal adiposity with cardiovascular disease: collaborative analysis of 58 prospective studies. Lancet 2011; 377: 1085−95.

29. Ridker PM, Rifai N, Rose L, et al. Comparison of C-reactive protein and low-density lipoprotein cholesterol levels in the prediction of first cardiovascular events. N Engl J Med 2002; 347:1557−65.

30. Khot UN, Khot MB, Bajzer CT, et al. Prevalence of conventional risk factors in patients with coronary heart disease. JAMA 2003; 290: 898−904.

31. Brindle P, Beswick A, Fahey T, et al. Accuracy and impact of risk assessment in the primary prevention of cardiovascular disease: a systematic review. Heart 2006; 92: 1752−9.

32. De Backer G, Ambrosioni E, Borch-Johnsen K, et al. European guidelines on cardiovascular disease prevention in clinical practice. Third Joint Task Force of European and Other Societies on Cardiovascular Disease Prevention in Clinical Practice. Eur Heart J 2003; 24: 1601−10.

33. Hippisley-Cox J, Coupland C, Vinogradova Y, et al. Derivation and validation of QRISK, a new cardiovascular disease risk score for the United Kingdom: prospective open cohort study. BMJ 2007; 335:136.

34. Hippisley-Cox J, Coupland C, Vinogradova Y, et al. Predicting cardiovascular risk in England and Wales: prospective derivation and validation of QRISK2. BMJ 2008; 336:1475−82.

35. Assmann G, Cullen P, Schulte H. Simple scoring scheme for calculating the risk of acute coronary events based on the 10-year follow-up of the prospective cardiovascular Munster (PROCAM) study. Circulation 2002; 105: 310−15.

36. Assmann G, Schulte H, Cullen P, et al. Assessing risk of myocardial infarction and stroke: new data from the Prospective Cardiovascular Munster (PROCAM) study. Eur J Clin Invest 2007; 37: 925−32.

37. Giampaoli S, Palmieri L, Donfrancesco C, et al. Cardiovascularrisk assessment in Italy: the CUORE Project risk score and risk chart. Ital J P Health 2007; 4: 102−9.

38. Donfrancesco C, Palmieri L, Cooney MT, et al. Italian cardiovascular mortality charts of the CUORE project: are they comparable with the SCORE charts? Eur J Cardiovasc Prev Rehabil 2010; 17: 403−9.

39. Ridker PM, Danielson E, Fonseca FA, et al. Rosuvastatin to prevent vascular events in men and women with elevated C-reactive protein. N Engl J Med 2008; 359: 2195−207.

40. Mann J, Davies MJ. Mechanisms of progression in native coronary artery disease: role of healed plaque disruption. Heart 1999; 82: 265−8.

41. Stone GW, Maehara A, Lansky AJ, et al. A prospective natural-history study of coronary atherosclerosis. N Engl J Med 2011; 364: 226−35.

3

基因组学和蛋白质组学在识别冠状动脉粥样硬化的临床特征中的作用及其应用前景

The role of genomics and proteomics in identifying subjects at risk of
clinical manifestations of coronary atherosclerosis and their future clinical applications

Carlos L. Alviar and Pedro R. Moreno

吴志俊　陆　林　译

概　　述

基因组学在识别高风险心血管疾病尤其是冠状动脉性心脏病方面具有巨大优势。通过先进的技术,一些基因和位点已经得到证实。在这些位点和其他标志物的研究方面已取得了显著的科学进展。采用同样的方法,蛋白质组学和代谢组学研究为标化动脉粥样硬化相关特异性标志物提供了大量证据。在本章节中,我们首先概述了生物学研究中目前正在使用的基因组学和蛋白质组学的不同技术及其在心血管疾病中的应用前景。随后,我们概述了冠状动脉粥样硬化相关基因组学标志物及其证据。最后,我们回顾高风险冠心病相关的蛋白质组学标志物,讨论其作为冠状动脉粥样硬化危险因素的稳健证据和蛋白质组学的局限性。

引　　言

尽管在近半个世纪以来,西方社会中心血管疾病的死亡率显著降低[1],但它仍是全球范围死亡的主要原因。每年约有16 700万人死于心血管疾病,几乎占全球死亡的1/3[2]。更好的风险因素分层和积极的防治措施对改善全球健康状况是非常重要的。

经典的风险预测模型在评估不良事件时包括了年龄、糖尿病、性别、吸烟等危险因素。然而,由于这些因素的广泛流行,现有的算法不够精确,不能正确评价心血管事件的真实风险[3,4]。一个明显的例子就是现有策略无法准确评价无明显危险因素的年轻冠心病患者的风险。因此,为了更好地预测心脏疾病,新的预测和危险因素分层模型正在研究中。评价基因组学和蛋白质组学标志物是一种新的可供选择的心血管疾病风险评价的方法[5-7]。本章节系统回顾了利用基因组学和蛋白质组学方法评价个体冠心病的高风险因素。本章节分为四部分。第一部分为定义和临床相关性;第二部分为特异性生物标志物的研究进展;第三部分总结了基因组学和蛋白质组学在临床实践和一级预防中的作用;第四部分概括了关键学习要点、展望和在未来心血管疾病实践中的指导意义。

基因组学、蛋白质组学和代谢组学的定义和方法

生物学标志是指“一个可客观测量和评价的特征以揭示正常的生物学过程、病理生理过程或对治疗措施的药物反应”[8]。这些生物标志物代表不同的分子组分,包括核酸和基因(基因组学)、蛋白质和

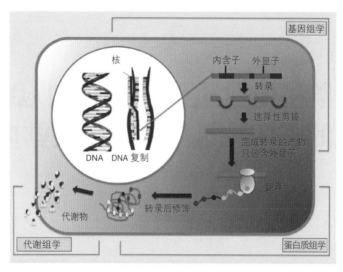

图3.1 "组学"策略：真核细胞的基因表达和基因组学、蛋白质组学和代谢组学的评价过程。首先，双链DNA对编码片段进行复制，包括外显子（将被表达的DNA片段）和内含子（最终不被表达的DNA片段）。然后，DNA片段外显子和内含子转录成mRNA。基因组学的研究范畴至此为止。mRNA进行选择性剪接形成只有外显子的更短的mRNA，并准备翻译成多肽。随后，被翻译的蛋白质进行翻译后改变，修饰分子结构。蛋白质组学分析成分和结构。最后，这些蛋白质和其他成分，是酶促反应或生物途径的副产品，释放成为代谢物由代谢组学分析。

多肽（蛋白质组学）及代谢物（代谢组学）。图3.1说明了基因表达的过程，从DNA复制到转录和翻译，同时也叙述了分析这三个途径的方法，也称为"组学"。

基因组的分析方法包括DNA序列识别和活组织特异性基因定位[9]。但是在人类基因组30亿DNA碱基对中，只有1.5%是编码序列可被翻译成蛋白质。而且，个体间99.5%的DNA序列是相同的。关键是如何识别这剩下的0.5%的变异序列。基因变异包括两个重要的组分：单核苷酸多态性（SNP）和拷贝数变异[10]。基因变异可通过DNA的分离、克隆、聚合酶链反应、DNA印迹、DNA自动射线照相术、限制性片段长度多态性、荧光原位杂交（染色体分析）、光谱核型分析、体细胞杂交、印迹技术等来检测。

相比基因组学，蛋白质组学的分析方法是在特定细胞的蛋白质表达上进行的。这些蛋白质涉及生理学、病理学或适应途径[11]。蛋白质组学的领域可分为结构性的、表达性的和交互性的[12]。在生物学过程中，蛋白质组学是对基因组学的补充。它的产生是为了克服基因组学的局限性并基于这样一个事实：在细胞或组织的生理学和病理学过程中，基因表达并不总是与特定蛋白质或多肽终末产物相关[13]。例如，一个特定DNA片段可产生不同的蛋白质，这个现象称为选择性剪切。因此，在生物学过程中，蛋白质组学对于特定标志能提供更为准确的评价，是对基因组学的补充[12]。采用相同的思路，蛋白质组学可在特殊病理学过程中识别所涉及的靶分子[13]。最重要的是，蛋白质组学可分析蛋白质在翻译后变化，因此提供更为准确的信息。一个与动脉粥样硬化相关的例子就是翻译后修饰导致晚期糖基化终末产物的形成[14]。蛋白质组学的另一个优势在于它允许全基因组测序和对稀有突变的识别，有助于风险预测[15]。

表3.1总结了不同的蛋白质组学实验室技术。最常用的是质谱分析法，特定样本的蛋白质代谢为小片段的多肽，可通过高效液相色谱法（HPLC）进行定量和定性分析[16,17]。图3.2和3.3说明了蛋白质组学分析新生物学标志物的不同步骤。尽管质谱分析法具有巨大的潜力，但是这项技术在临床试验中用于心血管疾病风险预测的应用前景仍需进一步研究。

表3.1　蛋白质组学不同的实验室技术

名　称	技术类型	使用的方法	评　论
质谱分析法（MSI or mass spec）	影像学	在组织学匹配的特定区域获得组织及识别分子	对于蛋白质电离是极好的,使用药物分子,具有检测被药物或细胞的生物过程修饰的代谢物或蛋白质的潜力。当在复杂分子结构的组织中使用时,测量的质量会降低
飞行时间二次离子质谱法（TOF-SIMS）	影像学	同质谱分析法	非常适合于在一组特定的组织中识别脂质分子。由于分辨率降低,需要更少的准备
表面增强激光解吸/电离飞行时间（SELDI-TOF）	去胶	采用微型激光器光束从其他组织成分中分离蛋白质	执行简便,尤其是对大型组织样本。但分辨率降低尤其是对高分子量多肽
液相色谱法偶联串联质谱分析	去胶	采用亲水的方法分离蛋白质,不需要使用凝胶	在质谱仪上采用复杂的设备和算法收集分离的蛋白质并识别,在复杂样本中获得更好的蛋白质分离
双向差异凝胶电泳（2D-DIGE）	基于凝胶	荧光染料标志蛋白质后采用双向差异凝胶电泳分离。通过每个染料的激发波长扫描凝胶以获得单个个体分子	主要目的在于准确识别组织或个体蛋白质丰度（准确的定量分析）
双向电泳	基于凝胶	采用聚丙烯酰胺凝胶按照电荷或分子量分离分子	多采用半定量分析特定样本中的整套分子

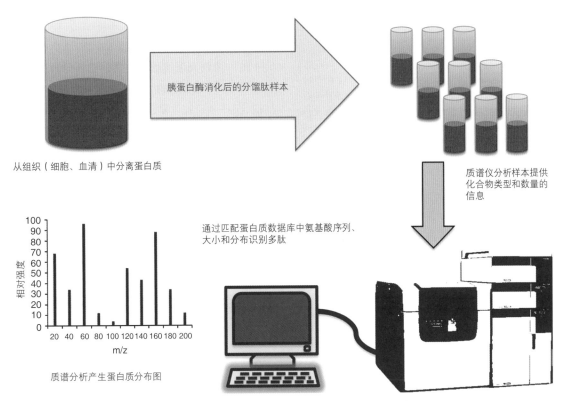

从组织（细胞、血清）中分离蛋白质

胰蛋白酶消化后的分馏肽样本

质谱仪分析样本提供化合物类型和数量的信息

通过匹配蛋白质数据库中氨基酸序列、大小和分布识别多肽

质谱分析产生蛋白质分布图

图3.2　采用质谱学识别蛋白质和多肽作为潜在生物标志的过程。

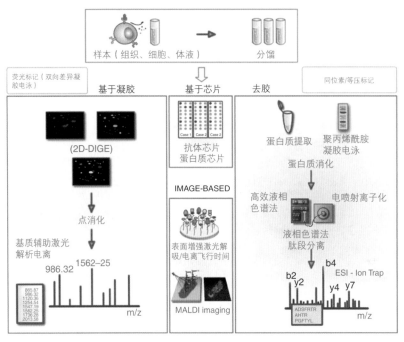

图3.3　四个主要的蛋白质组学方法总结。差异凝胶电泳（DIGE）代表比较双向电泳的改良。两个实验条件下的蛋白质样本被两种荧光染料标记，混合后，在同一个双向电泳中跑胶以减少变异及改善敏感性和重复性。

重点提示3.1

细胞内加工涉及动脉粥样硬化的病理生理学过程，受相关的DNA片段表达的调控。随后翻译成蛋白质并最终转化为代谢产物。基因组学、蛋白质组学和代谢组学可评价各阶段的分子，因此可用于对冠心病的危险因素分层及个体干预的实施。

代谢组学（分泌蛋白质组学）的分析是基于生物学途径的不同终末产物。这些来自细胞或组织的终末产物（包括低分子化合物）并不是由DNA编码的，但反映了生物体内潜在平衡的动态过程。代谢组学研究基因组学和蛋白质组学介导途径的终末的化学成分。代谢产物通常是细胞内加工和酶反应的基质和副产物。代谢组学的重要性在于代谢产物准确地反映了表型活动，而基因组学和蛋白质组学只是提供基因型的详细信息。而且，基因组学（大约25 000个基因）和蛋白质组学（10万个转录产物或100万个蛋白）的靶分子数量巨大。相比之下代谢产物要少很多（大约6 500），故易于解读这些信息[18]。直接基因调控的独立性使其成为基因组学和蛋白质组学的有效补充。分析代谢组

学在心血管疾病中的作用的文章较少[19]。首批研究中的一个研究证实通过磁共振波谱分析主要的脂质区域，对冠心病的风险预测能力超过90%[20]。然而，另一项研究重复这些结果后提示一个比较低的风险预测能力63%~80%[21]。这些研究的差异突出了不同人群代谢产物的变异和复制代谢特征的难度。类似的，其他研究证实了一些代谢产物是冠心病的预测因子，如柠檬酸、4-羟脯氨酸、天冬氨酸水平降低，以及乳酸盐、尿素、葡萄糖、缬氨酸水平升高，均对冠心病有预测价值[22-24]。代谢组学在心血管疾病中的地位在其他文章中有综述[19]。

基因组学和蛋白质组学与心血管疾病的临床相关性

动脉粥样硬化是一个活动期和静止期穿插的动态过程，斑块的炎症过程和进展在此过程发生[25]。风险预测模型用于横断面评估也许不能够准确对个体的危险因素分层。因此，一个更合适的方式是周期性的纵向评估，可以发现斑块稳态的变化。后

The role of genomics and proteomics in identifying subjects at risk of clinical manifestations of coronary atherosclerosis and their future clinical applications | 27

3 基因组学和蛋白质组学在识别冠状动脉粥样硬化的临床特征中的作用及其应用前景

者预示着冠状动脉事件风险的增加[26]。基因组学和蛋白质组学可弥补空白，提供稳定的标志用于风险预测。这些标志不一定被冠状动脉粥样硬化形成的动态本质所影响。

重点提示3.2

> 冠状动脉粥样硬化是一个复杂的动态过程，涉及多个病理生理途径。对这些途径相关的基因组学和蛋白质组学特定标志物的识别是风险预测最合适的途径。这些标志物将提供风险预测的敏感信息，并且不会被疾病的动态本质所影响。基于这点，这些特定标志物可用于冠心病的风险评估，尤其是对无症状患者。

新的基因组和蛋白质组学标志物有助于理解动脉粥样斑块的自然过程并识别冠状动脉事件预测相关的疾病活动期。相似的是，在冠心病的研究中，可被当作标志物的基因、蛋白质或分子化合物的范围是相当广泛的。这些标志物包括识别血栓、炎症、脂蛋白代谢、钙化、血管重塑、新生血管形成、氧化应激、有缺陷的胞葬作用和细胞凋亡[27]。对这些过程特定标志物的识别在风险评估中是必须的。

心血管疾病的基因组学研究现状

家系研究广泛证实心血管疾病有明显的遗传背景，最高达40%[28-30]。在没有传统危险因素的情况下，家族史可以是冠心病唯一的预测因素，尤其

是在早发冠心病的案例中[29-31]。然而，只有一小部分的冠心病继发于单基因紊乱。其中一个例子就是家族性高胆固醇血症，它是由于低密度脂蛋白受体缺失导致的。另一个例子是Tangier疾病，它是由于ATP-结合转运蛋白缺失造成[30]。因此，在基因敲除模型中进行的传统单基因检测方法仅适用于特殊的基因或途径[15]。

与绝大多数的遗传心血管疾病相似，动脉粥样硬化具有多基因遗传背景，受环境的交互作用影响[32,33]。一个典型的例子就是载脂蛋白E 的E4 等位基因与吸烟的协同作用可增加心血管疾病的风险[34]。冠状动脉粥样硬化的多基因遗传特性需要一个更全面的方法去评价不同基因的突变。基因关联研究、荟萃分析（Meta分析）、连锁分析都是很好的方法。尽管如此，一些特定的基因区域是冠状动脉粥样硬化研究的基础。Chiodini 和 Lewis 报 道3q26-27和2q34-37区域包含的基因与糖脂代谢有关[35]。其他分子途径的拷贝数变异，如载脂蛋白a、载脂蛋白E、CXADR 和DAB21P 可能与特定的冠状动脉事件相关（表3.2）。然而，这个方法有一定的局限性，缺乏准确性和统计功效，表现为不一致的结果以及从不同的研究者和研究人群中难以产生较强结论。为了克服局限性，候选基因策略和非假设驱动方法得到发展。

表3.2 缺血性心脏病基因组学研究的新进展

基因或位点	条 件	实验方法	统计效应（OR）（单个等位基因）	统计效应（OR）（多个等位基因）	参考文献
9p21.3（CDKN2A、CDKN2B）	心肌梗死	全基因组关联研究	1.2~1.4	1.6~2.0	（32~34,37,39）
	腹主动脉瘤		1.31	1.74	
	颅内动脉瘤		1.29	1.72	
	外周血管病		1.14	—	
LPA	冠心病	全基因组关联研究、候选基因、再测序	1.7~1.9	2.5~4.0	（17,81）
APOE	增强的阿司匹林反应	全基因组关联研究、候选基因、再测序	2.2[a]	—	
	冠心病		1.1~1.4	1.2~1.6	（44,45）
	血脂紊乱				

（续表）

基因或位点	条　件	实验方法	统计效应（OR）（单个等位基因）	统计效应（OR）（多个等位基因）	参考文献
CYP2C19	支架血栓（2—5等位基因）	全基因组关联研究、候选基因、再测序	3.5	4.6	（70,71）
	出血（17等位基因）		1.8	3.2	
21q21（CXADR）	心室颤动	全基因组关联研究	1.5~1.8	—	（43）
DAB21P	早发性心肌梗死	全基因组关联研究	1.18	—	（39）
	腹主动脉瘤		1.21	—	
	肺栓塞		1.2	—	
	外周血管病		1.14	—	

注：OR代表rs3798220携带者冠心病风险增高。增强的风险被阿司匹林治疗完全抵消。

候选基因策略通常是假设驱动，目标为动脉粥样硬化相关的经典途径，包括脂蛋白代谢、血管炎症、新生血管化和血管壁内稳态[36]。这个方法的目的在于探究这些途径的基因变异，通常是SNP与心血管事件或亚临床疾病的相关性[26]。这个方法已经证实了不同的基因突变。例如，在脂蛋白代谢途径中已经发现载脂蛋白E的E4等位基因数量与冠心病风险增加相关[37]。LPA突变导致血清脂蛋白（a）水平升高并与冠心病的高风险相关[38]。类似的，PCSK9基因突变与血清LDL水平降低有关，使得冠状动脉事件发生率降低[39]。相反，将其他SNP作为其他动脉粥样硬化途径候选基因的探索并不如脂蛋白领域那样顺利。在这些其他的途径中难以成功地重复候选基因策略。因此，新的候选基因检测技术寻找位于动脉粥样硬化形成相关候选基因邻近的单SNP以及它们的连锁不平衡关联[40]。这个方法旨在增加冠状动脉粥样硬化基因研究的预测性。

不可知论（来自希腊语的术语，意思为不知道）基因策略是基于全基因组关联研究，尽可能纳入更多的基因（图3.4）。此方法不是基于假设，而是在整个人群中扫描与冠心病相关的基因。此方法用于处理个体间基因的变异以及全基因组连锁不平衡模式[41]。全基因组关联研究的实施需要一个大样本的人群和足够数量的对照组以进行比较，统计方法严谨。这种研究从白细胞中提取DNA，随后采用微阵列对基因组500 000~1 000 000的SNP进行基因分型。采用生物信息学，这些靶位点信息可进一步用于证实心血管事件风险增加相关的特定变化[42]。全基因组关联研究已经证实了35个SNP与动脉粥样硬化相关，见表3.3[41]。这些基因位点的每个等位基因通常增加10%~40%的冠心病风险。但是，其中一些等位基因在一般人群中也能发现，提示人群归因危险度是非常大的[42]。

较之于传统危险因素，如糖尿病或吸烟，目前利用这些基因SNP进行风险预测仍有一些局限性[43,44]。这些局限于主要是由于基因研究中较小的相对危险度和优势比，相比之下临床危险因素的研究结果要稳健多。同样重要并需要注意的是，基因变异的作用会随着个体暴露的环境因素而变异[45]。在确定特定环境因素的基因易感性研究中，全基因组关联研究对理解疾病通路和改善不良事件的预测方面有重要作用。这可能需要改进评价环境暴露因素的方法及纳入大样本的人群。

冠状动脉粥样硬化特定的基因标志物

一些研究关注于识别染色体片段和位点的预测价值。一个特定的等位基因，染色体9p21区域，结合传统风险因素增加了冠心病的危险分层[42,46-48]。大量研究评价了此区域染色体对

The role of genomics and proteomics in identifying subjects at risk of clinical manifestations of coronary atherosclerosis and their future clinical applications | 29

3 基因组学和蛋白质组学在识别冠状动脉粥样硬化的临床特征中的作用及其应用前景

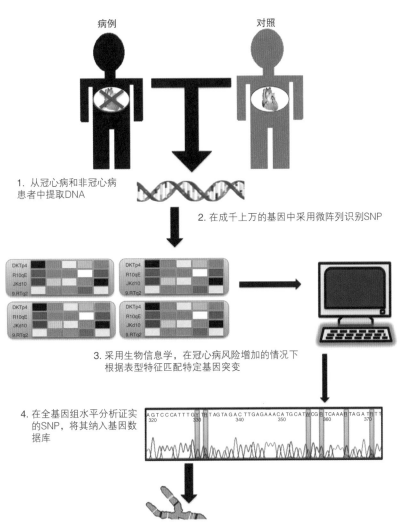

图3.4 全基因组关联研究执行的示意图。

表3.3 全基因组关联研究已证实和重复的与冠心病相关的单核苷酸多态性

单核苷酸多态性	位点	位点基因产物影响的途径	支持的证据
rs11206510	1p32	胆固醇调节	Kathiresan 等[97]
rs9818870	3q22.3	细胞内稳态	Erdmann 等[98]
rs1746048	10q11	白细胞激活	Samani 等[42]; Kathiresan 等[97]
rs10757278	9p21.3	细胞周期内稳态	Helgadottir 等[47];Samani 等[42]; Wellcome Trust Case Control Consortium[99]; Coronary Artery Disease Consortium[100];Kathiresan 等[97]
rs12526453	6p24	抑制磷蛋白质磷酸酶抑制剂	Kathiresan 等[97]
rs599839	1p13.3	细胞间通信; p53介导的生长抑制、脂肪组织和肌肉代谢调节	Willer 等[47];Samani 等[42]; Wellcome Trust Case Control Consortium[99]; Coronary Artery Disease Consortium[100];Kathiresan 等[97]
rs9982601	21q22	电解质转运、细胞内合成代谢、神经肌肉调节	Kathiresan 等[97]

（续表）

单核苷酸多态性	位　点	位点基因产物影响的途径	支持的证据
rs3184504	12q24	膜受体和胞质通道	Gudbjartsson 等[102]
rs1122608	19p13	内吞作用	Kathiresan 等[97]
rs6725887	2q33	核糖体形成	Kathiresan 等[97]
rs3008621	1q41	血细胞渗出	Samani 等[42];Coronary Artery Disease Consortium[100];Kathiresan 等[97]
rs501120	10q11.2	未知	Samani 等[42];Coronary Artery Disease Consortium[100]

冠心病的预测价值（图3.5）。其中，两项荟萃分析报道了9p21.3染色体区域与冠心病风险的关系[49,50]。此外，McPherson 等报道了两个位于9p21区域的SNP（rs10757274和rs1333049）与冠心病的关系，杂合子增加了15%~20%的冠心病风险而纯合子增加了30%~40%的冠心病风险[46]。研究者先在一个小样本人群中进行研究，随后在3个大样本人群中进行验证：哥本哈根心脏研究、达拉斯心脏研究和渥太华心脏研究-3。Talmud 等发现9p21.3区域rs10757274 对冠心病的风险评估的再分层更为准确，但对于Framingham危险评分高的患者心

血管不良事件预测并不提供明确信息[51]。同样，在动脉粥样硬化社区研究的10 000例患者中，将9p21.3等位基因加入传统危险因素仅在低-中危人群和中-高危人群中适度改善风险预测[52]。尽管如此，一个更大的人群包括22 000例女性参与者，rs10757274与心血管疾病的风险增高有关，但加入传统危险因素后预测能力并不改善[53]。这些结果的差异可能与性别差异和随访期的长短有关（10.2年 vs 14.6年）。而且在分子水平上，生物化学剂可能也不稳定地影响基因的表达[54]。

采用病例-对照研究的方法，Samani 等在

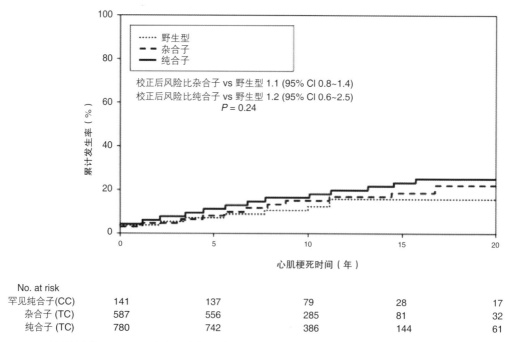

图3.5　9p21.3区域等位基因rs1333040相关早发性心肌梗死后心血管事件的累计发生率。心血管死亡的Kaplan-Meier 累计发生率曲线。

The role of genomics and proteomics in identifying subjects at risk of clinical
manifestations of coronary atherosclerosis and their future clinical applications | 31 | 3 基因组学和蛋白质组学在识别冠状动脉粥样硬化的临床特征中
的作用及其应用前景

Wellcome Trust 病例对照协会和德国心肌梗死家系研究中对冠心病和非冠心病患者进行了基因分型。他们发现了在这两个人群中，位于9p21.3的SNP rs1333049与冠心病强相关（$P<1.3\times10^{-6}$，概率>80%）[42]。特别是，最近一项荟萃分析，涉及前瞻性和回顾性研究，证实9p21.3区域rs10757274和rs1333049 在高加索人群中与冠心病强相关[50]。一个更大的前瞻性研究分析了9个欧洲研究中的11 550例冠心病患者和11 205例对照的基因，发现4个位点是冠心病的独立危险因素，包括：① 1p13.3（rs599839）；② 1q41（rs17465637）；③ 10q11.21（rs501120）；④ 2q36.3（rs2943634）。

这些位点合并9p21.3（rs10757274和rs1333049），每个额外风险等位基因累计增加心血管事件风险达15%（12%~18%）（图3.6）[55]。最后，全基因组关联研究的一个局限性就是统计效力不足，通常受限于小样本，为此CARDIo-GRAM协会研究产生。这个研究的目的在于增强发现与冠心病相关基因组变异的准确性。这是最大的一项研究，用来验证先前已证实的位点与冠心病的关系以及识别新的基因标志物。这项研究组合了大量已报道和未报道的全基因组关联研究，包括22 000例冠心病患者和64 000例对照，参与者均来自欧洲。平均每项研究分析了220 000个SNP，通过荟萃分析发现rs1333049每个拷贝增加心肌梗死的风险几乎达到30%[49]。而且，研究者证实13个先前发现与冠心病相关位点中的10个、13个新发现的位点每个等

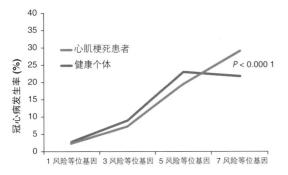

图3.6　有心肌梗死病史和非心肌梗死个体风险等位基因的分布。随着强相关位点的增加（1p13.3、1q41、9p21和10q11.21），冠心病的发生率增加，在更多风险等位基因患者中呈显著差别。

位基因增加冠心病的风险达到6%~17%[56]。

虽然基因检测可进行商业化操作，但在临床实践中仍有矛盾结果[58,59]。更重要的是，目前仍需要证实基因易感性研究是否能改善心血管疾病的预测、结果和降低并发症[60]。为了维持ACCE标准（分析有效性、临床有效性、临床实用性和相关的伦理、法律和社会效应），疾病控制和预防中心于2004年建立了基因检测模式[61]，它包含以下标准：① 可准确和可靠地检测靶基因型。② 对发现或预测具有或缺乏表型或临床疾病的基因检测的能力。③ 基因检测将导致结果的改善，包括测试和疾病特征的可能性。④ 必须考虑到基因检测结果对保险、就业、隐私和机密性、平等获得权和指责的影响。其他伦理问题，如基因检测潜在危害的暗示（包括不必要的焦虑）和内科医师对患者的合适沟通方法，同样对基因检测在临床实践中的应用有重要影响[26]。

> **重点提示3.3**
>
> 　　动脉粥样硬化性心脏病具有很强的基因背景。通过候选基因策略和全基因组关联研究，目前证据显示冠心病特定的基因突变。关于冠心病相关基因改变最稳健的证据是9p21.3区域的基因突变。类似的是，已发现三个常染色体位点与冠心病相关，包括1p13.3、2q36.3和10q11.21。另一个位点——1q41，也对冠心病有预测价值，但在方法上不够稳健。目前已有商品化芯片用于基因检测。尽管在现阶段，这个领域的结果似乎有希望对冠心病风险进行评估，但仍然需要进一步前瞻性的研究被推荐用于临床实践中以改善目前的风险分层模型。

心血管疾病蛋白质组学的研究现状

　　冠状动脉粥样硬化斑块产生的蛋白质是心血管疾病潜在的预测靶点。分化的细胞或血管壁成分参与斑块形成的特定阶段，许多蛋白质可反映这个过程[27]。正如先前所提到的，mRNA及其蛋白质终末产物缺乏完全精准的相关性是受到选择性剪接和翻译后修饰的强烈影响。这说明单纯基因分型不足以诠释生物过程或疾病状态的复杂性[13]。因此，对蛋白质组学的分析，也称作

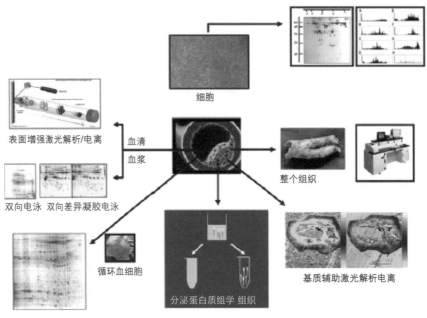

图3.7　动脉粥样硬化的蛋白质组学策略。

分泌蛋白质组学，是对标志物研究的适当补充[62]。

通过分析细胞或组织来源的蛋白质可对蛋白质组学进行研究。这些蛋白质可直接提取或通过测定循环血清蛋白来反映组织成分(图3.7)。由于动脉粥样斑块细胞成分的异质性，一个特定病灶的完全的组织来源的蛋白质组学分析可能不是完全可行的。而且，动脉粥样硬化途径的复杂性使得评价整个组织样本时，准确评价特定标志物变得极为困难。因此，研究工作已集中于识别特定细胞或组织提取的孤立分子，以提供特定途径的信息[63]。在这些方法中，新技术如激光捕获显微切割(LCM)可提取特定组织成分而不会有背景噪声或被其他组织或细胞成分污染。但是，LCM只能产生少量的靶蛋白，所以其解释性有限。

冠状动脉粥样硬化特定蛋白质组学标志物

以蛋白质组学研究中特定的细胞组分为目标，一些细胞系已经被研究，包括血管平滑肌细胞及其受分子伴侣的磷酸化调控[64]、内皮细胞及其受炎

症因子激活[65]、血小板及其紧密颗粒部分[66]、脂肪细胞及其脂肪酸连接蛋白等已经被分析用于标记心血管风险[68]。表3.4总结了在红细胞、血小板和白细胞中储存和释放的分子。

目前已经在颈动脉样本中进行了组织来源的蛋白质组学研究，其目的在于理解动脉粥样斑块的组分。Duran等评价了不同程度复杂性的颈动脉斑块的蛋白质表达谱，包括正常组织、非复杂斑块和带血栓的复杂斑块。他们在不含蛋白质的介质中培养了血管片段并通过双向电泳分析了上层清液的分泌蛋白质。研究者证实动脉粥样硬化片段中的一些蛋白质，包括载脂蛋白A-I前体、载脂蛋白B-100、甲状腺素运载蛋白(前白蛋白、I型淀粉样变性)、纤维蛋白原β链前体。尤其是，越复杂的斑块其分泌蛋白数量越多[69]。近来，Lepeda等研究了19个稳定的和29个不稳定的颈动脉斑块的蛋白质组学特征[70]。他们通过基质辅助激光解吸质谱分析NCBI数据库，识别了33个不同的多肽。他们发现不稳定斑块含有更多的铁蛋白轻链亚基、SOD2、纤维蛋白原D片段，而稳定的斑块含大量保护性酶SOD3和GST，以及小热休克蛋白HSP27和HSP20、膜联蛋白fA10和

The role of genomics and proteomics in identifying subjects at risk of clinical manifestations of coronary atherosclerosis and their future clinical applications | 33

3 基因组学和蛋白质组学在识别冠状动脉粥样硬化的临床特征中的作用及其应用前景

表3.4　动脉粥样硬化发病机制可能相关的细胞内途径及其终末产物

细胞内途径	涉及的特定功能	动脉粥样硬化风险增加的潜在蛋白标志物	来　源
核酸处理	DNA调节、蛋白酶体和分子伴侣	抗增殖蛋白	中性粒细胞
		热休克蛋白70、蛋白二硫键异构酶	中性粒细胞
		亲环蛋白A,葡萄糖调节蛋白78kDa、热休克蛋白70、热休克蛋白47、蛋白二硫键异构酶,热休克蛋白27、蛋白酶体26S ATP酶亚单位6	血小板
		含有伴侣蛋白TCP1、热休克蛋白8	红细胞
细胞代谢	参与氧化还原过程,水解,糖酵解,从高尔基体内运输蛋白质,铁和离子运输,小亲脂性的物质及H_2O_2调节的水通道蛋白,一氧化氮生成,细胞内脂质调节	碳酸酐酶IV、锰超氧化物歧化酶、髓过氧化物酶	中性粒细胞
		烯醇酶	中性粒细胞
		冠蛋白7	中性粒细胞
		乳铁传递蛋白	中性粒细胞
		脂笼蛋白(NGAL)	中性粒细胞
		溶血磷脂酶、单甘酯脂肪酶	血小板
		SLP-2、Ah受体相互作用蛋白	血小板
		过氧化物氧还酶、过氧化物氧还酶2、二甲基精氨酸酶2	血小板
		抗药蛋白	血小板
		过氧化氢酶、过氧化物氧化还原酶1、过氧化物氧化还原酶3	红细胞
		阀蛋白1	红细胞
炎症	炎症介导的调节、白三烯水解、抗菌分子、MCH-Ⅰ结构、趋化因子吸引白细胞、Toll样受体结构	白三烯A_4、水解酶、人源阳离子抗菌肽-18	白细胞(主要是中性粒细胞)
细胞内信号及第二信使	细胞信号 蛋白酶和蛋白酶抑制剂 蛋白激酶和小G蛋白	β_2微球蛋白	中性粒细胞
		结缔组织激活肽	中性粒细胞
		Toll-交互蛋白	血小板
		14-3-3zeta、硫酸软骨素合成酶	中性粒细胞
		Leukocystatin、组织蛋白酶G、溶菌酶、胶原酶、壳丙糖苷酶、白细胞、抗弹性蛋白酶	中性粒细胞
微孔结构	细胞骨架结构和调控,收缩蛋白(肌动蛋白辅助蛋白和肌动蛋白结合蛋白),酪氨酸连接区域,连接蛋白	14-3-3zeta、Rho-GDP-脱离抑制剂Ly-GDI	血小板
		RAP-1B, Ras抑制蛋白1	血小板
		丝切蛋白1、凝溶胶蛋白、原肌球蛋白3、TCP-1	中性粒细胞
		HIP-55、ADAP(5LAP-130)、Crk-L、β-抑制蛋白、Huntingtin交互作用蛋白1 c-Src、Ran-GAP、ILK-1、P38map激酶、RKIP、PIP5KI-α、钙粒蛋白B、HINT1、PINCH、PAK2	血小板
		VASP、膜联蛋白Ⅲ、膜联蛋白Ⅴ、天冬氨酸蛋白水解酶-6、细胞程序性死亡蛋白10	
		锚蛋白1、原肌球蛋白3、EPB49、TCP-1	红细胞
其他途径	蛋白酶体结构,直接血小板功能	蛋白酶体α亚单位1同工型1、蛋白酶体β_1亚单位	红细胞
		凝血因子ⅩⅢ A链	血小板

Rho GDI。有趣的是，他们观察到这些蛋白质大多数起到调节炎症和氧化应激途径的作用，突出了炎症环境在动脉粥样斑块形成中的重要性[70]。另一个血清蛋白质组学的潜在靶点来自组织化学成分的微粒。在不同的生物学或疾病过程中细胞激活释放微粒。Mayr 等近来证实了特定微粒如何从颈动脉斑块巨噬细胞中释放并结合IgG在血清中测定[71]。这样的分子具有识别炎症增加的斑块的潜力，因此可对心血管事件进行预测[71]。

对冠心病相关的血清来源标志物的研究较之于组织或细胞的蛋白质组学研究更为困难。其中一个主要的理由就是血清90%由主要蛋白组成，即白蛋白和免疫球蛋白，而9%由其他的12种蛋白质组成，如图3.8所示。因此，挑战在于识别这剩下的1%蛋白质，也称作"深度蛋白质组学"[72]。为克服这个困难，已发展新的技术耗尽血清中的主要蛋白。这些技术包括SELDI-TOF 平台、蛋白质沉淀和蛋白质芯片。表3.1对此进行了简要描述。这些技术已经可以识别冠心病风险评估的不同标志物。其中，比较有相关性的标志物有超敏C反应蛋白（hs-CRP）、白细胞、白介素-18 和肿瘤坏死因子-α，这些指标与纤维帽厚度呈负相关，因此增加了斑块破裂和冠心病事件的风险[73]。值得注意的是，hs-CRP被假定为调节斑块新生血管[74]，回归分析提示hs-CRP似乎是独立的危险因素[75]。此外，按照治疗反应的血清标志物、维生素D连接蛋白与阿司匹林的低反应相关，也可能与不良冠状动脉事件

相关[76]。另两个重要的冠心病标志物是髓过氧化物酶[77]和LpPLA2。前者作为斑块易损性的潜在标志[78]，而后者在坏死核心扩大的过程中起到关键作用[79]。此外，CD40L、单核细胞趋化蛋白-1、各种黏附分子、纤维蛋白原链异构体-1、载脂蛋白A-Ⅳ 和结合珠蛋白2 已被发现在高胆固醇血症患者体内增高，但他汀治疗后这些指标显著降低[80]。值得注意的是，结合珠蛋白2-2基因型与斑块高度易损性关系更为密切[81]。表3.5总结了通过蛋白质组学技术识别的冠心病潜在标志物。

尽管目前就标志物已积累了一些数据，通过修饰这些分子，尤其是hs-CRP 成功地进行一级预防的临床证据仍有局限性，因为试验结果有矛盾[82-86]。因此，目前的趋势是采用结合不同分子的多标志物方法。这种方法可更准确地反映涉及动脉粥样硬化病因学多种途径情况，而非单个孤立的途径。例如，Wang 等在接近3 000名个体中评价了10个标志物并随访了近7年[84]。他们报道了B型利钠肽和尿蛋白排泄率是心血管事件和心血管死亡率的预测因子，而CRP、肾素水平和同型半胱氨酸是全因死亡率的预测因子。相似的是，Zethelius 等在老年患者进行了10年的随访，证实4个标志物（N-终末端B型利钠肽前体、CRP、半胱氨酸蛋白酶抑制剂和肌钙蛋白）显著改善心肌梗死和死亡的预测[85]。不幸的是，虽然将标志物组合并进行常见的风险评分增强了风险评估能力，但并不能增加C-统计结果的显著性（C-统计用来衡量区别患者和非患者的检验能力）[84]。用同样的方法，重要的是强调当被测量的标志物是已被测量的临床表现相关途径的产物，如脂蛋白的改变或炎症[87]，利用多标志物方法有局限性。

尽管蛋白质组学有前景，但仍面临一些挑战。主要的技术上的局限性在于需要消耗血清中的大量蛋白质以获得稀有分子，也被称作"深度蛋白质组学"，先前已经提过。人类蛋白质组包含循环中成千上万的蛋白质来源于翻译后修饰和选择性剪接，先前已解释过。结果是，较之于包括了 30 000~40 000基因的较小的人类基因组学，蛋白质组学代表一个更为复杂

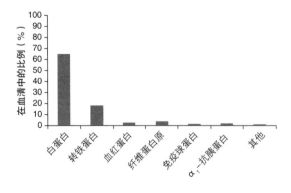

图3.8　动脉粥样硬化患者血清中的主要蛋白。

The role of genomics and proteomics in identifying subjects at risk of clinical manifestations of coronary atherosclerosis and their future clinical applications ｜ 35 ｜

3 基因组学和蛋白质组学在识别冠状动脉粥样硬化的临床特征中的作用及其应用前景

表 3.5　动脉粥样硬化风险潜在的蛋白质组学标志物

提示动脉粥样硬化风险增加的 高含量蛋白	提示动脉粥样硬化风险增加的 低含量蛋白	动脉粥样硬化风险潜在标志 （标志 vs 保护性因素？）
原肌球蛋白同工型	可溶性肿瘤坏死因子样弱作用凋亡诱导剂	对氧磷酶
铁蛋白轻链	Rho-GDP	CapG（凝溶胶蛋白家族）
丝切蛋白、肿瘤蛋白	整合蛋白-Ⅱ	丝切蛋白 1
亲环蛋白 B	血小板激活因子乙酰水解酶	组织蛋白酶 H
热休克蛋白 90	载脂蛋白 D	凝溶胶蛋白
谷胱甘肽 S-转移酶	热休克蛋白 27	纤溶酶原激活抑制剂 1
凋亡相关基因-2		Grb-2-样转换蛋白
层粘连蛋白结合蛋白		组织蛋白酶 D
组织蛋白酶 D,L,S		过氧化物氧还酶 1
纤维蛋白原 γ 链		蛋白聚糖
肌动蛋白		溶酶体巯基还原酶
波形蛋白		胶原酶
IgD 重链		γ 干扰素诱导蛋白
肝脏 LKB 交互蛋白		α 脱离抑制剂
血清白蛋白		CapZ
纤溶酶原激活抑制剂-2		金属蛋白酶-1
延伸因子 EF-1		
载脂蛋白 A_1		
蛋白二硫异构酶（PDI）		
热休克蛋白 70		
热休克蛋白 60		
溴化丙胺太林样蛋白 2		
酪氨酸 3-单加氧酶		
信号序列受体		
膜联蛋白 V		
烯醇酶 Ⅰ		
$β_2$ 微球蛋白		
α 脂肪酸结合蛋白		
超氧化物歧化酶		
过氧化氢酶		
巨噬细胞加帽蛋白		
$α_1$-抗胰蛋白酶		
载脂蛋白 B-100		
载脂蛋白 GlnⅠ		

和困难的领域[26,88]。因此，寻找与冠心病风险增高相关蛋白质组学标志物必须识别与已知候选风险因素无关的新的分子。为了这个目的，不可知论方法是最合适的，因为它可不偏倚地识别新的病理生理学途径[26]。不幸的是，蛋白质组学的不可知论方法并不如基因组学中全基因组关联研究那样成功。希望随着蛋白质组学技术的发展和收集、储存、保存及对照匹配策略的进步，成功识别的新标志物将成倍增加，产生一个更为精准的预测和预后价值[89,90]。

重点提示3.4

分析蛋白质组学可提供有用的信息来理解动脉粥样硬化发展和识别个体冠心病风险，可通过研究血清样本中的组织和细胞成分的分泌组学来实施。最合适的方法似乎是组合多种标志物进行危险分层。与冠心病相关标志物包括超敏C反应蛋白、Lp-PLA₂、髓过氧化物酶和其他。然而，在这些标志物准确应用于临床实践和冠心病风险预测之前，仍需要进一步的证据。

最后，在生物标志物检测用于风险预测之前，它已经被临床实验室改进修正标准验证了。这些标志物必须满足准确、精密、分析敏感性、分析特异性、可报告的测试结果和参照区间等标准。更重要的是，它必须在具有良好医学记录的患者中验证[91]。采用多学科方法在同一样本上进行多种平行蛋白检测被称作"多重检测试剂盒"，它需要广泛验证[92]。尽管事实上美国食品药品监督管理局已经批准了多重检测试剂盒的使用，主要是侧流免疫测定用于床旁检测评估[93]，但目前没有针对冠心病风险评估的多重检测试剂盒可用于无症状人群。

总之，识别蛋白质组学标志物是一个复杂和耗时的过程。动脉粥样斑块表达的数百种蛋白质对冠心病预后有预测价值。尽管如此，血清和组织生物标志物对提醒临床医师识别患者冠心病风险增高方面提供了有价值的信息，仍需要进一步的研究证实其对冠心病危险分层的影响。

总　结

心血管领域的基因组学和蛋白质组学正在发展为能最终预测冠状动脉事件。这两种策略可能在没有传统危险因素的人群中预测不良事件。但是，目前还不清楚是否这些数据增强了有效风险模型的辨别价值和预测价值。因此，需要进一步的前瞻性研究去完全阐明这些标志物在冠状动脉事件中的作用[86]。这些标志物可适度提高预测价值。其他统计学方法，如再分层指数或综合判别改善，可增加新标志物的预测价值[94-96]。基因组学和蛋白质组学是有前景的技术，可提供有用的信息以理解动脉粥样硬化引起的未来心血管事件。

展　望

在目前个体化医疗快速增长的时代，基因组学和蛋白质组学对特定病例和患者选择更好的防治方法中起到重要作用。而且，在多基因疾病如动脉粥样硬化中，人类基因组测序和目前诊断技术的进步，使得我们可以更加准确地识别显示冠心病风险增加的基因组学和蛋白质组学标志物。因此，心血管专科医师的任务是在临床实践中应用这些基因技术，通过理解最新的诊断学方法并将其整合到每个临床病例中。内科医师将能够"量体裁衣"，为患者选择最合适的治疗和预防措施。在不久的将来，我们将通过动脉粥样硬化发病机制、进展和并发症相关特定基因指导整合基因治疗。在这点上，按照"组学"标志物评价的风险，利用基因组学和蛋白质组学早期发现个体冠心病风险的策略将增加。

参 考 文 献

1. Roger VL, Go AS, Lloyd-Jones DM, et al. Heart disease and stroke statistics-2011 update: a report from the American Heart Association. Circulation 2011; 123: e18-e209.

2. Lloyd-Jones D, Adams RJ, Brown TM, et al. Heart disease and stroke statistics-2010 update: a report from the American Heart Association. Circulation 2010; 121: e46-e215.

3. Wilson PW, D'Agostino RB, Levy D, et al. Prediction of coronary heart disease using risk factor categories. Circulation 1998; 97: 1837-47.

4. Kullo IJ, Ballantyne CM. Conditional risk factors for atherosclerosis. Mayo Clin Proc 2005; 80: 219-30.

5. Morrison AC, Bare LA, Chambless LE, et al. Prediction of coronary heart disease risk using a genetic risk score: the Atherosclerosis Risk in Communities Study. Am J Epidemiol 2007; 166: 28-35.

The role of genomics and proteomics in identifying subjects at risk of clinical
manifestations of coronary atherosclerosis and their future clinical applications | 37 | 3 基因组学和蛋白质组学在识别冠状动脉粥样硬化的临床特征中
的作用及其应用前景

6. Khoury MJ, Jones K, Grosse SD. Quantifying the health benefits of genetic tests: the importance of a population perspective. Genet Med 2006; 8: 191–5.

7. Cortese DA.A vision of individualized medicine in the context of global health. Clin Pharmacol Ther 2007; 82: 491–3.

8. Biomarkers Definitions Working Group. Biomarkers and surrogate endpoints: preferred definitions and conceptual framework. Clin Pharmacol Ther 2001; 69: 89–95.

9. Daniel L Hartl EWJ. Genetics: Analysis of Genes and Genomes. Boston: Jones and Bartlett Publishers, 2005.

10. Manolio TA. Genomewide association studies and assessment of the risk of disease. N Engl J Med 2010; 363: 166–76.

11. Malmstrom J, Lee H, Aebersold R. Advances in proteomic workflows for systems biology. Curr Opin Biotechnol 2007; 18: 378–84.

12. Graves PR, Haystead TA. Molecular biologist's guide to proteomics. Microbiol Mol Biol Rev 2002; 66: 39–63; table of contents.

13. Martinez-Pinna R, Martin-Ventura JL, Mas S, et al. Proteomics in atherosclerosis. Curr Atheroscler Rep 2008; 10: 209–15.

14. Schmidt AM, Yan SD, Wautier JL, Stern D. Activation of receptor for advanced glycation end products: a mechanism for chronic vascular dysfunction in diabetic vasculopathy and atherosclerosis. Circ Res 1999; 84: 489–97.

15. Tuomisto TT, Binder BR, Yla-Herttuala S. Genetics, genomics and proteomics in atherosclerosis research. Ann Med 2005; 37: 323–32.

16. Anderson NL, Anderson NG, Haines LR, et al. Mass spectrometric quantitation of peptides and proteins using Stable Isotope Standards and Capture by Anti-Peptide Antibodies (SISCAPA). J Proteome Res 2004; 3: 235–44.

17. Keshishian H, Addona T, Burgess M, Kuhn E, Carr SA. Quantitative, multiplexed assays for low abundance proteins in plasma by targeted mass spectrometry and stable isotope dilution. Mol Cell Proteomics 2007; 6:2212–29.

18. Bain JR, Stevens RD, Wenner BR, et al. Metabolomics applied to diabetes research: moving from information to knowledge. Diabetes 2009; 58: 2429–43.

19. Goonewardena SN, Prevette LE, Desai AA. Metabolomics and atherosclerosis. Curr Atheroscler Rep 2010; 12: 267–72.

20. Brindle JT, Antti H, Holmes E, et al. Rapid and noninvasive diagnosis of the presence and severity of coronary heart disease using 1H-NMR-based metabonomics. Nat Med 2002; 8: 1439–44.

21. Kirschenlohr HL, Griffin JL, Clarke SC, et al. Proton NMR analysis of plasma is a weak predictor of coronary artery disease. Nat Med 2006; 12: 705–10.

22. Sabatine MS, Liu E, Morrow DA, et al. Metabolomic identification of novel biomarkers of myocardial ischemia. Circulation 2005; 112: 3868–75.

23. Barba I, de Leon G, Martin E, et al. Nuclear magnetic resonancebased metabolomics predicts exercise-induced ischemia in patients with suspected coronary artery disease. Magn Reson Med 2008; 60: 27–32.

24. Vallejo M, Garcia A, Tunon J, et al. Plasma fingerprinting with GC-MS in acute coronary syndrome. Anal Bioanal Chem 2009; 394: 1517–24.

25. Fuster V, Moreno PR, Fayad ZA, Corti R, Badimon JJ. Atherothrombosis and high-risk plaque: part I: evolving concepts. J Am Coll Cardiol 2005; 46: 937–54.

26. Kullo IJ, Cooper LT. Early identification of cardiovascular risk using genomics and proteomics. Nat Rev Cardiol 2010; 7: 309–17.

27. Moreno PR, Sanz J, Fuster V. Atherosclerosis. Curr Mol Med 2006; 6: 437–8.

28. Kullo IJ, Ding K. Mechanisms of disease: The genetic basis of coronary heart disease. Nat Clin Pract Cardiovasc Med 2007; 4: 558–69.

29. Williams RR, Hunt SC, Heiss G, et al. Usefulness of cardiovascular family history data for population-based preventive medicine and medical research (the Health Family Tree Study and the NHLBI Family Heart Study). Am J Cardiol 2001; 87: 129–35.

30. Lusis AJ, Fogelman AM, Fonarow GC. Genetic basis of atherosclerosis: part I: new genes and pathways. Circulation 2004; 110: 1868–73.

31. Murabito JM, Pencina MJ, Nam BH, et al. Sibling cardiovascular disease as a risk factor for cardiovascular disease in middle-aged adults. JAMA 2005; 294:3117–23.

32. Damani SB, Topol EJ. Emerging genomic applications in coronary artery disease. JACC Cardiovasc Interv 2011; 4: 473–82.

33. Lusis AJ, Mar R, Pajukanta P. Genetics of atherosclerosis. Annu Rev Genomics Hum Genet 2004; 5: 189–218.

34. Humphries SE, Talmud PJ, Hawe E, et al. Apolipoprotein E4 and coronary heart disease in middle-aged men who smoke: a prospective study. Lancet 2001; 358:115–9.

35. Chiodini BD, Lewis CM. Meta-analysis of 4 coronary heart disease genome-wide linkage studies confirms a susceptibility locus on chromosome 3q. Arterioscler Thromb Vasc Biol 2003; 23: 1863–8.

36. Johansen CT, Hegele RA. Predictive genetic testing for coronary artery disease. Crit Rev Clin Lab Sci 2009; 46: 343–60.

37. Utermann G, Hees M, Steinmetz A. Polymorphism of apolipoprotein E and occurrence of dysbetalipoproteinaemia in man. Nature 1977; 269: 604–7.

38. Clarke R, Peden JF, Hopewell JC, et al. Genetic variants associated with Lp(a) lipoprotein level and coronary disease. N Engl J Med 2009; 361: 2518–28.

39. Cohen JC, Boerwinkle E, Mosley TH Jr, Hobbs HH. Sequence variations in PCSK9, low LDL, and protection against coronary heart disease. N Engl J Med 2006; 354: 1264–72.

40. Ng SB, Turner EH, Robertson PD, et al. Targeted capture and massively parallel sequencing of 12 human exomes. Nature 2009; 461: 272–6.

41. Ding K, Kullo IJ. Genome-wide association studies for atherosclerotic vascular disease and its risk factors. Circ Cardiovasc Genet 2009; 2: 63–72.

42. Samani NJ, Erdmann J, Hall AS, et al. Genomewide association analysis of coronary artery disease. N Engl J Med 2007; 357: 443–53.

43. D'Agostino RB Sr, Vasan RS, Pencina MJ, et al. General cardiovascular risk profile for use in primary care: the Framingham Heart Study. Circulation 2008; 117: 743–53.

44. Gail MH. Discriminatory accuracy from single-nucleotide polymorphisms in models to predict breast cancer risk. J Natl Cancer Inst 2008; 100: 1037–41.

45. Thomas D. Gene-environment-wide association studies: emerging approaches. Nat Rev Genet 2010; 11: 259–72.

46. McPherson R, Pertsemlidis A, Kavaslar N, et al. A common allele on chromosome 9 associated with coronary heart disease. Science 2007; 316: 1488–91.

47. Helgadottir A, Thorleifsson G, Manolescu A, et al. A common variant on chromosome 9p21 affects the risk of myocardial infarction. Science 2007; 316: 1491–3.

48. Genome-wide association study of 14,000 cases of seven common diseases and 3,000 shared controls. Nature 2007; 447: 661–78.

49. Preuss M, Konig IR, Thompson JR, et al. Design of the Coronary ARtery Disease Genome-Wide Replication And Meta-Analysis (CARDIoGRAM) Study: A Genome-wide association metaanalysis involving more than 22 000 cases and 60 000 controls. Circ Cardiovasc Genet 2010; 3: 475–83.

50. Humphries SE, Drenos F, Ken-Dror G, Talmud PJ. Coronary heart disease risk prediction in the era of genome-wide association studies: current status and what the future holds. Circulation 2010; 121: 2235–48.

51. Talmud PJ, Cooper JA, Palmen J, et al. Chromosome 9p21.3 coronary heart disease locus genotype and prospective risk of CHD in healthy middle-aged men. Clin Chem 2008; 54: 467–74.

52. Brautbar A, Ballantyne CM, Lawson K, et al. Impact of adding a single allele in the 9p21 locus to traditional risk factors on reclassification of coronary heart disease risk and implications for lipid-modifying therapy in the Atherosclerosis Risk in Communities study. Circ Cardiovasc Genet 2009; 2: 279–85.

53. Paynter NP, Chasman DI, Buring JE, et al. Cardiovascular disease risk

prediction with and without knowledge of genetic variation at chromosome 9p21.3. Ann Intern Med 2009; 150: 65−72.

54. Harismendy O, Notani D, Song X, et al. 9p21 DNA variants associated with coronary artery disease impair interferongamma signalling response. Nature 2011; 470: 264−8.

55. Samani NJ, Deloukas P, Erdmann J, et al. Large scale association analysis of novel genetic loci for coronary artery disease. Arterioscler Thromb Vasc Biol 2009; 29: 774−80.

56. Schunkert H, Konig IR, Kathiresan S, et al. Large-scale association analysis identifies 13 new susceptibility loci for coronary artery disease. Nat Genet 2011; 43: 333−8.

57. Hunter DJ, Khoury MJ, Drazen JM. Letting the genome out of the bottle-will we get our wish? N Engl J Med 2008; 358: 105−7.

58. Khoury MJ, McBride CM, Schully SD, et al. The Scientific Foundation for personal genomics: recommendations from a National Institutes of Health-Centers for Disease Control and Prevention multidisciplinary workshop. Genet Med 2009; 11: 559−67.

59. McGuire AL, Burke W. An unwelcome side effect of direct-to-consumer personal genome testing: raiding the medical commons. JAMA 2008; 300: 2669−71.

60. Rosenberg S, Elashoff MR, Beineke P, et al. Multicenter validation of the diagnostic accuracy of a blood-based gene expression test for assessing obstructive coronary artery disease in nondiabetic patients. Ann Intern Med 2010; 153: 425−34.

61. Haddow JE, Palomaki GE. ACCE: A model process for evaluating data on emerging genetic tests. New York: Oxford University Press, 2004.

62. Tunon J, Martin-Ventura JL, Blanco-Colio LM, et al. Proteomic strategies in the search for new biomarkers in atherothrombosis. J Am Coll Cardiol 2010; 55: 2009−16.

63. Blanco-Colio LM, Martin-Ventura JL, Vivanco F, et al. Biology of atherosclerotic plaques: what we are learning from proteomic analysis. Cardiovasc Res 2006; 72: 18−29.

64. Boccardi C, Cecchettini A, Caselli A, et al. A proteomic approach to the investigation of early events involved in the activation of vascular smooth muscle cells. Cell Tissue Res 2007; 329:119−28.

65. Gonzalez-Cabrero J, Pozo M, Duran MC, et al. The proteome of endothelial cells. Methods Mol Biol 2007; 357:181−98.

66. Hernandez-Ruiz L, Valverde F, Jimenez-Nunez MD, et al. Organellar proteomics of human platelet dense granules reveals that 14−3−3zeta is a granule protein related to atherosclerosis. J Proteome Res 2007; 6: 4449−57.

67. Xu A, Wang Y, Xu JY, et al. Adipocyte fatty acid-binding protein is a plasma biomarker closely associated with obesity and metabolic syndrome. Clin Chem 2006; 52: 405−11.

68. Martinez-Pinna R, Barbas C, Blanco-Colio LM, et al. Proteomic and metabolomic profiles in atherothrombotic vascular disease. Curr Atheroscler Rep 2010; 12: 202−8.

69. Duran MC, Mas S, Martin-Ventura JL, et al. Proteomic analysis of human vessels: application to atherosclerotic plaques. Proteomics 2003; 3: 973−8.

70. Lepedda AJ, Cigliano A, Cherchi GM, et al. A proteomic approach to differentiate histologically classified stable and unstable plaques from human carotid arteries. Atherosclerosis 2009; 203: 112−8.

71. Mayr M, Grainger D, Mayr U, et al. Proteomics, metabolomics, and immunomics on microparticles derived from human atherosclerotic plaques. Circ Cardiovasc Genet 2009; 2: 379−88.

72. Righetti PG, Castagna A, Antonioli P, Boschetti E. Prefractionation techniques in proteome analysis: the mining tools of the third millennium. Electrophoresis 2005; 26:297−319.

73. Martin-Ventura JL, Blanco-Colio LM, Tunon J, et al. Proteomics in atherothrombosis: a future perspective. Expert Rev Proteomics 2007; 4: 249−60.

74. Turu MM, Slevin M, Matou S, et al. C-reactive protein exerts angiogenic effects on vascular endothelial cells and modulates associated signalling

pathways and gene expression. BMC Cell Biol 2008; 9: 47.

75. Li QX, Fu QQ, Shi SW, et al. Relationship between plasma inflammatory markers and plaque fibrous cap thickness determined by intravascular optical coherence tomography. Heart 2010; 96: 196−201.

76. Lopez-Farre AJ, Mateos-Caceres PJ, Sacristan D, et al. Relationship between vitamin D binding protein and aspirin resistance in coronary ischemic patients: a proteomic study. J Proteome Res 2007; 6: 2481−7.

77. Wong ND, Gransar H, Narula J, et al. Myeloperoxidase, subclinical atherosclerosis, and cardiovascular disease events. JACC Cardiovasc Imaging 2009; 2: 1093−9.

78. Meuwese MC, Stroes ES, Hazen SL, et al. Serum myeloperoxidase levels are associated with the future risk of coronary artery disease in apparently healthy individuals: the EPIC-Norfolk Prospective Population Study. J Am Coll Cardiol 2007; 50: 159−65.

79. Serruys PW, Garcia-Garcia HM, Buszman P, et al. Effects of the direct lipoprotein-associated phospholipase A(2) inhibitor darapladib on human coronary atherosclerotic plaque. Circulation 2008; 118: 1172−82.

80. Alonso-Orgaz S, Moreno L, Macaya C, et al. Proteomic study of plasma from moderate hypercholesterolemic patients. J Proteome Res 2006; 5: 2301−8.

81. Kalet-Litman S, Moreno PR, Levy AP. The haptoglobin 2−2 genotype is associated with increased redox active hemoglobin derived iron in the atherosclerotic plaque. Atherosclerosis 2010; 209:28−31.

82. Stefanadis C, Toutouzas K, Tsiamis E, et al. Relation between local temperature and C-reactive protein levels in patients with coronary artery disease: effects of atorvastatin treatment. Atherosclerosis 2007; 192: 396−400.

83. Khawaja FJ, Bailey KR, Turner ST, et al. Association of novel risk factors with the ankle brachial index in African American and non-Hispanic white populations. Mayo Clin Proc 2007; 82: 709−16.

84. Wang TJ, Gona P, Larson MG, et al. Multiple biomarkers for the prediction of first major cardiovascular events and death. N Engl J Med 2006; 355: 2631−9.

85. Zethelius B, Berglund L, Sundstrom J, et al. Use of multiple biomarkers to improve the prediction of death from cardiovascular causes. N Engl J Med 2008; 358: 2107−16.

86. Koenig W, Khuseyinova N. Biomarkers of atherosclerotic plaque instability and rupture. Arterioscler Thromb Vasc Biol 2007; 27: 15−26.

87. Pepe MS. An interpretation for the ROC curve and inference using GLM procedures. Biometrics 2000; 56: 352−9.

88. Venter JC, Adams MD, Myers EW, et al. The sequence of the human genome. Science 2001; 291: 1304−51.

89. Rifai N, Gillette MA, Carr SA. Protein biomarker discovery and validation: the long and uncertain path to clinical utility. Nat Biotechnol 2006; 24: 971−83.

90. Cooper LT Jr, Onuma OK, Sagar S, et al. Genomic and proteomic analysis of myocarditis and dilated cardiomyopathy. Heart Fail Clin 2010; 6: 75−85.

91. Granger CB, Van Eyk JE, Mockrin SC, Anderson NL. National Heart, Lung, And Blood Institute Clinical Proteomics Working Group report. Circulation 2004; 109: 1697−703.

92. Kingsmore SF. Multiplexed protein measurement: technologies and applications of protein and antibody arrays. Nat Rev Drug Discov 2006; 5:310−20.

93. Rosen S. Lateral Flow Immunoassay. New York: Humana Press, 2009.

94. Ware JH. The limitations of risk factors as prognostic tools. N Engl J Med 2006; 355: 2615−7.

95. Cook NR. Use and misuse of the receiver operating characteristic curve in risk prediction. Circulation 2007; 115: 928−35.

96. Pencina MJ, D'Agostino RB Sr, D'Agostino RB Jr, Vasan RS. Evaluating the added predictive ability of a new marker: from area under the ROC curve to reclassification and beyond. Stat Med 2008; 27: 157−72; discussion 207−12.97.

97. Kathiresan S, Voight BF, Purcell S, et al. Genome-wide association of early-onset myocardial infarction with single nucleotide polymorphisms and copy number variants. Nat Genet 2009; 41: 334−41.

98. Erdmann J, Grosshennig A, Braund PS, et al. New susceptibility locus for coronary artery disease on chromosome 3q22.3. Nat Genet 2009; 41: 280−2.

99. Wellcome Trust Case Control Consortium. Genome-wide association study of 14,000 cases of seven common diseases and 3,000 shared controls. Nature 2007; 447: 661−78.

100. Coronary Artery Disease Consortium. Large scale association analysis of novel genetic loci for coronary artery disease. Arterioscler Thromb Vasc Biol 2009; 29: 774−80.

101. Willer CJ, Sanna S, Jackson AU, et al. Newly identified loci that influence lipid concentrations and risk of coronary artery disease. Nat Genet 2008; 40: 161−9.

102. Gudbjartsson DF, Bjornsdottir US, Halapi E, et al. Sequence variants affecting eosinophil numbers associate with asthma and myocardial infarction. Nat Genet 2009; 41: 342−7.

103. Ardissino D, Berzuini C, Merlini PA, et al. Influence of 9p21.3 genetic variants on clinical and angiographic outcomes in early-onset myocardial infarction. J Am Coll Cardiol 2011; 58: 426−34.

4

患者风险的评估：生物标志物的当前作用和未来发展的途径研究

Identification of the patient at risk: Current role of biomarkers and evolving avenues for research

Gerard Pasterkamp, Imo Hoefer, and Dominique de Kleijn
张 力 译

概　述

新型生物标志物有利于亚临床心血管疾病的诊疗，也有助于临床诊断中患者的危险分级。除此之外，这些新型标志物还可被用来作为加快新药审批流程的替代诊疗指标。除了循环生物标志物，当前的研究正在探索可以多种显像模式加以利用的血小板生物标志物。同时，"组学"研究将会对循环细胞的生物标志物属性进行全新的深入研究。在本章中，我们概述了本领域最新的研究成果，强调了未来的研究热点和潜在的临床应用。

引　言

当前存在大量研究，主要针对新型生物标志物在亚临床心血管疾病的诊断中所起到的作用，或是帮助临床诊断中患者的危险分级。然而，除了预防和诊断，这些生物标志物还可以发挥更多重要的潜在价值。比如，将一种新药引入临床试验的过程中，需要在大规模临床试验中投入大量资金。生物标志物可能会对大量人群的最终效果预测有所帮助，然而只有那些基于小样本未经筛选的患者身上得出结论的生物标志物才可能加速新药研发的进程。此外，新型标志物可以识别一组可能会在将来

产生临床高风险事件的患者，他们可以被当作临床试验的样本，从而提高统计学效应，以发现潜在的疗效，更符合成本效益的方式。

> **重点提示4.1**
>
> （1）新型生物标志物有利于亚临床心血管疾病的诊疗，也有助于临床诊断中患者的危险分级。
> （2）除了预防和诊断，这些生物标志物还可以发挥其他重要的潜在价值。
> （3）其中一个领域便是评估未来临床事件高风险的患者，从而将他们纳入临床试验中，以提高统计学效应，更符合成本效益的方式。

在过去的20多年中，一些新型并具有心血管事件预测价值的循环生物标志物已在临床研究中得到验证。从理论上来说，这些生物标志物在不同的病理生理途径上十分具有代表性，它们也许在恶性心血管事件的发生中扮演了一定的角色。这些生物标志物表达水平的差异可作为评价未来风险的高低。大量研究已经评估了炎症、氧化应激、内皮功能障碍和血小板活化的生物标志物在未来心血管事件中的潜在预测价值[1]。近来的生物标志物探索研究并不都是按照假设驱动的研究方式进行，反而所研究的靶点功能往往是未知的[2]。这些发现得益于组学技术的发展，从而有助于在患者群体中发现大量差异表达的基因和蛋白质。因此，这

项技术的发展引起了一波对新型生物标志物的研究热潮。但是，这种寻找靶点的决定仍然是在对现有的作用机制缺乏深入了解的基础上做出的。尽管这些新发现将会给动脉粥样硬化疾病的病理生理学机制提供新视角，然而在投入日常临床诊断应用之前，仍需要一些强有力的证据来证明这些生物标志物的确有利于增加已知风险因素所提供的预测价值，并且这些预测价值的增额将有助于改变诊疗策略。

重点提示4.2

(1) 近来的生物标志物探索研究并不都是按照假设驱动的研究方式进行，而所研究的靶点功能往往是未知的。

(2) 这些新发现将会给动脉粥样硬化疾病的病理生理学机制提供崭新的视角。

(3) 然而，生物标志物的预测价值增量是否优于既定的风险因素及其对治疗策略的影响究竟如何，这会成为临床应用的决定因素。

临 床 意 义

对于很多循环生物标志物来说，针对恶性事件的预测价值是清晰可见的。表4.1总结了一系列典型的生物标志物，并且指出了它们的作用机制。然而，已经确立的或是相对较新的生物标志物所增加的预测价值和传统危险因素相比较，仍比较局限。当涉及偏倚、校准或再次分级时，新的生物标志物通常并不能增加临床相关的价值[1,3]。另一个生物标志物研究的相关话题所涉及的问题是，特定标志物的测量是否会影响患者的管理。有一些学者质疑评估冠状动脉疾病风险的新标志物是否有其存在的必要性，因为传统的危险因素已经覆盖了大部分人群[4]。然而，对于新型生物标志物的不断探索是为了在个人层面上达到最优风险预测，从一个方面来说，这可以对特殊患者进行特异性的治疗，另一方面也可以对高风险患者进行药物干预试验。此外，新型生物标志物可能会给动脉粥样硬化疾病的病理生理学机制提供崭新的视角。最后，因为主要的焦点集中在无症状患者生物标志物的预测价

值上，而已经患有血管闭塞性疾病的患者所携带的生物标志物尚未被开发[5]。一些患有明显心血管疾病的患者通常已经使用了他汀类药物，已有的危险因素对未来事件的预测价值是有限的。然而，此患者群体已被定位为研究新型抗动脉粥样硬化药物的潜在药效的合适人群。

目 前 状 况

认识到生物标志物（被认为是可测量的生物学物质）仅仅是一种评估无症状患者或患者未来事件风险的潜在方法是非常重要的。成像和功能测试也是风险分级领域研究的热点。在本章中，我们将目光锁定在生化标志物上，但其他的诊断方法和成像技术将在本书的其他章节进行深入讨论。

我们将简要讨论一些已在临床上得到了广泛试验的循环标志物，更全面的综述可以在优秀的公共领域文献中查找（表4.1）。

目前寻找预测动脉粥样硬化疾病进展的生物标志物的研究只取得了相对有限的成绩。一种可能相关的解释是大多数提出的靶点与炎症相关，而并不是血管疾病发展过程中的特定标志物。

重点提示4.3

(1) 尽管在已患有血管闭塞性疾病的患者中，现有的危险因素对未来事件的预测价值有限，然而生物标志物的价值也未被探明。

(2) 现有的大多数循环生物标志物能够反映炎症或蛋白质水解的活性，并基于当前不完善的斑块生成、进展及破裂的概念。

(3) 对于疾病进展更具特异性潜在生物标志物，包括Lp-PLA。

在生物标志物的研究中，大部分注意力被放在了可简单检测的循环血液中，而它在脂质代谢、炎症过程或凝血中起到了一定作用（表4.1）。C反应蛋白（CRP）是一种已经被广泛研究的生物标志物，它是一种在任何炎症情况下都会产生的急性期蛋白。CRP可以预测心血管事件的发生，但它的产生与疾病间的联系却始终无法证明。事实上，在孟

表4.1 经临床研究中评估的生物标志物回顾

启动和进展

炎症和脂质聚集

C反应蛋白	Ridker et al. Am J Cardiol 2003; 92: 17K–22K (review)
基质金属蛋白酶	Sundstrom et al. Curr Opin Lipidol 2006; 17: 45–53 (review)
白细胞介素-6	Lobbes et al. Atherosclerosis. 2006; 187: 18–25 (review)
白细胞介素-8	Apostolakis et al. Cardiovasc Res 2009; 84: 353–60 (review)
可溶性ICAM	Hulthe et al. Clin Sci 2002; 103: 123–9
血清淀粉样蛋白A	Ogasawara et al. Atherosclerosis 2004; 174: 349–56
CD40L	Lievens et al. Thromb Haemost 2009; 102: 206–14 (review)
载脂蛋白相关磷脂酶A_2	Mallat et al. Circulation 2010; 122: 2183–200 (review)
髓过氧化物酶	Brennan et al. N Engl J Med 2003; 349: 1595–604
脂连蛋白	Fontana et al. Diabetes 2007; 56: 1010–13
可溶性ST-2	Shimpo et al. Circulation 2004; 109: 2186–90
骨桥蛋白	Georgiadou et al. Eur J Clin Invest 2010; 40: 288–93
生长分化因子15	Wollert et al. Circulation 2007; 115: 962–71
妊娠相关血浆蛋白A	Lund et al. Circulation 2003; 108: 1924–6
氧化低密度脂蛋白C	Kannel et al. Ann Intern Med 1979; 90: 85–91
高密度脂蛋白C	Gordon et al. Circulation 1989; 79: 8–15
Apo B 载脂蛋白100	Lamarche et al. Circulation 1996; 94: 273–8
Apo A_1	Lamarche et al. Circulation 1996; 94: 273–8
同型半胱氨酸	Homocysteine Studies Collaboration. JAMA 2002; 288: 2015–22
脂蛋白A	Danesh et al. Circulation 2000; 102: 1082–5 (review)

破裂处血栓形成

纤溶酶原	Danesh et al. JAMA 2005; 294: 1799–809
vW因子	Whincup et al. Eur Heart J 2002; 23: 1764–70 (review)
可溶性ICAM	Lawson et al. Pharmacol Rep 2009; 6: 22–32 (review)
D二聚体	Danesh et al. Circulation 2001; 103: 2323–7
PAl-1	Ridker et al. Circulation 2004; 109(25 Suppl 1): IV6–19 (review)

心血管损伤／重构

N脑钠肽	Wang et al. N Engl J Med 2004; 350: 655–63
高敏肌钙蛋白	Omland et al. N Engl J Med 2009; 361: 2538–47
和肽素	Khan et al. Circulation 2007; 115: 2103–10

其他

半胱氨酸C（肾衰竭、纤维化）	Shlipak et al. N Engl J Med 2005; 352: 2049–60
糖化血红蛋白（糖尿病）	Jorgenson et al. Circulation 2004; 110: 466–70

德尔随机化研究中，人类基因组被当作随机化的基础。研究证明，CRP 与心血管疾病的产生与发展并没有因果关系[6]，而引起动脉粥样硬化的可能是其他一些因素。比如，脂蛋白相关的磷脂酶 A_2（Lp-PLA_2）是一种在动脉粥样硬化中特异性表达的物质。已经有许多文献报道了 Lp-PLA_2 的功能。Lp-PLA_2 是一种非常有意思的生物标志物，因为它有独立于传统风险因素的预测价值[7]。有趣的是，尽管在稳定型冠心病患者中 Lp-PLA_2 的预测价值十分明显，但是在急性冠状动脉综合征的患者中，其对未来事件的预测价值却并不明显。这强调了区分患者亚组，从而使特定的生物标志物可以发挥更多价值的重要性。

发展途径研究

还有一种更具挑衅意味的解释来说明新发现的这些生物标志物在预测动脉粥样硬化疾病过程中价值有限：被用作解释生物标志物与疾病之间关系的生物作用机制大多数是建立在一些未经纵向人体研究检验过的观念上的。动脉粥样硬化是一种经历数十年发展而产生的疾病，但我们尚不清楚管腔闭塞的自然进程。现有正在探索的对动脉粥样硬化疾病发生和进展的机制，大多数是建立在一些代表性的病理观察和转基因动物模型研究地基础上，它们都将目光锁定在"易损斑块"的决定作用上。易损斑块的概念及其在动脉粥样硬化发病机制中发挥的作用也促进了生物标志物领域的发展。我们对于血管闭塞性疾病发病机制的自然史的认知是十分有限的，这或许束缚了生物标志物的开发，而正是这些标志物可以作为冠状动脉循环、脑循环或外周循环中恶性事件发生的预测物。

在本章接下来的几个部分中，我们将会讨论生物标志物研究的发展途径：这与血小板、循环细胞和微粒领域的发展有关。在本章中，我们将不考虑来源于全基因组关联研究（GWAS）中的标志物，因为 GWAS 研究中发现的靶点数量在不断攀升，并且回顾当前状况，会产生一系列远未完成的候选靶

点。然而，我们将会简要提及药物基因组学这个日益凸显的研究热点，药物基因组学可以识别对药物反应并不一致的患者。比如，对影响疗效和不良反应的基因组标志的识别，导致华法林和氯吡格雷的重新标志[8]。

动脉粥样硬化斑块的生物标志物

易损斑块的概念主要从病理学和生物化学的角度，强调稳定和不稳定、有破裂倾向斑块之间的不同，它在以横断面调查和回顾性研究为基础的斑块破裂方面具有固有的限度。易损斑块的关键组成部分，如炎症反应和较大的脂质核心，在无症状患者中也是非常常见的。实际上，这在动脉粥样硬化血管树中是十分常见的。然而，客观地看待大部分已经被提出的循环生物标志物，很明显大多数都是建立在现有的却仍不完善的对于斑块生成、进展及破裂的概念基础上，从而反映炎症或蛋白质水解的活性。

代表性的动脉粥样硬化组织库或许可以帮助我们提出动脉粥样硬化机制和病程进展的假设。但是，进行预测研究，随访是必需的，因此以纵向研究设计的动脉粥样硬化组织库可以帮助斑块标志物的发现，进而预测未来心血管事件。当考虑到动脉粥样硬化是一个系统性疾病，而斑块成分在不同的血管床中呈现出很多相似之处，我们可以假设"本地斑块特性"，即在某个特殊时间点，它可能会提供一些潜在信息，而这些信息则可以预测在血管树其他部位的斑块发展过程。因此，在血管外科中获得的动脉粥样硬化斑块或许会包含对其他血管部位未来心血管事件具有预测能力的标志物。

Athero-Express 研究——一项正在按照纵向设计的前瞻性群组研究，始于 2002 年，纳入超过 2 500 例患者——在为期 3 年的随访中，将手术去除斑块的特性与继发心血管症状相关联。首先，这项研究表示斑块组成成分是颈动脉内膜切除手术后再狭窄的独立预测物[9]。这项研究还显示与具有不稳定斑块的患者相比，拥有更多稳定斑块的患者有更高的可能罹患再狭窄。这是首次证明血管手术中

获取的动脉粥样硬化斑块可以提供病变转归的预测信息。然而，从它的目标来说，Athero-Express研究跨出了更深入的一步，通过研究过斑块蛋白质组成和组织学特点，我们可以预测其他血管部位的不良事件。检测颈动脉或股骨手术中取得斑块中的生物标志物能预测心肌梗死、动脉瘤形成、外周动脉疾病或脑卒中（图4.1）。对有或者没有继发心血管症状患者的动脉粥样硬化斑块进行蛋白质组学分析，揭示出骨桥蛋白（OPN）可能是一种有预测效应的斑块标志物[10]。根据大型队列研究对此标志物的确认，与骨桥蛋白含量处在最低四分位的患者相比，最高四分位的患者出现继发心血管事件的可能要高出4倍。这种预测效应在血液中骨桥蛋白含量测定中并不明显。我们同样在随访中观察到斑块中高表达的脂肪酸结合蛋白4和MMP-8对于未来事件有预测作用[11,12]，观测到的风险增量与传统的风险因素是相互独立的。通过研究净重新分类指数，我们观察到使用这些传统风险因素之上的斑块标志物，患者可以被更好地划分到更高风险或更低风险群组中（图4.2）。最近，单一罪犯病变的斑

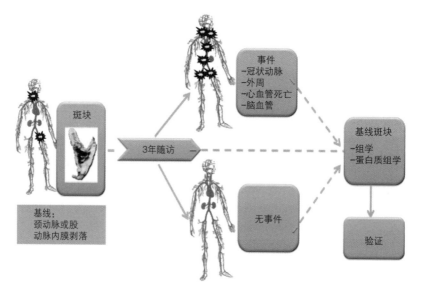

图4.1　Athero-Express研究设计

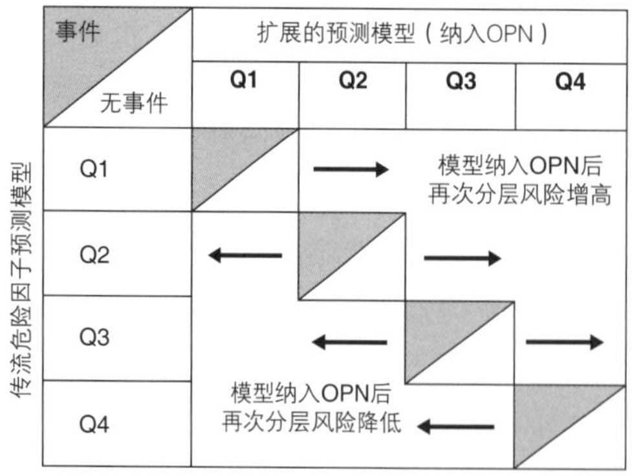

事件 / 无事件	扩展的预测模型（纳入OPN）			
	Q1	Q2	Q3	Q4
Q1	5 / 73	0 / 16	1 / 1	1 / 1
Q2	3 / 27	8 / 31	8 / 9	6 / 7
Q3	0 / 1	3 / 18	10 / 33	14 / 20
Q4	0 / 0	0 / 0	6 / 15	39 / 41

左图：事件 / 无事件，传统危险因子预测模型，Q1-Q4；扩展的预测模型（纳入OPN），Q1-Q4。模型纳入OPN后再次分层风险增高。模型纳入OPN后再次分层风险降低。

T = 397；C= 104，C= 293。由于纳入OPN，病例组风险分层改善17.3%；对照组风险分层改善2.4%；净分层指数改善19.7%。

图4.2　应用OPN，案例组和对照组再次分层后风险预测得到改善。仅纳入传统危险因子的风险模型（纵轴）。在这一模型的基础上将患者风险从低到高（Q1到Q4）四等分。随后，计算颈动脉斑块的斑块标志物骨调素（OPN）并纳入模型中。重新将患者按照疾病发生的二级风险进行四等分（横轴）。蓝色框内代表随访期间有事件发生的患者（病例组）。白色框内代表随访期间无事件发生的患者（对照组）。绿色和红色数字代表重新分层后风险降低或升高的患者例数（分别为正确和不正确数目）。应用这一纳入了OPN后的模型，我们可以知道之前被错误风险分层的病例和对照数。OPN可使净再分层指数（NRI）改善19.7%。

块内出血被证明与随访期间动脉粥样硬化性疾病的继发临床表现的风险成倍增加相关联[13]。

不幸的是，这些有预测作用的标志物有一定的限制性：只有在一个特定时间点，对动脉粥样硬化组织进行外科解剖之后才能对它们进行测量。药物或介入治疗的效果无法被监测，因此斑块标志物的临床效果是有限的。不过，在一个小型斑块横断面研究的3年随访中，获取的继发临床症状的风险信息为潜在的研究开辟了新途径。类似于斑块内出血和斑块新生血管形成这些与斑块进展/临床事件相关的潜在预测物，已经从Athero-Express研究中显露出来。斑块成像也许会成为一种预测未来临床事件风险的替代指标，而它的能力也远远超过其他指标，如中膜厚度。又如，可以用MRI来检测斑块出血，而高分辨对比增强超声可能会成为一种高效显示斑块血管形成的工具。

重点提示4.4

（1）以纵向研究设计的动脉粥样硬化组织库可以帮助斑块标志物的发现，进而预测未来心血管事件。

（2）"稳定"斑块患者相较于"不稳定"斑块患者更容易发生再狭窄。

（3）组织而不是外周血中的骨桥蛋白水平对未来的临床事件有预测价值。

外周血细胞标志物

近段时间以来，外周血细胞（如白细胞和血小板）被越来越多地认为是疾病进展的标志物（表4.2）。现在大多数研究主要将注意力集中在这些细胞的蛋白质产物，但这些细胞对于直接利用潜在来源于外周血细胞（生物标志物的工厂）的大量信息，效果有限。炎症细胞直接参与动脉粥样硬化和心血管疾病的发病机制和病程进展中，因此对于预测风险有较高的潜力。在脉管系统的输送过程中，细胞暴露于风险因素的系统性影响中，以及局部炎症和蛋白质水解过程。许多细胞与粥样硬化病变有着密切的关系，并可能会在斑块或血管周围组织中沉积。一部分占有可观比例的细胞会再次进入

循环中，并携带相互作用的信息。细胞分选和血细胞计数技术的提高使得基于细胞的信息来源变得更为方便，同时也为心血管疾病领域开辟了更多的应用潜力。血小板激活试验已被用来识别那些对血小板凝聚抑制剂不太敏感的患者，以及那些在随访中可能会伴有更高心脏病风险的患者[14]。通过使用流式细胞术，许多基于细胞的标志物可以同时被评估，从而允许我们对细胞亚群进行识别。尽管研究需要克服一定的挑战，但是以细胞为基础的标志物中那些简单或是复杂的成分可以被用来研究存在风险的个体患者。这些成分需要额外关注和深入分析，以便排除所涵盖的标志物之间相互依存的可能性。迄今为止，大多数研究都集中在相对简单的成分上，如通过使用流式细胞技术对细胞表面标志物的表达进行分析。尽管有无数可能存在的标志物组合，细胞亚群研究已经在心血管疾病患者中吸引了特别的注意力。

内皮祖细胞（EPCs）已经被认为在血管稳态中发挥了核心作用。正因为如此，内皮祖细胞已经与涉及血管的各种疾病相关联。量化内皮祖细胞的方法已有很多，如流式细胞分析或枚举化验。研究表明在Framingham风险评分中，内皮祖细胞的数量和心血管风险因素之间存在负相关关系。与其他风险因素相比，内皮祖细胞仅次于年龄成为与心血管疾病相关的第二大预测因子。其他的研究说明外周血中内皮祖细胞数量的下降与后续的心血管事件相关[15]。目前与经典风险因素相比，内皮祖细胞附加的预测价值仍然不明，此外其特点和量化仍然是一个值得讨论的问题，这限制了交叉验证和内皮祖细胞作为潜在生物标志物的用途。

在直接参与动脉粥样硬化过程的免疫细胞里，T细胞和CD24+CD28-T细胞成为关注的重点。相对于传统的CD4+CD28-辅助T细胞而言，CD4+CD28-细胞是终末分化、促进炎症和具有细胞毒性的作用。CD24+CD28+细胞优先积累于不稳定动脉粥样硬化斑块而非稳定斑块，因此与急性冠状动脉综合征有关。此外，CD4+CD28-细胞数量与稳

定型心绞痛和末期肾病患者的心血管疾病严重程度独立相关，高CD4CD28细胞计数是继发心血管事件的独立预测因子[16]。$CD4^+CD28^-$细胞数量对于急性心血管事件相对不敏感，在心肌梗死后3个月均保持稳定，是未来生物标志物应用的一个重要优点[17]。

因为单核细胞在动脉粥样硬化中所起的关键作用，它们是探寻基于细胞的生物标志物的潜在候选者。先前的研究已将单核细胞数量、表面标志物表达量和功能与心血管疾病的严重程度和未来事件的可能性相关联[18,19]。最近，$CD14^+CD16^+$（或$CD16^+$单核细胞）已经引起了人们很大的研究兴趣，尤其是在肾衰竭患者中。$CD16^+$单核细胞，就好像$CD4^+CD28^-$T细胞一样，被认为具有很强的促炎表型并且直接参与心血管疾病的进展。在慢性心力衰竭患者中，$CD16^+$单核细胞与对照组相比显著增加，且与NYHA分级的临床症状严重程度呈正相关。未来，通过将已知标志物进一步亚分类是有可能出现的。初步研究表明，$CD16^+$单核细胞亚群与高表达的血管紧张素转换酶相结合，具有较好的预测价值[20]。

重点提示4.5

（1）通过白细胞的"循环"模式特点来预测它们与动脉粥样硬化斑块的联系，这样的概念是简单的。

（2）离体模拟动脉粥样硬化的环境，迫使细胞转变为"斑块"模式的技术可以提供新的见解。

正如上文所述，单一的生物标志物显著增加既定的风险因素似乎不太可能。目前，预测性标志物的潜在缺陷可能为其发现基于相对简单的假设，如通过白细胞的"循环"模式特点来预测它们与动脉粥样硬化斑块的联系。另一种方法可以是离体模拟动脉粥样硬化的环境，迫使细胞转变为"斑块"模式。通过测量外周血细胞对Toll样受体激动剂的反应（如Pam3Cys、内毒素），已经朝这个方向迈出第一步。TLR-2和TLR-4已被证明直接参与动脉粥样硬化，从而代表一个顺理成章的起点。此外，在外周血单核细胞中TLR-2和TLR-

4的表达是动脉粥样硬化性疾病和心血管事件的独立预测因子[21]。先进的"组学"技术通过整合遗传信息、mRNA和miRNA表达数据及蛋白质和代谢物水平提供了建立新型多标志物评分体系的可能。研究基于细胞的生物标志物是困难的，因为没有大型的生物样本库储存大量患者的细胞样本。荷兰的私人-公共财团已经采取首项措施：在接受冠状动脉介入手术的大量患者中检测基于细胞的生物标志物。然而可以预期的是，更多储存有各种血细胞的生物样本库被建立起来，从而探索这些被誉为"最循环生物标志物"生物源的潜力。

微　粒

微粒是可以在不同的生物体液，如血浆、尿液、唾液和母乳中找到的圆形膜性囊泡。微粒包括外来体，其范围大小在50~100 nm，具有脂筏，并含有蛋白质、RNA和miRNA，而外来体状囊泡（30~90 nm）不含有脂质筏。外来体和外来体状囊泡和更大（<1 000 nm）的微泡在膜颗粒、核外颗粒体和凋亡小体的释放机制方面不同。

外来体和外来体状囊泡是由多泡体与细胞膜的融合衍生而来的，而较大的膜颗粒是膜表面活化或凋亡后生成的[22]。

虽然外来体首先被认为参与了细胞垃圾的处理，然而现在其已经被公认在凝血、组织损伤和炎症等过程中起重要作用（图4.3）[23]。

微粒的几个功能都与心血管疾病有关。单核细胞微粒被脂多糖激活后，产生大量组织的因子与凝集相关[24]。这些单核细胞微粒结合到活化的血小板上，从而引发凝血级联反应。在组织因子启动凝血之前，囊泡需要和表达P-选择素的膜结合从而激活加密组织因子[23]。有研究显示微粒级联组织因子在ST段抬高型心肌梗死之后明显增高[25]，指向损伤后的高凝状态；然而，在心血管事件开始阶段，微粒级联组织因子的作用仍需被阐明。

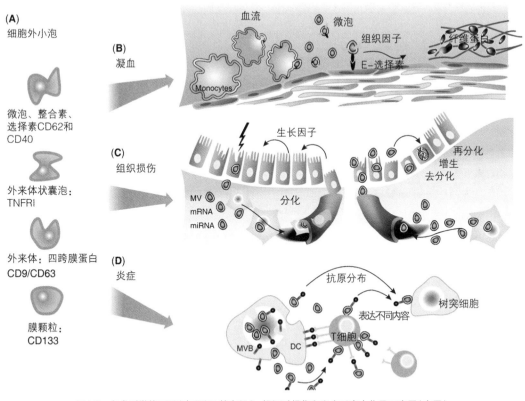

图4.3　各类型微粒回顾（左图）及其在凝血、组织对损伤和炎症反应中作用示意图（右图）。

重点提示4.6

（1）微粒蛋白质在心血管疾病领域中的诊断和预后作用是相对未开发的。

（2）微粒蛋白仍处于不同的蛋白质组学鉴定阶段。

（3）在接下来的几年中，微粒会迅速脱颖而出，成为在心血管疾病领域中具有诊断和预后价值的生物标志物的重要来源。

在干细胞生物学中，有人提出骨髓干细胞的分化取决于被微粒损伤后细胞信号的转导。在心血管疾病的再生医学中，所谓的旁分泌假设已经获得了许多关注并且被最近的实验数据所支持[26]。已经证明，间充质干细胞条件培养基（MSC-CM）能够增强心肌细胞和（或）祖细胞低氧损伤之后的存活率[26]。在小鼠和猪的心肌缺血-再灌注模型中，MSC-CM均减小了梗死面积[27]且该治疗作用是独立于间充质干细胞来源的。MSC-CM的纯化鉴定了其中的外来体作为心脏保护因子的作用[28]。

实验证据表明，外来体充当"天然药物"进而抢救缺血组织的作用很强。这一观察结果表明，外来体包含的内容可能揭示新型生物标志物的特性。非常有意思的是，不同类型的细胞均可释放外来体，导致在患者血液中不同的外来体分布。

炎性过程有助于动脉粥样硬化性疾病的进展和后续事件的发生。微粒，作为免疫细胞间免疫反应的传递者，可能通过几种途径来影响靶细胞的促炎和（或）抗炎性质。在这种情况下，饶有趣味的是血小板及巨噬细胞的微粒存在于动脉粥样硬化斑块的脂质核心中，血清微粒的水平增加在心血管病理中可被观察到[29,30]。

循环微粒作为生物标志物

微粒在心血管疾病的进程中起到了很重要的作用，其与心血管疾病风险水平的相关性也日益增显。因此，微粒可能包含体内正在进行的病理反应的相关信息。再者，微粒可以从冷冻的人体血清中提取，因而心血管疾病的血浆生物库可以作为识别和验证新型生物标志物的珍贵来源。

迄今为止，存在于微粒中血液来源的microRNAs（miRNAs）受到了大量的关注，尤其是在癌症的预后和诊断领域，与心血管相关的miRNA不断涌现。微粒蛋白质在心血管疾病领域中的诊断和预后作用是相对未开发的。

因为从血液中分离miRNA相对较易，且从（冷冻）血浆或血清中提取RNA技术已经成熟，加上阵列技术和定量PCR技术的建立，miRNA已被广泛研究。miRNA是存在于血浆和血清微粒中长度约为22个核苷酸的非编码RNA分子，调节多种细胞过程，包括细胞分化、细胞周期和凋亡。

例如，miR423-5p已被确定为与心力衰竭相关的标志物[31]。心肌损伤，包括心肌梗死，与在血液中高水平的心肌特异性miRNAs-208b和miRNAs-499有关[32]。虽然miRNA水平与肌钙蛋白的升高可以媲美，但是由于患者人数过少，进一步验证是必要的。

在动脉粥样硬化中，血液中miR-126、miR-17、miR-92a及与炎症相关的miR-155水平与健康对照组相比，冠心病患者组中显著减少[33]，表明血液中miRNA可能是动脉粥样硬化性疾病的标志。同样，患者人数过少，标志需要被验证。而且，在心血管事件中有预测能力的miRNA，其预测价值也未被开发。

除了miRNA，微粒还包含大量的蛋白质。

研究的重点是不同微粒的蛋白质组学。血小板衍生微粒是人体血液中含量最丰富的微粒类型，并被首先分析。Little等[34]描述了核外颗粒体和外来体的蛋白质组学，并观察到了其与年龄和性别的相关性。他们认为，蛋白质组学技术可能是生物学相关疾病生物标志物的有用和可靠来源。

未 来 展 望

新型生物标志物在血浆和非血浆类物质中均

有所探索。当前的研究正在探索斑块生物标志物在成像模式中的作用。并且，"组学"研究会给外周血细胞的生物标志物特性研究带来新视角。微粒蛋白质仍处于不同的蛋白质组学鉴定阶段，它们被认为是潜在可预测疾病的生物标志物，但是还没有被完全开发。我们预计在未来的几年中，微粒会迅速脱颖而出，成为在心血管疾病领域中具有诊断和预后价值的生物标志物的重要来源。

另一个主题是如何将新开发的生物标志物投入到临床应用中。我们是应该搜寻一种万能的"圣杯"，还是开始综合分散在不同类的"组学"研究领域中的知识，从而尝试开发包括多重生物标志物的算法？在基因组学、蛋白质组学和代谢物组学领域的发现受到了一定的限制，如多功能测试，这可能会导致错误的阳性观测结果。同时，也需要大量的验证研究。当然，多重标志物有很大可能会提高自身的预测能力，特别是它们反映了不同的生物学途径。此外，生物信息学的运用也会有助于产生无偏倚的分析结果并揭示出生物标志物在患者亚组中对事件的预测能力是否有差异。通过这些新型的研究平台和日益增长的计算能力，我们期待着未来10年，风险预测的算法可以在日常基础上不断升级，这表明这一领域并不是为了实现稳定而存在的。

参 考 文 献

1. Wang TJ. Assessing the role of circulating, genetic, and imaging biomarkers in cardiovascular risk prediction. Circulation 2011; 123: 551–65.

2. Loscalzo J. Association studies in an era of too much information. Circulation 2007; 116: 1866–70.

3. Wang TJ, Gona P, Larson MG, et al. Multiple biomarkers for the prediction of first major cardiovascular events and death. N Engl J Med 2006; 355: 2631–9.

4. Nilsson PM, Nilsson JA, Berglund G. Population-attributable risk of coronary heart disease risk factors during long-term follow-up: the Malmo Preventive Project. J Intern Med 2006; 260: 134–41.

5. Arsenault BJ, Barter P, DeMicco DA, et al. Prediction of cardiovascular events in statin-treated stable coronary patients by lipid and nonlipid biomarkers. J Am Coll Cardiol 2011; 57: 63–9.

6. Zacho J, Tybjaerg-Hansen A, Jensen JS, et al. Genetically elevated C-reactive protein and ischemic vascular disease. N Engl J Med 2008; 359: 1897–908.

7. Mallat Z, Lambeau G, Tedgui A. Lipoprotein-associated and secreted phospolipases A2 in cardiovascular disease: roles as biological effectors and

biomarkers. Circulation 2010; 122: 2183−200.

8. Wang L, McLeod HL, Weinshilboum RM. Genomics and drug response. N Engl J Med 2011; 364:1144−53.

9. Hellings WE, Moll FL, De Vries JP, et al. Atherosclerotic plaque composition and occurrence of restenosis after carotid endarterectomy. JAMA 2008; 299: 547−54.

10. de Kleijn DPV, Moll FL, Hellings WE, et al. Local atherosclerotic plaques are a source of prognostic biomarkers for adverse cardiovascular events. Arterioscler Thromb Vasc Biol 2010; 30: 612−9.

11. Peeters W, de Kleijn DP, Vink A, et al. Adipocyte fatty acid binding protein in atherosclerotic plaques is associated with local vulnerability and is predictive for the occurrence of adverse cardiovascular events. Eur Heart J 2011; 32: 1758−68.

12. Peeters W, Moll FL, Vink A, et al. Collagenase matrix metalloproteinase−8 expressed in atherosclerotic carotid plaques is associated with systemic cardiovascular outcome. Eur Heart J 2011; 32:2314−25.

13. Hellings WE, Peeters W, Moll FL, et al. Composition of carotid atherosclerotic plaque is associated with cardiovascular outcome: a prognostic study. Circulation 2010; 121: 1941−50.

14. Breet NJ, van Werkum JW, Bouman HJ, et al. Comparison of platelet function tests in predicting clinical outcome in patients under-going coronary stent implantation. JAMA 2010; 303: 754−62.

15. Povsic TJ, Goldschmidt-Clermont PJ. Endothelial progenitor cells: markers of vascular reparative capacity. Ther Adv Cardiovasc Dis 2008; 2: 199−213.

16. Giubilato S, Liuzzo G, Brugaletta S, et al. Expansion of CD4+CD28 null T-lymphocytes in diabetic patients: exploring new pathogenetic mechanisms of increased cardiovascular risk in diabetes mellitus. Eur Heart J 2011; 32: 1214−26.

17. Dumitriu IE, Araguas ET, Baboonian C, Kaski JC. CD4+CD28 null T cells in coronary artery disease: when helpers become killers. Cardiovasc Res 2009; 81:11−9.

18. Nasir K, Guallar E, Navas-Acien A, Criqui MH, Lima JAC. Relationship of monocyte count and peripheral arterial disease: results from the National Health and Nutrition Examination Survey 1999−2002. Arterioscler Thromb Vasc Biol 2005; 25: 1966−71.

19. Athanassopoulos P, Vaessen LMB, Balk AHMM, et al. Altered chemokine receptor profile on circulating leukocytes in human heart failure. Cell Biochem Biophys 2006; 44: 83−101.

20. Ulrich C, Heine GH, Seibert E, Fliser D, Girndt M. Circulating monocyte subpopulations with high expression of angiotensin−converting enzyme predict

mortality in patients with end-stage renal disease. Nephrol Dial Transplant 2010; 25: 2265−72.

21. Kuwahata S, Fujita S, Orihara K, et al. High expression level of toll-like receptor 2 on monocytes is an important risk factor for arteriosclerotic disease. Atherosclerosis 2010; 209: 248−54.

22. Théry C, Ostrowski M, Segura E. Membrane vesicles as conveyors of immune responses. Nat Rev Immunol 2009:581−93.

23. Tushuizen ME, Diamant M, Sturk A, Nieuwland R. Cell-derived microparticles in the pathogenesis of cardiovascular disease: friend or foe? Arterioscler Thromb Vasc Biol 2011; 31: 4−9.

24. Del Conde I, Shrimpton CN, Thiagarajan P, López JA. Tissue-factor-bearing microvesicles arise from lipid rafts and fuse with activated platelets to initiate coagulation. Blood 2005; 106:1604−11.

25. Huisse MG, Ajzenberg N, Feldman L, Guillin MC, Steg PG. Microparticle-linked tissue factor activity and increased thrombin activity play a potential role in fibrinolysis failure in ST-segment elevation myocardial infarction. Thromb Haemost 2009; 101: 734−40.

26. Gnecchi M, He H, Noiseux N, et al. Evidence supporting paracrine hypothesis for Akt-modified mesenchymal stem cell-mediated cardiac protection and functional improvement. FASEB J 2006; 20: 661−9.

27. Timmers L, Lim SK, Arslan F, et al. Reduction of myocardial infarct size by human mesenchymal stem cell conditioned medium. Stem Cell Res 2007; l: 129−37.

28. Lai RC, Arslan F, Tan SS, et al. Derivation and characterization of human fetal MSCs: an alternative cell source for large-scale production of cardioprotective microparticles. J Mol Cell Cardiol 2010; 48: 1215−24.

29. Leroyer AS, Tedgui A, Boulanger CM. Role of microparticles in atherothrombosis. J Intern Med 2008; 263: 528−37.

30. Simak J, Gelderman MP. Cell membrane microparticles in blood and blood products: potentially pathogenic agents and diagnostic markers. Transfus Med Rev 2006; 20: 1−26.

31. Tijsen AJ, Creemers EE, Moerland PD, et al. MiR423−5p as a circulating biomarker for heart failure. Circ Res 2010; 106: 1035−9.

32. Corsten MF, Dennert R, Jochems S, et al. Circulating MicroRNA−208b and MicroRNA−499 reflect myocardial damage in cardiovascular disease. Circ Cardiovasc Genet 2010; 3: 499−506.

33. Fichtlscherer S, De Rosa S, Fox H, et al. Circulating microRNAs in patients with coronary artery disease. Circ Res 2010; 107: 677−84.

34. Little KM, Smalley DM, Harthun NL, Ley K. The plasma microparticle proteome. Semin Thromb Hemost 2010; 36: 845−56.

5

稳定型和不稳定型动脉粥样硬化性疾病：定义、临床表现和病理生理学

Stable and unstable atherosclerotic disease: Definitions, clinical manifestations, and pathophysiology

John A. Ambrose and Joel A. Lardizabal

金泽宁　译

概　述

在过去的25年中，我们对于不稳定型动脉粥样硬化性心肌综合征的理解取得逐步进展，并在其预防和治疗水平上显著提高。在不稳定型综合征中，斑块的破裂/侵蚀及继发性的血小板和纤维蛋白的沉积导致急性闭塞或非闭塞的冠状动脉血栓，这在其中扮演着重要的角色。理解这个过程可以使我们针对以下目标采取多样化的治疗，如血管壁、多样化的动脉血栓构成和（或）动脉管腔。这一章节将探讨稳定型和不稳定型冠状动脉粥样硬化性疾病多样化的定义、临床表现及关联它们的病理生理学机制。

冠状动脉病理生理学的总体概念

缓慢和快速的动脉粥样硬化进展

在任一个体中，动脉粥样硬化可同时缓慢和快速的进展。缓慢和快速的进展可在几十年中发生几个循环，当患者存在已知的冠心病危险因素时，这种进展可加速。早期动脉粥样硬化是个缓慢的过程，其结果导致内膜增厚，主要是由于内膜内的巨噬细胞摄取被氧化的低密度脂蛋白胆固醇

和继发的平滑肌细胞的迁移和增殖。随着内膜的增厚，滋养血管从外膜向内膜生长并向其提供养分。这些薄壁的血管容易出血，这是快速的动脉粥样硬化进展的机制之一。而第二种快速的动脉粥样硬化的机制是斑块的破裂/侵蚀导致管腔内血栓形成[1,2]。

这些机制中没有哪条一定会导致症状（图5.1）。这些过程最终会导致无症状的冠心病进展或稳定型/不稳定型冠状动脉综合征。以下一些因素会决定结果并且其过程中的相互作用是很复杂的，动脉粥样硬化进展的速度；管腔内血栓的存在、数量、堆积的速度和构成；血栓对远端微血管床造成的栓塞；病变或其远端血管收缩；管腔最终狭窄的程度；急性形成侧支循环的能力均是重要的因素并决定着结果[3]。管腔内的血栓导致管腔迅速的闭塞可引起急性冠状动脉综合征。非闭塞性或次全闭塞的血栓可导致非ST段抬高型急性冠状动脉综合征的病例，而完全闭塞性的血栓常常可导致急性ST段抬高型心肌梗死。非ST段抬高型心肌梗死的过程有很多因素构成，包括间断的冠状动脉完全闭塞、血栓导致的远端栓塞，以及小血管或心电图不能显示的"沉默"区域（如后侧壁）血管的完全闭塞。除了上述提到的，后面的章节会进一步讨论引起急性心肌梗死的原因。

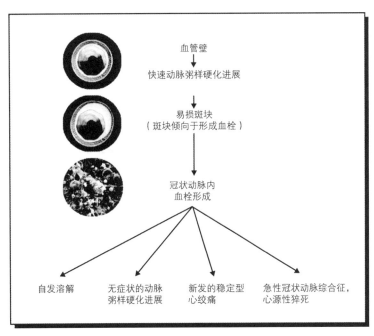

图5.1　当前对于快速的动脉粥样硬化进展的概念和其潜在的临床表现。

供给/需求失衡

有症状的冠心病是心肌血供和氧需求失衡引起的结果。冠心病稳定型的症状发生在需要更多的供给时，如活动或其他形式的压力负荷。非冠状动脉粥样硬化性的稳定性临床症状可由多种原因导致，如主动脉狭窄、左心室肥厚、不能控制的高血压、心脏X综合征等同样可引起类似的失衡。

不稳定性临床症状，如不稳定型心绞痛、非ST段抬高型或ST段抬高型心肌梗死，代表着另一种极端的供给/需求失衡。在这种情况下，静息时供给严重下降或停止。这种血供的下降或供给/需求失衡在不稳定型心绞痛中是间断发生的，但在ST段抬高型心肌梗死中，这种情况可延长至数小时或持续存在。

心　绞　痛

心绞痛被定义为由于心肌缺血引起的胸部不适的临床症状，其发生是由于心肌供氧/需求失衡。

总体或局部的心肌缺血是由于动脉粥样硬化过程中引起的一处或多处心外膜冠状动脉出现的严重狭窄所造成的[4]。

典型的心绞痛是横跨胸部弥漫性的不适并可以放射至颈部、下颌部及左上肢，这与心脏的皮区分布一致。典型的缺血性疼痛被描述为如紧缩感、压迫感、烧灼感、疼痛感、绞痛感及胀痛感(图5.2)。性质上锋利、尖锐、如同针扎样的疼痛往往和心绞痛无关，尤其当疼痛位于肋间、与体位相关或可以由触诊引发时[5]。无论如何，糖尿病患者、老年患者及女性患者其不典型的症状一部分可能与自主神经和感觉神经障碍相关。

加拿大心血管学会(CCS)分级系统(表5.1)被广泛应用于评价心绞痛的严重程度[6]。心绞痛往往伴随着其他的症状，如气短、疲劳、头晕、大汗和湿冷等，这些症状是由于缺血相关的心脏舒张功能减低和(或)心排血量的减少所导致。不能解释的呼吸困难格外令人不安，因为它可以显著增加患者的死亡率[7]。

虽然传统意义上被称作胸痛，心肌缺血引起的

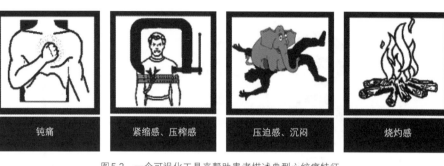

| 钝痛 | 紧缩感、压榨感 | 压迫感、沉闷 | 烧灼感 |

图5.2 一个可视化工具来帮助患者描述典型心绞痛特征。

表5.1 CCS心绞痛分级

Ⅰ级	一般的体力活动不引起心绞痛，如行走和上楼，但紧张、快速或持续用力可引起心绞痛
Ⅱ级	日常体力活动稍受限制，快步行走或上楼、登高、饭后行走或上楼、寒冷或风中行走、情绪激动可发作心绞痛或仅在睡醒后数小时内发作。在正常情况下以一般速度平地步行2个街区以上或登一层以上的楼梯受限
Ⅲ级	日常体力活动明显受限，在正常情况下以一般速度平地步行1~2个街区或登一层楼梯时可发作心绞痛
Ⅳ级	轻微活动或休息时即可出现心绞痛症状

来源：参考文献6。

心绞痛往往被患者描述为不舒服而不是疼痛。胸痛大致上分为三种类别：典型的、不典型的和非心绞痛的症状。① 典型或明确的心绞痛被认为是胸骨后不适，其特点为由劳累及情绪激动引起，休息及应用硝酸甘油后可缓解；② 不典型或可能的心绞痛只有典型心绞痛三条特点中的两条；③ 非心绞痛性或非心源性胸痛没有或仅有一条典型心绞痛的标准[8]。将胸痛分为这三种类别相当重要，因为它可以对有症状的可疑冠心病患者产生巨大的影响。举例来说，在年龄30~39岁的男性患者中，胸痛症状典型者其冠心病发生率约为76%，不典型者约为34%，而症状为非心绞痛者其冠心病发生率仅为4%。而在同样年龄组的女性中其整体发病风险要低得多，分别为26%、12%、2%（图5.2）。

表5.2 根据年龄和性别，有症状的患者可能患相关疾病的情况

年龄（岁）	非心绞痛性胸痛		不典型心绞痛		典型心绞痛	
	男性(%)	女性(%)	男性(%)	女性(%)	男性(%)	女性(%)
30~39	4	2	34	12	76	26
40~49	13	3	51	22	87	55
50~59	20	7	65	31	93	73
60~69	27	14	72	51	94	86

来源：参考文献8。

稳定型心绞痛

慢性稳定型心绞痛指的是临床表现为心肌缺血，其症状和体征的发生有预见性，确定程度的劳累和情绪激动可重复引起，休息和应用硝酸甘油后可缓解。大多数慢性稳定型心绞痛的病例被认为是斑块缓慢而渐进地积聚在血管壁上，最终引起冠状动脉管腔的狭窄，严重时可引起血流量的严重失衡从而影响心肌的状态使心肌需氧量增加。新发生的稳定型心绞痛也可能由冠心病的急性进展引起，与斑块的出血或冠状动脉内的血栓形成等类似过程相关。在这种情况下，狭窄的严重程度引起症状出现，但是被归为稳定型心绞痛的定义中。

除了确定的管腔狭窄之外，动脉粥样硬化的血管伴随着血管收缩功能的损害和内皮功能的紊乱。在高需求量下（如活动），儿茶酚胺水平的增加可引起冠状动脉的舒张从而增加心肌血供。但病变的血管，由于血管收缩功能和内皮功能的紊乱，不但不能舒张并且实际上矛盾性地引起血管收缩。血流会更倾向于灌注至正常段血管，而狭窄段血管从而更加受到影响，这种现象叫作"冠状动脉窃血"。

根据灌注不足的程度以及心肌存在的风险，在心绞痛的症状发生之前，心肌缺血开始时会引起心室舒张功能不全、继发收缩功能不全、室壁运动的异常及心电图的改变。随着休息和冠状动脉扩张治疗，心肌缺血在数分钟内可以慢慢得到改善，随后按照特定的顺序，症状、心电图异常、心室收缩功能不全及舒张功能不全得到缓解。无论如何，大多数的心肌缺血发作是无症状的，在动态心电图监测期间，患者无症状的显著ST段下移可多至80%[9]。

不稳定型心绞痛

不稳定型心绞痛的胸部不适感与慢性稳定型心绞痛相似，但在发作强度和频率上增加，持续时间延长。近期新发作的严重心绞痛和休息时出现的症状也被归为不稳定型心绞痛。冠状动脉血流机械性的阻塞及心肌供给/需求失衡，其总体上发病机制共同存在于不稳定型心绞痛和慢性稳定型心绞痛中，但潜在的病理生理学机制是不同的，因此在表现上存在不同。大部分不稳定型心绞痛和急性冠状动脉综合征病例是由于斑块的破裂及侵蚀引起的冠状动脉血管突然的、完全的或不完全的阻塞，并继发血栓形成和可能的间歇性血管痉挛，以上都是由于潜在的血管壁炎症反应引起。不同于慢性稳定型心绞痛，大部分不稳定型心绞痛的罪犯病变在发生急性事件前都是轻度到中度的狭窄。

总体上，慢性稳定型心绞痛中的动脉粥样硬化斑块主要为纤维性、胶原性或钙化性成分，脂质含量很少。我们可以观察到在大部分慢性稳定型心绞痛病例中快速的粥样硬化进展与患者症状不相关。

另一方面，不稳定型心绞痛患者其斑块更倾向于包含大量的脂质成分，软的脂质核和高水平的炎症反应使其更容易形成血栓。除此之外，覆盖在脂质池上的纤维帽会显著变薄，使动脉粥样硬化斑块更容易破裂[10]。无论如何，斑块形态和炎症反应程度在慢性稳定型心绞痛、不稳定型心绞痛和无症状斑块之中存在着重叠[11]，这使得明确地定、区分易损斑块存在着挑战。

不稳定型冠脉综合征在命名方面的发展

从1980年起，我们对于不稳定型冠状动脉综合征的理解发生了巨大的改变，在过去的30年里，我们见证了不同的名词和定义来区分这种情况的发展。

1970年以前，我们对于不稳定型心绞痛的发病机制认识很少，我们曾用这些名字给它命名，包括"心梗前心绞痛""状况诊断"和"急性冠状动脉功能不全"。20世纪70年代早期，不稳定型心绞痛被用于描述的状态为严重短暂的心肌缺血，同一时间，心肌梗死根据病理学标准分为透壁性和非透壁性[12]。在20世纪70年代末，我们普遍认识到闭塞性冠状动脉血栓是大部分透壁性心肌梗死的原因[13]，这个概念由DeWood等人最终发表，他们在1980年发现在进展性Q波心肌梗死的患者中行冠状动脉造影，结果为超过80%的患者存在闭塞性血栓[14]。

20世纪80年代，心肌梗死普遍上根据临床心电图再次被分别为Q波性和非Q波性心肌梗死。在当时普遍认为Q波性心肌梗死是透壁性心肌梗死，非Q波性心肌梗死是非透壁性心肌梗死[6]。从1985年起，我们的小组发表了一系列的论文调查冠状动脉造影特点，以及潜在涉及不稳定型心绞痛和非Q波性心肌梗死的病理生理学特点[15-17]。我们发现有可辨识的心绞痛或梗死相关血管的患者，大约70%有任一症状者其主要的冠状动脉血管是异常或者不规则的。Falk[18]、Davies和Thomas[19]分别发表了一系列关于死于心肌梗死和心源性猝死患者尸检的论文，其中注明了不稳定型心绞痛导致的心肌梗死、致死性心肌梗死和心源性猝死均存在冠状动脉管腔内的血栓形成。这个发现预示着一个新的范例，大部分的急性冠状动脉综合征是相关联的，不稳定型心绞痛、非Q波性心肌梗死、Q波性心肌梗死和大部分的心源性猝死代表着急性非闭塞性或闭塞性的血栓形成综合征。

20世纪80年代末及90年代初，对于心肌梗死的Q波性/非Q波性分类方法被一种新的根据心电图的分类方法所取代（ST段抬高/非ST段抬高），这种方法被认为在患者管理方面有更好的临床相关性。ST段抬高型心肌梗死代表着冠状动脉完全闭塞，代表着更糟糕的预后，治疗上需要紧急的血运重建。同一时期，Braunwald分类法[20]开始被提出并于随后被大家所验证，将不稳定型心绞痛根据其发生时的严重程度、持续时间及临床情况进行危险分层（图5.3）[21]。在20世纪90年代，冠状动脉血栓、栓塞和心肌标志物轻度升高三者关系方面，出现了一种更好的理解，被称作"微小心肌梗死"[22]。在同一时期，我们习惯于将急性冠状动脉综合征分为ST段抬高型和非ST段抬高型急性冠状动脉综合征，后者包含不稳定型心绞痛和非ST段抬高型心肌梗死。

我们对于心肌梗死的病理生理学更深刻的认识和对其术语的重大转变发生在21世纪。开始时，美国、欧洲和世界卫生组织[23,24]一致强调心肌标志物在诊断心肌梗死中的重要性，其中肌钙蛋白被更加推崇。结果是，任何符合不稳定型心绞痛临床症状及肌钙蛋白升高的患者被重新归类为明确的心肌梗死。无论如何，随着肌钙蛋白试验变得更加敏感，在很多的情况下我们发现了患者心肌标志物的升高，但是并没有其他的临床证据预示着心肌梗死。这便造成了一个难题，是否这些病例应当被归为真正的梗死。

在2007年，急性心肌梗死全球统一定义[25]被提出，其提供了一个更加标准化和更精确的标准来为临床工作、健康卫生体系、流行病学和临床试验服务。心肌梗死根据其病理生理学特点被分为五种类型，而并不再依照病理学和心电图改变（表5.4）。心肌梗死的定义需要：① 肌钙蛋白水平的升高和下降；② 临床发现缺血的证据，包括胸痛或同等情况、心电图改变、非侵入性检查的证据（如新出现的室壁运动异常）或冠状动脉造影发现血栓证据。特别有趣的是关于1型和2型心肌梗死的区分。1型心肌梗死是心外膜的损害预示着原发性的斑块损害和侵蚀形成血栓——典型的非ST段抬高型或ST段抬高型心肌梗死是其潜在的原因（术语上依旧倾向于描述为心肌梗死）。另一方面，2型心

表5.3　Braunwald不稳定型心绞痛分级（UA）

严重程度	临床情况		
	（A）发生于有加重心肌缺血的心外因素存在的情况下（继发性不稳定型心绞痛）	（B）发生在无心外因素参与的情况下（原发性不稳定型心绞痛）	（C）发生于急性心肌梗死后2周内（梗死后不稳定型心绞痛）
Ⅰ. 新发生的严重心绞痛或恶化心绞痛；无休息胸痛	Ⅰ A	Ⅰ B	Ⅰ C
Ⅱ. 近1个月的静息性胸痛，但先前的48 h内除外（静息性心绞痛，亚急性）	Ⅱ A	Ⅱ B	Ⅱ C
Ⅲ. 48 h内有静息性胸痛（静息性心绞痛，急性）	Ⅲ A	Ⅲ B	Ⅲ C

表5.4　心肌梗死全球统一定义

1型	由冠状动脉斑块破裂、裂隙或夹层引起冠状动脉内血栓形成，从而导致自发性心肌梗死
2型	继发于心肌氧供需失衡（如冠状动脉痉挛、心律失常、贫血、呼吸衰竭、高血压或低血压）导致缺血的心肌梗死
3型	疑似为心肌缺血的突发心源性死亡，或怀疑为新发生的ECG缺血变化或新的LBBB的心源性死亡。由于死亡已经发生，患者来不及采集血样进行心肌标志测定
4a型	与PCI相关的心肌梗死
4b型	经冠状动脉造影或尸检证实与支架内血栓相关的心肌梗死
5型	与CABG相关的心肌梗死

来源：参考文献25。

肌梗死有完全不同的病理生理学机制，其主要为供给/需求失衡，如严重的高血压、低血压、心动过速等，这可以解释为什么心肌梗死患者没有发现明显的梗死相关血管或梗死相关病变，在2型心肌梗死中罪犯血管普遍不能被发现[26]。

我们并不清楚有多少患者当肌钙蛋白升高和下降时符合急性心肌梗死全球统一定义的诊断标准。在一项前瞻性试验中，Javed等人报道当患者肌钙蛋白升高时，只有小于30%的患者能够根据普遍的标准诊断为心肌梗死[27]（图5.3）。在大多数肌钙蛋白水平升高的病例中，并没有心肌梗死的临床证据，"肌钙蛋白泄露"的原因是受多因素影响的，包括高血压、充血性心力衰竭等。随着肌钙蛋白试验在未来变得更加敏感，肌钙蛋白检查的特异性会进一步下降。

我们应意识到1型心肌梗死的发生可以不伴有典型的动脉粥样硬化性疾病。冠状动脉造影对于动脉粥样硬化的定量测量存在局限性，另外对于大部分病例其病因是受多因素影响的。

异常的急性冠状动脉综合征病例

急性冠状动脉综合征的病因是多种多样的，其中一部分是非动脉粥样硬化性的。关于其潜在病因的讨论超出了我们这章的范围（表5.5）。在这一部分，我们讨论的是与临床最相关的、最重要的病例。

表5.5 罕见的导致不稳定型心绞痛和急性冠状动脉综合征的病因

冠状动脉栓塞
冠状动脉开口起自主动脉闭塞、主动脉夹层、主动脉瓣瘤/血栓/赘生物
异常的冠状动脉附着
冠状动脉痉挛，自发性或药物引起（如可卡因、甲基苯丙胺）
冠状动脉瘤
川崎病或其他原因导致冠状动脉血管炎
钝挫伤
Takotsubo综合征
心脏X综合征

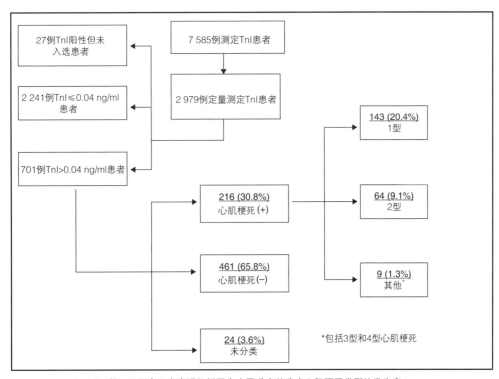

图5.3 基于通用定义中出现肌钙蛋白水平升高的患者心肌不同类型的发生率。

（续表）

肥厚型心肌病

淀粉样变性

高凝状态

动态的大血管阻塞

变异型心绞痛是心外膜冠状动脉病灶的强烈痉挛，导致严重的血流阻塞引起不稳定型心绞痛及与其相关的症状[28]。生理类型决定大部分的变异型心绞痛发生在早晨，与慢性稳定型心绞痛不同，其发作前并没有心肌耗氧的增加，并且患者更年轻，其心血管危险因素也更少。对于变异型心绞痛准确的病理学机制还不清楚，但目前认为病灶的冠状动脉痉挛导致内皮细胞功能不全，使得血管中层平滑肌易受到收缩血管物质的影响，如儿茶酚胺、凝血噁烷A_2、5-羟色胺、组胺和内皮素等。有很大数量级的血管痉挛引起心绞痛的患者，其冠状动脉病灶的痉挛发生于原有动脉粥样硬化阻塞的部位或其远端，这类患者往往预后更差[29]。总体上，大部分的血管痉挛性心绞痛可以自行缓解并且没有临床后遗症。无论如何，血管痉挛时间的延长同样可以发生，特别是患者拥有潜在的冠状动脉阻塞，这种情况可以导致心肌梗死、室性心动过速、高度传导阻滞或心源性猝死。

刺激引起的冠状动脉痉挛

最常见的兴奋剂滥用——可卡因和甲基苯丙胺同样可以引起心外膜的冠状动脉痉挛，可以导致心肌缺血，其症状和体征并不能和动脉粥样硬化引起的不稳定型心绞痛和急性心肌梗死相区别。这些物质阻塞突触前的收缩血管的神经递质去甲肾上腺素和多巴胺的再摄取，导致交感神经的激活和大血管或微血管的痉挛。同样这些药物对于血管平滑肌产生收缩性的影响。另外，可卡因和甲基苯丙胺可以通过升高心率、血压和心肌收缩力来增加心肌耗氧，同时具有剂量依赖性。典型的冠状动脉造影可以发现在这些急性冠状动脉综合征的病例中心外膜血管的痉挛但并没有（或轻微）冠状动脉

粥样硬化性心脏病。可卡因和甲基苯丙胺同样也可加速动脉粥样硬化的进展。大部分由于这些物质引起的冠状动脉痉挛导致的不稳定型心绞痛不会发展为心肌梗死，并且有着良好的预后，至少在急性事件的发生方面[30]。

心脏X综合征

心脏X综合征被定义为有以下三个特点：出现活动导致的心绞痛，在运动试验中出现缺血的客观证据，造影示正常（或轻微病变）的心外膜冠状动脉。这种综合征主要影响女性并可呈现不典型胸痛的特点。这种疾病潜在的发病机制是受多因素影响的。据称其原因包括内皮细胞功能障碍导致NO提供减少，影响非内皮细胞依赖的微血管舒张，使交感神经刺激的血管收缩应答增强，或运动导致的冠状动脉痉挛[31]。心脏X综合征患者短期内的预后是很好的，长期数据观察显示即使冠状动脉造影没有冠状动脉阻塞性的病变，多至16%的患者在随后的5年中可能会出现不良心血管事件[32]。

自发性的冠状动脉夹层

动脉夹层定义为血管壁层与层间的分离，在内膜和中膜之间或中膜和外膜之间创造一个假腔，血液进入被切开的冠状动脉假腔，对血管真腔产生冲击压迫并且减少心肌血供，可导致不稳定的冠状动脉综合征或心源性猝死。大部分冠状动脉夹层由外伤引起（如心脏导管术、心脏外科手术、胸部外伤等）。但它们同样也可自发性产生。自发性冠状动脉夹层很罕见并且主要发生于年轻女性，特别是在围生期。在分娩期和围生期，嗜酸性粒细胞水平增加，其包含胶原酶、过氧化物酶、主要的基本的蛋白质和酸性磷酸酶，当它们释放时，这些溶解细胞性的物质可以破坏血管壁的中膜外膜层，这样可以引起冠状动脉夹层。在妊娠期间，激素水平和血流动力学的改变伴随着弹性和胶原纤维构成的冠状动脉炎的发生，可导致自发性夹层[33,34]。其他可能发展为自发性冠状动脉夹层的情况包括动脉粥样硬化、高血压、先天性动脉壁的异常（如马方综合征、

Ehlers-Danlos综合征、赖氨酰氧化酶缺乏等)、结缔组织疾病(如结节性多动脉炎、系统性红斑狼疮、嗜酸性动脉炎、抗磷脂综合征等)、一些确定的药物(如口服避孕药、环孢霉素、5-氟尿嘧啶、氟苯丙胺、兴奋剂等)和高强度运动(如举重)[35,36]。

压力性心肌病

对于肌钙蛋白升高伴急性冠状动脉综合征症状的患者，行冠状动脉造影显示为正常的心外膜血管，对于这种情况我们现在有了更多的认识。压力性心肌病，也被称为心尖球形综合征或Takotsubo综合征。表现为如同急性心肌梗死一样的左心室区域收缩功能减低，主要满足以下标准：① 短暂的心间球型样改变；② 造影没有发现明显的冠心病；③ 没有其他已知的心肌病的原因[37]。其他一些变量，如中间空洞或者左心室基段室壁运动异常，同样被描述过[38]。这种疾病主要特点是发生于绝经后的妇女，而且常与经历了急性刺激性事件，如情绪上、心理上或生理上的压力有关。大多数的患者表现为胸部的不适，伴随心电图的异常和心肌标志物的升高。患者中有1%~5%表现合并急性心肌梗死[39]，由于我们的认识不足，真实数据有可能比例更高[40]。其明确的病理生理学机制还不清楚，但已了解到儿茶酚胺引导其过程。患有Takotsubo综合征的患者其内皮细胞功能受到损害，血管收缩力增强，过量的儿茶酚胺释放引起急性的心理上的压力，预示着异常的血管反应性和交感神经应答是其病理学机制的关键[41]。有很高比例的患者发展为急性心力衰竭，不过在超过90%的病例中，随着心功能快速而完全的恢复，大部分患者的预后总体上较好[42]。

结　论

我们对于动脉粥样硬化过程的理解、冠状动脉疾病的病理学认识、冠状动脉综合征其潜在的不同的发病机制及其潜在展示的临床谱，在过去30年中呈指数级的增长。这个过程适当地伴随着我们

不断重新评估应用的方法和系统。对于稳定型和不稳定型冠状动脉疾病状态的定义，大量的命名方法和分级策略被创造，总体上反映出治疗和管理策略上的进步。这个过程是动态和不间断的，随着科学的进步，这个过程在未来将进一步的细化。

参 考 文 献

1. Kolodgie FD, Gold HK, Burke AP, et al. Intraplaque hemorrhage and progression of coronary atheroma. N Engl J Med 2003; 349: 2316-25.

2. Virmani R, Burke AP, Farb A, Kolodgie FD. Pathology of the vulnerable plaque. J Am Coll Cardiol 2006; 47(8 Suppl): C13-18.

3. Ambrose JA. In search of the "vulnerable plaque": can it be localized and will focal regional therapy ever be an option for cardiac prevention? J Am Coll Cardiol 2008; 51: 1539-42.

4. Lardizabal JA, Deedwania PC. The anti-ischemic and anti-anginal properties of statins. Curr Atheroscler Rep 2011; 13: 43-50.

5. Lee TH, Cook EF, Weisberg M, et al. Acute chest pain in the emergency room. Identification and examination of low-risk patients. Arch Intern Med 1985; 145: 65.

6. Campeau L. Grading of angina pectoris. Circulation 1976;54:5223.

7. Abidov A, Rozanski A, Hachamovitch R, et al. Prognostic significance of dyspnea in patients referred for cardiac stress testing. N Engl J Med 2005; 353: 1889-98.

8. Gibbons RJ, Abrams J, Chatterjee K, et al. ACC/AHA 2002 guideline update for the management of patients with chronic stable anginasummary article: a report of the American College of Cardiology/ American Heart Association Task Force on Practice Guidelines (Committee on the Management of Patients With Chronic Stable Angina). Circulation 2003; 107: 149-58.

9. Cohn PF, Fox KM, Daly C. Silent myocardial ischemia. Circulation 2003; 108: 1263-77.

10. Falk E, Shah PK, Fuster V. Coronary plaque disruption. Circulation 1995; 92: 657-71.

11. van der Wal AC, Becker AE, Koch KT, et al. Clinically stable angina pectoris is not necessarily associated with histologically stable atherosclerotic plaques. Heart 1996; 76:312-6.

12. Epstein SE, Redwood DR, Goldstein RE, et al. Angina pectoris: pathophysiology, evaluation, and treatment (NIH Conference). Ann Intern Med 1971; 75: 263-96.

13. Chandler AB, Chapman I, Erhardt LR, et al. Coronary thrombosis in myocardial infarction. Report of a workshop on the role of coronary thrombosis in the pathogenesis of acute myocardial infarction. Am J Cardiol 1974; 34: 823-33.

14. DeWood MA, Spores J, Notske R, et al. Prevalence of total coronary occlusion during the early hours of transmural myocardial infarction. N Engl J Med 1980; 303: 897-902.

15. Ambrose JA, Winters SL, Stern A, et al. Angiographic morphology and the pathogenesis of unstable angina pectoris. J Am Coll Cardiol 1985; 5: 609-16.

16. Ambrose JA, Winters SL, Arora RR, et al. Coronary angiographic morphology in myocardial infarction: a link between the pathogenesis of unstable angina and myocardial infarction. J Am Coll Cardiol 1985; 6: 1233-8.

17. Gorlin R, Fuster V, Ambrose JA. Anatomic-physiologic links between acute coronary syndromes. Circulation 1986; 74: 6-9.

18. Falk E. Unstable angina with fatal outcome: dynamic coronary thrombosis leading to infarction and/or sudden death. Autopsy evidence of recurrent mural thrombosis

with peripheral embolization culminating in total vascular occlusion. Circulation 1985; 71: 699–708.

19. Davies MJ, Thomas A. Thrombosis and acute coronary-artery lesions in sudden cardiac ischemic death. N Engl J Med 1984; 310: 1137–40.

20. Braunwald E. Unstable angina: a classification. Circulation 1989; 80: 410–4.

21. van Miltenburg-van Zijl AJ, Simoons ML, Veerhoek RJ, et al. Incidence and follow-up of Braunwald subgroups in unstable angina pectoris. J Am Coll Cardiol 1995; 25: 1286–92.

22. Abdelmeguid AE, Topol EJ. The myth of the myocardial "infarctlet" during percutaneous coronary revascularization procedures. Circulation 1996; 94: 3369–75.

23. Alpert JS, Thygesen K, Antman E, et al. Myocardial infarction redefined — a consensus document of The Joint European Society of Cardiology/American College of Cardiology Committee for the redefinition of myocardial infarction. J Am Coll Cardiol 2000; 36: 959–69.

24. Luepker RV, Apple FS, Christenson RH, et al. Case definitions for acute coronary heart disease in epidemiology and clinical research studies: a statement from the AHA Council on Epidemiology and Prevention; AHA Statistics Committee; World Heart Federation Council on Epidemiology and Prevention; the European Society of Cardiology Working Group on Epidemiology and Prevention; Centers for Disease Control and Prevention; and the National Heart, Lung, and Blood Institute. Circulation 2003; 108: 2543–9.

25. Thygesen K, Alpert JS, White HD, et al. Joint ESC/ACCF/AHA/ WHF Task Force for the Redefinition of Myocardial Infarction. Universal definition of myocardial infarction. J Am Coll Cardiol 2007; 50: 2173–95.

26. Ambrose JA, Loures-Vale A, Javed U, Buhari C, Aftab W. Angiographic correlates in Type 1 and Type 2 MI by the universal definition. JACC Imaging 2012; 5: 463–4.

27. Javed U, Aftab W, Ambrose JA, et al. Frequency of elevated troponin I and diagnosis of acute myocardial infarction. Am J Cardiol 2009; 104: 9–13.

28. Prinzmetal M, Goldman A, Shubin H, et al. Angina pectoris II. Am Heart J 1959; 57: 530–43.

29. Rovai D, Bianchi M, Baratto M, et al. Organic coronary stenosis in Prinzmetal's variant angina. J Cardiol 1997; 30: 299–305.

30. McCord J, Jneid H, Hollander JE, et al. Management of cocaineassociated chest pain and myocardial infarction: a scientific statement from the American Heart Association Acute Cardiac Care Committee of the Council on Clinical Cardiology. Circulation 2008; 117: 1897–907.

31. Kaski, JC. Pathophysiology and management of patients with chest pain and normal coronary arteriograms (cardiac syndrome X). Circulation 2004; 109: 568.

32. Gulati M, Cooper-DeHoff RM, McClure C, et al. Adverse cardiovascular outcomes in women with nonobstructive coronary artery disease: a report from the Women's Ischemia Syndrome Evaluation Study and the St James Women Take Heart Project. Arch Intern Med 2009; 169: 843–50.

33. Kamran M, Guptan A, Bogal M. Spontaneous coronary artery dissection: case series and review. J Invasive Cardiol 2008; 20: 553–9.

34. Kansara P, Graham S. Spontaneous coronary artery dissection: case series with extended follow up. J Invasive Cardiol 2011; 23: 76–80.

35. E1-Sherief K, Rashidian A, Srikanth S. Spontaneous coronary artery dissection after intense weightlifting. Catheter Cardiovasc Interv 2011; 78: 223–7.

36. Ito H, Taylor L, Bowman M, et al. Presentation and therapy of spontaneous coronary artery dissection and comparisons of postpartum versus nonpostpartum cases. Am J Cardiol 2011; 107: 1590–6.

37. Tsuchihashi K, Ueshima K, Uchida T, et al. Transient left ventricular apical ballooning without coronary artery stenosis: a novel heart syndrome mimicking acute myocardial infarction. Angina Pectoris-Myocardial Infarction Investigations in Japan. J Am Coll Cardiol 2001; 38:11–8.

38. Hurst RT, Prasad A, Askew JW, et al. Takotsubo cardiomyopathy: a unique cardiomyopathy with variable ventricular morphology. JACC Cardiovasc Imaging 2010; 3: 641–9.

39. Kurowski V, Kaiser A, von Hof K, et al. Apical and midventricular transient left ventricular dysfunction syndrome (tako-tsubo cardiomyopathy): frequency, mechanisms, and prognosis. Chest 2007; 132: 809–16.

40. Strunk B, Shaw RE, Bull S, et al. High incidence of focal left ventricular wall motion abnormalities and normal coronary arteries in patients with myocardial infarctions presenting to a community hospital. J Invasive Cardiol 2006; 18:376–81.

41. Martin EA, Prasad A, Rihal CS, et al. Endothelial function and vascular response to mental stress are impaired in patients with apical ballooning syndrome. J Am Coll Cardiol 2010; 56:1840–6.

42. Madhavan M, Rihal CS, Lerman A, Prasad A. Acute heart failure in apical ballooning syndrome (TakoTsubo/stress cardiomyopathy): clinical correlates and Mayo Clinic risk score. J Am Coll Cardiol 2011; 57: 1400–1.

6

胸痛患者的临床评估

Clinical evaluation of the patient with chest pain

Attilio Maseri

唐礼江　译

概　述

本章主要介绍心绞痛最常见的临床特征，并对心绞痛的发生机制、最常变化的疼痛部位、伴随的放射痛及某些无胸痛表现的特殊情况进行讨论。随后介绍具有不同类型心绞痛临床特征的反复发作的典型胸痛，为进一步明确不同的病因和诊断提供依据。同时讨论急性心肌缺血的诊断、病因，以及决定其预后的危险因素。最后将讨论有血运重建或冠状动脉造影史的反复发作的心绞痛，以及急性胸痛的急诊评估和危险分层策略。

引　言

胸痛是急性心肌缺血患者门诊或急诊就医的最常见症状。后者包括：胸痛诱因及发作性质固定、表现为一过性反复发作的胸痛——慢性稳定型心绞痛；近期频繁发作及恶化的胸痛——不稳定型心绞痛；还有急性长时间、持续的胸痛——急性心肌梗死。

近年来人们对于上述频繁发作的胸痛的认识也在改变。越来越多的证据表明近期发作的胸痛是主要心血管事件的潜在预兆，通过迅速检测和干预狭窄的"罪犯"冠状动脉病变能降低这一风险。随着这些意识的不断增强，大部分患者在发生第一次胸痛时就会到急诊室就诊，有些被诊断为急性心肌梗死（心肌坏死标志物阳性）。而有高达15%的

男性和30%的女性在血管造影时没有发现影响血流的冠状动脉狭窄。因此，那些没有并发症、超过2个月的单纯慢性劳力性心绞痛的初诊患者越来越少，对于变异型心绞痛或冠状动脉微血管病变引起的心绞痛往往很少被考虑。相反，那些有冠状动脉造影和血运重建病史、胸痛反复发作的患者却越来越多。胸痛往往会作为缺血性心脏病的首发症状出现。因此，我们有必要复习一下不同类型心绞痛的特征，就像是在介入年代之前一样，了解它的发生发展的规律尤为重要，能为正确评估和管理心绞痛患者提供依据，因为越来越多的患者在造影或介入治疗后胸痛反复发作，虽然这些患者可能存在新发或残留的冠状动脉狭窄，也可能血管完全正常。

本章探讨胸痛的发生机制、如何诊断稳定和不稳定型心绞痛及影响预后的危险因素，以及急诊室该如何处理因急性胸痛首次就诊的患者。

胸痛的发作部位、放射痛、严重程度和持续时间在不同患者中变化很大。但是对于特定的个体，尤其是同一区域缺血时，反复发作的胸痛部位和放射痛应该是类似的[4]。因此，应该仔细询问反复发作的特点，为发现心肌缺血的可能原因提供线索。

确实，胸痛是一种广义上的综合征（图6.1 A-D）[1]，就如贫血一样，在不同程度和范围的冠状动脉粥样硬化存在的情况下，许多机制都可能导致一过性心肌缺血。胸痛本身并不是诊断心肌缺血的充分和必要条件：许多表现出缺血性胸痛的患者，

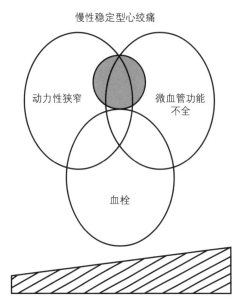

慢性稳定型心绞痛

(A) 血流限制性狭窄的发生率和严重性

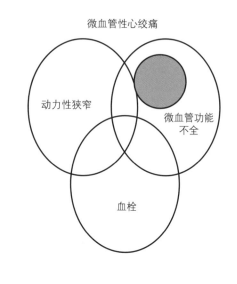

微血管性心绞痛

(B) 无血流限制性狭窄

不稳定型心绞痛

(C) 血流限制性狭窄的发生率和严重性

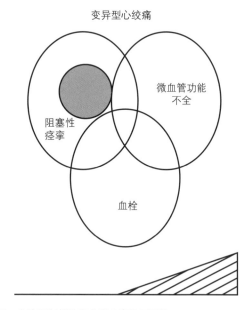

变异型心绞痛

(D) 血流限制性狭窄的发生率和严重性

图6.1 稳定型和不稳定型心绞痛综合征的病因构成。稳定型心绞痛（A）由不同程度和数量的影响血流的冠状动脉狭窄引起，狭窄血管的张力（动力性狭窄）和微血管功能异常也参与冠状动脉血流储备的调节。微血管性心绞痛（B）由微血管的功能异常引起。不稳定型心绞痛（C）由血栓形成、动力性狭窄、闭塞性血管痉挛和微血管功能异常等因素的不同组合引起，可以有影响血流的冠状动脉狭窄，也可以没有。变异型心绞痛（D）由闭塞性心外膜冠状动脉痉挛引起，可以发生在有影响血流的冠状动脉狭窄部位，也可发生在冠状动脉造影完全正常的血管。引起血栓形成、血管收缩、微血管功能异常的真正原因可以是多种多样的，可能与稳定型心绞痛有所不同。

其冠状动脉造影完全正常,而有些严重、广泛的冠状动脉粥样硬化并没有胸痛。另一方面,血流受限的冠状动脉狭窄、急性血栓形成、心外膜冠状动脉及微血管收缩等都可引起胸痛,但其机制各不相同。目前,稳定或不稳定型心绞痛的诊断过于频繁和笼统,忽略了进一步具有诊断特征的临床症状的描述。冠状动脉造影正常的心绞痛的诊断常混杂了变异型心绞痛和微血管性心绞痛,而后两者有着截然不同的预后和治疗策略。

因此,如果不包括以下几个方面的内容,单纯诊断稳定或不稳定型心绞痛是不完整的:① 既往缺血性心脏病(IHD)病史;② 胸痛发作的类型;③ 诱发因素及运动耐量;④ 疼痛持续时间;⑤ 对短效硝酸酯类药物的反应。

胸痛发作时的缺血性心电图改变,提示疼痛是心源性的,大部分是由缺血引起的。相反,如果胸痛时没有心电图变化,则提示疼痛是非心源性的,但是不能完全排除心肌缺血。最终诊断应该是基于对心肌缺血的表现以及所有可用的诊断指标的综合分析、考量的结果,而不是仅仅依靠某个单独的检查结果。

本章涵盖的七个话题是:① 心绞痛最常见的特征。② 心脏性缺血性胸痛、不同胸痛部位和放射痛,以及胸痛缺失的发生机制。③ 不同类型反复发作的心绞痛综合征的特征及可能的机制和鉴别诊断。④ 急性心肌缺血的诊断和可能的病因。⑤ 心绞痛综合征的预后。⑥ 既往有冠状动脉血运重建和造影史患者的胸痛发作。⑦ 急性胸痛患者的急诊评估和危险分层。

心绞痛的临床特征

正如 Heberden 的精彩描述,心绞痛最为典型的表现是位于胸骨后的压迫感或烧灼感,可能向咽喉部、颈部或左上肢尺侧放射,甚至延展到小指,有时甚至会放射到肩胛间或上腹部。少数情况会放射到两侧上肢、下颌或牙齿。这种放射痛形式各种各样,甚至有超过300种的不同表现,也

有报道放射到左腿、手腕或下颌。有些患者的放射痛可以不断被诱发,并且只放射至某个特定的部位。心绞痛也可以表现为上胸部、颈部的窒息感。这种不适的严重程度变化很大,从轻微的胸骨后满胀感或小范围的刺痛感到不可耐受的剧烈疼痛。心绞痛从来不会只持续数秒钟或超过数小时,通常都是数分钟,而且其每次发作的性状类似。心肌缺血另一极端的临床情况是完全没有疼痛(以及其他症状)。总的来说,疼痛越严重,持续时间越长,意味着心肌缺血越严重,但疼痛与心肌缺血程度之间的关系是不确定的,即使在急性心肌梗死的病例中,也有20%的病例没有疼痛[2]。相反,一些细小血管痉挛的病例可以没有一过性、节段性心室收缩功能异常和心电图异常,但伴有严重的胸痛。

重点提示6.1

无论是心绞痛表现的部位、放射痛,还是没有任何症状,均与引起心肌缺血的原因无关,同样与冠状动脉粥样硬化的范围和严重程度也无关。心绞痛发作的特点,尤其是诱发因素、持续时间、对硝酸酯的反应及发作时心电图变化,能够为明确心肌缺血的特征和原因提供依据和线索。而心绞痛发作时伴随的急性左心衰竭和明显的心律失常往往预示严重广泛的心肌缺血。

重点提示6.2

由于来自多个内脏和躯体神经支配的皮肤区域的传入神经元集中汇聚到有限的上传神经元,心绞痛可被误认为来自多个皮肤区域,并向另外多个、不同的皮肤区域放射。同理,这些区域的非心脏性疼痛也可引起类似的心脏性缺血性疼痛表现。阻滞上传神经冲动可以完全阻止痛觉感受的传入,而达到治疗疼痛的目的。

心绞痛的生理学基础

脏器疼痛感知的解剖和生理学基础可概括如下(图6.2)[3]。

1. 有害刺激激动位于胸交感神经节的双极神经元,传出神经元支配心脏,传入神经连接脊髓背角神经元。

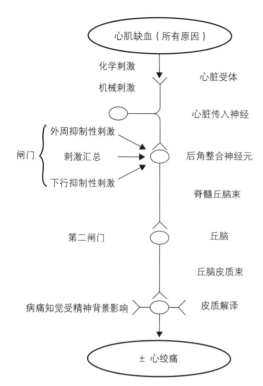

图6.2　传入神经通路在心脏性缺血性疼痛中起调节作用。机械性或化学性刺激激动心脏感受器，刺激冲动传到脊髓背角神经元，然后由周围或下行刺激投射到脊上中心（"门控理论"）。丘脑进一步整合心脏传入的刺激，再传到皮质，由皮质编码产生不同的疼痛感受，当然，不同的疼痛反应也受心理因素的影响。从不同心脏、内脏、躯体部位的刺激汇聚到相同的传入神经元。由哪些传入神经元传输疼痛信号（"特异性理论学说"），目前仍不清楚。多种神经纤维兴奋强度被认为与自主神经的控制作用有关的另一种学说（"强度学说"）。

2. 疼痛信息的传导通路从脊髓背角向丘脑传递，由脊上中心传入神经和传出神经对疼痛刺激进行调节（或阻滞）；再由传入神经和传出神经调节从丘脑向皮质的信号传递。

3. 皮质接受这些传入的疼痛刺激，并加以识别与解码，被识别为一种不适的反应。

有害刺激

许多信息表明腺苷是引起疼痛的一种化学介质，但疼痛也可以由心外膜冠状动脉机械刺激诱发。

关于化学刺激介质人类研究的证据

冠状动脉内注射腺苷能够稳定地诱发与患者在日常生活中经历的短暂性心肌缺血相似的疼痛。

用苯胺茶碱选择性阻滞A1腺苷受体能够在不影响其扩血管作用的同时减轻心绞痛程度。这证明腺苷的致痛效应是由A1受体介导的[4]。

每当心肌缺血时，血氧供应不能满足心肌需求，此时心肌内腺苷浓度显著升高，腺苷刺激传入神经纤维引起疼痛。

心脏传入刺激的传导和调节

心脏传入刺激通过心脏交感神经中无髓鞘或小髓鞘纤维传输至胸部上五个交感神经节，再由此经白交通支、灰交通支（较少）和上胸部后神经根传至脊髓背角神经元。如果传入刺激通过迷走神经传导，可以表现为下颌、头颈部疼痛，这一现象越来越常见，因此常采用交感神经阻断术治疗难治性心绞痛。

由于来自内脏神经和躯干神经的传入神经信号汇聚于同一脊髓背角神经元，因此引起内脏疼痛在躯体定位投影时出现不同的变化。

心脏传入刺激在脊髓背角神经元的聚集

大约70%的心绞痛患者，如果选择性向其右冠状动脉注射腺苷可以诱发与左冠状动脉注射类似的疼痛。在所有患者中，腺苷诱导的疼痛都与日常生活中心绞痛发作时的疼痛类似。这说明，人类不同心脏区域的传入刺激最终都汇聚在同样的脊髓背角神经元。而剩下30%的患者，右冠状动脉注射腺苷引起的疼痛与左冠状动脉注射是不同的。有70%的患者发生过两次心肌梗死（一次前壁，另一次下壁），其两次胸痛的定位和放射部位是一致的，剩下30%的患者两次疼痛并不一致[5]。因此，同一患者连续心绞痛发作时疼痛和放射痛部位不同可能预示着不同区域的心肌缺血。

疼痛信号早在脊髓背角神经元第一次传递时，就被调节到了一个相当高的程度。Melzack和Wall等人提出"门控理论"尝试解释这一现象。根据这一理论,位于脊髓背角神经元水平的"门"的开放或关闭取决于传入和传出神经信号,同时决定了某个疼痛介质能否到达脊髓上中枢。

来自相同或不同皮节的阈下疼痛信号的聚集,刺激汇聚于脊髓背角的神经元。因此,那些存在其他脏器或躯体慢性疼痛的患者,其心肌缺血引起的疼痛可能很严重。

心脏传入刺激在心绞痛患者中的调节

在心绞痛患者中,心脏传入信号汇聚在脊髓背角神经元处调节的证据有:① 食管刺激降低患者运动时的心绞痛阈值,提示发生了阈下刺激的集聚;② 经皮神经电刺激、背束刺激或颈动脉窦刺激能够升高心绞痛的阈值。糖尿病神经病变可能会导致某些患者疼痛感知障碍。

疼痛信号到达脊髓背角神经元,并在此经门控系统的调节,通过脊髓丘脑束上递至丘脑,再由丘脑传递至皮质。疼痛信号在丘脑以上的上行通路目前尚不清楚,但在心绞痛发作时,可以通过局域脑血流测定探测到丘脑和皮质的激动。

疼痛的感知是由于皮质将疼痛信号解码为某种令人不适的意识活动。疼痛的强度不但取决于传至皮质的传入信号的强度,还取决于患者个人的性格、情绪状态、既往疼痛的经验。疼痛信号会在上脊髓中枢被调节,受阿片样物质、皮质主观意愿等的影响,其信号可以被阻止或放大。疼痛的主诉和引起不适的保护性反应会受患者个体特性、社会和文化背景等因素的影响。

心肌缺血发作:心绞痛的表现和无症状性心肌缺血

变异型心绞痛发作很容易早期诊断,因其心绞痛发作前常能观察到一系列特征性改变,如心电图上ST-T段显著的抬高、持续时间的延长(大于3 min)及严重的心肌缺血证据(左心室舒张末期压力升高>7 mmHg),但严重和持续的心肌缺血也可能是无症状的。有些急性心肌梗死病例,ST段抬高后数分钟甚至数小时才出现疼痛,另有约20%的病例并不出现胸痛,其中只有一部分无胸痛患者伴发有糖尿病。

相反,在慢性稳定型心绞痛患者接受运动试验时,胸痛常早于(或同时)缺血性ST段压低的心电图改变,尤其是由于微小冠状动脉功能不全引起的缺血。在运动试验过程中,尽管患者可能表现出显著的ST段压低、灌注异常或一过性节段性左心室收缩功能障碍,但可以没有胸痛症状。在24 h动态心电图监测中,有70%的心肌缺血期间是无症状的,尤其是那些时间较短、程度轻微的缺血。相反,在微血管性心绞痛患者中,即便没有一过性的节段性的左心室收缩功能异常,胸痛也可能非常严重(图6.3)。

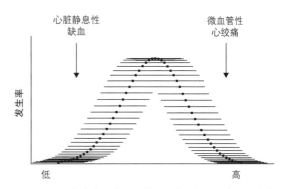

图6.3　缺血性疼痛的感受总体呈正态(钟形)分布。一种情况是完全没有疼痛的心肌缺血,而另一种情况则是极其疼痛的微血管性心绞痛,并且没有可被检测的缺血性心肌节段性收缩异常。每一个体的疼痛表现也会随着时间的不同而有所不同。糖尿病患者往往会在左侧,疼痛较轻或没有;而微血管性心绞痛则会在右侧多见。

典型心绞痛综合征中心绞痛反复发作的特征：心肌缺血的机制

慢性稳定型心绞痛：缺血发作的类型至少2个月内固定不变，常由运动或情绪激动诱发，可伴或不伴胸痛症状，心肌缺血事件是由慢性固定的冠状动脉狭窄引起。相反，不稳定型心绞痛指的是：近期发作和（或）近期内运动耐量迅速减少的心绞痛，疼痛程度加重、持续时间较前延长等，提示缺血原因不稳定。对稳定或不稳定型心绞痛发作类型的仔细分析，有助于发现引起不同类型心绞痛的原因（表6.1）。

表6.1　心绞痛的临床类型

a 慢性稳定型劳力性心绞痛

  a.1. 微血管性心绞痛

b. 不稳定型心绞痛（主要发生于休息时）

  b.1. 变异型心绞痛

每个心绞痛临床亚型都有很多的变异，不同情形可以引起心绞痛。图6.1展示了4种不同的最基本的病理生理机制的组合在心绞痛发生中的作用，以及它们各自不同的病因学特征：① 斑块形成、生长和演化的不同机制；② 心外膜冠状动脉及微血管痉挛的不同机制；③ 血小板聚集反应的强度、时程及不同的机制。

深入准确地理解不同类型心绞痛的发病机制和各项检查项目的目的、意义，将有助于正确地选择有效的治疗和预防方法。

慢性稳定型劳力性心绞痛

慢性稳定型劳力性心绞痛指的是：心绞痛由劳累诱发，经休息或舌下含服硝酸酯类药物后能迅速缓解（通常在5 min以内），并且近2个月内胸痛发作的性质特征没有明显的改变。它可能是IHD的首发表现，尽管可能有多支血管病变，但疼痛的性质在许多年内都保持稳定不变。其中两种特殊的亚型可以通过心绞痛不同的发作特点区别。

● 心绞痛发作主要由一定强度的运动诱发，

休息时迅速缓解，不能耐受更高强度的运动。心绞痛阈值的稳定不变，提示冠状动脉血流储备下降到一个恒定的水平，冠状动脉固定狭窄是导致心绞痛的唯一原因。这种可预测的劳力相关的心绞痛非常少见，纠正影响血流的冠状动脉狭窄可以完全治愈。然而，一部分稳定型劳力性心绞痛有时会进展为不稳定型心绞痛或急性心肌梗死，其原因目前仍不清楚，也不能事先识别出此类人群。

● 另一部分患者有引起心绞痛发作的运动耐量阈值上限，但不可预测心绞痛什么时候会发作，因为心绞痛有时可以在可耐受的劳力水平，甚至休息时发作。他们是复合型的稳定型心绞痛[6]。变化的心绞痛阈值提示缺血事件的发生是由心肌耗氧量的增加和同时发生的冠状动脉一过性血流储备减少共同作用的结果。冠状动脉一过性血流储备减少的原因是冠状动脉固定狭窄部位的血管收缩（动力性狭窄）或远端小血管的收缩。解决罪犯血管的固定狭窄并不能完全防止这类患者因血管收缩引起的心肌缺血和心绞痛发作（图6.4）。其动力性冠状动脉狭窄的促发机制与变异型心绞痛或微血管痉挛引起的心绞痛有所不同。

微血管性心绞痛

在一些患者中，心绞痛的发作常由活动或情绪激动诱发，但持续时间较长，超过那些伴有冠状动脉（血流受限）狭窄的患者（通常15~30 min），休息不能缓解，对硝酸酯类药物的反应很差。运动试验时舌下含服硝酸酯类药物，反而减少运动耐量[7]。这些患者的双嘧达莫（潘生丁）试验阳性，因为能诱发典型的心绞痛发作；通常伴有典型的ECG改变，有时会伴有心肌灌注障碍，但没有可检测到的新发的左心室壁节段性运动异常[8]。这些改变可能是局部微血管窃血和心肌反应性的腺苷释放的结果[9]。这些患者的疼痛常很剧烈[10,11]，对高剂量钙通道阻滞剂和β受体阻滞剂的反应并不确切。因此，治疗效果很大程度上取决于经验，主要取决于患者的信心和胸痛刚发作时迅速地使用硝酸酯类药物，这些措施可能会终止症状的发作。另

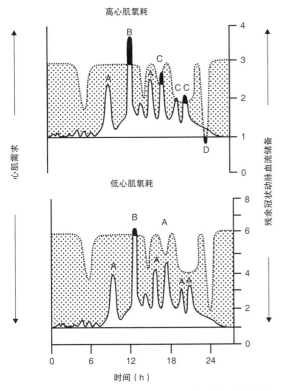

图6.4 慢性稳定型心绞痛：基础血流在调节残余冠状动脉血流量和缺血阈值中的作用。图的上一部分由于MVO₂的基础值高，其24 h的基础血流是下一部分的2倍。严重狭窄冠状脉的最大血流储备两者相当，但上一部分只能增加3倍，而下一部分是6倍。同样情况下，在增加心肌需氧量（白色区域，A）和减少冠状动脉血流储备（条纹区域）的时候，基础血流低时很少发生缺血（C，D）。MVO₂的增加不足以引起缺血（A），因为其没有超过最大冠状动脉血流储备。当基础MVO₂很高、心肌需氧量又超过最大冠状动脉血流储备（B）的时候，缺血就会很严重。通过纠正贫血、低氧、降低MVO₂，可以降低基础血流量。预防动力性狭窄和微血管性的血管收缩，可以消除动力性狭窄引起的冠状动脉血流储备的降低。开通侧支血管和再血管化可以增加冠状动脉最大残余血流量[1]。

外一些患者有时会在休息状态下诱发心绞痛，伴有轻度到中度的ST段压低，其持续时间更长，对硝酸酯类反应较差。最后一种情形表现为非冠状动脉大血管病变，而是相关的微血管病变，包括原发性心肌疾病、急性冠状动脉粥样硬化性心肌缺血综合征[12,13]及Takotsubo综合征[14]。

有证据表明，由α肾上腺素受体激动、神经肽Y（NPY）释放、循环或局部内分泌物质的释放、内皮功能失调等导致的冠状动脉前小动脉的不适当收缩，会导致一过性冠状动脉远端血流下降，进而

引起局部腺苷代偿性释放，促使远端小动脉舒张。代偿性的小动脉舒张不足以防止那些由收缩的前小动脉血管（这些血管往往没有暴露在腺苷作用下）灌注区域的心肌缺血。这种血管收缩常发生于小动脉的近端（由于缺血心肌释放腺苷，因此小动脉迅速扩张，并且前小动脉血管收缩的程度并不完全相同），因此缺血范围往往呈局限性、斑点状分布，多数位于心内膜下（此处心肌更容易受到缺血损伤），虽然有节段性收缩功能异常，但不能被检测到，因为这些节段性收缩功能异常被邻近的心肌灌注、收缩功能正常的心肌细胞所代偿。然而，局部升高的腺苷浓度已经足以刺激痛觉感受器，引起心绞痛。

不稳定型心绞痛（大部分发生于静息时）

不稳定型心绞痛指的是：伴随严重的疼痛和持续时间延长的突然发作或恶化的心绞痛，往往发生在休息状态下。主要原因是冠状动脉血流供应的一过性显著下降，这些不稳定现象预示着冠状动脉急性的阻塞，并且有可能引起冠状动脉持续阻断，当伴随缺血性ECG改变时，需要迅速和更加积极的治疗干预。在医院或急诊室就诊的患者，循环心肌坏死标志物的升高，特别是肌钙蛋白的升高，提示有急性、近期的心肌坏死，存在着长时间严重的心肌缺血，甚至是冠状动脉急性完全闭塞和心肌梗死。

冠状动脉不稳定通常归因于致血栓性斑块的进展，常是斑块的破裂。这与冠状动脉局部或多部位炎症反应有关，进而导致冠状动脉狭窄迅速进展，或持续的、完全的血栓、痉挛相关的血管闭塞，导致短期内心肌梗死（图6.5）[15]。然而，有一部分病例，其冠状动脉不稳定可能是由于持续的冠状动脉痉挛或严重广泛的微血管收缩引起，其冠状动脉可以没有狭窄，也可伴随冠状动脉狭窄或血栓，但不会有炎性指标的升高[16]。

变异型心绞痛

变异型心绞痛由Prinzmetal首先发现，往往发生于静息状态下，特别是清晨，常常持续数分钟，

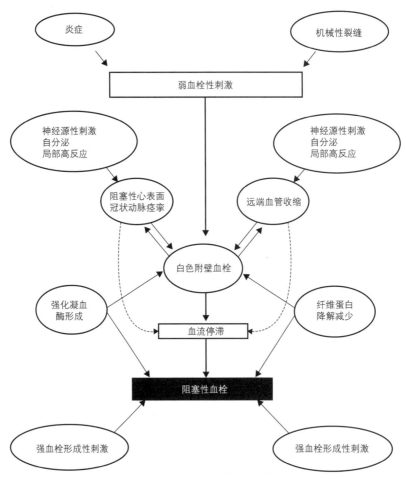

图 6.5　导致冠状动脉血栓形成恶性循环。在高致血栓性损伤部位，红血栓可以在几分钟内形成（如铜线圈制作的犬模型）。白血栓则是在持续、较弱致血栓性刺激存在时，逐渐形成（如电线圈制作的犬模型）。在附壁血栓存在的情况下，近端或远端冠状动脉血管收缩导致血流停滞，引起红血栓形成，以致形成恶性循环。这种恶性循环的形成机制各不相同，也很重要。比如，某种致血栓的因素可以由其他引起血栓形成的因素趋化，也可由降低纤溶的其他因素所趋化而引起血栓。

ECG 表现为 ST 段抬高，有时会在 1~2 h 发作 2~3 次，但运动耐量并没有明显的下降。由于当时冠状动脉痉挛的概念尚未得到普遍的接受[17]，他推测此类心绞痛患者在较轻度冠状动脉狭窄基础上发生了一过性的血管平滑肌"强直性痉挛"，导致血管完全闭塞而引起透壁性心肌缺血。随后，发现部分变异型心绞痛患者冠状动脉造影完全正常，称为"变异的变异"[18]，而有些患者冠状动脉造影呈现严重狭窄[19,20]。现在，冠状动脉造影正常的心绞痛患者常归因于冠状动脉痉挛。

那些表现为典型慢性发作的患者，闭塞性痉挛的发作和进展与冠状动脉平滑肌受体对一系列不同的收缩刺激的高反应性有关，刺激作用于相关受体后导致局部或弥散性冠状动脉痉挛、狭窄，也可能导致多个局灶性的狭窄（多局灶痉挛）。这种现象在日本人群中报道较多，并且冠状动脉造影常是正常的[21]，可能与这些患者比冠状动脉狭窄的人更容易受刺激而发生痉挛有关。导致冠状动脉平滑肌局部高反应性的机制尚不清楚。但许多患者心绞痛的发作有明显缓解和恶化的规律，在精神压力较大时发作频繁，而在安逸的生活状态下发作减少，因此一些患者在经历数月的缓解期后又会复发。有些患者在突然的痉挛性冠状动脉闭塞、缺血发作后诱发室性心动过速和心室颤动（当发生下壁

ST段抬高时则表现为完全性传导阻滞）。这种现象在症状恶化期尤其多见，心肌缺血期间恶性的心律失常是变异型心绞痛的典型表现[22]。大部分患者在睡前服用大剂量的钙通道阻滞剂和长效硝酸酯类药物有一定治疗效果，但部分患者效果并不理想[23]。就我个人在比萨、伦敦和罗马的经验来看，符合典型的变异型心绞痛表现的患者只占因IHD住院的1%，更多的是孤立、偶尔的痉挛。也有报道心外膜冠状动脉和小冠状动脉血管一起痉挛的现象[24,25]。触发痉挛的因素是多种多样的，因此需要仔细加以区别，这样才能区分出不同类型患者的特征和临床表现。

心肌缺血及其病因诊断

心肌缺血的诊断包括两个方面：① 心肌缺血的表现；② 导致缺血的原因。

当患者发作时的表现像以上所提到的心绞痛类型（表6.2）时，心绞痛的临床诊断是显而易见的。诊断的第一步是明确缺血发作的一些特点，包括疼痛的位置、放射痛、疼痛的程度及影响预后的伴随症状等。当心肌缺血的证据不足时，心绞痛的诊断往往难以确定，尤其是那些病史不明确或刚刚新发的患者，因为无法确认反复发作的特点。

表6.2　心绞痛发作的类型

阈值固定的劳力性心绞痛	超过某一固定阈值，引起心绞痛发作，休息后缓解
混合性稳定型心绞痛	心绞痛发作的形式稳定，有时有较好的运动耐量，但也可发生于休息时（受动力性狭窄和冠状动脉前动脉收缩的影响）
微血管性心绞痛	由劳力、情绪或双嘧达莫诱发，不伴有局限性室壁收缩运动异常，持续时间较长，不易被休息和硝酸甘油缓解
不稳定型心绞痛	新发、恶化的心绞痛，常发生在休息时，活动耐量受损，持续时间较长，往往预示着心肌梗死的发生
变异型心绞痛	发生于休息时，典型的发生在凌晨或夜间，持续时间3~10 min，活动耐量良好，可伴有心悸或晕厥（当伴随心绞痛时，往往提示痉挛）

每一个有临床症状的患者和怀疑心绞痛的患者都要进行鉴别，并进行相应的检查。

诊断性试验

心绞痛的临床诊断需要符合以下条件。

1. 缺血性疼痛：12导联ECG或Holter上有一过性缺血性ST段改变；放射性核素或磁共振检查提示一过性的局限性心肌灌注不足；一过性的局限性左心室壁运动异常（微血管病变引起的心肌缺血无此征象，因为是小局灶性缺血）；一过性ST段抬高提示透壁性心肌缺血，如果症状短时间内反复发作，并且运动试验阴性，大多数是冠状动脉痉挛引起的。

2. 冠状动脉造影证实的缺血依据：影响冠状动脉血流的狭窄（动力性、固定性狭窄），伴随固定、不固定的运动耐量；不稳定型心绞痛患者，冠状动脉造影显示不规则管腔狭窄，伴或不伴血栓，提示不稳定斑块。变异型心绞痛患者可发现冠状动脉痉挛，导致局部冠状动脉次全或完全闭塞（自发发生或在诱发试验时发生，可被冠状动脉内给予硝酸酯类药物缓解），痉挛可以发生在有严重狭窄的冠状动脉，也可发生在正常的冠状动脉节段；微血管病变心绞痛患者，冠状动脉造影没有发现影响血流的狭窄存在，但可以发现微血管血流受损的软证据，如冠状动脉血流缓慢等。

必须再次强调的是，冠状动脉粥样硬化与心绞痛之间的相关性并非完全一致。许多有冠状动

重点提示6.4　诊断心肌缺血的金标准

- 冠状静脉窦检测到缺血代谢产物的证据，如在起搏诱发的心肌缺血患者中在冠状静脉窦检测到乳酸堆积。冠状静脉窦回流的是左心室系统的血液，所以本检查只用于左侧冠状动脉系统的狭窄，而对右侧的冠状动脉狭窄的诊断没有意义。心肌灌注区域的缺血性ECG改变伴有相应区域的心肌节段性收缩异常，可以明确存在心肌缺血。总之，任何检查导致的缺血变化加重都是重要的诊断信息。

- 微血管病性心绞痛：在诱发心肌缺血的起搏刚结束时检测冠状窦缺血代谢产物是唯一可行的确诊方法。因为在缺血发生期间，较小的缺血区域分泌的乳酸会被来自较大非缺血区域的血液迅速稀释。相比之下，在起搏诱发停止后，缺血部位的血流得以恢复，会排空缺血时堆积的高浓度的缺血代谢产物[25]。双嘧达莫试验或心肌负荷试验强阳性，同时不伴有心肌室壁局限性运动异常，也是诊断微血管性心绞痛的依据。

脉粥样硬化的患者并不表现出一过性心肌缺血和心绞痛；相反，某些冠状动脉造影显示有（没有）斑块的患者可以表现出变异型心绞痛或微血管性心绞痛。

慢性稳定型心绞痛的诊断

运动试验不但能够提供关于心肌缺血程度的证据，还能够提供有关冠状动脉血流剩余储备及运动耐量的信息，对评价疗效和判断预后有重要意义。其他激发试验不能反映冠状动脉残余血流储备和运动耐量状况，这两个指标能够用于疗效评价和预后判断。另外，灌注显像试验、局部心肌收缩功能分析能够很好地评价缺血的部位、范围、严重程度，结合基础心肌收缩能力受损的信息，局部心肌收缩功能分析还能提供患者预后的信息。

低运动负荷引发的运动试验阳性的混合性心绞痛患者，如果能反复证实短效硝酸酯药物可提高其运动耐量，提示存在动力性狭窄（痉挛）。运动试验中缺血性ECG改变对心肌缺血诊断的特异性和敏感性常被用来评估是否存在影响血流的动力性狭窄（在缺乏缺血诊断金标准的情况下，其敏感性和特异性受进行试验前疾病概率的影响）。这种评估方式只适用于劳力诱发的心绞痛，因为劳力性心绞痛是由于影响血流的冠状动脉狭窄引起，但并不适合用于评估变异型心绞痛（尽管运动试验也有引起冠状动脉痉挛导致明显管腔狭窄的可能）或微血管性心绞痛。最大运动负荷时运动试验阴性，提示这种情况下不存在影响血流的冠状动脉狭窄，但并不能排除变异型心绞痛、微血管性心绞痛、存在主要血管收缩因素的混合性心绞痛或亚临床性的血管狭窄。

需要与劳力性心绞痛鉴别的疾病包括严重的主动脉狭窄、严重肺动脉高压及肥厚型心肌病，因为这些疾病都可以引起稳定型劳力性心绞痛。严重贫血也可引起心绞痛发作，特别是存在中等程度的冠状动脉血管狭窄时；主要原因是由于其冠状动脉血流储备和心绞痛阈值降低，同时也存在心脏做功、心肌需氧量增加及血液携氧能力下降。

冠状动脉造影可以提供以下的诊断信息：① 慢性的影响血流的狭窄位置和严重程度（是否存在动力性或固定性冠状动脉狭窄，取决于冠状动脉内应用硝酸酯药物后是否存在血管扩张），存在冠状动脉血流储备降低，是血管重建治疗的指征。② 血管狭窄位置和缺血区域是否一致。无论是稳定型还是不稳定型心绞痛，冠状动脉造影结果没有影响血流的冠状动脉狭窄，但造影剂流速缓慢，提示有微血管收缩[26]。

微血管性心绞痛的诊断

微血管性心绞痛的诊断主要依赖于上面提到的心绞痛发作特点，可以总结为：ECG运动试验阳性、心肌放射性核素显影阳性及双嘧达莫试验阳性，但没有可诱发的左心室节段性收缩功能异常。根据疾病的定义，患者冠状动脉没有明显影响血流的冠状动脉狭窄（如果存在狭窄，心绞痛用狭窄来解释可能更为合理）。然而，考虑到在老年人群中冠状动脉血管狭窄的比例很高，即使存在典型心绞痛症状，也不能完全排除血管狭窄和微血管性心绞痛同时存在的可能（有些患者在消除狭窄后胸痛仍然存在，便是例证）。本疾病需要鉴别休息时起病、持续时间较长的一些非心源性胸痛，在稳定型心绞痛的部分已经提及。此外，还需要鉴别的疾病有骨骼肌疾病、食管刺激（反流、痉挛、食管炎）及精神方面的异常。

因此，临床症状对于诊断至关重要。双嘧达莫试验阳性、诱发胸痛及心电图ST段压低，不存在左心室节段性收缩功能异常，是目前最常见的客观诊断依据。对于起搏诱导的胸痛和ST段压低来说，检测起搏刚结束时的冠状静脉窦来自缺血区域的代谢产物（由于血流下降而聚集）也可用于诊断[28]。这些代谢产物在起搏时是检测不到的，因为缺血是局灶性的，缺血代谢产物在多数情况下被来自非缺血区的血液稀释了。

不稳定型心绞痛的诊断

不稳定型心绞痛与患者提供的病史和临床症

状发作类型有关。对于那些怀疑心绞痛的新发或恶化的胸痛患者(如疼痛持续10~20 min,休息时发作),及时记录胸痛时12导联心电图是诊断的第一步,心肌损伤标志物升高提示存在长时间、严重的心肌缺血。冠状动脉造影可以发现复杂的血栓病变。但有时冠状动脉造影没有明显异常,因为有些病变是由于血栓或痉挛引起,在造影时可能已经溶解或消失。患者如果存在急性胸痛和血流动力学不稳定、晕厥或近似晕厥等,须立即送到急诊室进行诊治。

变异型心绞痛的诊断

对于病史非常典型、发作频繁的胸痛患者,诊断的第一步是记录胸痛时12导联心电图或持续监护3导联或更多导联的心电图。一过性ST段升高可以明确诊断。长时间胸痛刚过不久的ECG记录,可以发现T波倒置,通常在数小时之后恢复正常。

冠状动脉造影术中可以观察到自发的冠状动脉痉挛(在注射硝酸甘油之前),在一些诱发试验中也可以观察到冠状动脉痉挛:麦角新碱试验(特异性最高)、过度通气或乙酰胆碱试验(敏感性最高),这些痉挛可被冠状动脉内硝酸甘油缓解。休息时反复发作的胸痛需要和食管反流/痉挛(通常持续时间较长,抗酸药物能够缓解)相鉴别。如果伴有一过性的ST段抬高及对硝酸酯类药物反应良好,支持变异型心绞痛的诊断。在症状开始时,变异型心绞痛很难与不稳定型心绞痛相鉴别,除非患者出现晕厥(提示突发闭塞性痉挛诱发的心律失常)[22]或持续时间较短的心电图ST段升高。心绞痛的鉴别会影响患者的临床转归,因为变异型心绞痛需要及时的静脉给予硝酸酯类药物和大剂量的钙通道阻滞剂治疗,而不是经皮冠状动脉介入治疗。

典型的冠状动脉造影发现:供应缺血病灶的血管存在亚临床性狭窄,但可诱发痉挛性闭塞。然而,罪犯血管可以狭窄很严重,也可能没有狭窄。痉挛可以自发(在注射硝酸甘油前),也可被诱发性试验诱发。

影响预后的决定因素

不同心绞痛类型其影响预后的因素差异很大。

● 慢性稳定型心绞痛患者影响预后的因素有:① 既往冠心病史;② 狭窄血管数量;③ 左心室功能不全;④ 危险心肌的范围;⑤ 运动耐量(CASS注册研究显示对三支血管病变的患者,如果BRUCE运动方案可以达到5级,不论运动试验结果如何,接受药物治疗4年内的死亡率为0)。

值得注意的是,狭窄冠状动脉的数量与冠状动脉粥样硬化的范围密切相关,因此处理狭窄病变并不能够完全纠正粥样硬化的风险。在预后研究和注册研究中,不能将既往有心肌梗死和左心室功能不全的患者与既往没有心肌梗死病史的患者混杂在一起研究。

● 不稳定型心绞痛患者影响预后的因素除与稳定型心绞痛相似外,还包括急性胸痛的严重程度、持续时间(客观证据包括ECG提示的心肌缺血持续时间)、血流动力学异常:急性左心衰竭、低血压及心肌坏死标志物的升高。

● 变异型心绞痛中那些没有冠状动脉狭窄的患者预后较好。但是心肌梗死和心脏性猝死在造影阴性患者中并不少见。晕厥的病史是影响预后的重要因素,提示患者发生了急性闭塞性血管痉挛相关性心律失常,常预示着患者需要植入保护性装置。

● 微血管性心绞痛患者的症状显著,但预后一般都是良好的[12,13]。目前研究仍没有定论,因为许多研究将微血管病变与冠状动脉造影阴性的变异型心绞痛混杂在一起,而后者可以引发恶性心律失常和心肌梗死。此外发作时间延迟的微血管性心绞痛与不稳定型心绞痛也很难鉴别[13]。

有血运重建史或不影响血流的冠状动脉狭窄的反复发作性心绞痛

对于既往接受了成功血运重建的患者来说,胸痛复发首先需要怀疑支架内再狭窄。然而,考虑医疗花费和医疗风险,首先要做的并不是再次进行冠状动脉造影。其实,合理的做法是,需要运动试验或其他试验明确是否存在心肌缺血，以及缺血是位于既往开通的血管支配区域，还是另一根血管支配的区域。详细询问病史能够帮助我们选择合适的检查方法来发现缺血的可能机制和原因。

对于那些既往冠状动脉造影未见明显异常、反复发作胸痛的患者来说，首要的诊断步骤并不是通过冠状动脉造影寻找新的狭窄病变，而应该像上面提到的那样，详细地询问病史，再选择合适的检查方法。

针对急性冠状动脉综合征的一项研究[29]，平均随访3~4年，发现最佳药物治疗组接受介入治疗的患者新发冠状动脉事件的发生率为20%，其中50%是由于再次血运重建或心绞痛进展，只有一小部分患者是因为致死或非致死性心肌梗死。这些患者中约有50%的患者是由于轻微、非罪犯血管病变的进展；另外的50%是由于罪犯血管的再狭窄所致，2.7%的患者原因不明。有约一半的胸痛复发是因为中度狭窄、非罪犯性血管病变的进展。经射频血管内超声证实的595处薄帽纤维帽纤维斑块，只有25处（4.5%）在随访3.4年中发生了事件。其他斑块特征的预测价值同样也很低。即便是那些管腔面积<4 mm²、斑块总负荷>70%且纤维帽薄的斑块，78.8%与不良事件无关。因此，我们需要敏感性更强的诊断指标和检测技术来增加冠状动脉造影的预测预后的能力。到目前为止，最重要的是治疗不同病因的心绞痛，并且纠正危险因素，而不是明确那些所谓的"有风险"的斑块。不可否认的事实是约70%的梗死相关血管仅有轻微或轻度的狭窄，因此提示量化狭窄的程度和治疗影响血流的狭窄病变的价值是有限的。一定要记住，那些没有冠状动脉狭窄的患者并不能完全排除"心绞痛性胸痛"，因为这些患者有可能是变异型心绞痛或微血管性心绞痛。

急诊时急性胸痛的处理和危险分层

急诊就诊的急性胸痛患者，约20%被确诊为不稳定型心绞痛或心肌梗死。一小部分患者是其他的心血管疾病或非心血管疾病（如急性主动脉夹层、肺栓塞、心包炎、气胸、肌肉和骨骼疼痛或反流性食管炎）。然而，绝大部分这些急性胸痛的患者诊断不明确而出院或被诊为其他非心血管疾病。有些患者由于缺血性胸痛持续时间短暂，没有留下任何客观的证据；而较长时间的胸痛，如果在发病6 h后血清肌钙蛋白阴性，可排除存在缺血性胸痛。

如果患者既往存在冠心病病史，并且本次胸痛发作特点与以往类似，那么此次缺血性胸痛的可能性就大大增加。值得注意的是，与胸痛一起出现的如胃部不适或烧灼感、恶心或呕吐、气短及头晕等都有可能是心肌缺血的症状。迅速记录症状发作时的12导联心电图是必须的，对于反复发作性胸痛应进行持续心电监护，症状缓解期记录的心电图可以正常或没有变化。根据指南，应立刻检测心肌坏死的血清学标志物，并且应该在6 h后重复检测1次[30]。

在努力寻找不稳定型心绞痛或急性心肌梗死证据的同时，主诊医师还需要考虑：

● 患者是否存在威胁生命危险的其他情况，如主动脉夹层、急性肺栓塞或急性左心功能不全；详细询问病史（突然起病的胸痛提示主动脉夹层的可能）和体格检查是评估患者的重要环节，这些可以用来评估患者即刻的风险，并可指导如何迅速给予治疗。

● 患者是否是稳定？危及生命的可能性较低？根据指南是否可以出院随访？医师必须遵从指南处理每一位急诊患者，因为指南是基于人群平均风险的统计学证据和治疗反应而得出的总的建议和推荐。但是，指南的应用一定要结合每一位患者的实际病情，详细考虑患者的病史、年龄、合并症和健康情况等。

结　论

本章并不打算给心绞痛一个"万能"的治疗策略，因为不同亚型的心绞痛有不同的临床风险和治疗反应，本章强调如何治疗患者，而不仅是疾病本身。本章希望在近期公布的指南或者治疗策略的基础上,使每一位读者接受患者个体化管理的理念,让读者理解不同类型心绞痛的特点和急性心肌缺血的症状及其内在的发病机制。

仔细采集病史对于发现反复发作性胸痛很重要,并且能为明确引起心肌缺血的机制提供思路。

需要强调的是,胸痛是一个宽泛的临床综合征,就如同贫血一样,它可能由不同的机制引起心肌缺血,需要特异的诊断手段和治疗措施,临床预后也各不相同[1]。因此,广泛应用的分类只适用于某些特殊类型的患者(如加拿大心绞痛分级只适用于稳定型劳力性心绞痛患者)。

"稳定"或"不稳定"心绞痛或简单的"心绞痛"诊断常用于描述和定义一般的诊断和治疗策略,这些主要是基于冠状动脉造影有关冠状动脉粥样硬化的严重程度和范围的结果,以及检查、临床研究的总体结果。这样,没有冠状动脉明显狭窄的胸痛常被考虑为非心源性或"冠状动脉正常的心绞痛",并没有将其与变异型心绞痛、微血管性心绞痛相区别。而变异型心绞痛患者有心脏性猝死和心肌梗死的风险。微血管性心绞痛几乎没有大的心脏性事件。实际上,变异型心绞痛和心外膜冠状动脉痉挛的病因有很多种。

被广泛接受的、普遍存在的现实是:① 根据容易获得的患者描述,医师往往倾向于有一个明确的诊断分类;② 医疗行业的节奏越来越快,临床中等待过程越来越长,倾听和询问患者的时间越来越短。因此,实验室检查完全取代了对患者的临床评估,而不是临床评估的补充。

重新回到患者身边,详细询问有价值的临床特点,不要只关注患者一般性的描述,那些特征性的症状,有助于发现不同类型心肌缺血的发病机制,也是患者个体化治疗的基础。因此,一些少见的病例近期又被拿来重新评价[32]。

参 考 文 献

1. Maseri A. Ischemic Heart Disease — A rational basis for clinical practice and clinical research. Churchill Livingston, Inc, 1995. New York, Edinburgh, London, Melbourne, Tokyo.

2. Maseri A, Chierchia S, Davies G, et al. Mechanisms of ischemic cardiac pain and silent myocardial ischemia. Am J Med 1985; 79: 7.

3. Burges PR, Perl ER. Cutaneous mechanoreceptors and nociceptors. In: Iggo A, ed. Handbook of Sensory Physiology, Somatosensory System. Vol 2 Berlin: Springer-Verlag, 1973: 29.

4. Crea F, Gaspardone A, Kaski KC, Davies G, Maseri A. Relationship between stimulation site of cardiac afferent nerves by adenosine and location of cardiac pain: results of a study in patients with stable angina. J Am Coll Cardiol 1992; 20: 1498.

5. Pasceri V, Cianflone D, Finocchiaro ML, Crea F, Maseri A. Relation between myocardial infarction site and pain location in Q-wave acute myocardial infarction. Am J Cardiol 1995; 75: 224-7.

6. Maseri A, Chierchia S, Kaski JC. Mixed angina pectoris. Am J Cardiol 1985; 56: 30E.

7. Lanza GA, Manzoli A, Bia E, Crea F, Maseri A. Cute effects of nitrates on exercise testing in patients with syndrome X. Clinical and pathophysiological implications. Circulation 1994; 90: 2695-700.

8. Picano E, Lattanzi F, Masini M, Distante A, L'Abbate A. Usefulness of a high-dose dipyridamole-echocardiolgraphy test for diagnosis of syndrome X. Am J Cardiol 1987; 60: 508.

9. Maseri A, Crea F, Kaski JC, Crake T. Mechanisms of angina pectoris in syndrome X. J Am Coll Cardiol 1991; 17: 499.

10. Turiel M, Galassi AR, Glazier JJ, et al. Pain threshold and tlerance in women with syndrome X and women with stable angina pectoris. Am J Cardiol 1987; 60: 503.

11. Cannon RO, Quyyumi AA, Schenke WH, et al. Abnormal cardiac sensitivitu in patients with chest pain and normal coronary arteries. J Am Coll Cardiol 1990; 16: 1359.

12. Camici PG, Crea F. Coronary microvascular dysfunction. N Engl J Med 2007; 356: 830-40.

13. Lanza GA, Crea F. Primary coronary microvascular dysfunction: clinical presentation, pathophysiology, and management. Circulation 2010; 121: 2317-25.

14. Galiuto L, De Caterina AR, Porfidia A, et al. Reversible coronary microvascular dysfunction: a common pathogenetic mechanism in apical ballooning or tako-tsubo syndrome. Eur Heart J 2010; 31: 1319-27.

15. Maseri A, Fuster V. Is there a vulnerable plaque? Circulation 2003; 107: 2068-71.

16. Cristell N, Cianflone D, Durante A, et al.; Attilio Maseri FAMI Study Investigators. High-sensitivity C-reactive protein is within normal levels at the very onset of first ST-segment elevation acute myocardial infarction in 41% of cases: a multiethnic case-control study. J Am Coll Cardiol 2011; 58: 2654-61.

17. Prinzmetal M, Kennamer R, Merliss R, Wade T, Bor N. Angina pectoris. I. The variant form of angina pectoris. Am J Med 1959; 27: 375.

18. Cheng TO, Bashour T, Kelser GA, Weiss L, Bacos J. Variant angina of Prinzmetal with normal coronary arteriograms: a variant of the variant. Circulation 1973; 47: 476-85.

19. Maseri A, Severi S, De Nes DM, et al. "Variant" angina: one aspect of a continuous spectrum of vasospastic myocardial ischemia. Am J Cardiol 1978; 42: 1019.

20. Specchia G, De servi S, Falcone C, et al. Coronary arterial spasm as a cause of exercise-induces St-segment elevation in patients with variant angina. Circulation 1979; 59: 948.

21. Maseri A, Beltrame JF, Shimokawa H. Role of coronary vasoconstriction in ischemic heart disease and search for novel therapeutic targets. Circ J 2009; 73: 394-403.

22. Maseri A, Severi S, Marzullo P. Role of coronary arterial spasm in sudden coronary ischemic death. Ann NY Acad Sci 1982; 382: 204.

23. Lefroy DC, Crake T, Haider AW, Maseri A. Medical treatment of refractory coronary artery spasm. Cor Art Dis 1992; 3: 745.

24. Bugiardini R, Pozzati A, Ottani F, Morgangi GL, Puddu P. Vasotonic angina: a spectrum of ischemic syndromes involving functional abnormalities of the epicardial and microvascular coronary circulation. J Am Coll Cardiol 1993; 22: 417.

25. Mohri M, Kooyanagi M, Egashira K, et al. Angina pecroris caused by coronary microvascular spasm. Lancet 1998; 351: 1165–9.

26. Beltrame JF, Limaye SB, Wuttke RD, Horowitz JD. Coronary hemodynamic and metabolic studies of the coronary slow flow phenomenon. Am Heart J 2003; 146: 84–90.

27. Buffon A, Rigattieri S, Santini SA, et al. Myocardial ischemiareperfusion damage after pacing-induced tachycardia in patients with cardiac Syndrome X. Am J Physiol Heart Circ Physiol 2000; 279: 2627–33.

28. Weiner Da, Ryan TJ, McCabe CH, et al. Prognostic importance of a clinical profile and exercise test in medically treated patients with coronary artery disease. J Am Coll Cardiol. 1984: 3: 772.

29. Stone GW, Maehara A, Lansky AJ, PROSPECT Investigators. A prospective natural-history study of coronary atherosclerosis. N Engl J Med 2011; 364: 226–35.

30. Anderson JL, Adams CD, Antman EM, et al. ACC/AHA 2007 guidelines for the management of patients with unstable angina/ non-ST-elevation myocardial infarction: a report of the American College of Cardiology/ American heart Association Task force on Practice Guidelines (Writing Committee to Revise the 2002 Guidelines for the Management of Patients With Unstable Angina/ Non-ST-Elevation Myocardial Infarction) developed in collaboration with the American College of Emergency Physicians, the Society for Cardiovascular Angiography and Interventions, and the Society of Thoracic Surgeons endorsed by the American Association of Cardiovascular and Pulmonary Rehabilitation and the Society for Academic Emergency Medicine. J Am Coll Cardiol. 2007; 50: el.

31. Maseri A, Davies G, Hackett D, Kaski JC. Coronary artery spasm and vasoconstriction. The case for a distinction. Circulation 1990; 81: 1983–91.

32. Stuebe AM, Level IV. Evidence-adverse anecdote and clinical practice. N Engl J Med 2011; 365: 8–9.

7

运动负荷试验、负荷超声心动图和心肌放射性核素显像：如何为患者选择合适的检查

Exercise stress testing, stess echocardiography, and scintigraphy: Which tool for which patient

Arend F.L. Schinkel and Manolis Bountioukos
李 妍 译

概　述

运动负荷试验、负荷超声心动图和心肌放射性核素显像是临床上对已知或可疑缺血性心脏病患者常用的评估手段[1]。这些检查技术为冠心病提供了重要的诊断价值，而且可以对冠心病患者疗效进行评价。此外，负荷试验结果提供重要的预后价值，可以用来识别低危和高危患者从而指导临床策略。本章将从病理生理方面入手探讨适于行负荷试验的冠状动脉疾病（CAD）特点。其中包括运动负荷试验、负荷超声心动图和心肌灌注显像的具体操作方法和应用范围。本章探讨了不同负荷试验对CAD的诊断准确性，同时分析了这些检查技术在CAD预后评估和危险分层方面的应用。随后，讨论了各种负荷试验的优点及缺点，并且提出了这些负荷试验临床应用的合理方案。

心电图负荷试验

尽管各种先进的检查手段不断发展，对于已知或可疑CAD患者，心电图负荷试验仍然是诊断和评估预后的基础方法。

方法

心电图负荷试验中最常用的两种技术是运动平板试验和踏车运动试验（包括卧位和直立位）。在北美通常选用电动跑步机，对跑步机进行一些操作常规设置就可以按照标准化程序操作（Bruce，Naughton，Cornell，etc）。在欧洲国家主要采用踏车运动负荷试验，对于一些不能耐受次极量运动试验的个人，可以选择上肢运动负荷试验。

生理意义

各种负荷检查的共同要素及心电图负荷试验的操作方法是逐渐增加患者的活动量，负荷试验的终点是预先设定（达到目标心率或预期做功量），或者是症状限制。利用心电图负荷试验检测心肌缺血是建立在运动对于心率、血压和血管收缩性的影响基础上，这种影响在冠状动脉存在一支或多支血管明显狭窄时，会造成心肌供氧和耗氧之间失衡。

运动时心电图异常改变及心绞痛发作是导致心肌缺血的一系列细胞内事件的最终表现（图7.1）[3]。这些表现持续的程度、范围和时间是判断CAD严重程度的重要指标。然而，心电图异常改

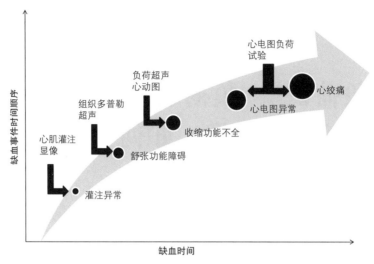

图7.1　冠状动脉疾病导致的一系列病理生理事件诱发的缺血级联反应。与超声心动图相比，心肌灌注显像能检测到心肌缺血级联反应的早期事件。运动试验检测到心肌缺血级联反应的晚期事件。

变和心绞痛症状发作作为心电图运动负荷试验中相对晚期才出现的指标本身就成为该检查手段的最大限制，因为很多患者由于运动能力限制并不能达到预期的终点。

　　Wilson等研究证实心电图负荷试验的结果依赖冠状动脉血流储备，而冠状动脉血流储备和造影所证实的冠状动脉病变狭窄程度并不完全一致[4]。因此，心电图负荷试验对动脉粥样硬化斑块生理意义的评估具有优势，在临床实践中，这种评估比冠状动脉造影对病变的分类更为重要。除此之外，有证据表明运动试验的敏感性在多支血管病变中会增加而在单支血管病变中明显降低，尤其是对于前降支以外的单支血管病变。然而，运动心电图负荷试验的一个主要缺陷是不能对缺血的部位和范围进行定位，而这种定位非常重要，尤其是对于行经皮冠状动脉介入治疗或冠状动脉旁路成形术的患者。

诊断价值

　　尽管大量的计算机程序经过改进来提高心电图负荷试验诊断的准确性，然而它们的有效性至今还未被明确证实。心电图负荷试验的诊断价值主要依赖于患者的"验前概率"。根据患者的病史可以评估患者的验前概率。以下几个方面都是CAD强有力的预测因子：① 性别和年龄；② 经典的危险因素（糖尿病、吸烟史、高脂血症、高血压及CAD家族史）；③ 静息心电图异常改变；④ 胸痛性质。根据胸痛性质及以上临床危险因素的多少，患CAD的可能性可以分为低危、中危和高危。

　　心电图负荷试验通常用于中危CAD患者，通过验前概率得到的低危和高危CAD患者通常不进行该检查，因为低危患者即使出现阳性结果或高危患者出现阴性结果并不能够改变患CAD的危险程度，而且对于临床决策没有指导意义[5]。总而言之，无症状人群患CAD的风险较低，常规并不推荐心电图负荷试验。另一方面，典型心绞痛的患者（尤其是40岁以上男性或60岁以上女性）属于高危CAD患者，应直接行冠状动脉造影评估其解剖改变。在行心电图负荷试验之前，对一些敏感性较低的特殊人群应予以考虑，包括女性、静息心电图异常及服用地高辛药物的患者。除此之外，根据负荷心电图改变判别心肌缺血，对于左束支传导阻滞及心室起搏节律的患者无应用价值。

　　文献报道心电图负荷试验诊断CAD的准确性并不一致。一项对运动诱发的心电图ST段压低改变和相应的冠状动脉造影结果对比的荟萃分析揭示了心电图负荷试验的诊断敏感性平均为68%（23%~100%；SD 16%），诊断特异性平均为77%（17%~100%；SD 17%），该荟萃分析共纳入147篇连续发表的相关报道，涉及24 074例患者[6]。很明显，在这些报道中患者特点、方法和异常心电图的定义是影响诊断准确性的重要因素。

预后评估价值

基础左心室功能差和濒危心肌累及范围广是评估CAD预后不良的基本特征。具备上述特征的CAD患者可以从冠状动脉造影和相应的冠状动脉介入治疗中获益。运动试验中诱发的一些临床症状和心电图的变化可以提示患者预后不良。例如典型心绞痛发作，尤其是低运动量诱发、运动和恢复过程中运动储备减少，变时能力减弱，以及血压反应不良是已明确的强有力的临床预测因子。另一方面，ST段压低≥1 mm、瘢痕心肌对应以外导联ST段抬高、ST段改变多导联累及、室性心动过速及ST段改变的早期触发和晚期恢复是常用的心电图改变预测因素。

2006年发表的ESC稳定型心绞痛管理指南推荐利用心电图负荷试验对已知CAD患者进行危险分层可作为预后的最初评估（Ⅰ级，证据水平B级），或者推荐应用于稳定型心绞痛患者症状发生明显变化可以耐受运动并且静息心电图无异常（Ⅰ级，证据水平C级）[2]。心电图负荷试验也可推荐应用于血管成形术后症状明显恶化（Ⅱ级，证据水平B级）。推荐总结见表7.1。

表7.1 负荷试验检查方式的选择推荐

	心电图负荷试验	运动负荷心脏超声	运动负荷SPECT	药物负荷心脏超声	药物负荷SPECT
已知或可疑CAD患者进行初步评估，病情发生明显变化，运动受限，CAD验前概率为中危到高危	Ⅰ级[a]	Ⅱa级	Ⅱa级	Ⅱa级[b]	Ⅱa级[b]
血运重建术后症状明显恶化	Ⅱa级[a]	Ⅱa级	Ⅰa级	Ⅱa级	Ⅱa级
预激综合征患者，心室起搏节律，静息状态下心电图ST段压低≥1 mm，QRS波段宽度>120 ms	—	Ⅰ级	Ⅰ级	Ⅰ级	Ⅰ级
运动心电图结果不明显的患者，患CAD的概率低，诊断不明确		Ⅰ级	Ⅰ级	Ⅰ级[b]	Ⅰ级[b]
评估冠状动脉造影显示临界病变的功能严重度		Ⅱa级	Ⅱa级	Ⅱa级	Ⅱa级
血运重建术后（PCI或CABG）患者缺血区域的定位		Ⅱa级	Ⅱa级	Ⅱa级[b]	Ⅱa级[b]
冠状动脉造影术后拟行血运		Ⅱa级	Ⅱa级	Ⅱa级[b]	Ⅱa级[b]
重建患者缺血部位的定位运动限制的患者	—	—	—	Ⅰ级	Ⅰ级

缩写：CABG，冠状动脉旁路移植术；CAD，冠状动脉疾病；PCI，经皮冠状动脉介入治疗；SPECT，单光子发射计算机断层成像术。来源：参考文献2。
a 指排除预激综合征患者、心室起搏节律的患者，静息状态下ST段压低≥1 mm及QRS波群宽度>120 ms的患者。
b 指当地医疗不具备运动显像设备。

最新的ESC/EACTS心肌血运重建指南强调，对于ST段抬高型心肌梗死患者急诊PCI治疗7~14 d后可安全实施心电图负荷试验，择期PCI术后24 h也可应用心电图负荷进行功能评估和运动能力的判断。然而，该指南指出，对于心肌血运重建术后患者，无论其有无症状，负荷成像应该优先替代心电图负荷试验来对该类患者进行随访和管理（Ⅰ A级推荐）。

非典型胸痛持续一段时间的患者，心电图无典型缺血表现，无心力衰竭体征，生化标志物正常，在患者出院前行心电图负荷试验可能有助于诊断。早期运动试验结果正常预后并不一定好[8]。

对于急性ST段抬高型心肌梗死患者，由于急诊PCI的治疗增多，采用心电图负荷试验进行危险评估的地位近年来有所下降。因此，患者出院前进行危险评估重要性有所减弱，尽管冠状动脉造影和冠状动脉介入治疗可以开通梗死相关动脉，在梗死区和非梗死区还有缺血存在，患者出院前或院外患者4~6周行心电图负荷试验是合理的。

重点提示7.1

1. 心电图负荷试验仍是CAD疾病检查的基础手段。
2. 运动试验不能耐受的患者预示预后不良。
3. 解读心电图负荷试验的结果时，必须参考CAD的验前概率。
4. 心电图负荷试验对心肌缺血的部位和程度判定有局限性。
5. 心电图负荷试验在CAD多支血管疾病中的敏感性增高，在单支血管中尤其是前降支以外的血管中其敏感性明显降低。

正如前面已经提到的，在无症状人群中常规应用心电图负荷试验是无用的，因为没有强有力的证据支持其经济性或死亡率获益。有一个例外是对处于中危或高危CAD的无症状患者在一些特殊情况下可以考虑进行心电图负荷试验，如从事高危职业者[9]。同样，对于无症状患者，当其合并多种CAD的危险因素时，心电图负荷试验异常可以预测其罹患心血管疾病的危险增加[10]。这类患者可以从危险因素的积极修改中获益。总之，ACC/AHA关于运动试验指南指出，对于合并糖尿病的无症状患者且计划从事剧烈运动者行心电图负荷试验进行评估是合理的（Ⅱa级，证据水平：C）[11]。

负荷超声心动图

超声与负荷方法联合应用是一种可行且利于患者的检查方式，在过去的30年里此方法被心血管医师广泛应用。负荷超声最初用于无创评估心肌缺血的发生、程度和范围，以及静息状态下无功能心肌的存活情况[1,2]。在一些特殊状态下，负荷多普勒超声用于评估血管病变的真实严重程度及肺动脉压力的大小。

方法

与其他无创性心肌显像检查方式一样，负荷超声的工作原理是逐渐增加心脏做功量。与药物负荷相比，运动负荷检查更可取，原因在于：① 运动对血压和心率的影响更接近生理性变化；② 可以评估患者的运动能力和耐量，这些指标是负荷试验

中评估预后的重要因子；③ 可以避免药物负荷潜在的不良反应。平板运动在有效增加心率方面具有一定的优势。然而，在运动结束后必须立即进行图像采集，否则会减少检测敏感性（假阴性结果增加）。另一方面，可以选择卧位或直立位踏车负荷试验，踏车试验的优势是在运动过程中能连续进行图像采集评估心脏功能，但是其变时反应不如在平板运动中有效。

对于身体缺陷或暂时运动受限不能行运动负荷试验的患者可进行药物负荷试验。此外，如果以评估心肌活性作为主要目标，药物负荷是首选。最常用的药物是多巴酚丁胺、血管扩张剂腺苷和双嘧达莫。多巴酚丁胺是一种合成的肾上腺素受体激动剂，可以发挥积极的心肌变力和变时效应，增加心肌的氧耗。腺苷的特点是具有强大的冠状动脉扩张能力，对外周动脉的扩张能力弱。双嘧达莫发挥作用是通过阻止细胞摄取内源性腺苷，因此增强了腺苷的扩血管效应。多巴酚丁胺和双嘧达莫在负荷试验中的应用标准流程见图7.2和图7.3。多巴酚丁胺和血管扩张剂耐受性良好。对于不能耐受运动和药物的患者，可以选择起搏器起搏或经食管心房调搏负荷超声心动图。

组织谐波成像是大多数超声诊断系统中的标准设备，可以显著改善检查敏感性，改善不同操作者之间在对图像进行判读时的差异[12]。如果两个或多个节段的图像看不清楚，可以静脉给予超声造影剂改善心内膜边缘的显像和图像质量[13]。

图7.4显示心肌在负荷条件下的可能反应。对局部功能不全心肌定位、评估其严重程度和持续时间可以对冠状动脉病变的解剖特点、缺血范围及严重程度进行判别。根据采集图像后目测心肌厚度和心内膜运动幅度，运用成熟的软件直接比较静息状态、低负荷、峰负荷和负荷恢复后4个模式下同一阶段室壁运动情况。左心室16或17阶段模型常用[14]，每一个阶段分成4个等级，分别为室壁运动正常或室壁运动过度、室壁运动减弱、室壁运动消失、室壁矛盾运动。评估静息状态和负荷状态下大体左心室形状、体积和功能为图像判读提供增量信息。

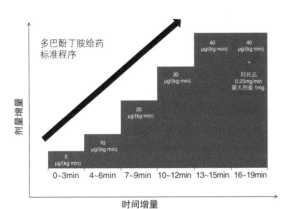

图7.2　负荷超声和心肌灌注显像中多巴胺药物负荷操作常规图解。

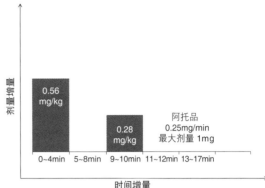

图7.3　负荷超声和心肌灌注显像中双嘧达莫药物负荷操作常规图解。

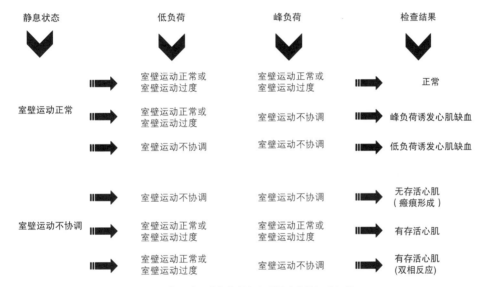

图7.4　多巴酚丁胺负荷超声心动图中室壁运动汇总。

室壁运动积分指数的计算方法为各阶段室壁运动的分数和除以观察的阶段数。这是一种半定量室壁运动积分指数，结果主要依靠操作者的技术和经验。一些技术力图尝试进行各阶段心肌运动量化分析和减少不同操作者之间在对图像进行判读时的差异，即自动的心内膜边缘区检测、评估心肌位移变化的组织多普勒成像、反映各阶段心肌细胞变形能力的心肌应变和心肌应变率。这些技术比可视分析敏感性更高。然而，由于一些限制，没有一项技术在临床实践中被广泛接受。

负荷心脏超声的新方向

实时三维超声作为一种有发展前景的检查方式，可以进一步提高负荷超声诊断的敏感性。矩阵阵列换能器的演变实现了实时总体显示法重建图像和多重二维图像的分析，因此减少了负荷试验中的图像获取时间，并且能够对室壁各阶段运动进行直接比较，而这在二维图像模式中无法实现。更为重要的是，计算机技术和超声造影剂特性的发展最终会实现负荷条件下心肌灌注和收缩功能的同时评估，避免灌注显像下的电离辐射。

诊断价值

正如其他成像方式一样，负荷超声心动图的诊断准确性主要依赖下列几点：① CAD 的定义，定义冠心病的斑块狭窄程度越高，敏感性越高；② 冠状动脉病变的累积范围，单支血管病变敏感性较多支血管病变差；③ 负荷量要达标，低于最佳负荷水平敏感性会降低。

负荷超声心动图与其他无创性成像方式相比，在诊断 CAD 敏感性一致的情况下特异性最高，一些荟萃分析结果报道负荷超声诊断 CAD 敏感性为 80%~85%，特异性为 77%~84%[16,17]。负荷超声的诊断差异变化大，原因在于其结果判读依赖于负荷方式和操作方法，以及工作人员的专业知识。一项对 1981 ~ 2001 年发表的比较不同负荷超声心动图的荟萃分析结果显示，经胸或经食管的心房起搏超声心动图敏感性和特异性最高。在其他负荷条件下，运动负荷敏感性最高，而多巴酚丁胺药物负荷的特异性最好[18]。一项比较多巴酚丁胺和双嘧达莫的负荷超声心动图的荟萃分析结果显示，两者的诊断准确率是一致的[19]。然而，报道称左心室向心性肥厚可以显著降低多巴酚丁胺药物负荷超声的敏感性[20]。最后，多项荟萃分析结果显示对于左束支传导阻滞的患者，心电图负荷试验和心肌灌注显像是诊断 CAD 最敏感的检查手段（敏感度分别为 83.4% 和 88.5%），而负荷超声的诊断敏感度仅为 74.6%，但是负荷超声心动图的诊断特异性较高为 88.7%，心电图负荷试验和心肌灌注显像的诊断特异性分别为 60.1% 和 41.2%[21]。

预后评估价值

对于已知或可疑 CAD 的患者负荷超声作为一种可信的检查手段用于其危险分层。多项研究报道了负荷超声不同临床环境预后评估价值。结果一致认为负荷超声心动图能提供许多独立于临床表现、静息室壁运动功能和运动心电图之外的增量信息，包括负荷条件下左心室整体和局部功能的评估。

利用负荷超声的危险分层有助于以下两种重要的临床情况策略制订：陈旧性心肌梗死患者风险预测和拟行非心脏手术者进行术前心脏风险评估。陈旧性心肌梗死患者不良预后影响因素包括高龄、左心室功能差和残余心绞痛。梗死区无存活心肌细胞及负荷诱发远邻部位缺血存在是预后不良的强有力的预测因素，独立于患者的临床表现和冠状动脉造影结果[22,23]。采用负荷超声心动图对拟行非心脏手术者进行围术期心脏评估，对于有心脏危险因素或心脏症状的患者其围术期风险高。在这种情况下，可优先选择多巴酚丁胺负荷超声心动图，因为此类患者多不具备运动能力。对于拟行血管手术者，术前多巴酚丁胺负荷超声结果提示高危患者（即缺血范围广或心率很低时就会有缺血发作）围术期风险增高且晚期心脏不良事件发生增加[24]。对于这类患者适宜延期手术，延缓疾病发展，加强围术期治疗和冠状动脉血管重建。

重点提示 7.2

1. 运动或药物负荷试验可以明确心肌缺血的发生，定位缺血部位和缺血范围。
2. 缺血引起左心室功能不全的患者可行低剂量多巴酚丁胺负荷超声评估心肌收缩储备能力。
3. 负荷超声图像的判读在一定程度上依赖分析者；未来室壁运动和室壁厚度的量化分析可以提高其检查的可重复性。

心肌灌注显像

利用单光子发射计算机断层成像技术（SPECT）进行的心肌灌注显像是一种常用的心肌负荷检查方式。SPECT 可以用于可疑 CAD 患者的诊断、预后和心肌功能的评估[25]。此外，对于慢性 CAD 导致的左心室功能不全的患者，心肌灌注显像可以用来评估心肌活力。运动 SPECT 可以为其他运动试验提供变量信息，包括心肌工作量、血压反应和临床症状，以及心肌灌注情况和心肌功能。患者在有些情况下，运动试验受限，包括罹患外周血管疾病、神经系统疾病及骨关节疾病，可以选择药物负荷试验联合 SPECT 检测。

心电图门控SPECT显像是核心脏病学领域的一大进步，目前在大多数实验室常规应用。门控SPECT能实现心肌灌注和心肌功能的同步评估，实现室壁运动、室壁厚度、左心室容积和射血分数的自动定量分析。

方法

多种运动和药物负荷试验操作常规都适用于SPECT心肌灌注显像。一般优先采用运动负荷SPECT，对于运动能力受限的患者可以选择药物负荷。SPECT图像采集分为静息状态下和负荷试验后（运动或药物负荷）。多年来，铊-201（^{201}Tl）是心肌负荷SPECT最常用的放射性核素示踪剂。锝-99m（^{99m}Tc）标记的放射性核素示踪剂，甲氧基异丁基异腈和替曲膦的引入，改善了图像质量，增加了图像分析的可信性，并且与^{201}Tl相比，其半衰期短，可以大剂量应用。因此，目前大多数心肌SPECT研究都采用^{99m}Tc标记的放射性核素示踪剂。放射性核素标记的示踪剂在心肌的分布取决于心肌血流量。静脉注射^{99m}Tc标记的放射性核素示踪剂之后，只有少量示踪剂随着血流在心肌组织重新分布，大部分从血液和心脏外组织被快速清除。局部心肌缺血会影响放射性核素的摄取，最终导致心肌SPECT成像时的充盈缺损。目前有多种心肌SPECT图像采集方法。大多数方法都采用在接近或已经达到峰负荷的时候静脉注射放射性核素示踪剂，30~60 min后采集负荷SPECT图像。负荷试验24 h后二次静脉注射放射性核素示踪剂获取静息SPECT图像。SPECT图像解读时，常采用图像滤过算法、重建算法和衰减校正法。

SPECT图像解析通常采用半定量法分析不同条件下心肌断层扫描图像，负荷和静息状态下的层析成像采用左心室17节段模型逐层分析。尽管存在冠状动脉解剖变异，这个17节段模型仍可以与心肌充盈缺损、冠状动脉支配区域的室壁运动和室壁厚度一一对应分析。SPECT图像解析包括判断充盈缺损类型（固定的、可逆的或部分可逆的）、定位缺损部位、范围和严重程度。评估局部和整体

左右心室功能及肺放射性核素示踪剂的摄取情况。门控SPECT信息可以用来识别衰减伪影，而这种衰减伪影是假阳性SPECT结果的主要来源，因此可以提高诊断准确性。

诊断价值

心肌灌注SPECT在可疑CAD的诊断中具有重要地位。固定的充盈缺损代表患者发生过心肌梗死，而可逆的充盈缺损通常代表心外膜冠状动脉狭窄导致血流受限。冠状动脉造影是评估心外膜冠状动脉解剖变化的主要技术。很多研究对心肌灌注SPECT和冠状动脉造影在CAD中诊断价值加以对比分析。在一个纳入2 560例患者的大型研究中，Kapur[26]等学者研究了心肌灌注SPECT对CAD的诊断价值，该研究采用3种示踪剂，大多数应用腺苷负荷，结果显示经过冠状动脉造影证实CAD的患者心肌SPECT的诊断敏感性为91%，特异性为87%。包括62个研究的文献回顾提示运动SPECT在诊断CAD方面的敏感性为70%~75%，特异性为70%~75%[27]。双嘧达莫和腺苷药物负荷SPECT诊断CAD的敏感性为90%，特异性为75%~80%。多巴酚丁胺负荷SPECT诊断CAD的敏感性为80%~90%，特异性为64%~100%。在解析这些研究时，要意识到冠状动脉造影用来评估冠状动脉解剖而SPECT主要用来评估心肌灌注。冠状动脉解剖病变和心肌灌注之间结果不一致的原因主要在于血管内皮功能、微血管功能异常和侧支循环的存在。

预后评估价值

心肌灌注SPECT为预后提供了强大的评估信息，也对已知或可疑CAD患者进行危险分层。固定或可逆充盈缺损的存在和累积范围提供了增量预后价值，这些数据的重要性高于临床信息和负荷试验其他数据。门控SPECT可以提供更多的信息包括左心室射血分数、负荷后左心室射血分数及负荷后左心室扩张程度，这些都是判断CAD预后的独立预测因素。大量研究发现心肌灌注SPECT正

常的CAD患者预后良好。心肌灌注SPECT正常的CAD患者心血管事件发生率和正常人群相似。而且，对于已知冠状动脉未闭塞的CAD患者或之前行冠状动脉介入治疗（或外科血管重建术）的患者，心肌灌注SPECT正常预示临床预后良好。最近一篇综述纳入13个相关研究，涉及超过19 000例患者，结果表明心肌SPECT可以对已知或可疑CAD患者的预后分层提供强有力的证据[28]。而这些研究的大多数平均随访时间为1~6年。这些研究持续证明心肌灌注SPECT正常CAD患者临床预后良好，而心肌灌注SPECT显示缺血的CAD患者的相对风险也增加。

局限性

SPECT心肌负荷显像也有局限性。SPECT相关的射线暴露限制了其在一些特殊患者中的应用，如在乳腺组织或膈肌会产生衰减伪影。心肌负荷SPECT图像采集并不是实时进行的，可能受患者自身位置移动产生影响。扫描时间相对过长也可能会限制一些患者的使用。SPECT图像的空间分辨率也有一定的局限性，但在临床实践中其影响并不大。门控SPECT图像采集受异常心律的干扰（尤其是心房颤动节律）和广泛严重充盈缺损的影响。

负荷形式的优点和缺点概述

各种运动负荷的比较

心电图负荷试验应用广泛，安全可行，且花费低，对操作场所要求不高。心电图负荷试验的诊断准确性较其他负荷试验低，并且不能准确判定缺血的部位和范围。运动负荷心肌灌注显像明显地提高了诊断准确性，并且提供了更多的信息，包括缺血心肌的分布和数量、左心室的大小和室壁厚度及血管功能。然而，与心电图负荷试验相比，运动负荷心肌灌注显像花费高而且耗时长，最重要的是，负荷心肌灌注显像需要专业人员和先进的技术设备。各种负荷试验的优缺点比较见表7.2。

表7.2　心电图负荷试验、负荷超声心动图和放射性心肌核素显像诊断冠状动脉疾病的准确性和花费比较

	心电图负荷试验	负荷超声心动图	SPECT
诊断准确度	+/-	++	++
敏感度	+/-	+	+++
特异度	+/-	++	+
花费	++	+	+/-

缩写：SPECT，单光子发射计算机断层成像技术。

重点提示7.3

1. 平板运动超声心动图试验、负荷超声心动图、心肌灌注SPECT在CAD诊断方面具有较高的应用价值。
2. 心肌灌注SPECT检查在CAD诊断方面的特异性虽低，但其诊断敏感性高，负荷超声心动图的诊断特异性高，其诊断敏感性低。
3. 患者的临床特征、专业技术人员和专业设备都是影响患者负荷试验方法选择的重要因素。

运动负荷和药物负荷的比较

只有运动负荷试验能够评估心脏功能和运动耐量，而这两项是评估预后的基本要素。药物负荷主要应用于因多种原因运动受限的患者。除此之外，药物负荷心肌灌注显像利于评估心肌存活情况，而运动负荷心肌灌注显像试验有时会受限制。在一些特殊患者静息心电图异常影响运动后ST段分析，如起搏心律、完全性左束支传导阻滞、左心室肥厚或服用地高辛的患者，采用药物负荷试验的准确性比运动负荷高。药物负荷试验通常耐受性好，但是存在的一些不良反应和禁忌证，限制了其使用（详见下述）。

各种药物负荷的比较

对于多种原因导致的运动试验受限的患者，可以选择药物负荷试验。已有证据显示多巴酚丁胺负荷超声的诊断准确性高于血管扩张剂负荷超声。来自7个直接对比研究的综合数据分析结果表明，多巴酚丁胺负荷超声诊断CAD的敏感性高于血管扩张剂负荷超声，而两种药物负荷超声诊断CAD的特异性一致[29]。负荷心肌灌注SPECT通常应用

运动负荷或血管扩张剂负荷。而一些患者不能耐受运动试验并且对血管扩张剂的使用有禁忌，可以选择多巴酚丁胺负荷。

总之，多巴酚丁胺的不良反应可以被 β 受体阻滞剂逆转。低血压、头晕和阵发性室上性或室性心律失常是应用多巴酚丁胺的常见不良反应，致命性的心律失常极少发生，仅多见于左心室功能比较差的患者。颜面潮红、头痛和呼吸困难等不良反应在应用血管扩张剂的患者中很少见，一旦发生，可以通过静脉注射氨茶碱快速逆转。血管扩张剂禁用于高度房室传导阻滞和慢性阻塞性肺疾病的患者。

负荷超声和负荷心肌灌注显像之间的比较

表面上看，负荷超声似乎比负荷心肌灌注SPECT更有优势，它耗时少而且无电离辐射。负荷超声的另一个优势是可以提供更广泛的关于心脏功能和心脏解剖的信息。另一方面，负荷心肌灌注显像操作规范，可重复性高，不受阅片者的影响。

一项系统的综述纳入 17 个直接对比研究涉及 1 405 例患者，比较了每个患者分别应用负荷超声和心肌灌注显像在诊断 CAD 的敏感性和特异性方面的差异（图 7.5），综合分析这些研究结果表明心肌灌注显像诊断 CAD 的敏感性略高于负荷超声（84% vs 80%，$P < 0.05$）。负荷超声诊断 CAD 的特异性高（86% vs 77%，$P=0.001$）。这两种显像方式在诊断准确性方面的差异部分由缺血级联反应造成，因为灌注异常早于心肌收缩障碍发生[1]。

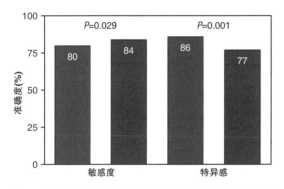

图 7.5 负荷超声心动图和心肌灌注显像诊断冠状动脉疾病准确度的比较。

运动负荷试验、负荷超声心动图和放射性心肌核素显像：如何为患者选择合适的检查方式

目前有多种有效检查方式可以帮助已知或可疑 CAD 患者明确诊断和评估预后。有时，一个患者可以应用多种检查方式。目前还没有一套标准的方法完全适合于所有的患者。图 7.6 给出了用于诊断 CAD 的负荷试验方法的选择。然而，需要强调的是选择合适的检查方法受当地医疗资源和特殊技术人才的影响。内科医师必须深入了解每一项技术的优势、局限性和缺陷，以便为患者选择最佳的检查方式使患者获益。

> **重点提示7.4**
>
> - 平板运动超声心动图试验、负荷超声心动图、心肌灌注SPECT在CAD的诊断方面具有较高的应用价值。
> - 心肌灌注SPECT检查在CAD诊断方面的特异性虽低，但其诊断敏感性高；负荷超声心动图的诊断特异性高，但其诊断敏感性低。
> - 患者临床特征、专业技术人员和专业设备都是影响患者负荷试验方法选择的重要因素。

参 考 文 献

1. Schinkel AF, Bax JJ, Geleijnse ML, et al. Noninvasive evaluation of ischaemic heart disease: myocardial perfusion imaging or stress echocardiography? Eur Heart J 2003; 24: 789–800.

2. Fox K, Garcia MA, Ardissino D, et al. Task Force on the Manage ment of Stable Angina Pectoris of the European Society of Cardi ology; ESC Committee for Practice Guidelines (CPG). Guidelines on the management of stable angina pectoris: executive summary: the Task Force on the Management of Stable Angina Pectoris of the European Society of Cardiology. Eur Heart J 2006; 27: 1341–81.

3. Nesto RW, Kowalchuk GJ. The ischemic cascade: temporal sequence of hemodynamic, electrocardiographic and symptom atic expressions of ischemia. Am J Cardiol 1987; 59: 23C–30C.

4. Wilson RF, Marcus ML, Christensen BV, Talman C, White CW. Accuracy of exercise electrocardiography in detecting physiologically significant coronary arterial lesions. Circulation 1991; 83: 412–21.

5. Weiner DA, Ryan TJ, McCabe CH, et al. Exercise stress testing. Correlations among history of angina, ST-segment response and prevalence of coronary-artery disease in the Coronary Artery Surgery Study (CASS). N Engl J Med 1979; 301: 230–5.

6. Gianrossi R, Detrano R, Mulvihill D, et al. Exercise-induced ST depression in the diagnosis of coronary artery disease. A metaanalysis. Circulation 1989; 80: 87–98.

7. Piepoli MF, Corra U, Benzer W, et al. Secondary prevention through cardiac rehabilitation: from knowledge to implementation. A position

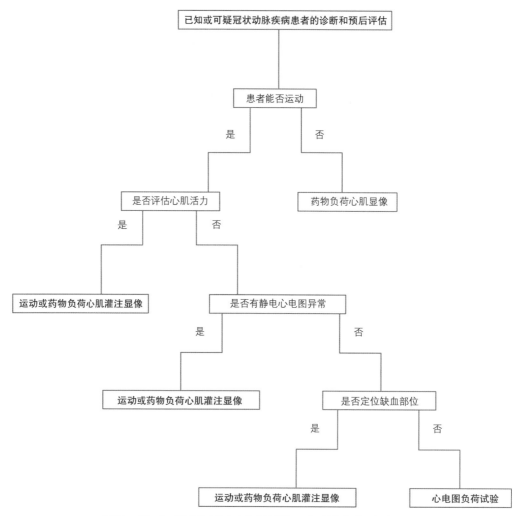

图7.6 已知或可疑冠状动脉疾病患者诊断和预后评估负荷试验方法的选择。

paper from the Cardiac Rehabilitation Section of the European Association of Cardiovascular Prevention and Rehabilitation. Eur J Cardiovasc Prev Rehabil 2010; 17:1–17.

8. Nyman I, Wallentin L, Areskog M, Areskog NH, Swahn E. Risk stratification by early exercise testing after an episode of unstable coronary artery disease. The RISC Study Group. Int J Cardiol 1993; 39: 131–42.

9. Laukkanen JA, Kurl S, Lakka TA, et al. Exercise-induced silent myocardial ischemia and coronary morbidity and mortality in middle-aged men. J Am Coll Cardiol 2001; 38: 72–9.

10. Gibbons LW, Mitchell TL, Wei M, Blair SN, Cooper KH. Maximal exercise test as a predictor of risk for mortality from coronary heart disease in asymptomatic men. Am J Cardiol 2000; 86: 53–8.

11. Gibbons RJ, Balady GJ, Bricker JT, American College of Cardiol ogy/American Heart Association Task Force on Practice Guide lines. Committee to Update the 1997 Exercise Testing Guidelines. ACC/AHA 2002 guideline update for exercise testing: summary article. A report of the American College of Cardiology/American Heart Association Task Force on Practice Guidelines (Committee to Update the 1997 Exercise Testing Guidelines). J Am Coil Cardiol 2002; 40: 1531–40.

12. Sozzi FB, Poldermans D, Bax JJ, et al. Second harmonic imaging improves sensitivity of dobutamine stress echocardiography for the diagnosis of coronary artery disease. Am Heart J 2001; 142: 153–9.

13. Pellikka PA, Nagueh SF, Elhendy AA, Kuehl CA, Sawada SG. American Society of Echocardiography recommendations for performance, interpretation, and application of stress echocardiography. J Am Soc Echocardiogr 2007; 20: 1021–41.

14. Lang RM, Bierig M, Devereux RB, et al. Recommendations for chamber quantification: a report from the American Society of Echocardiography's Guidelines and Standards Committee and the Chamber Quantification Writing Group, developed in conjunction with the European Association of Echocardiography, a branch of the European Society of Cardiology. J Am Soc Echocardiogr 2005; 18: 1440–53.

15. Ahmad M, Xie T, McCulloch M,Abreo G, Runge M. Real-time three-dimensional dobutamine stress echocardiography in assessment stress echocardiography in assessment of ischemia: comparison with two-dimensional dobutamine stress echocardiography. J Am Coll Cardiol 2001; 37:1303–9.

16. Fleischmann KE, Hunink MG, Kuntz KM, Douglas PS. Exercise

echocardiography or exercise SPECT imaging? A meta-analysis of diagnostic test performance. JAMA 1998; 280: 913−20.

17. Kim C, Kwok YS, Heagerty P, Redberg R. Pharmacologic stress testing for coronary disease diagnosis: A meta-analysis. Am Heart J 2001; 142: 934−44.

18. Noguchi Y, Nagata-Kobayashi S, Stahl JE, Wong JB. A meta-analytic comparison of echocardiographic stressors. Int J Cardiovasc Imaging 2005; 21: 189−207.

19. Picano E, Molinaro S, Pasanisi E. The diagnostic accuracy of pharmacological stress echocardiography for the assessment of coro naryartery disease: a meta-analysis. Cardiovasc Ultrasound 2008; 6: 30.

20. Smart SC, Knickelbine T, Malik F, Sagar KB. Dobutamine-atropine stress echocardiography for the detection of coronary artery disease in patients with left ventricular hypertrophy. Importance of chamber size and systolic wall stress. Circulation 2000; 101: 258−63.

21. Biagini E, Shaw LJ, Poldermans D, et al. Accuracy of non-invasive techniques for diagnosis of coronary artery disease and prediction of cardiac events in patients with left bundle branch block: a meta analysis. Eur J Nucl Med Mol Imaging 2006; 33: 1442−51.

22. Carlos ME, Smart SC, Wynsen JC, Sagar KB. Dobutamine stress echocardiography for risk stratification after myocardial infarction. Circulation 1997; 95: 1402−10.

23. Sicari R, Landi P, Picano E, et al. Exercise-electrocardiography and/ or pharmacological stress echocardiography for non-invasive risk stratification early after uncomplicated myocardial infarction. A prospective international large scale multicentre study. Eur Heart J 2002; 23: 1030−7.

24. Poldermans D, Fioretti PM, Forster T, et al. Dobutamine stress echocardiography for assessment of perioperative cardiac risk in patients undergoing major vascular surgery. Circulation 1993; 87: 1506−12.

25. Beller GA, Zaret BL. Contributions of nuclear cardiology to diagnosis and prognosis of patients with coronary artery disease. Circulation 2000; 101: 1465−78.

26. Kaput A, Latus KA, Davies G, et al. A comparison of three radionuclide myocardial perfusion tracers in clinical practice: the ROBUST study. Eur J Nucl Med Mol Imaging 2002; 29: 1608−16.

27. Underwood SR, Anagnostopoulos C, Cerqueira M, et al. Myocardial perfusion scintigraphy: the evidence. Eur J Nucl Med Mol Imaging 2004; 31: 261−91.

28. Gibbons RJ. Noninvasive diagnosis and prognosis assessment in chronic coronary artery disease: stress testing with and without imaging perspective. Circ Cardiovasc Imaging 2008; 1: 257−69.

29. Geleijnse ML, Marwick TH, Boersma E, et al. Optimal pharmacological stress testing for the diagnosis of coronary artery disease: a probabilistic approach. Eur Heart J 1995; 16(Suppl M): 3−10.

8

多排 CT 在诊断和危险分层中的作用

Multislice computed tomography: Role in diagnosis and risk stratification

Gert-Jan R. ten Kate, Koen Nieman, and Pim J. de Feyter

杭靖宇 译

概 述

心脏计算机断层扫描(CT)是一种利用X线对心脏、冠状动脉及冠状动脉管壁的动脉粥样硬化斑块进行无创显像的横断面成像技术。钙化积分对于发现阻塞性冠状动脉疾病具有高敏感度,但其特异度一般。与无症状的中危患者钙化积分相比,单纯危险因素分析能提供额外的预后信息。尽管钙化积分为0的无症状患者预后良好,但并不能在疑似急性冠状动脉综合征或具有高危特征的稳定胸痛患者中可靠地将缺血排除于胸痛的原因之外。

CT冠状动脉造影(CT-CA)可以显示血管管腔并半定量地评估阻塞性冠状动脉疾病的严重程度。此外,CT能显示管壁的动脉粥样硬化,可以测定斑块的体积并在一定程度上区分斑块的内容。在疑似急性冠状动脉综合征者中,CT可以用来安全地排除阻塞性冠状动脉疾病。就未来发生严重不良冠状动脉事件而言,CT冠状动脉造影正常患者预后良好。在扩张型心肌病患者中,使用CT能准确分辨出缺血这一病因。当钙化积分为0时,缺血的可能性很小。对于中高危的无症状患者,CT冠状动脉造影有助于对个体患者进行预后评估及治疗指导。由于能够观察到冠状动脉的三维解剖,心脏CT成为评价冠状动脉畸形的理想工具。

引 言

在西方世界中冠状动脉疾病(CAD)负担的增加促使更有效、更便捷的成像技术的发展。超声、核素显像、正电子发射断层扫描等无创成像技术稳步发展并扩大了临床应用范围。

20世纪70年代出现的计算机断层扫描(CT)随着电子束CT(EBCT)的应用而成为冠状动脉成像的工具。由于它的时间分辨率高,可以避免冠状动脉成像出现搏动伪影。尽管临床应用对比剂增强的电子束CT在技术上是可行的,但它主要应用于冠状动脉钙化(CAC)的检测和定量。无创冠状动脉造影随着螺旋CT扫描的出现而得到迅猛发展。螺旋CT能在单次屏气过程中迅速而优质地获取图像,并能完整覆盖心脏。在过去的10年中,探头数目增加和时间分辨率提高等技术进步使心脏CT成为可靠的临床技术,并使其临床应用大幅扩展。然而,这种进步的取得以辐射剂量的逐步增加为代价。新近的技术革新以降低辐射量而不牺牲图像质量为目标。同时,心脏CT在斑块分析、心肌梗死显像和心肌灌注显像等其他方面的应用正在进行研究。

在本章节中我们将评价当前使用钙化积分和对比剂增强的斑块成像的适应证。为了便于理解,将在需要之处对CT的相关技术进行讨论。

计算机断层扫描的基础知识

CT是将组织X线衰减原理应用于医学的技术之一。CT扫描过程中描机架上的X线光源将围绕患者旋转。发射的X线随着光子被吸收和散射而衰减，衰减幅度根据通过的组织类型、密度及光子的能量有所不同，剩余的光子到达位于对侧的探头，从而可以对衰减系数进行计算。通过合并每个探头的衰减系数可以生成所谓的衰减特征。在扫描旋转的过程中可以获取大量的衰减特征，通过复杂的重建方案可以对划定平面内局部的衰减进行计算。

重建一个图像至少需要旋转180°所获得的数据。因此，旋转时间直接影响扫描的时间分辨率。使用双源CT或采用特殊重建方案可以提高时间分辨率。局部衰减用Hounsfield单位（HU）表示，将水的衰减值设定为0 HU以做参考。局部衰减数据用过可变灰阶显示，形成了临床使用的横截面CT图像。整个数据集合包括了大量的横截面图像。另外，通过后处理可以沿不同轴线生成新的横截面或通过容积再现法展示三维图像。

心脏CT成像

对于诸如心脏这样活动的器官进行成像需要数据采集和图像重建与心脏节律同步。大部分扫描仪不能在一个心动周期内完成整个心脏的扫描，因此需要数个心动周期才能采集数据。由于心脏CT的时间分辨率有限，无移动伪影的图像只能在心脏相对静止的心动周期中某个特定阶段获得。

有两种广泛使用的心电图同步成像技术。前瞻性心电图触发的序贯/轴向扫描（步进式扫描）是在所选择的心动周期中的某个时间点采集一组数据，采集过程中不移动床位，然后将床位移动到下一个位置进行下一次采集。随着螺旋CT的出现，这种方法被连续动床过程中持续采集重叠CT数据的方法所取代。根据所记录的心电图可以在需要的心动周期对这些图像进行回顾性重建。心

电图门控的螺旋CT是非常有效的技术，能快速覆盖、灵活选择时相，并且受心律不齐的影响较小。它的缺点是在心动周期内持续辐射暴露，使遭受的辐射剂量增加。

研发旋转更快、覆盖更广的CT并应用心律不齐识别和处理方案可以使前瞻性心电图触发轴向采集的方案再次使用。这种扫描方式在不牺牲图像质量的情况下能显著减少心脏CT相关的辐射量。当代扫描能进行轴向或螺旋数据采集。

冠状动脉钙化成像

最初在尸检中发现了动脉粥样硬化和冠状动脉钙化之间的关系。随着透视和高速电子束CT的使用，对冠状动脉钙化进行无创检测和定量成为可能，其结果可以与尸体镜检及活体血管内超声成像相媲美[1,2]。由于冠状动脉钙化的密度高，它在CT图像中容易与周围组织区分而不需要使用血管内对比剂。尽管动脉粥样硬化的特点表现为进展或消退，但斑块似乎沿着共同的通路进展[3]。磷酸钙的沉积是动脉粥样硬化进展的表现之一。虽然对于单个斑块而言钙化和未来冠状动脉事件之间的关系仍然不确定，但明确的是高钙化积分者通常具有更广泛的冠状动脉疾病，而且未来发生冠状动脉事件的风险增加[4]。推测冠状动脉钙化是既往疾病活跃程度的一个标志而不是未来冠状动脉事件的直接成因[5]。无论尸检还是电子束CT，研究均显示单个病变冠状动脉钙化量的增加确实和狭窄程度相关[6]。

当初在研发冠状动脉钙化定量技术时，电子束CT成为心脏成像首选。Agatston等在1990年引入了冠状动脉钙化半定量的方法。至今它仍然是使用最普遍的冠状动脉钙化程度报告方式[7]。最初文献报道中只是采集了层厚3 mm的20个层面以覆盖最近端的冠状动脉，而目前扫描可以覆盖整个心脏。衰减值大于130 HU的结构被认为是钙化。病变面积乘以病变中所测得的最高衰减值后：130~199 HU=1，200~299 HU=2，300~399

HU=3，≥400 HU=4。所有病变积分之和为总的Agatston积分（最高密度积分乘以用mm²表示的病变面积）。另外可以采用钙化容积或质量对钙化进行定量。容积积分指所有≥130 HU的体素的总和，它不对密度进行更详细标识。质量积分指质量[（面积×层厚×平均密度）/250]。和容积积分不同，该积分采用了组织密度的HU值（图8.1）。

准确性、可重复性及冠状动脉疾病发展的监测

钙化积分的可重复性具有重要意义，尤其是对于疾病进展的监测。Achenbach等发现Agatston积分变异度的中位数为7.8%。它主要受成像噪声及冠状动脉钙化总量的影响。钙化量越大，扫描的可重复性越高。对于冠状动脉钙化量少的患者，较小的总体差别在反复检查的过程中可以导致较大相对差异[8]。

Agatston积分容易受部分容积效应的影响，即当成像单位（体素）中含有一种以上的组织时，衰减值代表了不同组织衰减的平均数。由于检测时成像单位相对较大（电子束CT扫描层厚较大）以及依赖病变中的最大衰减值，因此部分容积效应使Agatston积分的可重复性较低。采用容积或质量的替代定量方法受部分容积效应的影响较小，因此可重复性更高[9]。不过对于冠状动脉钙化的定量在电子束CT、单排螺旋CT和多排CT间存在着良好的相关性[10,11]。

冠状动脉钙化的发生率和进展

冠状动脉钙化的量与年龄、性别和高度相关。在一般人群中，男女10岁之前冠状动脉钙化很罕见。40~69岁年龄段的男性中平均钙化总积分与年长10岁的女性相当，这与女性冠状动脉疾病晚发相符。在60岁之前男性冠状动脉钙化量约为女性的2倍。随着年龄的增加，这种性别差异逐渐消失（图8.2）[12]。

冠状动脉钙化的严重程度还受到种族的影响。白色人种不仅冠状动脉钙化的发生率最高，而且病变程度最为严重。在调整了冠心病危险因素后，黑色人种和西班牙裔冠状动脉钙化发生率（分别为22%和15%）低于白色人种。在各个不同种族中，年龄、男性和高血压是冠状动脉钙化强烈的预测因素[13]。糖尿病和家族性高胆固醇血症等高危人群的钙化积分和斑块总负荷更高[14,15]。

冠状动脉钙化成像的诊断应用

大部分阻塞性冠状动脉疾病的患者通过CT平扫时即可发现钙化。在表现为稳定性胸痛的中低危患者中，未见钙化事实上可以排除严重的阻塞性冠状动脉疾病[16]。虽然这种可能性随着钙化积分的增加会有所增加，但钙化积分阳性并不意味着存在阻塞性疾病。此外，对有症状的低危患者研究发现，未见冠状动脉钙化的患者预后良好[17]。对于高危患者（接受有创冠状动脉造影）

(A) 阈值 = 130 HU (102.7 mg/cm³ CaHA)	(1) 量化计算病变 (2) 等效Agatston评分 (3) 等向整合量 (4) 校正因素: 0.790		
动脉	病变数目 (1)	量化 [mm³] (3)	等效质量 [mg CaHA]	钙化积分
左主干	1	69.0	18.64	82.6
左前降支	5	593.9	135.83	753.1
左回旋支	5	1111.5	350.98	1435.4
右冠脉	4	2487.6	661.32	3143.1
汇总	15	4262.0	1166.78	5414.1

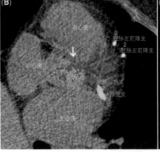
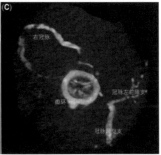

图8.1 非增强扫描中的钙化影像，与周围组织相比其CT系数迅速下降。（A）应用相关软件公式根据容积、面积等定量计算冠脉钙化程度，并根据病变部位及数量进一步细化。（B）钙化积分软件计算钙化（横切面观察），衰减>130HU区域软件自动附色（粉红色）。选择病变后可对冠状动脉进一步进行分析。可观察到此患者人工主动脉瓣区域的高衰竭信号（箭头）。（C）同一个患者容积腔去除图像可见高密度结构,冠状动脉钙化及人工瓣膜。

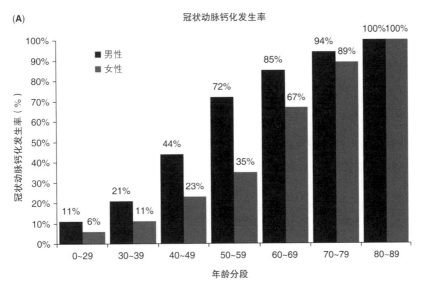

(A)

冠状动脉钙化发生率

(B)

冠状动脉钙化数量

图 8.2　冠状动脉钙化发生率及程度[12]。

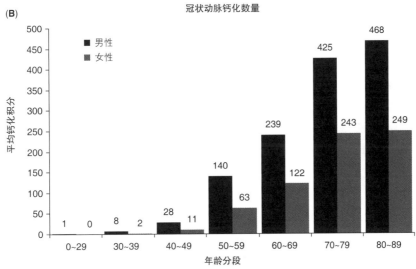

的研究发现，相当部分患者未见钙化但具有阻塞性疾病。对于这些具有高验前概率的患者，CT平扫不足以排除冠状动脉疾病。急性冠状动脉综合征（ACS）的罪犯病变经常只具有少量或没有钙化。大部分患者在其他血管中存在钙化斑块，这可以解释钙化扫描用来排除急性冠状动脉疾病的准确性。然而，考虑到目前CT血管造影的普及率及漏诊心肌梗死可能导致的严重后果，临床上很少有医师会通过钙化阴性这一结果来排除急性冠状动脉综合征。

无症状患者的危险分层（再分层）

考虑到全球冠心病的高发以及近半数冠心病患者的首发症状为无预兆的心源性死亡或非致死性心肌梗死，钙化成像被认为是心血管危险分层中可能具有价值的工具。目前使用的风险预测模型，如Framingham危险评分（FRS）和欧洲的SCORE评分，其所依据的是一些众所周知的危险因素，如年龄、性别、低密度脂蛋白、高密度脂蛋白、血压、糖尿病和吸烟[18]。根据Framingham危险评分可以将患者在未来10年内发生不良冠状动脉事件的风险分为低危（<10%）、中危（10%~20%）和高危（>20%）。

经典风险预测对于长期预后的判断价值十分明确。然而，随着时间的推移单个危险因素的暴露可能发生变化，导致难以确定患者个体的暴露状况，并错误计算风险。因此，采用人群研究的结果用来指导个体患者的处理决策可能会导致预后判断的不准确，并可能导致治疗过度或治疗不足。

钙化积分可以用于无症状患者的危险再分层。在一些预后研究中显示了钙化积分相对传统危险评估之外的应用价值（图8.3）。Erbel等发现对于男女患者钙化积分，相比传统危险因素分析其具有更好的C值：FRS为0.68，log（CAC+1）为0.74，联合FRS和log（CAC+1）后为0.75。随访5年，钙化积分低（<100）的中危患者（根据临床危险评分）的事件发生率与低危患者相当，而钙化积分高（>400）的患者的事件发生率和高危患者相当[19]。目前，一般不鼓励对低危和高危者评估钙化积分。广泛进行钙化筛查能否影响临床结局以及是否值得占用大量社会资源仍旧存在争议，在被推荐之前需要在大型研究中进行评估。

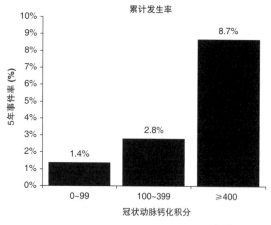

图8.3 冠状动脉钙化积分临床事件预测性[19]。

对比剂增强的CT冠状动脉成像

通过注射对比剂可以将冠状动脉管腔和周围组织在CT中区分开以发现阻塞性冠状动脉疾病。由于心包脂肪对X线自然衰减较少，CT血管造影同样可以观察心外膜下冠状动脉管壁的动脉粥样硬化，描述钙化和非钙化组织。对比剂增强的CT血管造影（CT-CA）的操作远较平扫钙化成像复杂。静脉注射含碘对比剂（60~100 ml）可以使冠状动脉管腔以及其他感兴趣的充盈血液的心脏组织显影。为确保图像的高质量需要专门的采集和重建方案，但相关的辐射剂量会有所增加。规则的心律或通过使用β受体阻滞剂、窦房结抑制剂及其他药物减慢心率可以提高图像质量。双源CT可以减少常规使用β受体阻滞剂的需求。目前的扫描方案可以使常规CT血管造影的辐射剂量低于5 mSv（图8.4）[20-22]。

阻塞性冠状动脉疾病的评估

由于4排和16排CT不具有足够的有效性，因此不能用于临床无创冠状动脉造影[23]。然而64排CT技术的引入使人们得以对所有具有临床意义的血管分支进行评估。Meijboom等报道在一项多中心多厂家研究中，与有创冠状动脉造影相比CT血管造影在中危到高危患者中的诊断敏感度为99%，阴性预测值为97%，特异度一般（64%），阳性预测值为86%。对于症状稳定或不稳定的患者敏感度和特异度相似[24]。

大部分技术验证研究在分析中纳入了无法评估的血管节段，根据意向诊断（intention-to-diagnose）的原则将它们归为具有临床意义的病变。因此，所报道的敏感度相对较高，而特异度有所降低。当无法评价的血管节段数较多时这种现象尤为突出。随着成像质量的不断改善，无法评价的血管节段数明显减少。最近CT血管造影研究中报道的特异度为87%~98%，敏感度为94%~95%[25]。尽管所报道的诊断准确率较高，但仍然存在对于单个病变严重程度诊断不符的现象。这是由于和有创冠状动脉造影相比，CT血管造影的空间和时间分辨率有限。Von Ballmoos等在近期一项荟萃分析中发现，相比有创血管造影当前减少剂量的方案并

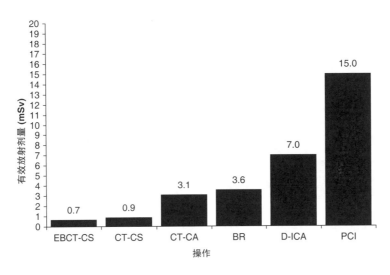

图8.4　各种不同成像操作平均有效放射剂量[20-22]。

没有对于心脏CT诊断准确率产生不良影响[26]。

通过无创和有创冠状动脉造影所获取的图像存在着本质上的不同。有创血管造影在特定的投照角度上记录造影剂充盈的冠状动脉活动影像，而CT在一个时间段或最好在一个心动周期生成描述冠状动脉和周围组织的低空间分辨率的横断面图像。因此，有创检测结果以直径狭窄表示，而CT可以报告面积狭窄。由于CT的空间分辨率有限，血管阻塞通常采用肉眼评估，并对严重程度作如下分类：直径狭窄0%（正常），狭窄<25%（轻微），狭窄25%~49%（轻度），狭窄50%~69%（中度），狭窄70%~99%（严重），狭窄100%（闭塞）。中度病变定义为"很可能导致血流受限"的病变，而严重病变指"有可能导致血流受限"的病变[27]。导致冠状动脉管腔狭窄大于50%的病变被认为是造影上具有意义的病变。

目前已经具有对狭窄进行（半）自动定量计算的软件。与有创冠状动脉造影相比较，CT的准确度受到了两种技术的本质差异、CT有限的空间分辨率及伪影的影响。自动定量计算相比肉眼估测是否能提高诊断准确率并没有得到证实。此外，CT具有临床应用价值并不意味着一定要与有创血管造影具有完美的符合率。CT和传统血管造影对于狭窄计算的不同结果引起普遍关注，

然而这一现象对临床结局的影响仍然存在争议。CT除了评估管腔阻塞程度之外还能对于冠状动脉斑块进行无创检测，使患者风险评估有望得到改进[28]。当前的决策过程越来越多受到阻塞性冠状动脉疾病引起缺血程度的影响。可以想象相比受投照角度影响的管腔直径测定方法，管腔面积测定（如通过CT）和冠状动脉血流之间存在更好的相关性。

斑块成像

如前所述，对比剂增强的CT成像可以显示管壁的动脉粥样硬化。CT成像可以发现在近段冠状动脉的大部分粥样硬化斑块，特别当存在一定程度的钙化时。血管内超声（IVUS）所发现的钙化、纤维或富含脂质的斑块在CT成像中具有不同的衰减值，其阈值在各研究中有所不同。事实上单个斑块所测得的衰减值受很多（成像）因素的影响，临床应用中仅能区分为钙化或非钙化斑块（图8.5）。

高危斑块的检测

近年来通过CT检测易损斑块成为研究的热点（图8.6）。一些研究将血管内超声成像作为对照在心脏CT中评估了不稳定冠状动脉病变的表现。通过CT血管造影能可靠地发现急性冠状动脉综合征

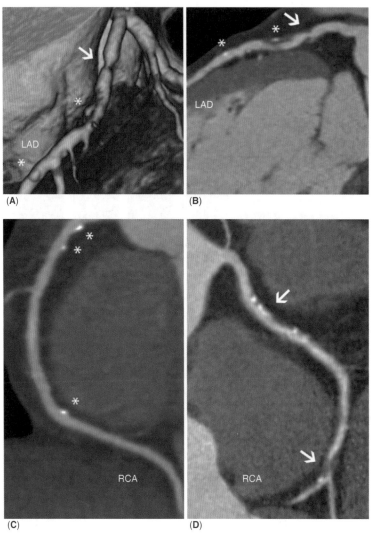

图8.5　增强CT冠状动脉显影不同特征斑块举例。(A)和(B)为同一患者,(A)显示非钙化斑块(箭头),混合斑块(近端星型)和钙化斑块(远端星型);(B)前降支血管多层重建后显示在钙化和混合斑块部位显出透亮表现。(C)显示右冠状动脉斑点状钙化,无管腔狭窄。(D)显示右冠状动脉近端(箭头)混合斑块,远端管腔闭塞。注意闭塞远端的钙化点。

罪犯病变众所周知的特征,包括斑块体积大、衰减值低、正性重构及点状钙化(表8.1)[29]。偶有CT发现脂质池和斑块破裂的报道。对于其他一些在有创检查中与斑块易损性相关的特征,CT更难以显示,如覆盖脂质坏死池的纤维帽厚度。近期出现了在兔主动脉粥样硬化中采用含碘小颗粒使巨噬细胞显影的技术。另一项更为敏感的斑块炎症显像方法联合了CT和核素成像技术。研究显示在颈动脉中巨噬细胞能摄取[18]F氟脱氧葡萄糖,他汀类药物治疗后炎症活性降低[30]。

表8.1　斑块形态

	敏感性（%）	特异性（%）	阳性预测值（%）	阴性预测值（%）
正性重构	84	78	79	83
点状钙化	25	100	100	56
造影剂增强边缘	25	100	100	57
以上全部	50	93	86	62

注:Pflederer等人研究比较了急性冠状动脉综合征及稳定型心绞痛患者冠状动脉CT中粥样硬化斑块的典型性形态特征。非钙化斑块中点状钙化和造影剂增强边缘仅在急性冠状动脉综合征患者中出现[29]。

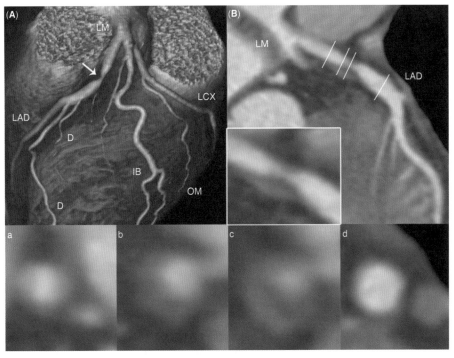

图8.6　造影剂增强冠状动脉CT显示一例典型性胸痛伴心电图改变患者中存在非钙化性、血流动力学有意义的病变。患者立即转运接受介入治疗，症状随之消失。（A）显示前降支近端鼓励性病变，余冠状动脉未见病变，整体冠状动脉钙化积分为0。（B）多层重建显示病变冠状动脉节段血管正性重构，病变远端血管管腔直径增加（a,b,c,d）。

Hulten 等在一项纳入了 10 000 例有症状患者的荟萃分析中证实了 CT 冠状动脉造影的预后判断价值。研究显示，存在非阻塞性斑块患者的各种不良冠状动脉事件（死亡、心肌梗死、不稳定型心绞痛或血运重建）的年发生率（1.41%）高于 CT 完全正常者（0.17%）。而阻塞性冠状动脉疾病患者的年事件发生率最高（8.84%）（图8.7）[31]。

斑块定量

Voros 等近期发表了对于 33 项 CT 成像和血管内超声对比研究进行的荟萃分析。对管腔面积、斑块面积、百分面积狭窄和斑块体积测定了加权均数。CT 冠状动脉造影显示了高度的诊断准确性，受试者工作曲线的曲线下面积为 0.94，敏感度为 0.90，特异度为 0.92。在定量分析方面，CT 会轻度高估管腔面积 7%，推测是由于部分容积效应导致高估了诸如所显影的冠状动脉管腔等高密度容积的大小。CT 和 IVUS 测得的斑块面积和体积相

似[32]。冠状动脉斑块的定量由于血管边界不易确定而变得困难。有报道称 64 排 CT 所测斑块体积的观察者之间差异可以高达 30% 以上。

目前很少有关于 CT 冠状动脉造影随访包括斑块大小、特征在内的自然进程的数据或干预后效果的资料。

CT 血管造影的临床应用

CT 血管造影与其他无创成像方法相比具有一些潜在优势，并且避免了有创冠状动脉造影的潜在缺点。CT 血管造影操作迅速，与有创冠状动脉造影相比费用降低，而且不会引起有创操作带来的不适和风险。由于 CT 的阴性预测值高，在鉴别引起症状的病因时能可靠地除外冠状动脉疾病。各种负荷试验的诊断性能有所不同，尤其是当与有创冠状动脉造影进行比较时。尽管功能和解剖检测为胸痛患者提供了互补的信息，但在稳定型心绞痛患者中负荷试验越来越多地被 CT 血管造影所替代。现有的一

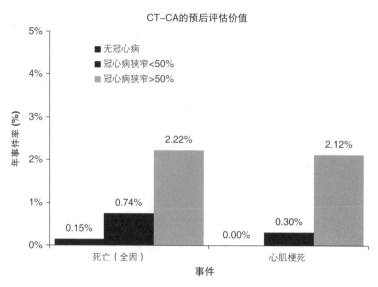

图8.7　冠状动脉CT提示无冠心病患者不良心血管病事件发生率非常罕见。冠状动脉CT检查正常的有症状患者其预后良好，但CT检查阳性对患者未来发生严重冠状动脉事件的预测价值不强[31]。

些共识声明建议在有症状的中低危患者中进行CT冠状动脉造影，尤其是当负荷试验无法进行或出现模棱两可的结果时[33]。目前正在进行随机对照研究比较心脏CT和功能试验的有效性和安全性。

　　由于具有展示整个冠状动脉三维解剖的能力，CT冠状动脉造影在诊断冠状动脉解剖畸形上特别有效[34]。尽管冠状动脉畸形罕见，但可以引起心血管致残，甚至死亡。冠状动脉走行于主动脉和肺动脉之间时可以受压而导致严重后果：CT可以非常容易地诊断这样的畸形（图8.8）。对于疑似冠状动脉畸形的年轻患者采用低辐射量方案具有特别意义。

急性胸痛的筛检

　　处理初步生化指标正常、心电图正常或无法解读的疑似急性冠状动脉综合征的患者是诊断和管理的一大挑战。尽管大部分患者的症状最后被证实是非心源性的，但对疑似急性冠状动脉综合征的患者进行有效筛检可能会降低死亡率。

　　Sato等的研究是最早评价CT冠状动脉造影用于急性冠状动脉综合征诊断有效性的研究之一。研究采用了4排和16排CT。CT诊断急性冠状动脉综合征的过程中利用了狭窄程度（≥75%）、低衰

减斑块和心肌灌注缺损等信息，最终的诊断敏感度和特异度分别为96%和89%[35]。Hoffman等发现如果将管腔狭窄的阈值降低到≥50%，而且不利用额外的CT信息，对于急性冠状动脉综合征的诊断敏感度和阴性预测值分别为77%和98%。CT冠状动脉造影中未见冠状动脉疾病的患者（占受试者的50%）均未被诊断为急性冠状动脉综合征。相反，发现冠状动脉疾病后的诊断特异度和阳性预测值为中到低，许多患者CT冠状动脉造影存在斑块但未获得急性冠状动脉综合征的临床诊断（阳性预测值为17%，特异度为17%）[36]。

　　CT对于急性冠状动脉综合征诊断的准确性以及对30 d严重不良冠状动脉事件的预测价值和核素负荷试验相当，甚至更高[37]。在Schlett等的随访中，具有急性胸痛但CT扫描正常的患者在未来2年中没有发生严重不良事件。正如所预计的，事件发生率在具有阻塞性冠状动脉疾病的患者中更高（30%），同样在具有无阻塞性冠状动脉斑块的患者中事件发生率也较高（5%）[38]。

　　CT冠状动脉成像有望在疑似急性冠状动脉综合征患者的诊断流程中成为重要工具。从现有资料分析，可以得出这样的结论，即在CT冠状动脉造

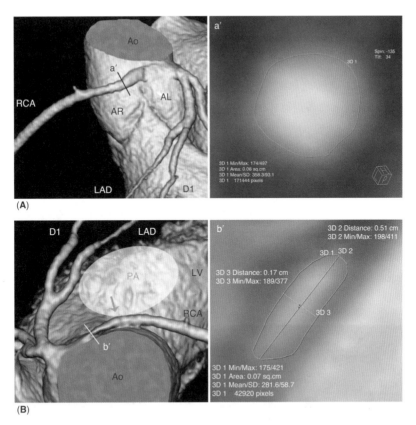

图8.8 冠状动脉开口异常起源于对侧冠状动脉窦。异常血管部分节段行走于主动脉和肺动脉之间是典型的恶性变异。(A) 容积去除显影仅显示冠状动脉血管、主动脉和左心室影像,显示右冠状动脉开口异常,a' 显示标记处血管腔。(B) 俯视图显示其开口部位管腔内径急剧下降,箭头远端冠状动脉管腔呈圆形,标记出的肺动脉提示其对这一异常起源冠状动脉的外源性挤压。

影中没有发现斑块的患者可以安全出院,而具有阻塞性冠状动脉疾病者需要分诊进一步观察和诊断。非阻塞性斑块似乎和一小部分急性冠状动脉综合征及后续不良事件发生有关。对于急性胸痛患者采用CT进行筛检的组织和经济意义正在进行研究。

扩张型心肌病

在2/3的扩张型心肌病(DCM)患者中冠状动脉疾病被认为是主要的病因。心肌缺血导致的扩张型心肌病通常累及多支冠状动脉,一般这些病变存在着广泛钙化。因此,未见冠状动脉钙化事实上排除了将缺血性心脏病作为主要病因[39,40]。Ghostine 等在对扩张型心肌病患者初步评估时将CT冠状动脉造影和有创冠状动脉造影作了比较。CT冠状动脉造影能够非常准确地发现潜在的缺血性心脏病。总体的敏感度、特异度、阳性预测值和阴性预测值分别为90%、97%、93%和95%[41]。Cornily 等发现,如果仅观察钙化积分低于1 000的患者,CT冠状动脉造影的敏感度和阴性预测值极高。除1例外CT冠状动脉造影在这组人群中发现了所有无冠状动脉疾病的患者,并且在27例患者中避免了21例有创血管造影术[42]。

总之,当钙化积分为0时可以安全地排除缺血引起的病因不明的扩张型心肌病。在钙化积分为中低的患者中CT血管造影具有价值,而当钙化积分很高时其应用受到限制。

无症状患者的危险分层(再分层)

在无症状患者中通过对比剂增强CT成像来检测隐匿性冠状动脉疾病的方法仍存在争议,并且在国际共识声明中不鼓励使用[43]。CT冠状动脉造影带来的辐射暴露是其中的主要原因。然而，当前减少辐射剂量的方案已经使辐射暴露明显减少。在不远的将来通过CT冠状动脉造影对未来发生冠状动脉事件中高危的无症状患者进行评估将因此变得更为普遍（图8.9）。

Hadamitzky等对于451例接受CT冠状动脉造影的无症状患者的阻塞性冠状动脉疾病的发生和心脏事件之间的关系进行了回顾性分析，平均随访期为27.5个月。所有患者均由心脏科医师转诊和决定检查，普遍的原因是患者具有升高的心血管风险。根据FRS，150例患者（33%）为低危，252例（56%）为中危，49例为高危（11%）。尽管在发生和未发生冠

状动脉事件的患者之间FRS没有显著差别，但存在阻塞性冠状动脉疾病患者的年事件率（3.1%）显著高于无阻塞性冠状动脉疾病患者（0.2%）。在这组中，83%的患者存在阻塞性冠状动脉疾病，10%的患者病变适合进行PCI治疗。CT冠状动脉造影可以对2/3的患者根据未来发生有症状的冠状动脉疾病的可能性重新分层。中危组中75%的患者及高危组中59%的患者重新分层后被划入低危组。CT冠状动脉造影没有发现阻塞性冠状动脉疾病的患者在随访中发生冠状动脉事件的风险极低[44]。

Neefjes等在101例接受他汀类药物治疗的杂合子型家族性高胆固醇血症的患者中测定了钙化积分和斑块负荷，并将结果与一组非心绞痛性胸痛

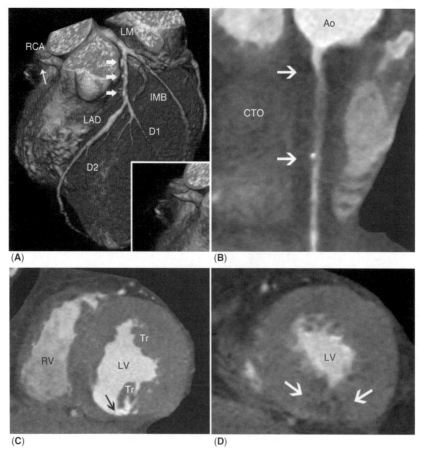

图8.9　一例50多岁无症状高危（糖尿病）患者的CT冠状动脉成像结果。其无临床症状的原因可能是糖尿病性神经病变。（A）容积去除现象提示患者左右冠状动脉三支病变，右冠状动脉起始后完全闭塞（箭头＋扩大影像），前降支存在多处钙化及混合斑块。（B）右冠状动脉多层重建提示闭塞段长度为3.5 cm。（C）、（D）为影像短轴观。

的低危对照病例进行了比较。家族性高胆固醇血症患者的平均钙化总积分明显高于对照组。此外，尽管采用了强化的他汀治疗，这些患者的冠状动脉斑块负荷仍然更重。不过在15%的病例中并没有发现动脉粥样硬化。

在无症状的中高危患者中CT钙化积分和CT冠状动脉造影均对预后判断和治疗指导具有重要意义[14]。没有钙化可以排除显著的冠状动脉斑块，并且提示预后良好。钙化积分高提示疾病高度进展，并且会引起钙化相关的晕状伪影。这些患者可能通过最佳药物治疗获益而不需要进一步对比剂增强扫描。然而，中度冠状动脉钙化的患者可以通过CT冠状动脉造影获益，以便进一步评价冠状动脉斑块的进展和个体的风险特征。

为了进一步将CT冠状动脉造影的预测价值和传统的风险预测模型进行对比和联合，需要进行前瞻性研究，并且最好不要公布CT结果。

结　论

心脏CT扫描容易发现冠状动脉钙化。CT钙化积分与动脉粥样硬化负荷相关并能对不良事件进行预测。在主诉为稳定性胸部不适的中低危者中，钙化积分的使用能排除绝大部分阻塞性冠状动脉疾病的患者。在无症状患者中钙化积分有助于中危患者的再分层，对该类患者不确定是否要采取预防措施。

CT冠状动脉造影对于阻塞性冠状动脉疾病的诊断和有创血管造影具有很好的相关性。当存在广泛钙化时可能会高估病变严重性。仍然存在于有创和无创血管造影之间的差别可以用方法学和图像质量的差异解释，但一般来说这种差别没有太大的临床意义。

CT同样可以用来检测冠状动脉斑块、测量冠状动脉病变的范围、鉴别钙化和非钙化结构，以及发现可能与斑块不稳定性有关的一些特征。

心脏CT在临床实践中逐步取得了一定地位，主要用于在症状稳定的患者中排除阻塞性冠状动脉疾病。安全筛检急性胸痛的患者也是有前途的

适应证。在扩张型心肌病患者中，钙化扫描和CT血管造影在临床上可以用于排除缺血性心脏病这一病因。未来需要更多研究来评价CT冠状动脉造影在无症状患者中额外的预测价值。

个人观点

动脉粥样硬化CT成像将得益于进一步的技术改进。空间、时间、对比分辨率的提高可以使斑块的发现和识别得到改善。未来将研发具有更高准确率和可重复性的斑块自动描记及定量分析软件，以便对对比剂增强下的斑块负荷进行评价。依赖核素的分子影像学技术为无创斑块结构分析开辟了新的道路。其他改进动脉粥样硬化CT成像技术包括双源或能谱CT，尽管心脏搏动仍然是个挑战。心脏CT在有症状的患者中评估阻塞性冠状动脉疾病已经得到普及。由于存在着个体化防治的需求，随着辐射剂量的减少心脏CT在无症状患者中的临床应用无疑会有所增加。

参 考 文 献

1. Simons DB, Schwartz RS, Edwards WD, et al. Noninvasive definition of anatomic coronary artery disease by ultrafast computed tomographic scanning: a quantitative pathologic comparison study. J Am Coll Cardiol 1992; 20:1118–26.
2. Soeda T, Uemura S, Morikawa Y, et al. Diagnostic accuracy of dual-source computed tomography in the characterization of coronary atherosclerotic plaques: Comparison with intravascular optical coherence tomography. Int J Cardiol 2011; 148: 313–8.
3. Stary HC, Chandler AB, Dinsmore RE, et al. A definition of advanced types of atherosclerotic lesions and a histological classification of atherosclerosis. A report from the Committee on Vascular Lesions of the Council on Arteriosclerosis, American Heart Association. Circulation 1995; 92: 1355–74.
4. Arad Y, Goodman KJ, Roth M, Newstein D, Guerci AD. Coronary calcification, coronary disease risk factors, C-reactive protein, and atherosclerotic cardiovascular disease events: the St. Francis Heart Study. J Am Coll Cardiol 2005; 46: 158–65.
5. Blankenhorn DH, Stern D. Calcification of the coronary arteries. Am J Roentgenol Radium Ther Nucl Med 1959; 81: 772–7.
6. Kragel AH, Reddy SG, Wittes JT, Roberts WC. Morphometric analysis of the composition of coronary arterial plaques in isolated unstable angina pectoris with pain at rest. Am J Cardiol 1990; 66: 562–7.
7. Agatston AS, Janowitz WR, Hildner FJ, et al. Quantification of coronary artery calcium using ultrafast computed tomography. J Am Coll Cardiol 1990; 15: 827–32.
8. Achenbach S, Ropers D, Mohlenkamp S, et al. Variability of repeated coronary artery calcium measurements by electron beam tomography. Am J Cardiol 2001; 87: 210–13; A8.

9. Callister TQ, Cooil B, Raya SP, et al. Coronary artery disease: improved reproducibility of calcium scoring with an electron-beam CT volumetric method. Radiology 1998; 208: 807−14.

10. Becker CR, Kleffel T, Crispin A, et al. Coronary artery calcium measurement: agreement of multirow detector and electron beam CT. AJR Am J Roentgenol 2001; 176: 1295−8.

11. Ghadri JR, Goetti R, Fiechter M, et al. Inter-scan variability of coronary artery calcium scoring assessed on 64-multidetector computed tomography vs. dual-source computed tomography: a head-to-head comparison. Eur Heart J 2011; 32: 1865−74.

12. Janowitz WR, Agatston AS, Kaplan G, Viamonte M Jr. Differences in prevalence and extent of coronary artery calcium detected by ultrafast computed tomography in asymptomatic men and women. Am J Cardiol 1993; 72: 247−54.

13. Bild DE, Detrano R, Peterson D, et al. Ethnic differences in coronary calcification: the Multi-Ethnic Study of Atherosclerosis (MESA). Circulation 2005; 111: 1313−20.

14. Neefjes LA, Ten Kate GJ, Rossi A, et al. CT coronary plaque burden in asymptomafic patients with familial hypercholesterolaemia. Heart 2011.

15. Rivera JJ, Nasir K, Choi EK, et al. Detection of occult coronary artery disease in asymptomatic individuals with diabetes mellitus using non-invasive cardiac angiography. Atherosclerosis 2009; 203: 442−8.

16. Dedic A, Rossi A, Ten Kate GJ, et al. First-line evaluation of coronary artery disease with coronary calcium scanning or exercise electrocardiography. Int J Cardiol. 2011.

17. Sarwar A, Shaw LJ, Shapiro MD, et al. Diagnostic and prognostic value of absence of coronary artery calcification. JACC Cardiovasc Imaging 2009; 2: 675−88.

18. Wilson PW, D'Agostino RB, Levy D, et al. Prediction of coronary heart disease using risk factor categories. Circulation 1998; 97: 1837−47.

19. Erbel R, Mohlenkamp S, Moebus S, et al. Coronary risk stratification, discrimination, and reclassification improvement based on quantification of subclinical coronary atherosclerosis: the Heinz Nixdorf Recall study. J Am Coll Cardiol 2010; 56: 1397−406.

20. Chen J, Einstein AJ, Fazel R, et al. Cumulative exposure to ionizing radiation from diagnostic and therapeutic cardiac imaging procedures: a population-based analysis. J Am Coll Cardiol 2010; 56: 702−11.

21. McCollough CH. Patient dose in cardiac computed tomography. Herz 2003; 28: 1−6.

22. Mettler FA Jr, Huda W, Yoshizumi TT, Mahesh M. Effective doses in radiology and diagnostic nuclear medicine: a catalog. Radiology 2008; 248: 254−63.

23. Nieman K, Oudkerk M, Rensing BJ, et al. Coronary angiography with multi-slice computed tomography. Lancet 2001; 357: 599−603.

24. Meijboom WB, Meijs MF, Schuijf JD, et al. Diagnostic accuracy of 64-slice computed tomography coronary angiography: a prospective, multicenter, multivendor study. J Am Coll Cardiol 2008; 52: 2135−44.

25. Nasis A, Leung MC, Antonis PR, et al. Diagnostic accuracy of noninvasive coronary angiography with 320-detector row computed tomography. Am J Cardiol 2010; 106: 1429−35.

26. von Ballmoos MW, Haring B, Juillerat P, Alkadhi H. Meta-analysis: diagnostic performance of low-radiation-dose coronary computed tomography angiography. Ann Intern Med 2011; 154: 413−20.

27. Austen WG, Edwards JE, Frye RL, et al. A reporting system on patients evaluated for coronary artery disease. Report of the Ad Hoc Committee for Grading of Coronary Artery Disease, Council on Cardiovascular Surgery, American Heart Association. Circulation 1975; 51(4 Suppl): 5−40.

28. Arbab-Zadeh A, Hoe J. Quantification of coronary arterial stenoses by multidetector CT angiography in comparison with conventional angiography methods, caveats, and implications. JACC Cardiovasc Imaging 2011; 4: 191−202.

29. Pflederer T, Marwan M, Schepis T, et al. Characterization of culprit lesions in acute coronary syndromes using coronary dual-source CT angiography. Atherosclerosis 2010; 211: 437−44.

30. Hyafil F, Cornily JC, Rudd JH, et al. Quantification of inflammation within rabbit atherosclerotic plaques using the macrophage-specific CT contrast agent N1177: a comparison with 18F-FDG PET/CT and histology. J Nucl Med 2009; 50: 959−65.

31. Hulten EA, Carbonaro S, Petrillo SP, Mitchell JD, Villines TC. Prognostic value of cardiac computed tomography angiography: a systematic review and meta-analysis. J Am Coll Cardiol 2011; 57: 1237−47.

32. Voros S, Rinehart S, Qian Z, et al. Coronary atherosclerosis imaging by coronary CT angiography current status, correlation with intravascular interrogation and meta-analysis. JACC Cardiovasc Imaging 2011; 4: 537−48.

33. Mark DB, Berman DS, Budoff MJ, et al. ACCF/ACR/AHA/NASCI/ SAIP/ SCAI/SCCT 2010 expert consensus document on coronary computed tomographic angiography: a report of the American College of Cardiology Foundation Task Force on Expert Consensus Documents. Catheter Cardiovasc Interv 2010; 76: E1−42.

34. Ten Kate GJ, Weustink AC, de Feyter PJ. Coronary artery anomalies detected by MSCT-coronary angiography in the adult. Neth Heart J 2008; 16: 369−75.

35. Sato Y, Matsumoto N, Ichikawa M, et al. Efficacy of multislice computed tomography for the detection of acute coronary syndrome in the emergency department. Circ J 2005; 69: 1047−51.

36. Hoffmann U, Bamberg F, Chae CU, et al. Coronary computed tomography angiography for early triage of patients with acute chest pain: the ROMICAT (Rule Out Myocardial Infarction using Computer Assisted Tomography) trial. J Am Coll Cardiol 2009; 53: 1642−50.

37. Gallagher MJ, Ross MA, Raff GL, et al. The diagnostic accuracy of 64-slice computed tomography coronary angiography compared with stress nuclear imaging in emergency department low-risk chest pain patients. Ann Emerg Med 2007; 49: 125−36.

38. Schlett CL, Banerji D, Siegel E, et al. Prognostic value of CT angiography for major adverse cardiac events in patients with acute chest pain from the emergency department 2-year outcomes of the ROMICAT trial. JACC Cardiovasc Imaging 2011; 4: 481−91.

39. Budoff MJ, Shavelle DM, Lamont DH, et al. Usefulness of electron beam computed tomography scanning for distinguishing ischemic from nonischemic cardiomyopathy. J Am Coll Cardiol 1998; 32: 1173−8.

40. Abunassar JG, Yam Y, Chen L, D'Mello N, Chow BJ. Usefulness of the Agatston score = 0 to exclude ischemic cardiomyopathy in patients with heart failure. Am J Cardiol 2011; 107: 428−32.

41. Ghostine S, Caussin C, Habis M, et al. Non-invasive diagnosis of ischaemic heart failure using 64-slice computed tomography. Eur Heart J 2008; 29: 2133−40.

42. Cornily JC, Gilard M, Le Gal G, et al. Accuracy of 16-detector multislice spiral computed tomography in the initial evaluation of dilated cardiomyopathy. Eur J Radiol 2007; 61: 84−90.

43. Taylor AJ, Cerqueira M, Hodgson JM, et al. ACCF/SCCT/ACR/ AHA/ ASE/ASNC/NASCI/SCAI/SCMR 2010 appropriate use criteria for cardiac computed tomography. A report of the American College of Cardiology Foundation Appropriate Use Criteria Task Force, the Society of Cardiovascular Computed Tomography, the American College of Radiology, the American Heart Association, the American Society of Echocardiography, the American Society of Nuclear Cardiology, the North American Society for Cardiovas cular Imaging, the Society for Cardiovascular Angiography and Interventions, and the Society for Cardiovascular Magnetic Resonance. J Am Coll Cardiol 2010; 56: 1864−94.

44. Hadamitzky M, Meyer T, Hein F, et al. Prognostic value of coronary computed tomographic angiography in asymptomatic patients. Am J Cardiol 2010; 105: 1746−51.

9

磁共振成像在诊断和危险分层中的作用

Magnetic resonance imaging: Role in diagnosis and risk stratification

Pier Giorgio Masci and Jan Bogaert

潘靖南 蒋 峻 译

概　述

心脏磁共振成像（MRI）是一项无电离辐射的诊断技术，越来越多地被用于评估各种表现的冠状动脉性心脏病（CAD）。它可通过多种成像技术去全面评估复杂的心脏疾病。在心肌梗死急性期，MRI使我们能准确地描述缺血损伤的性质，区别可逆性与不可逆性损伤，准确判断微血管损伤。在慢性期，通过MRI的缺血检测和存活心肌评估对危险分层有着重要的价值。在这一章节中我们将简述这项技术，介绍它的优势和局限性，以及它在各种冠状动脉疾病中的应用。

引　言

在过去的几十年间，心脏MRI已经成为一项用于确诊或疑似冠状动脉性心脏病的准确诊断技术。值得注意的是，心脏MRI可通过一系列不同的成像技术去全面评估复杂的心脏疾病。在CAD急性期，即急性心肌梗死（AMI），全面的心脏MRI检查使我们可以准确地描述心肌缺血损伤的范围和性质。它可使我们详细了解心室功能不全的程度，区别可逆性和非可逆性损伤，定量微血管损伤的范围。在CAD慢性期，一次心脏MRI检查可以帮助我们评估心室功能、可逆性缺血和存活心肌，这些通常需通过其他多种形式的影像学技术才能

明确。在未来，心脏MRI可能会成为危险分层的优选技术。

应　用

心脏MRI在急性CAD中的作用——针对受损心肌的研究

急性缺血性心肌损伤的研究需要考虑到MI进展过程中一系列复杂的事件。在梗死后再灌注的进展过程中，心肌首先发生水肿，继而是充血、出血和炎症，在这之后开始修复。由此，急性梗死区经历了一系列的炎症和修复阶段后，坏死心肌被胶原瘢痕组织所取代。心脏MRI作为一种理想的工具，可以利用系列成像技术精确地对上述病理生理现象进行在体观察（图9.1，图9.2）。

评估处于风险中的心肌

近年来，越来越多的证据显示出T_2加权成像对于处于风险中心肌（即冠状动脉闭塞时发生缺血的心肌）的检测价值（图9.3）。这一序列对游离水含量特别敏感，能准确地显示急性缺血损伤引起的心肌水肿。Aletras等人[1]的实验证明，梗死再灌注后2 d T_2加权成像上显示的高信号水肿区域与缺血发作时所处风险区域一致。另外，在实验犬梗死再灌注模型中（90 min的冠状动脉闭塞），处于风险中的

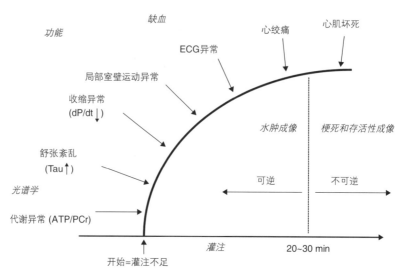

图9.1 缺血事件链和MRI技术的作用。MRI在评估缺血事件链不同水平事件时都有价值（斜体字显示）。

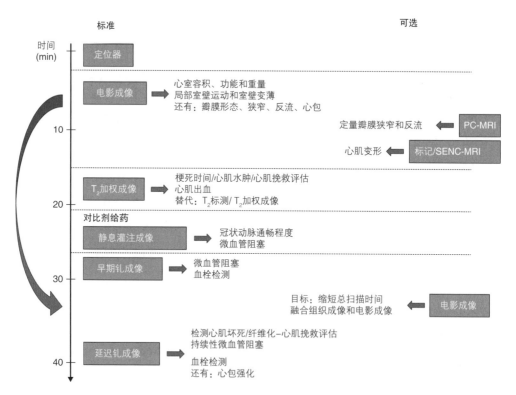

图9.2 急性心肌梗死患者全面MRI检查的时间线。标准的序列见左侧，可选的序列在右侧。为缩短总体成像时间，可在给对比剂后行电影成像。缩写：PC-MRI，相衬MRI；SENC-MRI，敏感性编码MRI。

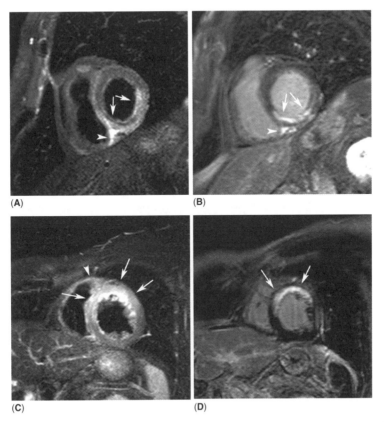

图9.3 急性心肌梗死联合T₂加权成像（A、C）与延迟钆增强成像（LGE）（B、D）。急性左心室下壁心肌梗死再灌注患者（A、B），另一个急性前壁心肌梗死再灌注患者（C、D）。水肿成像，用T₂加权成像显示处于风险区域为高信号强度（箭头所指，A、C）。并且可见梗死扩展至右心室游离壁（箭头所指，A、C）。LGE MRI可准确显示存在环形和透壁坏死（箭头所指，B、D），扩展至右心室下壁（箭头所指，B）。

心肌的范围要显著大于最终梗死的心肌范围。这表明T₂加权成像显示的水肿区域同时包括了可逆和不可逆损伤的心肌（即处于风险中的心肌）。这项技术在ST段抬高型心肌梗死再灌注患者中通过与SPECT技术对比得到了验证。特别是对于冠状动脉闭塞时处于风险心肌的判断，使用⁹⁹ᵐTc替曲膦SPECT在梗死当天检查的结果与T₂加权成像在急性期后7 d得到的结果十分相似。T₂加权成像检查除完全无创、无电离辐射外，还有一项优势，即可回顾性判断处于风险的区域。考虑到心肌水肿是急性缺血时持续存在的特征，T₂加权成像在急诊时可以被用于筛查不稳定型心绞痛或进展中的心肌梗死患者。最后，T₂加权成像可以用于显示再灌注后心肌出血（表现为心肌损伤核心处的低密度区域，因血红蛋白分解的产物具有顺磁性）。最近的

研究发现梗死后出血与不良预后相关[2]。

评估心肌梗死

用延迟钆成像增强（LGE）技术的对比剂增强心脏MRI可以用于精确地显示和定量评估处于风险的心肌区域中不可逆缺血损伤的范围[3]。这项技术需在钆对比剂（CA）弹丸注射后10 ~ 20 min行T₁加权翻转恢复序列成像。尽管LGE的机制还未被完全阐明，但有确切的证据提示梗死心肌和正常心肌中的时变增强有着极大的不同。总的说来，在梗死的心肌中CA的结合和洗脱时相都要一致迟于正常心肌，所以增强显影后期CA在梗死心肌中的浓度更高。在适当的设定下，就像下面的典型例子所显示，正常的心肌表现为低信号，而梗死心肌表现为高信号（图9.3）。数个病理生理因素参与

了对比剂在梗死组织中的延迟累计，即供应梗死区的残存血流［前向和（或）侧支血流］、冠状动脉微血管的开放程度及分布容积。后者更为重要，因为钆是一种细胞外对比剂（主要分布在间质中）。另外在充满致密心肌细胞的正常心肌组织中，组织体积主要由胞内结构占据（75%~80%），因此钆的浓度在正常心肌中较低。急性心肌坏死会引发间质水肿及细胞膜破裂而使分布容积增加，导致钆浓度升高，缩短T_1松弛，表现出高增强信号（图9.4）。然而LGE程度受心肌梗死发作与对比剂增强造影之间时间差的影响显著。Kim等人发现在梗死后3 d检查会高估梗死大小，8周重复这一试验时，高估的梗死区域消失[3]。这可以部分用梗死后4 d到6周梗死灶收缩造成体积减小到1/4来解释，但近期的研究显示强化区域的范围会在梗死后1~7 d就出现缩小，这证明在损伤早期（1 d）检查会高估不可逆损伤的范围[4]。Reimer和Jenny在一项开拓性的研究中发现在冠状动脉闭塞的前4 d，由于

水肿和炎症细胞的聚集，真实的梗死体积几乎翻了1倍[5]。因此，我们似乎可以确信LGE图像在梗死早期会高估梗死的范围，因为存在与细胞坏死无关的细胞外体积的增加。所幸我们有高空间分辨率LGE技术，而正常心肌与坏死心肌间信号强度存在显著差异，故能非常精确地定量显示出梗死的范围，且可重复性极佳。另外室壁的损伤程度（内膜下或透壁），同时还有一些细小但功能重要的心脏结构，如乳头肌和右心室壁，都可以被精确显示。特别是现有的右心室梗死检测技术低估了真正的右心室缺血损伤程度。我们最近的研究发现在左心室（LV）下壁梗死中右心室的水肿和LGE发生率分别高达75%和54%（图9.3）[6]。有趣的是在左心室前壁梗死中右心室壁的水肿和LGE也分别有31%和11%。这是因为相当一部分右心室前侧游离壁是由左前降支（LAD）小分支灌注的。在另一项研究中我们证实前壁梗死的患者会比非前壁梗死的患者出现更为显著的左心室重构和功能不

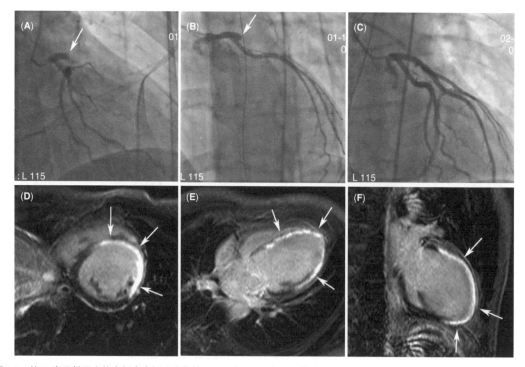

图9.4　某35岁男性因小轮摩托车车祸致外伤性LAD闭塞。PCI术前冠状动脉造影提示LAD近段完全闭塞（箭头所指，A、B），PCI支架植入术后前向血流恢复（C）。LGE MRI在心脏短轴（D）、水平长轴（E）和心室长轴（F）平面显示50%以上左心室心肌受累为广泛近完全透壁梗死（箭头所指，D～F）。

全,因为其有独立于梗死部位更大的心肌坏死程度[7]。另外,增强LGE成像能显示小至1g的心肌坏死,使它可以作为检测PCI术后心肌梗死的理想手段[8]。PCI相关的心肌坏死有两种LGE模式,即边支闭塞相关的支架"邻近"心肌坏死和斑块成分远端栓塞引起的"远端"心肌坏死。此外,对比剂增强显像是一种诊断左心室血栓形成(心肌梗死严重的并发症)极为准确的技术。Mollet等人[9]发现,LGE显像对左心室血栓形成检出率要显著高于经胸心脏超声。其他研究也确证了增强MRI检测左心室血栓形成的敏感性和特异性要高于经食管或经胸心脏超声。

在急性心肌梗死再灌注时,增强MRI也可使我们分析是否存在微血管阻塞(MVO)及其程度。更重要的是,我们要记住直接PCI虽能迅速且持续地开通梗死相关动脉,但ST段抬高型MI由于MVO导致的心肌-再灌注损伤发生率还是相当高的(达50%)[10]。在增强成像上,MVO特征性地表现为高增强心肌(即梗死心肌)范围内心内膜下的低信号区。要完整地弄清MVO的范围,增强成像应该在注射对比剂后尽快开始,以尽量减少钆分子通过弥散进入MVO区域而导致低估该现象(图9.2)[11]。MVO的发生与功能恢复缺失、负性心室重构和患者的不良预后独立相关[12,13]。在治疗MVO新技术和药物的随机对照研究中可用MRI进行评估。

总而言之,急性心肌梗死患者在急性事件第1周之内进行全面的MRI检查可以准确评估处于风险心肌范围、微血管损伤和梗死面积(图9.2)。此外可以通过将处于风险心肌面积减去梗死心肌面积而得出可挽救心肌面积。可挽救心肌与早期ST段抬高恢复独立相关,也是左心室负性重构和主要心脏事件(如心性死亡、非致命性MI)发生的独立预测因子[14,15]。尽管处于风险心肌的量多于不可逆损伤的心肌,它们仍密切相关[14]。典型的如水肿会累及心肌壁全层,而坏死的透壁扩展程度是可变的。有意思的是,Francone等[16]的MRI研究显示心肌缺血时间延长不会影响处于风险的心肌范围,但会导致梗死面积的增大和随后挽救心肌的减

少。特别是,挽救心肌在冠状动脉闭塞90 min后显著下降。早期机械再灌注和维持前向或侧支血流主要通过减少透壁梗死范围而独立提高心肌挽救率。心肌挽救通过处于风险心肌面积纠正了梗死范围,使得该指数成为一个颇具吸引力的替代终点,可用于检测新的再灌注或辅助再灌注策略[17]。

急性胸痛患者的心脏MRI

越来越多的证据支持MRI用于急性胸痛患者的评估。美国心脏协会的指南建议在低分险或有严重合并症的患者中使用无创检查手段。相似的是欧洲心脏病协会指南也建议在系列肌钙蛋白阴性和心电图阴性或无诊断价值的急性胸痛患者中使用无创影像学检查。尽管ST段抬高型心肌梗死诊断直接明了,但大多数到急诊科就诊的急性胸痛患者不是急性冠状动脉综合征。美国心脏协会和欧洲心脏病学会认为全球MI定义使得这一情形复杂化,他们建议肌钙蛋白测定和ECG作为急性MI诊断的基石。事实上肌钙蛋白是缺血性心肌损伤敏感而特异性差的一项指标,因为任何导致心肌肌细胞坏死的情形都可引发肌钙蛋白升高。此外肌钙蛋白升高的时间窗相对较窄,因此用它检测亚急性梗死的灵敏度不够。相似的,ECG改变见于缺血性和非缺血性心脏病,而且小灶梗死通常不会导致典型的ECG异常。在这些情形下,全面的MRI检查很有诊断价值,能最终鉴别急性MI与其他相似的临床疾病,如心包心肌炎、应激性心肌病或急性主动脉病变,当然对后者来说心脏CT应优先考虑。在表现为急性胸痛、肌钙蛋白升高但冠状动脉血管造影正常的患者中,30%~50%的病例通过心脏MRI可以发现典型急性心肌炎表现(图9.5)。在以典型胸痛、ECG改变和冠状动脉造影正常为特征的应激性心肌病中,心脏MRI可以发现左心室心尖的无运动或运动障碍以及T2加权成像的水肿改变,如存在心肌LGE时其表现不同于心肌炎和急性心肌梗死。尽管如此,我们仍要记住只有很少的临床试验评估过心脏MRI对于急诊就诊的急性胸痛患者的价值。另外,Kwong等人[18]发现对比剂增强MRI(未做T2

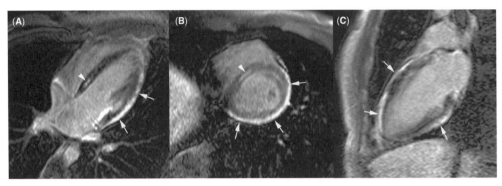

图9.5　21岁男性的心肌。长轴（A）、短轴（B）和垂直长轴（C）平面上延迟钆增强MRI。整个左心室侧壁脏层下部分可见高增强，并扩展到前壁和下壁（A ~ C箭头所指）。另外，室间隔基底部可见局灶性心肌中部增强（A、B箭头所指）。

加权成像）诊断有胸痛和肌钙蛋白升高但没有ST段抬高的急性冠状动脉综合征患者有84%的敏感性和85%的特异性。其他作者[19]通过增加T2加权成像提高了心脏MRI诊断急性MIDE总铁准确性，诊断敏感性达到85%，特异性提高到96%。基于Kwong等人的研究，急诊心脏MRI是可行的，只有11%的患者不能进行这项检查（5%是由于幽闭恐惧症）。尽管如此，在急性胸痛患者中常规行MRI检查仍然有一些限制，如急诊情况下医院MRI检查量常受限。

心脏血管MRI检查在慢性CAD中的作用

探测可诱导的心肌缺血

心脏MRI作为准确、可重复且无电离辐射检测可诱导心肌缺血的方法已经得到承认，主要有负荷-灌注心脏MRI和负荷-功能心脏MRI两种方式。

负荷-灌注心脏MRI

负荷-灌注心脏MRI常用方法为在包括药物（腺苷或双嘧达莫）诱导充血时监测钆对比剂进入心肌的动力学特征。这项技术依赖于T1加权脉冲序列上缺血组织与非缺血组织CA首过时信号强度的不同。缺血的心肌显示为暗区（低信号）而正常灌注的心肌则为高信号（图9.6）。满足多个条件才能保证负荷-灌注心脏MRI检测可诱导心肌缺血时的准确性。由于对比剂首次通过时间只有5~15 s，T1加权脉冲序列必须非常快（高时间分辨率）但又保证左心室覆盖良好。另外，信噪比必须足够高来可靠地分辨正常心肌与低灌注心肌。最后，还需要良好的空间分辨率来区别内膜下和透壁的灌注障碍。这项技术已经得到很好的验证[20,21]，研究显示其准确性与常规技术如SPECT相比相似，甚至更好。在欧洲和美国18个中心最大的负荷-灌注心脏MRI研究中，灌注成像技术曲线下面积为0.86（敏感性和特异性分别为86%和67%）[21]。一项包括了24个研究（1 516例患者）荟萃分析显示灌注成像敏感性为91%（CI 88%~94%），特异性为81%（CI 77%~85%）[22]。以13NH3-标志的PET检查为参考标准，通过负荷-灌注MRI检测缺血的敏感性和特异性分别为91%和94%，检测>50%直径狭窄的敏感性和特异性分别为87%和85%。腺苷和双嘧达莫是负荷-灌注MRI中最常用的血管扩张剂。腺苷引发的充血在输注[0.14 mg/（min·kg）]第3 min达到最高，半衰期很短（10 s），因此安全性好（9 000

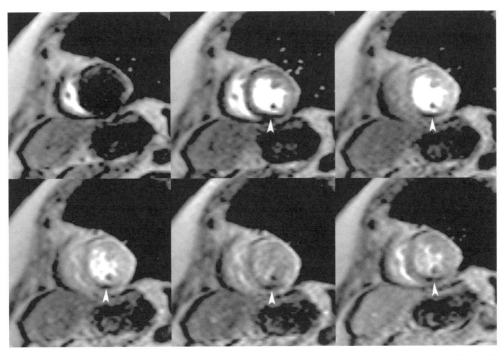

图9.6　腺苷负荷–灌注成像显示一位右冠状动脉和回旋支PCI术后支架内再狭窄的70岁女性患者左心室下壁灌注缺损。这6帧画面从对比剂达到右心室腔(左上图)开始，到第二次通过瞬间(左下图)结束。一旦正常心肌强化即可见到灌注缺损(箭头所指)，而由狭窄冠状动脉供应的心肌增强和充盈缓慢，表现为低增强信号。在这个病例中灌注缺损持续了较长时间。

例受检者中发生1例梗死，没有死亡)。双嘧达莫通过抑制腺苷的再摄取和代谢引发间接的冠状动脉扩张，在4 min内注射0.56 mg/kg后，最大血管扩张出现在2~4 min。双嘧达莫由肝代谢，半衰期达6 h，在负荷–灌注的末尾需要使用它的拮抗剂(如氨茶碱)。尽管如此，由于半衰期较长，双嘧达莫负荷心脏MRI可同时分析左心室壁运动和心肌灌注，从而提高负荷试验的特异性。也有研究提出使用更高剂量双嘧达莫(在6 min内注射0.84 mg/kg)的改良方案(类似于双嘧达莫负荷心脏超声)。

然而在临床实践中，负荷诱导的灌注缺损常基于CA首过时内膜下或透壁的低信号圈用肉眼进行判断，半定量或定量的方法已经可行并逐渐在临床中得到应用。多个团队采用一种较简单的半定量方法，即评估CAD患者的心肌灌注储备(MPR)或MPR指数，定义为充血情况下和静息时局部心肌血流的比值，这项技术也已通过与其他技术对比得到验证，如冠状动脉血流储备分数。AL-Saadi

等人发现MPR在缺血与正常心肌节段中显著不同(1.08 ± 0.23和2.33 ± 0.41，$P<0.001$)。以1.5为界值时诊断冠状动脉狭窄($\geq$ 75%)的敏感性、特异性及准确性分别为90%、83%和87%。在冠状动脉造影狭窄程度上联合血流储备作为参考标准的话，以1.5为界值的MPR指数能够区别血流动力学显著意义和非显著意义的冠状动脉病变，敏感性和特异性分别为88%和90%。

负荷–功能心脏MRI

尽管运动负荷–功能心脏MRI可以通过特殊的MRI兼容踏车测力计来实现，负荷–功能检查常在多巴酚丁胺(加阿托品)给药时进行。多巴酚丁胺负荷–功能心脏MRI用与负荷超声心动图类似的给药方案在逐步增加输注多巴酚丁胺剂量过程中评估局部室壁运动的情况。多巴酚丁胺负荷–功能心脏MRI相比于心脏超声最大的优势是不受图像质量的限制，因而可重复性更好[23]。多项研究证实高剂量多巴酚丁胺负荷–功能MRI在检测明显

CAD（狭窄率≥50%）患者方面要优于高剂量多巴酚丁胺负荷心脏超声[24]。超声透声窗口差的患者更能从负荷MRI中获益。MRI图像的高质量还体现在更高的准确性（86% vs 72.7%）。在负荷试验中，接受正常冠状动脉灌注的心肌收缩力进行性增强。相反，当冠状动脉血流量的增加不足以满足需氧量的增加时，接受存在血流限制性狭窄冠状动脉灌注的心肌就会出现缺血，导致室壁运动异常。近年来，几项关键性研究证实了多巴酚丁胺负荷-功能MRI的预测价值，负荷试验结果阴性的患者预后良好[25]。在主要不良心脏事件的预测价值方面，多巴酚丁胺MRI与负荷灌注扫描是相似的[25]。除了在怀疑阻塞性CAD患者中检测是否存在血流限制性冠状动脉狭窄，负荷MRI的另一项应用是区别慢性CAD患者功能不全的心肌是否还有活力。

评估存活心肌

短暂的亚致死性缺血会迅速损害心肌收缩功能，而这样的功能不全可以在氧的需求与供给恢复平衡后持续存在数小时。这一现象被称为心肌顿抑，缺血事件反复发作可导致顿抑累积而发生慢性缺血后左心室功能不全。心肌冬眠概念来自如

下临床观察，缺血后左心室功能不全的患者在冠状动脉搭桥术后心室功能可以改善。在心肌顿抑和冬眠中都可以观察到冠状动脉血流储备的严重降低，而冬眠心肌的功能恢复伴随着充足的血流储备恢复。需要强调的是我们对于慢性缺血后左心室功能不全患者心肌存活性术前评估临床意义的大部分知识基于回顾性研究。这说明存活性评估包含了临床和造影数据以及院内或1年后预后的相关信息。但是最近一项STICH的亚组研究显示，慢性左心室功能不全SPECT心肌存活性评估无法分辨出冠状动脉搭桥手术和基于指南的药物保守治疗之间的生存获益差异[26]。不同的评估心肌活性的方法和全面检查的时间线显示在图9.6和图9.7中。

多巴酚丁胺负荷-功能心脏MRI在低剂量时[5~10 μg/（kg·min）]会增加功能不全存活节段的收缩力，而高剂量[大于40 μg/（kg·min）加阿托品]时则会由于诱发心肌缺血而减弱其收缩力。这种所谓的"双相反应"对术后功能恢复有很高的预测价值。有透壁瘢痕的左心室节段通常不会出现功能恢复，这与没有显著瘢痕的节段相反。多巴酚丁胺负荷-功能心脏MRI特异性好（83%，在

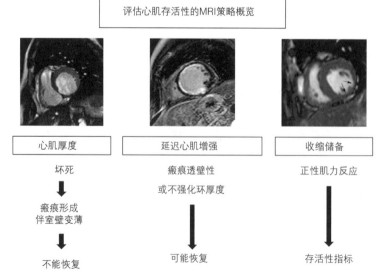

图9.7 评估心肌存活性的MRI策略概览。

70%~95%），但敏感性中等（74%，在50%~89%），其价值与多巴酚丁胺心脏超声相似[27]。

增强心脏MRI可以准确检测既往MI后的心肌纤维化。与急性坏死心肌中观察到的现象相似，纤维瘢痕中细胞内容积显著减少而胞外容积增加，这有利于钆对比剂在瘢痕心肌中的蓄积。结果在对比剂后LGE成像中心肌瘢痕表现为高信号，而正常心肌为空白而表现为黑色。在稳定CAD患者中，心肌LGE常见于功能不全节段且和SPECT及多巴酚丁胺心脏超声显示的无存活心肌节段相关联，无论静息功能如何，没有LGE常提示有存活心肌。尤其是血运重建后局部收缩力改善的可能性与透壁高强化的程度呈负相关[28]。在无高强化的功能不全节段中78%在血运重建后收缩功能改善，而在瘢痕组织>75%的左心室壁中仅为2%。这一结果导致了我们思维模式的转变，以前认为无存活心肌的薄（<5 mm）且功能不全的心肌中若无LGE，其在血运重建后也可能恢复正常功能。对比剂后LGE技术敏感性极高（97%，在91%~100%），但特异性相对较低（68%，在51%~85%）[29]。这种相对较低的特异性可以归咎于多种原因：① 血运重建后评估左心室功能时间较短（冬眠心肌的功能恢复时间可长达14个月）；② 因手术损伤等导致的假阳性结果；③ 不完全的血运重建；④ 邻近瘢痕节段的限制。

诊断未被识别出的心肌梗死

梗死未被识别出的患者相比确诊心肌梗死的患者预后相当，甚至更差。过去的研究证实，基于ECG上的异常Q波，超过1/4表面健康的患者（年龄>30岁）有未被识别出的心肌梗死。然而通过ECG不能判断出陈旧的非Q波梗死，另外病理性Q波亦见于非缺血性心肌病。当梗死区未超过室壁厚度20%时一般不会表现出左心室室壁运动异常。SPECT同样无法发现少于10 g的梗死组织。因此，未被识别的心肌梗死的发生率实际上被低估了，多项研究显示若使用对比剂增强MRI作为在体影像学确认技术，ECG显著低估了既往MI导致心肌瘢痕形成的真实发生率。重要的是LGE成像发现的既往梗死是独立于临床和血管造影结果、左心室容积和功能的主要心脏不良事件预测因子[30]。ECG在检测已愈合MI时敏感性相当低，但特异性却很好。与无MI EKG表现的患者相比，符合愈合MI的ECG阳性标准患者MI面积更大、射血分数更低、室壁运动评分更差。有趣的是，在既往MI的患者中通过比较对比剂增强LGE成像和ECG促使我们重新考虑以前对于愈合MI患者ECG异常的认识。首先Q波梗死与梗死透壁扩展无关而与梗死大小有关；其次ECG估计的梗死大小与LGE测出梗死大小仅适度相关，它会高估小梗死而低估大梗死的面积。重要的是左心室侧壁区域是电学静默的，因此ECG改变可能会很小。最近的一份跨学科专家共识中评估了Q波梗死患者ECG和对比剂增强MRI结果的符合率[31]。这项共识基于LGE成像通过用受累更多的左心室壁或节段名来定义梗死位置，然后把这些结果与病理性Q波或Q波相当模式定位进行相关性分析。尽管在准确定位梗死位置上4/6的ECG模式有很好的敏感性（>80%）和特异性（>90%），但侧壁与中前壁EKG模式的敏感性只有66%（图9.8）。

重点提示9.2

a. 负荷灌注和负荷-功能心脏MRI在慢性冠心病患者中诊断准确性优异，价值大，但目前还是使用不足。

b. 对比剂后LGE和小剂量多巴酚丁胺负荷-功能心脏MRI可以准确评估心肌存活性。

c. 对比剂后延迟钆成像心脏MRI是检测无症状MI的理想手段，优于其他影像学技术。

个人观点和更多的适应证

在过去10年，心脏MRI作为一种准确且重复性良好的CAD患者影像学检查手段已经获得了心脏病学界的认同。事实上，有了临床心脏病学者对心脏MRI潜力更好的认识，有了越来越多的磁共振仪、技术更好的操作者和基于研究证据的检查指征，心脏MRI与其他检查之间的鸿沟正被渐渐填

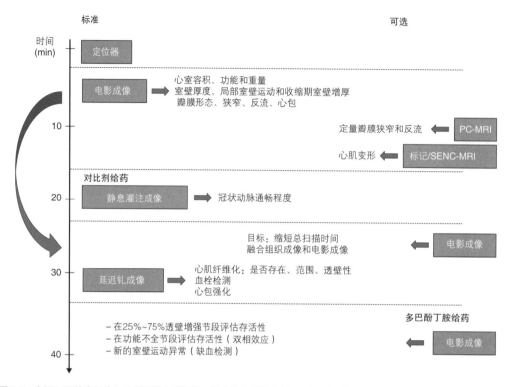

图9.8 全面MRI检查评估心肌存活性的时间线。标准的序列见左侧，可选的序列在右侧。为缩短总体成像时间，可在给对比剂后行电影成像。缩写：Gd钆，PC-MRI，相衬MRI；SENC-MRI，敏感性编码MRI。

平。尤其对于急性MI患者，全面的心脏MRI检查可准确且重复性良好地评估可逆与不可逆性心肌缺血损伤。另外，进一步发展的后期处理软件将能更可靠、更可重复、更简便自动地检测并定义心肌缺血损伤，这也将提高心脏MRI在急性MI患者中的使用率。在慢性CAD中，目标为定量心肌血流的技术和后处理分析将使通过负荷-灌注成像来检测心肌缺血的方法获益。在可见的未来，我们需要临床研究来评估对比剂增强LGE在预测缺血性左心室功能不全患者血运重建后整体左心室功能恢复与预后方面的价值。

参 考 文 献

1. Aletras AH, Tilak GS, Natanzon A, et al. Retrospective determination of the area at risk for reperfused acute myocardial infarction with T2-weighted cardiac magnetic resonance imaging. Histopathological and displacement encoding with stimulated echoes (DENSE) functional validations. Circulation 2006; 113: 1865-70.

2. Ganame J, Messalli G, Dymarkowski S, et al. Impact of myocardial hemorrhage on left ventricular function and remodelling in patients with reperfused acute myocardial infarction. Eur Heart J 2009; 30: 662-70.

3. Kim RJ, Fieno DS, Parrish TB, et al. Relationship of MRI delayed contrast enhancement to irreversible injury, infarct age, and contractile function. Circulation 1999; 100: 1992-2002.

4. Engblom H, Hedström E, Heiberg E, et al. Rapid initial reduction of hyperenhanced myocardium after reperfused first myocardial infarction suggests recovery of the peri-infarction zone. One-year follow-up by MRI. Circ Cardiovasc Imaging 2009; 2: 47-55.

5. Reimer KA, Jennings RB. The changing anatomic reference base of evolving myocardial infarction. Underestimation of myocardial collateral blood flow and overestimation of experimental anatomic infarct size due to tissue edema, hemorrhage and acute inflammation. Circulation 1979; 60: 866-76.

6. Masci PG, Francone M, Desmet W, et al. Right ventricular ischemic injury in patients with acute ST-segment elevation myocardial infarction. Characterization with cardiovascular magnetic resonance. Circulation 2010; 122: 1405-12.

7. Masci PG, Ganame J, Francone M, et al. Relationship between location and size of myocardial infarction and their reciprocal influences on post-infarction left ventricular remodelling. Eur Heart J 2011.

8. Porto I, Selvanayagam JB, Van Gaal WJ, et al. Plaque volume and occurrence and location of periprocedural myocardial necrosis after percutaneous coronary intervention. Insights from delayed-enhancement magnetic resonance imaging, thrombolysis in myocardial infarction myocardial perfusion grade analysis, and intravascular ultrasound. Circulation 2006; 114: 662-9.

9. Mollet NR, Dymarkowski S, Volders W, et al. Visualization of ventricular thrombi with contrast-enhanced magnetic resonance imaging in patients with ischemic heart disease. Circulation 2002; 106: 2873-76.

10. Niccoli G, Burzotta F, Galiuto L Crea F. Myocardial no-reflow in humans. J Am Coll Cardiol 2009; 54: 281−92.

11. Bogaert J, Kalantzi M, Rademakers FE, Dymarkowski S, Janssens S. Determinants and impact of microvascular obstruction in successfully reperfused ST-segment elevation myocardial infarction. Assessment by magnetic resonance imaging. Eur Radiol 2007; 17: 2572−80.

12. Hombach V, Grebe O, Merkle N, et al. Sequelae of acute myocardial infarction regarding cardiac structure and function and their prognostic significance as assessed by magnetic resonance imaging. Eur Heart J 2005; 26: 549−57.

13. Wu KC, Zerhouni EA, Judd RM, et al. Prognostic significance of microvascular obstruction by magnetic resonance imaging in patients with acute myocardial infarction. Circulation 1998; 97: 765−72.

14. Masci PG, Ganame J, Strata E, et al. Myocardial salvage by CMR correlates with LV remodeling and early ST-segment resolution in acute myocardial infarction. J Am Coll Cardiol Imaging 2010; 3:45−51.

15. Eitel I, Desch S, Fuernau G, et al. Prognostic significance and determinants of myocardial salvage assessed by cardiovascular magnetic resonance in acute reperfused myocardial infarction. J Am Coll Cardiol 2010; 55: 2470−9.

16. Francone M, Bucciarelli-Ducci C, Carbone I, et al. Impact of primary coronary angioplasty delay on myocardial salvage, infarct size, and microvascular damage in patients with ST-segment elevation myocardial infarction. Insight from cardiovascular magnetic resonance. J Am Coll Cardiol 2009; 54: 2145−53.

17. Desmet W, Bogaert J, Dubois C, et al. High-dose intracoronary adenosine for myocardial salvage in patients with acute ST-segment elevation myocardial infarction. Eur Heart J 2011; 32: 867−77.

18. Kwong RY, Schussheim AE, Rekhraj S, et al. Detecting acute coronary syndrome in the emergency department with cardiac magnetic resonance imaging. Circulation 2003; 107: 531−7.

19. Curry RC, Shash K, Nagurney JT, et al. Cardiac magnetic resonance with T2-weighted imaging improves detection of patients with acute coronary syndrome in the emergency department. Circulation 2008; 118: 837−44.

20. Al-Saadi N, Nagel E, Gross M, et al. Noninvasive detection of myocardial ischemia from perfusion reserve based on cardiovascular magnetic resonance. Circulation 2000; 101: 824−34.

21. Schwitter J, Wacker CM, Van Rossum AC, et al. MR-Impact: comparison of perfusion-cardiac magnetic resonance with single-photon emission computed tomography for the detection of coronary artery disease in a multicentre, multivendor, randomized trial. Eur Heart J 2008; 29: 480−9.

22. Nandalur KR, Dwamena BA, Choudhri AF, Nandalur MR, Carlos RC. Diagnostic performance of stress cardiac magnetic resonance imaging in the detection of coronary artery disease. A meta-analysis. J Am Coll Cardiol 2007; 50: 1343−53.

23. Paetsch I, Jahnke C, Ferrari VA, et al. Determination of interobserver variability for identifying inducible left ventricular wall motion abnormalities during dobutamine stress magnetic resonance imaging. Eur Heart J 2006; 27: 1459−64.

24. Nagel E, Lehmkuhl HB, Bocksch W, et al. Noninvasive diagnosis of ischemia-induced wall motion abnormalities with the use of high-dose dobutamine stress MRI: comparison with dobutamine stress echocardiography. Circulation 1999; 99: 763−70.

25. Jahnke C, Nagel E, Gebker R, et al. Prognostic value of cardiac magnetic resonance stress tests: Adenosine stress perfusion and dobutamine stress wall motion imaging. Circulation 2007; 115:1769−76.

26. Bonow RO, Maurer G, Lee KL, et al. STICH Trial Investigators. Myocardial viability and survival in ischemic left ventricular dysfunction. N Engl J Med 2011; 364: 1617−25.

27. Kaandorp TAM, Lamb HJ, Van Der Wall EE, De Roos A, Bax JJ. Cardiovascular MR to assess myocardial viability in chronic ischaemic LV dysfunction. Heart 2005; 91: 1359−65.

28. Kim RJ, Wu E, Rafael A, et al. The use of contrast-enhanced magnetic resonance imaging to identify reversible myocardial dysfunction. N Engl J Med 2000; 343: 1445−53.

29. Camici PG, Prasad SK, Rimoldi OE. Stunning, hibernation, and assessment of myocardial viability. Circulation 2008; 117: 103−14.

30. Kwong RY, Chan AK, Brown FA, et al. Impact of unrecognized myocardial scar detected by cardiac magnetic resonance imaging on event-free survival in patients presenting with signs or symptoms or coronary artery disease. Circulation 2006; 113: 2733−43.

31. Bayés de Luna A, Wagner G, Birnbaum Y, et al. A new terminology for left ventricular walls and location of myocardial infarcts that present Q wave based on the standard of cardiac magnetic resonance imaging. A statement for healthcare professionals from a committee appointed by the International Society for Holter and Noninvasive electrocardiography. Circulation 2006; 114: 1755−60.

10

PET/CT 诊断冠心病和预测血运重建术疗效的作用

PET/CT: Role in diagnosis and potential to predict the response to revascularization

Angela S. Koh and Marcelo F. Di Carli
卜军 译

概　述

尽管人们在治疗和预防策略上取得了进步，但是冠状动脉疾病（CAD）仍在全球范围内流行。这促进了用以指导诊治冠心病的无创医疗设备的持续发展和不断完善。正电子发射断层（PET）和多排螺旋CT的一体化提供了独特的机会，使得在一台设备上能够同时检测心脏和血管解剖异常及其导致的生理后果。这使得探测和量化钙化或非钙化斑块的负荷和范围、量化血管反应性和血管内皮健康程度、识别血流限制性冠状动脉狭窄和评估存活心肌成为可能。在这一章，我们将回顾关于正电子发射断层扫描（PET/CT）在心血管疾病中的临床应用以及这种一体化成像策略在冠心病诊断和治疗中的潜在应用。

技 术 因 素

技术进步使得PET较单光子发射断层扫描（SPECT）的图像质量和诊断能力得到了提高。首先，常规测量的（不依赖深度的）衰减校正可以帮助减少PET在软组织衰减中假阳性扫描。值得注意的是，衰减校正中的错误产生的伪影是常见的，30%~60%的PET/CT病例报道了这种现象[1,2]。这些伪影通常与患者、心脏运动和（或）呼吸运动导致的正电子发射和CT投射数据集之间的错位有关[2,3]，并且可能在某些病例中导致图像局部缺损[4]。专门处理投射和发射图像之间错位的常规校正软件的发展有助于减少伪影产生的频率，提高诊断的准确性。其次，PET有更高的空间分辨率和对比度分辨率（心脏-背景比率）从而可以对小的灌注缺损获得更好的探测，从而减少假阴性扫描，提高敏感性。新的PET探测器技术使得PET探测敏感性和空间分辨率不断提高[5]。探测器敏感性的提高与扫描设备的优化及图像重建算法的进步已经从根本上提高了整体影像质量，并且和上一代PET系统相比受检者剂量更少。第三，PET拥有很高的时间分辨率，实现了放射性示踪剂动力学动态成像和心肌灌注的绝对定量［ml/(min·g)组织］。第四，列表模式成像的优化对心脏成像至关重要，因为它使得成像从单一图像采集转向多重图像重建（见成像方法），从而有利于更综合的检查。最后，PET/CT一体化整合技术的出现在心脏影像中颇具希望，因为该技术在检测心外膜冠状动脉粥样硬化解剖学狭窄程度的同时，可以利用心肌灌注PET显像同时检测这些狭窄病变带来的生理后果。PET和MRI的一体化扫描或许能够更进一步提高将心肌组织学结构和生理功能相结合的成像方法的可能性[6]。

用于临床PET成像的放射性药物

表10.1列举了已用于评估人心肌灌注显像的PET显像剂。铷-82（^{82}Rb）是一种与铊-201（^{201}Tl）有着类似动力学特征的钾离子类似物[7]。它已被美国食品药品监督管理局（FDA）批准用于心脏成像。^{82}Rb是粒子发生器产物，是在PET评估心肌灌注中使用最广泛的放射性核素。^{82}Rb的放射性母体核素是锶-82（^{82}Sr），它的物理半衰期为26 d。因此，^{82}Sr/^{82}Rb发生器需要每4周更换一次。^{82}Rb所具有的很短的物理半衰期（76 s）和发生器快速重组的特性，允许进行快速的连续灌注显像，保证了实验室的吞吐运作，故而能使临床效率最大化。

^{13}N-氨要求有即时回旋加速器和放射性药物合成能力，它也是被FDA批准的用于心脏成像的放射性药物。^{13}N-氨的半衰期约为10 min。心肌对^{13}N-氨的首过摄取率很高。虽然^{13}N-氨类似于其他可摄取示踪剂（如^{82}Rb），但是其摄取率在更高的血流速率时将下降。局部心肌对^{13}N-氨的滞留率可能存在差异，左心室（LV）侧壁可能弱于其他节段。^{13}N-氨显像有时会被增强的肝和（或）肺活动削弱（尤其在心力衰竭患者中），并可分别影响到对心脏下壁和侧壁的评估。

^{62}Cu-PTSM由^{62}Zn/^{62}Cu发生器洗脱产生，目前未被FDA批准应用于临床。其物理半衰期约为10 min。^{62}Cu-PTSM单次摄取率与^{13}N-氨相似，拥有显著延长的心肌滞留和快速血池清

除率[8-10]。在实验动物中，它虽然如其他可摄取示踪剂一样，在相对更高的流量时净摄取中有一个平台期，但是心肌活动与微球体决定的血流相关[11, 12]。^{62}Cu-PTSM的一个缺点是其放射性母体同位素的物理半衰期相对较短（^{65}Zn，$t_{1/2}$=9.1 h），必须每日供应^{65}Zn/^{62}Cu发生器，因此限制了其实际应用。然而，针对该显像剂的临床研究仍在进行中。

^{15}O-水是一种粒子加速器产物，物理半衰期约为2 min，未被FDA批准用于临床。这是一种自由扩散显像剂，在较广的心肌血流量范围内均有很高的心肌摄取率[7]。因为它是自由扩散示踪剂，所以它在血池中的高浓度对成像来说是一个挑战，需要附加后期处理才能使心肌显影。其使用仅局限于科研用途。

^{18}F-flurpiridaz是一种哒螨灵衍生物，是一种线粒体复合物-Ⅰ（MC-Ⅰ）的抑制剂。动物及人体研究均证明其具有良好的心肌摄取均一性，在心肌、血液、肝及肺之间有很好的活性比。它在一个较广的心肌血流范围内有着很高的首过摄取[13-15]。针对它的一期、二期临床试验已完成，FDA近期已批准其三期临床试验，目前正在进行中。该显像剂的一个潜在优点是它的^{18}F放射性标记允许单位剂量分布，这与氟代脱氧葡萄糖（FDG）在心脏中代谢类似，从而使得有更多心脏显像的方式。并且，^{18}F标记具有较长的物理半衰期（约110 min），从而允许同时进行运动负荷试验。

^{18}F-代脱氧葡萄糖（^{18}F-FDG）是一种葡萄糖

表10.1　用于心脏PET成像的放射性药物

PET成像的放射性药物	产生方式	临床应用	法规管理	物理半衰期
^{15}O-水	粒子回旋加速器	心肌灌注	研究性	约2 min
^{13}N-氨	粒子回旋加速器	心肌灌注	FDA批准	约10 min
^{82}Rb	^{82}Sr/^{82}Rb发生器	心肌灌注	FDA批准	约76 s
^{62}Cu-PTSM	^{62}Zn/^{62}Cu发生器	心肌灌注	研究性	约10 min
^{18}F-flurpiridaz	粒子回旋加速器	心肌灌注	研究性	约110 min
^{18}F-代脱氧葡萄糖	粒子回旋加速器	心肌代谢	FDA批准	约110 min

缩写：FDA，食品药品监督管理局；PET，正电子发射断层扫描。

类似物，通过特异性葡萄糖转运体（GLUT-1和GLUT-4）转运入肌细胞。在肌细胞中，FDG经过磷酸化后基本上被限制[16]。上文讨论过，^{18}F相对较长的物理半衰期留给^{18}F-FDG充分的时间来制备，并通过商业化的放射性药物来分布。它被FDA批准用于评估存活心肌。

成像方法

图10.1展示了目前最先进的评估心肌灌注和存活心肌的显像方法。列表模式的应用允许使用单个影像学数据集完成多重图像重建（如总的、心电图门控的、多帧或多动力的）来对心脏进行综合性生理功能检查。影像的获得从放射性药物弹丸式推注开始，注射^{82}Rb后持续6~7 min或注射^{13}N-氨后10~20 min。负荷试验通常使用药物负荷（如血管扩张药或多巴酚丁胺），运动负荷也是可行的[17]，特别是用^{13}N-氨时，因为它比^{82}Rb有更长的物理半衰期。

完成静息和负荷PET成像后，对于未确定冠心病的患者可以常规进行低剂量扫描来明确冠状动脉钙化评分。这一扫描对已确定冠心病的患者帮助很少，通常会略过这一步骤。在有选择地行冠状动脉螺旋CT血管造影（CT-CA）的

患者中，通常会接受舌下含服硝酸甘油以最大限度扩张冠状动脉和 β 受体阻滞剂以降低心率至大约60次/min或更低，用以最大程度地提高图像质量。心电图预触发或心电图触发管电流调制可以降低放射性暴露，但要求心率较慢，节律齐。如需了解CT-CA具体的成像方法，请参阅第8章。

对于同时需要检测存活心肌显像的患者，可以用^{18}F-FDG（一种外源性脱氧葡萄糖摄取标志物）来评估局部葡萄糖摄取，以提供心肌代谢（即存活细胞）的概况。

辐射剂量学

表10.2总结了PET放射示踪剂的放射剂量和临床成像方法。总的来说，使用相对寿命短的放射性药物行PET扫描，比SPECT显像能从根本上使患者受到更少的辐射剂量[18]。对于^{82}Rb来说，最近的研究数据提示一次静息-负荷心肌灌注显像总的人体有效照射剂量为4~5 mSv[19,20]。使用^{13}N-氨和^{15}O-水进行一次静息-负荷心肌灌注显像总的人体有效照射剂量<3 mSv[18]。如果必须评估存活心肌显像，则需要使用^{18}F-FDG显像剂，这样会造成额外的7 mSv照射剂量。

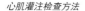

心肌灌注检查方法

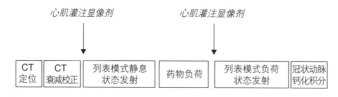

心肌缺血及存活力检查方法

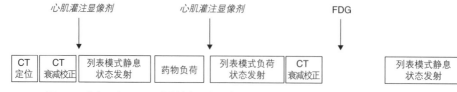

图10.1 临床心脏PET/CT成像检查方案。缩写：CT，计算机断层X线扫描；FDG，氟代脱氧葡萄糖。

表10.2　心脏 PET/CT 成像方法的放射剂量

方法	平均注射剂量	平均全身有效剂量（mSv）	CT 衰减校正的平均全身有效剂量（mSv）	平均总有效剂量（mSv）
[13]N-氨	20 mCi × 2	2.4	0.5	2.7
[82]Rb	45 mCi × 2	3.7	0.5	4.2
[15]O-水	30 mCi × 2	2.5	0.5	3.0
^{18}F-FDG	10 mCi	7.0	0.5	7.5

注：有效剂量根据国际放射防护委员会（ICRP）第60号出版物权的组织权重因子和目前美国核心脏病协会（ASNC）指南规定的平均放射性核素活性计算。[82]Rb 的剂量学根据参考文献20估计。[18]F-FDG 例外，其在使用3-D成像时注射剂量更少，全身有效剂量更低。

PET 显像评估保留左心室功能的已知或疑似冠心病的患者

诊断阻塞性冠状动脉疾病

PET 心肌灌注负荷试验是一种发现血流限制性冠状动脉疾病的精准方法（图10.2），特别适用于拟行药物负荷试验的患者和肥胖患者。表10.3总结了已发表的报道心肌灌注 PET 显像发现阻塞性冠状动脉疾病的诊断准确性。用它发现至少一支>50%狭窄冠状动脉的平均权重敏感性是90%（有效区间为80%~100%），而平均特异性是89%（有效区间为73%~100%）。报道的平均阳性预测值（PPV）和阴性预测值（NPV）分别是94%（有效区间为80%~100%）和73%（有效区间为84%~98%）。

3个研究将[82]Rb PET 心肌灌注显像和[201]Tl 或[99m]Tc SPECT 显像直接比较两者在相同或匹配人群中的诊断准确性。2个更早的研究纳入了总共283个病例，它们报道了更高的敏感性（93% vs 76%）[21]或更高的特异性（83% vs 53%）[22]。一个更近期的研究用现代影像学技术在两个匹配的病例队列中比较了[82]Rb PET 和[99m]Tc-甲氧基异丁基异腈 SPECT，两个队列的病例都是经临床提示使用 PET 或 SPECT 行药物负荷灌注显像的患者[23]。无论用50%（87% vs 71%）或70%（89% vs 79%）的造影阈值，都显示总体诊断准确性 PET 优于 SPECT。较 SPECT 而言，PET 在诊断准确性上的优势主要

表10.3　PET 心肌灌注负荷试验的诊断准确性

作　者	纳入人数	女性比例	既往冠状动脉疾病	PET 放射性示踪剂	敏感性	特异性	阳性预测值	阴性预测值	准确性
Samson[77]	102	0.42	0	[82]Rb	0.93	0.83	0.80	0.94	0.87
Bateman[23]	112	0.46	0.25	[82]Rb	0.87	0.93	0.95	0.81	0.89
Marwick[78]	74	0.19	0.49	[82]Rb	0.90	1.0	1.0	0.36	0.91
Grover-McKay[79]	31	0.01	0.13	[82]Rb	1.0	0.73	0.80	1.0	0.87
Stewart[22]	81	0.36	0.42	[82]Rb	0.83	0.86	0.94	0.64	0.84
Go[21]	202	NR	0.47	[82]Rb	0.93	78	0.93	0.80	0.90
Demer[80]	193	0.26	0.34	[82]Rb/[13]NH$_3$	83	0.95	0.98	0.60	0.85
Tamaki[81]	51	NR	0.75	[13]NH$_3$	0.98	1.0	1.0	0.75	0.98
Gould[82]	31	NR	NR	[82]Rb/[13]NH$_3$	0.95	1.0	1.0	0.90	0.97
加权汇总	877	0.29	0.35		0.90	0.89	0.94	0.73	0.90

缩写：[82]Rb,铷-82；[13]NH$_3$,[13]N-氨；PET,正电子发射断层扫描。来源：参考文献27。

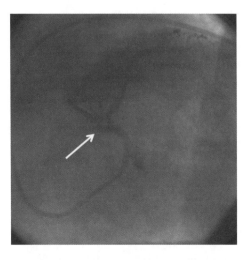

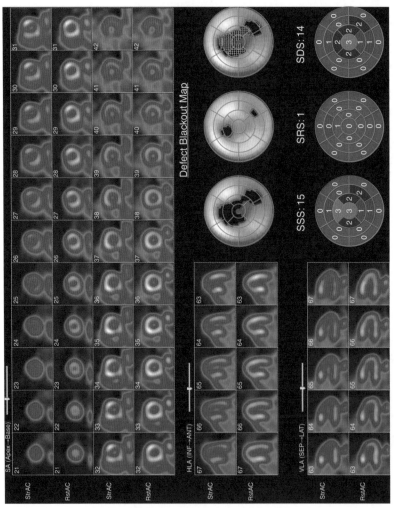

图 10.2 ^{82}Rb 正电子发射断层扫描显像静息和负荷试验（左）显示，多发可逆性灌注缺损累及心尖部、前壁、前间壁（与左前降支灌注区域血一致）和下侧壁（与左回旋支/钝缘支灌注区域缺血一致）。

图中的黑色区域代表灌注缺损的范围，阴影区域代表灌注缺损区可逆性的大小。患者随即的心导管检查（右），证实前降支近段严重狭窄（与左前降支灌注区域的可诱导缺血一致），前降支远段严重狭窄（箭头所指）。另外在回旋支/钝缘支也有中度狭窄。

反映在特异性的提高上,而在敏感性上仅有微小的优势,且无论对于男性或女性、肥胖或非肥胖患者均如此。

量化在评估冠心病多支病变中的作用

　　如前所述,心肌灌注PET显像方法诊断冠心病的患者层面十分准确。然而,如同SPECT一样[24],PET通常只能提示最严重狭窄血管供血的冠状动脉供血区域[25]。因此,它在准确显示血管造影证实的阻塞性病变的范围上相对不敏感,特别是多支冠状动脉病变的情况[24,25]。目前有两种方法可以改善这种局限性:第一种方法与PET能够在静息状态和峰值负荷(与SPECT的负荷后相反)期间评估左心室功能的独特能力有关[25]。数据显示,在正常个体,左心室射血分数(LVEF)从基线可增加到冠状动脉舒张负荷的峰值[25]。然而在患有阻塞性冠状动脉疾病的患者中,LVEF的变化与经血管造影证实的阻塞性冠状动脉疾病范围呈负相关(图10.3和图10.4)。患有多支冠状动脉病变的患者甚至在未出现明显灌注缺损的情况下,在负荷峰值期间即表现出LVEF的下降。相比之下,无显著冠状动脉疾病或低危患者表现出正常的LVEF升高。因此,门控PET的诊断敏感性及正确排除多支冠状动脉病变的阴性预测值得以显著提高。

　　第二种方法是基于PET能够实现对心肌血流量[ml/(min·g)]和冠状动脉血流储备的绝对测量。冠状动脉血流储备即峰值心肌血流量和基础心肌血流量的比值。目前已有常规量化心肌血流量的软件工具。在患有所谓均衡性缺血或弥漫性冠状动脉病变的患者中,对冠状动脉血流储备的测量可以发现存在风险的心肌区域,这些区域如果只行心肌灌注的相关评估则通常可能会被遗漏(图10.5)[26]。除了诊断上的应用外,冠状动脉血流储备的测量有着重要的预后意义,这将在后面的章节内讨论。

PET/CT一体化成像在诊断和管理中的应用

　　已在第8章讨论过,冠状动脉CT血管造影为主要的心外膜冠状动脉近段及中段(直径>1.5 mm)狭窄的诊断提供了出色的敏感性。虽然对最新一代的CT技术的完善已经从根本上减少了无法评估的冠状动脉节段的数量,但是它的空间分辨率与侵入性血管造影相比仍然相对受限,在心肌更加远段和钙化负荷更重一点的分支病变,诊断的准确性也大大降低[27]。由于CT空间分辨率上的显著提高必然会显著地增加照射剂量,诊断准确性难以进一步提高。然而,CT-CA的这种限制可以由PET心肌灌注显像的信息补偿,这些数据不受冠状动脉狭窄位置的影响。首批临床数据的结果令人振奋,它支持双模式成像或能为识别犯罪血管提供优质的诊断信息[28-30]。例如,Kajander等报道,在经过PET/CT-CA混合成像检查的已知或怀疑患有冠心病的队列中,结合定量冠状动脉血管造影和血流储备分数(FFR)应用可显著提高阻塞性冠心病诊断的特异性(87%~100%)和阳性预测值(81%~100%),而敏感性和阴性预测值没有改变[29]。反之,CT-CA通过甄别微血管异常与心外膜冠状动脉狭窄,可以提高定量PET成像的特异性(91%~100%)和阳性预测值(86%~100%)[29]。

　　另一方面,通过静息和负荷心肌灌注的量化以及应用非对比剂CT评估冠状动脉钙化(CAC)指数,可以为提高负荷核素显像的预后价值提供一个独特机会。这种整合方案的理论依据的提出,是因为灌注显像的方法是用以发现阻塞性冠心病而设计的,对发

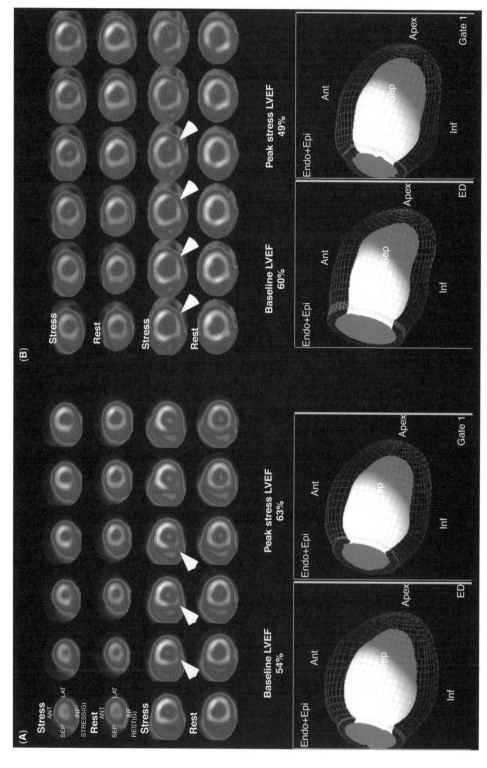

图10.3 门控静息－负荷⁸²Rb心肌灌注PET显像，提示左心室功能对于心肌灌注信息的附加价值。(A)左图说明了从静息到负荷峰值过程中左心室射血分数（LVEF）的正常升高（下图）。这名患者经冠状动脉血管造影诊断为单支冠状动脉病变，在PET显像上显示下壁单处灌注缺损（箭头所指）。(B)右图说明了从静息到负荷峰值过程中LVEF的异常下降。这名患者经冠状动脉血管造影诊断为多支冠状动脉病变，但在PET显像上也仅显示下侧壁单处灌注缺损（箭头所指）。来源：参考文献27。

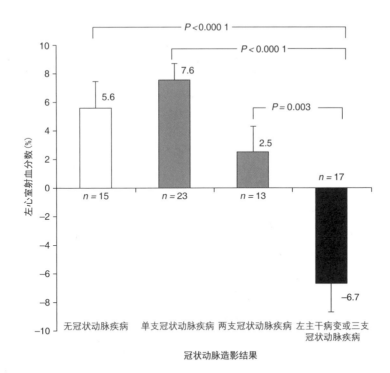

图 10.4 血管造影证实的冠状动脉疾病（狭窄 >70%）的程度和左心室射血分数（LVEF）变化之间的关系柱状图。
来源：参考文献 25。

现亚临床冠心病（图 10.6）。冠状动脉钙化（CAC）指数反映了解剖学上粥样硬化的范围[31]，可以改善传统的单独使用核素显像的冠心病危险分层模型，特别是对于心肌灌注正常的患者。例如，最近的数据显示，在使用整合 PET/CT 方法的核素显像负荷试验中，量化 CAC 指数可以改进疑似冠心病患者的风险预测[32]。确实，PET 负荷灌注显像正常和没有 CAC 患者的年事件发生率显著低于那些 PET 负荷试验正常而 CAC 指数 >1 000 的患者[32]。对于一个疑诊冠心病的患者来说，在杂交 PET/CT 显像策略的基础上应用 CAC 指数，可以用一种更加符合成本效益的方式，来提供一个更加合理的个体化治疗强度和治疗目标。

用 PET 心肌灌注做风险预测

不断出现的 PET 心肌灌注显像评估预后的数据提示，心肌灌注显像正常能识别出发生心血管事件相对低风险的患者，这一风险随负荷试验灌注缺损的范围和严重程度的增加而呈线性上升（图 10.2 和图 10.7）[33-36]。更进一步地说，

越来越多的证据显示通过 PET 显像评估冠状动脉血流储备也可以提供重要的预后信息。通过量化 PET 评估的冠状动脉微循环功能不全在心肌病患者中预示更高的临床风险[37,38]。这也与具有冠状动脉风险危险因素的患者临床风险增加相关[39]。新近研究提示，对于已知或怀疑患有冠心病患者，经 PET 评估的血流储备受损与不良事件的风险升高有关（表 10.4）。在迄今为止最大规模的研究中[40]，无论这些患者的可诱导缺血的范围和 LVEF 数值是多少（图 10.8），心源性死亡的风险在冠状动脉血流总储备下降的患者中总是相对较高。在风险-校正分析中，与最高三分位相比，最低三分位冠状动脉血流储备（<1.5）与心源性死亡风险增加 5.6 倍相关[40]。这一信息随人口学变量、临床变量及其他重要的成像变量因素（如灌注异常的范围和 LVEF）而增加。将冠状动脉血流储备测量纳入心源性风险评估模型后，35% 的中间风险患者的风险评估需要重新分类。

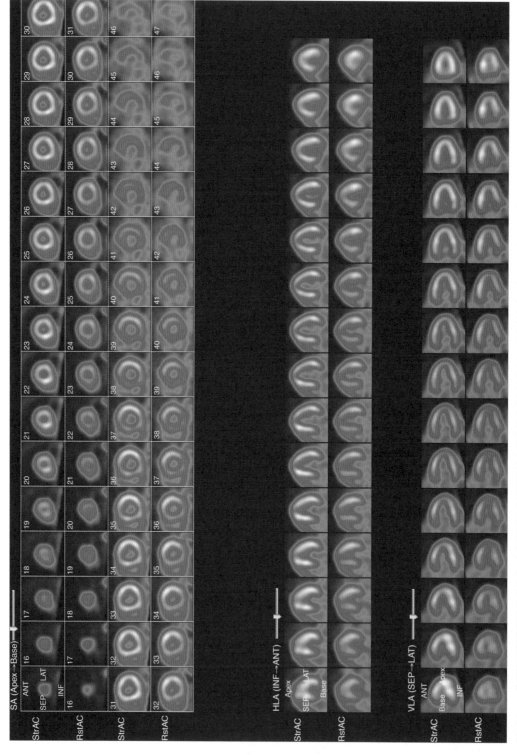

图 10.5 一位没有局部灌注缺损的患者，在负荷试验中短暂性缺血性扩张的实例（图左）。量化数据（图右）显示在三支冠状动脉的灌注区域内均匀显示冠状动脉舒张储备（负荷流量／静息流量）受损。随后的冠状动脉造影证实了严重的三支冠状动脉病变。缩写：LAD：前降支；LCX：回旋支；RCA：右冠状动脉；RV：右心室；LV：左心室；TOT：总。

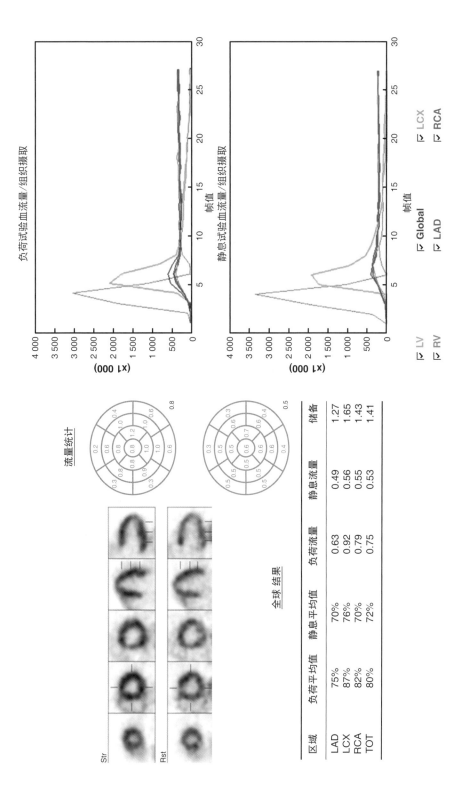

全 球 结 果

区域	负荷平均值	静息平均值	负荷流量	静息流量	储备
LAD	75%	70%	0.63	0.49	1.27
LCX	87%	76%	0.92	0.56	1.65
RCA	82%	70%	0.79	0.55	1.43
TOT	80%	72%	0.75	0.53	1.41

流量统计

负荷试验血流量/组织摄取

静息试验血流量/组织摄取

帧值

帧值

☞ LV
☞ RV

☞ Global
☞ LAD

☞ LCX
☞ RCA

图 10.5（续）

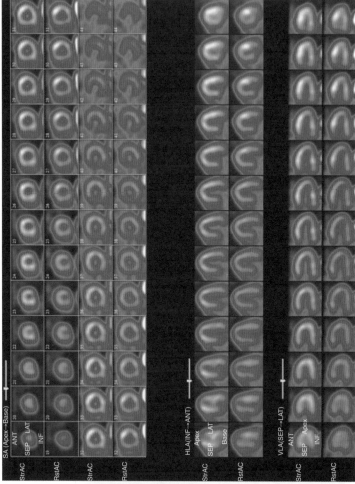

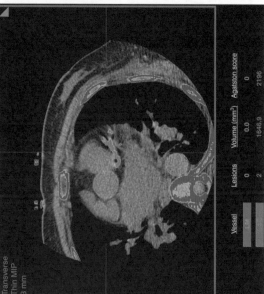

图 10.6 一位患者局部心肌灌注 PET 扫描（图右）相对正常，而钙化积分显示累及相当广泛的冠状动脉，特别前降支（左图以粉红色着重显示）。钙化积分为 2 190。本例显示了存在亚临床冠状动脉粥样硬化却不伴流量限制性冠状动脉狭窄。

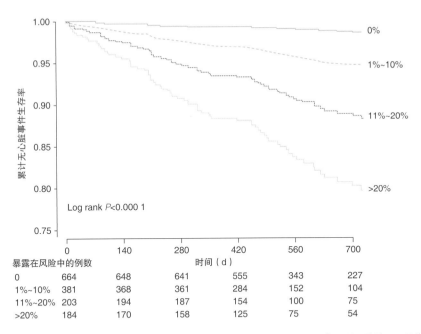

图 10.7　校正的生存曲线显示,对于已知或疑似冠状动脉疾病的患者,其心源性死亡和心肌梗死的风险随PET显像心肌灌注不足的范围和严重程度的增加而增加。来源:参考文献35。

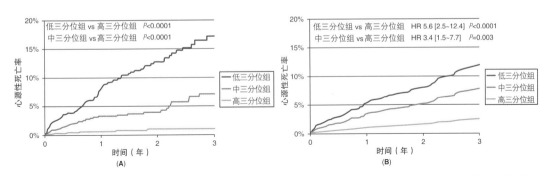

图 10.8　冠状动脉血流储备(CFR)各三分位的心源性死亡率累计发生率的Kplan-Meier分析(A)和经年龄、性别、体重指数、高血压、血脂异常、糖尿病、冠心病(CAD)家族史、烟草使用、先兆冠心病、胸痛、呼吸困难、早期血运重建、静息左心室射血分数(LVEF)、总负荷评分和LVEF储备校正后的Kaplan-Meier分析(B),显示了CFR和心源性死亡率之间的显著关联。HR代表风险比。资料来源:参考文献40。

表 10.4　用作风险预测的定量冠状动脉血流储备

	Herzog[83]	Slart[84]	Fukushima[85]	Ziadi[86]	Murthy[40]
患者例数	256	344	224	677	2 783
随访(年)	10	7	1	1	1.4
终点	MACE(n=78)	CD(n=60)	MACE(n=33)	CD/MI(n=27)	CD(n=137)
风险比	1.6	4.1	2.9	3.3	5.6
多变量校正	年龄、性别、吸烟、总负荷评分	年龄、性别	总负荷评分、年龄	总负荷评分、既往心肌梗死、LVEF	临床风险、LVEF、总负荷评分、LVEF保留
PET 示踪剂	[13]N-氨	[13]N-氨	[82]Rb	[82]Rb	[82]Rb

缩写:CD,心源性死亡;MACE,主要心脏不良事件;MI,心肌梗死;LVEF,左心室射血分数。

PET/CT显像用以识别潜在的血运重建患者

对于杂交成像在临床应用中的价值，最有说服力的理由是其对治疗决策进行优化的潜力。在杂交成像策略中灌注显像负荷试验的重要性是能采用非侵入性手段来判断可诱导心肌缺血，从而识别可从血运重建中获益的患者（图10.9）。确实，使用风险–校正技术和倾向分数的非随机观察性数据已经证明，负荷灌注显像具有识别哪些患者可能从血运重建中获得生存获益的能力[41]。侵入性方法估计血流限制性狭窄（如血流储备分数、FFR），进一步的支持以缺血为导向的治疗策略的获益[42-44]。在FFR>0.75的情况下，尽管在视觉上是一个明显狭窄的表现，却可以较安全地推迟血运重建治疗而并不增加患者的风险[42-44]。在最近的FAME研究中[42]，在1年时间里以缺血为导向的方法（FFR）的常规应用，与血管造影为导向的策略相比，显著地减少了复合终点死亡率、非致死性心肌梗死率，并且减少了28%的重复血运重建治疗。非侵入性心肌灌注方法的优势很清楚——避免不必要的导管检查以免使患者面对风险，以及节约成本[45,46]。尽管CT-CA是极佳的排除冠心病的检查手段，但是其作为生理意义的替代而准确评估血管腔狭窄程度的能力有限[29,30]，并可造成比心肌灌注方法更高的后期心导管检查率和血运重建治疗率[46]。这与先前多中心使用序贯显像（CT–CA后SPECT）[47-50]或混合显像（SPECT或PET/CT）[28,29,51-53]的数据是一致的，资料显示CT–CA识别的冠状动脉狭窄，对负荷诱导缺血的客观证据的阳性预测值欠佳。

总而言之，这些证据提示，负荷心肌灌注显像可以通过识别哪些患者有足够心肌缺血而值得接受血运重建治疗，从而能够选择患者获益的策略，而在筛选接受心导管术的患者中起重要作用。从以上所述可见，生理功能的数据可能比视觉上冠状动脉解剖的数据，对血运重建治疗决策上产生更大的影响。在患有冠状动脉多支血管病变的患者中，杂交显像方法的价值在于可能更好地进行罪犯血管的定位和提供更有目的性的血运重建治疗。

PET显像评估患有冠状动脉疾病和严重左心室功能不全的患者

理论基础

正常心肌使用各种生产能量的底物来满足它的能量需求[54]。在饥饿状态下，相对较大量的游离脂肪酸（FFA）从储存在脂肪组织的三酰甘油中被动员出来。于是，血浆中增加的FFA浓度使其成为心肌主要的能量来源[54]。而在进食后状态下，

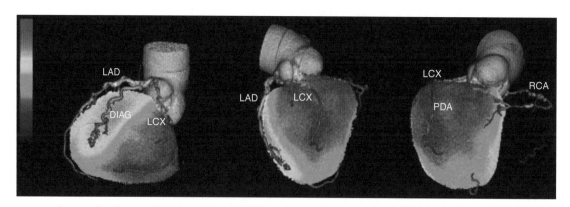

图10.9　在同一设备上获得的冠状动脉X线计算机断层扫描血管造影（CTA）的融合3–D重建和[82]Rb心肌灌注负荷试验，通过一体化PET/CTA评估完成。CTA表明该例患有三支冠状动脉病变。融合CTA–心肌灌注负荷试验显像提示仅在回旋支供血区域的严重的大面积负荷试验诱导的灌注异常（深蓝色）。缩写：RCA，右冠状动脉；DIAG，对角支；LCX，左回旋支；LAD，左前降支；PDA，后降支。资料来源：参考文献94。

血浆中升高的葡萄糖浓度和随后上升的胰岛素水平显著地降低了 FFA 从脂肪组织中释放，结果减少了 FFA 在血浆中的浓度。这导致了心肌对外源性葡萄糖利用的增加[55]。

FFA 在线粒体中通过 β 氧化的代谢是高度依赖氧气供给的，并且在心肌梗死时这种代谢会锐减[56,57]。以此为基础，在动物研究[56]和临床研究[58]中已经发现缺血心肌对葡萄糖的摄取和随后的代谢均显著地增加。这一偏向于摄取葡萄糖的转变对于功能受损的心肌细胞的存活起到关键作用（如心肌顿抑和休眠），这是因为来源于糖酵解的高能磷酸盐对维持基本细胞功能至关重要。因此，评估外源性葡萄糖利用能力的非侵入性方法在评价因冠心病心肌缺血性功能不全的心肌组织活力方面可以发挥重要作用。为了让这些代谢适应出现，需要充分的营养灌注来供应能量丰富的底物（如葡萄糖），以及充足的氧气以运走糖酵解的副产物（如乳酸和氢离子）。长时间的严重减少心肌血流，可导致心肌迅速陷入高能磷酸盐耗尽的状态，继而发生细胞膜破坏和细胞死亡。因此，对局部血流的评估同样可以提供在功能不全的心肌区域中存在组织存活的重要信息。

利用 PET、FDG 可用于评价局部葡萄糖的摄取。FDG 是一种外源性葡萄糖摄取标志物，它能提供心肌代谢，也就是细胞活性的指标[59]。静脉内给药后，FDG 循原发的葡萄糖转运跨越心肌细胞膜，随后由己糖激酶介导的磷酸化生成 6-磷酸 FDG[60]。后者由于缺乏底物而不能进一步代谢并且不能透过细胞膜，因此只能被困在心肌细胞内。

重点提示10.2　冠状动脉疾病患者的评估

正电子发射断层扫描（PET）在探测血流限制性冠状动脉疾病（CAD）上与单光子发射断层扫描（SPECT）相比有着更高的诊断准确性。

峰值负荷左心室射血分数和心肌血流定量可以帮助发现多血管病变 CAD。

除了提供心肌灌注信息外，PET 评价的冠状动脉血流储备对预后有预测价值。

杂交 PET/CT 系统和钙化评分有助于发现亚临床 CAD，而结合冠状动脉 CT 血管造影的图像可以帮助定位罪犯血管的狭窄部位。

心肌活力的 PET 表现

用 ^{18}F-FDG 以评估局部心肌对葡萄糖的利用（组织活力指数）是 PET 最常用的检查方法[61]。我们已经能够通过这种方法描述功能不全的心肌中特定的代谢异常，这种代谢异常能够反映存活心肌（灌注–摄取不匹配）和瘢痕心肌（灌注–摄取匹配）（图10.10）。心肌灌注—摄取不匹配可预测血运重建后收缩功能不全的逆转，而 FDG 摄取减少或灌注—摄取匹配则预示着收缩功能不全的不可逆。根据这一标准，预测血运重建后阶段功能改善的平均阳性预测值为76%（区间，52%~100%），而平均阴性预测值是82%（区间，67%~100%）。

预测血运重建后整体左心室功能改善

一些研究使用了不同的 PET 扫描方法，发现血运重建后左心室整体功能与术前评估的存活心肌的量有关（表10.5）[62]。这些数据证明，只在休眠和（或）顿抑的心肌面积相对较大（约占左心室重

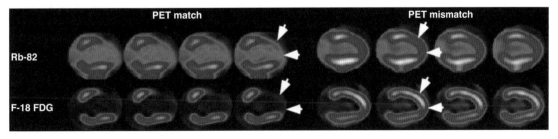

图10.10　正电子发射断层（PET）扫描的存活心肌模式。左图说明了相匹配的心肌灌注减少（[82]Rb）和葡萄糖代谢［氟代脱氧葡萄糖（FDG）］，提示心肌梗死。右图说明了心肌灌注（[82]Rb）减少的区域中 FDG 代谢的保留，提示完整的组织活力。资料来源：参考文献27。

量的20%）的患者中，血运重建后左心室整体功能改变在临床上才有意义。一项用PET估计瘢痕心肌的研究报道了相似的结果[63]。通过FDG PET扫描测量的瘢痕心肌范围与血运重建后LVEF的改变之间呈相反关系，这与SPECT[64]、多巴酚丁胺超声心动图[65]及对比增强MRI[66]等方法得到的结论是一致的。

预测血运重建后症状的改善

与血运重建后观察到的左心室功能改变一致，心力衰竭症状得以改善的程度同样与术前存活心肌的范围相关（图10.11）[67]。进一步地说，在通过PET评估存活心肌的患者中所观察到的症状改善似乎也与血运重建后因心力衰竭失代偿再入院率的降低相关[68]。非侵入性存活心肌成像技术可预测心力衰竭患者症状改善程度，这一观点已被PET[69]及[201]Tl SPECT、[99m]Tc-MIBI SPECT显像研究证实[70]，而多巴酚丁胺超声心动图确定的收缩功能储备的研究也证实这一点[71]。上述研究结论提示，心力衰竭患者缺血的存活心肌范围可作为潜在标志物，预测血运重建后症状上的获益。

预测血运重建后生存上的改善

一个与临床更相关的问题是，对于低射血分数的患者，存活心肌显像能否帮助判断血运重建是否能够提供生存获益。早期的PET研究显示，

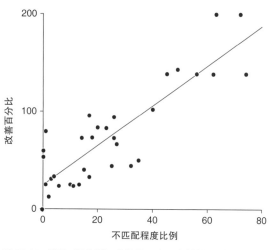

图10.11 灌注-氟代脱氧葡萄糖正电子发射断层扫描（FDG-PET）显像不匹配（对于左心室的百分比）的解剖范围和严重左心室功能不全患者CABG后心脏功能能力变化之间的关系（r=0.87，P <0.001）。资料来源：参考文献67。

接受药物治疗的尚有存活心肌的患者其事件率较无存活心肌的患者来说总是更高[61]。这些数据同样提示，接受药物治疗的具有存活心肌的患者在早期转而接受血运重建治疗后，原本很差的无事件生存率得到了显著、持久的改善[61]。这些发现已被后续其他非侵入性成像的方法，如核素显像或超声心动图所证实[72,73]。最近一项前瞻性的随机研究纳入了428例LVEF< 35%的患者，研究了FDG PET指导下的缺血性左心室功能不全的患者管理与标准治疗相比能否改变预后[74]。该研究显示与标准药物治疗相比，遵循PET指导下的

表10.5 正电子发射断层扫描提示血运重建后心肌存活程度和LVEF改变之间的关系

作 者	N	心肌存活标准	血运重建前LVEF（%）	血运重建后LVEF（%）
Tillisch[59]	17	不匹配 ≥25% LV	30 ± 11	45 ± 14
Carrel[87]	23	不匹配 ≥17% LV	34 ± 14	52 ± 11
Vanoverschelde[88]	12	前壁不匹配	55 ± 7	65 ± 8
Maes[89]	20	前壁不匹配	51 ± 11	60 ± 10
Grandin[90]	25	不匹配 ≥20% LV	51 ± 12	63 ± 18
Schwarz[91]	24	前壁不匹配	44 ± 12	54 ± 9
Wolpers[92]	30	前壁不匹配	39 ± 10	49 ± 17
Vom Dahl[93]	82	不匹配 ≥1 CAT	46 ± 9	54 ± 11

缩写：CAT,冠状动脉灌注区域；LV,左心室；LVEF,左心室射血分数。

血运重建策略有着更好的预后(复合终点的风险比是0.62,95%可信区间0.42~0.93,$P=0.019$)(图10.12)。上述这些发现提示,尽管左心室功能不全的恶化增加血运重建的临床风险,但是非侵入性显像有存活心肌保留的证据或许能够提供与该风险平衡的临床获益的信息,从而有助于对这些患者做出临床决策。

然而,STICH研究中的一个前瞻性存活心肌的亚组研究,对存活心肌显像用于指导有缺血性左心室功能不全患者的血运重建决策的观念提出了几点质疑[75]。在这项亚组研究中,来自STICH研究原始队列的601例患者一部分接受[201]Tl SPECT存活心肌显像,另一部分接受多巴酚丁胺超声心动图检查。虽然存活心肌的存在很可能与生存相关,但是与药物治疗相比心肌存活的信息并未使这部分患者从血运重建中获得生存上的优势。STICH存活心肌亚组研究的可信度包括以下事实:这是迄今最大的前瞻性研究,药物治疗遵循普遍接受的指南,研究被严密地监督。该研究同样有一些不足:第一,该研究是非随机的,心肌存活显像的方式由现场研究人员决定,这便引入了重大的选择偏倚。第二,心肌存活的定义太宽泛。当然,在该研究中,81%的患者被归类为有存活心肌,这比Christmas研究使用相似的方法观察到的比例(59%)明显更高[76],而且该研究可能混入了潜在的具有可逆左心室功能不全的患者。第三,STICH研究存活心肌亚组研究既没有使用心肌负荷显像确定缺血负荷的程度,也没有根据左心室重构程度的信息确定患者是否存在潜在可逆的左心室功能不全。最后,该研究没有包括更多的方法(如FDG PET或心脏MRI)来评价存活心肌。

重点提示10.3　左心室功能障碍患者的评估

通过FDG-PET检测的局部葡萄糖摄取不同,可以提供心肌代谢和存活心肌的评价手段。

确定对血运重建术有反应的休眠和(或)顿抑的心肌可以帮助改善左心室功能、症状和生存率。

结　论

心脏PET显像是一种精准的、重复性好的非侵入性对缺血心肌和存活心肌进行评估的技术。临床证据突显了心脏PET和PET/CT显像对于发现、描述和量化冠状动脉粥样硬化的范围和严重程度的能力。PET/CT通过提供心肌血流和代谢以及冠状动脉和心脏解剖结构的量化信息,提供了非侵入

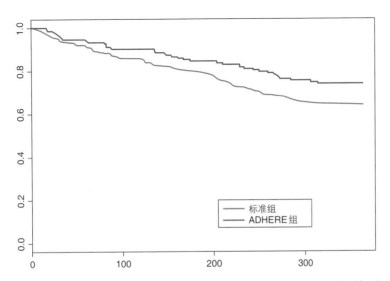

图10.12　随机分组至PET指导的方法组的患者和标准治疗组相比,两组无心脏事件生存的可能性。校正的风险比=0.62,95%可信区间为0.42~0.93,$P=0.019$。资料来源:参考文献74。

性地综合评估心外膜动脉粥样硬化结果的机会，因此能够帮助做出有潜在血运重建需要的临床决策。随着不断地定义PET和PET/CT在冠心病患者危险分层中的角色，未来学界将关注对存活心肌和缺血之间更加复杂的相互影响的理解，以及导致心肌功能和再生中的分子变化。

参 考 文 献

1. Goetze S, Wahl RL. Prevalence of misregistration between SPECT and CT for attenuation-corrected myocardial perfusion SPECT. J Nucl Cardiol 2007; 14: 200–6.

2. Gould KL, Pan T, Loghin C, et al. Frequent diagnostic errors in cardiac PET/CT due to misregistration of CT attenuation and emission PET images: a definitive analysis of causes, consequences, and corrections. J Nucl Med 2007; 48:1112–21.

3. McQuaid SJ, Hutton BF. Sources of attenuation-correction artefacts in cardiac PET/CT and SPECT/CT. Eur J Nucl Med Mol Imaging 2008; 35:1117–23.

4. Slomka PJ, Le Meunier L, Hayes SW, et al. Comparison of myocardial perfusion 82Rb PET performed with CT- and transmission CT-based attenuation correction. J Nucl Med 2008; 49: 1992–8.

5. Humm JL, Rosenfeld A, Del Guerra A. From PET detectors to PET scanners. Eur J Nucl Med Mol Imaging 2003; 30: 1574–97.

6. Higuchi T, Nekolla SG, Jankaukas A, et al. Characterization of normal and infarcted rat myocardium using a combination of small-animal PET and clinical MRI. J Nucl Med 2007; 48: 288–94.

7. Schelbert HR. Evaluation of myocardial blood flow in cardiac disease. In: Skorton DJ, Schelbert HR, Wolf GL, Brundage BH. eds Cardiac Imaging. A Companion to Braunwald's Heart Disease. Vol 2 Philadelphia: W.B: Saunders, 1991:1093–112.

8. Shelton ME, Green MA, Mathias CJ, Welch MJ, Bergmann SR. Kinetics of copper-PTSM in isolated hearts: a novel tracer for measuring blood flow with positron emission tomography. J Nucl Med 1989; 30: 1843–7.

9. Shelton ME, Green MA, Mathias CJ, Welch MJ, Bergmann SR. Assessment of regional myocardial and renal blood flow with copper-PTSM and positron emission tomography. Circulation 1990; 82: 990–7.

10. Beanlands RS, Muzik O, Mintun M, et al. The kinetics of copper-62-PTSM in the normal human heart. J Nucl Med 1992; 33: 684–90.

11. Herrero P, Hartman JJ, Green MA, et al. Regional myocardial perfusion assessed with generator-produced copper–62-PTSM and PET. J Nucl Med 1996; 37: 1294–300.

12. Herrero P, Markham J, Weinheimer CJ, et al. Quantification of regional myocardial perfusion with generator-produced 62Cu-PTSM and positron emission tomography. Circulation 1993; 87: 173–83.

13. Yu M, Guaraldi MT, Mistry M, et al. BMS–747158–02: a novel PET myocardial perfusion imaging agent. J Nucl Cardiol 2007; 14: 789–98.

14. Nekolla SG, Reder S, Saraste A, et al. Evaluation of the novel myocardial perfusion positron-emission tomography tracer 18F-BMS–747158–02: comparison to 13N-ammonia and validation with microspheres in a pig model. Circulation 2009; 119: 2333–42.

15. Sherif HM, Nekolla SG, Saraste A, et al. Simplified quantification of myocardial flow reserve with flurpiridaz F 18: validation with microspheres in a pig model. J Nucl Med 2011; 52: 617–24.

16. Gallagher BM, Ansari A, Atkins H, et al. Radiopharmaceuticals XXVII. 18F-labeled 2–deoxy-2–fluoro-d-glucose as a radiopharmaceutical for measuring regional myocardial glucose metabolism in vivo: tissue distribution and imaging studies in animals. J Nucl Med 1977; 18: 990–6.

17. Chow BJ, Beanlands RS, Lee A, et al. Treadmill exercise produces larger perfusion defects than dipyridamole stress N–13 ammonia positron emission tomography. J Am Coil Cardiol 2006; 47:411–6.

18. Stabin MG. Radiopharmaceuticals for nuclear cardiology: radiation dosimetry, uncertainties, and risk. J Nucl Med 2008; 49: 1555–63.

19. Senthamizhchelvan S, Bravo PE, Esaias C, et al. Human biodistribution and radiation dosimetry of 82Rb. J Nucl Med 2010; 51: 1592–9.

20. Senthamizhchelvan S, Bravo PE, Lodge MA, et al. Radiation dosimetry of 82Rb in humans under pharmacologic stress. J Nucl Med 2011; 52: 485–91.

21. Go RT, Marwick TH, MacIntyre WJ, et al. A prospective comparison of rubidium-82 PET and thallium-201 SPECT myocardial perfusion imaging utilizing a single dipyridamole stress in the diagnosis of coronary artery disease [see comments]. J Nucl Med 1990; 31: 1899–905.

22. Stewart RE, Schwaiger M, Molina E, et al. Comparison of rubidium-82 positron emission tomography and thallium-201 SPECT imaging for detection of coronary artery disease. Am J Cardiol 1991; 67:1303–10.

23. Bateman TM, Heller GV, McGhie AI, et al. Diagnostic accuracy of rest/stress ECG-gated Rb-82 myocardial perfusion PET: comparison with ECG-gated Tc–99m sestamibi SPECT. J Nucl Cardiol 2006; 13: 24–33.

24. Berman DS, Kang X, Slomka PJ, et al. Underestimation of extent of ischemia by gated SPECT myocardial perfusion imaging in patients with left main coronary artery disease. J Nucl Cardiol 2007; 14: 521–8.

25. Dorbala S, Vangala D, Sampson U, et al. Value of vasodilator left ventricular ejection fraction reserve in evaluating the magnitude of myocardium at risk and the extent of angiographic coronary artery disease: a 82Rb PET/CT study. J Nucl Med 2007; 48: 349–58.

26. Parkash R, de Kemp RA, Ruddy Td T, et al. Potential utility of rubidium 82 PET quantification in patients with 3-vessel coronary artery disease. J Nucl Cardiol 2004; 11: 440–9.

27. Di Carli MF, Hachamovitch R. New technology for noninvasive evaluation of coronary artery disease. Circulation 2007; 115: 1464–80.

28. Di Carli MF, Dorbala S, Curillova Z, et al. Relationship between CT coronary angiography and stress perfusion imaging in patients with suspected ischemic heart disease assessed by integrated PET-CT imaging. J Nucl Cardiol 2007; 14: 799–809.

29. Kajander S, Joutsiniemi E, Saraste M, et al. Cardiac positron emission tomography/computed tomography imaging accurately detects anatomically and functionally significant coronary artery disease. Circulation 2010; 122: 603–13.

30. Naya M, Murthy VL, Blankstein R, et al. Quantitative relationship between the extent and morphology of coronary atherosclerotic plaque and downstream myocardial perfusion. J Am Coll Cardiol 2011; 58: 1807–16.

31. Sangiorgi G, Rumberger JA, Severson A, et al. Arterial calcification and not lumen stenosis is highly correlated with atherosclerotic plaque burden in humans: a histologic study of 723 coronary artery segments using nondecalcifying methodology. J Am Coll Cardiol 1998; 31: 126–33.

32. Schenker MP, Dorbala S, Hong EC, et al. Interrelation of coronary calcification, myocardial ischemia, and outcomes in patients with intermediate likelihood of coronary artery disease: a combined positron emission tomography/computed tomography study. Circulation 2008; 117: 1693–700.

33. Marwick TH, Shan K, Patel S, Go RT, Lauer MS. Incremental value of rubidium–82 positron emission tomography for prognosti cassessment of known or suspected coronary artery disease. Am J Cardiol 1997; 80: 865–70.

34. Yoshinaga K, Chow BJ, Williams K, et al. What is the prognostic value of myocardial perfusion imaging using rubidium–82 positron emission tomography? J Am Coll Cardiol 2006; 48: 1029–39.

35. Dorbala S, Hachamovitch R, Curillova Z, et al. Incremental prognostic value of gated Rb–82 positron emission tomography myocardial perfusion imaging over clinical variables and rest LVEF. JACC Cardiovasc Imaging 2009; 2:

846–54.

36. Lertsburapa K, Ahlberg AW, Bateman TM, et al. Independent and incremental prognostic value of left ventricular ejection fraction determined by stress gated rubidium 82 PET imaging in patients with known or suspected coronary artery disease. J Nucl Cardiol 2008; 15: 745–53.

37. Cecchi F, Olivotto I, Gistri R, et al. Coronary microvascular dysfunction and prognosis in hypertrophic cardiomyopathy. N Engl J Med 2003; 349: 1027–35.

38. Neglia D, Michelassi C, Trivieri MG, et al. Prognostic role of myocardial blood flow impairment in idiopathic left ventricular dysfunction. Circulation 2002; 105: 186–93.

39. Dorbala S, Hassan A, Heinonen T, Schelbert HR, Di Cafli MF. Coronary vasodilator reserve and Framingham risk scores in subjects at risk for coronary artery disease. J Nucl Cardiol 2006; 13: 761–7.

40. Murthy VL, Naya M, Foster CR, et al. Improved cardiac risk assessment with noninvasive measures of coronary flow reserve. Circulation 2011; 124: 2215–24.

41. Hachamovitch R, Hayes SW, Friedman JD, Cohen I, Berman DS. Comparison of the short-term survival benefit associated with revascularization compared with medical therapy in patients with no prior coronary artery disease undergoing stress myocardial perfusion single photon emission computed tomography. Circulation 2003; 107: 2900–7.

42. Tonino PA, De Bruyne B, Pijls NH, et al. Fractional flow reserve versus angiography for guiding percutaneous coronary intervention. N Engl J Med 2009; 360: 213–24.

43. Bech GJ, De Bruyne B, Pijls NH, et al. Fractional flow reserve to determine the appropriateness of angioplasty in moderate coronary stenosis: a randomized trial. Circulation 2001; 103: 2928–34.

44. Chamuleau SAJ, Meuwissen M, Koch KT, et al. Usefulness of fractional flow reserve for risk stratification of patients with multivessel coronary artery disease and an intermediate stenosis. Am J Cardiol 2002; 89: 377–80.

45. Shaw LJ, Hachamovitch R, Berman DS, et al. The economic consequences of available diagnostic and prognostic strategies for the evaluation of stable angina patients: an observational assessment of the value of precatheterization ischemia. Economics of Noninvasive Diagnosis (END) Multicenter Study Group. J Am Coll Cardiol 1999; 33: 661–9.

46. Shreibati JB, Baker LC, Hlatky MA. Association of coronary CT angiography or stress testing with subsequent utilization and spending among Medicare beneficiaries. JAMA 2011; 306: 2128–36.

47. Hacker M, Jakobs T, Matthiesen F, et al. Comparison of spiral multidetector CT angiography and myocardial perfusion imaging in the noninvasive detection of functionally relevant coronary artery lesions: first clinical experiences. J Nucl Med 2005; 46: 1294–300.

48. Schuijf JD, Wijns W, Jukema JW, et al. Relationship between noninvasive coronary angiography with multi-slice computed tomography and myocardial perfusion imaging. J Am Coll Cardiol 2006; 48: 2508–14.

49. Gaempefli O, Schepis T, Kalff V, et al. Validation of a new cardiac image fusion software for three-dimensional integration of myocardial perfusion SPECT and stand-alone 64-slice CT angiography. Eur J Nucl Med Mol Imaging 2007; 34: 1097–106.

50. Gaemperli O, Schepis T, Valenta I, et al. Cardiac image fusion from stand-alone SPECT and CT: clinical experience. J Nucl Med 2007; 48: 696–703.

51. Rispler S, Roguin A, Keidar Z, et al. Integrated SPECT/CT for the assessment of hemodynamically significant coronary artery lesions. J Am Coll Cardiol 2006; 47:115A.

52. Malkerneker D, Brenner R, Martin WH, et al. CT-based attenuation correction versus prone imaging to decrease equivocal interpretations of rest/stress Tc–99m tetrofosmin SPECT MPI. J Nucl Cardiol 2007; 14: 314–23.

53. Hacker M, Jakobs T, Hack N, et al. Combined use of 64-slice computed tomography angiography and gated myocardial perfusion SPECT for the detection of functionally relevant coronary artery stenoses. First results in a clinical setting concerning patients with stable angina. Nuklearmedizin 2007;

46: 29–35.

54. Opie LH. The Heart. Physiology and Metabolism. 2nd edn. New York: Raven Press, 1991.

55. Young LH, Coven DL, Russell RR 3rd. Cellular and molecular regulation of cardiac glucose transport. J Nucl Cardiol 2000; 7: 267–76.

56. Opie LH. Effects of regional ischemia on metabolism of glucose and fatty acids. Circ Res 1976; 38(Suppl I): 152–74.

57. Liedtke AJ. Alterations of carbohydrate and lipid metabolism in the acutely ischemic heart. Prog Cardiovasc Dis 1981; 23:321–36.

58. Camici P, Araujo LI, Spinks T, et al. Increase uptake of 18F-fluorodeoxyglucose in postischemic myocardium of patients with exercise-induced angina. Circulation 1986; 74: 81–8.

59. Tillisch J, Brunken R, Marshall R, et al. Reversibility of cardiac wall-motion abnormalities predicted by positron tomography. N Engl J Med 1986; 314: 884–8.

60. Phelps ME, Hoffman EJ, Selin C, et al. Investigation of [18F] 2–fiuoro–2–deoxyglucose for the measure of myocardial glucose metabolism. J Nucl Med 1978; 19:1311–9.

61. Di Carli MF. Advances in positron emission tomography. J Nucl Cardiol 2004; 11: 719–32.

62. Di Carli MF. Predicting improved function after myocardial revascularization. Curr Opin Cardiol 1998; 13: 415–24.

63. Beanlands RS, Ruddy TD, deKemp RA, et al. Positron emission tomography and recovery following revascularization (PARR-i): the importance of scar and the development of a prediction rule for the degree of recovery of left ventricular function. J Am Coil Cardiol 2002; 40: 1735–43.

64. Ragosta M, Belier GA, Watson DD, Kaul S, Gimple LW. Quantitative planar rest-redistribution 201Tl imaging in detection of myocardial viability and prediction of improvement in left ventricular function after coronary bypass surgery in patients with severely depressed left ventricular function. Circulation 1993; 87: 1630–41.

65. Perrone-Filardi P, Pace L, Prastaro M, et al. Dobutamine echocardiography predicts improvement of hypoperfused dysfunctional myocardium after revascularization in patients with coronary artery disease. Circulation 1995; 91: 2556–65.

66. Kim RJ, Wu E, Rafael A, et al. The use of contrast-enhanced magnetic resonance imaging to identify reversible myocardial dysfunction. N Engl J Med 2000; 343: 1445–53.

67. Di Cafli MF., Asgarzadie F, Schelbert HR, et al. Quantitative relation between myocardial viability and improvement in heart failure symptoms after revascularization in patients with ischemic cardiomyopathy. Circulation 1995; 92: 3436–44.

68. Rohatgi R, Epstein S, Henriquez J, et al. Utility of positron emission tomography in predicting cardiac events and survival in patients with coronary artery disease and severe left ventricular dysfunction. Am J Cardiol 2001; 87: 1096–9; A1096.

69. Marwick TH, Zuchowski C, Lauer MS, et al. Functional status and quality of life in patients with heart failure undergoing coronary bypass surgery after assessment of myocardial viability. J Am Coll Cardiol 1999; 33: 750–8.

70. Senior R, Kaul S, Raval U, Lahiri A. Impact of revascularization and myocardial viability determined by nitrate-enhanced Tc–99m sestamibi and Tl–201 imaging on mortality and functional outcome in ischemic cardiomyopathy. J Nucl Cardiol 2002; 9: 454–62.

71. Bax JJ, Poldermans D, Elhendy A, et al. Improvement of left ventricular ejection fraction, heart failure symptoms and prognosis after revascularization in patients with chronic coronary artery disease and viable myocardium detected by dobutamine stress echocardiography. J Am Coll Cardiol 1999; 34: 163–9.

72. Allman K, Shaw LJ, Hachamovitch R, Udelson JE. Myocardial viability testing and impact of revascularization on prognosis in patients with coronary artery disease and left ventricular dysfunction: a meta-analysis. J Am Coil Cardiol 2002; in press.

73. Udelson JE, Bonow RO, Dilsizian V. The historical and conceptual evolution of radionudide assessment of myocardial viability. J Nucl Cardiol 2004; 11: 318–34.

74. Beanlands RS, Nichol G, Huszti E, et al. F–18–fluorodeoxyglucose positron emission tomography imaging-assisted management of patients with severe left ventricular dysfunction and suspected coronary disease: a randomized, controlled trial (PARR–2). J Am Coll Cardiol 2007; 50: 2002–12.

75. Bonow RO, Maurer G, Lee KL, et al. Myocardial viability and survival in ischemic left ventricular dysfunction. N Engl J Med 2011; 364: 1617–25.

76. Cleland JG, Pennell DJ, Ray SG, et al. Myocardial viability as a determinant of the ejection fraction response to carvedilol in patients with heart failure (CHRISTMAS trial): randomised controlled trial. Lancet 2003; 362: 14–21.

77. Sampson UK, Dorbala S, Limaye A, Kwong R, Di Carli MF. Diagnostic accuracy of rubidium–82 myocardial perfusion imaging with hybrid positron emission tomography/computed tomography in the detection of coronary artery disease. J Am Coll Cardiol 2007; 49: 1052–8.

78. Marwick TH, Nemec JJ, Stewart WJ, Salcedo EE. Diagnosis of coronary artery disease using exercise echocardiography and positron emission tomography: comparison and analysis of discrepant results. J Am Soc Echocardiogr 1992; 5: 231–8.

79. Grover-McKay M, Ratib O, Schwaiger M, et al. Detection of coronary artery disease with positron emission tomography and rubidium 82. Am Heart J 1992; 123: 646–52.

80. Demer LL, Gould KL, Goldstein RA, et al. Assessment of coronary artery disease severity by positron emission tomography. Comparison with quantitative arteriography in 193 patients. Circulation 1989; 79: 825–35.

81. Tamaki N, Yonekura Y, Senda M, et al. Value and limitation of stress thallium–201 single photon emission computed tomography: comparison with nitrogen–13 ammonia positron tomography. J Nucl Med 1988; 29: 1181–8.

82. Gould KL, Goldstein RA, Mullani NA, et al. Noninvasive assessment of coronary stenoses by myocardial perfusion imaging during pharmacologic coronary vasodilation. VIII. Clinical feasibility of positron cardiac imaging without a cyclotron using generatorproduced rubidium–82. J Am Coll Cardiol 1986; 7: 775–89.

83. Herzog BA, Husmann L, Valenta I, et al. Long-term prognostic value of 13N-ammonia myocardial perfusion positron emission tomography added value of coronary flow reserve. J Am Coil Cardiol 2009; 54: 150–6.

84. Slart RH, Zeebregts CJ, Hillege HL, et al. Myocardial perfusion reserve after a PET-driven revascutarization procedure: a strong prognostic factor. J Nud Med 2011; 52: 873–9.

85. Fukushima K, Javadi MS, Higuchi T, et al. Prediction of short-term cardiovascular events using quantification of global myocardial flow reserve in patients referred for clinical 82Rb PET perfusion imaging. J Nucl Med 2011; 52: 726–32.

86. Ziadi MC, Dekemp RA, Williams KA, et al. Impaired myocardial flow reserve on rubidium–82 positron emission tomography imaging predicts adverse outcomes in patients assessed for myocardial ischemia. J Am Coll Cardiol 2011; 58: 740–8.

87. Carrel T, Jenni R, Haubold-Reuter S, et al. Improvement in severely reduced left ventricular function after surgical revascularization in patients with preoperative myocardial infarction. Eur J Cardiothorac Surg 1992; 6: 479–84.

88. Vanoverschelde JL, Wijns W, Depre C, et al. Mechanisms of chronic regional postischemic dysfunction in humans. New insights from the study of noninfarcted collateral-dependent myocardium. Circulation 1993; 87: 1513–23.

89. Maes A, Borgers M, Flameng W, et al. Assessment of myocardial viability in chronic coronary artery disease using technetium–99m sestamibi SPECT. J Am Coll Cardiol 1997; 29: 62–8.

90. Grandin C, Wijns W, Melin JA, et al. Delineation of myocardial viability with PET. J Nucl Med 1995; 36: 1543–52.

91. Schwarz ER, Schaper J, Vom Dahl J, et al. Myocyte degeneration and cell death in hibernating human myocardium. J Am Coll Cardiol 1996; 27: 1577–85.

92. Wolpers HG, Burchert W, van den Hoff J, et al. Assessment of myocardial viability by use of 11C-acetate and positron emission tomography. Threshold criteria of reversible dysfunction. Circulation 1997; 95: 1417–24.

93. vom Dahl J, Altehoefer C, Sheehan FH, et al. Effect of myocardial viability assessed by technetium–99m-sestamibi SPECT and fluorine–18–FDG PET on clinical outcome in coronary artery disease. J Nucl Med 1997; 38: 742–8.

94. Di Carli MF, Dorbala S, Meserve J, et al. Clinical Myocardial Perfusion PET/CT. J Nucl Med 2007; 48: 783–93.

11

从常规冠状动脉造影到三维冠状动脉造影：潜在的临床启发

From conventional to three-dimensional coronary angiography: Potential clinical implications

Chrysafios Girasis

唐熠达 译

概　述

冠状动脉造影虽然具有自身的局限性，但仍然被认为是冠心病诊断的基石。定量冠状动脉造影（QCA）不同于差异较大的肉眼评估，是一种精确的可重复的量化冠状动脉狭窄程度的方法。传统的单支血管分析不适用于分叉病变，专门的QCA算法已经被开发出来并被证实有效。二维造影的有效性受投影缩短、放大倍率改变及血管重叠的影响限制。三维造影重建避免了这些缺陷，能够实时提供可靠的结果。双C臂冠状动脉造影能够最大限度地减少对比剂使用、射线暴露及手术时间，而不影响诊断的准确性。造影测量能即时指导冠状动脉介入手术，并且能在线下作为造影试验中临床事件的替代终点。冠状动脉造影近期的进展将会提高其与功能指标及冠状动脉内成像方法的相关性，而这些进展能否带来临床预后的改善尚有待证实。

引　言

从1958年开始引入临床[1]，有创冠状动脉造影即被认为是诊断评估冠心病及指导经皮冠状动脉支架置入术（PCI）的基础。不断进展的介入心脏病学推动了高分辨率数字造影成像系统的发展。通过在特别选择的投照体位下，向冠状动脉内连续注射对比剂，我们可以从完整的冠状动脉树中获取大量信息[2]。

目测法是解读冠状动脉影像最直接的方式，到目前为止，肉眼评估依然是判定冠状动脉狭窄程度的常规方法。然而，即使是经验丰富的介入心脏病专家，肉眼评估也不准确并且结果差异大。这常导致对严重狭窄的高估或低估[3-8]。从数显卡尺时代到高复杂性软件算法的演变，QCA提供了一个客观并可重复的方法，来分析被对比剂充盈的冠状动脉[9-12]。然而，传统的冠状动脉造影分析受三维冠状动脉解剖的影响呈现为二维图像的限制[13]。得益于平板检测器和计算能力提升了的现代工作站，单支血管和分叉病变处的血管内腔能被实时精确地空间三维重建[14-17]。

造影测定可在线实时进行，以便确定后续植入的冠状动脉内器械的尺寸；离线分析可帮助评估介入治疗的效果及斑块进展程度[18]。在造影分析过程中建立标准化操作流程的重要性显而易见[9,19]。

二维定量冠状动脉造影

图像获得及校准

要有可靠的造影分析，首要的条件是获取高质量的图像。投照体位应尽可能选择使血管投影缩短少的，并且避免与邻近血管分支和（或）非冠状动脉结构（如胸骨固定钢丝、起搏器电极、金属标志）重叠。为了控制血管紧张度，冠状动脉内注射对比剂前应先注射硝酸盐，常规使用37℃的100%低渗对比剂。造影图像获得的过程中应确保放射设置最佳并始终保持放射剂量恒定。选择合适的造影导管、适宜的患者体位及手术台高度，患者能够控制憋气，使用防护设备，有充足的对比剂注射时间，这些在造影中都是非常重要的[20]，并且在教科书及相关文献中都有详细描述[21]。

开始造影前应校准二维投射成像系统，操作过程如下。

1. 自动校准是基于放射成像投射的采集方式。为了计算有效的校准因子，靶血管片段置于造影成像系统的等中心（回旋中心）。自动导出的像素大小只在一个平面上有效[17]。人体胸腔内冠状动脉的走行往往不在一个平面内。因此，在同一幅二维冠状动脉造影的图像上分析不同的血管段，会因为变倍而产生误差。同样在导管校准中，这种现象也存在。

2. 通常使用一个已知尺寸的物体作为定标装置，如造影导管，来进行校准。凭借假定导管为圆柱形，运用系统的边缘检测算法检测非锥形头的导管，来自动检测其外轮廓[22]。然而，这种校准有许多不足。在早期的造影技术中，数字图像会出现所谓的"枕型畸变"（几何学）。这是一种从外围观察造影场时看到物体有选择性地增加放大倍率的现象，通常在造影导管的位置出现。这会产生一个错误的校准因子从而低估管腔尺寸[23]。在平板检测器上不存在这种失真，然而即使如此，导管校准也容易因靶血管段或导管在胸腔内的位置不同而出现误差（板外放大）。误差的方位和幅度取决于冠状动脉本身和造影投射[24]。造影导管的实际大小偏离正常尺寸。此外，由于导管射线不透性其外轮廓检测依赖于材料构成和外壁厚度[25]。尼龙导管更易因此产生变异性（最高可有10%的高估）[22]。在验证研究中，精密测微计能用来准确测量导管头，然而这种方法无法在临床上推广。最后，轮廓检测随导管内对比剂充盈而变化，这也就是为何推荐用头部为

非锥形、盐水冲洗的导管作为校准参考。然而在这个问题上目前并没有一致的策略[26]。

3. 手动校准。得到像素尺寸，通常基于已知尺寸的物体的几何校准（如厘米网格），并且通过分析，手动输入系统中；这种方法通常适用于验证研究，试图来提高精度和减少区域内和观察者间的变异[27]。

单支血管分析

播放获得的造影电影，清楚地显示靶血管区段，我们通常选择在对比剂给药后的第二次或第三次心动周期的图像，以确保对比剂充盈均匀。此外，通常选取舒张末期图像用于分析，以避免运动模糊，并尽量减少帧数选择上的变异[28,29]。

重点提示11.1　定量冠状动脉造影标准手术操作

- 良好的靶血管段图像呈现（没有血管重叠，最小的投影缩短）。
- 对比剂均匀充盈（舒张末期图像，对比剂给药后的第二次或第三次心动周期的图像）。
- 自动或导管校准（自动更好，尽管有误差）。
- 在相邻的分叉间分析靶血管段（分叉到分叉）。
- 最小的操作者干预。
- 至少两个满足这些条件的正交视图中分析。
- 连续的造影观察，必须在同样的投射下获得图像。

分析师借助容易辨识的标志，如主要的冠状动脉分叉、指定血管近端和远端的分隔点，来确定靶血管段的位置防止术者选错。一条路径线基于波传播算法，在分隔点之间被自动计算出。或者，如果自动计算的路径线不符合血管走行，分析师可以用计算机鼠标指明。随后，用由两步循环组成的边缘检测算法，检测管腔轮廓。第一步，沿着垂直于血管路径线的扫描线亮度分布，计算假定的血管轮廓。第二步，所谓的最小代价算法寻找最佳路径，沿着完整血管段，用上一步假定的血管轮廓作为模板，基于一些连接性判据，计算最终的血管轮廓。如果有必要，分析师可以用各种方法编辑初始检测的轮廓，手动重新绘制（通常只是部分）；不过，操作人员的干预越少越好[11,30]。

最小管腔直径/面积

管腔直径函数的计算，在最终管腔轮廓中由左右轮廓之间最小距离确定。梗阻部位及长度由管腔直径函数基于曲率分析得到。最小管腔直径为两血管轮廓间绝对最小距离[11]。然而，大多数的冠状动脉病变为椭圆形，最小管腔面积由单个甚或两个正交的最小管腔直径推算，测量可以计入由血管内超声导出的总差异。球囊血管成形术后会加剧这种差异，从而造成模糊、不规则的管腔轮廓[31-33]。作为独立的管腔形态，视频密度测定能够更加精确地量化狭窄和血管成形术造成的改变。这个方法是基于朗伯-比尔定律，X射线束穿透血管时的对数衰减与血管内对比剂的浓度成正比[34]。虽然这种方法在理论上有吸引力，但在体内及体外的验证研究结果表明在较大的血管腔中，边缘检测有更高的准确性和精密度[26,35]。视频密度测定受频谱强化、X射线束散射、杂光、背景噪声、血管投影缩短及血管重叠所限。由血流湍流或腔内夹层引起的血管内对比剂充盈不均匀，会加剧影响[26]。值得注意的是，恢复了近乎圆形的血管腔结构及支架植入术后封闭夹层，可以改善边缘检测和视频密度测定的性能[32]。

在另一方面，众所周知对于细小物体的边缘检测由于X射线系统和噪声的限制而造成模糊[27]。尽管使用了平板检测器及升级软件，这些现象仍然存在，并且在最近的验证试验中被证实，在管腔直径<1.00 mm的血管病变程度会被高估[12,36]。许多提高小直径单支血管分析的准确度的方法被报道。目前，一种新的算法已被验证，这种算法将视频密度检测信息动态整合到管腔探测的过程中，通过独立的边缘检测减少对于小直径血管的高估。这种新的尝试得益于联合了两种技术的优势（视频密度检测分析小管腔更好，边缘检测分析大管腔更好），并把它们动态结合[37]。在任何情况下，无论是边缘检测还是视频密度检测，基于单一投射测量横断面面积都应慎重读片[38]。强烈推荐靶血管段的图像获取及评估应尽可能多的体位投照（至少两个正交视图）（图11.1）。连续造影判读时，时间相关的变化应该在相同的投照体位下评估。

参考血管直径/直径狭窄百分比

为了确定靶血管段的参考尺寸，分析师可以选择"自定义"或"插值"参考[9,11,39]。前者通常是用明显正常的血管段近端和远端的平均直径到靶病变处的平均值，导出水平RVD函数。在假设相邻分叉间的正常血管段没有逐渐变细的情况下，也能选择单个的参考点。在后一种方法中，参考直径函数通过基于分析整个血管段的回归技术（插值）来确定，但其中狭窄或扩张的冠状动脉血管段不计入。这种技术包含所有软件包，从近似认为正常或没有病变的动脉轮廓到梗阻部位，以一条尖端逐渐变细的直线来表示。

应用自定义模式，在干预性及随访研究均能得到恒定的参考，然而其会存在用户的选择偏倚。在分析过长或逐渐变细的血管段时，准确性会更加受到限制。在另一方面，插值的参考方法需要操作者干预最少，然而在弥漫性病变中缺乏正常参考点/段，RVD函数会被严重低估（图11.2）。此外，因为RVD常被认为与MLD有关，连续观察MLD在靶血管段中的变化，可见RVD值也随之变化[39]。

直径狭窄的值根据方程DS=(1−MLD/RVD)×100%，由MLD的位置得出。管腔和冠状动脉梗阻区域的参考轮廓之间的距离的积分称为"斑块面积"。

病变处的曲率−成角

一根指定的血管的曲率定义为切线方向对于血管中心线的方向角转动率的微分。曲率值的单位为cm^{-1}，是通过血管中心线上起点、中点与止点画一个正圆的反转半径（图11.3）[40]。冠状动脉弯曲部位血管成角的定义为导丝的前端到达血管远端时需要改变的角度。成角角度为所分析的血管段的近端和远端部分的中心线的切线相交产生的角度。冠状动脉成角角度越大，动脉硬化形成的风险就越大，并且急诊手术的并发症比率也较高（通常

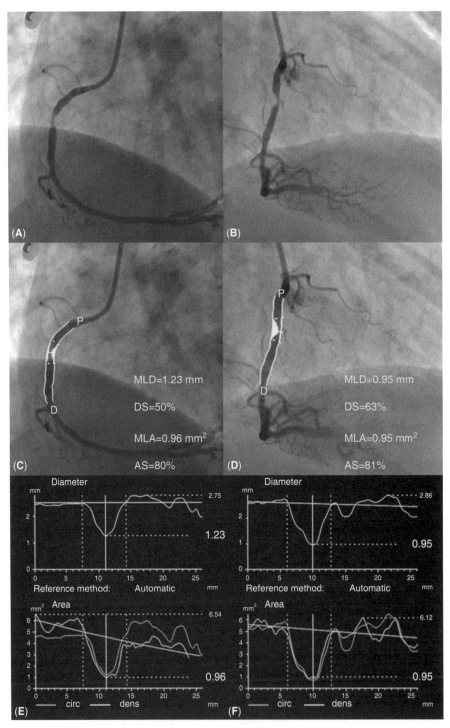

图 11.1　边缘测量与视频密度测量对比。右冠状动脉的正交视图（A、B）显示了血管近端的一个偏心病变。（C、D）是定量冠状动脉造影分析的二维图像；不同图像 MLD/DS 相差很大，但 MLA/AS 基本保持一致。（E、F）是相对应图像的直径和面积图。直径来源于边缘测量；面积图有两个曲线，一个基于边缘测量，另一个基于视频密度测量。缩写：AS，狭窄面积；DS，狭窄直径；MLA，最小管腔面积；MLD，最小管腔直径。

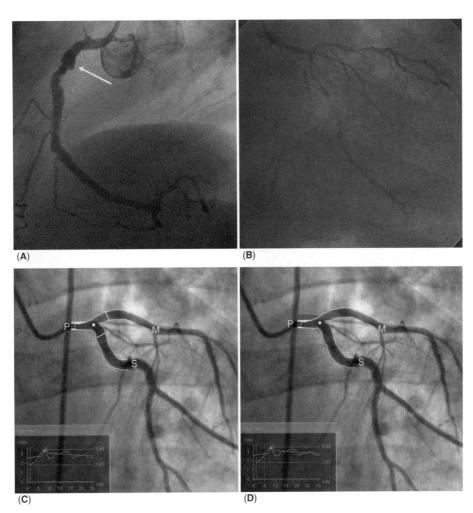

图 11.2　定量冠状动脉造影分析的误区。参照血管直径在扩张性(A)或弥漫性(B)病变时容易高估或低估。弥漫性病变血管近端没有明显参照(C)；左主干病变,用户可以根据 Finet 定律定义一个更加可靠的参照血管大小(D)。

由于发生夹层)[41]，同时也因增加了支架丝断裂而导致再狭窄。这些参数的确定能量化支架植入术后血管的几何形态变化及支架的贴合度[40]。

临床应用与潜在的局限性

QCA 已经长期应用于药物诱发的冠状动脉舒缩研究。正如前面已经详述的，此类研究的关键是将数据获得和分析的变异性最小化。在同一项目中连续采集基线水平及给予甲基麦角或乙酰胆碱后靶血管段的平均管腔直径，这能够量化动脉壁对刺激的反应性，确定内皮功能障碍的程度[42]。

为确定冠状动脉狭窄的功能性意义，QCA 软件能够估算一定冠状动脉剂量下预计降低的压力。然而，由于在所建议的血流动力平衡尤其是高血流动力时的应用局限性，估算的压力与实际测量的跨狭窄压力梯度间存在很大偏差。估算值是假定在硬且直的管中的非搏动性血流中所估算的[18,43]。不测量血流储备分数(FFR)时，心脏介入医师通过各自的 DS 值来推断冠状动脉狭窄的功能性意义。一方面，DS 值可评估 90% 甚至更多的狭窄，这些通常是肉眼评估，不可能从生理角度评估。即使假设 RVD 为 3.0~3.5 mm，MLD 相应为 0.35 mm，仅仅是一根导丝的宽度；残余管腔在 0.5~0.6 mm 及以下易于发生腔内血栓和闭塞，因此不一定能够开放以做

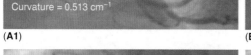

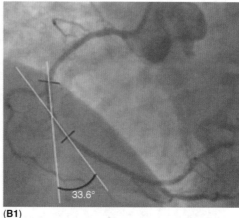

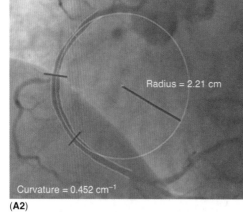

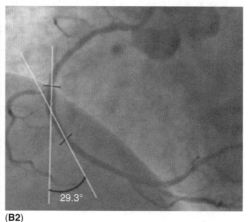

图 11.3　支架置入前（A1–B1）和置入后（A2–B2）弯曲度（A）和成角（B）分析。弯曲度是通过靶血管病变节段起点、中点与止点三点的圆的半径的倒数计算的。成角是指靶血管病变节段起点和止点切线的夹角。

直视检查[26,31,43]。另一方面，即使有更多可信的由QCA导出的DS值成为相关测量，也受限于健康参考血管段的假定参数。人们已知在动脉粥样硬化病变形成的早期阶段，血管发生了向外扩张，掩盖了疾病的存在。而在斑块开始侵蚀管腔的阶段，斑块就已占了重塑血管横截面积的40%[44]。因此，所假定的健康参考血管段并不一定是无疾病的，也就限制了由QCA导出的RVD、DS、斑块面积和体积的测量可靠性[18]。

最终，人们发现MLD作为唯一绝对确定的测量结果，其与FFR的测量更加相关，MLD能够以4倍的power值影响压力梯度的变化。MLD临界值为1.45~1.54 mm时对心绞痛的发生和跨狭窄压力差激增的预测敏感度和特异度都很高[45,46]。这一数值范围凑巧使边缘检测算法获得最佳效果。基于这一原因，MLD比其他相关测量更适于评估冠状动脉内设备的功效及一段时间里粥样硬化的进展和转归。基于此目的，人们采用MLD推导出的替代血管造影终点。管腔迅速扩大通过术前、术后测量值的不同来计算，而晚期管腔缩小则通过随访和血管造影术后MLD的不同来计算。上一代QCA软件所实现的MLD测量更高的可重复性使得对再狭窄的重新定义下降（晚期管腔缩小≤0.4 mm），也因此使得血管造影系列研究的样本量降低[47]。然而，计算晚期管腔缩小时的QCA分析没有考虑术后和随访之间靶血管段可能发生的MLD轴向迁移，因此限制了其与IVUS证实的再狭窄过程的关联性[48–50]。

分 叉 分 析

根据欧洲分叉俱乐部，分叉病变的定义为"冠状动脉狭窄毗邻和（或）包括一个重要侧支（SB）的起点"；"重要"的定义为手术者不想失去的侧支[51]。目前，分叉病变根据Medina分型[52]。近端主要血管（PMV）、远端主要血管（DMV）及SB都可通过肉眼判定与重大狭窄的发生有关；按同样的顺序，当DS超过50%时，每个血管段都指定为整数1，而当DS<50%时，则为整数0。Medina分型（1、1、1）、（1、0、1）和（0、1、1）的病变，即主要血管和SB都有重要狭窄，则被认为是"真正的"分叉病变。

然而，与单血管段相比，肉眼评估DS的不准确和变异性在分叉病变中更为明显[53]。这可能是由于肉眼评估的不足与分叉病变释义的特殊性的叠加效应。分支远端的血管段逐渐缩小呈锥形，它们的参考直径是由分形几何学定理来确定的，如穆雷定律（$[PMV]^3 = [DMV]^3 + [SB]^3$），以及更为简洁的菲内定律[54]，其计算PMV = 0.678 × （DMV + SB）。然而，更直观地说，即使是有经验的术者描述分叉远端开口或其相邻时也是通过参照PMV段，因而导致过高估计DS值。反之，PMV的病变则可能被低估。

这种现象也反映在对分叉病变应用单血管QCA分析时（图11.4）。从SB/DMV到PMV段或

相反顺序的人工扩张是一种武断而烦琐的手术[55]。不出所料，这会导致DS测量与SB狭窄开口的FFR值低相关[56]。为弥补这一缺陷，人们专门开发了分叉QCA算法，因而RVD能分别确定PMV、DMV和SB[57,58]。相较于单血管段，分叉区本身就有不同的治疗；管腔直径、MLD、RVD对此区的作用都针对不同的软件开发者而衍生出了各自的方法。已报道了许多血管段包括支架区、支架周围区和SB、DMV开口。这一分段易化了血管造影系列研究中MLD的精确定位，因此能够提供更为可靠的晚期管腔缩小测量方法。这样能够增加我们对介入失败和介入后再狭窄机制，尤其是在SB开口处的机制的理解[39]。

为了确定对QCA测量准确度和精确度的不同定义的实际影响，人们已经采用制造精准的分叉体模进行验证实验；正如相关文字所述，他们的设计反映了冠状动脉分叉的解剖变异和分形性质[59]。在最新版本的心血管造影分析系统的2D分支QCA软件中，MLD的准确度和精确度为（0.01 ± 0.08）mm（平均差 ± SD），RVD为（−0.03 ± 0.05）mm，而DS为（−0.48 ± 3.66）%（前后位）[37]；QAngio XA（美迪斯医学影像系统，荷兰）的测量分别为（0.02 ± 0.10）mm、（−0.01 ± 0.04）mm 和（−0.60 ± 4.23）%[60]。尽管适度的扫描架旋转对测量的影响有限，2D软件算法的可重复性仍非常高；需要强调的是，整个分叉结果是在单个分析中获得的。专门2D分叉软件相比于传统QCA的优越性由一项研究确定，该研究显示2D分叉软件与真实冠状动脉病例的侵入性功能测验有更高的相关性[61]。人们期望这种相关性能够通过将专门分叉QCA算法和空间上准确的分叉病变3D重构整合起来而有更大的提高。当然，QCA衍生的测量方法对分叉病变解剖和功能相关性的确切结论仍要从此领域正在进行的主要随机试验（如EXCEL和TRYTON）来得出。

分叉角

分叉角（BA）是另一可由分叉病变的QCA分析导出的重要信息，仅次于直径导出的测量。然

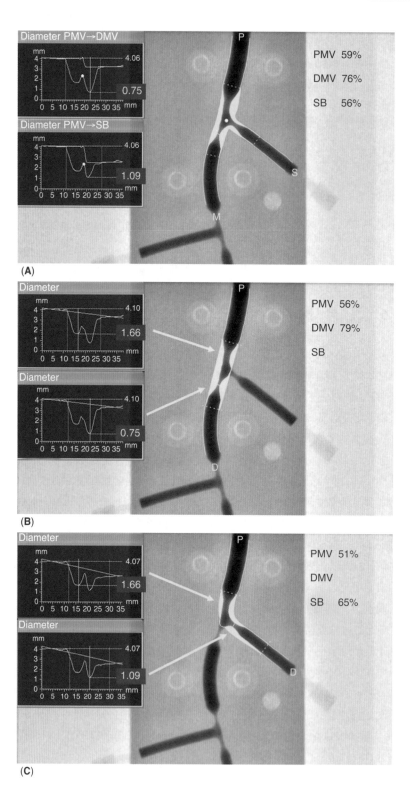

图 11.4　phantom 分叉病变时专用的分叉病变分析方法与单支血管病变分析方法对比。(A)三段病变节段的专用分叉病变分析方法的结果。单支血管分析方法对于主支血管(B)和从主支近端到边支(C)的分析会导致对主支近端病变低估，对边支远端高估；血管分支大小差异越大越不准确。P、M、S 分别代表 PMV、DMV 和 SB。缩写：DMV，主支远端；PMV，主支近端；SB，边支。

而其定义和测量方法较之有所差别。欧洲分叉俱乐部采用了一种定义，根据这一定义可以分别划分PMV和SB之间、DMV和SB之间的分叉角（图11.5）[51]。至于BA的量化，直到最近才采用了一种二进制方法，根据肉眼评估或使用数显卡尺计算，分叉习惯上被分为T形（BA>70°）和Y形（BA<70°）[62]。T形分叉伴不乐观的SB入路进入且增加手术复杂性[63]。2D和3D的QCA软件已经采用了计算BA的自动算法[14,57,64]；精细的量化需要遵循以下获取方法及文件指南：① 冠状动脉分叉是3D结构。如未能进行3D重构，则在三个血管段透视缩小最低的视角中，2D血管造影能够提供可靠的BA真实大小近似值。② 血管成形导丝暂时插入SB段足以使BA发生极大的改变；术者往往采用这种技巧使SB入路易于进行[62]。因此，如无导丝就位，无论术前还是术后，BA的计算都能更好地进行。③ BA值随心脏舒缩有极大的变化，其远端值在心脏舒张时会增加[65]；因而，应在心脏周期的相似阶段对其分析以保持一致性。

因越来越多的证据表明BA会影响即刻手术成功及长期预后，BA已受到人们的关注[66]。Bench研究显示在Crush支架置入前后，较陡的近端角（远端角相应的较大）会导致SB支架，尤其是位于开口处时，不能达到最佳的扩张和贴附[67,68]。另一方面，从理论上考虑可得出这样的结论，即不论Crush技术还是Culotte技术，其预后都会受到较窄的远端角的不利影响；这可归因于Crush技术中较大可能存在的锥形转变限制SB的开口直径[69]，以及Culotte技术中需要跨过倾斜的开口而必须增大支架网眼[70]。长远来看，似乎远端BA值更大时可能会导致更差的结果，尤其是应用双支架技术时[66,71,72]。高或低剪切应力的区域应存在于较陡的分叉角附近，因而促进了血小板的活化和淤滞；而在这样的区域放置一个额外的金属支架无疑只

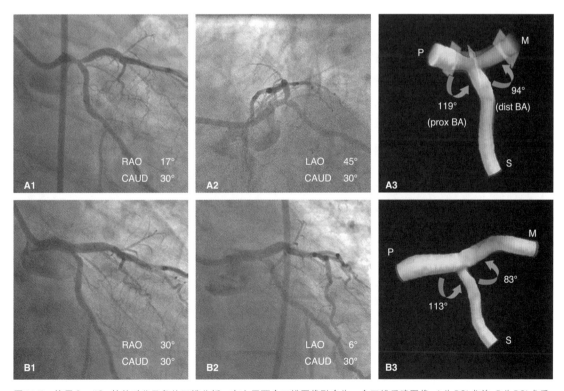

图11.5　使用CardiOp软件对分叉角的三维分析。左主干两个二维图像融合为一个三维重建图像，A为PCI术前，B为PCI术后。术后远端分叉角有所减小。P、M、S分别代表PMV、DMV和SB。缩写：CAUD，足位；DMV，主支远端；PMV，主支近端；RAO/LAO，右前斜/左前斜；SB，边支。

会加重这一现象，很可能导致栓塞和再狭窄的发生率增加。

重点提示11.3　分叉病变分析

- 仔细地获取图像是必要的，有一个独特的最佳投照体位。
- Medina 分型（肉眼评估）。
- 在分叉病变中，单支血管分析会高估侧支并且低估近端主干的病变。
- 专门的分叉定量冠状动脉造影分析软件的算法是精准的，并且可重复进行，与血流储备分数关联性更好。
- 主干和侧支之间的分叉角过大，会增加操作的难度。
- 支架置入术后分叉角的变化取决于操作（分叉处使用的支架个数）。
- 分叉角能预测近期和远期预后（一般来说，使用两枚以上支架分叉角大的预后越差）。

三维重建和定量分析

由于解剖变异，专家推荐的冠状动脉影像不能适用于所有患者；从许多投射影像选择来重建冠状动脉涉及操作者的技能，所以这一过程很容易产生错误[73]。血管重叠扭曲会干扰造影图像的分析并且会掩盖冠状动脉的阻塞病变。此外，由于经常忽视面外放大和投影缩短效应，所以会导致血管大小和病变长度的误判，并因此选错支架大小和误置。支架选择太短会导致病变覆盖不充分，有可能需要重叠一枚支架，增加了手术的花费；相反，支架过长会导致所谓的"地理丢失"、边支丢失和支架内再狭窄率增高[15,17,74]。另外，如果支架选择过大，可能会发生边缘夹层甚或冠状动脉穿孔，支架选择过小可能出现支架贴壁不良和支架血栓形成等不良并发症[75]。

重点提示11.4　二维图像分析的误区（三维定量冠状动脉造影的优点）

- 血管重叠。
- 血管扭曲。
- 血管投影缩短。
- 病变偏心。
- 面外放大/导管校准（全自动校准）错误。
- 分叉角度低估/边支起点模糊（最佳投射的判断）。

过去的10~15年形成了几套三维重建和定量冠状动脉造影分析的方法[14-17]。但是，大多数不能对血管内腔进行容积重建，这需要计算机操作，并且不能联网使用（见旋转血管造影部分），但能够进行三维建模，这是以血管中心线为基础重建的。

三维重建需要至少两张二维血管造影图像，而且这两张图像视角要≥30°；双翼、单翼或回旋血管造影系统采集到的图像可以融合。三维建模的准确性极度依赖于数码平板探测系统，这个探测系统不会受到枕形畸变和二维投射图像采集方式的影响，采集到的图像储存在DICOM。然而，由于血管造影系统的等中心偏移，获取的信息不足以形成精确的三维重建图像。等中心线偏移是双翼机架C臂前端和侧端等中心线间的空间差异，受重力的影响；甚至在单翼机架系统旋转机架至另一角度就可以造成等中心线至少20 mm的显著偏移。二维图像中心线的空间一致性是通过识别1~3个参照点重建的，这些二维图像中的参照点代表相应的解剖标志（如分叉点）；这在一定程度上能够校正呼吸运动导致的心脏移位[17,64]。

冠状动脉病变三维重建标准操作程序包括以下过程。

1. 应该选择靶病变血管（可能是分叉病变）投影缩短和重叠最小的影像。单翼机架系统采集到的图像，心电图门控可以保证分析图像帧的时间校准。

2. 如果有必要，可以进行导管校准[14]。然而，全自动校准在大多数情况下可能是唯一的选择[17,64]。

3. 识别靶血管病变，自动检测血管轮廓。在下一图像中重复这一程序；核线用来识别靶区域，从而协助分析者放置分界点。

4. 识别参照点，自动检测的图像点需要校准或重新定位[17,64,74]。

5. 从二维影像到三维血管中心线获取的血管轮廓可以勾勒出三维重建图像。提供重建血管的图像和关于血管直径/面积、狭窄程度、长度和分叉角度等定量信息（图11.6）。

在许多验证试验中，三维QCA软件都在单支血管段中得到应用。长度测量具有非常高的

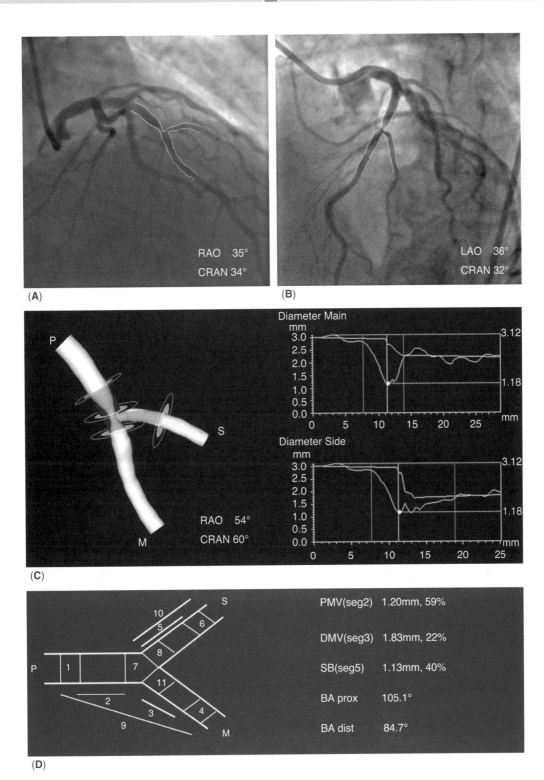

图11.6　三维血管重建和定量冠状动脉造影分叉病变分析（使用心血管造影分析系统软件）。（A、B）前降支－对角支分叉病变的二维图像；红十字标出了常见的像点。（C）图为最佳投射体位的分叉病变三维重建图像（蓝色是病变）和简化的直径图。（D）左为11个缺血节段模型；右为PMV、DMV和SB的最小管腔直径和直径狭窄百分比结果，以及分叉角度。缩写：BA，分叉角度；DMV，主支远端；DS，直径狭窄百分比；MLD，最小管腔直径；PMV，主支近端；SB，边支。

准确度和精确性[14,16,17]，并且与IVUS[76,77]、多层CT（MSCT）[76]及基于双翼造影和IVUS联合运用（ANGUS）[78]的三维重建有非常好的相关性。测量管腔直径和面积，与ANGUS重建相比，3D CAAS最高的准确度和精确度在体外能达到MLD（0.01 ± 0.09）mm，MLA（0 .02 ± 0.14）mm^2[15]，在体内分别为（0.37 ± 0.37）mm 和（0.45 ± 1.49）mm^2[78]。同样重要的是，与二维分析导出的参数相比，使用CardiOp-B 3D QCA 软件（Paieno医疗公司，罗什艾因，以色列）MLA及狭窄面积百分比能预测FFR的显著下降[79]。最后，三维分叉重建与二维分析结果比较的经验已被报道[80,81]，然而三维分叉QCA测量与金标准比较的准确性和精确性还没有被证实，验证仍在进行中。

大多数三维建模的相对优点是可以确定最佳视角，这对于分叉病变尤其重要[82,83]。如果可能的话，最好的视图应该是兼具没有血管重叠，最小的投影缩短和分叉尽可能开放到最大。由此可见，在任何其他投影体位下，通常为次级分支开口的这些部位，因为血管重叠而被遮蔽。三维QCA算法甚至能够从一个次优的图像中寻回丢失的信息[64]。包含优化的二维投射的重建被认为更有效[82]。此外，最佳工作视角能够在最少的辐射剂量和对比剂使用下帮助支架定位。然而，患者的血管解剖（血管重叠）或机头与患者/手术台过近，这些限制使得获取最佳视图变得困难。

重点提示 11.5　三维重建指南（包括分叉病变）

- 尽可能使用平板检测系统。
- 尽可能使用双翼机架。
- 记录心电图；单翼系统获取的图像需要时间校准。
- 采集血管造影时屏住呼吸。
- 记录影像时不要移动患者。
- 每次造影前冠状动脉内推注硝酸酯类药物。
- 采集至少两个不同方位的投射图像，两次角度至少分开30°。
- 采集分叉病变的最佳投射图像，分支血管开口应该清楚可见，尽可能减少重叠；另外，三维重建后尽可能采集最佳的投射图像。
- 送入指引导丝前采集血管影像。
- 手术结束撤出指引导丝后再次采集相同血管的投射影像。

旋转血管造影

类似于单支病变的分析，常规血管造影的总体筛查受限于选择的固定视角的图像；如果不能采集最佳投射，如偏心病变、扭曲血管和（或）分叉角度等解剖特征不能充分展现[84]。冠状动脉树的回旋血管造影能够提供更多信息，同时还能减少采集时间、对比剂使用量和射线暴露量[85-88]。新机架允许摄影相机快速等中心旋转，长轨道扫描（可以达到200°）可以在数秒内完成。此外，双向移动冠状动脉造影允许几个不同轴向旋转而非一个简单弧形，这样一次简单的连续的稍微长时间（7.2 s）的对比剂注射就提供了多角度视角[88,89]。旋转血管造影获取的信息可用于冠状动脉断层重建，类似于传统的CT（图11.7）[90]；与三维重建不同，此方法不需要用户交互[84]。目前，此方法的主要局限是旋转血管造影的时间分辨率低（每半个机架旋转需要5 s，而现代MSCT扫描为180 ms）；正在研发专用的共式来减小冠状动脉运动的影响从而提高血管重建的质量[91-93]。

重点提示 11.6　3D建模和容积3D重建

中心线为基础	容积重建
单翼、双翼或旋转获取	旋转血管造影
至少2个（可多达4个）2D投射图像	多视图（旋转弧度高达200°）；预选头足侧角；双轴旋转
实时可用	耗时（至少3 min，有时更长）
要求用户交互	不需要用户交互
图像采集需要视觉技能	自动或半自动程序
要求反复试验	最小化对比剂的使用和放射量的暴露
需要等中心偏移矫正	需要运动补偿

冠状动脉病变性质评估

冠状动脉造影不能评估冠状动脉斑块的组成成分，因此不能够区分稳定斑块和高危易损斑块；不能仅根据病变阻塞程度预测未来斑块破裂的位

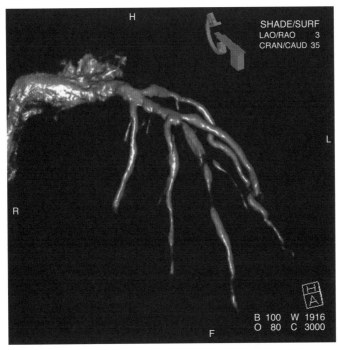

图11.7 　基于运动补偿的旋转血管造影的左主干–前降支的容积三维重建。图为头位显示的重建血管。

置和时间[94]。但是，可以从手术中血流特征和病变类型预测患者PCI术后即刻和长期预后。

　　冠状动脉血流可以根据TIMI血流分级分类；最初此分类用于评估急性心肌梗死患者冠状动脉再灌注分级的，现在它已成为临床试验中冠状动脉血流半定量评估的标准方法了。TIMI血流3级是显著的前向血流（相当于非罪犯血管），预示着较好的临床结局；然而，TIMI血流0级或1级表明很少，几乎没有血流灌注[95]。血管造影对比剂排空可以用TIMI帧计数进一步量化，即对比剂到达预先定义的远端所需帧数，这需要对每支冠状动脉标准化。延迟血流相当于正常帧数的2倍以上，这明显与死亡率增高相关[96]。

　　1985年首次提出冠状动脉性质评估来解释不稳定型心绞痛的病理机制[97]。随后，许多病变特征，包括但不限于病变长度、偏心病变、成角病变、不规则病变、钙化病变、血栓和冠状动脉闭塞等被识别出与PCI术后急性并发症增多相关[98,99]。为了选择适合PCI的患者和独立于临床表现的手术风险进行分层，ACC/AHA提出整合了几种不良冠

状动脉造影特征的分类方法（表11.1）[100,101]。此分类方法保留了远期预后价值，病变可以被重新分类至简单（A+B1类）和复杂病变（B2+C）[102]。

　　SYNTAX评分包含许多不良病变特征，可以在个体水平对复杂冠心病患者血管造影进行分级[103]。在SYNTAX临床试验中，SYNTAX评分可以有效预测三支和（或）左主干行择期PCI患者的临床结局[104,105]。此评分系统对许多临床结局的预测价值在几个不同程度冠状动脉病变包括择期和急诊PCI的患者中得到了验证[106]。SYNTAX评分是基于病变特征计算的，所有冠状动脉若有可视狭窄≥50%且直径≥1.5 mm参与SYNTAX评分，评分可见网址www.syntaxscore.com。此评分考虑了病变功能学影响和狭窄程度；闭塞病变较非闭塞病变权重大。SYNTAX评分中其他病变特征产生叠加效应而非乘积效应。最终，所有病变得分相加得出总SYNTAX评分[103]。

　　冠状动脉狭窄程度、血管大小的肉眼评估和冠状动脉分叉病变、血栓和弥漫性病变等病变特征的判定变异导致了SYNTAX评分重复性较差[107]。

表11.1 ACC/AHA冠状动脉病变在PCI时代的分类

A型	B型[a]	C型
成功率高–低风险	成功率中等–中度风险	成功率低–高风险
局限性病变（长度 <10 mm）	管状病变（长度 10~20 mm）	弥漫性病变（长度 >20 mm）
向心性病变	偏心性病变[b]	
容易进入	近段血管中度弯曲	近段血管极度弯曲[c]
非成角（<45°）	中度成角（≥45°，<90°）	重度成角（≥90°）
管壁平滑	管壁不规则[d]	
轻微或无钙化	中度至重度钙化[e]	
非完全闭塞	完全闭塞[f]<3个月	完全闭塞>3个月和（或）有侧支循环
非开口病变	开口部病变[g]	
不累及边支（参照血管 ≥1.5 mm）真性分叉病变[h]	无法保护主要边支	
无血栓	有血栓	
		伴易碎病变的变性静脉桥[i]

a B类病变根据病变特征数可进一步分为B1（含一种B类病变特征）和B2（含两种及以上病变特征）。
b 一侧管腔边缘偏移至正常管腔的外1/4。
c 中度弯曲指病变近端两个弯曲成角45°~90°，极度弯曲指弯曲超过90°或3个及更多弯曲成角45°~90°。
d 至少有以下一种病变：溃疡、内膜脱垂、动脉瘤、锯齿样病变。
e 病变位置冠状动脉模糊不清。
f TIMI血流0级或1级。
g 病变起始于开口3 mm内。
h 离散出现管腔内充盈缺损，缺损周围有造影剂填充；或管腔远端可见栓塞影像。
i 管腔不规则或者扩张超过桥血管50%。
缩写：PCI，经皮冠状动脉介入术；RVD，参照血管直径。

旋转血管造影的运动补偿三维重建和后续定量评估也许能够产生更加客观的分数。

重点提示11.7 冠状动脉病变的定性评估

- 冠状动脉造影不能评估血管壁组成成分。
- 延迟前向冠状动脉血流（小于TIMI血流3级或相对应的帧数）与不良临床结局相关。
- 许多不良病变特征已经被识别（表11.1）。
- ACC/AHA病变类型分类（A、B1、B2、C）在支架时代仍具有预后价值。
- SYNTAX积分主要基于病变特点的血管造影积分，在患者水平对病变复杂程度进行分级，能够对不同程度冠状动脉病变行择期或急诊PCI患者进行危险分层。

个 人 观 点

定量冠状动脉造影（QCA）的主要挑战是将其整合到日常介入实践中，并且在设备调整和部署中能够起到关键作用。冠状动脉造影对PCI的指导作用日益受到诸如IVUS、OCT及功能学测验等新技术的挑战。尽管IVUS、OCT和FFR能够提供许多有价值的信息，但并非时都能够应用这些技术。况且，高额的费用是目前的主要问题。另一方面，定量冠状动脉造影能够在不增加额外费用的情况下从采集到的投射影像提供可靠信息。冠状动脉造影不能评估血管壁的组成成分，同样地，FFR中反映冠状动脉解剖及血流的指标，如最小管腔直径（MLD）或直径狭窄百分比（DS）等测量，也不能评估血管壁成分。然而，有关冠状动脉造影分析最新的进展尚未在目前PCI策略中实施；需要前瞻性的有远期结局的成本效益分析的临床试验来评价定量冠状动脉造影相关测量的临床相关性，定量冠状动脉造影相关测量数据包括目前其他影像学技术不能获取的，如局部几何因素的影响（分叉、弯曲病变）。

理论上，冠状动脉造影和其他影像学技术可以整合成为一个4D"路标"，这可以易化挑战性病变的诊断和治疗。虽然IVUS、OCT和MSCT可以帮助我们理解局部病理特征，然而这些技术在支架置入过程中均不可用。因此，术者必须从要分析的图像选择感兴趣的区域投射至荧光屏上；缺乏容易识别的地标，如大的边支，这个过程容易导致血管丢失、夹层、穿孔等。关于侵入性的影像学技术，配准算法现在可以精准地校准三维血管造影[108]；血管形态和斑块组成可以在相应位置评估。另一方面，心脏CT与冠状动脉造影的配准在量化钙化斑块和在CTO时推荐血管路径时是可行的；闭塞血管的IVUS样图像可以帮助术者个体化其治疗策略[109]。图像的融合还需要进一步努力来完成。

参 考 文 献

1. Sones FM Jr, Shirey EK. Cine coronary arteriography. Mod Concepts Cardiovasc Dis 1962; 31: 735–8.

2. Bruschke AV, Sheldon WC, Shirey EK, Proudfit WL. A half century of selective coronary arteriography. J Am Coil Cardiol 2009; 54: 2139–44.

3. Detre KM, Wright E, Murphy ML, Takaro T. Observer agreement in evaluating coronary angiograms. Circulation 1975; 52: 979–86.

4. Zir LM, Miller SW, Dinsmore RE, Gilbert JP, Harthorne JW. Interobserver variability in coronary angiography. Circulation 1976; 53: 627–32.

5. DeRouen TA, Murray JA, Owen W. Variability in the analysis of coronary arteriograms. Circulation 1977; 55: 324–8.

6. Beauman GJ, Vogel RA. Accuracy of individual and panel visual interpretations of coronary arteriograms: implications for clinical decisions. J Am Coll Cardiol 1990; 16: 108–13.

7. Fleming RM, Kirkeeide RL, Smalling RW, Gould KL. Patterns in visual interpretation of coronary arteriograms as detected by quantitative coronary arteriography. J Am Coll Cardiol 1991; 18: 945–51.

8. Bertrand ME, Lablanche JM, Bauters C, Leroy F, Mac Fadden E. Discordant results of visual and quantitative estimates of stenosis severity before and after coronary angioplasty. Cathet Cardiovasc Diagn 1993; 28: 1–6.

9. Reiber JH, Serruys PW, Kooijman CJ, et al. Assessment of short-, medium-, and long-term variations in arterial dimensions from computer-assisted quantitation of coronary cineangiograms. Circulation 1985; 71: 280–8.

10. Reiber JH, van der Zwet PM, Koning G, et al. Accuracy and precision of quantitative digital coronary arteriography: observer-, short-, and medium-term variabilities. Cathet Cardiovasc Diagn 1993; 28: 187–98.

11. Gronenschild E, Janssen J, Tijdens F. CAAS. II: a second generation system for off-line and on-line quantitative coronary angiography. Cathet Cardiovasc Diagn 1994; 33: 61–75.

12. Tuinenburg JC, Koning G, Seppenwoolde Y, Reiber JH. Is there an effect of flat-panel-based imaging systems on quantitative coronary and vascular angiography? Catheter Cardiovasc Interv 2006; 68: 561–6.

13. Green NE, Chen SY, Messenger JC, Groves BM, Carroll JD. Three-dimensional vascular angiography. Curr Probl Cardiol 2004; 29: 104–42.

14. Gradaus R, Mathies K, Breithardt G, Bocker D. Clinical assessment of a new real time 3D quantitative coronary angiography system: evaluation in stented vessel segments. Catheter Cardiovasc Interv 2006; 68: 44–9.

15. Ramcharitar S, Daeman J, Patterson M, et al. First direct in vivo comparison of two commercially available three-dimensional quantitative coronary

angiography systems. Catheter Cardiovasc Interv 2008; 71: 44–50.

16. Agostoni P, Biondi-Zoccai G, Van Langenhove G, et al. Comparison of assessment of native coronary arteries by standard versus three-dimensional coronary angiography. Am J Cardiol 2008; 102: 272–9.

17. Tu S, Koning G, Jukema W, Reiber JH. Assessment of obstruction length and optimal viewing angle from biplane X-ray anglograms. Int J Cardiovasc Imaging 2010; 26: 5–17.

18. de Feyter PJ, Serruys PW, Davies MJ, et al. Quantitative coronary angiography to measure progression and regression of coronary atherosclerosis. Value, limitations, and implications for clinical trials. Circulation 1991; 84: 412–23.

19. Herrington DM, Siebes M, Sokol DK, Siu CO, Walford GD. Variability in measures of coronary lumen dimensions using quantitative coronary angiography. J Am Coll Cardiol 1993; 22:1068–74.

20. Di Mario C, Sutaria N. Coronary angiography in the angioplasty era: projections with a meaning. Heart 2005; 91: 968–76.

21. Seiler C, Di Mario C. Invasive Imaging and Haemodynamics. In: Camm A, Luescher T, Serruys PW, eds. The ESC Textbook of Cardiovascular Medicine. Oxford, UK: Blackwell Publishing, 2006: 159–87.

22. Reiber JH, Kooijman CJ, den Boer A, Serruys PW. Assessment of dimensions and image quality of coronary contrast catheters from cineangiograms. Cathet Cardiovasc Diagn 1985; 11: 521–31.

23. Haase J, Di Mario C, Slager CJ, et al. In-vivo validation of on-line and off-line geometric coronary measurements using insertion of stenosis phantoms in porcine coronary arteries. Cathet Cardiovasc Diagn 1992; 27: 16–27.

24. Wunderlich W, Roehrig B, Fischer F, et al. The impact of vessel and catheter position on the measurement accuracy in catheterbased quantitative coronary angiography. Int J Card Imaging 1998; 14: 217–12.

25. Fortin DF, Spero LA, Cusma JT, et al. Pitfalls in the determination of absolute dimensions using angiographic catheters as calibration devices in quantitative angiography. Am J Cardiol 1991; 68: 1176–82.

26. Di Mario C, Haase J, den Boer A, Reiber JH, Serruys PW. Edge detection versus densitometry in the quantitative assessment of stenosis phantoms: an in vivo comparison in porcine coronary arteries. Am Heart J 1992; 124:1181–9.

27. Keane D, Haase J, Slager CJ, et al. Comparative validation of quantitative coronary angiography systems. Results and implications from a multicenter study using a standardized approach. Circulation 1995; 91: 2174–83.

28. Reiber JH, van Eldik-Helleman P, Visser-Akkerman N, Kooijman CJ, Serruys PW. Variabilities in measurement of coronary arterial dimensions resulting from variations in cineframe selection. Cathet Cardiovasc Diagn 1988; 14:221–8.

29. Fischell TA, Maheshwari A, Mirza RA, et al. Impact of frame selection on quantitative coronary angiographic analysis after coronary stenting. Catheter Cardiovasc Interv 2005; 64: 460–7.

30. Reiber JH, Kooijman CJ, Slager CJ, et al. Coronary artery dimensions from cineangiograms methodology and validation of a computer-assisted analysis procedure. IEEE Trans Med Imaging 1984; 3: 131–41.

31. Serruys PW, Reiber JH, Wijns W, et al. Assessment of percutaneous transluminal coronary angioplasty by quantitative coronary angiography: diameter versus densitometric area measurements. Am J Cardiol 1984; 54: 482–8.

32. Strauss BH, Juilliere Y, Rensing BJ, Reiber JH, Serruys PW. Edge detection versus densitometry for assessing coronary stenting quantitatively. Am J Cardiol 1991; 67: 484–90.

33. Ozaki Y, Violaris AG, Kobayashi T, et al. Comparison of coronary luminal quantification obtained from intracoronary ultrasound and both geometric and videodensitometric quantitative angiography before and after balloon angioplasty and directional atherectomy. Circulation 1997; 96: 491–9.

34. Hermiller JB, Cusma JT, Spero LA, et al. Quantitative and qualitative coronary angiographic analysis: review of methods, utility, and limitations. Cathet Cardiovasc Diagn 1992; 25:110–31.

35. Haase J, Escaned J, van Swijndregt EM, et al. Experimental validation of

geometric and densitometric coronary measurements on the new generation Cardiovascular Angiography Analysis System (CAAS II). Cathet Cardiovasc Diagn 1993; 30: 104−14.

36. Girasis C, Schuurbiers IC, Onuma Y, et al. Two-dimensional quantitative coronary angiographic models for bifurcation segmental analysis: in vitro validation of CAAS against precision manufactured plexiglas phantoms. Catheter Cardiovasc Interv 2011; 77: 830−9.

37. Girasis C, Schuurbiers JC, Onuma Y, et al. Advances in twodimensional quantitative coronary angiographic assessment of bifurcation lesions: improved small lumen diameter detection and automatic reference vessel diameter derivation. EuroIntervention 2011; In revision.

38. Escaned J, Foley DP, Haase J, et al. Quantitative angiography during coronary angioplasty with a single angiographic view: a comparison of automated edge detection and videodensitometric techniques. Am Heart J 1993; 126: 1326−33.

39. Lansky A, Tuinenburg J, Costa M, et al. Quantitative angiographic methods for bifurcation lesions: a consensus statement from the European Bifurcation Group. Catheter Cardiovasc Interv 2009; 73: 258−46.

40. Gomez-Lara J, Garcia-Garcia HM, Onuma Y, et al. A comparison of the conformability of everolimus-eluting bioresorbable vascular scaffolds to metal platform coronary stents. JACC Cardiovasc Interv 2010; 3:1190−8.

41. Ellis SG, Topol EJ. Results of percutaneous transluminal coronary angioplasty of high-risk angulated stenoses. Am J Cardiol 1990; 66: 932−7.

42. Serruys PW, Ormiston JA, Onuma Y, et al. A bioabsorbable everolimus-eluting coronary stent system (ABSORB): 2-year outcomes and results from multiple imaging methods. Lancet 2009; 373: 897−910.

43. Rensing BJ, Hermans WR, Deckers JW, et al. Lumen narrowing after percutaneous transluminal coronary balloon angioplasty follows a near gaussian distribution: a quantitative angiographic study in 1,445 successfully dilated lesions. J Am Coll Cardiol 1992; 19: 939−45.

44. Glagov S, Weisenberg E, Zarins CK, Stankunavicius R, Kolettis GJ. Compensatory enlargement of human atherosclerotic coronary arteries. N Engl J Med 1987; 316: 1371−5.

45. Wijns W, Serruys PW, Reiber JH, et al. Quantitative angiography of the left anterior descending coronary artery: correlations with pressure gradient and results of exercise thallium scintigraphy. Circulation 1985; 71: 273−9.

46. Rensing BJ, Hermans WR, Deckers JW, de Feyter PJ, Serruys PW. Which angiographic variable best describes functional status 6 months after successful single-vessel coronary balloon angioplasty? J Am Coil Cardiol 1993; 21: 317−24.

47. Pocock SJ, Lansky AJ, Mehran R, et al. Angiographic surrogate end points in drug-eluting stent trials: a systematic evaluation based on individual patient data from 11 randomized, controlled trials. J Am Coll Cardiol 2008; 51: 23−32.

48. Sabate M, Costa MA, Kozuma K, et al. Methodological and clinical implications of the relocation of the minimal luminal diameter after intracoronary radiation therapy. Dose Finding Study Group. J Am Coil Cardiol 2000; 36: 1536−41.

49. Escolar E, Mintz GS, Popma J, et al. Meta-analysis of angiographic versus intravascular ultrasound parameters of drug-eluting stent efficacy (from TAXUS IV, V, and VI). Am J Cardiol 2007; 100: 621−6.

50. Semeraro O, Agostoni P, Verheye S, et al. Re-examining minimal luminal diameter relocation and quantitative coronary angiographyintravascular ultrasound correlations in stented saphenous vein grafts: methodological insights from the randomised RRISC trial. EuroIntervention 2009; 4: 633−40.

51. Louvard Y, Thomas M, Dzavik V, et al. Classification of coronary artery bifurcation lesions and treatments: time for a consensus! Catheter Cardiovasc Interv. 2008; 71: 175−83.

52. Medina A, Suarez de Lezo J. Pan M. [A new classification of coronary bifurcation lesions]. Rev Esp Cardiol 2006; 59:183.

53. Girasis C, Onuma Y, Schuurbiers JC, et al. Validity and variability in visual assessment of stenosis severity in phantom bifurcation lesions: a survey in experts during the Fifth Meeting of the European Bifurcation Club. Catheter

Cardiovasc Interv 2012; 79: 361−8. doi: 10.1002/ccd.23213

54. Finet G, Gilard M, Perrenot B, et al. Fractal geometry of arterial coronary bifurcations: a quantitative coronary angiography and intravascular ultrasound analysis. EuroIntervention 2008; 3: 490−8.

55. Goktekin O, Kaplan S, Dimopoulos K, et al. A new quantitative analysis system for the evaluation of coronary bifurcation lesions: comparison with current conventional methods. Catheter Cardiovasc Interv 2007; 69: 172−80.

56. Koo BK, Kang HJ, Youn TJ, et al. Physiologic assessment of jailed side branch lesions using fractional flow reserve. J Am Coil Cardiol 2005; 46: 633−7.

57. Ramcharitar S, Onuma Y, Aben JP, et al. A novel dedicated quantitative coronary analysis methodology for bifurcation lesions. EuroIntervention 2008; 3: 553−7.

58. Tuinenburg JC, Koning G, Rares A, et al. Dedicated bifurcation analysis: basic principles. Int J Cardiovasc Imaging 27: 167−74.

59. Girasis C, Schuurbiers JC, Onuma Y, Serruys PW, Wentzel JJ. Novel bifurcation phantoms for validation of quantitative coronary angiography algorithms. Catheter Cardiovasc Interv 2011; 77: 790−7.

60. Girasis C, Serruys PW. Dedicated Software for Bifurcation QCA. Pie Medical (CAAS 5.9) and MEDIS (QAngio XA 7.2.34.0): Validation on Phantom analysis. 6th meeting of the European Bifurcation Club. Budapest.

61. Sarno G, Garg S, Onuma Y, et al. Bifurcation lesions: Functional assessment by fractional flow reserve vs. anatomical assessment using conventional and dedicated bifurcation quantitative coronary angiogram. Catheter Cardiovasc Interv 2010; 76: 817−23.

62. Lefevre T, Louvard Y, Morice MC, et al. Stenting of bifurcation lesions: classification, treatments, and results. Catheter Cardiovasc Interv 2000; 49: 274−83.

63. Louvard Y, Lefevre T, Morice MC. Percutaneous coronary intervention for bifurcation coronary disease. Heart 2004; 90: 713−22.

64. Onuma Y, Girasis C, Aben JP, et al. A novel dedicated 3Dimensional quantitative coronary analysis methodology for bifurcation lesions. EuroIntervention 2011; 7: 629−35.

65. Girasis C, Serruys PW, OnumaY, et al. 3Dimensional bifurcation angle analysis in patients with left main disease: a substudy of the SYNTAX trial (SYNergy Between Percutaneous Coronary Intervention with TAXus and Cardiac Surgery). JACC Cardiovasc Interv 2010; 3: 41−8.

66. Dzavik V, Kharbanda R, Ivanov J, et al. Predictors of long-term outcome after crush stenting of coronary bifurcation lesions: importance of the bifurcation angle. Am Heart J 2006; 152: 762−9.

67. Ormiston JA, Currie E, Webster MW, et al. Drug-eluting stents for coronary bifurcations: insights into the crush technique. Catheter Cardiovasc Interv 2004; 63: 332−6.

68. Murasato Y. Impact of three-dimensional characteristics of the left main coronary artery bifurcation on outcome of crush stenting. Catheter Cardiovasc Interv 2007; 69: 248−56.

69. Vassilev D, Gil RJ. Relative dependence of diameters of branches in coronary bifurcations after stent implantation in main vesselimportance of carina position. Kardiol Pol 2008; 66: 371−8; discussion 379.

70. Ormiston JA, Webster MW, El Jack S, et al. Drug-eluting stents for coronary bifurcations: bench testing of provisional sidebranch strategies. Catheter Cardiovasc Interv 2006; 67: 49−55.

71. Adriaenssens T, Byrne RA, Dibra A, et al. Culotte stenting technique in coronary bifurcation disease: angiographic follow-up using dedicated quantitative coronary angiographic analysis and 12-month clinical outcomes. Eur Heart J 2008; 29: 2868−76.

72. Serruys PW. SYNTAX Left Main: 3-year outcome and techniques. 6th meeting of the European Bifurcation Club. Budapest, 2010.

73. Green NE, Chen SY, Hansgen AR, et al. Angiographic views used for percutaneous coronary interventions: a three-dimensional analysis of physician-determined vs. computer-generated views. Catheter Cardiovasc Interv 2005; 64: 451−9.

74. Gollapudi RR, Valencia R, Lee SS, et al. Utility of three-dimensional reconstruction of coronary angiography to guide percutaneous coronary

intervention. Catheter Cardiovasc Interv 2007; 69: 479−82.

75. Gomez-Lara J, Diletti R, Brugaletta S, et al. Angiographic maximal luminal diameter and appropriate deployment of the everolimuseluting bioresorbable vascular scaffold as assessed by optical coherence tomography: an ABSORB cohort B trial sub-study. EuroIntervention 2011; In press.

76. Bruining N, Tanimoto S, Otsuka M, et al. Quantitative multimodality imaging analysis of a bioabsorbable poly-L-lactic acid stent design in the acute phase: a comparison between 2- and 3D-QCA, QCU and QMSCT-CA. EuroIntervention 2008; 4: 285−91.

77. Tu S, Huang Z, Koning G, Cui K, Reiber JH. A novel threedimensional quantitative coronary angiography system: In-vivo comparison with intravascular ultrasound for assessing arterial segment length. Catheter Cardiovasc Interv 2010; 76:291-8.

78. Schuurbiers JC, Lopez NG, Ligthart J, et al. In vivo validation of CAAS QCA−3D coronary reconstruction using fusion of angiography and intravascular ultrasound (ANGUS). Catheter Cardiovasc Interv 2009; 73: 620−6.

79. Yong AS, Ng AC, Brieger D, et al. Three-dimensional and two-dimensional quantitative coronary angiography, and their prediction of reduced fractional flow reserve. Eur Heart J 2010; 32: 345−53.

80. Dvir D, Assali A, Lev EI, et al. Percutaneous interventions in unprotected left main lesions: novel three-dimensional imaging and quantitative analysis before and after intervention. Cardiovasc Revasc Med 2010; 11: 236−40.

81. Galassi AR, Tomasello SD, Capodanno D, et al. A novel 3d reconstruction system for the assessment of bifurcation lesions treated by the mini-crush technique. J Interv Cardiol 2010; 23: 46−53.

82. Schlundt C, Kreft JG, Fuchs F, et al. Three-dimensional on-line reconstruction of coronary bifurcated lesions to optimize sidebranch stenting. Catheter Cardiovasc Interv 2006; 68: 249−53.

83. Tu S, Hao P, Koning G, et al. In vivo assessment of optimal viewing angles from X-ray coronary angiography. EuroIntervention 2011; 7: 112−20.

84. Neubauer AM, Garcia JA, Messenger JC, et al. Clinical feasibility of a fully automated 3D reconstruction of rotational coronary X-ray angiograms. Circ Cardiovasc Interv 2010; 3: 71−9.

85. Maddux JT, Wink O, Messenger JC, et al. Randomized study of the safety and clinical utility of rotational angiography versus standard angiography in the diagnosis of coronary artery disease. Catheter Cardiovasc Interv 2004; 62: 167−74.

86. Akhtar M, Vakharia KT, Mishell J, et al. Randomized study of the safety and clinical utility of rotational vs. standard coronary angiography using a flat-panel detector. Catheter Cardiovasc Interv 2005; 66: 43−9.

87. Garcia JA, Agostoni P, Green NE, et al. Rotational vs. standard coronary angiography: an image content analysis. Catheter Cardiovasc Interv 2009; 73: 753−61.

88. Klein AJ, Garcia JA, Hudson PA, et al. Safety and efficacy of dualaxis rotational coronary angiography vs. standard coronary angiography. Catheter Cardiovasc Interv 2011; 77: 820−7.

89. Garcia JA, Chen SY, Messenger JC, et al. Initial clinical experience of selective coronary angiography using one prolonged injection and a 180 degrees rotational trajectory. Catheter Cardiovasc Interv 2007; 70: 190−6.

90. Rittger H, Rieber J, Sinha AM, Schmidt M, Brachmann J. Feasibility of a new C-arm Angiography (DYNA-CT) based three-dimensional Coronary Reconstruction Algorithm. Am J Cardiol 2009; 104: 164D-5D.

91. Hansis E, Schafer D, Dossel O, Grass M. Projection-based motion compensation for gated coronary artery reconstruction from rotational x-ray angiograms. Phys Med Biol 2008; 53: 3807−20.

92. Schoonenberg G, Florent R, Lelong P, et al. Projection-based motion compensation and reconstruction of coronary segments and cardiac implantable devices using rotational X-ray angiography. Med Image Anal 2009; 13: 785−92.

93. Rohkohl C, Lauritsch G, Biller L, et al. Interventional 4D motion estimation and reconstruction of cardiac vasculature without motion periodicity assumption. Med Image Anal 2010; 14: 687−94.

94. Stone GW, Maehara A, Lansky AJ, et al. A prospective natural-history study of coronary atherosclerosis. N Engl J Med 2011; 364: 226−35.

95. Anderson JL, Karagounis LA, Becker LC, Sorensen SG, Menlove RL. TIMI perfusion grade 3 but not grade 2 results in improved outcome after thrombolysis for myocardial infarction. Ventriculo-graphic, enzymatic, and electrocardiographic evidence from the TEAM−3 Study. Circulation 1993; 87: 1829−39.

96. Gibson CM, Murphy SA, Rizzo MJ, et al. Relationship between TIMI frame count and clinical outcomes after thrombolytic administration. Thrombolysis In Myocardial Infarction (TIMI) Study Group. Circulation 1999; 99: 1945−50.

97. Ambrose JA, Winters SL, Stern A, et al. Angiographic morphology and the pathogenesis of unstable angina pectoris. J Am Coll Cardiol 1985; 5: 609−16.

98. Ellis SG, Vandormael MG, Cowley MJ, et al. Coronary morphologic and clinical determinants of procedural outcome with angioplasty for multivessel coronary disease. Implications for patient selection. Multivessel Angioplasty Prognosis Study Group. Circulation 1990; 82:1193−202.

99. Ellis SG, Guetta V, Miller D, Whitlow PL, Topol EJ. Relation between lesion characteristics and risk with percutaneous intervention in the stent and glycoprotein IIb/IIIa era: an analysis of results from 10,907 lesions and proposal for new classification scheme. Circulation 1999; 100: 1971−6.

100. Ryan TJ, Faxon DP, Gunnar RM, et al. Guidelines for percutaneous transluminal coronary angioplasty. A report of the American College of Cardiology/American Heart Association Task Force on Assessment of Diagnostic and Therapeutic Cardiovascular Procedures (Subcommittee on Percutaneous Transluminal Coronary Angioplasty). Circulation 1988; 78: 486−502.

101. Smith SC Jr, Dove JT, Jacobs AK, et al. ACC/AHA guidelines for percutaneous coronary intervention (revision of the 1993 PTCA guidelines)-executive summary: a report of the American College of Cardiology/American Heart Association task force on practice guidelines (Committee to revise the 1993 guidelines for percutaneous transluminal coronary angioplasty) endorsed by the Society for Cardiac Angiography and Interventions. Circulation 2001; 103: 3019−41.

102. Kastrati A, Schomig A, Elezi S, et al. Prognostic value of the modified american college of Cardiology/American heart association stenosis morphology classification for long-term angiographic and clinical outcome after coronary stent placement. Circulation 1999; 100: 1285−90.

103. Sianos G, Morel MA, Kappetein AP, et al. The SYNTAX Score: an angiographic tool grading the complexity of coronary artery disease. EuroIntervention 2005; 1: 219−27.

104. Serruys PW, Morice MC, Kappetein AP, et al. Percutaneous coronary intervention versus coronary-artery bypass grafting for severe coronary artery disease. N Engl J Med 2009; 360: 961−72.

105. Serruys PW, Onuma Y, Garg S, et al. Assessment of the SYNTAX score in the Syntax study. EuroIntervention 2009; 5: 50−6.

106. Garg S, Sarno G, Girasis C, et al. A patient-level pooled analysis assessing the impact of the SYNTAX (synergy between percutaneous coronary intervention with taxus and cardiac surgery) score on 1-year clinical outcomes in 6,508 patients enrolled in contemporary coronary stent trials. JACC Cardiovasc Interv 2011; 4: 645−53.

107. Garg S, Girasis C, Sarno G, et al. The SYNTAX score revisited: a reassessment of the SYNTAX score reproducibility. Catheter Cardiovasc Interv 2010; 75: 946−52.

108. Tu S, Holm NR, Koning G, Huang Z, Reiber JH. Fusion of 3D QCA and IVUS/OCT. Int J Cardiovasc Imaging 2011; 27: 197−207.

109. Roguin A, Abadi S, Engel A, Beyar R. Novel method for real-time hybrid cardiac CT and coronary angiography image registration: visualising beyond luminology, proof-of-concept. EuroIntervention 2009; 4: 648−53.

12

血流储备分数在指导临床决策中的作用

Fractional flow reserve: Role in guiding clinical decision making

Aaron Peace, Stylianos A. Pyxaras, and Bernard De Bruyne

戚晨良　钟赟　叶飞　译

概　　述

　　冠状动脉造影是"管腔的显影",因此它并不能够提供关于心肌缺血是否由造影显示的狭窄所致的可靠信息。许多患者在计划行冠状动脉造影前没有进行一个综合性的非侵入性的功能学检测。尽管这些检查可以明确是否有缺血情况存在,但是都相对缺乏客观性,敏感性及特异性也比较低,无法对缺血灶做出准确定位,并且要暴露在高辐射下。理想的检测方法应该是在一个成本有效的方式下快速的、简单可行的,并且能够提供一个精确、客观、可重复的结果。血流储备分数(fractional flow reserve, FFR)就是这样一个理想的检测方法。在本章中,我们将循序渐进地介绍FFR的测量及解读,并重点关注其潜在的缺陷,提供其提示与诀窍以促进其更方便地使用,但是此项技术在导管室的应用还没有普遍开展。

引　　言

　　在许多没有像血管内超声(IVUS)这样设备的中心,冠状动脉造影还被认为是诊断冠心病的金标准去判断一个患者是否有显著的冠状动脉粥样硬化病变。尽管冠状动脉造影是检测动脉粥样硬化病变存在的非常有效的工具,但事实上它仅能提供给我们的是一个二维的图像信息。实际上,冠状动

脉造影是"管腔的显影",因此对造影显示的狭窄性病变的功能性影响仅能提供有限的信息。换句话说,简单的问题是冠状动脉造影不能回答获得性狭窄性病变是否导致缺血。而我们必须明确缺血与否对预后很重要[1,2]。

　　在全世界大部分心脏中心中,在行冠状动脉造影前,通常会先行一系列功能性评估,如行跑步机或自行车的运动试验、运动超声负荷试验、多巴酚丁胺超声负荷试验(DSE)、心肌核素sestamibi扫描(MIBI)或正电子成像技术(PET)等。但令人惊讶的是,即使在稳定型冠心病(CAD)中,也仅有约45%的患者会行广泛的非侵入性的功能性检查[3]。

　　尽管这些检查可以帮助我们明确是否有缺血情况存在,但每一个都有其缺陷。所有上述的试验均高度依赖术者的主观判断。尽管DSE和MIBI(都有较高的辐射)较仅运动试验有较高的敏感性和特异性,但还是比预想的要差。上述提到非侵入性的检查方法在空间分辨率上都不是很理想,运动试验仅能精确到"每个患者",而DES、MIBI和PET最多能精确到"每根血管"。由这些试验中术者想获得的应是数毫米狭窄病变的功能性意义。总之,以上的试验无法定位缺血是否存在。

　　对心脏科医师来说,理想的检查应该是简单易行、快速、精确(高分辨率)、客观的,还要可重复性好。如果性价比高,还能对患者的最佳治疗方案提

供可靠的结果那就"锦上添花"了。

FFR就是这样一个具备上述特点的检查方法。应用FFR临床意义的认知来源于近年来心肌血运重建的指南,对稳定型冠心病患者狭窄血管的功能评估,指南推荐FFR(推荐级别IA)[4]。

关于FFR的测量及使用,我们将从几个不同的方面来讨论以帮助全面了解FFR。在强调如何使用FFR来指导临床决策前,将FFR作为导管室常规使用的工具前,"意识的建立"非常重要。

FFR在导管室的成功应用

FFR的使用就是一个"熟能生巧"的过程。一旦决定要使用FFR,必须确保团队合作。为达此目的,每个小组成员的培训是非常重要的,尤其是护士。如果所有的护士有热情,患者会意识到其重要性并乐于FFR的使用。这将有利于导管室内常规使用FFR。

在每一次行FFR测量过程中,导管室中的每个人都应该严格遵循原则以确保FFR的顺利进行。对术者,使用FFR前应当有信心。为了确保这一点,可以先从造影可见的明显狭窄的部位开始,这样术者就很容易上手,同样也会使周围的助手更有信心。

成功的下一步是,一旦使用了FFR,对患者的处理上就应该始终如一。无论你或其他人怎么想,必须严格遵守步骤,因为测得的压力是不会骗人的。记住,FFR提供给我们的是一个反映狭窄血管功能的客观指标。

最后就是要确保FFR作为一个常规使用的检查手段,并且和冠状动脉造影紧密联合。换句话而言,要是你不能确定病变区域是否有血流动力学意义,那么行FFR来消除你的疑虑。

FFR的定义

FFR的数学推导公式很复杂,其具体定义为狭窄冠状动脉(或支配区心肌)的最大充血相血流量与假设同一冠状动脉(或支配区心肌)完全正常时的最大血流量的比值。既往研究表明,在最大充血

状态时,这两个血流量值都可以通过测定冠状动脉内压力衍生而来。计算公式如下:$FFR = P_d/P_a$(图12.1)[5,6],其中P_d是冠状动脉狭窄远端的压力,而P_a是主动脉内的压力。

---

1. 血流储备分数(FFR)即狭窄冠状动脉(或支配区心肌)的最大充血相血流量或压力(Q_s^{max})与假设同一冠状动脉(或支配区心肌)完全正常时的最大血流量(Q_N^{max})比值。

$$FFR = \frac{Q_s^{max}}{Q_N^{max}}$$

2. 血流量(Q)冠状动脉系统前后的压差(P)除以其阻力(R),Q可以应用以下公式:

$$FFR = \frac{(P_d - P_v)/R_s^{max}}{(P_a - P_v)R_N^{max}}$$

3. 由于测量是在最大充血状态下进行,阻力最小且相等,故可以把其去除:

$$FFR = \frac{P_d - P_v}{P_a - P_v}$$

4. P_v为中心静脉压,相对于P_a或P_d而言可以忽略不计,故

$$FFR = \frac{P_d}{P_a}$$

图12.1 FFR简化数学推导公式:P_a,主动脉压力;P_d,远端冠状动脉压力;P_v,静脉压力;Q_s^{max},充血状态下狭窄区域心肌血流量;Q_N^{max},充血状态下正常区域心肌血流量;R_s^{max},充血状态下狭窄区域心肌阻力;R_N^{max},充血状态下正常区域心肌阻力。

FFR的特性

FFR不受全身血流动力学的影响

在导管室中,血压、心率及左心室收缩力都是易变的。与导管室中测得的其他指数相比,全身血流动力学参数的变化并不影响获得性冠状动脉狭窄病变FFR的测定[7]。这不仅仅是因为同时测定了主动脉压及远端冠状动脉压力,而且还因为充血时冠状动脉微循环的巨大储备能力。此外,FFR可重复性非常好。FFR被证实与性别和高血压、糖尿病等危险因素无关[8]。这些特点决定了FFR的

准确性和在临床决策中的价值。

FFR考虑到了侧支循环的影响

不管心肌血流是由心外膜前向血流还是侧支逆向血流提供，都与心肌肌丝无多大关系。最大充血状态下远端冠状动脉的压力反映了前向及逆向血流的总效应。实际上狭窄部位可以接受侧支的供血，狭窄的冠状动脉也可提供另一病变更重的侧支。

评价狭窄程度与所支配区灌注面积有关

心肌表面血管供血范围越大，充血血流量就越多；相反，压力阶差越大，FFR值越低。这解释了为什么同样是4 mm²的最小横截面积，左前降支（LAD）近端和第二缘支血流动力学差异巨大。

能理解以上所讨论的内容非常重要，对于血管中段FFR的测量方案选择尤为重要（如前降支中段），因为中段血管往往能对阻塞的血管（如阻塞的右冠状动脉）提供侧支循环。正如上述，心肌表面血管供血范围越大，充血血流量就越多；相反，压力阶差越大，FFR值越低。起初，LAD中段的病变如测得的FFR为0.73则预示心肌缺血；但是，如LAD不仅供应自身区域，而且要供应阻塞的RCA，则可能会被高估。

一旦RCA被成功重新开通，LAD所需供应的心肌区域范围就减少了，这意味着LAD血流量减少，压力阶差降低，FFR值将会升高。在特定情况下，在RCA重新开通前，被认为有意义的LAD中等度狭窄，在RCA开通后LAD病变的FFR值将会升高超过缺血界限而变得没有临床意义的狭窄。举个例子来说，LAD中段FFR值从0.73升高到0.84，这提示LAD中段血流并没有受到限制。理解这一点非常重要，因为RCA的重新开通使得原本认为的LAD缺血状态变成了未缺血状态，因为最初的FFR值被高估了。

FFR的基本概念

解剖学基础

在探讨FFR及冠状动脉生理学前，需要先理解其解剖特点。内皮存在于一个由多种血细胞（主要是血小板）的相互作用和血流动力学剪应力共同参与的极其复杂的一个环境。此外，内皮的功能、完整性受多种血管活性物质影响，这样就影响到了冠状动脉血流动力学。所有这些都处在一个相对稳定的稳态中，当血管内皮受损之后，这个稳态就会被打破。当这种破坏出现时，冠状动脉血流中内皮舒张因子（如NO）和内皮收缩因子（如内皮素）失衡就会导致冠状动脉血流紊乱。

在理解FFR基本概念时，我们需要知道沿冠状动脉全程的每一处横截面积和其所供血区域的心肌范围有着明显的联系，这对理解如LAD等大血管近端的狭窄较对角支或锐缘支等小血管的预后更有重要意义。

生理学基础

压力、血流和阻力

决定循环功能的三个因素是血流、压力和阻力（图12.1）。

为明确血管生理，需要有一个技术来精确测量冠状动脉绝对的血流量和阻力。但是，有些人会觉得测量血流量和阻力只有相对有限的价值，因为这些指标对临床决策仅有很小的影响。此外，心外膜冠状动脉的血流量和阻力没有一个统一的正常值。

血流量（Q）、压力（P）和阻力（R）间的关系可以被表示为：$Q = \Delta P/R$。

血流量和阻力由被灌注心肌区域大小决定。换句话说，血流量和阻力都由被灌注心肌范围大小决定。因此，血流量和阻力没有一个明确的正常值。重要的是，在正常情况下沿整个心外膜冠状动脉系统，主动脉内压力和冠状动脉内压力是一样的，在最大充血状态下也是适用的，即最小微血管阻力的定义被接受。

心外膜血管及微血管分布以及在冠状动脉自动调节中的作用

心肌血流量由多种不同因素调节，如神经体液因素、内皮因素、内分泌及旁分泌因素、代谢因素及生理因素等。当然，这些因素不是各自独立起作用的，事实上，心肌血流量的调节是由一系列复杂的包括上述提到的和未提到的因素相互作用的过程。

简单来说，冠状动脉循环应被理解为由两部分组成，第一部分由心外膜血管组成，由于对血流并不产生明显的阻力而被称为"传导血管"；第二部分由小于400 μm的血管或"阻力血管"组成。正是这些血管最初控制了心肌血流量，并随着生理或药物的作用而扩张。在行冠状动脉血管造影时，它们通常不能被准确地显现出来，但是对比剂的心肌染色表现可以反映心肌灌注。在运动后或其他任何心肌需氧量增加的情况下，冠状动脉微循环通过降低阻力来增加血流量。同样的道理，当心外膜血管存在狭窄时，心外膜血管阻力的增加通过微循环阻力的减小来代偿。这导致一定的血流总阻力和保证一定的静息血流，伴有残余的——虽然减少的——冠状动脉血流储备。当心外膜狭窄程度进一步进展，将导致血流总阻力的增加。另一种极端的情况，当血管的狭窄进展到非常严重的地步时，微血管已不能再代偿，若心外膜血管阻力进一步增加，会导致整体的血管阻力增加，进一步会导致心肌血流量的减少。

血流量与功能间的关系

正常情况下，心肌血流量占心排血量的5%。由于心脏在不停地跳动中，静息状态下心肌需氧量也很高，基本氧摄取能力已接近最大，比其他任何器官需氧量都要高很多。举个例子来说，冠状动脉窦静脉血氧饱和度接近20%，而肾静脉是其4倍多，在85%左右。由于氧摄取量已不能进一步增加，故冠状动脉循环只能通过微调心肌血流量来代偿。当心肌血流量下降到正常静息水平的90%以下时，心肌功能就开始下降。很明显，必须严格控制心肌血流量，以避免心室壁运动异常。相反地，这同样表明当室壁运动正常时，静息时心肌灌注也一定是正常的。

---

① 1 in = 2.54 cm。

FFR测量的技术基础

FFR测量的实用性

起初将压力导丝这样的技术引进导管室时，很多人还是比较担忧的。但是，当人们发现FFR很容易使用及分析结果时，这种顾虑就消失了。FFR的测量只需要三个设备：导管、压力导丝和血管扩张剂。

设备

导管

FFR测量常规使用指引导管，使用诊断性导管也是可行的。相比标准诊断性导管，指引导管有更多的优势：摩擦力小、导丝操作更容易、对有较大直径的内腔的压力测量的影响更小。此外，如果要行PCI治疗，指引导管可以行进一步的操作，并以压力导丝当作PCI导丝使用。

导丝

目前市场上有两种压力导丝用于FFR的测量：Certus PressureWire™（St.Jude Medical, St.Pauls, MN; Radi Medical Systems, Uppsala, Sweden）和PrimeWire Prestige™（Volcano Inc, Rancho Cordova, California, USA）。如今我们生活在无线时代，Certus PressureWire可以有无线系统，被称为Aeris Wireless FFR测量系统。其最大的优势在于不需要接口就可以直接和血流动力学监测软件系统联系起来。

导丝感受器在其头端3 cm处，在导丝的透光和不透光的交接处。传感器近端是便于操作的亲水的导丝段，从导丝起始端到亲水段近端部分是聚合物（PTFE）包裹的导丝段。与多数标准造影导丝相似，压力导丝远端直径为0.014 in①。在以往，这些导丝都太笨重难以操作，但是新一代的导丝和标准PCI导丝相似，这就使得导丝穿过支架钢梁进入边支较以往更容易。

血管扩张剂

为了准确测量 FFR，我们需要最大限度地扩张心外膜血管及冠状动脉微循环。为达此要求，心外膜血管首先使用一个 200 µg 剂量硝酸甘油的硝酸异山梨酯类药物扩张。而微循环的扩张则由以下其一来获得：包括冠状动脉内注射（IC）或静脉内使用（IV）腺苷（到目前为止最常用的药物）、冠状动脉内使用罂粟碱或硝普钠。

重点提示 12.2　获得最大充血相的常用药物

药　物	推荐剂量	起效时间（min）	潜在的不良反应
腺苷（IC）	至少 50 µg 单次剂量	0.5~1	心动过缓、心跳停止、支气管痉挛、胸部紧迫感
腺苷（IV）	140 µg/（kg · min）静脉内滴注	1~2	心动过缓、心跳停止、支气管痉挛、胸部紧迫感
罂粟碱	12 mg 单次剂量（IC）	2	心室纤颤
硝普钠	0.6 µg/kg 单次剂量（IC）	1	低血压

缩写：IC，冠状动脉内给药；IV，静脉给药。

校准

理解如何以及正确校准非常重要。在校准前，充满液体的主动脉内传感器和微晶片的压力导丝的传感器两者平衡。校准完成后，就可以将压力导丝送入需要评估的近端血管中。

一旦压力传感器被正确放置（放在指引导管外

1~2 mm），校准就可以实施了。但是有时候传感器正确放置后，主动脉压和导丝压力也会不同，这可能是由于主动脉压力传感器没有正确放置在患者胸骨处。理想的主动脉压力传感器应该放置在患者胸骨下 5~7 cm。

在正确放置导丝之后，按下压力校准按钮，使得两压力曲线叠加，这样 $P_d/P_a = 1.00$。

许多手术者会质疑是否应该将导引针留在 Y 连接器中或取出。只要 P_d 还是同样地测量方法、压力校准已完全，那么导引针是否留在 Y 连接器中并没有关系。因此，如果在压力校准过程中，导引针留在了 Y 连接器中，那么在诱发血管扩张时，仍然应继续留在里面。如果在校准过程中，导引针不在 Y 连接器中，那么在诱发血管扩张前、放置传感器后，应该把导引针取出。需要注意的是，应该避免使用大口径的导引针，因为容易渗漏，使得精确度降低（图 12.2）。

对于开口处病变，最简单的方法是将导丝放在升主动脉然后校准，完成后撤回导丝，将导丝夹和 Y 连接器固定在一起，以防止在下次注射造影剂时导丝滑入冠状动脉，然后推送导管至冠状动脉开口，前送导丝越过病变，但是在诱发冠状动脉充血前，确保指引导管已从冠状动脉开口处移开以保证结果的准确性。

通过病变并放置压力导丝

一旦正确完成校准，前送导丝越过狭窄处。以作者个人经验看，我们推荐将压力导丝感受器就放在刚越过外科医师需要的桥血管吻合处（比如对于 LAD 病变，需行乳内动脉吻合处）。这经验同样适用于 LCX 或 RCA 的测量。在大多数情况下，在使用血管扩张剂后最好立即仔细地将指引

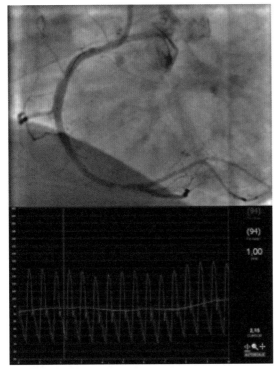

图12.2　压力导丝置于右冠状动脉近端进行压力矫正

导管与冠状动脉开口分开，将指引导管退冠状动脉口的同时，通常需同时打开Y连接器并将压力导丝向前推进。

充血

正确测量FFR最重要的一步是使冠状动脉达到最大充血状态，这意味着包括冠状动脉微循环和心外膜血管均达最大扩张状态。

首先，通过冠状动脉内注射硝酸酯类，心外膜血管必须达到最大充血状态。冠状动脉内注射硝酸酯类不仅可以尽可能地降低心外膜血管阻力，而且可以避免导丝在血管内操作过程中产生血管痉挛。在正确进行了上述步骤之后，可以通过不同的药物使冠状动脉微循环达到最大充血状态，最常用的就是经冠状动脉或静脉注射腺苷。

除了上面提到的，其他如经冠状动脉注射罂粟碱或硝普钠等其他血管扩张剂也可以使用。给予与行PCI手术同等剂量的肝素也非常重要，不同导管中心的用法可能不同，因此各地应当制订并遵循自己的给药方案。

腺苷是诱导冠状动脉最大充血相的优先选择药物，它有经冠状动脉和经静脉两种不同的给药途径。尽管两种给药途径有不同的利弊，但最后都能达到同样的效果。经冠状动脉给药起效快，因为它不需要太多的准备时间而且输注速度也可以比静脉注射快，从而即刻达到充血状态。但是，有些导管室已经习惯了静脉给药途径，而且对两种给药途径都驾轻就熟。相比冠状动脉内给药，静脉给药的优点是能够相对稳定，并保持较长时间的最大充血状态。在患者能够耐受的情况下，如果要对长弥漫或连续病变进行仔细的评估就需要一个持续的、稳定的冠状动脉充血状态。另外静脉给药的方式在对冠状动脉开口病变的评估上更具优势。如果要使用静脉给药途径，最好选直径比价粗的静脉，如头臂静脉或股静脉。使用腺苷达最大充血状态通常只需1 min左右。

以下几点提示腺苷开始起效：① 通过狭窄段血管后通常有一个短暂的收缩压的升高而后狭窄前后压力梯度增加。② 患者开始感觉有胸前紧缩感，甚至呼吸困难。事先提醒患者可能会发生这样的不适情况很重要。如果患者没有这样的感觉，那么手术者必须评估腺苷是否到达了冠状动脉、用量是否足够等。如仍然如此，应仔细检查所有的连接线。在确保导管与冠状动脉口选择性接触的情况下，可以改用经冠状动脉内给药。

经冠状动脉内给药时，起效非常快，大约10 s。虽然完全性或二度房室传导阻滞不常见，但事实上，通常是一过性的。由于持续时间仅20 s左右，因此对长弥漫或连续病变的评估就很困难，而且也不准确。

FFR测量值的解读（图12.3）

对判断心肌缺血的界定值是0.75还是0.80，目前还存在争议。简单来说，当血管直径≥2.5 mm则采用0.80为界定值。FFR＞0.8通常表明病变段血管未造成心肌缺血。

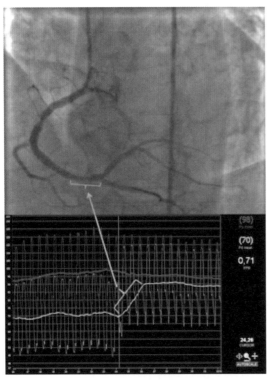

图12.3 该患者FFR值在最大充血（静脉应用腺苷）时为0.71。注意导丝在通过病变时的FFR值的跳跃。

回撤的说明

在每个病例中都应该回撤记录来确定病变血管是属于局灶性、连续性还是弥漫性。传感器在冠状动脉中的位置可以通过X线透视及血管造影来明确（图12.4）。在最大充血状态下（通常是静脉内滴注腺苷）回撤传感器可以给术者提供一个在指引导管与传感器之间的病变血管段对的即时评估。其他功能学检查能够达到"单个患者"的精确性（如运动平板试验），最好也仅是达到"单根血管"的精确性（如心肌灌注显像），但FFR对"单个病变段"达到几毫米空间分辨率的精确度（图12.4）。

提示和技巧

在FFR测量时，有许多提示和技巧。为清楚起见，我们列了一张表格，见重点提示12.5及视频片段12.1。

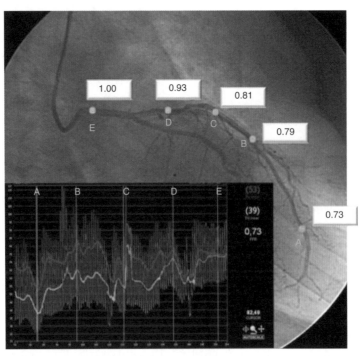

图12.4 前降支弥漫性病变最大充血（静脉应用腺苷）状态下回撤压力导丝记录。注意FFR值的跳跃区域与造影下病变分布相一致。远端病变导致缺血（A和B），近端病变（C和D）缺血意义逐渐衰减。

重点提示12.4　测量FFR的简易指导

1. 在所有设备都被校正后,向前推进导丝直到传感器正好在指引导管头端。
2. 均衡P_d和P_a的压力,使得$P_d/P_a=1.0$。如压力比值已经为1.0,则无须校准。
3. 向前推送压力导丝及传感器,使其通过需要测量的病变段并到达远端。
4. 如果在血管开口段,测量时应撤离指引导管以压力信号嵌顿。
5. 一旦导丝被正确放置后,开始诱导冠状动脉充血。
6. 回撤导丝以确认最重要的病变。
7. 当传感器退回到导管头端时,再次确认$P_d/P_a=1.0$和压力曲线没有漂移。

重点提示12.5　测量FFR时有用的提示和技巧

	技巧
导丝的操控	传感器很容易被损害,因此要轻柔地操控导丝
导引针	优先选用最小的导引针,如果在校准压力时导引针留在了Y连接器中,那么在最大充血状态时也保留在内
腺苷(经静脉给药)	如果经静脉给药后患者没有什么症状,那么查看输液导管;如提高腺苷剂量仍未起效
腺苷(经冠状动脉给药)	若静脉给药没有效果,那么换成经冠状动脉给药。确保其在冠状动脉中时总有3~4 ml造影剂冲洗,并再次测量
挥鞭现象	当指引丝的压力感受器碰到冠状动脉血管壁时,就会见到压力信号升高,这时应将导丝回撤或者向前推进几毫米
心室化	当指引导管碰到冠状动脉血管壁时,可能会出现这种情况,并且导致充血时压力下降。回撤导管的同时,简单地推进导丝,使两者分开
有侧孔的指引导管	指引导管的压力反映了冠状动脉和主动脉之间某一处的压力(侧孔和端孔)。此时冠状动脉内给药以达最大充血状态是不可靠的。故FFR测量中应避免使用有侧孔的指引导管
导丝的分离与重新连接	当压力导丝分离后,在重新接入前建议用一块湿纱布擦一下导丝末端,然后再用干纱布擦干,以避免信号的丢失

缺陷及并发症

只有在极少数的情况下FFR会出现一些问题,这些问题已罗列在重点提示12.6中。

性　价　比

任何一项诊断工具的重要一方面是性价比是否高。有很多研究表明,由FFR指导的血运重建治疗能节省成本,来自FAME研究(Fractional Flow Reserve Versus Angiography for Multivessel Evaluation)的证据表明相比造影指导的PCI,FFR指导可以节约医疗保健资源。FFR指导的血运重建不仅节

省手术当时的成本($13 182±9 667 vs $14 878±9 509;$P<0.000 1$),在1年的随访里成本也节省了($14 315±11 109 vs $16 700±11 868;$P<0.000 1$)。

FFR在临床实践中的应用

介入心脏科医师正面临越来越多诸如多支血管病变、分叉病变、左主干病变或钙化或扭曲血管的复杂冠状动脉病变的老年患者。本章将讨论不同临床情况下FFR的应用。

FFR在弥漫性病变中的应用

组织病理学研究及最近的血管内超声证实,

重点提示 12.6　FFR潜在的缺陷

	缺陷	解决方法
压力传感器高度不正确	指引导管压力传感器主动脉根部上＞5 cm	传感器必须放置在同等高度，这样才不会有压力上的差别
导丝导引针的使用	导引针内导丝周围的空间导致渗漏现象，如果太大的话，会使P_a下降0~5 mmHg	在测量前移除导引针
指引导管导致的压力嵌顿	大的指引导管（＞7 F）会阻碍冠状动脉内最大血流量，这样会降低压力阶差，使FFR被高估	从冠状动脉开口处小心地回撤指引导管，将压力导丝留在血管远端 将冠状动脉内给药方式换成经静脉给药方式
带有侧孔的指引导管	压力会受到主动内压力和冠状动脉内压力同时影响	在FFR测量前，将指引导管退出冠状动脉开口
在测量过程中信号漂移	近端和远端血管压力梯度几乎一致	将传感器退回指引导管并重新校正
逆转或自相矛盾的梯度	P_d超过P_a	在最大充血状态下回撤 生理现象，通常这些变化很小并不影响数据的获得及临床决策
P_a与P_d之间的比例	在最大充血状态时，伴随着DP_{max}的变化，全身血压也变化	生理现象，不影响FFR测量
不完全或不充分的充血效果	如果未达到最大充血状态，那么病变区域严重程度也会被低估，患者得不到充分的治疗	仔细检查使用的药物成分及剂量 检查所有导管的活栓均在正确的位置，确保没有渗漏；尝试更高剂量的药物或尝试换一种血管扩张剂
左心室肥厚	当左心室肥厚发展加重时，心肌血管床的自然生理储备功能将有影响；当心肌肥厚时，心肌血管床并没有成比例的增多	较高的FFR值（＞0.8）不能排除心肌缺血，在解读结果时需要注意
运动诱发的血管收缩	在其他非重要区域出现的矛盾的血管收缩，可能是由运动诱发的，而不是受血管扩张剂影响	解读结果时需要注意
微血管疾病	冠状动脉内压力测量不能确诊微血管疾病	使用包含CRF、IMR或绝对血流测量的集成软件模块
心肌梗死	如有心肌梗死发生，尽管有严重的解剖学上的狭窄，但仅测到很小的梯度或高FFR值	将冠状动脉血流速度与压力测量结合起来
挥鞭现象	当导丝的压力感受器碰到冠状动脉血管壁时，导丝测量的压力会人为地显著升高	回撤推进毫米导丝
手风琴效应	导丝在血管壁里折叠会诱发狭窄	一旦导丝回撤后，就没有这种现象了

缩写：CFR，冠状动脉血流储备；FFR，血流储备分数；IMR，微血管阻力指数；LVH，左心室肥厚；P_a，主动脉压力；P_d，远端压力；DP_{max}，最大压力阶差。

动脉粥样硬化是弥漫性病变，很少有正常的血管存在一个独立的狭窄。局灶病变只是造影的表现，并不能反映病理。一般认为血管造影下狭窄不超过50%，心外膜动脉就不存在异常阻力，就可以假定远端压力正常，因此"没有局部狭窄的轻度弥漫性病变"是不会导致心肌缺血的。这个观念最近在发生转变，弥漫性病变的存在会导致冠状动脉内压力[9]和血流量[10]的逐渐下降，而这在造影下无法评估。压力的降低与总斑块的负荷有关[11]。大约有10%的弥漫性病变的患者会出现可逆性的心肌缺血,有时会认为他们的胸痛与冠状动脉病变无关,因为没有发现局限性狭窄、心肌灌注成像的结果,也被认为是假阳性[12]。在行功能学检查时,检查者应牢记这种弥漫性病变及它的血流动力学影响。在一项多中心的大规模调查中,750例患者在支架术后即刻行FFR,大约1/3的患者FFR < 0.9,而这些患者的预后也不良[13]。唯一证实弥漫性病变对血流动力学影响的方法是在保持稳定的最大充血状态的同时缓慢回撤压力导丝,连续记录全血管段的FFR。

FFR 在心肌梗死后中的应用

心肌梗死后,先前有生命力的组织部分会被瘢痕组织替代。因此,由狭窄的梗死相关动脉供血的有功能的心肌会逐渐减少[14]。充血血流量及充血压力阶差也会减少。假设狭窄血管形态都是一样的,那么FFR一定会因此增加,但这并不意味着FFR低估了心肌梗死后病变的严重程度。它只是简单阐述了心肌血流、压力阶差和心肌范围之间的关系。相反,更说明仅狭窄段的形态学改变并不能反映其必要的功能性需求。最近的资料表明,梗死区内存活心肌的充血阻力仍正常[15]。这进一步支持了在部分梗死区域内建立FFR界定值的应用价值。更早的研究表明,心肌梗死后在非梗死区域微循环功能存在障碍[16,17]。然而许多行血管远端压力测量的研究表明,在这些远端区域中充血阻力是正常的[18]。这些数据支持将FFR用于评估新发心肌梗死患者非梗死区域病变的严重程度。

FFR 在连续性病变中的应用

当同一冠状动脉中有多处狭窄时,FFR的概念和临床价值仍然可以评估全部狭窄的共同影响。而且,非常重要的是认识到当同一个冠状动脉中存有许多独立狭窄时,每一处狭窄都会影响充血状态下血流和跨狭窄段的压力阶差。远端病变对近端病变的影响更大。理论上讲,可以逐一测量每个狭窄病变的FFR[19,20],但这既不实用又不方便,故在导管室很少应用此检测方法。实际上,类似于弥漫性病变,缓慢回撤压力导丝,连续记录FFR来评价狭窄的功能学意义。

FFR 在多支血管病变中的应用

对有多支血管病变的患者行完全功能性血运重建的介入策略,是指针对已最优化药物治疗仍无法减少缺血的功能性意义的病变行支架治疗。其余的病变可延迟介入治疗,并有良好的长期临床预后。DEFER研究表明,基于非功能性意义病变的评估后延迟行PCI的患者和FFR测量为阴性,而行PCI治疗的患者间,两组5年的死亡率及非致死性心肌梗死发生率没有显著差异(3.3% vs 7.9%; $P = 0.21$)[21,22]。此外,随访过程中,两组无心绞痛发生的患者比例也没有显著差异。这些发现在左主干病变亚组中也同样被证实。在一项213例造影提示可疑左主干狭窄患者的注册研究中显示,基于FFR > 0.8并辅以最优化药物治疗而延迟PCI治疗的患者,相比较FFR < 0.8而行冠状动脉旁路移植的患者,5年生存率是良好的(89.9% vs 85.4%; $P = 0.48$)。换句话而言,狭窄病变没有血流动力学改变的患者并没有在血运重建中获益。

相反,针对导致缺血的病变行血运重建既可以缓解症状又可以改善临床预后[2,23]。对多支血管病变的患者,FAME研究比较了由FFR指导的完全功能性血运重建和造影指导的完全解剖意义的血运重建策略[24]。造影指导的PCI组患者所有的相应病变均植入支架,而FFR指导的PCI组则仅在FFR ≤ 0.8的病变置入支架。相比造影指导的策略,FFR指导的策略更能显著降低1年的主要不良心脏事件(13.2% vs 18.3%, $P = 0.02$)。这一优势在2年时依旧保存,而且伴随显著低的心肌梗死发生率(6.1% vs 9.9%, $P = 0.03$)及死亡和心肌梗死的联合终点(8.4% vs 12.9%, $P = 0.02$)[25]。更为重要的是,FFR指导的策略不仅可以改善临床预后,而且可以节省费用[26]。

FFR指导策略的优势也是源自对冠状动脉粥样硬化严重程度的功能意义的再定义:在一项冠

状动脉造影发现三支病变的115例患者中，仅14%的患者为功能性的三支血管病变，而43%的患者为功能性的两支血管病变，34%的患者是功能性的单支血管病变，9%的患者并没有发现有严重的功能性狭窄[27]。从三支病变到两支或单支血管病变诊断的改变，对临床决策有重要意义。依照指南和（或）当地再血管化策略，需要外科手术的三支血管病变的患者依据FFR指导的功能性狭窄程度确实减少了。在一些极端的病例中，依据FFR的评估此类患者将重新分类至单支病变组，仅需置入一枚支架即可完成治疗。通过FFR指导的重新分类可以避免复杂冠状动脉介入治疗或冠状动脉旁路移植术，是对患者及健康服务非常有吸引力的策略，而且可以降低危险暴露因子，节约成本。

FFR在分叉病变中的应用

动脉粥样硬化斑块通常出现在冠状动脉分叉处，对许多心脏科医师来说，分叉病变仍然是一个巨大挑战。最近的证据显示在大多数分叉病变中，即兴支架策略较"双支架术策略"更为有效[28]。无论选择何种策略，边支开口由于斑块移位或嵴的移位而受压的现象是非常常见的。是否需要处理边支并不是一件明确的事或可以目测决定的，QCA和IVUS在评价侧支功能时仍不可靠。虽然许多作者建议如出现斑块移位则用对吻球囊的方式扩张被拘禁的边支，最近发表的NORDIC Ⅲ研究表明最终对吻球囊策略是没必要的，因为6个月随访过程中并没有发现临床获益[29]。

但是，有一种可能的解释是，最终对吻球囊扩张前的边支的狭窄开始就没有功能性意义。此外，从Koolen等的数据中可知[30]，平均约32%被拘禁的边支有功能性意义，把它应用于NORDIC Ⅲ数据，可以证明此研究未能发现最终对吻球囊扩张是否会有差别。目前没有足够的理由来回答此问题。一个可能的推测是基于使用FFR发现边支病变可诱导的缺血发作，则扩张边支的策略可能会有差异。

FFR在左主干病变中的应用

左主干病变有时很难在造影中被发现，原因可能有以下几点：① 导管遮掩了血管造影图像；② 同时存在的动脉粥样硬化使得评估狭窄程度更难；③ 在血管开口处，血液和造影剂的共同作用影响了图像质量；④ 左主干可能会非常短。在极端情况下，造影为轻到中度狭窄的左主干病变时，人们反射性地觉得患者需要行外科血运重建，而与病变的功能性改变不相关。这样的影响是深远的，因为患者会经历胸骨切开及冠状动脉搭桥。更甚者，这种策略也许是徒劳无益的，因为吻合在一个没有功能性血流动力学意义狭窄的血管的移植血管更容易闭塞[30]。

我们已经学到的FFR众多知识中的一点提示：由于供血范围大，对于左主干或前降支近端FFR测量的界定值确实要低些。当谈到FFR评估左主干病变的安全性时，我们有几项小型的研究支持此项技术，包括最近的一项包含223例患者的研究[31]。每例患者均行FFR测量，如果FFR ≤ 0.80，那么推荐患者行外科治疗；如果FFR > 0.80，那么患者仅接受最优化药物治疗。研究结果表明两者的生存率是相似的（89.8% vs 85.4%，$P = 0.48$），5年随访无事件生存率亦相似（74.2% vs 82.8%，$P = 0.5$）。至少23%血管造影认为左主干狭窄不严重的患者，他们测得的FFR都 < 0.8。换句话说，有很大一部分左主干病变的患者被错误地认为不需要行血运重建治疗。这些数据都支持了FFR在左主干病变中的应用。

个 人 观 点

尽管越来越多的证据支持对缺血部位行血运重建治疗，但Courage研究的数据就侵入性血运重建治疗和强化药物治疗方案之间的比较提出了几个问题，尤其是对稳定型冠心病患者。事实上，Courage研究表明PCI手术联合优化药物治疗和单纯优化药物治疗之间在包括死亡和心肌梗死的首要终点事件上并没有差异[32]。毫无疑问,当真正把Courage的数据应用到真实世界的临床实践中,这样的研究结果遭到了质疑。实际上,相比最初的设计,该研究仅包括了少部分患者,无创功能性评估(临床实践中并不普遍)比例非常高,在高选择的患者中也有可疑之处。此外,仅根据造影结果,在原本没有功能性意义、不需安放支架的病变血管段也被放置了支架。

根据FAME实验的设计,在Courage研究结果的基础上,科学家设计了FAME Ⅱ实验,目前正在进行中。FAME Ⅱ的实验目的很简单,在于比较稳定型冠心病患者中,使用FFR指导的PCI联合优化药物治疗和单纯优化药物治疗两者间的安全性、有效性及性价比。该研究将回答合并哪种病变的患者将从PCI和口服药物治疗中获益最大。

总之,对复杂的冠状动脉病变行PCI治疗的相对价值仍有些问题,但有一点是清楚的,作为临床医师,我们不能继续单纯地依靠目测造影评估来处理复杂病变。我们可以预测,如果FFR指导的血运重建治疗被应用在最近的多项研究中,那么现在结果就大不相同了。

FFR的测量有助于心脏科医师根据冠状动脉狭窄程度做出临床治疗决策,因而能使治疗与病变程度及患者临床症状相符。

视频片段

视频片段12.1 开口病变的FFR测定。

参 考 文 献

1. Shaw LJ, Berman DS, Maron DJ, et al. Optimal medical therapy with or without percutaneous coronary intervention to reduce ischemic burden: results from the Clinical Outcomes Utilizing Revascularization and Aggressive Drug Evaluation (COURAGE) trial nuclear substudy. Circulation 2008; 117: 1283–91.

2. Erne P, Schoenenberger AW, Burckhardt D, et al. Effects of percu-taneous coronary interventions in silent ischemia after myocardial infarction. JAMA 2007; 297: 1985–91.

3. Lin GA, Dudley RA, Lucas FL, et al. Frequency of stress testing to document is chemia prior to elective percutaneous coronary intervention. JAMA 2008; 300: 1765–73.

4. Wijns W, Kolh P, Danchin N, et al. The Task Force on Myocardial Revascularization of the European Society of Cardiology (ESC) and the European Association for Cardio-Thoracic Surgery (EACTS). Guidelines on myocardial revascularization. Eur Heart J 2010; 31: 2501–55.

5. Pijls NH, van Son JA, Kirkeeide RL, De Bruyne B, Gould KL. Experimental basis of determining maximum coronary, myocardial, and collateral blood flow by pressure measurements for assessing functional stenosis severity before and after percutaneous transluminal coronary angioplasty. Circulation 1993; 87: 1354–67.

6. De Bruyne B, Baudhuin T, Melin JA, et al. Coronary flow reserve calculated from pressure measurements in humans. Validation with positron emission tomography. Circulation 1994; 89: 1013–22.

7. De Bruyne B, Bartunek J, Sys SU, et al. Simultaneous coronary pressure and flow velocity measurements in humans. Feasibility, reproducibility, and hemodynamic dependence of coronary flow velocity reserve, hyperemic flow versus pressure slope index, and fractional flow reserve. Circulation 1996; 94: 1842–9.

8. Murtagh B, Higano S, Lennon R, et al. Role of incremental doses of intracoronary adenosine for fractional flow reserve assessment. Am Heart J 2003; 146: 99–105.

9. De Bruyne B, Hersbach F, Pijls NH, et al. Abnormal epicardial coronary resistance in patients with diffuse atherosclerosis but "Normal" coronary angiography. Circulation 2001; 104: 2401–6.

10. Gould KL, Nakagawa Y, Nakagawa K, et al. Frequency and clinical implications of fluid dynamically significant diffuse coronary artery disease manifest as graded, longitudinal, base-to-apex myocardial perfusion abnormalities by noninvasive positron emission tomography. Circulation 2000; 101: 1931–9.

11. Fearon WF, Nakamura M, Lee DP, et al. Simultaneous assessment of fractional and coronary flow reserves in cardiac transplant recipients: Physiologic Investigation for Transplant Arteriopathy (PITA Study). Circulation 2003; 108: 1605–10.

12. Aarnoudse WH, Botman KJ, Pijls NH. False-negative myocardial scintigraphy in balanced three-vessel disease, revealed by coronary pressure measurement. Int J Cardiovasc Intervent 2003; 5: 67–71.

13. Pijls NH, Klauss V, Siebert U, et al. Coronary pressure measurement after stenting predicts adverse events at follow-up: a multicenter registry. Circulation 2002; 105: 2950–4.

14. De Bruyne B, Pijls NH, Bartunek J, et al. Fractional flow reserve in patients with prior myocardial infarction. Circulation 2001; 104: 157–62.

15. Marques KM, Knaapen P, Boellaard R, et al. Microvascular function in viable myocardium after chronic infarction does not influence fractional flow reserve measurements. J Nucl Med 2007; 48: 1987–92.

16. Uren NG, Crake T, Lefroy DC, et al. Reduced coronary vasodilator function in infarcted and normal myocardium after myocardial infarction. N Engl J Med 1994; 331: 222–7.

17. Claeys MJ, Vrints CJ, Bosmans J, et al. Coronary flow reserve during coronary angioplasty in patients with a recent myocardial infarction: relation to stenosis and myocardial viability. J Am Coll Cardiol 1996; 28: 1712–9.

18. Marques KM, Knaapen P, Boellaard R, et al. Hyperaemic microvascular resistance is not increased in viable myocardium after chronic myocardial infarction. Eur Heart J 2007; 28: 2320–5.

19. De Bruyne B, Pijls NH, Heyndrickx GR, et al. Pressure-derived fractional flow reserve to assess serial epicardial stenoses: theoretical basis and animal validation. Circulation 2000; 101: 1840–7.

20. Pijls NH, De Bruyne B, Bech GJ, et al. Coronary pressure measurement to assess the hemodynamic significance of serial stenoses within one coronary artery: validation in humans. Circulation 2000; 102: 2371–7.

21. Pijls NH, van Schaardenburgh P, Manoharan G, et al. Percutaneous coronary intervention of functionally nonsignificant stenosis: 5-year follow-up of the DEFER Study. J Am Coll Cardiol 2007; 49: 2105–11.

22. Pijls NH, De Bruyne B, Peels K, et al. Measurement of fractional flow reserve to assess the functional severity of coronary-artery stenoses. N Engl J Med 1996; 334: 1703–8.

23. Davies RF, Goldberg AD, Forman S, et al. Asymptomatic Cardiac Ischemia Pilot (ACIP) study two-year follow-up: outcomes of patients randomized to initial strategies of medical therapy versus revascularization. Circulation 1997; 95: 2037–43.

24. Tonino PA, De Bruyne B, Pijls NH, et al. Fractional flow reserve versus angiography for guiding percutaneous coronary interven-tion. N Engl J Med 2009; 360: 213–24.

25. Pijls NH, Fearon WF, Tonino PA, et al. Fractional flow reserve ver-sus angiography for guiding percutaneous coronary intervention in patients with multivessel coronary artery disease: 2-year follow-up of the FAME (Fractional Flow Reserve Versus Angiography for Multivessel Evaluation) study. J Am Coil Cardiol 2010; 56: 177–84.

26. Fearon WF, Bornschein B, Tonino PA, et al. Economic evaluation of fractional flow reserve-guided percutaneous coronary intervention in patients with multivessel disease. Circulation 2010; 122: 2545–50.

27. Tonino PA, Fearon WF, De Bruyne B, et al. Angiographic versus functional severity of coronary artery stenoses in the FAME study fractional flow reserve versus angiography in multivessel evaluation. J Am Coll Cardiol

2010; 55: 2816–21.

28. Hildick-Smith D, de Belder AJ, Cooter N, et al. Randomized trial of simple versus complex drug-eluting stenting for bifurcation lesions: the British Bifurcation Coronary Study: Old, New, and Evolving Strategies. Circulation 2010; 121: 1235–43.

29. Niemela M, Kervinen K, Erglis A, et al. Randomized comparision of final kissing balloon dilatation versus no final kissing balloon dilatation in patients with coronary bifurcation lesions treated with main vessel stenting: the Nordic-Baltic Bifurcation Study III. Circulation 2011; 123: 79–86.

30. Botman CJ, Schonberger J, Koolen S, et al. Does stenosis severity of native vessels influence bypass graft patency? A prospective fractional flow reserve-guided study. Ann Thorac Surg 2007; 83: 2093–7.

31. Hamilos M, Muller O, Cuisset T, et al. Long-term clinical outcome after fractional flow reserve-guided treatment in patients with angiographically equivocal left main coronary artery stenosis. Circulation 2009; 120: 1505–12.

32. Boden WE, O'Rourke RA, Teo KK, et al. Optimal medical therapy with or without PCI for stable coronary disease. N Engl J Med 2007; 356: 1503–16.

13

血管内超声在患者诊断与治疗中的作用

Intravascular ultrasound: Role in patient diagnosis and management

Kenji Sakamoto, Yasuhiro Honda, and Peter J. Fitzgerald

刘　健　伍满燕　译

概　　述

近几十年来，血管内超声（intravascular ultrasound, IVUS）已经成为一种非常有价值的辅助诊断技术。IVUS可以直视血管内动脉粥样硬化斑块及其他病变，从而提供有价值的临床信息。超声信号可以穿透整个血管壁，因此整个血管的横截面（包括斑块的厚度）都能真实显像。此外，已经证实IVUS可以有效评估和指导冠状动脉介入治疗。虽然用于治疗冠状动脉疾病的设备有了很大的进步，如新一代的药物洗脱支架，但是当介入医师面临复杂病变的解剖变异和技术挑战时，IVUS的作用仍是不可替代的。在此章节，我们将依据目前有关IVUS的数据资料，详细叙述目前IVUS的临床应用。

引　　言

19世纪80年代末期，Yock及其同事首次应用IVUS记录了人类血管的图像[1]。从此，IVUS成为一种重要的经导管成像技术，能够科学地洞察血管的生物学形态，指导临床经皮冠状动脉介入治疗（percutaneous coronary intervention, PCI）。在临床实践中，通过IVUS获取详细的解剖信息非常实用：介入治疗前，IVUS能帮助决定是否需要介入以及选择最佳的介入方式；IVU还能用于评价支架置入后的疗效，评估是否需要辅助的介入治疗以优化

疗效。另外，在评估新药或新设备的疗效时，IVUS可以提供敏感性高的图像终点，从而减小研究样本量的需求，缩短研究时间，进一步缩短新技术的批准时间。IVUS的易获得性和相对较高的成像分辨率，使其成为准确度高、可复性高的测量工具，在临床实践中非常实用。轻微静止的冠状动脉粥样硬化是未来冠状动脉事件的前体，IVUS检测这种病变的能力优于冠状动脉造影。最近，血管内光学相干断层扫描（optical coherence tomography, OCT）也被引进临床，OCT具有更高的空间分辨率及相对较低的组织穿透力。然而，交互式在线指导的能力取决于图像的能见距离，IVUS独特的优势即具有更深的穿透力得以显像整个血管壁，以及不需要额外的对比重复成像。

> **重点提示13.1**
>
> IVUS可以生动形象地显示冠状动脉粥样硬化斑块及其他病变图像，已经逐渐发展成为一种重要的成像技术。

成像的系统和步骤

IVUS成像系统在二维模式下利用超声波的反射来显示血管的横截面图像，既可以观察管腔的形态、位于管壁上的病变的形态，也可以根据病变的回声特性判断病变的性质，精确测定管腔、血

管的大小及病变的狭窄程度，这些是冠状动脉造影无法媲美的。通常，换能器发放的超声频率越高，其分辨率越高，穿透力越低，目前用于冠状动脉内显影的超声探头的中心频率为20~45 MHz。按设计类型不同，IVUS导管及其相应的成像系统主要分为两种：固态的动力光圈系统（电子交换多元相控阵型系统）和机械旋转单换能器系统。机械旋转单换能器系统的成像质量相对较高，特有的缺点是导丝伪像和不均匀旋转伪像（non-uniform rotational distortion, NURD）（图13.1）。机械导管的固定外鞘能够保证换能器在感兴趣区域精准且受控的移动（视频片段13.1A~D）。

在操作前，常规于静脉注射肝素（5 000~10 000 U或等效的其他抗凝剂），冠状动脉内注入硝酸甘油（100~300 μg）。显像导管的传递要求有标准化的介入技术和装备，通过从感兴趣区域的远端回撤导管获得图像。显像过程中，最常见的急性并发症是短暂的冠状动脉痉挛（高达3%）[2]。尽管严重的并发症少见（夹层分离、血栓形成、急性冠状动脉闭塞的发生率<0.5%），但操作过程中仍需谨慎。关于冠状动脉内仪器置入后的慢性并发症，如内皮损伤和疾病本身进展，一项研究证实：反复IVUS检查并没有加速冠状动脉疾病的进展[3]。

图像判断的原则

冠状动脉IVUS图像的判读主要基于对病变血管管壁各层结构的识别。由于血管中层胶原和弹性蛋白的含量明显少于内膜和外膜，因此中层呈现的是一条无回声的黑带，而内膜、外膜呈现高回声的亮带，在IVUS图像上形成三层分界清楚的亮–黑–亮结构（图13.2）。"辉散现象"是一种溢出效应，其产生原因是内膜反射超声波的能力明显强

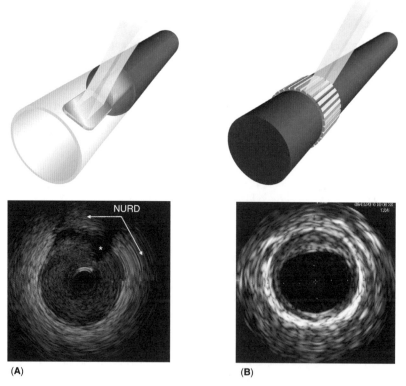

图13.1 两种设计类型的成像导管基本图解及相应的代表图像。机械旋转单换能器系统（A）的中心频率高，提供较高的图像分辨率，但是其产生了导丝伪像。多元相控阵型系统（B）则不会产生导丝伪像（A中＊）和不均匀旋转伪像（NURD）。

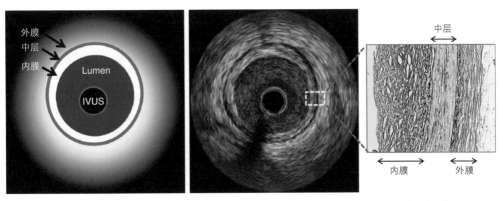

图13.2　IVUS图像的典型横截面示意图。超声图像上可见"亮–黑–亮"的三层外观（左）及相应的解剖结构（中、右）。"IVUS"代表血管腔内的成像导管。中层胶原和弹性蛋白的含量少于相邻层，表现为低回声。中层和外膜之间要比内界（内弹力膜）标记较准确，因为中层/外膜的分界区域的声波呈递升趋势且没有辉散和衰减现象。外膜和邻近外膜的组织回声相近，因此很难辨清外膜边界。

于中层，该效应使得内膜的厚度被高估而中层的厚度被低估。反之，纤维斑块的存在使得中层的厚度被高估，因为超声波信号在通过斑块后会衰减。然而，斑块负荷重的患者，斑块下中层会变薄，因此在部分IVUS横截面图像上，中层经常是模糊或观察不到的，而且这种现象还会因溢出效应而加重。然而，在上述病例中，中层、外膜的分界却能够准确地标记，因为在该分界区域声波反射能力呈递增趋势且没有辉散现象。因此，常利用外弹力膜面积和管腔横截面积计算得到的斑块+中层面积来替代斑块面积。

动脉内成像平面的定位测量也是图像判读的一个重要内容。例如，IVUS声波穿透超出冠状动脉壁时，动脉周围的组织也会显像，包括冠状静脉、心肌和心包。这些结构为图像平面的定位提供了有利的标志，因为从冠状动脉树的不同位置观察，它们会呈现特征性的外观。冠状动脉分支的模式也是独特的，同样有助于辨别导管的位置。例如，当导管从左前降支（left anterior descending，LAD）的末端回撤至近端时，会发现室间隔支远离LAD较对角支突然。在冠状动脉的远侧端可以观察到心包，心包因富含纤维组织形成一道径向声影（图13.3；视频片段13.2）。心包与右室支、对角支的位置关系相似（位于心包逆时针90°方向，然而也可发生解剖变异）。纵向图像定位有助于在最佳的边界位置置入支架，而横向图像定位在治疗慢性完全闭塞病变（chronic total occlusion，CTO）时指导导线的定位尤其重要。术后IVUS图像分析则需要横向与纵向精确定位，以便能对比分析不同时间点获取的同一位点的图像。

> **重点提示13.2**
>
> 准确的图像判读和定位要求掌握超声和冠状动脉解剖的基本知识。

IVUS图像的定量测定

在最小管腔节段以及病变近端、远端的参照节段，采用固有的距离标度、电子游标卡尺（直径）和摹图（面积）进行测量。最常用的维度是最大直径和最小直径（如椭圆形横截面的长轴与短轴）。最大直径与最小直径的比值定义为匀称测量（a measure of symmetry）。面积的测量通常采用计算机测面法，管腔横截面积是指内膜表面所包含的面积，而血管面积（或外弹力膜面积）是指中层和外膜分界线所围绕的面积。血管面积与管腔面积的差值等于斑块面积（或斑块+中层面积）。斑块面积与血管面积的比值称为斑块面积百分比、斑块负荷或横截面狭窄百分比。根据修订的Simpson's法则，采用自动回撤系统可以进一步计算管腔体积。

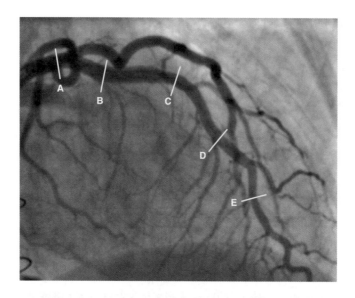

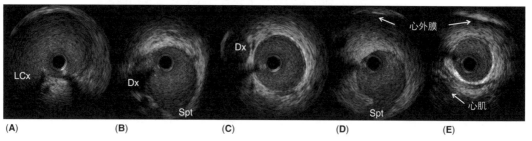

图 13.3 IVUS 图像定位。由左前降支（LAD）远端回撤至近端的成像序列中，左回旋支（left circumflex artery，LCX）和对角支（diagonal branches，DX）出现在同侧（A和B）。室间隔支（septal branches，Spt）一般位于心肌的同侧（即心包的对侧），而对角支则与心包大致呈直角关系（逆时针旋转90°）（B、D和E）。根据LAD位置的不同，室间隔支与对角支之间的角度可以增大到180°。对角支最先出现在图像的外周，并逐渐向LAD靠近（C），而室间隔支则突然远离LAD。LAD的中段和远段通常在室间孔沟的位置比LAD近段要深，在该水平可以观察到心肌位于心包对侧（E）。

IVUS 图像的定性分析

    钙化病变的回声非常强，超过周围的外膜组织，足以引起声波的衰减而产生声影，称为声影现象。声影干扰了钙沉淀真实厚度的测量，并且妨碍钙化后面组织的显像。钙化还可引起主要钙界面上形成多个伪影重叠的外观，并以固定径向间隔排列，称为超声波混响。同钙化一样，致密的纤维斑块在超声扫描图上非常明亮。脂质斑块的回声低于纤维斑块，通常将斑块内回声与外膜或外膜周围组织的回声比较来确定斑块的主要成分，含脂质较多的斑块的回声较其周围外膜组织要低，而纤维化斑块的回声强度中等，与外膜相似。在高质量的图像上，斑块

内无回声区被确认为脂质池。IVUS准确诊断血栓较困难，因为血栓的组成成分各异且随时间变化而变化。注射对比剂或生理盐水可以驱散停滞的血液并清空血管内腔（视频片段13.3），用来鉴别停滞的血液与血栓。血栓在IVUS上常表现为管腔内的团块，可表现为分层、分叶、带蒂，回声较弱，通常不均匀，有斑点状或闪烁状回声（视频片段13.4A、B）。

    IVUS灰阶图像的视觉判读在探测及量化特定斑块成分中的应用是有限的。最近，计算机辅助分析来源于回声束的裸射频信号技术得到了发展。虚拟组织学血管内超声（virtual histology，VH-IVUS）是最早的商业化射频分析技术。由离体的冠状动脉数据集衍生而来的分级树运算法则，逐渐

形成了血管壁的彩色图谱, 不同的颜色分别代表纤维斑块、纤维脂质斑块、坏死核心和钙化病变。整合背向散射积分血管内超声 (integrated backscatter, IB-IVUS) 是另一种于应用射频信号时域信息分析斑块特性的方法。这种方法所采用的背向散射积分是指单位体积组织样本背向散射超声信号的平均功率。随后, IB-IVUS 系统构建彩色编码的组织图谱, 可以对钙化病变、纤维斑块、致密纤维斑块和富含脂质斑块进行视觉的定量判读。最近, iMap 上市成为最新的组织定性方法, 与 40 MHz 的机械化 IVUS 成像系统相匹配。根据背向散射信号和参考光谱的相似程度, iMap 可以识别并定量分析上述四类斑块成分 (图 13.4)。

斑块的分布及易损斑块的检出

冠状动脉造影评估斑块的分布以及识别血管壁内病变的能力是有限的, 血管重构是造成这种差异的原因之一 (图 13.5), 重构的过程其实是双向的, 有些节段呈正性重构 (扩张), 而有的呈负性重构 (狭窄)。在 IVUS 研究中, 除了明确分类之外, 重构指数 (病变部位与参照部位血管面积的比值) 作为一种连续变量经常被使用。临床上血管重构的评估是很重要的, 不仅有助于选择最佳尺寸的治疗设备, 还可以评价斑块破裂的危险分层或介入治疗的近期和远期疗效。易损斑块是急性冠状动脉综合征的责任病灶, 通常发生广泛的正性重构, 伴有高

组织学成像

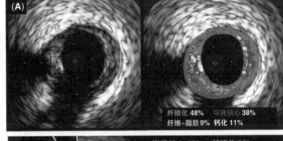

整合背影光点-IVUS

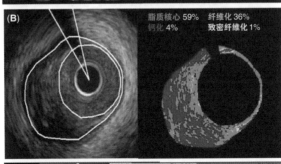

iMap™

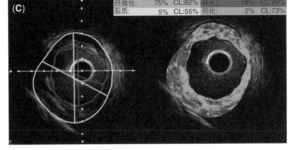

图13.4 IVUS 射频信号分析定性斑块。(A) VH-IVUS 采用光谱射频分析, 由离体的冠状动脉数据集衍生而来的分级树运算法则, 逐渐形成了血管壁的彩色图谱, 不同的颜色分别代表纤维斑块、纤维脂质斑块、坏死核心和钙化病变 (右)。(B) IB-IVUS 利用背向散射积分作为单位样本组织体积的背向散射超声信号的平均功率, 对钙化病变、纤维斑块、致密纤维斑块和富含脂质斑块进行视觉的定量判读。(C) iMap 根据背向散射信号和图书馆内已知组织类型的参考光谱的相似程度, 来识别并定量分析四种不同类型的斑块成分。

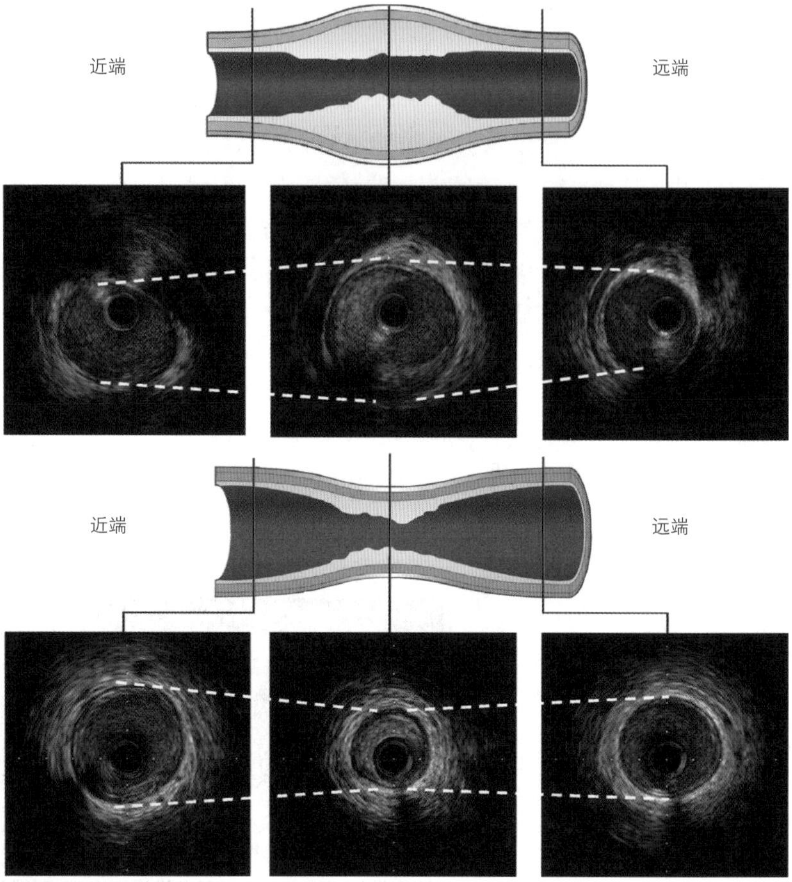

图13.5　IVUS图像显示重构现象。上图：正性重构（或血管扩张），斑块积累的血管发生扩张。下图：负性重构（或血管收缩），病变处的中层直径小于邻近位置或病变较轻的位置。

的斑块负荷而钙化不明显。组织病理学研究证实了这些IVUS临床研究结果，证实这些病变主要是大量炎症细胞浸润的富含脂质斑块。而且大量的临床研究也证实，介入手术前行IVUS评估正性重构或斑块负荷可预测介入术后急性或慢性的并发症[4]。

重点提示13.3

为弥补灰阶IVUS对精细组织特征分析的不足，临床上引入了数种频率信号分析方法来定量分析斑块成分。

事件（偏心性斑块、正性重构、低回声斑块）发生后斑块破裂的特征已有文献报道，但是IVUS预测冠状动脉事件的能力是目前研究的热点。

PROSPECT研究是目前最大的研究之一，该研究纳入697例急性冠状动脉综合征患者，所有患者三支血管均接受VH-IVUS检查[5]。多变量分析发现以下三种基本IVUS图像特征能独立预测心血管事件：① 斑块负荷＞70%（HR＝5.03）；② VH检测薄纤维帽粥样斑块（TCFA）（HR＝3.35）；③ 最小管腔面积＜4.0 mm^2（HR＝3.21）。同时具备以上三个特征的病变发生重大心血管事件的概率是18%，而没有以上特征的病变事件发生率则小于1%。

重点提示13.4

血管造影不能辨别正性血管重构、大斑块负荷及薄纤维帽粥样斑块，而这些都是IVUS所特有的预测未来不良事件的因素。

IVUS在冠心病介入治疗中的应用

评估临界病变的功能学意义

冠状动脉造影（40%~70%的血管造影狭窄）识别的冠状动脉临界病变对于决定是否行血管重建术是一个挑战。许多IVUS或其他功能学研究认为，相当一部分择期介入治疗的临界病变没有功能学意义，这些病变通过药物治疗就能得到控制。不必要的介入治疗不仅增加医疗费用，还增加患者的支架相关风险；另外，使用药物洗脱支架（drug-eluting stents，DESs）时还需长期的抗血小板治疗。冠状动脉近端病变的早期研究证实，IVUS测量的最小管腔面积（minimum lumen area，MLA）与生理学评估之间有相当大的关联。基于冠状动脉血流储备、血流储备分数或负荷心肌灌注显像等生理学评估结果，IVUS判断有临床意义的主要心外膜冠状动脉的MLA界限值为3.0~4.0 mm^2，左主干病变的MLA界限值为5.5~6.0 mm^2。研究表明临界病变的MLA值＞4.0 mm^{2}时推迟介入治疗是合理的，这类病变未来进展至需要血运重建的概率仅为2.8%，复合心血管事件的概率为4.4%[6]。最新的研究表明MLA的诊断准确性和最佳界限值随着目标血管所供应心肌的位置和数量的改变而改变[7]。但是，MLA的阴性预测价值是很高的：当病变的MLA大于界限值时，推迟介入治疗仍然是安全的。

确定斑块性质和范围

介入治疗前的IVUS检查有助于选择合适的介入治疗方法。钙化病变的识别尤其重要，因为病变血管钙化的存在、程度及位置直接影响支架的传送与展开。IVUS在线指导的一个最大的优势就是可以评估斑块内钙沉积的范围和深度。例如，广泛浅表钙化的病变则需要在支架置入前行旋磨术。相反地，X线透视检查发现的重度钙化，IVUS所见到的钙化可能分布在血管壁的深部或钙化程度较低（弧度＜180°）。对于这种病例，单独的支架置入就足以扩张至理想水平。

介入术前评估斑块成分可以预测球囊扩张或放置支架过程中发生远端栓塞致"慢复流"或"无复流"的概率，这种现象可导致围手术期心肌梗死[8,9]。灰阶IVUS的预测结果包括：大斑块负荷伴随信号衰减（与钙化无关），大的低回声区提示富含脂质和血栓斑块。介入术前IB-IVUS或VH-IVUS相关研究也证实，大量脂质池和坏死核心的存在与远端栓塞有关。高危斑块的识别可有助于选出需要远端防护装置的病变（图13.6）。

> **重点提示13.5**
>
> IVUS测得的MLA值与生理学指标评估临界病变功能学意义的结果有很好的相关性。尽管IVUS识别缺血相关病变的特异性不高，但是MLA的阴性预测价值是很高的，当MLA大于界限值时，推迟介入治疗仍然是安全的。

> **重点提示13.6**
>
> 介入治疗前IVUS评估斑块的成分和范围有助于识别围手术期并发症的风险及选择最佳的治疗方案。

精确选择设备的大小和长度

冠状动脉造影不能准确测量病变血管的大小及长度。例如，许多IVUS研究证实，介入治疗时血管造影术显示正常的参照节段，用IVUS评估斑块负荷达35%~51%。精确测量血管大小和病变长度能指导置入最佳尺寸的设备。根据IVUS图像的结果，CLOUT的研究者们首次系统性推出一种选择球囊尺寸的直接方法[10]，他们推断根据IVUS测量的"实际"血管大小和斑块特征选择更大的球囊尺寸是安全的。在这个前瞻性非随机研究中，对于无广泛钙化的病变，球囊的尺寸等于参照节段血管内腔与中层-中层直径的平均值，这样选择的球囊尺寸比冠状动脉造影的参考标准大0.5 mm，但是术后残余狭窄发生率降低（18%~28%），且不会增加临床上的并发症。AVIO研究是同时代关于复合病变的DES试验，他们根据支架置入节段内多点中层-中层直径的平均值来选择后扩张球囊的尺寸。自

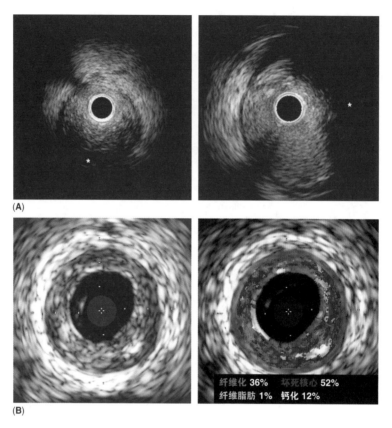

图 13.6　术前 IVUS 证明高危斑块在介入术中容易发生远端栓塞。(A) 两处大斑块负荷的病变及信号衰减(＊)。非钙化病灶出现信号衰减，可能提示斑块内血栓、脂质或坏死核心，也可提示微钙化。(B) VH-IVUS 图像中显示病灶内大量坏死核心：传统的灰阶图像(左)和斑块成分的彩色图(右)。

膨式或完全生物可降解支架一旦置入后就无法更改，因此精确测量血管直径对于这类支架尺寸的选择十分重要。

　　用 IVUS 评估真正的病变长度决定了所需支架的准确长度。一些有关 DESs 的 IVUS 研究表明，较大的参照斑块负荷是随后发生支架边缘再狭窄或血栓形成的一个独立预测因素。STLLR 试验也证实了西罗莫司洗脱支架置入术后 1 年的患者，地理丢失(定义为 DES 没有完全覆盖病变节段)严重影响临床疗效和安全性[11]。因此，目前推荐支架应完全覆盖参照的病变。但是，也有报道称长支架与 DES 再狭窄和血栓形成独立相关。在线 IVUS 指导有助于确定合适的支架长度，以便在相对无斑块血管节段锚定支架，这样能以最小长度的支架完全覆盖病变。最近的一项单中心研究推荐一

种独特的阶梯式 IVUS 标准(斑块负荷＜50% 作为主要目标区域)来决定西罗莫司洗脱支架最佳的锚定位置[12]。

重点提示 13.7

　　冠状动脉造影不能准确测量"真正"的血管大小和病变长度，而 IVUS 在精确选择合适尺寸的设备过程中的作用尤其重要。

支架膨胀的最佳化

　　很多令人信服的临床证据证实，无论是何种类型的支架，手术相关因素是支架置入后再狭窄和血栓形成的重要因素。尤其是支架膨胀不全，它被认为是最一致的风险因素，发生率占 DES 置入失败的 60%~80%。在裸金属支架时代，最小支架

面积（minimum stent area，MSA）是再狭窄的预测因素，其增加 1 mm^2，支架再狭窄率减少 19%[13]。CRUISE 试验中，与单独冠状动脉造影介导 PCI 对比，IVUS 介导的 PCI 可以使 MSA 由 6.25 mm^2 增加至 7.14 mm^2，随访 9 个月时降低目标血管的血管重率降低 44%[14]。AVID 试验中，IVUS 介导组比单独冠状动脉造影介导组的早期 MSA 要大（7.54 mm^2 vs 6.94 mm^2），并发症并没有增加，而且在 12 个月随访时复合病变的血管重建率较低[15]。许多研究也表明 IVUS 识别的支架膨胀不全与支架血栓形成有一定的联系[16]。

在 DES 时代，由于支架置入后的生物学反应（新生内膜增生）的可变性降低，MSA 与支架内再狭窄的关联更大。在 SIRIUS 试验中，无论是西罗莫司洗脱支架组还是金属裸支架组，基线的 MSA 与支架置入 8 个月时的 MLA 呈正相关，但西罗莫司洗脱支架组有更强的相关性和更高的回归系数[17]。在另一个西罗莫司洗脱支架治疗本土人群冠状动脉病变的 IVUS 临床研究中，冠状动脉造影有再狭窄的独立预测因子只有术后 MSA < 5.5 mm^2 和 IVUS 所测支架长度 > 40 mm（OR 值分别为 0.586 和 1.029）[18]。一系列利用西罗莫司洗脱支架治疗 BMS 再狭窄病变的研究表明，有 82% 的复发病变的 MSA < 5.0 mm^2，只有 26% 的无复发病变的 MSA < 5.0 mm^2（$P = 0.003$）[19]。

其他类型支架的连续观察性研究中，紫杉醇洗脱支架试验的汇总分析也证实，无论是紫杉醇洗脱支架组还是 BMS 对照组，基线 MSA 都是随后支架内再狭窄的独立预测因子[20]。有趣的是，尽管紫杉醇洗脱支架的总体抗增殖效应使得最佳的 MSA 阈值更小，但是两组预测 9 个月后再狭窄的曲线下面积和 OR 值基本一致。矛盾的原因在于 MSA 诊断管腔通畅的准确度是基于病变之间新生内膜增生的可变性能力，而不是新生内膜的抑制能力。新生内膜增殖的数量是无法预料的，一般而言，进一步获得更大的 MSA 可以保证一个更大的安全界限，但所带来的相对获益在不同类型的 DESs 间是显著不同的，这取决于随后新生内膜增生的变异

性。鉴于我们在临床实践中所面对的临床背景、个体风险因素、病变形态及疾病复杂性的差异很大，单一预先设定的 MSA 终点不可能有效地应用于所有的目标病变。不过，IVUS 较冠状动脉造影能更精确地评价支架置入的结果，有助于个体的临床判断。但是，我们不能过分强调 IVUS 评估支架膨胀的功效，尤其是存在导致 DES 失败的临床危险因素的情况下（如糖尿病、肾衰竭）。

重点提示 13.8

无论支架是何种类型，IVUS 测量的支架术后 MSA 是预测随后事件（包括血栓形成和支架内再狭窄）的一个独立且强有力的参数。

评估急性并发症

IVUS 能识别许多支架展开问题。相对于近端和远端参照节段，支架的某部分没有充分展开时则会发生支架膨胀不全，尤其是存在致密纤维钙化斑块时。当支架的某部分没有完全接触血管壁时，则会发生贴壁不全。支架置入后，可能发生支架边缘的撕裂（边缘撕裂或悬垂物），这在冠状动脉造影图像上表现为模糊病变。导致支架边缘撕裂原因有：① 支架金属边缘与相邻的较软组织结合点产生的剪切力；② 球囊膨胀超过了支架边缘承受能力。

实际上，冠状动脉造影显示的模糊病变在 IVUS 图像上可以代表介入术中和术后解剖形态学的一个图谱，包括钙化、夹层、血栓、血肿、痉挛，以及参照节段血管的过度斑块负荷合并极度重构（视频片段 13.5）。IVUS 能精确地辨别持续存在的模糊病变的原因，因其对血管壁内的异常实体识别的敏感性高于冠状动脉造影（视频片段 13.6A、B）。除此之外，IVUS 还能证实这些病变的精确位置及严重程度。例如，夹层的位置不同，其延伸的风险不同。游离壁（与心包同侧）的夹层通过血管壁延伸的可能性要高于间隔壁夹层，因为间隔壁周围的肌肉会限制其进一步的延伸。高危夹层的其他标准还有：大且活动的悬垂物，广泛的内层撕裂，且占血管周径 > 50%（洋葱皮样现象）。IVUS 识别急

性冠状动脉闭塞高危患者是合适的，也是冠状动脉造影发现病变的补充，这类患者通常需要预防性治疗，如（额外的）支架置入。表 13.1 所示为心脏导管室内 IVUS 实际应用清单。

表 13.1　心脏导管室内 IVUS 指导 PCI 的应用清单

目　的	检查位置	检查项目	参　数	备　注
PCI 术前				
评估病变严重程度	目标节段	管腔大小	MLA	最小管腔 CSA
		斑块数量	斑块 CSA 百分比	斑块 CSA/EEM CSA
评估病变形态	目标节段	偏心率	斑块偏心指数	（最大斑块与中膜厚度－最小斑块与中膜厚度）/最大斑块与中膜厚度
	目标节段和参照	重构	重构指数	病变 EEM CSA/参照 EEM CSA，正性＞1.0，负性＜1.0
	目标节段	斑块成分		软斑、纤维性斑块、钙化斑块、混合斑块、血栓
		钙化		大小（弧度）、位置（浅表的、深的、混合的）
		斑块分布		弥漫的或局灶的
		与侧支的关系		斑块侵入侧支开口
设备尺寸	目标节段	管腔和血管大小	管腔和 EEM CSA	
		病变长度	斑块 CSA 百分比	斑块 CSA/EEM CSA＜50%
	参考节段	病变数量		
		管腔和血管大小	管腔和 EEM CSA	
安全传送	血管近端	隐性狭窄	MLA	最小管腔 CSA
		钙化		大小（弧度）、位置（浅表的、深的、混合的）
PCI 术中和术后				
评估支架膨胀	支架位置	支架膨胀 ISA	支架膨胀百分率	最小支架 CSA/预先确定的参照面积大小和位置（主体或边缘）
		支架偏心率	支架偏心指数	（最大支架直径－最小支架直径）/最大支架直径或最小支架直径/最大支架直径
评估并发症	支架部位	脱出与侧支的关系		纵向长度和内腔侵占的范围侧支闭塞
	支架、参照部位	血肿		位置（血管内或外）、纵向长度和管腔侵占的范围
	参照部位	边缘夹层		大小和严重程度（内层或中层）

缩写：CSA，横截面积；EEM，外弹性模；ISA，支架贴壁不全；IVUS，血管内超声；MLA，最小内腔面积；MSA，最小支架面积；PCI，经皮冠状动脉介入术。

IVUS 用于分叉病变时，有助于评价侧支受累的情况，这对治疗方案的选择有很大的影响。在球囊扩张和支架干预载瘤动脉时可能引起侧支显著狭窄，甚至闭塞，原因是主血管斑块的"铲雪效应"，是指隆突向侧支开口移动。必须重点指出的是，载瘤动脉支架置入术后的冠状动脉造影有时会错误地显示侧支开口狭窄。可能的原因包括痉挛、血流干扰和分支关闭导致的造影剂流动，IVUS 可以准确识别这些原因，指导进一步的介入治疗。

重点提示 13.9

IVUS 能明确介入术中冠状动脉造影模糊病变的病因，有助于确定治疗并发症的合适方案。

评估慢性并发症

IVUS能精确鉴定再狭窄的原发机制,有助于选择再狭窄病变的治疗方案。一个关于BMS术后支架内再狭窄(in-stent restenosis, ISR)的研究证实,20%再狭窄病变的MSA $< 0.5 \ mm^2$,另外4.5%的再狭窄有其他机械性问题。大多数病例在再次介入治疗时,冠状动脉造影仍不能发现支架膨胀不全或其他的机械性问题。对于这种类型的IRS,机械优化是最重要的,而IVUS有助于从过度新生内膜增生中鉴别出机械性问题,这些机械性问题可能需要在原有的狭窄支架内置入DES。

对于DES治疗ISR,早期的临床研究提出一个假设,即DES完全覆盖原有支架可以预防复发性再狭窄。然而,这种激进的优化策略有时也会带来许多临床问题,因此并非适用于所有病例。一项西罗莫司洗脱支架治疗BMS再狭窄的回顾性IVUS研究中,在随访期间,77%未覆盖的BMS节段维持着足够的管腔扩张[21]。因此,只要原有的BMS膨胀良好,且一个节段有足够的管腔面积,保守的DES覆盖是可取的(所谓的斑点支架策略)。TAXUS试验评估了9个月冠状动脉造影提示不需要血管重建的病例的IVUS结果。随访3年时,紫杉醇洗脱支架组4.9%需要血管重建,而BMS组6.7%需要血运重建。多元回归分析确定9个月的MLA是这两类支架置入后期需要血管重建的一个重要预测因子[22]。

许多IVUS研究已表明,DES晚期血栓形成病变中经常观察到晚期获得性支架贴壁不全(late-acquired incomplete stent apposition, LISA)现象(图13.7;视频片段13.7)。一个基于文献的Meta分析也证实了并发支架贴壁不良的患者发生晚期

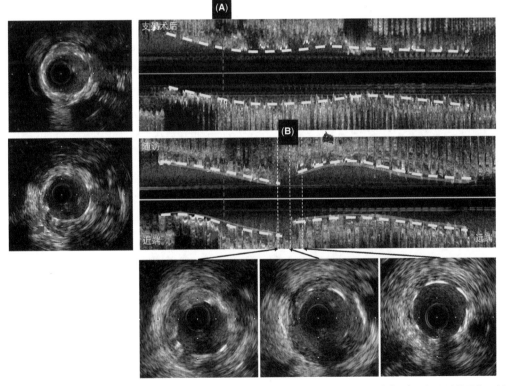

图13.7 药物洗脱支架置入8个月后IVUS检测到的并发症。纵向截图为支架术后(上图)及随访8个月(下图)的图像。在随访图像上,支架近端(A)新发支架贴壁不良(箭头,5~8点方向),而基线支架贴壁良好(左上)。在相对无病变侧形成间隙,随访时伴局部血管扩张。在支架的中段(B),随访期新发的获得性支架不连续。IVUS横截面图像上(下中),2~10点方向无支架结构,而近端(下左)和远端(下右)相邻节段的支架分布是环形、完整的。

或极晚期DES血栓形成风险较高（OR 6.51，$P = 0.02$）[23]。DES置入后LISA的主要机制是局灶性的血管正性重构，然而BMS置入后LISA的主要机制则是斑块回缩或血栓溶解[24]。在发生血管正性重构的LISA中，支架贴壁不全主要见于偏心的斑块，且间隙主要出现在无病变侧。这样，支架置入术中的机械性血管损伤，联合药物或聚合物的生物学血管损伤，使得血管壁倾向于慢性病态扩张。然而，是否这个形态学的异常独立地作用于支架的血栓形成仍然是有争议的（视频片段13.8）。

IVUS识别的其他DESs并发症也很重要，包括支架小梁不均匀分布和支架断裂。理论上，上述两种并发症都能降低释放至管壁的药物剂量，以及影响治疗节段的机械支撑。IVUS显示的支架断裂是指纵向支架不连续，根据其形态特征分为以下几类：① 支架分离；② 支架半脱位；③ 支架套叠[25]。冠状动脉造影或IVUS研究所报道的DES断裂发生率为0.8%~7.7%，而ISR或支架血栓形成的发生率则为22%~88%[26]。支架断裂的准确发病率和临床并发症仍然需要大样本的临床研究进一步证实。

重点提示13.10

　　IVUS检查有助于评估慢性期的血管反应和支架形态学，有利于对新的支架设备的认识，必要时有助于选择进一步的治疗方案。

IVUS指导介入治疗的影响

在BMS时代，大量的研究已经证明了IVUS在介入治疗中的长期获益，然而也有研究报道了有争议的结果。部分原因是IVUS指导支架介入的手术终点不同，也可能由于试验中因次佳疗效附加不同的治疗。一项纳入了9个临床研究（2 972例患者）的Meta分析证实了IVUS指导的PCI降低了6个月时血管造影所示的再狭窄率（OR 0.75，$P = 0.01$）和目标血管的重建率（OR 0.62，$P = 0.000\ 03$），与最优化冠状动脉造影相比，IVUS对猝死和非致命心肌梗死的影响是中立的[27]。

许多大型的研究也评价了IVUS指导DES置入对长期临床疗效的影响。在一个单中心的研究中，比较了IVUS指导的DES置入与倾向得分匹配的冠状动脉造影指导对照组的疗效，冠状动脉造影指导组在术后30 d（0.5% vs 1.4%，$P = 0.046$）和12个月（0.7% vs 2.0%，$P = 0.014$）发生支架内血栓形成的概率较高[28]。此外，IVUS指导组12个月时目标病变需要再次血运重建率较低（5.1% vs 7.2%，$P = 0.07$）。MAIN-COMPARE注册研究最新的结果表明，IVUS指导DES组与传统的冠状动脉造影指导DES组相比3年死亡率较低（4.7% vs 16.0%，秩和检验$P = 0.048$）[29]。与血管造影介导的支架术比较，一项单中心的IVUS指导分叉病变的DES治疗研究报道了IVUS指导组较冠状动脉造影指导组4年死亡率较低（HR 0.24 COX模型，$P = 0.03$）[30]。如前所述，AVIO研究旨在于建立一个最优化IVUS指导DES治疗复合病变的现代化通用标准。该研究建议目标支架面积应根据IVUS测量的后扩张、非顺应性球囊的大小确定。术后最小管腔直径是该研究的一个主要终点，IVUS指导组的最小管腔面积较大，尤其是符合IVUS的优化标准时，与冠状动脉造影指导组相比，其并发症并无增加（符合目标IVUS标准：2.86 mm，不符合目标IVUS标准：2.6 mm，单独冠状动脉造影组：2.51 mm）。

重点提示13.11

　　与最优化的冠状动脉造影相比，IVUS指导左主干病变、分叉病变及复合病变的介入治疗是有效的。

未来的发展方向和个人观点

目前，关于第三代支架（如生物可降解支架）的IVUS临床功效的研究正在进行中。新一代支架置入后的血管反应是另一个重要的冠状动脉影像研究领域。成像设备的技术发展方面，IVUS与治疗设备联合应用将是一个有趣的方法。2010年，血管成形术球囊导管联合IVUS成像设备（Vibe RX, Volcano Corporation, Rancho Cordova, CA）在欧洲获得了官方的认证许可。不需要额外的导管或更换导管,该设备即可确认即刻的介入效果,并提供精确地IVUS指导的球囊扩张。IVUS前视(FLIVUS)技术是另一个有趣的领域,该技术可检查成像导管末端附近的血管壁,因此可以显示真腔、假腔及CTO病变。目前射频消融特性与FLIVUS导管的整合也应用于CTO研究。不同技术协同作用也包括了诊断方法的结合。LipiScan IVUS冠状动脉成像系统(InfraReDx, Burlington, MA)联合了灰阶IVUS与近红外光谱学,在最近获得了FDA的批准,同时检测和定位富含脂质的斑块,可视化冠状动脉病变(图13.8A)。IVUS与

OCT整合至一个成像导管处于研发中,这种联合将发挥两种成像技术的优势。最后,下一代高频IVUS导管也处于临床前的试验中。理论上,中心频率从40 MHz增至50 MHz相当于轴向分辨率增加25%(图13.8B)。尽管某些新技术不是很成熟,但是诊断方法的进步加强了对冠状动脉病理生理学的理解,进一步地提高了有利的治疗方法。

重点提示 13.12

　　IVUS技术的发展体现在探索更便捷的操作方式,与其他治疗或诊断方法的结合,更高的分辨率以改善图像质量。

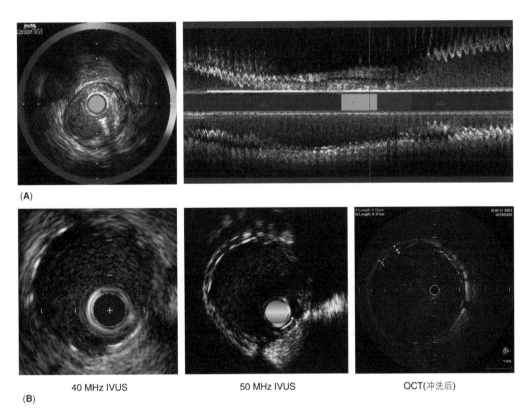

(A)

40 MHz IVUS　　　　　50 MHz IVUS　　　　　OCT(冲洗后)

(B)

图13.8　IVUS新技术。(A)两种不同诊断方法的协同效应:灰阶IVUS与近红外光谱学(LipiScan IVUS冠状动脉成像系统)。与传统的灰阶图像比较(左),联合成像导管可以同时检测和定位富含脂质的斑块(中和右),叠加于解剖信息上。(B)高频IVUS提高图像质量。与传统的40 MHz图像比较(左),中心频率为50 MHz的IVUS新系统(Silicon Valley Medical Instrument, Inc., Fremont, CA)提供了较高的轴向分辨率,可以较好地识别支架贴壁不良(右)。

视频片段

视频片段13.1　传统IVUS回撤过程中图像伪影的视频。（A）图像上出现了楔形的、斑点状表现，即不均匀旋转伪像（non-uniform rotational distortion, NURD）（在这个病例的9~12点方向）；（B）由于存在需要被冲洗的气泡（换能器与外保护套之间），在机械性IVUS导管周围经常突然地出现光晕或一系列明亮的环；（C）由于其他电子设备的干扰，在图像的外面出现交替的径向轮辐或随机的小白点即产生射频噪声；（D）旁瓣伪像可能导致IVUS图像的错误判读。在这个病例中，支架支撑向内腔突出。

视频片段13.2　视频展示的是IVUS的图像定位，从末端到近端（图13.3的视频）。

视频片段13.3　视频所示为IVUS检查过程中注射对比剂，对比剂注入可以使停滞的血流流散，以辨认淤血与内腔壁的区别。

视频片段13.4　一个急性血栓的病例。一条导丝穿过LAD严重狭窄病变之后，向对角支推进第二条导线需要很长时间。（A）心脏电击器上出现ST段抬高后，即刻的血管造影术在LAD近端显示了有意义的充盈缺损；（B）IVUS从末端向近端回撤显示了大量的血栓堆积在IVUS导管周围。

视频片段13.5　一个血肿的病例。沿着支架在血管壁内（支架支撑后面）发现了一个广泛血肿的形成。

视频片段13.6　一个在血管造影上模糊病变的病例。（A）左冠状动脉的血管造影显示了局限于LAD动脉开口处的模糊；（B）从末端到近端的IVUS图像显示在近端支架边缘（2~8点方向）出现一个大的新生内膜瓣。

视频片段13.7　药物洗脱支架置入后8个月的随访IVUS图像（图13.7的视频）。在支架内中间节段2~10点方向观察到支架支撑不连续（断裂）伴随异常的支架支撑缺乏，从末端向近端回撤的过程中，在支架断裂部位（半脱位），支架横截面图像随即跳转到IVUS图像的左下。在支架内节段的近端，5~8点方向观察到支架贴壁不全。

视频片段13.8　从末端到近端LAD动脉IVUS图像，显示了药物洗脱支架置入后极晚期支架血栓（VLST），在支架节段的近端观察到相当大的血管扩大，多个位点观察到支架贴壁不全。

参 考 文 献

1. Yock PG, Linker DT, Angelsen BA. Two-dimensional intravascular ultrasound: technical development and initial clinical experience. J Am Soc Echocardiogr 1989; 2: 296–304.

2. Hausmann D, Erbel R, Alibelli-Chemarin MJ, et al. The safety of intracoronary ultrasound. A multicenter survey of 2207 examinations. Circulation 1995; 91: 623–30.

3. Ramasubbu K, Schoenhagen P, Balghith MA, et al. Repeated intravascular ultrasound imaging in cardiac transplant recipients does not accelerate transplant coronary artery disease. J Am Coll Cardiol 2003; 41: 1739–43.

4. Okura H, Hayase M, Shimodozono S, et al. Impact of preinterventional arterial remodeling on subsequent vessel behavior after balloon angioplasty: a serial intravascular ultrasound study. J Am Coll Cardiol 2001; 38: 2001–5.

5. Stone GW, Maehara A, Lansky AJ, et al. A prospective natural history study of coronary atherosclerosis. N Engl J Med 2011; 364: 226–35.

6. Abizaid AS, Mintz GS, Mehran R, et al. Long-term follow-up after percutaneous transluminal coronary angioplasty was not performed based on intravascular ultrasound findings: importance of lumen dimensions. Circulation 1999; 100: 256–61.

7. Koo BK, Yang HM, Doh JH, et al. Optimal intravascular ultrasound criteria and their accuracy for defining the functional significance of intermediate coronary stenoses of different locations. JACC Cardiovasc Interv 2011; 4: 803–11.

8. Endo M, Hibi K, Shimizu T, et al. Impact of ultrasound attenuation and plaque rupture as detected by intravascular ultrasound on the incidence of no-reflow phenomenon after percutaneous coronary intervention in ST-segment elevation myocardial infarction. JACC Cardiovasc Interv 2010; 3: 540–9.

9. Kawaguchi R, Oshima S, Jingu M, et al. Usefulness of virtual histology intravascular ultrasound to predict distal embolization for ST-segment elevation myocardial infarction. J Am Coll Cardiol 2007; 50: 1641–6.

10. Stone GW, Hodgson JM, St Goar FG, et al. Improved procedural results of coronary angioplasty with intravascular ultrasoundguided balloon sizing: the CLOUT Pilot Trial. Clinical Outcomes With Ultrasound Trial (CLOUT) Investigators. Circulation 1997; 95: 2044–52.

11. Costa MA, Angiolillo DJ, Tannenbaum M, et al. Impact of stent deployment procedural factors on long-term effectiveness and safety of sirolimus-eluting stents (final results of the multicenter prospective STLLR trial). Am J Cardiol 2008; 101: 1704–11.

12. Morino Y, Tamiya S, Masuda N, et al. Intravascular ultrasound criteria for determination of optimal longitudinal positioning of sirolimus-eluting stents. Circ J 2010; 74: 1609–16.

13. Kasaoka S, Tobis JM, Akiyama T, et al. Angiographic and intravascular ultrasound predictors of in-stent restenosis. J Am Coll Cardiol 1998; 32: 1630–5.

14. Fitzgerald PJ, Oshima A, Hayase M, et al, Final results of the Can Routine Ultrasound Influence Stent Expansion (CRUISE) study. Circulation 2000; 102: 523–30.

15. Russo RJ, Silva PD, Teirstein PS, et al. A randomized controlled trial of angiography versus intravascular ultrasound-directed baremetal coronary stent placement (the AVID Trial). Circ Cardiovasc Interv 2009; 2: 113–23.

16. Uren NG, Schwarzacher SP, Metz JA, et al. Predictors and outcomes of stent

thrombosis: an intravascular ultrasound registry. Eur Heart J 2002; 23: 124-32.

17. Sonoda S, Morino Y, Ako J, et al. Impact of final stent dimensions on long-term results following sirolimus-eluting stent implantation: serial intravascular ultrasound analysis from the sirius trial. J Am Coll Cardiol 2004; 43: 1959-63.

18. Hong MK, Mintz GS, Lee CW, et al. Intravascular ultrasound predictors of angiographic restenosis after sirolimus-eluting stent implantation. Eur Heart J 2006; 27: 1305-10.

19. Fujii K, Mintz GS, Kobayashi Y, et al. Contribution of stent underexpansion to recurrence after sirolimus-eluting stent implantation for in-stent restenosis. Circulation 2004; 109: 1085-8.

20. Doi H, Maehara A, Mintz GS, et al. Impact of post-intervention minimal stent area on 9-month follow-up patency of paclitaxeleluting stents: an integrated intravascular ultrasound analysis from the TAXUS IV, V, and VI and TAXUS ATLAS Workhorse, Long Lesion, and Direct Stent Trials. JACC Cardiovasc intervent 2009; 2: 1269-75.

21. Sakurai R, Ako J, Hassan AH, et al. Neointimal progression and luminal narrowing in sirolimus-eluting stent treatment for bare metal in-stent restenosis: a quantitative intravascular ultrasound analysis. Am Heart J 2007; 154: 361-5.

22. Doi H, Maehara A, Mintz GS, et al. Impact of in-stent minimal lumen area at 9 months poststent implantation on 3-year target lesion revascularization-free survival: a serial intravascular ultrasound analysis from the TAXUS IV, V, and VI trials. Circulation Cardiovasc Intervent 2008; 1: 111-8.

23. Hassan AK, Bergheanu SC, Stijnen T, et al. Late stent malapposition risk is higher after drug-eluting stent compared with baremetal stent implantation and associates with late stent thrombosis. Eur Heart J 2010; 31: 1172-80.

24. Ako J, Morino Y, Honda Y, et al. Late incomplete stent apposition after sirolimus-eluting stent implantation: a serial intravascular ultrasound analysis. J Am Coll Cardiol 2005; 46: 1002-5.

25. Honda Y. Drug-eluting stents. Insights from invasive imaging technologies. Circ J 2009; 73: 1371-80.

26. Doi H, Maehara A, Mintz GS, et al. Classification and potential mechanisms of intravascular ultrasound patterns of stent fracture. Am J Cardiol 2009; 103: 818-23.

27. Casella G, Klauss V, Ottani F, et al. Impact of intravascular ultrasound-guided stenting on long-term clinical outcome: a meta-analysis of available studies comparing intravascular ultrasound-guided and angiographically guided stenting. Catheter Cardiovasc Interv 2003; 59: 314-21.

28. Roy P, Steinberg DH, Sushinsky SJ, et al. The potential clinical utility of intravascular ultrasound guidance in patients undergoing percutaneous coronary intervention with drug-eluting stents. Eur Heart J 2008; 29: 1851-7.

29. Park SJ, Kim YH, Park DW, et al. Impact of intravascular uvltrasound guidance on long-term mortality in stenting for unprotected left main coronary artery stenosis. Circ Cardiovasc Interv 2009; 2: 167-77.

30. Kim SH, Kim YH, Kang SJ, et al. Long-term outcomes of intravascular ultrasound-guided stenting in coronary bifurcation lesions. Am J Cardiol 2010; 106: 612-8.

14

冠状动脉光声成像：现状及临床前景

Photoacoustic imaging of coronary arteries: Current status and
potential clinical applications

Krista Jansen, Gijs van Soest, and Ton van der Steen

李 怡 译

概　　述

斑块成分是远期临床事件风险的重要决定因素，其中斑块破裂是最常见的事件。血管内光声成像技术（intravascular photoacoustic imaging, IVPA）可以通过对斑块结构及成分进行监测而充分评价病变的不稳定性。该技术是血管内超声技术（intravascular ultrasound, IVUS）的自然延伸，能将组织特点叠加于影像之上。与近红外反射光谱成像技术（near-infrared reflection spectroscopy, NIRS）类似，IVPA 也利用了不同的组织对光吸收频谱的不同来区分影响斑块脆性的成分。IVPA 与 NIRS 相比最大的优势在于利用了声波的时间飞跃技术生成类似于 IVUS 的深层影像。

在本章中，我们将针对 IVPA 的发展及现状进行讨论。讨论的重点为目前研发的小直径 IVUS/IVPA 复合导管，以及其在体外对富含脂质的人冠状动脉斑块的检测。我们还将对这一技术未来的临床应用前景进行讨论。

引　　言

动脉粥样硬化斑块破裂是急性心血管事件及心源性猝死的主要原因[1]。全球范围内，每年约 1 700 万人死于该疾病（世界卫生组织 2005 年资料）。动脉粥样硬化斑块破裂的倾向被称为斑块的

脆性。斑块的脆性与斑块成分、斑块内应力分布及局部炎症状况相关[2-4]。薄壁纤维动脉硬化斑块是脆性斑块最常见的类型之一，这类病变的特点是薄层纤维帽盖包被的富含脂质的坏死核心，且纤维帽盖由于巨噬细胞的存在而较为薄弱。升高的机械应力可导致纤维帽盖的破溃并进一步使得坏死核心中富含的促凝物质释放入血液中，这些促凝物质可进一步导致局部富含血小板的血栓形成及血管闭塞，闭塞点可位于破溃斑块处或斑块上游。如果血管闭塞发生于冠状动脉，患者可表现为不稳定型心绞痛或心肌梗死。颈动脉闭塞可导致卒中。尽管目前先进的血管内影像技术使得我们能在临床及体外研究中对各个阶段的不稳定动脉粥样硬化疾病进行研究，获得了大量的资料[5]，然而斑块脆性的关键目前尚不完全清楚。斑块类型及形态对制订介入干预的策略及远期有较大影响[6]。

目前 IVUS 是评价动脉粥样硬化疾病及指导介入操作的标准。这一技术的基础是利用反射的超声脉冲的振幅来反映血管腔及血管壁的结构，该技术的影像分辨率大约为 100 μm，影像深度约为 7 mm。灰阶 IVUS 对斑块构成判断的灵敏度及特异性均有限[7]。作为对灰阶影像的延伸，IVUS 频谱资料分析技术被用于研究斑块组织特点[8]。最近，我们实验室与 InfraReDx 公司合作，研发了 NIRS/IVUS 复合导管，集成了影像及脂质检测的功能[9-12]。该技术能对 IVUS 影像中含有脂质的节

段进行检测，从而对斑块的脂核进行识别。NIRS的主要局限在于它不是一种影像学技术，没有纵深分辨力。NIRS可以识别脂质成分的存在，但无法分辨脂质的含量、位置及其与管腔的关系。血管内光学相干成像（intravascular optical coherence tomography，IVOCT）是一种基于组织对光波的反向散射延迟的影像学技术。IVOCT技术的分辨率更高（15 μm），但穿透深度相对较低（1~2 mm）[12]。OCT组织学特点是目前的研究热点之一[13]。

IVPA能直接对血管壁组织成分进行成像。目前已知该技术能检测脂质成分，还有可能检测其他一些与斑块脆性相关的因素，如巨噬细胞的致密浸润等。利用同一条导管还可同时对血管壁结构进行IVUS检查。

光声技术的原理

在进行光声成像时，受检测组织接受纳秒级激光脉冲照射，组织吸收激光照射的能量，在应力约束及热力约束（脉冲时间短于应力弛豫及热力弥散时间）条件下，受照射组织压力升高（ΔP）[14]：

$$\Delta P = \frac{c_0^2 \beta}{c_p} \mu_a F(z) = \Gamma \mu_a F(z)$$

式中c_0(m/s)指组织中的声速，$\beta(K^{-1})$指体积热膨胀系数，c_p(J/kg·K)指恒定压力下的热容量，μ_a(m^{-1})指组织的吸收系数，$F(z)$是激光能量密度（J/m^2）。无量纲Grüneisen参数Γ反映了热声效率[14]。压力的升高反映了组织吸收光能后一过性的热弹性扩张，这一压力波可通过超声换能器检测。在IVPA检查中，可以利用IVUS检查的同一探头对压力波进行检测。IVPA的原理见图14.1所示。

从上式中可看出，光声信号强度有赖于受照组织吸收系数μ_a。这一系数随激发波长改变而改变，而后者受组织成分的化学吸收频谱影响。不同生物组织均有其独特的光学吸收频谱（图14.2）。在光声成像研究中，这一吸收频谱如同其"化学指纹"。可选择特定光声激发的波长，从而获取血管壁及斑块成分间最大的吸收对比，如胶原、钙化组织或脂质成分[15,16]，从而对斑块成分进行显像。

重点提示14.1

IVPA能直接对组织类型成像，与IVUS及OCT影像相比，能提供组织的化学特点。

重点提示14.2

IVPA与NIRS相比，能提供纵深分辨。

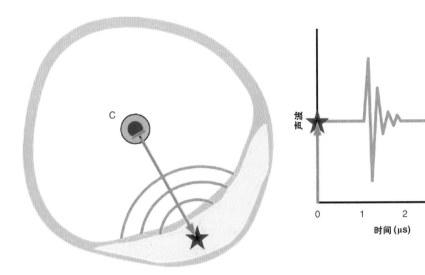

图14.1　IVPA原理图示一束激光脉冲（绿色）由导管C发出射向包含斑块（黄色）的血管壁。激光可通过光吸收及其相关的热弹性扩张（红星）激发声波（蓝色曲线）。右图显示在 t = 0 时刻发射激光后声波信号轨迹。

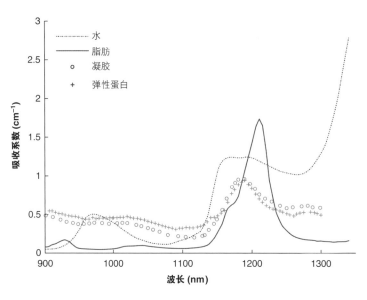

图14.2　Tsai等利用标准组织样本检测的吸收频谱系数，包括水（37℃）、脂肪酸混合物（脂质）（40℃）、明胶（25℃）及晶状体弹力蛋白（25℃）。

IVPA技术的发展

　　第一个利用光谱测量判断动脉粥样硬化组织和健康动脉组织的研究利用的是可见光范围内的波长（410~680 nm）。Prince等的研究显示对尸检标本中人主动脉动脉粥样硬化组织进行了光声测量，研究显示动脉粥样硬化组织在波长420~530 nm有明显光学衰减[17]。Al Dhahir等进行了首次体外时间分辨法光声成像实验来测量动脉粥样硬化中的光学衰减，其研究采用了波长范围440~500 nm的染料激光[18]。Crazzolara等利用波长308 nm的准分子激光进行的体外时间分辨法光声成像研究揭示了钙化组织与正常动脉组织具有不同的光声特点[19]。

　　Beard与Mills利用时间分辨法光声频谱技术对尸检人主动脉标本进行了研究，其目的在于分辨正常动脉及动脉粥样硬化组织（黄色软斑块）[20]。研究利用波长为436 nm、461 nm及532 nm的纳秒级激光脉冲照射组织，利用PVDF（氟碳树脂）膜水中检波器采集热弹力波。在436 nm激光激发下的光声信号变异较大。在461 nm激光激发下，可检出特征性且重复性较好的光声信号。因为粥样硬化组织对该波长吸收明显增加，所以利用该波长能很好地显示出粥样硬化组织与正常组织间光声信号的差异。由于532 nm激光吸收较少，激光能充分穿透组织全层，从而提供组织结构及厚度的平均信息。这研究提示，利用461 nm及532 nm的光声频谱成像技术可以用于体内检测，提供动脉血管壁厚度及成分的信息。

　　利用可见光频谱（410~680 nm）的光波，基于光声吸收的差异进行分辨动脉正常及粥样硬化组织有严重的局限性：血液（血红蛋白）对该波长的激光的吸收同样十分明显。因此，自2005年起，许多学者对更广范围（740~1 800 nm）的激光激发的组织光声特性进行了实验研究。

　　Sethuraman等利用外光源照射，进行了首次基于导管的IVPA成像[21]。该研究利用商业化的IVUS导管（Atlantis SR Plus, Boston Scientific Inc.）结合外照射，对兔动脉硬化模型进行了研究，以评价IVPA影像对斑块炎症的检测价值。研究结果提示，有可能利用游离脂质、巨噬泡沫细胞及其余动脉壁组织的光声反应幅度的差异，对纤维细胞炎症斑块进行识别。

该研究组还对体外兔主动脉正常及动脉硬化的主动脉标本进行了680~900 nm范围内的多波长IVPA多光谱研究[22]。研究结果显示，在富含脂质和Ⅰ型及Ⅲ型胶原的区域内，IVPA具有不同的光谱斜率。Wang等利用台式装置对动脉硬化兔主动脉标本进行了研究，照射波长近1 200 nm[23]。结果显示，在1 200~1 230 nm波长范围，IVPA光谱成像能成功分辨动脉硬化兔主动脉上的富脂区域。

上述提到的研究均在盐水灌注的条件下进行。Allen及Beard首次对血液吸收较低的900~1 300 nm波长范围内的组织光声特性进行了研究[24]。研究显示，脂质吸收曲线的峰值在1 200 nm左右，能区别富脂及正常血管组织。他们成功地透过血液对人主动脉标本进行了成像。

最近，我们首次报道了人动脉粥样硬化冠状动脉的体外IVPA成像[25]。我们利用715~1 400 nm光波激发，脂质吸收光谱的峰值约为1 200 nm，对脂质进行了特异性光谱成像。与之前研究不同的是，本研究采用IVPA导管的原型，使用了血管内照射对动脉组织进行了成像。本研究进一步证实了IVPA成像技术检测斑块成分的原理。

脂质具有明确的1 200 nm的吸收结构，上述研究均利用这一特性来区分脂质与其他组织。IVPA成像技术也可以区分其他类型的组织。Wang等提出，利用纳米颗粒作对比剂，IVPA成像能对富含巨噬细胞的动脉硬化斑块进行识别及定位[26]。他们利用外照射，对接受载有纳米金颗粒的巨噬细胞注射的动脉硬化兔模型进行了IVPA影像研究。结果发现，利用700 nm外照射时，巨噬细胞信号被纳米金颗粒增强。通过巨噬细胞代谢而聚集的纳米金颗粒能吸收这一波长的光，而单独的(细胞外的)纳米金颗粒则不能。这一研究为可能采用的对比剂的机制提供了信息。

重点提示14.3

IVPA研究现状：结合IVPA/IVUS，体外研究成功对人动脉硬化斑块中脂质成分进行成像。

IVPA导管的研发

将IVPA技术应用于人体需要有专用的导管设备，目前也有多种导管在研发当中。首个IVPA导管的设计基于激光血管成形术导管，因此它为前向探测设计。该导管的设计目的是为激光血管成形术提供腔内的检测及引导。这一设备包括了微型的全光学光声探头，光纤末端整合了透明Fabry-Perot超声传感器以检测热弹力波[27]，也有设计采用了混合的压电换能器的方案[28]。

后期的IVPA探头设计侧重于侧方成像，从而为血管壁的结构及成分提供信息。1997年，Pérennès提出了微型化全光纤侧视IVPA探头的设计[29]，其设计采用了透明的多聚物膜作为低锐度Fabry-Perot干涉仪，多聚物膜与玻璃棱镜黏着，后者位于光纤末端。为了证实这一设计的可行性，研究者将同样的Fabry-Perot多聚物薄膜传感器安装于1 mm的光纤末端进行前向探测实验，实验在液体吸收剂中进行，吸收剂的吸收系数与动脉组织的有效衰减系数(50~100 cm⁻¹)在同一范围。研究显示，这一设计具有足够的灵敏度以检测尸检动脉组织标本的光声特征信号[27]。这些设计都没有脉冲-回波成像功能。

Karpiouk等的设计克服了这一局限[30]，他提出了两种导管的原型设计，结合了传输光脉冲的光纤与商业化的IVUS导管(Atlantis SR Plus, Boston Scientific Inc.)，能进行脉冲-回波超声影像及光声特征信号。为了将光线偏转照射于血管壁上，一种设计使用了成角抛光光纤(侧向照射光纤)，另一种设计采用了镀银反射镜来偏转光线。其设计在血管模型上进行了测试，通过旋转模型获得成像。

在最近的一篇文章中，Karpiouk提出了更先进的旋转式探头设计[31]。该设计整合了IVPA/IVUS影像，基于40 MHz单晶超声换能器及600 μm核心单光纤。激光采用侧向照射光纤技术，利用这一技术实现了透过血液的IVPA/IVUS复合成像。

Hsieh等提出整合了IVPA/IVUS影像的探测头设计[32]。导管包括了多模光纤、整合了照射组织的锥形反射镜和多聚物微环共振器，共振器具有较宽的检测带宽，能检测IVPA成像的低频光声信号和IVUS成像的高频超声信号。自制的单晶环形换能器用于发射侧向超声，探头外径3 mm。未来的设计将通过使用更细的光纤及更小直径的小晶体环形换能器而进一步缩小换能器直径。

由于上述研究中的侧视导管直径较大而无法用于人体冠状动脉内检测，这些探头仅在血管模型、兔主动脉中进行试验，在切开的人动脉中进行管壁的栅层扫描。近年来，外径1.25 mm的IVPA/IVUS复合导管的研制成功使IVPA设备的微型化迈出了关键的一步。我们在死亡24 h内完好的人体冠状动脉间接体内成像试验[25]。成像导管包括一根400 μm的核心光纤（Pioneer Optics，Bloomfield，CT）和直径1 mm的铅锆钛酸（PZT）超声换能器（TUDelft定制，DuMED设计，Rotterdam）[33]。图14.3（A）和（B）显示了探头设计示意图及探头尖端照片。光纤头呈34°角，黏有石英帽盖覆盖以保护气体-玻璃界面，从而利用全反射偏转光线。换能器核心频率为30 MHz，65%部分带宽6 dB。光纤及换能器装配后探头外径1.25 mm（图14.3B）。光纤尖端和换能器中心相距约1 mm，光束和声束成角约22°，光声束在距探头0.5~4.5 mm重合。

我们使用这一导管在模型中进行了研究，使用金属导丝作为点吸收物，利用对单一点目标进行测量来对影像特点进行定量测量。IPVA的轴向及侧向点分辨率分别为110 μm及550 μm，IVUS的轴向

及侧向点分辨率分别为89 μm及420 μm，信噪比为50 dB（光声信号，未平均）及54 dB（超声信号，10倍平均）。

人体冠状动脉硬化的成像

利用上述探头，我们在体外对不同疾病阶段的新鲜的人体冠状动脉进行了成像[25]。动脉标本来自Erasmus医学中心病理科的尸检标本，在死后24 h内进行影像检查。检查获得死者亲属的知情同意，检查方案获得Erasmus医学中心伦理委员会批准。标本装载于盐水容器中的两个套管上。血管的大分支结扎，维持动脉压力100 mmHg，以保证血管腔开放。动脉首先接受IVUS连续扫描（Boston Scientific iLabs，Atlantis SR Pro探头），以缝针标记感兴趣的区域。使用IVPA寻找标记并对兴趣区进行横切面扫描。

实验设置如图14.3A所示。一台可调谐的激光器为光声成像提供激发光源（脉宽5 ns，重复频率10 Hz，导管头端的脉冲能量1.2 mJ）。脉冲-回波成像使用任意波发生器进行（30 Hz，10 V峰-峰，100%带宽）。使用马达按1°步进进行旋转成像。在每一位置上采集IVPA及IVUS影像线，从而确保影像融合。IVUS及IVPA信号由带通滤波采集，放大并数字化。IVPA影像不进行平均，IVUS信号进行10倍平均。采集一幅IVPA/IVUS影像需要36 s。图14.4和图14.6中显示的IVUS及IVPA图像的动态范围为40 dB。

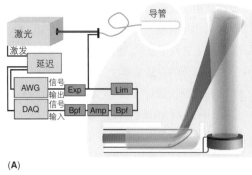
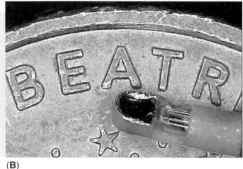

图14.3 （A）实验设备示意图，包括导管头端的详细示例，显示光声束分布。（B）导管照片（背景为10分欧元硬币）。缩写：Amp，放大器；AWG，任意波发生器；Bpf，带通滤波器；DAQ，数据采集；Exp，扩大器；Lim，限幅器。

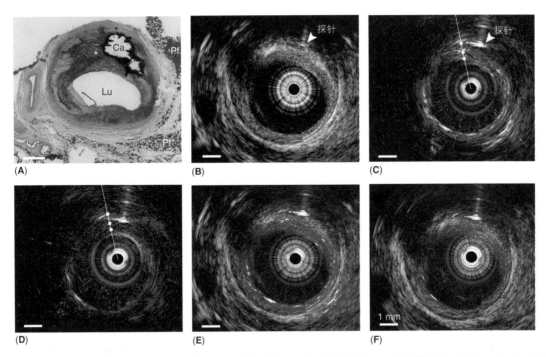

图 14.4　严重动脉硬化斑块的 IVPA/IVUS 影像。(A) 组织学：油红 O 染色显示富脂斑块(*)的存在及钙化区域(Ca)。(B) IVUS 影像。IVPA 影像，(C) 1 210 nm 扫描(高脂质吸收)，(D) 1 230 nm 扫描(低脂质吸收)。箭头所示为标记用针。(C) 和 (D) 中白线标示处进行全光谱扫描。图 14.5 显示白点所标记处的光谱。(E) 及 (F) 为 1 210 nm 及 1 230 nm 的 IVPA/IVUS 复合图像。缩写：Ca，钙化；Lu，管腔；Pf，外膜周脂肪。

脂质的检测

在病变严重处(男性，56 岁，前降支病变)，我们获得了 IVPA/IVUS 的融合图像，图像如图 14.4。病理组织检查显示血管内膜环形增厚，可见偏心的富脂病变及钙化病变，外膜周脂肪也可见。IVUS 资料证实了这一形态学改变。1 210 nm 激发的 IVPA 影像中，明亮的信号位于内膜边缘、偏心斑块内深层组织及右下的外膜周脂肪处。在 1 230 nm 激发的影像中，这些区域的信号明显较低，这与脂质在这一波长范围内的吸收光谱相关。在 1 210 nm 激发 IVPA 的影像中增强区域处相应的是油红 O 染色阳性的区域，尤其在斑块内，提示该处有脂质的存在。激光脉冲能量及组织散射特性的差异在 1 210~1 230 nm 波长范围内可忽略不计。

沿斑块组织的取样线获得光声频谱。获得的数据以波长-深度二维矩阵显示。图 14.5 显示了三点的光谱，其中两点位于富脂斑块内，一点位于斑块外。图中还显示了脂质及结缔组织的吸收频谱作为参考[34]。斑块内两点的吸收频谱明显符合脂质的吸收频谱，而第三点则缺乏明显的吸收峰。

第二份标本(女性，43 岁，左主干)也进行了光谱成像，结果如图 14.6。IVPA/IVUS 复合影像中，IVUS 部分显示内膜轻度纤维化增厚。这些影像的比较显示出血管壁外的脂质存在。外膜周脂肪是正常解剖结构的一部分。IVPA 影像中，这一区域在不同波长(1 180~1 230 nm)下的平均 IVPA 信号强度与脂质吸收峰高度一致。

应用前景及局限性

IVPA 目前仍为一种实验性技术，需要在体外试验中进一步完善。该技术仍处于发展早期。尽管该技术显示出有可能填补临床中一个重要的空缺，但是临床应用中实时成像过程中仍有许多技术细节需要解决。优化影像获取序列中的要素、激光

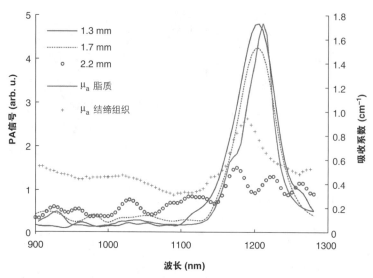

图 14.5 图 14.4（C）及（D）中白线上三点的光声频谱。距探头 1.4 mm 及 1.7 mm 处位于富脂斑块内。相应的光声频谱与参考的脂质吸收频谱高度一致。2.2 mm 处位于斑块区域外。

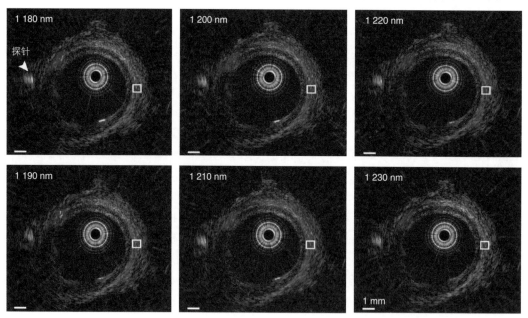

图 14.6 健康人冠状动脉 1 180、1 190、1 200、1 210、1 220、1 230 nm IVPA/IVUS 复合影像。白色方块区域处 IVPA 信号平均强度与 Tsai 等测量的脂质吸收频谱的对比见图 14.7。

光源及导管设计等都正在进行研究。以下将讨论 IVPA 体内应用中的一些问题。

为了获得最佳的光声信号强度，需要在生理安全及器械物理允许的范围内，尽可能多地输入能量。血液是一种强的散射组织，能显著降低照射

到血管壁上的光强度，即使在红外光谱区域也是如此。因此，临床上进行 IVPA 检查时有可能需要将对动脉中的血液进行冲洗。冲洗流程及冲洗物仍有待探讨。

在进行 IVOCT 检查中，清洗血液是一个标准步

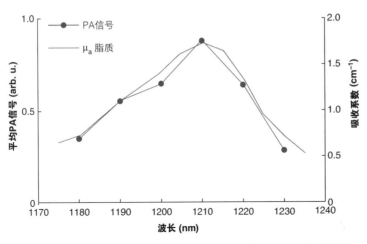

图14.7　图14.6中标示区域在1 180~1 230 nm的平均IVPA信号强度，与脂质吸收频谱曲线峰值高度一致。

骤。IVPA不依赖光学相干，因此检查时不需要完全清除血液。但另一方面，OCT检查用于冲洗的物质（冠状动脉造影对比剂碘克沙醇，商品名威视派克™）的超声特性尚不清楚，因此需要寻找替代物质。

特定波长的高速激光光源的研发也很重要。目前用于IVPA检查的光源位于近红外波长区域，具有足够的脉冲功率，重复频率仅10 Hz。低脉冲频率限制了体内成像检查。尤其当采用了冲洗操作时，最佳成像序列应模仿傅里叶域OCT，这一技术具有高帧数、高回撤扫描速度，回撤成像时间＜10 s。为了满足这一需要并将运动伪差控制在可接受范围内，光源的重复脉冲频率至少需要10 kHz。满足这样需求的激光需要研发。

目前最小的IVPA导管直径为1.25 mm，而现有的IVUS导管的直径，即使包括保护鞘在内，可小于1 mm。为了临床应用，未来的研发方向是将IVPA导管的直径缩小到1 mm，甚至更小。

重点提示14.4

关键词：IVPA结合了光学对比及超声影像深度。

重点提示14.5

多种影像学手段：结合IVPA/IVUS技术，能提供斑块成分（IVPA）和形态学（IVUS）信息。

个 人 观 点

IVPA是目前尚位于研究阶段的一种非常有前景的技术。现有的实验性IVPA/IVUS导管在体外实验中已能成功显示人动脉硬化斑块中脂质成分IVPA/IVUS复合影像。

IVPA能如同NIRS一样，利用不同组织间光学吸收频谱的差异区分斑块成分。然而，和NIRS相比，IVPA的优势在于具有纵深分辨力，从而能了解特定成分的空间分布情况。因此，利用该技术能分辨脂质的位置在斑块内（有病理意义）或是在外膜周围（正常血管壁结构）。IVPA提供了光学对比及超声影像深度。如果和IVUS联合使用，IVPA能提供斑块成分信息，与IVUS提供的形态学信息相互补充。未来还可以考虑与其他影像手段结合，如IVPA/OCT组合。

IVPA可能成为研究脆性斑块及监测不同干预手段（基因、药物、生活方式改善）效果的有效工具。该技术可以作为临床研究的影像终点之一，用以显示动脉硬化斑块中脂质成分的改变[35,36]。在经皮冠状动脉介入干预过程中，使用IVPA技术有可能降低支架不能充分覆盖富脂斑块的发生，从而相应降低患者的风险。支架尽管充分覆盖了造影的狭窄段，但无法充分覆盖富脂斑块节段，这是传统冠状动脉造影确定斑块边界的局限性[37]。支架覆盖不充分会导致在支架植入时富脂斑块破裂，导致远端栓塞。支架不覆盖病变不充分还被认为能带来斑块进展，从而导致支架边缘再狭窄，也意味着支架失败[38]。

参 考 文 献

1. Falk E, Shah PK, Fuster V. Coronary Plaque Disruption. Circulation 1995; 1995; 92: 657−71.

2. Schaar JA, Muller JE, Falk E, et al. Terminology for high-risk and vulnerable coronary artery plaques. Eur Heart J 2004; 25: 1077−82.

3. Virmani R, Kolodgie FD, Burke AP, Farb A, Schwartz SM. Lessons from sudden coronary death — A comprehensive morphological classification scheme for atherosclerotic lesions. Arterioscler Thromb Vasc Biol 2000; 20: 1262−75.

4. Richardson PD, Davies MJ, Born GV. Influence of plaque configuration and stress distribution on fissuring of coronary atherosclerotic plaques. Lancet 1989; 334: 941−4.

5. Waxman S, Ishibashi F, Muller JE. Detection and treatment of vulnerable plaques and vulnerable patients — Novel approaches to prevention of coronary events. Circulation 2006; 114: 2390−411.

6. Kolodgie FD, Burke AP, Farb A, et al. The thin-cap fibroatheroma: a type of vulnerable plaque — The major precursor lesion to acute coronary syndromes. Curr Opin Cardiol 2001; 16: 285−92.

7. de Korte CL, van der Steen AFW, Cespedes EI, et al. Characterization of plaque components and vulnerability with intravascular ultrasound elastography. Phys Med Biol 2000; 45: 1465−75.

8. Nair A, Kuban BD, Tuzcu EM, et al. Coronary plaque classification with intravascular ultrasound radiofrequency data analysis. Circulation 2002; 106: 2200−6.

9. Garg S, Serruys PW, van der Ent M, et al. First use in patients of a combined near infra-red spectroscopy and intra-vascular ultrasound catheter to identify composition and structure of coronary plaque. EuroIntervention 2010; 5: 755−6.

10. Gardner CM, Tan H, Hull EL, et al. Detection of lipid core coronary plaques in autopsy specimens with a novel catheter-based near-infrared spectroscopy system. Jacc 2008; 1: 638−48.

11. Moreno PR, Lodder RA, Purushothaman KR, et al. Detection of lipid pool, Thin fibrous cap, and inflammatory cells in human aortic atherosclerotic plaques by near-infrared spectroscopy. Circulation 2002; 105: 923−7.

12. Tearney GJ, Waxman S, Shishkov M, et al. Three-dimensional coronary artery microscopy by intracoronary optical frequency domain imaging. J Am Coll Cardiol Img 2008; November 1, 2008; 1: 752−61.

13. van Soest G, Goderie T, Regar E, et al. Atherosclerotic tissue characterization in vivo by optical coherence tomography attenuation imaging. J Biomed Opt 2010; 15: 011105−9.

14. Oraevsky AA, Karabutov AA. Optoacoustic tomography. In: VoDinh T, ed. Biomedical Photonics Handbook. Boca Raton, FL: CRC Press, 2003: 34−1.

15. Van Veen RLP, Sterenborg HJCM, Pifferi A, Torricelli A, Cubeddu R. Determination of VIS-NIR absorption coefficients of mammalian fat, with time- and spatially resolved diffuse reflectance and transmission spectroscopy. OSA Biomed Opt Topical Meeting; 2004.

16. Tromberg BJ, Shah N, Lanning R, et al. Non-invasive in vivo characterization of breast tumors using photon migration spectroscopy. Neoplasia 2000; 2: 26−40.

17. Prince MR, Deutsch TF, Mathews-Roth MM, et al. Preferential light absorption in atheromas in vitro. Implications for laser angioplasty. J Clin Invest 1986; 78: 295−302.

18. Al Dhahir RK, Dyer PE, Zhu Z. Photoacoustic studies and selective ablation of vascular tissue using a pulsed dye laser. Appl Phys B-Photophysics Laser Chem 1990; 51: 81−5.

19. Crazzolara H, Vonmuench W, Rose C, et al. Analysis of the acoustic response of vascular tissue irradiated by an ultraviolet-laser pulse. J Appl Phys 1991; 70: 1847−9.

20. Beard PC, Mills TN. Characterization of post mortem arterial tissue using time-resolved photoacoustic spectroscopy at 436, 461 and 532 nm. Phys Med Biol 1997; 42: 177−98.

21. Sethuraman S, Amirian JH, Litovsky SH, Smalling RW, Emelianov SY. Ex vivo characterization of atherosclerosis using intravascular photoacoustic imaging. Opt Express 2007; Dec 10;15: 16657−66.

22. Sethuraman S, Amirian JH, Litovsky SH, Smalling RW, Emelianov SY. Spectroscopic intravascular photoacoustic imaging to differentiate atherosclerotic plaques. Opt Express 2008; 16: 3362−7.

23. Wang B, Su JL, Amirian J, et al. Detection of lipid in atherosclerotic vessels using ultrasound-guided spectroscopic intravascular photoacoustic imaging. Opt Express 2010; 18: 4889−97.

24. Allen TJ, Beard PC. Photoacoustic characterisation of vascular tissue at NIR wavelengths. Photons Plus Ultrasound: Imaging and Sensing. San Jose, CA, USA: SPIE, 2009: 71770A−9.

25. Jansen K, van der Steen AF, van Beusekom HM, Oosterhuis JW, van Soest G. Intravascular photoacoustic imaging of human coronary atherosclerosis. Opt Lett 2011; 36: 597−9.

26. Wang B, Yantsen E, Larson T, et al. Plasmonic intravascular photoacoustic imaging for detection of macrophages in atherosclerotic plaques. Nano Lett 2009; 9: 2212-17.

27. Beard PC, Mills TN. Evaluation of an optical fibre probe for in vivo measurement of the photoacoustic response of tissues. Adv Fluoresc Sensing Technol II 1995; 2388: 446−57.

28. Chen QX, Davies A, Dewhurst RJ, Payne PA. Photo-acoustic probe for intra-arterial imaging and therapy. Electron Lett 1993; 29: 1632−3.

29. Pérennès F, Beard PC, Mills TN. Intravascular photoacoustic-photothermal imaging of the arterial wall using a miniature optical fibre probe. In Horizons de l'Optique. Orsay Cedex, France: Société Française d'Optique, 1997: A13.

30. Karpiouk AB, Wang B, Emelianov SY. Development of a catheter for combined intravascular ultrasound and photoacoustic imaging. Rev Sci Instruments 2010; Jan; 81: 014901−1−7.

31. Karpiouk AB,Wang B, Emelianov SY. Integrated catheter for intravascular ultrasound and photoacoustic imaging. Photons Plus Ultrasound Imaging Sensing 2010; 7564: 756408−1−6.

32. Hsieh BY, Chen SL, Ling T, Guo LJ, Li PC. Integrated intravascular ultrasound and photoacoustic imaging scan head. Opt Lett 2010; Sep 1; 35: 2892−4.

33. Jansen K, Springeling G, Lancée C, et al. An Intravascular Photoacoustic Imaging Catheter. Ultrasonics Symposium (IUS), 2010 IEEE International 2010: 378−81.

34. Tsai CL, Chen JC, Wang WJ. Near-infrared absorption property of biological soft tissue constituents. J Med Biol Eng 2001; 21: 7−14.

35. Serruys PW, Garcia-Garcia HM, Buszman P, et al. Effects of the direct lipoprotein-associated phospholipase A(2) inhibitor darapladib on human coronary atherosclerotic plaque. Circulation 2008; 118: 1172−82.

36. Van Mieghem CA, McFadden EP, de Feyter PJ, et al. Noninvasive detection of subclinical coronary atherosclerosis coupled with assessment of changes in plaque characteristics using novel invasive imaging modalities: the integrated Biomarker and Imaging Study (IBIS). J Am Coll Cardiol 2006; 47: 1134−42.

37. Schultz CJ, Serruys PW, van der Ent M, et al. First-in-man clinical use of combined near-infrared spectroscopy and intravascular ultrasound: a potential key to predict distal embolization and noreflow? J Am Coll Cardiol 2010; 56: 314.

38. Waxman S, Freilich MI, Suter MJ, et al. A case of lipid core plaque progression and rupture at the edge of a coronary stent: Elucidating the mechanisms of drug-eluting stent failure. Circ Cardiovasc Interv 2010; 3: 193−6.

15

光学相干断层成像（OCT）斑块影像学：目前状况和潜在临床作用

Plaque imaging with optical coherence tomography:
Current status and potential clinical implications

Francesco Prati, Eleonora Ficarra, Vito Ramazzotti, and Mario Albertucci

张瑶俊　任晓敏　陈晓云　译

概　　述

光学相干断层成像（OCT）是建立在光学基础上的一门影像学技术，其分辨率在10~15 μm，比血管内超声（IVUS）高出一个数量级。因此，OCT在活体血管壁细微结构观测方面的优越性是IVUS所无法比拟的。频域光学相干断层成像（FD-OCT）更是能够对冠状动脉长病变进行快速扫描，且无须阻塞近端血管。虽然OCT穿透性较差，但它仍为观测动脉粥样硬化的进展提供了新的视角。在冠状动脉介入治疗过程中，尽管OCT下斑块负荷的定义缺乏，但高分辨率、较细外径及能快速回撤记录影像的OCT已经能够提供大量有用的信息，当然这些获取的数据其临床意义仍需进一步验证。除外，OCT也有足够高的分辨率，能够在冠状动脉支架植入后研究血管修复以及观测支架植入后失败的模式。

联合应用OCT与其他互补的影像学技术可以为冠状动脉粥样硬化性疾病的研究及优化治疗方案提供极好的工具。

引言：OCT 的工作原理

光学相干断层成像（OCT）是利用光学而非声学的一种影像学技术，其分辨率与IVUS相比有了显著提高[1-8]。确切地说，OCT的分辨率要比IVUS高出10倍，其范围在10~15 μm，因此也造成成像光的波长变得非常短。OCT主要通过测量光脉冲从组织内部结构反射或背向散射回来的时间延迟及光线强度可以获得组织的横断面图像[1-5]。同时，由于光速的反射时间延迟难以直接测量，故利用干涉成像原理来对反射光信号进行分析。

目前主要有两种获得OCT图像的技术：时域（TD）和频域（FD）[5-7]。时域OCT是一项过时的技术，目前主要在还没有获准FD-OCT技术的国家使用。LightLab公司的Dragonfly™FD-OCT成像导管是目前中国市面上唯一的FD-OCT成像导管，在欧美，还有来自Volcano和Terumo的OCT系统，其功能与Dragonfly™FD-OCT相似。TD-OCT采用M3LightLab OCT导管（Imagewire™）获取图像，其外径为0.019 in，包含0.006 in的光导纤维成像核心（直径<0.4 mm）。与传统的导丝类似，TD-OCT成像导管末端有一段不透射线的顶针。

与TD-OCT导管类似，FD-OCT导管（Dragonfly；LightLab Imaging，韦斯特福德，马萨诸塞州，美国）也使用了一根单模光纤，其被装在以每秒转速100旋转的中空金属转矩导丝中。该导管采用的单轨形式与IVUS机械旋转型导管所采用的方式相似，适合快速交换和传递及兼容传统的用于血管成形术的0.014 in导丝。FD-OCT的主要优势在于其使用无阻塞技术的OCT导管，以最快25 mm/s的速度回撤成像导丝，可以在数秒内快速扫描长段冠状动脉，从而对冠状动脉进行快速成像[5-7]。

FD-OCT提高了侧向分辨率，减少了运动伪影，并且扫描直径也增加到了11 mm，这些特征明显地提高了OCT的图像获取和质量。

在大多数组织中，OCT的穿透深度在0.5~2 mm，也成为OCT的主要不足之处，光线在组织中散射强度的损失和减弱，限制了光波的穿透性，使其应用主要集中在血管组织[8,9]。然而，与TD-OCT相比，FD-OCT的穿透深度有了提高，使其能满足于对大多数组织的观测。

重点提示15.1

（1）OCT以光学成像为基础，其分辨率（10~15 μm）比IVUS高出一个数量级。

（2）由于以往的导管尺寸较大而且需要阻断血流，OCT在临床实践中的应用受到了限制。通过快速交换系统，目前已能够在短时间内快速获取图像，并且无须阻断血流。

（3）由于光线穿透组织的能力有限，使其观察组织的厚度局限于0.5~2 mm。

图像的获取

由于FD-OCT将很快取代TD-OCT，所以本章主要关注FD-OCT图像的获取。对OCT图像的描述，是指应用圣犹达Dragonfly™ FD-OCT导管所获取的图像，即目前中国市面上唯一的一种FD-OCT导管。

在临床实践中采用OCT成像的主要障碍是OCT不能透过血液而成像，因为OCT的红外线不能穿过红细胞。所以，与IVUS不同，OCT成像时需要清除或冲洗血管腔中的血液。这个特性影响TD-OCT的图像获取，因为第一代OCT导管回撤速度较慢，致使其图像的获取需要较为复杂的技术方案来解决[5,9]。

FD-OCT技术的发展主要是基于如何进行无

阻断血管成像TD-OCT图像获取[10-12]。由于造影剂具有黏性，可以在一定时间内置换冠状动脉内的血液，从而能够在无须阻塞血管的情况下记录特定冠状动脉段的OCT图像。FD-OCT的成像速度最高可达25 mm/s，因此在非常短的时间内可以获得长段冠状动脉的图像。OCT图像首先设置系统零点加以校准。FD-OCT系统的校正过程以全自动方式完成。为了维持精确的测量，必须在离线分析和监测整个回撤导丝过程之前重新校准[12]。

OCT导管沿着常规指引导丝首先送入至目标血管远端。辨别OCT导管成像起点其实很容易，因为在OCT成像微棱镜头位置有标记，能准确地辨别位置，OCT镜头位于标记近端的10 mm处。

通过在指引导管注射造影剂的同时，将图像获取速度设置在5~20 mm/s，可以自动快速撤回成像导丝获得OCT成像序列。左冠状动脉成像时，造影剂的注射速度通常设置在3~4 ml/s，而右冠状动脉设置在2~3 ml/s，但也可根据血管的血流量和血管直径进行调整。当OCT导管到位并且通过造影剂观察到导管远端表面可被清除的血流时，将图像获取速度设置在5~25 mm/s，通过指引导管一次性注入造影剂，自动或手动快速撤回成像导丝，即可快速获取OCT成像序列[11]。

另外，自动注射造影剂也是大部分医师优先选择的图像获取方式。

安全性和有效性

根据TD-OCT的以往经验，阻塞血管和无阻塞血管成像技术对于OCT成像都是安全和有效的[5,13]。OCT能够有效地区分动脉管腔和管壁，这有助于定量测量管腔面积和体积，以及准确描述支架钢梁丝[14]。此外，对管腔、支架、新生内膜面积进行定量测量的早期研究表明，OCT重复性较高，这也主要得益于OCT的高分辨率特性[15]。

关于使用FD-OCT技术安全性的初始数据表明FD-OCT的应用是非常有前景的。对14例冠状动脉疾病患者的初步研究以及最近对90例冠状脉疾病患者的研究并没有发现FD-OCT的并发症，确切地说，在短暂的造影剂注液期间，并不容易引起缺血性心电图（ECG）改变或心律失常。这是因为对图像获取的过程进行了明显的优化，其结果是减少了所需造影剂的用量及获取图像的时间[7,12]。这些初始数据也表明FD-OCT与之前的TD-OCT相比更高效，因为FD-OCT能够研究较长段血管并且成像清晰[7,12]。与TD-OCT一样，FD-OCT的成像质量取决于使用精确的图像获取设备，以及需要合理深插指引导管，使得定向的造影剂冲洗达到最优化。

正常的冠状动脉形态

在正常血管和厚度不超过1.2 mm的薄层斑块部位，OCT成像能够显示冠状动脉管壁的三层结构。与IVUS不同，OCT能够清楚地区分冠状动脉管壁的内膜层和中膜层，并能测量其厚度（125～350 μm，平均200 μm）[16,17]。中膜层在OCT图像中表现为一层暗带，可以借此区分内弹力膜（IEL）与外弹力膜（EEL）。然而，评价正常冠状动脉内膜则超出了OCT的分辨率范围，因为内膜厚度大约只有4 μm，相当于内皮下薄层胶原和正常血管单层内皮细胞的厚度。

OCT最大的局限性在于它的穿透性低。例如，斑块聚集区域的血管重构导致血管壁不对称性扩张，这时候OCT则很难观测到由很厚斑块组成的血管重构，而IVUS可以做到这一点。

随着年龄的增长，几乎所有成人的冠状动脉内膜都会有不同程度的增厚。然而，由于缺乏已建立的临界值，病理性新生内膜的鉴别受到了限制。尽管如此，与IVUS相比[17-19]，OCT仍能够观测到内膜增厚的最早期变化，增厚的组织表现为明亮的、均匀一致的细薄边缘层，其结构与纤维斑块的组成结构相似。OCT与整合背向散射IVUS（IB-IVUS）的对比研究表明，两种方法观测内膜增生都有较高的特异性（100% vs 99%），但OCT敏感性更高（86% vs 67%）[16]。

评估动脉粥样硬化

上文已经提到，OCT研究斑块组成具有较高的分辨率；但OCT缺乏穿透性，导致其对组织深层结构的评价较为困难。Jang等人第一次对OCT和IVUS进行了比较，发现OCT能够对纤维帽的厚度进行精确的测量，也能用于研究表面巨大钙化结构下的组织结构[5]。此外，OCT可以准确地区分组织成分，如增生内膜和富含脂质斑块[5]。

众所周知，血管造影对检测钙化的敏感性较差，尤其在钙化径向延伸范围小于180°时[19]。另一方面，尽管钙化的遮蔽效应使得斑块厚度无法测量，但IVUS能够非常准确地识别血管钙化。虽然红外线穿透钙化效果较好，但如果钙化成分的厚度超过1 μm，则红外线也无法穿透。OCT可能也检测不到位于斑块深部的钙化，但这并不常见，因为钙化灶通常位于血管内皮下。

与血管造影和IVUS不同，OCT在鉴别血栓、测量血栓体积及指导血栓清除等方面是很有应用前景的[11,20]。

重点提示15.2

（1）与IVUS不同，OCT能够清楚地区分血管壁内膜层和中膜层。

（2）尽管OCT无法观测到完整的正常血管内膜（厚度为4 μm），但造影正常的成人冠状动脉在OCT上如表现为三层结构时，即使有些增厚，也提示"正常"的内膜。

（3）因穿透性有限，OCT无法评估血管重构。

定性描述

钙化的特征是具有清晰轮廓的低信号异质区域[5,21]。斑块表面微小钙化被认为是斑块不稳定独有的特征，表现为微小的表面钙化灶[22]。

纤维斑块由均匀一致的高信号区域组成[5,21]。坏死的脂质池与钙化相比，较难勾画其轮廓，与纤维斑块相比，则在OCT成像上表现为更加不均匀的低信号区域。脂质池通常表现为边界模糊的低信号区域，同时表面覆盖相当于纤维帽的高信号带[5,21]。重要的是，OCT能够鉴别早期动脉粥样硬化。一项实验性研究表明，OCT在检测Stary Ⅲ级病变（即内膜黄色瘤）中具有高敏感性和高特异性（分别为80%和95%）[23]。

血栓是一种附着于血管壁表面不连续的、突出于管腔的团块。红色血栓主要由红细胞组成，对应的OCT图像特点为高反光信号，伴有无信号尾影。白色血栓主要由血小板和白细胞组成，其图像特点为突出于管腔的强反光信号、低衰减图像[21]。

尽管OCT具有高分辨率，但在某些情况下，未突出于血管管腔的红色血栓会被误认为坏死的脂质池，这主要是由于这两种成分的OCT信号类型相似[24]。

对于急性冠状动脉综合征（ACS）患者，通常能够在其罪犯病变处发现血栓[10,21]。新鲜或较大的血栓可能会阻碍观察斑块特点，如位于血栓下的溃疡斑块。

重点提示15.3

（1）钙化区表现为边界清晰、低信号的异质区域。
（2）纤维斑块表现为均匀一致的高信号区域。
（3）脂质池表现为边界模糊的低信号区域，同时覆盖高信号带（纤维帽）。

定量描述

需要强调的是，OCT对动脉粥样硬化斑块的识别和定量分析依赖于血管壁入射光束的穿透深度。入射光束在纤维组织中穿透性最好，在伴有钙化的血栓中穿透性差，而在脂肪组织中则介于两者之间（图15.1）。

OCT能够以管腔中点为中心，利用量角装置测量表面钙化的角度[5,21]。通过应用OCT半定量法，可以根据钙化所包含象限的数量对其进行分类[1,2,3,4]。表面微小钙化是指一种微小的钙化池，其包含的角度小于90°，并且通过不足100 μm厚的边缘组织与管腔隔开[5,21]。由于OCT对表面坏死脂质池的穿透性小于钙化和纤维组织，因此在大部分病变中，OCT无法测量脂质池的厚度[5,21]。但OCT能够测量脂质池表面纤维帽的厚度。纤维帽的厚度可以通过对最小厚度纤维帽的单次测量[25,26]或多次测量（三次或以上）算平均值而获得[20]。表面坏死脂质池的弧度和纵向范围可以通过类似于测量钙化的半定量方法测得[5,20,21]。

OCT也能够识别炎症细胞，如淋巴细胞群和巨噬细胞等。巨噬细胞或泡沫细胞一般富集在脂质

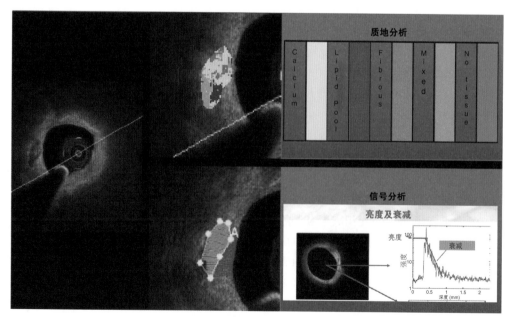

图15.1　OCT观测斑块成分构成。左侧，斑块位置含有混合成分的横截面图。右侧，相对应的彩色编码组织和信号分析。

条纹中,在 OCT 图像上表现为强反射信号条带。当这些细胞聚集在含有脂质池的斑块部位时,巨噬细胞则富集在脂质池上的纤维帽内。然而,纤维帽和脂质池的交界处也常出现强反射信号的图像,这就很难将巨噬细胞从与之紧密堆积的泡沫细胞中区分开来[27,28]。

已有研究表明,应用 OCT 软件算法能识别炎症细胞,且具有高敏感性和高特异性。这也使得运用这些专用算法对斑块炎症的识别和定量分析成为可能。

急性冠状动脉综合征的病理生理

OCT 能够检测到急性斑块溃疡或斑块破裂,影像学上表现为纤维帽破裂,脂质池和管腔相连通。这些溃疡或破裂斑块可伴或不伴有血栓形成。当有斑块溃疡的迹象而没有血栓形成的证据时,这样的病变不能被确切地定义为"罪犯病变",除非这些病变导致了急性事件的发生且临床标准能够提供相应的证据。使用溶栓疗法、糖蛋白Ⅱb/Ⅲa受体拮抗剂或其他抗血栓药物能够促进血凝块降解,甚至在某些情况下会导致血栓完全消失。

斑块侵蚀被认为是斑块不稳定的机制之一,即使在 20 μm 分辨率下,识别侵蚀性斑块仍然具有挑战性。血栓紧连正常内皮细胞提示可能有斑块侵蚀。OCT 联合其他评价内皮功能技术的验证性研究,或许能为我们提供更多关于斑块侵蚀诱导血管内血栓形成的信息。

形态学上高危斑块的定位

组织学研究发现破裂斑块主要位于血管近段(近端 30 mm),这个在 OCT 研究中也得到了确认[29]。一项关于稳定型心绞痛和 ACS 患者的三支冠状动脉病变的 OCT 研究表明,左前降支(LAD)内的薄层纤维帽(TCFAs),76% 位于血管近段 30 mm 处,而其他血管的 TCFAs 则沿着整条冠状动脉长度均匀分布[30]。这项研究也报道了 TCFAs 的聚集在罪犯病变段与非罪犯病变段很相似[30]。

对死于 ACS 的患者进行的病理学研究,已经让我们认识了易损斑块的形态学特征[5,31]。与先前的观察性研究相一致,OCT 研究也确认,与非罪犯斑块相比,ACS 患者罪犯斑块的脂质内容物更多,纤维帽厚度更薄,巨噬细胞聚集的数量更多[9,32,33]。在急性心肌梗死患者中,非罪犯病变的血栓和 TCFAs 发生率更高[34]。

此外,斑块形态学差异并不局限于 ACS 与非 ACS 患者,在 ACS 不同类型的患者中,斑块形态学差异也很明显。根据 Tanaka 等人的研究,在 ACS 发病过程中斑块破裂与纤维帽厚度关系更密切,且斑块破裂更好发于斑块的肩部[35]。

斑块形态学与炎症的关联

通过 OCT 检查发现,斑块的成分与全身炎症反应有关。Raffel 等人研究发现,ACS 患者罪犯病变纤维帽厚度与巨噬细胞浸润程度呈负相关[28]。而且,这项发现与全身的炎症标志,即白细胞计数有关[28]。在另一项研究中,研究者确定高敏 C 反应蛋白浓度高于 1.66 mg/L 可作为 TCFAs 唯一强有力的独立预测因子[36]。其研究结果还表明炎性标志物,如白细胞介素-18、肿瘤坏死因子-α 及白细胞计数等,都与纤维帽厚度呈明显的线性负相关,且炎性标志物随着斑块脂质内容物的增加也有升高的趋势[36]。

斑块形态、易损性和进展

目前 IVUS 在检测经特定治疗后斑块体积的变化中发挥重要作用,而这些特定治疗旨在使斑块退化或延缓斑块的进展[19]。在不久的将来,OCT 也可能会成为检测斑块改变的一项可行的技术,因为 OCT 能够很好地区别不同的斑块成分。

初步研究表明,他汀类药物治疗能够改变斑块的组成。实际上,他汀类药物治疗的患者与对照组相比,斑块破裂的发生率明显降低[37]。在一项前瞻性研究中,随访 3 个月后经 OCT 检测发现,他汀药物治疗后的稳定型心绞痛患者,罪犯病变处的纤维帽厚度明显增厚。但这仅在薄层纤维帽的基线评估中可以观察到[38]。

然而，OCT是否能够测量易损斑块成分的动态变化，如纤维帽厚度或脂质池范围，还有待进一步的研究来验证。在将来，OCT也有可能会在评估心肌梗死危险性等方面发挥作用。

另外，由于OCT能够测量斑块成分，因此OCT也应用于建立斑块形态学和临床特点之间的联系。其中，令人惊讶的是，OCT研究发现在糖尿病和非糖尿病患者中斑块成分是相似的[39]。

与评价斑块稳定性的其他有创成像方法的比较

介入心脏病学领域未来的一大挑战是如何描述易损斑块的特征以及如何更好地处理易损斑块。大量建立在IVUS灰度评价或IVUS背向散射射频信号分析等方面的研究，已经尝试测量包含表面坏死脂质核的易损斑块的特征。最近，PROSPECT研究首次表明经IVUS检测到的易损斑块特征或冠状动脉内斑块能够预测3年内发生斑块相关的不良心脏事件的危险性。在血管造影上表现为临界病变，同时在灰阶IVUS和虚拟组织学IVUS图像上具有特定的形态学特征，如通过管腔面积测量确定的病变严重程度、斑块负荷及伴有薄层纤维帽的粥样斑块，也可推测其3年内发生心脏事件的风险更高[40]。由于OCT在检测浅表的斑块成分方面精确性较高，因此能够准确而直接地测量纤维帽厚度，更精确地预测斑块破裂的风险。然而，由于OCT穿透性有限，可能在鉴别病变成分以及斑块易损性等方面仍存在困难。为解决穿透性的缺陷，目前有研究建议，在进行易损斑块研究方面可以联合应用OCT和VH–IVUS[41,42]。

血管内镜在识别浅表组织成分方面很有应用潜力。然而，血管内镜技术复杂，获取定量信息时难度较大，限制了血管内镜的广泛应用，使其仅仅局限于日本等国。OCT和血管内镜的活体对比性研究表明，经血管内镜观察到的斑块颜色与纤维帽的厚度密切相关，而与脂质核的大小相关性较低[43]。

联合应用IVUS和热成像法为合并病变形态和功能特征提供了解决方案。实际上，局部温度升高的差异已经表明，伴有正性重构的破裂斑块与局部炎症激活增加有关[44]。另外，随着算法系统的发展，已经能够通过OCT检测斑块变形或计算剪应力[45]，从而利用OCT导管成像将斑块形态学和功能学图像进行完美的结合。

目前的临床应用：与IVUS相比的优点和缺点

血管造影下的正常冠状动脉

因怀疑有CAD进行冠状动脉造影的患者中，有10%~15%的患者血管造影图像是正常的或只有轻微异常[19]。与IVUS类似，OCT能够确认是否存在严重多的动脉粥样硬化病变，或指出亚临床动脉粥样硬化病变的程度。这可能与下一步是否需要积极采取医学治疗进行预防的策略调整有一定相关性。

评价临界病变和不明确的病变

未达最佳标准的血管造影图像会影响评价病变狭窄严重程度的准确性。这可能发生在严重程度不能明确的临界病变、非常短的病变、动脉瘤的邻近病变、冠状动脉开口或左主干病变、分支病变、局部痉挛的病变或血管造影模糊的病变等。与IVUS相比，OCT能够更好地分辨出管腔与管壁交界处的轮廓，对病变程度进行精确的管腔测量。因而，OCT将来有可能会成为指导介入手术的常规临床手段。

与IVUS类似，OCT对病变程度的定量分析比冠状动脉造影定量分析更加精确。除外左主干病变，OCT所测量的最小管腔面积（MLA）2.4~3.0 mm²，可被认为是有临床显著的血流限制病变特征的临界值[46]。当然，在此领域仍需要进一步的研究来验证。比较最小管腔面积与参考段管腔面积，也是评价病变狭窄程度的一种替代方法。

OCT特别适用于评价血管造影下模糊病变和

局部血管痉挛。在血管造影模糊病变中，OCT通常能够检测到伴有血栓的破裂斑块，纤维帽部分覆盖在空脂质池上，而这些血栓则附着于纤维帽破裂处（图15.2和图15.3）。在这种情况下，形态学的观察比单纯的管腔面积测量更能决定是否继续进行治疗。

另外，与IVUS导管相比，OCT成像导管相对较小，这能明显减少导管楔入和冠状动脉痉挛的发生率[12]。

OCT的主要不足之处在于无法测量厚度超过1.3 mm的斑块负荷。此缺点可能会影响OCT在指导介入手术、评价总体斑块负荷及评价血管正性重构的发生或程度等方面的作用。

在应用OCT时，TD-OCT和FD-OCT共同的技术缺陷是无法对左或右冠状动脉口进行成像[5]。与IVUS不同，OCT成像需要利用造影剂或其他冲洗液（如右旋糖苷或乳酸林格液）来清除血液。而这需要指引导管能稳固地插入冠状动脉口。由于红外线无法穿透指引导管的部分金属结构，因而金属底部的结构则无法通过OCT观察。

已有研究报道，在血管造影的模糊病变及临界病变中，使用IVUS指导介入手术改变了40%患者的血运重建策略，其中有较高比例的患者并没有采取已计划好的血运重建治疗，并且应用IVUS有改善临床预后的趋势[47]。正如IVUS指导介入手术一样，初步的研究数据表明，OCT也改变了很多术者预期的治疗方案，避免了不必要的介入手术或在一些病例中进行治疗策略的调整[12]。

与IVUS对比

通常来说，利用IVUS评价靶血管病变的要求较高。尽管血管内超声导管已微型化，但在获取图像时，以1 mm/s相对较慢的速度回撤成像导管，IVUS超声探头可能会阻塞病变血管，加重心肌缺血症状。此外，冠状动脉血流停滞可能使图像分析变得复杂。虽然FD-OCT探头只比IVUS探头稍小，但它能够快速回撤成像导丝（通常20 mm/s），能

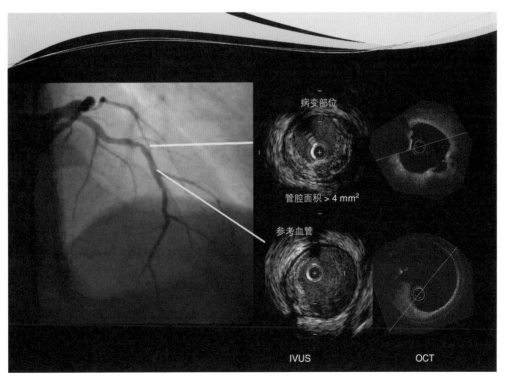

图15.2　左前降支病变引起的急性冠状动脉综合征的OCT应用。中间，IVUS下没有斑块破裂的浅表软斑块。右侧，OCT下不含血栓的破裂斑块。

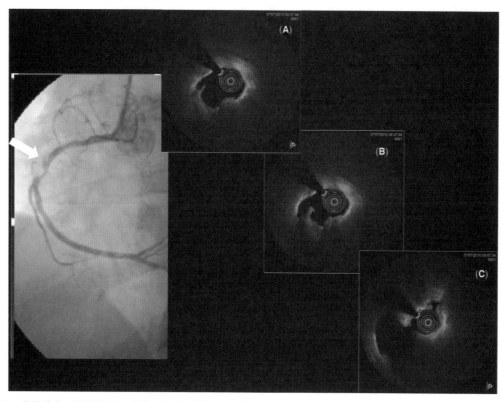

图 15.3　斑块溃疡。造影图显示右冠状动脉中间段的严重病变。OCT 显示斑块破裂急性事件的病理生理。(A) 和 (B) 斑块破裂形成的裂隙。(C) 斑块破裂后方的巨大脂质池。

够对靶病变较为严重的部位进行成像而不造成管腔阻塞，因而较少出现缺血症状。如果 OCT 探头引起管腔阻塞，血流不能被完全清除，OCT 也就无法对大部分达到或超过重度狭窄水平的血管进行成像。而且，血管冲洗需要用造影剂置换血液，这可能会进一步影响 OCT 图像的获取。因此，再次全闭塞的病变中，更好的成像策略是先进行轻度预扩张再行 OCT 成像。

介入术后的评价

IVUS 指导支架植入的优势

　　许多研究指出，IVUS 指导支架植入能够减少管腔内再狭窄的发生和血栓的形成。虽然研究结果并不一致，但荟萃分析已经表明，IVUS 在指导支架植入，尤其在指导复杂病变的治疗中具有潜

在优势[48]。特别是在左主干病变中，与单纯的血管造影指导支架植入相比，IVUS 指导支架植入明显降低了患者的死亡率。最近，一项经倾向评分匹配获得的 IVUS 数据表明在行药物洗脱支架植入后，IVUS 在指导处理血栓形成方面也发挥重要作用[49]。在药物洗脱支架植入后，支架内最小管腔面积的阈值为 5.0~5.5 mm^2，并以此阈值作为预防支架植入失败的最小支架内面积[48]。

经 OCT 引导支架植入的潜在优势

　　在裸金属支架时代使用 IVUS 引导支架扩张的标准，大部分都建立在病变段血管和参考段血管管腔面积对比的基础上[48]。OCT 分辨率较高，通过对最小支架内面积和参考血管面积的比较，能够进一步评价并优化支架膨胀（图 15.4）。

　　与 IVUS 不同，OCT 具有足够高的分辨率，能够进行钢梁丝层面分析，并能发现轻度的支架贴壁不

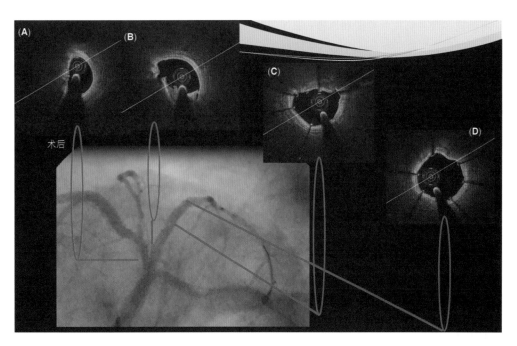

图15.4 造影正常，OCT却显示支架放置不良。（A）残余近端管腔狭窄。（B）OCT示边缘夹层。（C）支架膨胀不良且不对称。（D）支架膨胀合适的部位。

良、支架内微小血栓形成及轻度支架边缘夹层[50]。

支架膨胀不良或支架内、支架边缘模糊，可能是由于斑块脱垂或支架边缘夹层所致，而OCT能够对这些影响血管造影成像因素进行准确的识别和定量分析。

支架贴壁不良作为引起支架内血栓形成的一种可能原因，其机制目前仍不清楚。急性和晚期获得性支架贴壁不良可能会促进支架内血栓形成，阻碍再内皮化的进程和新生内膜的形成，从而导致血小板黏附以及随之发生的支架内血栓，最终导致血管闭塞。然而，到目前为止，IVUS的研究数据表明支架贴壁不良并不增加主要不良心脏事件的风险。这可能是因为IVUS成像容易忽略很多重要的发现，只能发现较为明显的支架贴壁不良，而不能对支架钢梁丝层面进行分析。

在ACS患者罪犯病变处植入支架后，OCT通常能够检测到沉积在支架钢梁丝上的微小血栓[12]。尽管这一发现的临床意义仍然是未知的，但我们推测，支架植入后微小血栓的存在增加了急性或亚急性支架内血栓形成的风险。

OCT指导冠状动脉介入治疗的优点和缺陷

为指导球囊和支架的选择，以及纠正支架的不完全膨胀，需要获取动态的OCT图像，这意味着需要重复注射造影剂，可能会显著地增加手术过程中造影剂的使用量。与IVUS不同，OCT的主要缺点是不能够对血管结构进行描述，无法测量血管的外弹力膜以及病变厚度超过1.0 mm处斑块负荷的纵向范围。OCT存在的这些缺点，仍然有一定的临床意义，因为IVUS识别参考段血管的公认标准是管腔内斑块负荷需要小于40%。而支架边缘的斑块负荷超过40%，是晚期支架内再狭窄和血栓形成的危险因素。IVUS已被证明是一种有效的技术手段，可应用于在弥漫病变的血管中选择适当大小和长度的支架，以及尝试将支架边缘放置在轻微斑块负荷处，而这有可能减少支架边缘再狭窄的发生，即在介入手术之前利用OCT观察斑块负荷处的解剖结构是存在一定问题的。

血管造影可发现广泛的钙化，而OCT则能够准确地测量这些浅表钙化的范围和厚度；OCT的这一特点可以帮助指导选择合适病变以便更好地从经皮腔内斑块旋切术中获益。

支架植入后，OCT能够识别支架边缘是否存在夹层，因为支架边缘夹层无论是在植入支架段血管，还是在参考段血管，都能够减少血流量，导致血栓形成，侵占管腔而使管腔面积减少，而所有的这些特征均可影响临床预后。

OCT也可用于指导晚期支架内再狭窄的治疗，因为支架钢梁丝反射信号较强，能够透过较厚的增生层进行检测。由于支架内再狭窄主要是由于内膜过度增生所致，因此通过优化高压球囊尺寸以及使用切割球囊来纠正膨胀不完全的支架，可以使支架达到原先植入后内膜增生的水平[50]。

支架植入后的随访

经药物洗脱支架治疗的患者，在其血管的病理样本中通常可发现血管延迟修复和低内皮化，最近有尸检研究表明，晚期支架内血栓形成与支架内未覆盖支架钢梁丝/总支架钢梁丝的比值有较高的关联性[51]。

OCT有潜力克服许多缺陷，从而在支架植入后评价体内组织反应（图15.5，图15.6）。

零散的OCT研究表明，对伴有支架内血栓的患者，支架钢梁丝有很低的内皮覆盖率。此外，关于支架内血栓的连续注册性研究也确认了发生支架内血栓患者的支架钢梁丝的低覆盖率。

尽管OCT无法识别内皮细胞，但仍是目前已建立的、能证实支架内存在新生内膜覆盖的具有代表性的方法[1]。在一项ODESSA试验亚组分析中，250处植入支架的冠状动脉段，有20处通过IVUS检测不出新生内膜覆盖，而通过OCT则发现有67%~100%的新生内膜覆盖[52]。

OCT随访研究数据表明，大部分第一代和第二代药物洗脱支架，包括涂有生物可降解多聚物的支架钢梁丝上都有新生内膜覆盖[50,52]。最近的研究数据显示，在ACS患者中，OCT检测出更多的支架贴壁不良，以及无内皮覆盖的支架钢梁丝。这可能是由于术中即刻血栓形成，从而导致了支架贴壁不良的发生以及阻碍了血管修复的进程。另外，在ST段抬高型心肌梗死患者中，OCT研究发现，与BMS相比，使用DES更增加了支架贴壁不良和支架内膜未覆盖发生的风险[53]。在现阶段，对晚期随访的患者进行OCT检查较为困难，但已有零散的报道指出，在需要行外科手术的患者中应用OCT检测，排除需要延期使用双联抗血小板治疗，发现

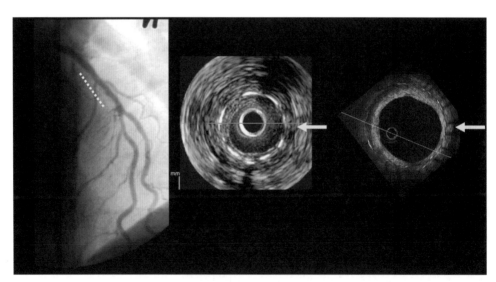

图15.5　1年随访时OCT显示药物涂层支架完全被内皮覆盖。中间，IVUS显示横截面3点钟部位支架钢梁丝内皮化。右侧，OCT显示全部支架钢梁丝完全内皮化。

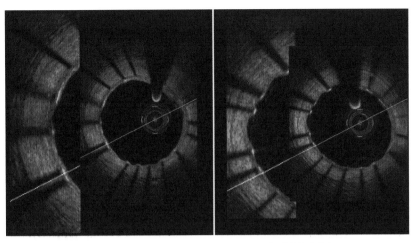

图15.6　支架被内皮覆盖（左侧）和未被内皮覆盖（右侧）的代表图。

更加均衡的支架新生内膜覆盖将能使患者获得更好的晚期预后，基于这一假设，目前OCT主要应用于比较不同支架平台的新生内膜覆盖情况。

未来OCT的发展

目前，标准的OCT图像解读仅局限于评价浅表组织经红外线反射产生的灰阶图像。通过OCT识别斑块的组成成分仍然需要丰富的经验，有时从脂质斑块中区分钙化成分并不容易。应用后期处理的颜色编码软件计算分析OCT背向散射光谱或其他的组织光学特性，可能会使研究冠状动脉粥样硬化斑块成分更加容易，并对粥样硬化斑块提供更客观的评价[54]。

巨噬细胞在OCT图像上表现为强光信号条带。然而，应用OCT识别巨噬细胞较为困难。巨噬细胞主要位于覆盖在脂质核上的纤维帽内；而纤维帽和脂质核的交界处在OCT上也表现为明亮的图像，这使得从紧密堆积的泡沫细胞中识别巨噬细胞变得更加困难[5]。为了解决这一问题，可以应用专门的软件，通过提高信号噪声比以识别这些炎症细胞。

对血管OCT图像进行三维重建，通过提供冠状动脉结构的真实图像，促进了OCT组织病理学研究。三维重建也有望帮助OCT指导复杂手术，特别是对于指导分叉病变的治疗。通过三维重建冠状动脉图像可以判断出冠状动脉主干与分支间的角度，为选择最佳治疗策略提供帮助。支架植入后，冠状动脉三维重建也能够对分叉处的支架钢梁丝进行准确的定位。

最后，将两种或多种影像学技术结合起来，提供互补信息的成像导管，可能代表其未来的发展趋势。在这一方面，一些研究中心正在对联合应用OCT、IVUS及红外光谱技术进行实验，其中红外光谱技术是一种全新的方法，能够识别斑块的化学组成。

致　　谢

感谢CLI基金会对本稿的支持。

参 考 文 献

1. Huang D, Swanson EA, Lin CP, et al. Optical coherence tomography. Science 1991; 254: 1178−81.

2. Brezinski ME, Tearney GJ, Bouma BE, et al. Optical coherence tomography for optical biopsy properties and demonstration of vascular pathology. Circulation 1996; 93: 1206−13.

3. Fujimoto JG, Schmitt JM. Principles of OCT. In: Regar E, van Leeuwen TG, Serruys P, eds. Optical Coherence Tomography in Cardiovascular Research. London: Informa Healthcare, 2006: 19−33.

4. Jang IK, Bouma BE, Kang DH, et al. Visualization of coronary atherosclerotic plaques in patients using Optical Coherence Tomography: comparison with intravascular ultrasound. J Am Coll Cardiol 2002; 39: 604−9.

5. Prati F, Regar E, Mintz GS, et al. for the Expert's OCT Review Document.

Expert review document on methodology and clinical applications of OCT. Physical principles, methodology of image acquisition and clinical application for assessment of coronary arteries and atherosclerosis. Eur Heart J 2010; 31: 401−15.

6. Tearney GJ, Waxman S, Shishkov M, et al. Three-dimensional coronary artery microscopy by intracoronary Optical Frequency Domain Imaging. J Am Coll Cardiol Img 2008; 1: 752−61.

7. Takarada S, Imanishi T, Liu Y, et al. Advantage of next-generation frequency-domain optical coherence tomography compared with conventional time-domain system in the assessment of coronary lesion. Catheter Cardiovasc Interv 2010; 75: 202−6.

8. Jang IK, Tearney GJ, MacNeill B, et al. In vivo characterization of coronary atherosclerotic plaque by use of Optical Coherence Tomography. Circulation 2005; 111: 1551−5.

9. Regar E, Prati F, Serruys PW. Intracoronary OCT applications. In: Regar E, van Leeuwen TG, Serruys P, eds. Optical Coherence Tomography in Cardiovascular Research. London: Informa Healthcare, 2006: 53−64.

10. Prati F, Cera M, Ramazzotti V, et al. From bench to bed side: a novel technique to acquire OCT images. Circ J 2008; 72: 839−43.

11. Prati F, Cera M, Ramazzotti V, et al. Safety and feasibility of a new non-occlusive technique for facilitated intracoronary optical coherence tomography (OCT) acquisition in various clinical and anatomical scenarios. EuroInterv 2007; 3: 365−70.

12. Imola F, Mallus MT, Ramazzotti V, et al. Safety and feasibility of frequency domain Optical Coherence Tomography to guide decision making in percutaneous coronary intervention. EuroInterv 2010; 6: 575−81.

13. Barlis P, Gonzalo N, Di Mario C, et al. A multicentre evaluation of the safety of intracoronary optical coherence tomography. EuroInterv 2009; 5: 90−5.

14. Tanigawa J, Barlis P, Di Marlo C. Intravascular optical coherence tomography: optimization of image acquisition and quantitative assessment of stent strut apposition. EuroInterv 2007; 3: 128−36.

15. Capodanno D, Prati F, Pawlowsky T, et al. Comparison of optical coherence tomography and intravascular ultrasound for the assessment of in-stent tissue coverage after stent implantation. EuroInterv 2009; 5: 538−43.

16. Kawasaki M, Bouma BE, Bressner J, et al. Diagnostic accuracy of optical coherence tomography and integrated backscatter intravascular ultrasound images for tissue characterization of human coronary plaques. J Am Coll Cardiol 2006; 48: 81−8.

17. Kume T, Akasaka T, Kawamoto T, et al. Assessment of coronary intima-media thickness by Optical Coherence Tomography. Comparison with intravascular ultrasound. Circ J 2005; 8: 903−7.

18. Rieber J, Meissner O, Babaryka G, et al. Diagnostic accuracy of optical coherence tomography and intravascular ultrasound for the detection and characterization of atherosclerotic plaque composition in ex-vivo coronary specimens: a comparison with histology. Coron Artery Dis 2006; 17: 425−33.

19. Mintz GS, Nissen SE, Anderson WD, et al. ACC Clinical Expert Consensus Document on Standards for the acquisition, measurement and reporting of intravascular ultrasound studies: a report of the American College of Cardiology Task Force on Clinical Expert Consensus Documents (Committee to Develop a Clinical Expert Consensus Document on Standards for Acquisition, Measurement and Reporting of Intravascular Ultrasound Studies (IVUS). J Am Coll Cardiol 2001; 37: 1478−92.

20. Prati F, Capodanno D, Pawlowski T, et al. Local versus standard intracoronary infusion of abciximab in patients with acute coronary syndromes. J Am Coll Cardiol Intv 2010; 3: 928−34.

21. Kubo T, Imanishi T, Takarada S, et al. Assessment of culprit lesion morphology in acute myocardial infarction: ability of Optical Coherence Tomography compared with intravascular ultrasound and coronary angioscopy. J Am Coll Cardiol 2007; 50: 933−9.

22. Cilingiroglu M, Oh JH, Sugunan B, et al. Detection of vulnerable plaque in a murine model of atherosclerosis with optical coherence tomography.

Catheter Cardiovasc Interv 2006; 67: 915−23.

23. Zimarino M, Prati F, Stabile E, et al. Optical coherence tomography accurately identifies intermediate atherosclerosis lesions. An in-vivo evaluation in the rabbit carotid artery. Atherosclerosis 2007; 193: 94−101.

24. Takano M, Jang IK, Inami S, et al. In vivo comparison of Optical Coherence Tomography and angioscopy for the evaluation of coronary plaque characteristics. Am J Cardiol 2008; 101: 471−8.

25. Kume T, Akasaka T, Kawamoto T, et al. Measurements of the thickness of the fibrous cap by optical coherence tomography. Am Heart J 2006; 152: 755, e1−755, e4.

26. Barlis P, Serruys PW, Gonzalo N, et al. Assessment of culprit and remote coronary narrowings using Optical Coherence Tomography with long-term outcomes. Am J Cardiol 2008; 102: 391−5.

27. Tearney GJ, Yabushita H, Houser SL, et al. Quantification of macrophage content in atherosclerotic plaques by optical coherence tomography. Circulation 2003; 107: 113−9.

28. Raffel OC, Tearney GJ, Gauthier DD, et al. Relationship between a systemic inflammatory marker, plaque inflammation, and plaque characteristics determined by intravascular optical coherence tomography. Arterioscler Thromb Vasc Biol 2007; 27: 1820−7.

29. Wang JC, Normand SL, Mauri L, Kuntz RE. Coronary artery spatial distribution of acute myocardial infarction occlusions. Circulation 2004; 110: 278−84.

30. Fujii K, Kawasaki D, Masutani M, et al. OCT assessment of thin-cap fibroatheroma distribution in native coronary arteries, J Am Coll Cardiol Img 2010; 3: 168−75.

31. Virmani R, Burke AP, Farb A, Kolodgie FD. Pathology of the vul-nerable plaque. J Am Coll Cardiol 2006; 47: C13−8.

32. Fujii K, Masutani M, Okumura T, et al. Frequency and predictor of coronary thin-cap fibroatheroma in patients with acute myocardial infarction and stable angina pectoris a 3-vessel optical coherence tomography study. J Am Coll Cardiol 2008; 52: 787−8.

33. MacNeill BD, Jang IK, Bouma BE, et al. Focal and multi-focal plaque macrophage distributions in patients with acute and stable presentations of coronary artery disease. J Am Coll Cardiol 2004; 44: 972−9.

34. Kubo T, Imanishi T, Kashiwagi M, et al. Multiple coronary lesion instability in patients with acute myocardial infarction as deter-mined by optical coherence tomography. Am J Cardiol 2010; 105: 318−22.

35. Tanaka A, Imanishi T, Kitabata H, et al. Morphology of exertion-triggered plaque rupture in patients with acute coronary syn-drome: an optical coherence tomography study. Circulation 2008; 118: 2368−13.

36. Li QX, Fu QQ, Shi SW, et al. Relationship between plasma inflammatory markers and plaque fibrous cap thickness determined by intravascular optical coherence tomography. Heart 2010; 96: 196−201.

37. Chia S, Raffel OC, Takano M, et al. Comparison of coronary plaque characteristics between diabetic and non-diabetic subjects: an in vivo optical coherence tomography study. Diabetes Res Clin Pract 2008; 81: 155−60.

38. Takarada S, Imanishi T, Kubo T, et al. Effect of statin therapy on coronary fibrous-cap thickness in patients with acute coronary syndrome: assessment by optical coherence tomography study. Atherosclerosis 2009; 202: 491−7.

39. Peterson CL, Schmitt JM. Design of an OCT imaging system for intravascular applications. In: Regar E, van Leeuwen TG, Serruys P, eds. Optical Coherence Tomography in Cardiovascular Research. London: Informa Healthcare, 2006: 35−42.

40. Stone GW, Maehara A, Lansky AJ, et al.; for the PROSPECT Investigators. A prospective natural-history study of coronary atherosclerosis. N Engl J Med 2011; 364: 226−35.

41. Manfrini O, Mont E, Leone O, et al. Sources of error and interpretation of plaque morphology by optical coherence tomography. Am J Cardiol 2007; 99: 1350.

42. Sawada T, Shite J, Garcia-Garcia HM, et al. Feasibility of combined use of intravascular ultrasound radiofrequency data analysis and optical coherence

tomography for detecting thin-cap fibroatheroma. Eur Heart J 2008; 29: 1136−46.

43. Gonzalo N, Garcia-Garcia HM, Regar E, et al. In vivo assessment of high-risk coronary plaques at bifurcations with combined intravascular ultrasound and optical coherence tomography. J Am Coll Cardiol Img 2009; 2: 473−82.

44. Toutouzas K, Synetos A, Stefanadis E, et al. Correlation between morphologic characteristics and local temperature differences in culprit lesions of patients with symptomatic coronary artery disease. J Am Coll Cardiol 2007; 49: 2264−71.

45. Rogowska J, Patel NA, Fujimoto JG, Brezinski ME. Optical coherence tomographic elastography technique for measuring deformation and strain of atherosclerotic tissues. Heart 2004; 90: 556−62.

46. KangY, Mintz GS. IVUS vs. FFR for the assessment of intermediate lesions. Circ Card Interv In press.

47. Abizaid AS, Mintz GS, Mehran R, et al. Long-term follow-up after percutaneous transluminal coronary angioplasty was not per-formed based on intravascular ultrasound findings: importance of lumen dimensions. Circulation 1999; 100: 25661.

48. Mintz GS, Weissman NJ. Intravascular ultrasound in the drug-eluting stent era. J Am Coll Cardiol 2006; 48: 421−9.

49. Roy P, Steinberg DH, Sushinsky SJ, et al. The potential clinical utility of

50. Bezerra HG, Costa MA, Guagliumi G, Rollins AM, Simon DI. Intracoronary optical coherence tomography: a comprehensive review clinical and research applications. J Am Coll Cardiol Interv 2009; 2: 1035−46.

51. Finn AV, Joner M, Nakazawa G, et al. Pathological correlates of late drug-eluting stent thrombosis: strut coverage as a marker of endothelialization. Circulation 2007; 115: 2435−41.

52. Guagliumi G, Sirbu V, Bezerra H, et al. Strut coverage and vessel wall response to zotarolimus eluting and bare metal stents implanted in patients with ST segment elevation myocardial infarction: the OCTAMI (Optical coherence tomography in acute myocardial infarction) study. J Am Coll Cardiol Interv 2010; 3: 680−7.

53. Gonzalo N, Barlis P, Serruys PW, et al. Incomplete stent apposition and delayed tissue coverage are more frequent in drug-eluting stents implanted during primary percutaneous coronary intervention for ST-segment elevation myocardial infarction than in drug eluting stents implanted for stable/unstable angina. J Am Coll Cardiol Interv 2009; 2: 445−52.

54. Nair A, Kuban BD, Tuzcu EM, et al. Coronary plaque classifica-tion with intravascular ultrasound radiofrequency data analysis. Circulation 2002; 106: 2200−6.

intravascular ultrasound guidance in patients undergoing percutaneous coronary intervention with drug-eluting stents. Eur Heart J 2008; 29: 1851−7.

16

冠状动脉粥样硬化斑块的热分析：
现况及临床应用前景

Thermal assessment of the human coronary atherosclerotic plaque:
Current status and potential clinical implications

Konstantinos Toutouzas, Maria Drakopoulou, Archontoula Michelongona, Eleftherios Tsiamis, and Christodoulos Stefanadis
李 浪 译

引　言

尽管心血管疾病的防治措施取得了长足进步，但其仍然是全球范围内引起死亡的主要原因[1]。对于既往无症状表现且斑块尚未引起明显血流受限的患者，急性冠状动脉事件可能是这类患者的首发症状。因此，尽管医学影像学技术已取得快速发展，但早期识别可能发生急性冠状动脉事件的高危患者仍相当棘手[2]。

近年来"易损斑块"的概念已引起人们广泛关注，其旨在描述稳定性斑块突然破裂并引起急性冠状动脉事件的过程[3]。因此，充分认识易损斑块对防治急性心肌梗死（AMI）及猝死具有重大意义。易损斑块具有如下组织学特点：① 纤维帽较薄；② 脂质核较大；③ 纤维帽周围存在活化的巨噬细胞[4]。首个应用多种影像学技术旨在观察冠状动脉粥样硬化斑块自然进程的前瞻性研究（providing regional observations to study predictors of events coronary tree trial, PROSPECT研究）发现，绝大多数可能导致远期不良事件的非罪犯斑块具有较重的斑块负荷和较大的脂质核，管腔面积亦较小[5]。

目前，有关易损斑块的病理生理特点已达成共识，并认为明显增强的炎症反应，包括巨噬细胞、淋巴细胞的局部浸润及基质金属蛋白酶的活化，在促进间质胶原降解和斑块不稳定中发挥重要作用。尽管炎症贯穿于易损斑块发生发展的全程，并最终引起斑块不稳定，但目前尚无前瞻性研究证实炎症反应对斑块的影响[6]。

局部温度升高一直被认为是炎症反应的主要征象之一。浸润炎症细胞的高代谢率、新生血管生成增加及无效产热，可引起粥样硬化斑块温度升高，应用温度记录仪可以探测出来[7]。鉴于炎症反应在动脉粥样硬化中扮演极其重要的角色，冠状动脉内热成像作为一项检测易损斑块局部炎症反应激活的新兴技术应运而生[8]。人离体研究、动物实验及临床研究均证实不稳定斑块的温度有所升高。

应用冠状动脉内热成像评估在体热异质性的可行性已被多项动物实验所证实[9-12]。虽然器械设计的技术特点存在显著差异，但这些研究为探讨不稳定斑块的发生发展提供了重要的病理生理学视角。Naghavi等已发明一种接触式"热篮"导管，可以在血液流动的情况下测定血管壁不同部位的温度[10,13]。该系统已成功应用于犬及兔动脉粥样硬化模型的研究。在以胆固醇喂食的犬股动脉粥样硬化模型中，粥样硬化斑块的表面可见显著热异质性，而在正常部位未观察到这一现象（图16.1），该设备具有令人满意的准确性、可重复性及安全性。

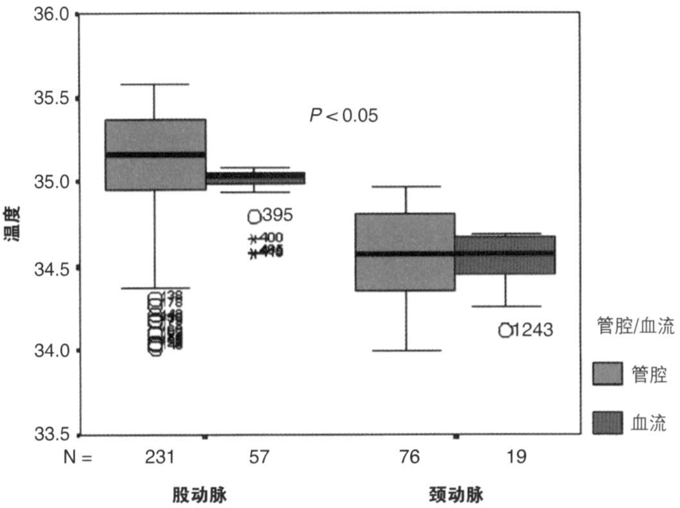

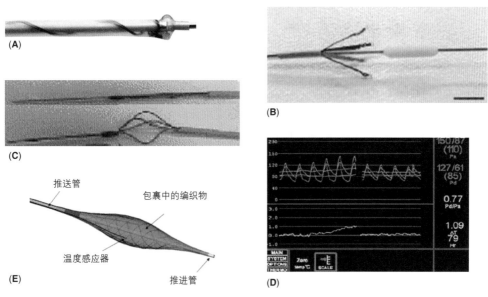

图 16.1 "篮式"热成像导管显示，与正常血管节段相比，动脉粥样硬化病变的绝对温度及温度异质性较高。

技 术 现 状

各种不同类型的冠状动脉内热成像导管已被设计出来（图 16.2）。一系列临床研究中应用的冠状动脉内热成像导管都是以热敏电阻为基础的传感器，其主要由两个腔组成（Epiphany; Medispes S. W., Zug, Switzerland)[14-21]。第一个腔穿过设备远端 20 cm，并用于插入一个 0.014 in 的导丝作为单轨系统。热敏电阻则置于热成像导管远端第二个腔内。这种类型的聚酰胺热敏电阻主要包括如下技

图 16.2 （A）Epiphany 热成像系统（Epiphany, Medispes S.W., Zug, Switzerland）双腔单轨系统，温控精确度为 0.05℃，时间常量为 300 ms。（B）Thermocore 热成像系统包括一个含有 4 个热敏电阻的功能探头，其精确度为 0.01℃。Epiphany 冠状动脉成像系统。（C）Volcano 非闭合热成像导管（Volcano Therapeutics, Orange County, California）主要有 1 个自膨框架、5 个位于顶端的镍钛诺手臂和位于每个手臂及中心导丝的热电偶组成，以实时、横断面获取动脉管壁的热成像。（D）Radi PressureWire（Radi Medical System, Inc., Uppsala, Sweden）包含 0.1℃ 高敏热敏电阻的 0.014 in 导丝。（E）Accumed 系统（Ann Arbor, MI, US）包括位于远端的热敏装置和近端的手动膨胀控制系统，具有血流阻断功能。

术特点：① 温控精确度为 0.05 ℃；② 时间常量为 300 ms；③ 空间分辨率为 0.5 mm；④ 在 33~43 ℃ 阻抗与温度维持线性关系。根据血管大小，相应的导丝直径有 3 Fr、3.5 Fr 和 4 Fr。

ThermoCoil 系统作为冠状动脉内热成像的另一系统，主要由一个 0.014 in 的导丝、一个回抽手柄和一个数据采集系统组成[22]。温度传感器位于导丝顶端，其分辨率为 0.08 ℃。距离导丝顶端约 10 mm 的节段需预先使其成角弯曲以使顶端贴壁。最终，信号转换成温度记录，并以数据和图形的形式实时显示。

已有相关临床研究采用 3.5 F 的温度记录导管，它主要由 1 个自膨框架、5 个镍钛诺手臂和位于每个手臂上的热电偶组成（Volcano Therapeutics Inc., Rancho Cordova, CA）[23, 24]。这个灵敏度在 0.05 ℃ 的导管有两个不透射线的标志物和一个位于轴中心、用于监测中心血液温度的热电偶。

新近，配备高灵敏热敏电阻（灵敏度 0.1 ℃）的 0.014 in Radi 导丝（Medical Systems, Uppsala, Sweden）也已应用于临床研究[25, 26]。

临 床 研 究

Stefanadis 等在 1999 年首次将冠状动脉内热成像（Epiphany Medispes system）应用于临床研究。其结果发现，从正常对照组到不同风险分层的急性冠状动脉综合征（ACS）患者，其粥样硬化斑块与邻近正常血管间的温度差异逐渐增加，且这种差异在急性心肌梗死（AMI）患者中最明显[18]。在对照组中，冠状动脉内温度基本保持一致；而绝大多数的粥样硬化斑块较正常血管具有更高的温度。斑块温度的异质性在稳定型心绞痛、不稳定型心绞痛和 AMI 患者中分别为 20%、40%、67%，并且与血管狭窄程度不相关。而对照组中并未观察到这一温度异质性。另一项包含 55 例患者的研究发现，AMI 后一段时间斑块温度都处于升高状态，说明斑块破裂后存在持续的炎症反应[19]。Schmermund 等发现冠状动脉内温度差异波动在

0.14~0.36 ℃。在 50% 不稳定型心绞痛和 27% 稳定型心绞痛患者中可以观察到局部温度异质性。虽然研究显示两组间存在差异，但仍然有相当一部分重叠[23]。Wainstein 等采用了另一种不同的温度测定导管（ThermoCoil Guidewire），并同时应用冠状动脉内热成像、血管内超声及血管造影对 13 例拟行经皮冠状动脉介入治疗（PCI）的急慢性冠状动脉综合征患者进行评价。此外，对其中 2 例患者应用直接斑块内旋切术，并对其粥样硬化斑块进行组织学分析。结果显示 4 例患者冠状动脉内温度差异波动在 0.1~0.3 ℃。血管内超声及斑块旋磨组织学分析提示斑块易损性与升高的温度存在相关性[22]。

Worthley 等通过应用 0.014 in 的 Radi PressureWire XT 发现，ACS 患者罪犯病灶的平均温差为（0.02 ± 0.01）℃，超出了热敏电阻的最高分辨率，并与基础温差（0.00 ± 0.01）℃ 没有显著差异[26]。在近期发表的另外一篇文章中，Cuisset 等也采用该系统测定 18 例 AMI 患者冠状动脉内压力及温度变化，结果发现当传感器到达病变部位时可观察到增强的温度信号，平均为（0.059 ± 0.028）℃；然而，此增强的温度信号与狭窄处压力变化亦存在有一定相关性（R = 0.72, P < 0.001）[25]。此外，该研究还发现以热敏电阻为基础的传感器可能并不适合用于评估在体冠状动脉内热异质性。因此，目前为止从 ACS 患者中获取的相关数据可能一定程度上受到了冠状动脉内压力和血流的影响。总之，这些研究存在一定的局限性，因为 Radi 导丝的热敏电阻并不总与血管壁接触，所以该导丝主要用于测定管腔内血液温度而并非冠状动脉斑块温度[26]。此外，血管内温度测定的正确分析需要提供血流及斑块形态学特征的相关信息，而这些在当前阶段是无法获取的。理论上，AMI 患者中温度导丝所提示的出现最高温度的部位与血管内超声观察到的罪犯斑块是一致的。Takumi 等人的研究验证了这一假说，这项纳入 45 例急性前壁心肌梗死患者的研究发现，压力/温度导丝（Pressure Wire RAD15; RADI5; Radi Medical Systems, Uppsala, Sweden）探测到出现最

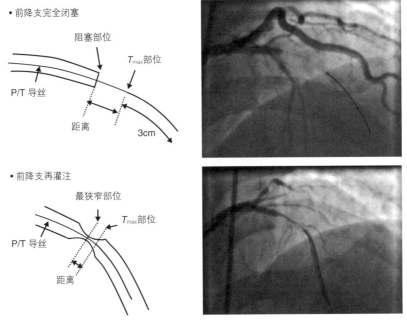

• 前降支完全闭塞

阻塞部位

T_{max}部位

P/T 导丝

距离

3cm

• 前降支再灌注

最狭窄部位

T_{max}部位

P/T 导丝

距离

图16.3 从压力/温度（P/T）导丝所示最高温度（T_{max}）部位到冠状动脉造影所示左前降支（LAD）闭塞部位距离的测定方法；LAD 再灌注后从最高温度（T_{max}）部位到冠状动脉最狭窄部位距离的测定方法。

高温度的部位多位于冠状动脉造影提示的完全闭塞血管的远端。同样在这个研究中，最高温度出现的部位与血管内超声观察到的罪犯斑块破裂部位是一致的，而与冠状动脉造影提示的冠状动脉闭塞的部位并不一致（图16.3）。因此，温度测定可准确定位 AMI 患者的罪犯斑块和冠状动脉闭塞部位，而后者并不总与冠状动脉造影结果一致（可能与血栓逆向传播有关）。

局 限 性

鉴于冠状动脉粥样硬化及炎症反应复杂的病理生理过程，冠状动脉内热成像为进一步探讨其相关机制提供了重要信息（表16.1）。对于粥样硬化斑块，冠状动脉内热成像是一种安全、有效的功能评价方法，但其亦存在技术局限性。由于离体试验和在体试验在温差测定上的不一致性，目前对该方法的准确性仍持保留意见。上述不一致的原因主要有：① 冠状动脉血流的冷却效应；② 传感器贴壁不良，低估了临床实践中斑块的温度。

为评估冠状动脉血流对斑块温度测定的影响，已经开展了在血流完全阻断下进行温度测量[28]。在血流阻断时，稳定型心绞痛及ACS患者的冠状动脉内温度有所升高，提示冠状动脉血流对斑块温度具有冷却效应，并最终导致局部温度测定较低。完全血流阻断可提高温度异质性达60%~76%[29]。然而，另有一些研究发现，与血流阻断时的表面温度相比，正常生理血流只减少温度异质性的8%~13%[11]。以偏心、聚焦的体外产热病变模式的研究发现，冠状动脉内热成像导丝（Themocoil 系统）可探测到表面温度的变化。此外，温度测定与热源温度呈正相关，并与血流增加呈负相关，相关系数为-0.33（$P < 0.001$）。该研究表明血流速度和热源性质均可显著影响温度的测定结果[30]。与此类似，另一个以含有热源的冠状动脉节段性数字模拟模型的研究显示，血流、纤维帽厚度、病灶形态特征及最大血流速度均可显著影响温度测定。在病灶体积增大时，管壁最大温差有所下降，并且血流可对血管壁起冷却效应[31]。此外，随着纤维帽厚度升高，最高温度亦随之下降，并且血流

的影响增强。以"热点"斑块为模型的体外研究发现，当传感器距离管壁的距离小于0.5 mm且血流速度小于60 ml/min时，RadiWire即可探测管壁0.58℃的温度变化。倘若血流速度大于60 ml/min，压力导丝在通过"热点"部位时并不能探测到温度的变化，并且血流速度与探测到的温度变化呈负相关[25]。Rzeszutko等采用热成像导管对40例ACS患者实施冠状动脉内热成像研究，其中5个热偶联用于测定管壁温度，另一个热偶联则用于测定血液温度（准确度为0.05℃），并同时测定血液温度梯度及最高管壁温度。在40%的患者中，温度梯度＞0.10℃。在阻断血流的情况下，罪犯血管与邻近非罪犯血管温度存在显著差异。但在恢复血流后，此差异几乎无统计学意义。该小样本研究重点探讨了血流对温度的影响。在一过性阻断血流的患者中，近端血管温度有所下降，并且斑块温度与血流速度呈负相关。血流对血管壁温度的这一效应已被多项体外、体内研究及数字模型所证实[31]。

表16.1　人类在体热成像研究

作　者	年份	主要发现	导管类型
Stefanadis 等[18]	1999	动脉粥样硬化斑块与正常血管壁间的温度差与临床风险程度呈正相关	Epiphany 导管：单通道，以热敏电阻为基础
Stefanadis 等[39]	2000	血清CRP和淀粉酶A与斑块温度差异呈正相关	Epiphany 导管：单通道，以热敏电阻为基础
Stefanadis 等[17]	2001	粥样硬化斑块局部温度升高是经历PCI的CAD患者发生临床不良事件的强烈预测因子	Epiphany 导管：单通道，以热敏电阻为基础
Stefanadis 等[16]	2002	他汀类药物可减少动脉粥样硬化斑块的产热量	Epiphany 导管：单通道，以热敏电阻为基础
Webster 等[37]	2002	动脉粥样硬化斑块热异质性增大，与CRP无明显关系	Radi Pressure 导丝，高灵敏热敏电阻
Stefanadis 等[29]	2003	冠状动脉血流的冷却效应致所测得的动脉粥样硬化斑块热异质性偏低	Epiphany 导管：单通道，以热敏电阻为基础
Stefanadis 等[28]	2003	应用新型球囊热成像导管可对在体动脉粥样硬化斑块进行温度测定。在使用球囊膨胀阻断血流时温差增大	在阻断冠状动脉血流时，使用球囊–热成像导管对斑块进行温度测定。热敏电阻探头位于导管远端，球囊位于对侧，在扩张球囊时，冠状动脉血流被阻断
Schmermund 等[23]	2003	稳定型及不稳定型心绞痛患者动脉粥样硬化斑块的热异质性增加	Volcano 导管：由1个自膨框架、5个位于顶端的镍钛诺手臂及位于每个手臂及中心导丝的热电偶组成
Stefanadis 等[44]	2004	CAD患者的冠状窦温度升高，是中期临床不良事件的预测因子	7 Fr热成像导管：由位于导管近端的操纵杆和位于导管远端的热敏电阻探头组成。通过位于导管近端的操纵杆可使位于远端的热敏电阻探头做0~180°旋转
Toutouzas 等[19]	2004	心肌梗死后一段时间，斑块温度仍较高；而他汀治疗可降低心肌梗死后斑块温度	Epiphany 导管：单通道，以热敏电阻为基础
Dudek 等[24]	2005	尽管病灶的选择存在明显差异，热成像并不能鉴定病灶危险度	Volcano 导管
Toutouzas 等[41]	2005	除外CAD严重程度，系统炎症反应与冠状窦温度存在相关性	7 Fr温度记录导管：由位于导管远端的操纵杆和位于导管远端的热敏电阻探头组成。通过位于导管近端的操纵杆可使位于远端的热敏电阻探头做180°旋转
Toutouzas 等[36]	2005	与无糖尿病的患者相比，合并糖尿病的患者温差较高，他汀治疗可降低斑块温度	Epiphany 导管：单通道，以热敏电阻为基础
Toutouzas 等[38]	2006	非罪犯病灶温度梯度随冠状动脉病变严重程度呈上升趋势，在稳定型心绞痛患者最低，在ACS患者中最高	Epiphany 导管：单通道，以热敏电阻为基础

（续表）

作　　者	年份	主要发现	导管类型
Rzeszutko 等[45]	2006	冠状动脉内热成像安全、可行。尽管所选斑块存在显著差异，然而其并不能鉴定病灶危险度	Volcano 导管
Worthley 等[26]	2006	与基线温度相比，ACS患者的温度无明显升高	Radi Pressure 导丝，高灵敏热敏电阻
Weinstain 等[22]	2007	同时采用冠状动脉内热成像、血管内超声及斑块旋磨组织学分析对易损斑块进行分析测定	ThermoCoil 导丝
Toutouzas 等[40]	2007	非罪犯斑块局部炎症激活与系统炎症反应相关。他汀治疗可降低非罪犯斑块温度	Epiphany 导管：单通道，以热敏电阻为基础
Toutouzas 等[21]	2007	含有破裂斑块的罪犯病变以及重构血管的温度异质性更高	Epiphany 导管：单通道，以热敏电阻为基础
Takumi 等[27]	2007	冠状动脉内热成像可准确识别AMI患者罪犯病变及完全血管闭塞	Radi Pressure 导丝，高灵敏热敏电阻
Cuisset 等[25]	2009	病变处升高的温度与狭窄所致压力下降相关（R = 0.72, P < 0.001）	Radi Pressure 导丝，高灵敏热敏电阻

为克服这些不足以及传感器在临界病变中贴壁不良的现象，人们已研究出其他导管。Verheye等利用球囊阻断兔主动脉血流后观察到了显著的温度变化[11]。Belardi等利用含有多个热敏电阻的"篮式"导管在完全阻断血流的情况下测定粥样硬化斑块的温度已取得初步成效[32]。然而，所有这些设备的安全性和诊断价值均需在大样本研究中进一步证实。另一局限性体现在该方法只能对预先选定的部位进行点测定，而不能对较长节段的冠状动脉进行扫描评估。因此，临界病变的早期局部炎症反应并不能被探及。对于局部炎症激活的预测作用，亦无法进行前瞻性研究。此外，对于诊断"炎性斑块"的温度阈值尚无统一定论。因此，冠状动脉内热成像的临床应用仍存在很多问题。

这些不足限制了血管内热成像在大型前瞻性临床研究中开展。因此，研究应当另辟蹊径。例如，将冠状动脉内热成像与另外一种成像方法结合，如血管内超声（IVUS）或光学相干断层成像（OCT）。IVUS已经广泛应用于检测不稳定斑块的形态学特点[8]。研究发现，急性冠状动脉综合征患者粥样硬化斑块中存在特殊的形态学特征，包括动脉血管壁正性重构及斑块破裂部位数量增加。一项IVUS研究发现，粥样硬化斑块与正常血管壁间的温度差异与冠状动脉重构指数（病变处外弹力膜面积/参考血管外弹力膜面积）显著相关[21]。具体而言，与稳定型心绞痛患者相比，ACS患者重构指数及斑块温度均更高。此外，正性重构较负性重构温度异质性更高（图16.4）。负性重构患者中，ACS与稳定型心绞痛患者的温度异质性没有差异。IVUS检测发现，斑块破裂较没有斑块破裂患者的温度差异高。该研究证实，即使在某些患者中发现形态与功能特点之间存在偏差，罪犯病变处斑块破裂和正性重构仍加剧了温度异质性。这些发现进一步明确，形态与功能检测也许能够提供更多的诊断信息。

OCT利用红外线反向散射原理可以形成实时断层图像[2,33]。该技术的最大优势在于其分辨率远

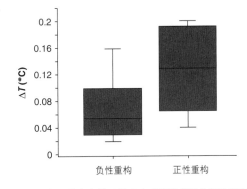

图16.4　正性重构与负性重构患者动脉粥样硬化斑块表面温度与背景温度的差值（ΔT）的比较。

高于超声显像。然而，其对血液和组织（1~3 mm）的穿透力却明显下降。OCT用于不稳定斑块巨噬细胞定量的可行性已在最近的在体研究中证实[34]。近期初步研究中，已开始采用冠状动脉内热成像结合OCT技术对ACS患者的罪犯病变进行评估[20,35]。温度异质性升高的斑块其纤维帽较薄。而且，管腔内血栓的存在与斑块表面温度不相关。

临床有效性

倘若克服上述局限性，冠状动脉内热成像可用于冠心病（CAD）危险分层及疗效评估。

对合并糖尿病的CAD患者，其炎症反应较未合并糖尿病者明显增强，动脉粥样硬化斑块炎症细胞浸润程度更甚。一项纳入108例CAD患者（45例合并糖尿病和63例未合并糖尿病）的研究发现，与未合并糖尿病的CAD患者相比，合并糖尿病者温差更大[14,20,36]。此外，合并糖尿病的ACS或稳定型心绞痛患者的局部炎症反应明显增强。该研究结果与既往研究报道一致，对于合并糖尿病的CAD患者，其冠状动脉粥样硬化斑块的炎症反应更加明显，糖尿病通过活化炎症反应在斑块不稳定中发挥巨大作用。合并糖尿病的CAD患者，其局部炎症反应明显增强，这似乎可以解释为何即便严格控制这类患者的血糖水平依旧很难减少心血管不良事件的发生率。因此，严格血糖控制联合稳定斑块局部炎症反应可明显减少高危患者心血管不良事件的发生率。

应用热成像评估CAD患者的预后已引起人们广泛关注。此外，采用冠状动脉内热成像对拟行PCI的患者进行危险分层的相关研究已陆续开展。在一项包含86例成功行PCI术（于罪犯血管处植入金属裸支架）患者的研究中，入选患者稳定型心绞痛占34.5%、不稳定型心绞痛占34.5%、急性心肌梗死占30%，通过对粥样硬化斑块及正常血管壁的温度进行了测定及对比[17]，发现温差在稳定型心绞痛、不稳定型心绞痛及AMI患者中呈逐渐上升趋势。平均随访期为（17.88 ± 7.16）个月，结果表明，

发生心血管不良事件的患者较没有发生不良事件的患者热异质性更高（$P < 0.000\ 1$）。研究还发现，温差是随访期内发生心血管不良事件的强烈预测因子（$OR = 2.14$，$P = 0.043$）。然而，有关局部炎症活化对药物洗脱支架内再狭窄和非罪犯血管进展的影响仍需更大规模前瞻性研究进一步探讨。

在疗效评估方面，冠状动脉内热成像已被证实可有效评估饮食及药物对动脉粥样硬化斑块热异质性的影响[16]。他汀类药物是唯一被证实对动脉粥样硬化斑块具有抗感染作用的心血管药物，其防止动脉粥样硬化斑块破裂的潜力已成为当前研究的热点。

众所周知，他汀类药物具有抗感染作用，可减少巨噬细胞数量，增加间质胶原纤维含量，使动脉粥样硬化斑块纤维帽厚度增加（通过OCT评估），并最终发挥稳定斑块的作用[4]。已有多项研究探讨了他汀类药物对"热斑块"的稳定效应。一项纳入72例患者（37例接受他汀类药物治疗4周和35例未接受他汀治疗）的研究发现，无论临床症状表现如何，接受他汀治疗的患者罪犯血管的热异质性较低[16]。他汀类药物对温度的效应不受入院时胆固醇水平及临床表现的影响。此外，他汀类药物治疗对合并糖尿病的患者有更明显的获益。在该研究中，对于合并糖尿病的患者，接受他汀治疗者的温差较未接受他汀治疗者降低，提示他汀类药物对糖尿病及CAD患者均有获益[14,36]。Toutouzas K等探讨了他汀类药物对非罪犯血管热异质性影响，该研究共纳入71例拟行PCI患者，其中40例患者接受他汀治疗、31例患者未接受他汀治疗，结果表明接受他汀治疗的稳定型心绞痛及ACS患者的热异质性明显下降[21]。研究表明强化他汀治疗可稳定CAD患者的易损斑块，这可能与他汀所具有的抗感染作用有关。冠状动脉内热成像是目前在体评估他汀类药物对局部炎症反应影响的唯一技术。

热成像为重新认识冠状动脉粥样硬化斑块的广泛不稳定性提供了新的视角：尽管可能只有一个病灶导致临床事件，但是ACS多存在广泛热异质性。随着认识的逐渐深入，证实急性冠状动脉事件

的发生多涉及整个冠状动脉树，并被认为与整个冠状动脉系统相关。在一项入选20例患者（6例不稳定型心绞痛和14例稳定型心绞痛）的研究中，通过把温度阈值设定在≥0.1℃，结果发现，其中10例患者并未观察到热异质性，4例患者观察到了单热点，3例患者观察到了2个热点，3例患者观察到了3个热点[37]。应用一个含有多个传感器的"篮式"热成像导管（Volcano Therapeutics, Rancho Cordova, CA, USA）对40例ACS患者非罪犯血管的热异质性进行了评估，并测定血液与任一热敏电阻间的最高温差，结果发现非罪犯病变的温差有所升高，但是其仍低于罪犯病变节段。热成像模式显示温差与血流呈负相关，因此血流可显著降低罪犯节段与非罪犯节段间的温差[24]。然而，另一项纳入42例患者（23例稳定型心绞痛和19例ACS）的研究发现，非罪犯临界病变的热异质性与罪犯病变是一致的[38]。研究还发现，ACS患者罪犯病变与非罪犯病变的热异质性较稳定型心绞痛患者更高，提示冠状动脉系统存在炎症反应。另一项研究纳入71例ACS和稳定型心绞痛患者，并对罪犯血管行PCI，结果发现，非罪犯临界病变的热成像结果提示其热异质性明显升高[40]。与稳定型心绞痛患者相比，ACS患者非罪犯病变的温差较高。多项研究发现血清炎性指标升高（如C反应蛋白）与局部斑块温度升高密切相关。一项研究纳入了60例CAD患者（20例稳定型心绞痛、20例不稳定型心绞痛和20例AMI），并纳入20例性别、年龄匹配的非CAD患者作为对照组，旨在探讨系统炎症指标与斑块易损性的相关性，结果发现CRP和血清淀粉样蛋白A与温差存在明显相关性[39]。研究还发现，反映系统性炎症激活程度的CRP指标水平与非罪犯临界病变的局部炎症活化相关[40]。不论是进行总体人群分析，还是对ACS或稳定型心绞痛患者行独立分析，非罪犯病变的温差与CRP均呈线性关系（$R = 0.46$, $P = 0.001$; $R = 0.39$, $P = 0.01$; $R = 0.42$, $P = 0.01$）[22]。与温度没有升高的患者比较，热异质性高的患者CRP平均水平亦较高（14.0 mg/L vs 6.2 mg/L）[25]。然而，其他一些研究，如Webster等并未发现这一关

系，因为大多数患者很可能通过强化他汀及抗感染治疗已使CRP达正常水平[37]。

基于上述发现，通过测定有症状的CAD患者冠状窦与右心房血液温差，以评估冠状动脉炎症能否通过冠状动脉树系统使冠状窦血液温度升高。将转向操纵杆通过导管腔并固定于顶端以进行冠状动脉内热成像。导管顶部中心有一热敏电阻探头，其敏感度为0.05℃，时间常量为300 ms。与冠状动脉造影排除CAD的患者比较，ACS及稳定型心绞痛患者冠状窦与右心房血液温差明显增大。与稳定型心绞痛患者比较，ACS患者热异质性更大，差异无统计学意义。CRP水平与热异质性存在显著相关性（$R = 0.35$, $P < 0.01$）[41]。该研究表明系统炎症反应与冠状窦血液温度相关，提示炎症反应可能是心肌产热增加的潜在机制。此外，与非CAD患者比较，冠状动脉造影证实存在血管病变患者的冠状窦血液温度较右心房高，且与病变部位无关。这些研究进一步证实了CAD患者冠状动脉系统内存在广泛的炎症反应，且其促进了ACS的发生与发展。

潜 在 并 发 症

虽然冠状动脉内热成像评价冠状动脉内斑块不稳定性是一项很有价值的技术，但这种侵入性技术同样可能造成严重并发症。应该指出的是，在这些并发症中，肾功能不全是由于冠状动脉造影而并非冠状动脉内热成像本身造成的。其仍存在一些较为少见的并发症，如导管本身可能造成冠状动脉夹层。

个人观点：未来展望

血管内热成像技术的侵入性限制了其在疾病一级预防中的使用，而冠状动脉和外周动脉（如颈动脉）内非侵入性"热"斑块评估技术可能成为心血管不良事件一级预防的理想技术。微波辐射测量（RTM-01-RES系统）就是一种很有前景的

方法，该方法已经用于肿瘤学非侵入性温度测量。这个系统包括一台计算机和一台打印机，并用串行接口连接。RTM诊断结果显示在计算机屏幕上，也可以热谱图形式打印，温度区域重叠于研究器官的投影区域。微波辐射测量在微波频率范围从组织内部检测自然电磁波辐射，由于辐射强度与组织温度成正比，所以微波辐射测量可以提供精确的温度测量结果（表16.2）。理论上讲，微波辐射测量热扫描可以在距离皮肤1~7 cm的所有动脉节段中进行。

表16.2　RTM-01-RES系统的技术特点

项　　目	说　　明
探测深度在多少时出现热异常（温度偏高或偏低）（cm）	3~7（组织含水量）
温度波动在32~38℃时，所测定的平均核心温度的准确度（℃）	± 0.2
测定核心温度所需时间（s）	10
天线直径（mm）	39
皮肤温度的测量准确度（℃）	± 0.2
温度波动在32~38℃时，皮肤温度测定所需时间（s）	1
设备重量（kg）	4
电源	（220 ± 22）V，单相，50~60 Hz
耗电功率（W）	20

在实验性高胆固醇血症模型中行动脉节段的热量绘图研究已经获得成功。该实验中，24只新西兰兔随机分为正常饮食组（$n=12$）和高胆固醇饮食组（$n=12$），共6个月。然后通过两种方法进行腹主动脉温度测量：① 血管内导管热成像的侵入性方法；② 微波辐射测量的非侵入性方法。测量结束后，所有动物均行"安乐死"，然后剥离主动脉行组织学及免疫组化分析。两种方法均发现实验组粥样硬化动脉段温度差异显著高于对照组（$P < 0.001$）（图16.5）。在所有动脉段中，这两种方法检测的温度差异呈正相关（$P < 0.001$, $R = 0.94$）。粥样硬化动脉段组织学分析发现平均斑块厚度为（352.1 ±

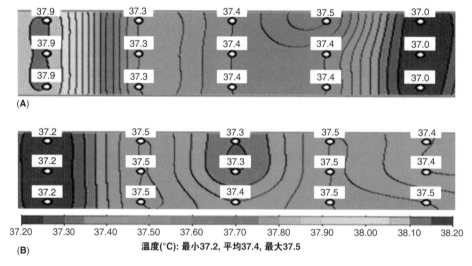

图16.5　利用微波辐射测量技术进行兔腹主动脉热量绘图。（A）测量高胆固醇血症模型兔主动脉典型0.9℃温差。（B）对照组兔典型主动脉温度分布范围，按照0.3℃等差分布。每一个温度对应一种特殊颜色，下方标尺显示颜色代表的温度范围。

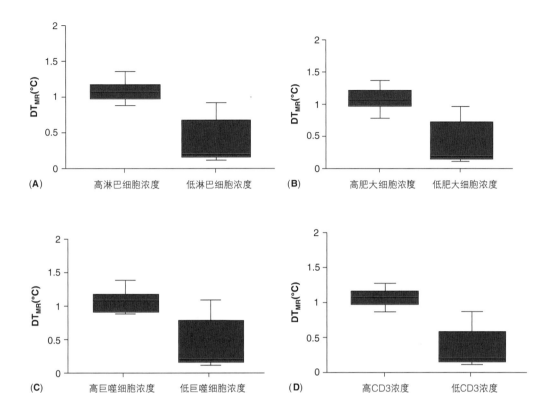

图 16.6　在高表达及低表达炎症指标的不同动脉段中，通过微波辐射测量其温度差异。（A）高表达淋巴细胞 vs 低表达淋巴细胞。（B）高表达肥大细胞 vs 低表达肥大细胞。（C）高表达巨噬细胞 vs 低表达巨噬细胞（CD68）。（D）高表达 CD3 vs 低表达 CD3。

152.2）μm。这两种方法检测的粥样硬化动脉段温度异质性与组织学分析斑块厚度有很好的相关性（MR：R = 0.60，$P < 0.001$；IVT：R = 0.41，$P = 0.004$）。此外，热异质性较高的动脉段炎症反应细胞亦较多（淋巴细胞和肥大细胞）（图 16.6）[42]。

　　该方法在人类颈动脉目前已经处于临床评估阶段。近期一项包括 60 例患者的研究（30 例单侧或双侧颈动脉粥样硬化患者和 30 例根据性别、年龄匹配的颈动脉正常对照个体）发现微波热成像检测的颈动脉粥样硬化热异质性显著高于对照组[（1.32 ± 0.55）℃ vs（0.39 ± 0.18）℃，$P < 0.001$]。所有患者同时进行了彩色超声多普勒检查双侧颈动脉，然后分析热显像与超声结果间的关系。在颈动脉粥样硬化患者中，脂肪斑块（43.3%）ΔT 高于混合斑块（23.3%）和钙化斑块（33.3%）[（1.78 ± 0.54）℃ vs（1.09 ± 0.17）℃ vs（0.88 ± 0.16）℃，$P < 0.01$]。表面溃疡斑块（23.33%）ΔT 高于表面不规则（30%）和

规则斑块（23.3%）[（2.07 ± 0.59）℃ vs（1.32 ± 0.21）℃ vs（0.94 ± 0.18）℃，$P < 0.01$]。异质性斑块（70%）ΔT 高于同质性斑块（30%）[（1.52 ± 0.53）℃ vs（0.83 ± 0.13）℃，$P < 0.01$][43]。这一充满前景的方法在临床应用还需进一步评估。

重点提示 16.1

● 炎症不但在动脉粥样硬化起病和发展中起关键性作用，而且在其急性并发症中同样扮演重要角色。

● 冠状动脉内热成像器械沿冠状动脉内表面评估所得出的温度异质性，可能成为斑块即将破裂的标志，且与远期冠状动脉事件风险增加相关。

● 充满前景的联合技术，即冠状动脉内热成像联合 IVUS 或 OCT 技术的发展，将有可能早期准确地检测炎性斑块。

● 虽然冠状动脉内热成像可以发现易损斑块功能特点的重要信息，但其临床应用仍然受限，主要原因在于其侵入性特点。

● 新型非侵入性微波辐射测量技术通过测量体内热量异质性，并从而预测斑块炎症，是一项充满应用前景的方法。

参 考 文 献

1. World Health Organization. Cardiovascular diseases. Fact sheet N°317. [Available from: http://www.who.int/mediacentre/fact-sheets/fs317/en/2011] [Assessed January 2011].

2. Honda Y, Fitzgerald PJ. Frontiers in intravascular imaging technologies. Circulation 2008; 117: 2024–37.

3. Naghavi M, Falk E, Hecht HS, et al. From vulnerable plaque to vulnerable patient-Part III. Executive summary of the Screening for Heart Attack Prevention and Education (SHAPE) Task Force report. Am J Cardiol 2006; 98: 2H–15H.

4. Naghavi M, Libby P, Falk E, et al. From vulnerable plaque to vulnerable patient: a call for new definitions and risk assessment strategies: part I. Circulation 2003; 108: 1664–72.

5. Stone GW, Maehara A, Lansky AJ, et al. A prospective natural-history study of coronary atherosclerosis. N Engl J Med 2011; 364: 226–35.

6. Libby P, Ridker PM, Hansson GK. Inflammation in atherosclerosis: from pathophysiology to practice. J Am Coll Cardiol 2009; 54: 2129–38.

7. Lilledahl MB, Larsen EL, Svaasand LO. An analytic and numerical study of intravascular thermography of vulnerable plaque. Phys Med Biol 2007; 52: 961–79.

8. Hamdan A, Assali A, Fuchs S, Battler A, Kornowski R. Imaging of vulnerable coronary artery plaques. Catheter Cardiovasc Interv 2007; 70: 65–74.

9. Verheye S, De Meyer GR, Van Langenhove G, Knaapen MW, Kockx MM. In vivo temperature heterogeneity of atherosclerotic plaques is determined by plaque composition. Circulation 2002; 105: 1596–601.

10. Naghavi M, Madjid M, Gul K, et al. Thermography basket catheter: in vivo measurement of the temperature of atherosclerotic plaques for detection of vulnerable plaques. Catheter Cardiovasc Interv 2003; 59: 52–9.

11. Verheye S, De Meyer GR, Krams R, et al. Intravascular thermography: immediate functional and morphological vascular findings. Eur Heart J 2004; 25: 158–65.

12. Krams R, Verheye S, van Damme LC, et al. In vivo temperature heterogeneity is associated with plaque regions of increased MMP–9 activity. Eur Heart J 2005; 26: 2200–5.

13. Zarrabi A, Gul K, Willerson JT, Casscells W, Naghavi M. Intravascular thermography: a novel approach for detection of vulnerable plaque. Curt Opin Cardiol 2002; 17: 656–62.

14. Toutouzas K, Markou V, Drakopoulou M, et al. Increased heat generation from atherosclerotic plaques in patients with type 2 diabetes: an increased local inflammatory activation. Diabetes Care 2005; 28: 1656–61.

15. Toutouzas K, Drakopoulou M, Stefanadi E, Siasos G, Stefanadis C. Intracoronary thermography: does it help us in clinical decision making? J Interv Cardiol 2005; 18: 485–9.

16. Stefanadis C, Toutouzas K, Vavuranakis M, et al. Statin treatment is associated with reduced thermal heterogeneity in human atherosclerotic plaques. Eur Heart J 2002; 23: 1664–9.

17. Stefanadis C, Toutouzas K, Tsiamis E, et al. Increased local temperature in human coronary atherosclerotic plaques: an independent predictor of clinical outcome in patients undergoing a percutaneous coronary intervention. J Am Coll Cardiol 2001; 37: 1277–83.

18. Stefanadis C, Diamantopoulos L, Vlachopoulos C, et al. Thermal heterogeneity within human atherosclerotic coronary arteries detected in vivo: a new method of detection by application of a special thermography catheter. Circulation 1999; 99: 1965–71.

19. Toutouzas K, Vaina S, Tsiamis E, et al. Detection of increased temperature of the culprit lesion after recent myocardial infarction: the favorable effect of statins. Am Heart J 2004; 148: 783–8.

20. Toutouzas K, Tsiamis E, Drakopoulou M, et al. Impact of type 2 diabetes mellitus on diffuse inflammatory activation of de novo atheromatous lesions: implications for systemic inflammation. Diabetes Metab 2009; 35: 299–304.

21. Toutouzas K, Synetos A, Stefanadi E, et al. Correlation between morphologic characteristics and local temperature differences in culprit lesions of patients with symptomatic coronary artery disease. J Am Coll Cardiol 2007; 49: 2264–71.

22. Wainstein M, Costa M, Ribeiro J, Zago A, Rogers C. Vulnerable plaque detection by temperature heterogeneity measured with a guidewire system: clinical, intravascular ultrasound and histopathologic correlates. J Invasive Cardiol 2007; 19: 49–54.

23. Schmermund A, Rodermann J, Erbel R. Intracoronary thermography. Herz 2003; 28: 505–12.

24. Dudek D, Rzeszutko L, Legutko J, et al. High-risk coronary artery plaques diagnosed by intracoronary thermography. Kardiol Pol 2005; 62: 383–9.

25. Cuisset T, Beauloye C, Melikian N, et al. In vitro and in vivo studies on thermistor-based intracoronary temperature measurements: effect of pressure and flow. Catheter Cardiovasc Interv 2009; 73: 224–30.

26. Worthley S, Farouque MO, Worthley M, et al. The RADI PressureWire high-sensitivity thermistor and culprit lesion temperature in patients with acute coronary syndromes. J Invasive Cardiol 2006; 18: 528–31.

27. Takumi T, Lee S, Hamasaki S, et al. Limitation of angiography to identify the culprit plaque in acute myocardial infarction with coronary total occlusion utility of coronary plaque temperature measurement to identify the culprit plaque. J Am Coll Cardiol 2007; 50: 2197–203.

28. Stefanadis C, Toutouzas K, Vavuranakis M, et al. New balloonthermography catheter for in vivo temperature measurements in human coronary atherosclerotic plaques: a novel approach for thermography? Catheter Cardiovasc Interv 2003; 58: 344–50.

29. Stefanadis C, Toutouzas K, Tsiamis E, et al. Thermal heterogeneity in stable human coronary atherosclerotic plaques is underestimated in vivo: the "cooling effect" of blood flow. J Am Coll Cardiol 2003; 41: 403–8.

30. Courtney BK, Nakamura M, Tsugita R, et al. Validation of a thermographic guidewire for endoluminal mapping of atherosclerotic disease: an in vitro study. Catheter Cardiovasc Interv 2004; 62: 221–9.

31. ten Have AG, Gijsen FJ, Wentzel JJ, et al. Temperature distribution in atherosclerotic coronary arteries: influence of plaque geometry and flow (a numerical study). Phys Med Biol 2004; 49: 4447–62.

32. Belardi JA, Albertal M, Cura FA, et al. Intravascular thermographic assessment in human coronary atherosclerotic plaques by a novel flow-occluding sensing catheter: a safety and feasibility study. J Invasive Cardiol 2005; 17: 663–6.

33. Yasuhiro H, Fitzgerald PJ. Frontiers in intravascular imaging technologies. Circulation 2008; 117: 2024–37.

34. Tearney GL, Yabushita H, Houser SL, et al. Quantification of macrophage content in atherosclerotic plaques by optical coherence tomography. Circulation 2006; 107: 113–9.

35. Toutouzas K, Riga M, Vaina S, et al. in acute coronary syndromes thin fibrous cap and ruptured plaques are associated with increased local inflammatory activation: a Combination of Intravascular Optical Coherence Tomography and Intracoronary Thermography Study. J Am Coll Cardiol 2008; 51: 1033.

36. Toutouzas K, Markou V, Drakopoulou M, et al. Patients with type two diabetes mellitus: increased local inflammatory activation in culprit atheromatous plaques. Hellenic J Cardiol 2005; 46: 283–8.

37. Webster M, Stewart J, Ruygrok P. Intracoronary thermography with a multiple thermocouple catheter: initial human experience. Am J Cardiol 2002; 90.

38. Toutouzas K, Drakopoulou M, Mitropoulos J, et al. Elevated plaque temperature in non-culprit de novo atheromatous lesions of patients with acute coronary syndromes. J Am Coll Cardiol 2006; 47: 301–6.

39. Stefanadis C, Diamantopoulos L, Dernellis J, et al. Heat production of

atherosclerotic plaques and inflammation assessed by the acute phase proteins in acute coronary syndromes. J Mol Cell Cardiol 2000; 32: 43−52.

40. Toutouzas K, Drakopoulou M, Markou V, et al. Correlation of systemic inflammation with local inflammatory activity in nonculprit lesions: Beneficial effect of statins. Int J of Cardiol 2007; 119: 368−73.

41. Toutouzas K, Drakopoulou M, Markou V, et al. Increased coronary sinus blood temperature: correlation with systemic inflammation. Eur J Clin Invest 2006; 36: 218−23.

42. Toutouzas K, Grassos H, Synetos A, et al. A new non-invasive method for detection of local inflammation in atherosclerotic plaques: experimental application of microwave radiometry. Atherosclerosis 2011; 215: 82−9.

43. Toutouzas K, Grassos C, Drakopoulou M, et al. First in vivo application of microwave radiometry in human carotids: a new noninvasive method for detection of local inflammatory activation. J Am Coll Cardiol 2012; 59: 1645−53.

44. Stefanadis C, Tsiamis E, Vaina S, et al. Temperature of blood in the coronary sinus and right atrium in patients with and without coronary artery disease. Am J Cardiol 2004; 93: 207−10.

45. Rzeszutko L, Legutko J, Kaluza GL, et al. Assessment of culprit plaque temperature by intracoronary thermography appears inconclusive in patients with acute coronary syndromes. Arterioscler Thromb Vasc Biol 2006; 26: 1889−94.

17

使用NIRS-IVUS结合系统进行脂质核心斑块结构与组成成像：当前状态及潜在临床应用

Imaging of structure and composition of lipid core plaque with a combination NIRS-IVUS system: Current status and potential clinical applications

Emmanouil S. Brilakis, Zhihua He, Stephen T. Sum, Sean P. Madden, and James E. Muller

葛雷 译

概　述

冠状动脉内近红外光谱分析法伴血管内超声（NIRS-IVUS）是一项基于导管的新型综合技术，能用来测定冠状动脉壁的结构和化学组成。该项技术通过使用血管内超声评估冠状动脉的解剖学属性来完成，同时能在发生散射和吸收之后测量经动脉壁漫反射的近红外线的比例。组织学与临床试验已确定NIRS能以高精确度探测冠状动脉脂质核心斑块（LCP），这些斑块大多数来自急性冠状动脉综合征（ACS）的致病底物，会令安装支架的过程复杂化。冠状动脉NIRS-IVUS可用于：① 危险分级，优化经皮冠状动脉介入治疗（PCI）的结局；② 发现可能引起不良事件的冠状动脉病灶、优化病灶管理；③ 评估新型抗动脉粥样硬化治疗方案。

引　言

人们认为，多数ACS的病因是一个覆有薄纤维帽的富脂质坏死核心斑块发生破溃所引起的冠状动脉栓塞[1,2]。遗憾的是，目前尚无法通过血管成像技术对这类高风险LCP进行全面检测。

过去50年中，冠状动脉血管造影法是评估冠状动脉疾病（CAD）的首选诊断成像方法[3,4]。此种X射线成像形式可以提供与血管狭窄及管腔表面不规则性有关的冠状动脉血管结构的全貌图，从而得到可能发生动脉粥样硬化的区域示意图。然而，血管造影片因无法提供与冠状动脉斑块的结构和组成有关的血管壁信息而存在显著的局限性。

目前已开发出多种血管内成像技术，以在血管造影术基础上改进对CAD的评估[5-19]。一般来说，这些技术的理论基础可以归类为获取结构信息或获取组成信息。探测结构的方法包括血管内超声（IVUS）、血管造影术、光学相干断层扫描（OCT）及光学频率范围成像（OFDI）[10-13]。用于评估化学组成的特定方法包括拉曼光谱分析法[14,15]和近红外光谱法（NIRS）。试图从声音信号的细微特征中提取化学组成信息的混合方法包括IVUS虚拟组织学成像法、整合背向散射参数、弹性成像法和触发成像[5-9]。通过OCT和OFDI获得的高分辨率结构图能对符合特定组成的结构进行解读。比色法与血管造影术有助于了解斑块构成。这些方法在描述斑块特性方面优于血管造影术的同时，也存在

Imaging of structure and composition of lipid core plaque with a combination
NIRS-IVUS system: Current status and potential clinical applications | 207 |

17 使用 NIRS-IVUS 结合系统进行脂质核心斑块结构与组成成
像：当前状态及潜在临床应用

各自的局限性[16-19]。表17.1总结了各种冠状动脉内成像方法的优劣性（根据Marhara等人[20]改编而成）。

用于心血管成像的NIRS通过分析一定波长范围内的反射光来确定组织的化学组成，包括胆固醇和胆固醇酯等脂质。IVUS成像法映射血管壁声学回音位置图，提供管腔和血管壁尺寸、斑块形态测量、血管重建、侧向分支及支架撑杆的扩张和贴壁情况等结构信息。本章描述了一种在同一导管中结合NIRS和IVUS成像技术的新型双模态心血管成像系统。本章解释了NIRS技术的基本原理，描述了NIRS应用于血管内的原理，总结了用以确证NIC探测LCP的能力的研究，并讨论了NIRS-IVUS结合系统可能的研究和临床应用。

表17.1　用于冠状动脉斑块特性描述和PCI血管内成像方法的优劣性

	血管造影术	血管内超声（IVUS）（40 MHz）	血管内超声虚拟组织学成像（IVUS-VH）（20 MHz）	血管镜	光学相干断层扫描（OCT）/光学频率范围成像（OFDI）	拉曼光谱分析法	近红外光谱分析法	冠状动脉内近红外光谱分析法伴血管内超声（NIRS-IVUS）（40 MHz）
纵向分辨率（μm）	NA	100	200	10~50	10	NA	NA	100
坏死核	−	±	+	+	+	−	++	++
钙化	−	++	++	−	++	−	−	++
薄纤维帽	−	±	+	+	++	−	*	*
血栓	±	±	−	++	+	−	*	*
炎症	−	−	−	−	±	−	−	−
扩张性血管重建	−	++	++	−	−	−	−	++
通过血液测量	++	++	++	−	−	−	+	++
支架覆盖组织	−	+	+	++	++	−	−	+
经皮冠状动脉介入术（支架扩张和并发症）	+	++	±	±	++	−	−	++

注：++，极佳；+，良好；±，可能；−，不可能；*，可能性正在调查中。来源：参考文献20。

漫反射近红外光谱法的基本原理

漫反射NIRS将电磁光谱中近红外段（波长800~2 500 nm）光引导至样本上，并收集漫反射光。光从样本返回的比例取决于波长，这一比例是散射和吸收过程的一项功能参数。光被样本中细胞和细胞外的结构随机反射，从而发生散射，而被吸收的光则转化为分子能量，主要形式为分子化学键上的原子振动。这类光谱分析使用的红外线称为"近"红外，因为其波长范围接近电磁光谱中的可视光区域（中红外和远红外区域的波长大于2 500 nm）（图17.1）。

NIRS不需要或仅需要很少的样品制备过程，就能在一系列应用中为定性定量的结构分析提供直接快速的测量。尽管NIRS的光谱带十分广泛，并且与中红外指纹区相比缺少特征，但近红外区域更适合用于测量，在水中相对较低的吸收度使NIRS能穿透材料到达适合分析的深度。NIRS已被广泛应用于许多不同的领域，包括农业、食品、石油、天文、制药和医疗[21,22]。

含多种成分的复杂样品经广谱NIRS测量所得的光谱难以用肉眼解读，因此需要使用多参数数学分析方法。这种分析使用化学和物理属性包含了待测样品预期范围的校准样品进行数学建模。通过独立分析方法（如组织学方法）获得样品中目标成分

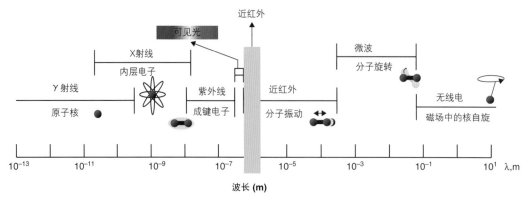

图 17.1 电磁光谱及其不同区域中相关的能量-物质转换现象。近红外区域接近可视光区域，波长为 800~2 500 nm。

的参考数值。根据校准样品建立的模型将测量得到的 NIRS 信号与参考数值建立关联，从而可以根据未知样品的 NIRS 光谱确定其定性或定量的数据[23]。

使用近红外光谱法进行血管内成像

血管内近红外光谱法的原理

NIRS 适用于冠状动脉血管内部 LCP 的探测，原因如下：首先，诊断用心脏导管中可以使用光纤在冠状动脉中传递和收集近红外线。将导管与一个撤回和旋转装置相结合，能够扫描血管内圆周向和纵向的整个范围。第二，近红外线在水中的低吸收度使其能穿透血液和组织，深度达数毫米。近红外线能通过流动血液传播，可避免直接接触组织、使用盐水冲洗并且避开血管阻塞。该方法能鉴别化学组成，从而能探测斑块的成分特征（如脂类）。再次，使用超快激光作为近红外线的来源能够快速生成并获得光谱，从而减少测量中的心脏运动伪影。SPECTACL 试验（NCT00330928）显示 NIRS 导管具有与商业 IVUS 导管相近的安全特性。自 FDA 批准以来已有超过 1 500 例患者使用该导管。

近红外光谱法对 LCP 探测能力的验证

最早将 NIRS 用于动脉粥样硬化血管内成像的研究使用了现成的光谱系统。一些早期研究者证明 NIRS 能检测兔和人体大动脉组织中的胆固醇和胶原蛋白[24-30]。一些其他研究者还将 NIRS 用于检测人体颈动脉和冠状动脉组织中的脂质[31-33]。后期研究中开发并测试了 NIRS 血管内诊断系统的样机，评估其探测人体大动脉和冠状动脉组织中不同血液深度下的富脂质斑块的可行性[34-39]。

一项使用人体冠状动脉尸检标本的大型间接体内疗法试验[40]验证了使用 NIRS 探测 LCP 的能力。该试验对动脉节段进行扫描，然后切割成 2 mm 厚的横截面组织块用于组织病理学分析。根据从 84 颗尸检心脏和 216 个节段收集到的 NIRS 光谱信息与组织学数据，建立并验证了能够自动识别与 LCP 相关的 NIRS 光谱信号的算法。

预期中的验证方法是通过双盲试验来收集验证数据和开发算法。使用来自 51 颗心脏的近 2 000 个不同组织块对该系统检测 LCP 的能力进行预期验证，得到平均管腔直径 3.0 mm 下的接收器工作特性（ROC）曲线下面积（AUC）为 0.80。测量脂质负担时，使用 LCBI 在动脉节段中探测任意大小的纤维粥样瘤得到 AUC 为 0.86[40]。

为了开发和评估 LCP 探测算法，对目标 LCP 进行了定义。LCP 特指包含厚度至少为 200 μm、横截面圆周跨度至少有 60° 的坏死核的纤维粥样瘤。算法验证的主要终点是探测满足定义的 LCP 的精确度。

也有一些临床试验对 LCP 探测算法进行了体内验证。最初的一些试验证明可以安全地对患者进行光谱收集，这些光谱中包含来自动脉壁的信息（2002 和 2006, Lahey Clinic、Burlington、MA）。随

Imaging of structure and composition of lipid core plaque with a combination
NIRS–IVUS system: Current status and potential clinical applications | 209 |

17　使用 NIRS–IVUS 结合系统进行脂质核心斑块结构与组成成
像：当前状态及潜在临床应用

后的一项关键性试验——冠状动脉脂质的光谱分析（SPECTACL）试验，收集了患者的光谱信息（无法提供组织用于验证的），并显示这些光谱信息与尸检标本中记录的光谱信息（可以进行组织学验证的）具有同等意义。这项多中心试验显示，患者冠状动脉的光谱特征在本质上有可能与尸检标本的特征具有相同意义。体内和离体收集的 NIRS 光谱测量结果的相似性显示，基于尸检组织的 LCP 探测算法也适用于患者[41]。

近期的一项相关性前瞻试验研究了 NIRS 和 IVUS 与冠状动脉计算机断层扫描血管造影的关联，发现了计算机断层扫描中未钙化斑块的位置与 NIRS 测量下的 VH–IVUS 及胆固醇存在良好相关性。计算机断层扫描血管造影下的斑块负荷与 NIRS 测量下的胆固醇沉积存在良好相关性[24]。未钙化斑块以及低、高密度未钙化斑块也与 NIRS 测量下的胆固醇存在良好相关性[24]。

近红外血管内超声结合系统

一套临床 NIRS–IVUS 系统（TVC 成像系统，InfraReDx, Inc., Burlington, MA）由控制台、拉回装置、旋转装置（Nexus™ 控制器）及血管内导管组成（图 17.2）[25]。控制台由近红外扫描激光、计算机、电源系统及两台显示器（供操作者和医师使用）组成。Nexus™ 控制器包含用于超声波和近红外线信号的传输与探测，以及对导管成像核心进行转换和旋转的电学、光学和机械组件。3.2 Fr 快速转换导管在尖端带有一个 40 MHz 的超声传感器，装有两面导管镜和带有两片光学纤维的核心，以及装在驱动电缆内部的同轴电缆。核心中用于传输和收集信号的纤维截止于尖端导管镜，用于将入射光通过血液导向动脉壁，以及收集往返于超声传感器的电信号。

导管成像核心以 960 r/min 的转速旋转，并以 0.5 mm/s 的线速自动拉回，对组织进行螺旋形检测。在旋转和拉回过程中使用多种波长的近红外激光进行扫描，脉冲发生器同时驱动超声传感器。以约 160 光谱每秒的速度生成 NIRS 信号，同时以每帧 256 条线的速度生成超声 A-线。

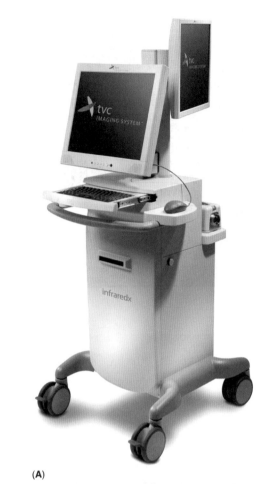

(A)

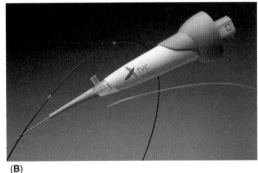

(B)

图 17.2　结合了 NIRS 和 IVUS 的 TVC 系统。（A）控制台包含两个触屏显示器（供操作员和医师使用），用于显示 NIRS 化学谱和 IVUS 影像（横向和纵向）。（B）导管包含适用于近红外线的光纤和导管镜，以及同轴电缆和用于超声波的传感器。

NIRS 测量方法使用 LCP 探测算法对光谱结果进行处理和解读，生成接受扫描的动脉节段的纵向图像（化学谱）（图 17.3）。探测算法为每次光谱测量分配一个 LCP 存在概率，并显示一张假彩色位

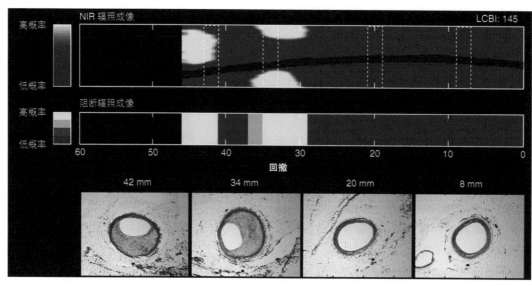

图17.3 人体冠状动脉NIRS回撤及选择性节段组织学发现。

置图，也就是化学谱（图17.3A），谱中包含红色（低LCP概率）到黄色（高LCP概率）的色彩范围。将拉回过程中每2 mm间距产生一个LCP作为概括性度量方法，计算了化学谱中出现此事件的概率，并显示在一张补充性假彩色图像，即阻断化学谱中（图17.3B）。每个区块对应于4种不同的接收器，每种代表一种不同的颜色（按照LCP概率上升依次为红色、橙色、茶色、黄色）。

此外，另一种度量方法，脂质核心负荷指数（LCBI）能够对接受扫描的动脉节段中LCP的数量进行量化测量。LCBI的定义是按照0~1 000的尺度，同化学谱中黄色像素的比例。图17.4说明了LCBI的计算方法。

该设备的IVUS组件将横向与纵向的灰度图进行处理并显示在系统显示器上。横向IVUS图像上叠加了一个化学谱中相对应纵向位置的化学谱环。此外，纵向IVUS图像与化学谱和阻断化学谱一致（图17.2）。

NIRS-IVUS的主要优势在于，能够使用一根可拉回导管同时收集彼此对应的NIRS和IVUS数据，从而通过血液同时确定动脉壁的化学组成和结构，使得该系统尤其适用于探测LCP。

近红外光谱法和血管内超声导管的研究和临床应用

根据尸检验证结果[40]以及临床和尸检光谱结果间的相似性[41]，美国食品药品监督管理局（FDA）在2008年4月批准了冠状动脉NIRS在美国的临床应用[26]，用于探测目标脂质核心斑块（LCP）以及评估冠状动脉中的脂质核心负荷。2010年6月FDA批准了NIRS-IVUS结合系统。截至2011年5月，美国和荷兰已有32间医院的2 000例患者使用了NIRS和NIRS-IVUS系统。

NIRS-IVUS导管除了拥有IVUS成像的所有优点之外，还能提供易于解读的血管壁构成信息。目前该导管还有数种临床应用正处于调查阶段：① 引导PCI；② 发现可能发生不良事件的处于风险中的"易损"冠状动脉病灶，并优化这些患者的医疗管理；③ 评估抗动脉粥样硬化的新疗法。

PCI结局优化

目前，心脏插管实验室通常使用IVUS。IVUS成像可以帮助：① 评估冠状动脉病灶是否需要接受预治疗（如存在严重钙化的血管）；② 通过测量

Imaging of structure and composition of lipid core plaque with a combination
NIRS-IVUS system: Current status and potential clinical applications | 211 |

17 使用 NIRS-IVUS 结合系统进行脂质核心斑块结构与组成成
像：当前状态及潜在临床应用

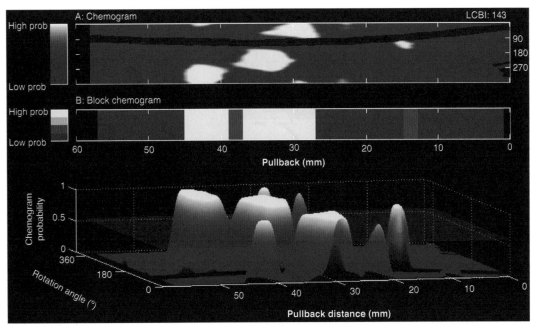

图 17.4　脂质核心（LCBI）示意图。

近端和远端的管腔直径参考值及病灶长度，确定用于特定目标冠状动脉病灶的最优支架直径与长度；③ 评估是否已完成足够的支架扩张及支架撑杆贴壁；④ 探测支架中是否存在边缘剥离或可能形成的血栓。尽管尚未经大型随机临床试验验证，但已有一些回顾性试验证明 IVUS 成像技术能降低支架内再狭窄或支架栓塞的风险[27,28]。

　　附加使用 NIRS 能：① 简单而精确地预测围手术期并发症的风险，如无复流和围手术期急性心肌梗死（AMI）；② 帮助预防这些并发症，从而增强 IVUS 成像技术优化 PCI 术后结局的能力。

PCI 术后并发症的预测

　　1977 年以来，PCI 的安全性和疗效已经得到显著改善，但仍会引起围手术期心肌梗死（MI）[29]、远端栓塞、支架内再狭窄和支架栓塞等并发症[30]。

　　多项报告显示，根据 NIRS 的探测，对大面积 LCP 进行 PCI 可能伴有远端栓塞和 PCI 术后 MI 等并发症[31-35]。

　　Raghunathan 等人研究了 30 例患者在 PCI 前使用 NIRS 探测到的冠状动脉 LCP 存在情况和具体程度与术后 MI 之间的关联[35]。与 PCI 术后未发生 MI 的患者相比，发生 MI 的患者具有相似的临床特征，但装有更多支架，且装支架的病灶内有更多黄色斑块。装支架的病灶内至少存在一个黄色斑块的患者中有 27% 存在 CK-MB 水平升高值 >3 倍正常值上限，而无黄色斑块的患者无人出现此情况（$P = 0.02$）。同样，Goldstein 等人检查了 COLOR 注册表中接受 PCI 的 62 例患者的情况[36]。62 起病例中共记录 9 例（14.5%）出现围手术期 MI。发现 7 例患者存在 maxLCBI 4 mm ≥ 500，这些患者出现围手术期 MI 的风险为 50%。因此，对含脂质病灶进行支架植入与术后 MI 风险升高存在关联，而 NIRS 有助于发现可能从积极预防策略中受益的病灶。

　　Wood 等人证明，根据 NIRS 的探测结果，与主体病灶相比，开口隐静脉移植（SVG）病灶较少出现 LCP（图 17.5）[37]。这项结果能够解释开口 SVG 病灶的治疗与主体病灶相比较少出现远端栓塞和围手术期 MI。

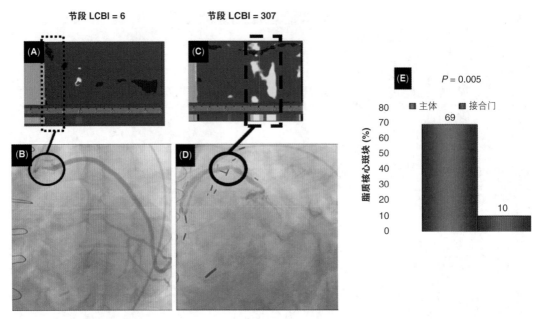

图 17.5　使用近红外光谱分析法比较开口处和主体中的 SVG 病灶构成。开口处病灶（显示屏 A 和 B）出现 LCP 概率较低，而主体病灶（显示屏 C 和 D）多数存在 LCP（显示屏 E）[37]。缩写：LCBI，脂质核心负荷指数；LCP，脂质核心斑块。

重点提示 17.1

　　NIRS-IVUS 是一种能够预测 PCI 术后心肌梗死风险的强大工具。

　　Selvanaygam 等人对 50 例患者在接受 PCI 前后进行心脏磁共振成像研究分析，描述了两种心肌损伤：一种靠近支架区域，推测可能由心外膜侧支阻塞引起；另一种涉及由目标冠状动脉供血的远端心肌节段，可能由远端栓塞引起[42]。NIR 有助于预测这两种围手术期心肌损伤。首先，大面积 LCP 病灶进行 PCI 可能导致斑块移位和侧支阻塞，脂质核心移位试验（NCT00905671）目前正在评估该情况。其次，大面积 LCP 进行 PCI 更有可能引起斑块碎片脱离以及远端栓塞。一些研究对此结论表示支持，研究结果显示支架移植后 LCBI 显著降低（图 17.6）[43]，而且在 PCI 过程中使用远端栓塞保护装置（EPD）有较高频率将碎片取回[44]。

重点提示 17.2

　　对大型 LCP 病灶进行经皮冠状动脉介入治疗具有引起远端栓塞和支架内栓塞形成的高风险。

PCI 术后并发症的预防

　　NIRS-IVUS 如何帮助预防或治疗远端栓塞？使用远端栓塞保护设备（EPD）似乎是预防远端栓塞的直观方法，但该装置在多项急性 MI 患者接受直接 PCI 的试验中未对患者带来获益。例如，心肌疗效及将游离碎片抽吸移除试验（EMERALD 试验）[45]、ST 段抬高型心肌梗死的药物洗脱与远端保护试验（DEDICATION 试验）[46] 及 UpFlow 心肌梗死试验。因此，目前美国仅批准将 EPD 用于 SVG 病变[47]。该设备缺乏疗效可能是因为试验中包含一些病灶存在远端栓塞的多种风险，因而削弱了 EDP 的功效。

　　初步研究显示，在对富含 LCP 的病灶进行 PCI 的过程中使用 EPD 可能是有益的。Abdel-Karim 等人报道了对存在大面积 LCP 的病灶进行 PCI 的 9 例患者使用 EPD 的结局（图 17.7）[44]。9 处病灶中有 8 处的斑块碎屑得以收回。这些碎屑主要由纤维蛋白和血小板聚集物组成，但不含有脂质和巨噬细胞，该现象可能与组织学制备过程有关。目标节段的 LCBI 平均值由植入支架前的 395 ± 114 下降到植入支架后的 152 ± 106（$P < 0.001$），且病灶的角

Imaging of structure and composition of lipid core plaque with a combination
NIRS-IVUS system: Current status and potential clinical applications ｜ 213 ｜

17　使用 NIRS-IVUS 结合系统进行脂质核心斑块结构与组成成
像：当前状态及潜在临床应用

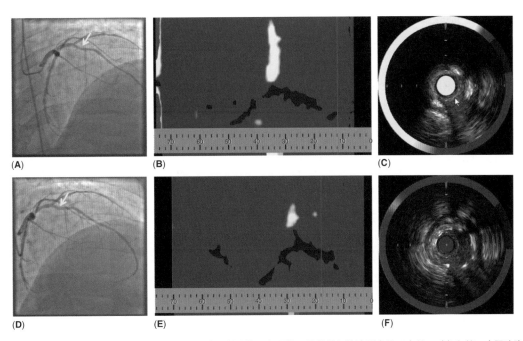

图 17.6　一例患有稳定型心绞痛和前壁缺血的 67 岁男性的核压力图像。诊断性血管造影术显示在第一对角和第一中隔动脉穿支之间存在前壁左侧中部下行性动脉病灶（箭头，A），其中包含 LCP（B 和 C）。植入 3.0 mm×18 mm 西罗莫司洗脱支架（箭头，D）后病灶痊愈，LCP 数量显著减少（E 和 F）。

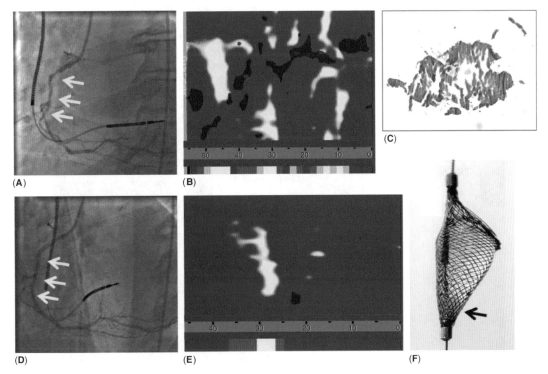

图 17.7　接受 PCI 的患者发生远端栓塞的例子。冠状动脉血管造影术显示右侧冠状动脉存在严重病灶（A），且经近红外光谱法分析发现存在大面积 LCP（B）。用 Spider 滤网（ev3，Plymouth Minnesota）为右侧冠状动脉植入支架。植入支架后，右侧冠状动脉病灶痊愈（D），LCP 尺寸明显缩小（E）。将碎片回收进入滤网（箭头，F），经组织学检测发现碎片由纤维蛋白构成（C）。

范围从 312 ± 70° 降低至 240 ± 90°（$P = 0.07$）。目标血管 LCBI 平均值从植入支架前的 173 ± 68 降低到植入支架后的 75 ± 25（$P = 0.04$）。2 例患者（22%）发生 PCI 术后 MI，其中 1 例存在显著的碎屑远端栓塞导致滤网发生"阻塞"，因而需要使用双面滤网。

重点提示 17.3

> LCP 病灶中的支架覆盖不全可能是发生支架血栓的诱发因素。

Papayannis 等人也报道，与不存在较大 LCP 脂质斑块的冠状动脉病灶植入支架相比，对大型含脂质斑块（定义为 NIRS 阻隔化学谱中至少显示 3 处 2 mm 黄色斑块，角范围 > 200）植入支架更有可能引起支架内血栓形成（根据 OCT 探测结果）[48]。存在大 LCP 的 3 例患者中有 2 例（66%）在支架植入后发生支架内血栓（图 17.8），而不存在大 LCP 的 6 例患者中无人（0%，$P = 0.02$）出现该情况。原因可能是发生氧化的脂质直接激活血小板使脂质核心容易生成血栓，以及脂质核心中存在大量活性组织因子，能引发外源性凝血的连续反应[49]。支架内形成的血栓后来可能会引发栓塞，因此使用 EPD 不仅能预防 LCP 中的血栓形成，还能预防血小板或纤维蛋白栓塞；或者可以使用更集中的抗血小板和抗栓塞治疗策略来预防栓塞形成，如对包含大 LCP 病灶植入支架时使用糖蛋白 II b/ III a 抑制剂。

采用近红外冠状动脉评估动脉粥样硬化易破溃黄色斑块的前瞻性随机试验（CANARY NCT01268319），正在测试 NIRS 在联合血栓保护装置的情况下识别围手术期破溃和远端栓塞高风险病灶以及减轻这种风险迁移的能力（图 17.9）。

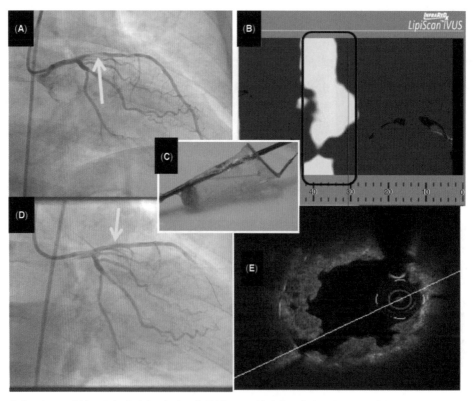

图 17.8　在大面积 LCP 中植入支架后形成支架内血栓的例子。冠状动脉血管造影术显示近端左前动脉存在的下行性病变病灶（箭头，A），经近红外光谱测量发现血栓是由大面积圆周形 LCP 引起的（B）。插入 Filterwire（Boston Scientific, Natick, Massachusetts）后植入支架，将黄色碎片取回（C）。尽管初期结果成功（D），经光学相干断层扫描验证，后期形成了支架内血栓（E）。

Imaging of structure and composition of lipid core plaque with a combination
NIRS-IVUS system: Current status and potential clinical applications | 215 |

17 使用 NIRS-IVUS 结合系统进行脂质核心斑块结构与组成成
像：当前状态及潜在临床应用

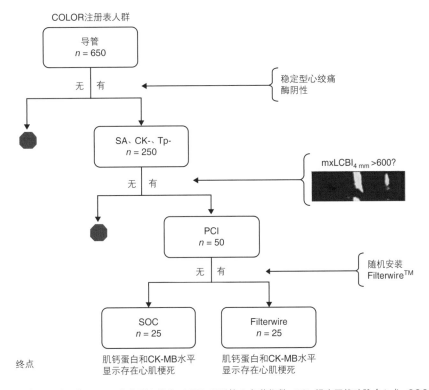

图 17.9 CANARY 试验设计。缩写：SA，稳定型心绞痛；LCBI，脂质核心负荷指数；PCI，经皮冠状动脉介入术；SOC，治疗标准。

在 CANARY 试验中，自体冠状动脉存在大 LCP 的患者随机使用 Filterwire（Boston Scientific, Natick, Massachusetts）或安慰剂。

重点提示 17.4

> NIRS-IVUS 有助于发现存在冠状动脉不良事件高风险的患者，从而强化其治疗方案，并对其生活方式进行适当调整。

在 PCI 过程中使用药物洗脱支架（DES）时，操作者通常由近端向远端正常参照节段进行覆盖。然而，这些血管造影下显示"正常"的位点有时会包含大量 LCP，但由于正性重构，这些 LCP 并不堵塞管腔。这些斑块破损或覆盖不完全会导致支架内栓塞[50, 51]。Sakhuja 等人报道了右侧冠状动脉植入支架的患者发生急性支架内栓塞的病例，NIRS 成像显示患者存在一处延伸到支架近端边缘

附近的大 LCP[51]。使用冠状动脉 NIRS 有助于为完整病灶及其附近的 LCP 选择适当的支架长度，从而有助于降低支架内栓塞的风险。

识别高风险冠状动脉病灶及优化医疗管理

非阻塞性冠状动脉病灶的本质仍有待研究。为研究冠状动脉事件预测因子提供区域性观察，（PROSPECT）试验对 697 例在 PCI 后进行了三血管冠状动脉血管造影术、灰阶造影和射频血管内超声成像的 ACS 患者进行了随访[52]。随访时长中位数为 3.4 年，因起初未经治疗的病灶引起重大心血管不良事件的概率为 11.6%。在血管造影下这些病灶大多程度轻微，根据灰阶造影和射频血管内超声成像显示这些病灶要么是薄帽纤维粥样斑块，要么有大面积斑块负荷、较小管腔面积或综合了这些特

征[52]。然而，这些高风险病灶中只有17.2%发生进展引发了症状，因此无法对这些病灶进行先驱性治疗。

发现具有引起后续临床不良事件高风险的"易损斑块"并证明早期治疗能改善临床结局，仍然十分具有挑战性[53-55]。唯一使用预防性支架能产生疗效的病灶是中度SVG病灶。对中度静脉移植病灶使用紫杉醇支架和血管内超声（VELETI）试验显示，对中度SVG病灶使用紫杉醇洗脱支架进行预防性支架植入，与单独进行药物治疗相比能更好地改善病灶结局[56]。

冠状动脉NIRS-IVUS有助于发现高风险非阻塞性冠状动脉病灶，并优化这些患者的医疗管理[57]。COLOR试验的初步观察结果显示，不含LCP的中度病灶再发生进展概率较低（图17.10）。除了药物治疗外，存在大量LCP的患者也可能从积极药物治疗中获益，包括抗栓塞强化方案、积极降低低密度脂蛋白胆固醇、输注高密度脂蛋白、分离低密度脂蛋白、使用烟酸和贝特类药物，或在未来使用目前尚在临床试验评估阶段的新型化合物[58]。NIRS-IVUS冠状动脉成像还能作为高冠状动脉风险的标志物促使患者依从处方药物治疗并对生活方式进行有益的改变。

新型抗动脉粥样硬化治疗方案评估

NIRS-IVUS结合导管是评估新型抗动脉硬化治疗方案的强大工具。目前，衡量这些药物对冠状动脉斑块的作用是通过对目标冠状动脉节段进行IVUS成像，检查治疗前后动脉粥样斑块体积百分比的纵向变化[59]。然而，纤维化冠状动脉斑块可能对降血脂或抗炎药物反应较差。由IVUS精确描绘目标冠状动脉节段，并使用NIRS确定其中的脂质核心负荷，能对具有引起后续不良事件的较高风险且在药物治疗下更容易变化的动脉壁成分进行针对性评估。

NIRS-IVUS用于测量冠状动脉斑块构成的纵向变化在NIRS的重复回撤测试结果中显示了极佳的可再现性：斯皮尔曼等级相关系数为0.927，36-

血管分析中组内相关系数为0.925[43]。此外，使用两种不同的NIRS导管在10条冠状动脉中进行的分析得到了极佳的导管内NIRS测量可再现性（图17.11）[60]。

重点提示17.5

NIRS-IVUS是能够响应不同治疗方案，对冠状动脉斑块形态进行纵向评估的强大工具。

目前有多项冠状动脉粥样硬化的前瞻性研究将冠状动脉NIRS作为一项终点，包括AtheroREMO和IBIS-3试验。在隐静脉移植中使用烟酸缓释剂的动脉粥样硬化病灶恶化介入（ALPINE-SVG）先导试验使用了IVUS、NIRS-IVUS和OCT的多模态成像，评估将烟酸缓释剂用于治疗中期SVG病灶12个月的效果（NCT01221402）。心脏插管用于优化旁路移植术血管通畅率（CABG-PRO，NCT01063491）试验中，进行冠状动脉旁路移植术的患者随机接受或不接受早期（出院前）移植血管造影术。在进行早期（出院前）血管造影术及12个月时进行NIRS来确定SVG构成的早期变化。最后，正在进行的自体冠状动脉中目标脂质核心斑块的化学计量学观察（COLOR，NCT00831116）注册试验正在19个地点招募患者（招募目标为1 500例患者），并将为冠状动脉NIRS和NIRS-IVUS成像的临床应用和意义提供有价值的意见。

个 人 观 点

NIRS-IVUS导管是一种强有力的用于评估冠状动脉LCP的新型成像方法，已经过广泛验证，目前有多项试验正在研究将NIRS-IVUS导管技术用于临床决策的一些特定方法。使用NIRS-IVUS来决定哪种栓塞保护装置、附加药物治疗，以及使用什么类型和尺寸的支架，在优化PCI结局中起到关键作用。NIRS-IVUS不断累积的使用经验使它成为冠状动脉斑块纵向评估及量化患者对抗动脉粥样硬化先进疗法反应的首选形式。

Imaging of structure and composition of lipid core plaque with a combination
NIRS-IVUS system: Current status and potential clinical applications | 217 |

17　使用 NIRS-IVUS 结合系统进行脂质核心斑块结构与组成成
　　像：当前状态及潜在临床应用

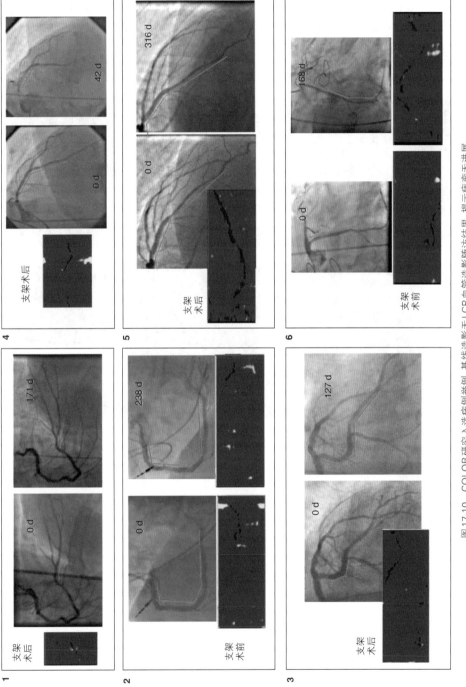

图 17.10　COLOR研究入选病例举例，基线造影无LCP血管造影随访结果，提示病变无进展。

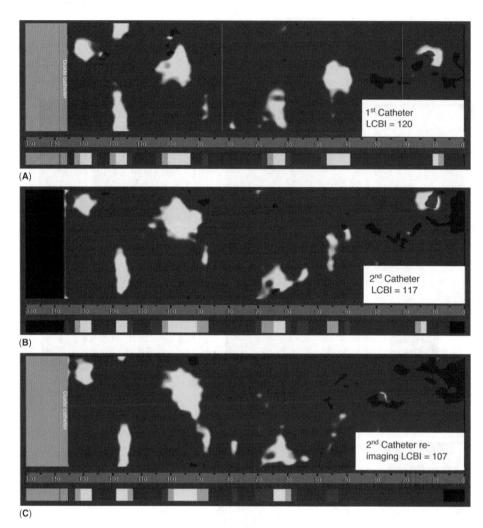

图17.11 使用不同导管进行近红外光谱分析法的可再现性（A和B），以及使用同一导管对同一目标血管进行再次成像（C）。

利 益 冲 突

ZH、STS、SPM 和 JEM 是 InfraReDx, Inc. 的员工。

参 考 文 献

1. Clarke MC, Figg N, Maguire JJ, et al. Apoptosis of vascular smooth muscle cells induces features of plaque vulnerability in atherosclerosis. Nat Med 2006; 12: 1075–80.

2. Ross R. Atherosclerosis-an inflammatory disease. N Engl J Med 1999; 340: 115–26.

3. Goldstein JA. CT angiography: imaging anatomy to deduce coronary physiology. Catheter Cardiovasc Interv 2009; 73: 503–5.

4. Giroud D, Li JM, Urban P, Meier B, Rutishauer W. Relation of the site of acute myocardial infarction to the most severe coronary arterial stenosis at prior angiography. Am J Cardiol 1992; 69: 729–32.

5. Gonzalo N, Garcia-Garcia HM, Ligthart J, et al. Coronary plaque composition as assessed by greyscale intravascular ultrasound and radiofrequency spectral data analysis. Int J Cardiovasc Imaging 2008; 24: 811–8.

6. Nair A, Kuban BD, Tuzcu EM, et al. Coronary plaque classification with intravascular ultrasound radiofrequency data analysis. Circulation 2002; 106: 2200–6.

7. Okubo M, Kawasaki M, Ishihara Y, et al. Development of integrated backscatter intravascular ultrasound for tissue characterization of coronary plaques. Ultrasound Med Biol 2008; 34: 655–63.

8. de Korte CL, van der Steen AF, Cespedes EI, Pasterkamp G. Intravascular ultrasound elastography in human arteries: initial experience in vitro. Ultrasound Med Biol 1998; 24: 401–8.

9. Doyley MM, Mastik F, de Korte CL, et al. Advancing intravascular ultrasonic palpation toward clinical applications. Ultrasound Med Biol 2001; 27: 1471–80.

10. Ishibashi F, Aziz K, Abela GS, Waxman S. Update on coronary angioscopy: review of a 20-year experience and potential application for detection of

Imaging of structure and composition of lipid core plaque with a combination
NIRS-IVUS system: Current status and potential clinical applications | 219 |

17 使用 NIRS-IVUS 结合系统进行脂质核心斑块结构与组成成
像：当前状态及潜在临床应用

vulnerable plaque. J Interv Cardiol 2006; 19: 17−25.

11. Patel NA, Stamper DL, Brezinski ME. Review of the ability of optical coherence tomography to characterize plaque, including a comparison with intravascular ultrasound. Cardiovasc Intervent Radiol 2005; 28: 1−9.

12. Yun SH, Tearney GJ, Vakoc BJ, et al. Comprehensive volumetric optical microscopy in vivo. Nat Med 2006; 12: 1429−33.

13. Bezerra HG, Costa MA, Guagliumi G, Rollins AM, Simon DI. Intracoronary optical coherence tomography: a comprehensive review clinical and research applications. JACC Cardiovasc Interv 2009; 2: 1035−46.

14. Brennan JF 3rd, Nazemi J, Motz J, Ramcharitar S. The vPredict optical catheter system: intravascular raman spectroscopy. EuroIntervention 2008; 3: 635−8.

15. van de Poll SW, Romer TJ, Puppels GJ, van der Laarse A. Imaging of atherosclerosis. Raman spectroscopy of atherosclerosis. J Cardiovasc Risk 2002; 9: 255−61.

16. Schaar JA, Mastik F, Regar E, et al. Current diagnostic modalities for vulnerable plaque detection. Curr Pharm Des 2007; 13: 995−1001.

17. Jan GK, Patrick S, Luc MVB. Identifying the vulnerable plaque: a review of invasive and non-invasive imaging modalities. 2008; 2: 21−34.

18. Escolar E, Weigold G, Fuisz A, Weissman NJ. New imaging techniques for diagnosing coronary artery disease. CMAJ 2006; 174: 487−95.

19. Honda Y, Fitzgerald PJ. Frontiers in intravascular imaging technologies. Circulation 2008; 117: 2024−37.

20. Maehara A, Mintz GS, Weissman NJ. Advances in intravascular imaging. Circ Cardiovasc Interv 2009; 2: 482−90.

21. Near-Infrared Technology in the Agriculture and Food Industries. In: Williams P, Norris K, Paul ST. ed Minnesota: American Association of Cereal Chemists, Inc, 2001.

22. Ciurczak EW, Drennen JK. Pharmaceutical and Medical Applications of Near-Infrared Spectroscopy. New York: Marcel Dekker, 2002.

23. Lavine B, Workman J. Chemometrics. Anal Chem 2008; 80: 4519−31.

24. Voros S, Rinehart S, Qian Z, et al. Coronary atherosclerosis imaging by coronary CT angiography current status, correlation with intravascular interrogation and meta-analysis. JACC Cardiovasc Imaging 2011; 4: 537−48.

25. Garg S, Serruys PW, van der Ent M, et al. First use in patients of a combined near infra-red spectroscopy and intra-vascular ultrasound catheter to identify composition and structure of coronary plaque. EuroIntervention 2010; 5: 755−6.

26. U.S. Food and Drug Administration.[Available from: http: //www. fda.gov/ NewsEvents/Newsroom/PressAnnouncements/2008/ ucm116888.html 2008]

27. Roy P, Steinberg DH, Sushinsky SJ, et al. The potential clinical utility of intravascular ultrasound guidance in patients undergoing percutaneous coronary intervention with drug-during stents. Eur Heart J 2008; 29: 1851−7.

28. Sera F, Awata M, Uematsu M, et al. Optimal stent-sizing with intravascular ultrasound contributes to complete neointimal coverage after sirolimus-eluting stent implantation assessed by angioscopy. JACC Cardiovasc Interv 2009; 2: 989−94.

29. Prasad A, Herrmann J. Myocardial infarction due to percutaneous coronary intervention. N Engl J Med 2011; 364: 453−64.

30. Prasad A, Rihal CS, Lennon RJ, et al. Trends in outcomes after percutaneous coronary intervention for chronic total occlusions: a 25-year experience from the Mayo Clinic. J Am Coll Cardiol 2007; 49: 1611−8.

31. Goldstein JA, Grines C, Fischell T, et al. Coronary embolization following balloon dilation of lipid-core plaques. JACC Cardiovasc Imaging 2009; 2: 1420−4.

32. Maini B, Brilakis E, Kim M, et al. Association of large lipid core plaque detected by near infrared spectroscopy with post percutaneous coronary intervention myocardial infarction. J Am Coll Cardiol 2010; 55: A179, E1672.

33. Schultz C, Serruys P, van der Ent M, et al. Prospective identification of a large lipid core coronary plaque with a novel near-infrared spectroscopy and intravascular ultrasound (NIR-IVUS) catheter: Infarction following stenting

possibly due to distal embolization of plaque contents. J Am Coll Cardiol 2010; 56: 314.

34. Saeed B, Banerjee S, Brilakis ES. Slow flow after stenting of a coronary lesion with a large lipid core plaque detected by near-infrared spectroscopy. EuroIntervention 2010; 6: 545.

35. Raghunathan D, Abdel Karim AR, DaSilva M, et al. Association between the presence and extent of coronary lipid core plaques detected by near-infrared spectroscopy with post percutaneous coronary intervention myocardial infarction. Am J Cardiol 2011; 107: 1613−18.

36. Goldstein JA, Maini B, Dixon SR, et al. Detection of lipid-core plaques by intracoronary near-infrared spectroscopy identifies high risk of periprocedural myocardial infarction. Circ Cardiovasc Interv 2011; 4: 429−37.

37. Wood FO, Badhey N, Garcia B, et al. Analysis of saphenous vein graft lesion composition using near-infrared spectroscopy and intravascular ultrasonography with virtual histology. Atherosclerosis 2010; 212: 528−33.

38. Hong MK, Mehran R, Dangas G, et al. Creatine kinase-MB enzyme elevation following successful saphenous vein graft intervention is associated with late mortality. Circulation 1999; 100: 2400−5.

39. Sdringola S, Assali AR, Ghani M, et al. Risk assessment of slow or no-reflow phenomenon in aortocoronary vein graft percutaneous intervention. Catheter Cardiovasc Interv 2001; 54: 318−24.

40. Gardner CM, Tan H, Hull EL, et al. Detection of lipid core coronary plaques in autopsy specimens with a novel catheter-based near-infrared spectroscopy system. JACC Cardiovasc Imaging 2008; 1: 638−48.

41. Waxman S, Dixon SR, L'Allier P, et al. In vivo validation of a catheterbased near-infrared spectroscopy system for detection of lipid core coronary plaques: initial results of the SPECTACL study. JACC Cardiovasc Imaging 2009; 2: 858−68.

42. Selvanayagam JB, Porto I, Channon K, et al. Troponin elevation after percutaneous coronary intervention directly represents the extent of irreversible myocardial injury: insights from cardiovascular magnetic resonance imaging. Circulation 2005; 111: 1027 32.

43. Garcia BA, Wood F, Cipher D, Banerjee S, Brilakis ES. Reproducibility of near-infrared spectroscopy for the detection of lipid core coronary plaques and observed changes after coronary stent implantation. Catheter Cardiovasc Interv 2010; 76: 359−65.

44. Abdel-Karim AR, Papayannis AC, Rangan BV, Banerjee S, Brilakis ES. Stenfing of native coronary artery lesions with large lipid core plaques as detected by near-infrared spectroscopy is associated with high frequency of debris retrieval using embolic protection devices. Cathet Cardiovasc Interv 2011; in press.

45. Stone GW, Webb J, Cox DA, et al. Distal microcirculatory protection during percutaneous coronary intervention in acute ST-Segment elevation myocardial infarction: a randomized controlled trial. JAMA 2005; 293: 1063−72.

46. Kelbaek H, Terkelsen CJ, Helqvist S, et al. Randomized comparison of distal protection versus conventional treatment in primary percutaneous coronary intervention: the drug elution and distal protection in ST-elevation myocardial infarction (DEDICATION) trial. J Am Coll Cardiol 2008; 51: 899−905.

47. Banerjee S, Brilakis ES. Embolic protection during saphenous vein graft interventions. J Invasive Cardiol 2009; 21: 415−7.

48. Papayannis AC, Abdel-Karim AR, Mahmood A, et al. Association of coronary lipid core plaque with intra-stent thrombus formation: a Near-Infrared Spectroscopy and Optical Coherence Tomography study. Cathet Cardiovasc Interv 2012; e-pub ahead of print.

49. Reininger AJ, Bernlochner I, Penz SM, et al. A 2-step mechanism of arterial thrombus formation induced by human atherosclerotic plaques. J Am Coll Cardiol 2010; 55: 1147−58.

50. Farb A, Burke AP, Kolodgie FD, Virmani R. Pathological mechanisms of fatal late coronary stent thrombosis in humans. Circulation 2003; 108:

1701−6.

51. Sakhuja R, Suh WM, Jaffer FA, Jang IK. Residual thrombogenic substrate after rupture of a lipid-rich plaque: possible mechanism of acute stent thrombosis? Circulation 2010; 122: 2349−50.

52. Stone GW, Maehara A, Lansky AJ, et al. A prospective natural-history study of coronary atherosclerosis. N Engl J Med 2011; 364: 226−35.

53. Muller JE, Abela GS, Nesto RW, Toiler GH. Triggers, acute risk factors and vulnerable plaques: the lexicon of a new frontier. J Am Coll Cardiol 1994; 23: 809−13.

54. Naghavi M, Libby P, Falk E, et al. From vulnerable plaque to vulnerable patient: a call for new definitions and risk assessment strategies: part II. Circulation 2003; 108: 1772−8.

55. Naghavi M, Libby P, Falk E, et al. From vulnerable plaque to vulnerable patient: a call for new definitions and risk assessment strategies: part I. Circulation 2003; 108: 1664−72.

56. Rodes-Cabau J, Bertrand OF, Larose E, et al. Comparison of plaque sealing with paclitaxel-eluting stents versus medical therapy for the treatment of moderate nonsignificant saphenous vein graft lesions. The moderate VEin Graft LEsion stenting with the taxus stent and intravascular ultrasound (VELETI) Pilot Trial. Circulation 2009; 120: 1978−86.

57. Muller JE, Tawakol A, Kathiresan S, Narula J. New opportunities for identification and reduction of coronary risk: treatment of vulnerable patients, arteries, and plaques. J Am Coll Cardiol 2006; 47: C2−6.

58. Sacks FM, Rudel LL, Conner A, et al. Selective delipidation of plasma HDL enhances reverse cholesterol transport in vivo. J Lipid Res 2009; 50: 894−907.

59. Bose D, von Birgelen C, Erbel R. Intravascular ultrasound for the evaluation of therapies targeting coronary atherosclerosis. J Am Coll Cardiol 2007; 49: 925−32.

60. Abdel-Karim AR, Rangan BV, Banerjee S, Brilakis ES. Intercatheter reproducibility of near-infrared spectroscopy for the in vivo detection of coronary lipid core plaques. Catheter Cardiovasc Interv 2011; 77: 657−61.

18

内皮剪切力在冠状动脉斑块失稳定性中的作用：急性冠状动脉综合征和斑块迅速进展

Role of endothelial shear stress in the destabilization of coronary plaque: Acute coronary syndromes and rapid plaque progression

Antonios P. Antoniadis, Michail I. Papafaklis, Saeko Takahashi, Charles L. Feldman, and Peter H. Stone

张俊霞　张俊杰　译

概　述

局部内皮剪切力（ESS）加重动脉粥样硬化，同时触发血管表现出不稳定性。特别是低ESS可促进脂质摄取和分解代谢，诱导斑块炎症和氧化，减少细胞外基质产生的同时促进其降解，加速细胞凋亡，最终导致薄纤维帽形成和（或）内皮侵蚀。高或低ESS引起的血液致栓性增强，也会致使斑块不稳定。临床上，斑块不稳定表现为管腔突然阻塞和急性冠状动脉综合征，也可因反复亚临床的管腔部分闭塞及修复导致缺血加重。

引　言

近几十年来，动脉粥样硬化研究的长足进展已经带来临床获益。然而冠心病（CAD）仍然是致死和致残的主要原因。2007年，美国每6例死亡就有1例归因为冠心病，有1 572 000例患者因冠心病好转出院[1]。这些数据直指当前预防、诊断、治疗策略的缺陷，强调更好地审视致病因素的必要性。

动脉粥样硬化存在异质性。首先，斑块在冠状动脉树的分布具有不对称性，好发于分叉侧壁、

分支开口和血管弯曲的内侧面，其他部位较少受累[2-4]。其次，每个病变的进展速度不同而且互不影响，一个患者通常同时存在大小和成分各异的斑块，甚至在同一支血管内也是如此。第三，每个病变的自然进程不同。一些斑块为非堵塞性，临床上无症状，偶尔行冠状动脉影像学检查时才发现；另一些斑块突入管腔，以固定狭窄的方式限制血流，表现为稳定型心绞痛；还有一小部分斑块可能自发激活凝血"瀑布"，表现为缺血恶化或急性冠状动脉综合征（ACS）[5]。

> **重点提示18.1**
>
> *动脉粥样硬化表现为显著的形态和临床异质性。*
>
> *局部血流动力学紊乱，特别是低ESS，导致斑块起始、进展和不稳定。*
>
> *不稳定斑块、斑块破裂或侵蚀是不良心血管事件的主要原因，表现为急性冠状动脉综合征或缺血恶化。*

局部血液紊乱是导致动脉硬化的主要调节因素，严重影响动脉粥样硬化的分布、成分和临床变异性[6,7]。尤其是低ESS在动脉粥样硬化的好发部位诱发分子、细胞和血管反应，导致斑块形成和进展[5]。通过多种机制和相互作用，局部ESS微环境

进一步促进斑块进入稳定或不稳定状态[8]。本章关注斑块迅速进展和急性冠状动脉事件时，ESS在不稳定斑块的病理生物学过程中所起的作用。我们也将讨论在体ESS计算来早期识别高危病变的临床观点。

斑块不稳定：定义和形态学描述

一些词语诸如"易损的""不稳定的""高危的"斑块被交替用来说明容易导致不良心血管事件的动脉粥样区域[9]。斑块破裂或开裂是最常见的动脉血栓和管腔阻塞的病理生理基础，在一小部分患者内皮侵蚀可能是触发因素，更为少见的是钙化结节覆盖的斑块作为罪犯病变[10-12]。而且，一些斑块发生破裂在临床上是静止的，因为血流只是部分受限。这些无症状的破裂和修复事件能够引发斑块的快速进展，导致不良临床结果[13,14]。

高危斑块的所有特征缺乏共识，组织学上最显著的标志是大脂核（＞40%横截面积）、薄纤维帽（＜65 μm）、炎症细胞浸润[15-17]。这些通常称为薄帽纤维斑块（TCFAs），导致大多数不良冠状动脉结局。最近的PROSPECT研究支持这个观点，血管内超声（IVUS）提示TCFAs是病变相关的主要心血管不良事件的独立预测因子[18]。然而，大部分的TCFAs在动脉粥样硬化进程中可能自发修复，这说明高危斑块与临床事件关联中的复杂性[19]。其他提示高危斑块的特征是去内皮化引起的血小板聚集、纤维帽完整性破坏、斑块内出血、内皮功能失调和负性重构（图18.1）[20-22]。

关于ESS的基本概念

内皮剪切力（ESS）是流动血液施加在内皮细胞上机械应力的切向成分（图18.2）。ESS等于血液黏滞度（μ）与流速空间梯度（dv/dy）的乘积，记为每单位面积的力（1 Pascal = 1 N/m^2 = 10 dyne/cm^2）。

$$ESS = \mu \frac{dv}{dy}$$

冠状动脉ESS的方向和幅度由于几何形态的复杂性、心脏运动、脉冲血流的影响而具有时空上相当大的变异性。生理性ESS介于1~2.5 Pascal。ESS数值在不同种族间变化很大，受到系统调节[23]。

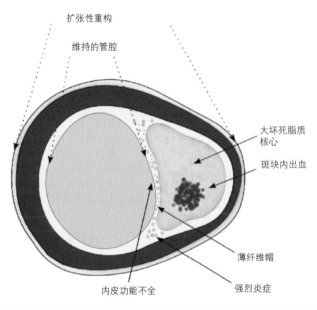

图18.1　易损斑块。突出特征是大脂核、薄纤维帽、强烈炎症细胞浸润，管腔因扩张性重构而保留，内皮功能不全和斑块内出血。

Role of endothelial shear stress in the destabilization of coronary plaque: Acute coronary syndromes and rapid plaque progression | 223

18 内皮剪切力在冠状动脉斑块失稳定性中的作用：急性冠状动脉综合征和斑块迅速进展

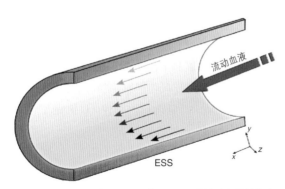

图18.2　内皮剪切力（ESS）的定义。ESS是流动血液施加在内皮上机械应力的切向成分。

重点提示18.2

　　ESS是流动血液施加在内皮细胞上机械应力的切向成分。

　　在非紊乱的层流区域表现为正常、生理水平ESS。

　　低ESS和（或）震荡ESS出现在动脉粥样硬化好发区域，如血管弯曲的内侧面、狭窄下游、分叉侧壁、分支开口相邻区域。

　　高ESS在管腔狭窄区域常见，与血液黏度相关。

　　正常或生理性ESS在无干扰的层流区域存在。震荡ESS指由于血流的波动，沿内皮细胞力的方向变化。低ESS和（或）震荡ESS在动脉粥样硬化好发部位（动脉弯曲的内侧面、狭窄下游、血管分叉的侧壁、分支开口相邻区域）出现[5,24,25]。高ESS出现在管腔狭窄部位，与血液黏度升高有关[26]。

　　通过运用计算机血流动力学能够在体计算几何形态正确、类似真实解剖结构的三维冠状动脉ESS。重建这些冠状动脉模型的关键技术是融合双平面造影和IVUS，该方法可行、准确、重复性高[27-32]。新型重建技术采用非侵袭性形式，如可能被更广泛采用的多探头CT，能够进一步探索剪切力在动脉粥样硬化中的作用[33-35]。

ESS在高危斑块形成中的作用

ESS、血管内皮细胞和动脉粥样硬化起始

　　内皮细胞层是活跃的组织，并非简单的排列结构，通过分泌许多分子决定血管稳态[36]。正常内皮通过一氧化氮合酶（eNOS）从L-精氨酸合成一氧化氮（NO）。NO不仅维持血管张力，还能很大程度上防止内皮通透性增加、细胞增殖、炎症、凋亡和血栓[37]。内皮功能失调被认为是动脉粥样硬化的起始环节[38]。多黏糖特异受体是内皮细胞表面的糖蛋白，感受ESS（机械传感），将生物机械作用转变为生化信号（机械传导）[39-41]。机械传导过程包括内皮小凹感受器的表达、开放跨膜通道、激活G蛋白异二聚体和磷酸化跨膜血小板内皮细胞黏附分子（PECAM）-1[42,43]。内皮细胞对ESS反应的敏感阈值为大约10个细胞长度0.025 Pascal[44]。ESS接下来通过分子间复杂的相互作用激活几个细胞内和细胞间信号通路，影响蛋白质表达，最后影响动脉壁细胞行为[45]。基于不同的ESS大小，低ESS诱导核因子-kappa B（NF-κB）激活，促进动脉硬化。生理水平ESS诱导Krupple样因子-2（KLF-2）介导的血管保护效应[46]。

　　低ESS和（或）震荡ESS引起内皮细胞结构和功能共同变化。从纺锤形平行于血流方向排列变为多角形、不规则、紊乱排列[47]。L-精氨酸供应减少，eNOS功能下调[48-50]，NO水平下降导致内皮层容易受到系统危险因素影响，进入动脉粥样硬化的起始阶段。相反，高ESS通过上调eNOS保护血管[51,52]。低ESS通过增加内皮细胞内皮素-1和抑制前列环素产生进一步增强动脉粥样硬化[53]。

ESS、脂质堆积和斑块增大

　　坏死核心扩大，脂质斑块增大，是易损性的重要元素。低ESS与斑块体积增大和脂质内容有关。低ESS增加细胞膜通透性，促进细胞凋亡破坏细胞间紧密连接，增加胆固醇从内皮细胞层内流[54-57]。而且，紊乱流上调巨噬细胞氧化型低密度脂蛋白（oxLDL）受体和oxLDL分解酶类，如脂蛋白相关磷脂酶-A$_2$[58]。另外，低ESS诱导血管内皮细胞凋亡，通过多种反馈机制加速巨噬细胞和单核细胞死亡[59]。富含脂质的泡沫细胞死亡以及坏死物质清除能力有限，导致细胞碎片堆积和斑块扩大[60]。

　　在冠状动脉循环的计算模型中，低ESS增加局

部内皮下低密度脂蛋白（LDL）堆积[61-63]。高LDL浓度与随后这些区域中斑块形成有关[64]。LDL微粒在低流速、低ESS冠状动脉微环境中滞留时间延长，使得LDL容易穿过内膜，这可能是起始、维持和放大动脉粥样硬化的潜在病因机制。

在体动物模型显示低ESS在斑块进展和低ESS与高胆固醇血症协同效应在斑块内LDL堆积导致TCFAs形成的作用[51,65-67]。因此，低ESS诱导的脂质在冠状动脉斑块内富集导致其不稳定表型。

ESS和炎症

动脉粥样硬化斑块的炎症强度决定了早期动脉纤维硬化过渡为大脂质核心和薄纤维帽的进展期斑块，这直接导致斑块易损[68,69]。低ESS和（或）震荡ESS通过合成黏附分子［细胞内黏附分子（ICAM）-1、血管细胞黏附分子（VCAM）-1、E-选择素］、趋化因子［单核细胞趋化蛋白（MCP）-1、白介素（IL）-8］、促炎症细胞因子［肿瘤坏死因子（TNF）-α、IL-1、干扰素（INF）-γ］等，导致白细胞在斑块区域聚集[44,47,70-74]。这些调节因子使得循环的白细胞（主要是单核细胞）结合到内皮细胞表面进入内膜。单核细胞到达内皮下分化为巨噬细胞，吞噬oxLDL，转化为泡沫细胞。泡沫细胞产生细胞因子、生长因子、活性氧簇和基质降解酶，维持动脉粥样硬化进展[75]。另一方面，生理性ESS通过机械通路减少伪足吸附，减少白细胞浸润保护内皮[76]。正常层流拮抗TNF-α介导的白细胞聚集、血管内皮生长因子（VEGF）-1诱导和E-选择素表达，因此保护动脉[77,78]。

动物研究评估在体低ESS对斑块进展和危险表型的效应。小鼠颈动脉区域暴露于低ESS后表达炎症介质增多，不稳定斑块形成[51,79]。而且，在猪动脉粥样硬化模型中，低ESS幅度与斑块炎症细胞浸润间呈现时间-剂量关系，最终导致TCFAs形成[66,67]。

ESS和氧化应激

氧化过程对动脉粥样硬化进程的多个方面至关重要，它可以增加内皮下oxLDL产生、促进炎症、刺激平滑肌细胞增殖并迁移到内膜、促进基质降解、导致斑块进展和不稳定[80]。ESS通过多种分子间的相互作用调节氧化还原平衡。低ESS和（或）震荡ESS通过上调氧化酶（NADPH氧化酶、黄嘌呤氧化酶）表达加速内膜内部氧化，抑制抗氧化酶（超氧化物歧化酶、谷胱甘肽过氧化物酶）表达[81-87]。低ESS在内膜产生的活性氧簇与NO反应生成亚硝酸盐，这是另一种氧化剂[88]。除此之外，活性氧簇导致eNOS辅因子四氢叶酸氧化为二氢生物素。缺乏四氢叶酸时，eNOS发生脱偶联，产生过氧化物而非NO，增强氧化作用[89]。因此，低ESS增强氧化作用，不仅减少NO的血管保护作用，而且加重氧化应激。相反，正常水平ESS激活转录因子（红细胞源性2）样核因子（Nrf2），导致细胞内抗氧化水平升高[90]。生理水平ESS下调内皮细胞血管紧张素样1受体，抵抗血管紧张素Ⅱ介导的氧化应激[91]。另一个可能的机制是生理水平ESS增加线粒体膜电位，低膜电位与氧化应激有关[92,93]。

ESS与基质降解

细胞外基质（ECM）在生物组织中分布广泛，包括胶原、弹力纤维和散在分布的蛋白多糖及氨基糖苷类。ECM是构成血管壁和斑块纤维帽的主要成分[94]。ECM合成与降解的动态平衡控制血管壁ECM含量。在包含斑块的区域，血管平滑肌细胞和成纤维细胞产生ECM，然而内皮细胞、巨噬细胞、平滑肌细胞、T淋巴细胞和肥大细胞分泌ECM降解酶，即金属蛋白酶、组织蛋白酶、丝氨酸蛋白酶、糜蛋白酶和胰蛋白酶[95]。在动脉粥样硬化进程中，ECM降解通过诱导内弹力层断裂促进病变形成。这使得血管平滑肌细胞和巨噬细胞迁移至斑块，引发病变从轻度向严重转变[66]。在成形的斑块中，胶原为纤维帽提供生物机械支持，保证它的完整性，因此ECM降解后变得不稳定。在原发动脉粥样硬化的猪模型中证实了这个观点，TCFAs的金属蛋白酶和组织蛋白酶表达增加[66]。

在体研究也发现低ESS增强金属蛋白酶和组织

Role of endothelial shear stress in the destabilization of coronary plaque:
Acute coronary syndromes and rapid plaque progression | 225

18　内皮剪切力在冠状动脉斑块失稳定性中的作用：急性冠状动脉综合征和斑块迅速进展

蛋白酶表达和活性[51,66]。低ESS诱导促炎细胞因子，后者刺激ECM降解酶的释放[96]。低ESS诱导的活性氧簇通过炎性介质进一步放大蛋白降解酶的活性[97,98]。结合冠状动脉血流和猪原发动脉粥样硬化组织病理学研究，发现冠状动脉低ESS区域内弹力膜被金属蛋白酶和组织蛋白酶分解为片段。而且，暴露于低ESS诱导ECM代谢酶活性增强，导致形成薄纤维帽[66]。事实上，纤维帽厚度与ESS逆相关，因为暴露于低ESS区域的纤维帽薄[66]。在斑块肩部ECM降解特别明显，使得这些区域容易破裂[67]。

除了导致ECM断裂，ESS不同程度地影响ECM产生。低ESS通过促进平滑肌细胞凋亡减少平滑肌细胞ECM产生[99,100]。在颈动脉粥样硬化模型中，低ESS区域斑块血管平滑肌细胞密度下降，胶原减少[51]。相反，高ESS在ECM稳态中的作用知之甚少。据报道，高ESS可上调胶原合成，下调金属蛋白酶活性，促进斑块稳定[101]。然而其他一些研究表明，高ESS抑制胶原合成，通过不恰当地上调NO刺激金属蛋白酶活性[102-104]。这些研

究的解读和高ESS在不稳定性的病理过程中的综合作用将在下面章节讨论。

关于ECM的蛋白多糖，由于其能够减少LDL与单核细胞的亲和力，硫磺肝素具有抗动脉硬化作用；相反，软骨素和硫磺表皮素具有致动脉硬化作用。低ESS上调肝素酶，后者是破坏ECM硫磺肝素链的酶类，存在于强烈炎症浸润和TCFAs形成的部位[105]。

ESS和冠状动脉重构

重构是动脉内在的特征，指血管因为斑块的生长和血流改变调节它们的形状来适应血管的能力。通常，正性重构指血管大小增加，负性重构指血管大小减少。在生理条件下，管腔直径和流速协调作用维持ESS在正常范围。在没有病变的动脉，为了重建正常血流，高ESS刺激正性重构，低ESS诱导负性重构[106]。然而在病变段，相互作用更复杂，决定性地影响动脉粥样硬化的分子进程。图18.3展示了病变动脉重构的当前分类图，引入了最近专家共识IVUS报道的专业术语[107]。在动脉粥样硬化

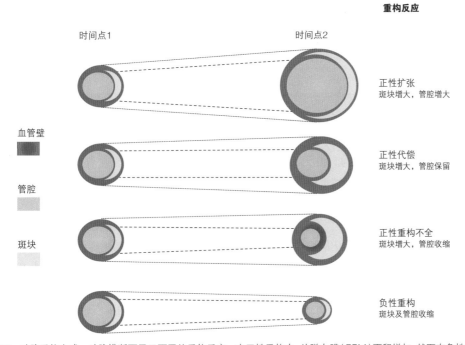

重构反应

时间点1　　时间点2

血管壁

管腔

斑块

正性扩张
斑块增大，管腔增大

正性代偿
斑块增大，管腔保留

正性重构不全
斑块增大，管腔收缩

负性重构
斑块及管腔收缩

图18.3　动脉重构方式。动脉横断面显示不同的重构反应。在正性重构中，外弹力膜（EEM）面积增加，然而在负性重构中，EEM面积减少。正性重构进一步分为三种类型：① 扩张性正性重构中，EEM增加超过斑块面积增大，导致管腔扩大；② 代偿性正性重构中，EEM增加等于斑块增大，管腔保留；③ 正性重构不全，EEM增加不及斑块增大，管腔收缩。

的空间序列中，外弹力膜面积（EEM）增加为正性重构，EEM面积减少为负性重构。基于斑块面积和EEM关系，正性重构可以进一步分类：① 当EEM面积增加等于斑块面积时，管腔得以保留，为代偿性正性重构；② 当EEM面积增加超过斑块面积的扩张性正性重构时，管腔扩大，为过度代偿；③ 正性重构不全发生时斑块面积增加超过EEM面积，导致管腔缩小。

斑块生长和血管重构的关系不是静止和容易预测的，它代表了适应性机制的动态过程[108,109]。扩张性重构与斑块不稳定性、临床表现不稳定和长期不良结局的指标相关[110-113]。重构有赖于局部ECM的动态变化，正如前面讨论的诱导炎症和ECM强烈降解，导致TCFAs和相应的扩张性重构[51,66,67,114,115]。这一发现强调在低ESS区域代偿性和扩张性重构的区别。代偿性重构是一个修正的过程，最终维持生理水平、具有血管保护作用的ESS；扩张性重构是过度的反应，可能与局部强烈的炎症反应、斑块生长、血管壁破坏有关，导致显著的低ESS。因为局部强烈的炎症，斑块和血管壁扩张，事实上在过度扩张的区域ESS进一步下降。在这些情况下，恶性循环出现了，低ESS导致强烈的炎症、斑块生长和扩张性重构，增加的管腔导致低ESS维持，斑块进一步生长[5,67]。

每个病变的自然过程可能包括不止一次转化为不同的重构方式，而是多次。最近，猪模型中多时间点斑块进展的IVUS研究发现，暴露于低ESS的区域最容易出现高危扩张性重构。相反，代偿性重构的冠状动脉段基线ESS较扩张性重构段高[65]。其他研究报道，低ESS与扩张性重构的弹性升高有关，这是斑块不稳定的另一个标志[116,117]。需进一步考虑的是大多数冠状动脉斑块是偏心性的，因此在同一横断面上病变区域的低ESS与正常段的高ESS连续。可以想象，病变区域低ESS导致的强烈ECM降解和无斑块管壁高ESS导致的管腔扩张协调作用，即扩张性重构对这些区域斑块生长的效应[118]。有研究提示，扩张性重构的冠状动脉段较狭窄段具有更大的无斑块管壁支持这一机制[119]。

ESS、血管新生和斑块内出血

输送血管网络的内膜扩张和增殖是进展斑块和破裂斑块的重要特征[120]。新生血管通过从周围血管组织提供炎症细胞和介质促进斑块生长。结构不成熟、脆弱的输送血管自发破裂导致斑块内出血[21,121,122]。增强的金属蛋白酶活性削弱了新生血管的支架结构，导致红细胞渗出和斑块内出血[123]。其他斑块内出血可能的来源包括亚临床斑块破裂、斑块上方内皮和纤维帽局部损伤[14]。斑块内出血可由红细胞膜提供胆固醇，从而又引起斑块生长[124]。

低ESS通过内膜增厚引起内膜下缺血，上调VEGF和其他促血管生长刺激诱导血管新生[125,126]。在动脉粥样硬化试验中，低ESS区域是斑块内出血的特定位点。除此以外，高血压诱导的斑块内出血只在低ESS段出现[51]。

ESS和内皮侵蚀

内皮层机械性或功能性破坏直接将下层促凝物质（最知名的是von Willebrand因子和组织因子）暴露于循环血液细胞和血浆成分。随后，出现血小板聚集和纤维素形成。如过去所提的，低ESS和（或）震荡ESS诱导内皮细胞凋亡，增加内皮细胞数量，因此可能解释相应的动脉区域容易侵蚀[43,56,57,127-129]。高的内皮细胞数量假定与内皮干细胞和前体细胞老化耗竭有关，削弱血管再生能力[130]。凋亡的内皮细胞强烈致黏附、致凝，容易形成血栓[131,132]。相反，生理性层流通过增加干细胞增殖和分化为内皮细胞修复内皮[133,134]。在兔股动脉，震荡ESS导致侵蚀性损伤和内皮脱落，局部血栓形成[135]。在动脉粥样硬化的猪模型中，低ESS与相应冠状动脉区域内皮覆盖减少有关[67]。低ESS通过诱导肝素酶损伤内皮黏多糖，后者覆盖内皮管腔面，这可能是内皮侵蚀的分子基质[40,105]。

高ESS对内皮侵蚀的作用很有争议。前期研究发现，短期暴露于高ESS可引起内皮细胞脱落和管腔侵蚀[136]。尽管其他研究不能证实上面的观点，后来一些报道却支持高ESS这一观点[137,138]，提出诱导病变动脉内膜侵蚀的关键因素是紊乱流及它产生的震荡ESS[119]。关于高ESS与内皮细胞凋亡效应也有类似的不一致性，一些研究报道高ESS诱导内皮细胞凋亡[140,141]，其他研究提示它抑制凋亡[142,143]。

ESS——斑块作用、斑块力学和高ESS的局部作用

ESS和血流堵塞部位斑块的动态相互作用，很大程度上决定了斑块稳定性。低ESS诱导斑块生长，但后者又通过调节动脉结构影响ESS和改变血流。在显著狭窄的喉部ESS升高，低ESS在上游区域很常见，而低ESS和（或）震荡ESS主要在下游肩部（图18.4）[26]。斑块最小管腔面积下游的区域包含大量平滑肌细胞，而上游区域炎症重，包含更多的巨噬细胞和更多见的ECM降解及斑块内出血[144,145]。在动物模型中，下游区域表现为稳定斑块，上游区域发生易损病变[51]。总的来说，假设斑块下游的低ESS和（或）震荡ESS诱导引起下游斑块延伸的反馈机制，高危斑块主要在上游部位（图18.4）。斑块破裂在脆弱的上游区域可因通常的血流动力学应激而发生。

一些报道中指出ESS升高与斑块破裂和糜烂有关[146-148]。暴露于高流速的区域平滑肌细胞萎缩、巨噬细胞浸润增加、ECM降解[149-151]。高ESS从病理生理上与增加的应力相关，这是不稳定性的可能标志[152,153]。最近有证据表明暴露于高ESS使血小板敏感，因此当它们最后到达低ESS区域时被激活20倍以上[154]。新近发表的研究进一步表明，高ESS作用下，血小板极化、细胞骨架重排，向血流方向迁移，即便是短暂通过ESS非常高的狭窄部位也会触发血小板聚集[155,156]。同样，高ESS引起血小板分泌结缔组织生长因子，调节血小板黏附和结合von Willebrand因子，形成富含血小板的血栓[157-159]。最近一系列的人体研究利用频谱IVUS发现高ESS引起斑块向不稳定表型转变，表现为坏死核心增大，钙质沉积，纤维和纤维脂肪组织退变[160]。尚不确定这样的高危斑块是否导致临床事件。

而且，人们并不清楚高ESS是否是斑块破裂的原因，或仅仅是表象。由于斑块破裂导致的管腔部分急剧狭窄引起的流速增加既可以是破裂的结果，也可能是破裂的原因。从生物机械角度，ESS幅度显著低于血压诱导的血管壁环周应力。可以想象，环周应力更可能超过斑块承受的最大作用力而破裂。在偏心病变中，纤维帽破裂最常发生在暴露于高张力的区域，如斑块肩部的侧面[161,162]。这些区域长期的环周应力及来自血流阻塞的巨大的轴向应力被认为可引起斑块疲劳，减少组织机械强度，最终导致斑块破裂[163]。

ESS和血液致栓性

在动脉粥样硬化过程中，易损斑块的出现并不是导致不良结果的唯一因素。机体对凝血机制的

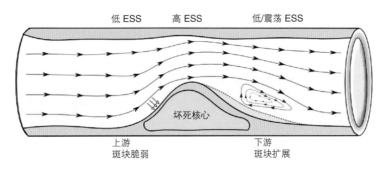

图18.4　沿斑块突出管腔处的血流方式。斑块上游肩部遭遇低剪切力（EES）。EES在斑块咽喉部高，下游肩部紊乱流出现处为低ESS或震荡ESS。局部ESS环境促成了易损、容易破裂的斑块在上游形成（白箭头），在斑块下游进一步生长（虚线）。

过度反应和血管完整性破裂也参与其中[164]。低ESS通过抑制抗凝抗栓物质，如NO、前列环素、血栓调节素、组织凝血酶原激动剂，促进局部血流致栓性[48,165-169]。同样，低ESS诱导强的促凝分子即组织因子表达[170-171]。局部低ESS导致血栓素生成增加[170]，激活血小板[172,173]。前面已经提到，低ESS诱导内皮细胞凋亡进一步导致局部致栓能力增强[174]。这些效应又反之刺激许多促动脉硬化和斑块不稳定的效应。有趣的是，如前所述，高ESS也能激活血小板。在急性纤维帽破裂或去内皮的情况下，ESS调节的凝血增强可能导致纤维素形成，引起快速斑块进展或急速管腔堵塞。

药物对ESS的影响

修饰局部ESS微环境和斑块稳定性可能解释已有的冠心病药物产生的有利治疗效应。在动物模型中，缬沙坦或缬沙坦/辛伐他汀复方制剂减轻低ESS促进动脉粥样硬化的效应。这种效应独立于抗高血压和降脂作用，是由抗感染、ECM降解、扩张性重构介导的[175]。他汀类可上调血管保护作用的转录因子，因此其可能抵抗低ESS的不利效应[176,177]。在高ESS环境下，阿司匹林和噻氯匹定（抵克力得）显著抑制血小板聚集[178]。在易损斑块的动物实验中，美托洛尔治疗升高ESS至生理水平，这与减少炎症因子、减轻扩张性重构、减轻易损性的组织病理指数有关，有减小斑块体积和破裂率的趋势[179]。

重点提示18.3

低ESS和（或）震荡ESS引起内皮功能失调，加重局部炎症和氧化应激。

低ESS诱导分子中介触发病理生物学血管表型，包括脂质摄取和分解代谢、细胞外基质降解、细胞凋亡和血管新生。

这些病理生物学表型导致TCFAs和（或）内皮侵蚀。

高ESS和低ESS调节TCFAs和（或）内皮侵蚀区域血液致栓性增强，导致斑块不稳定，导致管腔急剧完全堵塞或部分堵塞修复。

在体评价ESS检出高危斑块：研究及临床意义

如上所述，ESS是血管行为的决定要素，整合许多导致斑块不稳定的因素。不稳定斑块可能快速进展为固定的血流限制性病变而表现为缺血，亦可快速进展至管腔闭塞，表现为ACS（图18.5）。当前心血管药物治疗的主要挑战是预防斑块不稳定。运用当前的诊断手段，早期诊断高危病变仍然有种种问题。在以往无症状患者中出现ACS是常见的临床情形，经常带来灾难性后果。除此之外，尽管经过强化危险因素控制、药物及介入治疗，ACS后残余心血管病情依然存在。对于稳定性缺血，当前运用的冠状动脉介入治疗仅仅针对明显限制血流的或阻塞性病变，忽视了具有潜在威胁的非狭窄性病变[180]。

识别冠状动脉紊乱流区域可能促成预防未来负性结果的措施出现。运用基于导管或无创手段在体评估血管ESS和重构使得能够识别不利血流状况的区域。低ESS和扩张性重构不仅帮助识别易损斑块，而且最重要的是预测可能发生动脉粥样硬化加速或触发ACS的病变进展。针对高危早期斑块强有力的系统和局部治疗对未来不良心血管事件可能有预防作用。新型药物和创新性介入器械（如药物洗脱和生物吸收支架）预示着不良事件风险降低的满意结果[181,182]。为了证明在无明显病变的高危区域采取预防措施的正确性，ESS对于在体人冠状动脉粥样硬化的作用需要充分证实。大规模的多中心临床动脉粥样硬化自然病程研究（PREDICTION研究）是第一个探讨低ESS和扩张性重构在动脉粥样硬化进展和斑块易损性中的作用的人体研究。对该研究结果我们拭目以待。

结　论

低ESS参与许多促进早期动脉粥样硬化斑块转变为不稳定表型的协同机制。低ESS刺激局部炎症、氧化作用、ECM的生成减少和断裂增加，促

Role of endothelial shear stress in the destabilization of coronary plaque:
Acute coronary syndromes and rapid plaque progression | 229

18　内皮剪切力在冠状动脉斑块失稳定性中的作用：急性冠状动
脉综合征和斑块迅速进展

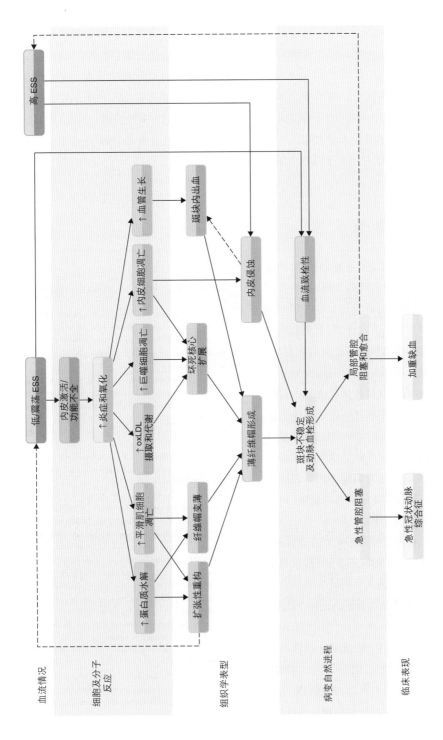

图 18.5　内皮剪切力（ESS）调节的斑块不稳定机制。低 ESS 和（或）震荡 ESS 整合动脉粥样硬化区域分子、细胞、血管反应趋于斑块起始和薄纤维帽（TCFA）形成、内皮侵蚀和血液致栓性增强，这些因素可能导致斑块不稳定和动脉血栓形成。动脉血栓形成引起管腔快速堵塞和急性冠状动脉综合征（ACS），通过亚临床斑块不稳定、部分管腔堵塞和修复的重复循环加速斑块进展，表现为缺血加重。管腔狭窄加重与高 ESS 相关，这加重血液侵蚀，进一步导致斑块不稳定。缩写：oxLDL，氧化型低密度脂蛋白。

进斑块生长和扩张性重构，后者是一种高危的管壁结构反应，进而加重局部的低ESS状态。早期病变持续暴露于这种有害环境，可能进展为高危TCFAs。内皮侵蚀和血液致栓性增强也会导致斑块不稳定。

在体测量ESS可能早期识别将要发展为不稳定斑块的病变。冠心病患者管理中，在不良结果出现前早期识别高危斑块可能是一项极具临床价值和成本效益的突破，能够确立避免未来冠状动脉事件的高度选择性预防措施。

个 人 观 点

冠状动脉粥样硬化可以缓慢进展，局部斑块逐渐扩大；也可以经历一个更活跃的进程，斑块几何学、大小、形态发生周期性急剧变化。这些病理生物学进程在血管壁以亚临床方式进展，直到冠状动脉血流紊乱的幅度变得非常明显而出现临床症状。急剧斑块变化可能来自局部破裂或侵蚀，导致管腔急性阻塞表现为ACS或斑块快速生长表现为稳定型心绞痛恶化。很明显这些事件不以随机的方式发生，而是许多病理生物学和生物机械过程单独作用或协调作用的结果。通过理解活跃演变的血管现象和开发在体影像学方法来识别不同进程的出现和严重性，可能早期识别高危状态的斑块，对特定斑块的不良自然进程预先干预。

准确识别高危斑块的活体技术正在不断涌现。鉴于大多数影像只能在一个时间点上进行，这些方法需要完成两个任务：① 识别个别斑块的当前状态。② 明确病理生物学进程是否正在进行，导致不久的将来斑块稳定性进一步恶化。当前的活体技术，如冠状动脉造影、频谱IVUS、光学干涉断层显像、近红外线光谱学、血管镜等，能够明确短时间内斑块的组成和特征。采用互为补充、协同的方法评估每个斑块进展在该时间点的可能病理生理机制，如评估局部ESS，或许能够扩展有关个体斑块自然进程的视野。未来方法学对炎症状态的特征描述可能更直接，如定向纳米技术和高级显像技术，其

至可能区分斑块的机械属性。毋庸置疑，对理论上高危的冠状动脉斑块命名数量众多，但这些斑块实际触发新的血管和临床事件的数量甚少。当前研究中面临的挑战是识别一系列特异性的高危特征，定义真正高危的斑块，剔除大量非高危的斑块和患者。这些目标必须在临床和成本效益获益明显高于风险和成本的方式下完成。如果这些任务完成，能产生巨大的社会效益，因此这些目标值得我们继续追求。

参 考 文 献

1. Roger VL, Go AS, Lloyd-Jones DM, et al. Heart disease and stroke statistics-2011 update: a report from the American Heart Association. Circulation 2011; 123: e18-e209.

2. Asakura T, Karino T. Flow patterns and spatial distribution of atherosclerotic lesions in human coronary arteries. Circ Res 1990; 66: 1045-66.

3. Giannoglou GD, Soulis JV, Farmakis TM, Farmakis DM, Louridas GE. Haemodynamic factors and the important role of local low static pressure in coronary wall thickening. Int J Cardiol 2002; 86: 27-40.

4. Malek AM, Alper SL, Izumo S. Hemodynamic shear stress and its role in atherosclerosis. JAMA 1999; 282: 2035-42.

5. Chatzizisis YS, Coskun AU, Jonas M, et al. Role of endothelial shear stress in the natural history of coronary atherosclerosis and vascular remodeling: molecular, cellular, and vascular behavior. J Am Coll Cardiol 2007; 49: 2379-93.

6. Richter Y, Edelman ER. Cardiology is flow. Circulation 2006; 113: 2679-82.

7. Gimbrone MA Jr, Topper JN, Nagel T, Anderson KR, Garcia-Cardena G. Endothelial dysfunction, hemodynamic forces, and atherogenesis. Ann NY Acad Sci 2000; 902: 230-9.

8. Koskinas KC, Chatzizisis YS, Baker AB, et al. The role of low endothelial shear stress in the conversion of atherosclerotic lesions from stable to unstable plaque. Curr Opin Cardiol 2009; 24: 580-90.

9. Ambrose JA, Srikanth S. Vulnerable plaques and patients: improving prediction of future coronary events. Am J Med 2010; 123: 10-6.

10. Davies MJ. Anatomic features in victims of sudden coronary death. Coronary artery pathology. Circulation 1992; 85: 119-24.

11. Farb A, Burke AP, Tang AL, et al. Coronary plaque erosion without rupture into a lipid core. A frequent cause of coronary thrombosis in sudden coronary death. Circulation 1996; 93: 1354-63.

12. Virmani R, Kolodgie FD, Burke AP, Farb A, Schwartz SM. Lessons from sudden coronary death: a comprehensive morphological classification scheme for atherosclerotic lesions. Arterioscler Thromb Vasc Biol 2000; 20: 1262-75.

13. Mann J, Davies MJ. Mechanisms of progression in native coronary artery disease: role of healed plaque disruption. Heart 1999; 82: 265-8.

14. Burke AP, Kolodgie FD, Farb A, et al. Healed plaque ruptures and sudden coronary death: evidence that subclinical rupture has a role in plaque progression. Circulation 2001; 103: 934-40.

15. Burke AP, Farb A, Malcom GT, et al. Coronary risk factors and plaque morphology in men with coronary disease who died suddenly. N Engl J Med 1997; 336: 1276-82.

16. Davies MJ. The composition of coronary-artery plaques. N Engl J Med

Role of endothelial shear stress in the destabilization of coronary plaque:
Acute coronary syndromes and rapid plaque progression | 231 |

18 内皮剪切力在冠状动脉斑块失稳定性中的作用：急性冠状动脉综合征和斑块迅速进展

1997; 336: 1312-4.

17. Virmani R, Burke AP, Farb A, Kolodgie FD. Pathology of the vulnerable plaque. J Am Coll Cardiol 2006; 47: C13-8.

18. Stone GW, Maehara A, Lansky AJ, et al. A prospective naturalhistory study of coronary atherosclerosis. N Engl J Med 2011; 364: 226-35.

19. Kubo T, Maehara A, Mintz GS, et al. The dynamic nature of coronary artery lesion morphology assessed by serial virtual histology intravascular ultrasound tissue characterization. J Am Coll Cardiol 2010; 55: 1590-7.

20. Fichtlscherer S, Breuer S, Zeiher AM. Prognostic value of sys- temic endothelial dysfunction in patients with acute coronary syndromes: further evidence for the existence of the "vulnerable" patient. Circulation 2004; 110: 1926-32.

21. Kolodgie FD, Gold HK, Burke AP, et al. Intraplaque hemorrhage and progression of coronary atheroma. N Engl J Med 2003; 349: 2316-25.

22. Schoenhagen P, Ziada KM, Kapadia SR, et al. Extent and direction of arterial remodeling in stable versus unstable coronary syndromes: an intravascular ultrasound study. Circulation 2000; 101: 598-603.

23. Cheng C, Helderman F, Tempel D, et al. Large variations in absolute wall shear stress levels within one species and between species. Atherosclerosis 2007; 195: 225-35.

24. Soulis JV, Giannoglou GD, Chatzizisis YS, et al. Spatial and phasic oscillation of non-Newtonian wall shear stress in human left coronary artery bifurcation: an insight to atherogenesis. Coron Artery Dis 2006; 17: 351-8.

25. Lee SW, Antiga L, Spence JD, Steinman DA. Geometry of the carotid bifurcation predicts its exposure to disturbed flow. Stroke 2008; 39: 2341-7.

26. Davies PF. Hemodynamic shear stress and the endothelium in cardiovascular pathophysiology. Nat Clin Pract Cardiovasc Med 2009; 6: 16-26.

27. Slager CJ, Wentzel JJ, Schuurbiers JC, et al. True 3-dimensional reconstruction of coronary arteries in patients by fusion of angi-ography and IVUS (ANGUS) and its quantitative validation. Cir-culation 2000; 102: 511-6.

28. Krams R, Wentzel JJ, Oomen JA, et al. Evaluation of endothelial shear stress and 3D geometry as factors determining the develop-ment of atherosclerosis and remodeling in human coronary arter-ies in vivo. Combining 3D reconstruction from angiography and IVUS (ANGUS) with computational fluid dynamics. Arterioscler Thromb Vasc Biol 1997; 17: 2061-5.

29. Feldman CL, Ilegbusi OJ, Hu Z, et al. Determination of in vivo velocity and endothelial shear stress patterns with phasic flow in human coronary arteries: a methodology to predict progression of coronary atherosclerosis. Am Heart J 2002; 143: 931-9.

30. Coskun AU, Yeghiazarians Y, Kinlay S, et al. Reproducibility of coronary lumen, plaque, and vessel wall reconstruction and of endothelial shear stress measurements in vivo in humans. Catheter Cardiovasc Interv 2003; 60: 67-78.

31. Feldman CL, Stone PH. Intravascular hemodynamic factors responsible for progression of coronary atherosclerosis and development of vulnerable plaque. Curr Opin Cardiol 2000; 15: 430-40.

32. Ilegbusi OJ, Hu Z, Nesto R, et al. Determination of blood flow and endothelial shear stress in human coronary artery in vivo. J Invasive Cardiol 1999; 11. 667-74.

33. Ramkumar PG, Mitsouras D, Feldman CL, Stone PH, Rybicki FJ. New advances in cardiac computed tomography. Curr Opin Car-diol 2009; 24: 596-603.

34. van der Giessen AG, Schaap M, Gijsen FJ, et al. 3D fusion of intravascular ultrasound and coronary computed tomography for in-vivo wall shear stress analysis: a feasibility study. Int J Car-diovasc Imaging 2010; 26: 781-96.

35. van der Giessen AG, Wentzel JJ, Meijboom WB, et al. Plaque and shear stress distribution in human coronary bifurcations: a multislice computed tomography study. EuroIntervention 2009; 4: 654-61.

36. Libby P, Aikawa M, Jain MK. Vascular endothelium and atherosclerosis. In: Moncada S, Higgs A, eds. The Vascular Endothelium II, Handbook of Experimental Pharmacology, Springer Berlin Heidelberg 2006; 176: 285-306.

37. Li H, Forstermann U. Prevention of atherosclerosis by interfer-ence with the vascular nitkric oxide system. Curt Pharm Des 2009; 15: 3133-45.

38. Giannotti G, Landmesser U. Endothelial dysfunction as an early sign of atherosclerosis. Herz 2007; 32: 568-72.

39. Pahakis MY, Kosky JR, Duil RO, Tarbell JM. The role of endothe-lial glycocalyx components in mechanotransduction of fluid shear stress. Biochem Biophys Res Commun 2007; 355: 228-33.

40. Reitsma S, Slaaf DW, Vink H, van Zandvoort MA, oude Egbrink MG. The endothelial glycocalyx: composition, functions, and visualization. Pflugers Arch 2007; 454: 345-59.

41. Tarbell JM, Weinbaum S, Kamm RD. Cellular fluid mechanics and mechanotransduction. Ann Biomed Eng 2005; 33: 1719-23.

42. Milovanova T, Chatterjee S, Hawkins BJ, et al. Caveolae are an essential component of the pathway for endothelial cell signaling associated with abrupt reduction of shear stress. Biochim Biophys Acta 2008; 1783: 1866-75.

43. Collins C, Tzima E. Hemodynamic forces in endothelial dysfunc-tion and vascular aging. Exp Gerontol 2011; 46: 185-8.

44. Tsou JK, Cower RM, Ting HJ, et al. Spatial regulation of inflam-mation by human aortic endothelial cells in a linear gradient of shear stress. Microcirculation 2008; 15: 311-23.

45. Dhawan SS, Avati Nanjundappa RP, Branch JR, et al. Shear stress and plaque development. Expert Rev Cardiovasc Ther 2010; 8: 545-56.

46. Nigro P, Abe J, Berk BC. Flow shear stress and atherosclerosis: a matter of site specificity. Antioxid Redox Signal 2011; 15: 1405-14.

47. Cicha I, Goppelt-Struebe M, Yilmaz A, Daniel WG, Garlichs CD. Endothelial dysfunction and monocyte recruitment in cells exposed to non-uniform shear stress. Clin Hemorheol Microcirc 2008; 39: 113-9.

48. Mun GI, Kim IS, Lee BH, Boo YC. Endothelial argininosuccinate synthetase 1 regulates nitric oxide production and monocyte adhesion under static and laminar shear stress conditions. J Biol Chem 2011; 286: 2536-42.

49. Andrews AM, Jaron D, Buerk DG, Kirby PL, Barbee KA. Direct, real-time measurement of shear stress-induced nitric oxide produced from endothelial cells in vitro. Nitric Oxide 2010; 23: 335-42.

50. Thacher TN, Silacci P, Stergiopulos N, da Silva RF. Autonomous effects of shear stress and cyclic circumferential stretch regarding endothelial dysfunction and oxidative stress: an ex vivo arterial model. J Vasc Res 2010; 47: 336-45.

51. Cheng C, Tempet D, van Haperen R, et al. Atherosclerotic lesion size and vulnerability are determined by patterns of fluid shear stress. Circulation 2006; 113: 2744-53.

52. Cheng C, van Haperen R, de Waard M, et al. Shear stress affects the intracellular distribution of eNOS: direct demonstration by a novel in vivo technique. Blood 2005; 106: 3691-8.

53. White SJ, Hayes EM, Lehoux S, et al. Characterization of the differential response of endothelial cells exposed to normal and elevated laminar shear stress. J Cell Physiol 2011; 226: 2841-8.

54. Chien S. Molecular and mechanical bases of focal lipid accumu-lation in arterial wall. Prog Biophys Mol Biol 2003; 83: 131-51.

55. Himburg HA, Grzybowski DM, Hazel AL, et al. Spatial compari-son between wail shear stress measures and porcine arterial endothelial permeability. Am J Physiol Heart Circ Physiol 2004; 286: H1916-22.

56. Tricot O, Mallat Z, Heymes C, et al. Relation between endothelial cell apoptosis and blood flow direction in human atherosclerotic plaques. Circulation 2000; 101: 2450-3.

57. Cancel LM, Tarbell JM. The role of apoptosis in LDL transport through cultured endothelial cell monolayers. Atherosderosis 2010; 208: 335–41.

58. Papafaklis MI, Koskinas KC, Baker AB, et al. Low endothelial shear stress upregulates atherogenic and inflammatory genes extremely early in the natural history of coronary artery disease in diabetic hyperlipidemic juvenile swine. Eur Heart J 2011; 32(Abstract Supplement): 156.

59. Cai Q, Lanting L, Natarajan R. Interaction of monocytes with vascular smooth muscle cells regulates monocyte survival and differentiation through distinct pathways. Arterioscler Thromb Vasc Biol 2004; 24: 2263–70.

60. Seimon T, Tabas I. Mechanisms and consequences of macro-phage apoptosis in atherosclerosis. J Lipid Res 2009; 50(Suppl): S382–7.

61. Olgac U, Kurtcuoglu V, Poulikakos D. Computational modeling of coupled blood-wall mass transport of LDL: effects of local wall shear stress. Am J Physiol Heart Circ Physiol 2008; 294: H909–19.

62. Soulis JV, Fytanidis DK, Papaioannou VC, Giannoglou CD. Wall shear stress on LDL accumulation in human RCAs. Med Eng Plays 2010; 32: 867–77.

63. Sun N, Wood NB, Hughes AD, Thom SA, Yun Xu X. Effects of transmural pressure and wall shear stress on LDL accumulation in the arterial wall: a numerical study using a multilayered model. Am J Physiol Heart Circ Physiol 2007; 292: H3148–57.

64. Olgac U, Knight J, Poulikakos D, et al. Computed high concentra-tions of low-density lipoprotein correlate with plaque locations in human coronary arteries. J Biomech 2011; 44: 2466–71.

65. Koskinas KC, Peldman CL, Chatizisis YS, et al. Natural history of experimental coronary atherosclerosis and vascular remodeling in relation to endothelial shear stress: a serial, in vivo intravascular ultrasound study. Circulation 2010; 121: 2092–101.

66. Chatzizis YS, Baker AB, Sukhova GK, et al. Augmented expression and activity of extracellular matrix-degrading enzymes in regions of low endothelial shear stress colocalize with coronary atheromata with thin fibrous caps in pigs. Circulation 2011; 123: 621–30.

67. Chatzizis YS, Jonas M, Coskun AU, et al. Prediction of the localization of high-risk coronary atherosclerotic plaques on the basis of low endothelial shear stress: an intravascular ultrasound and histopathology natural history study. Circulation 2008; 117: 993–1002.

68. Hosokawa T, Kumon Y, Kobayashi T, et al. Neutrophil infiltration and oxidant-production in human atherosclerotic carotid plaques. Histol Histopathol 2011; 26: 1–11.

69. Erbel C, Dengler TJ, Wangler S, et al. Expression of IL–17A in human atherosclerotic lesions is associated with increased inflammation and plaque vulnerability. Basic Res Cardiol 2011; 106: 125–34.

70. Urschel K, Worner A, Daniel WG, Garlichs CD, Cicha I. Role of shear stress patterns in the TNF-alpha-induced atherogenic pro-tein expression and monocytic cell adhesion to endothelium. Clin Hemorheol Microcirc 2010; 46: 203–10.

71. Rouleau L, Copland IB, Tardif JC, Mongrain R, Leask RL. Neu-trophil adhesion on endothelial cells in a novel asymmetric ste-nosis model: effect of wall shear stress gradients. Ann Biomed Eng 2010; 38: 2791–804.

72. Shaik SS, Soltau TD, Chaturvedi G, et al. Low intensity shear stress increases endothelial ELR+ CXC chemokine production via a focal adhesion kinase-p38{beta} MAPK-NF-{kappa}B pathway. J Biol Chem 2009; 284: 5945–55.

73. Fu Y, Hou Y, Fu C, et al. A novel mechanism of gamma/delta T-lymphocyte and endothelial activation by shear stress: the role of ecto-ATP synthase beta chain. Circ Res 2011; 108: 410–7.

74. Boisvert WA, Curtiss LK, Terkeltaub RA. Interleukin-8 and its receptor CXCR2 in atherosclerosis. Immunol Res 2000; 21: 129–37.

75. Zhu CH, Ying DJ, Mi JH, et al. Low shear stress regulates monocyte adhesion to oxidized lipid-induced endothelial cells via an IkappaBalpha dependent pathway. Biorheology 2004; 41: 127–37.

76. Makino A, Prossnitz ER, Bunemann M, et al. G protein-coupled receptors serve as mechanosensors for fluid shear stress in neu-trophils. Am J Physiol Cell Physiol 2006; 290: C1633–9.

77. Chiu JJ, Lee PL, Chen CN, et al. Shear stress increases ICAM–1 and decreases VCAM–1 and E-selectin expressions induced by tumor necrosis factor-[alpha] in endothelial cells. Arterioscler Thromb Vasc Biol 2004; 24: 73–9.

78. Sheikh S, Rainger GE, Gale Z, Rahman M, Nash GB. Exposure to fluid shear stress modulates the ability of endothelial cells to recruit neutrophils in response to tumor necrosis factor-alpha: a basis for local variations in vascular sensitivity to inflammation. Blood 2003; 102: 2828–34.

79. Cheng C, Tempel D, van Haperen R, et al. Shear stress-induced changes in atherosclerotic plaque composition are modulated by chemokines. J Clin Invest 2007; 117: 616–26.

80. Hulsmans M, Holvoet P. The vicious circle between oxidative stress and inflammation in atherosclerosis. J Cell Mol Med 2010; 14: 70–8.

81. Dimmeler S, Hermann C, Galle J, Zeiher AM. Upregulation of superoxide dismutase and nitric oxide synthase mediates the apoptosis-suppressive effects of shear stress on endothelial cells. Arterioscler Thromb Vasc Biol 1999; 19: 656–54.

82. Hwang J, Ing MH, Salazar A, et al. Pulsatile versus oscillatory shear stress regulates NADPH oxidase subunit expression: implication for native LDL oxidation. Circ Res 2003; 93: 1225–32.

83. McNally JS, Davis ME, Giddens DP, et al. Role of xanthine oxidoreductase and NAD(P)H oxidase in endothelial superoxide production in response to oscillatory shear stress. Am J Physiol Heart Circ Physiol 2003; 285: H2290–7.

84. Resnick N, Yahav H, Shay-Salit A, et al. Fluid shear stress and the vascular endothelium: for better and for worse. Prog Biophys Mol Biol 2003; 81: 177–99.

85. Dai G, Kaazempur-Mofrad MR, Natarajan S, et al. Distinct endothelial phenotypes evoked by arterial waveforms derived from atherosclerosis-susceptible and -resistant regions of human vasculature. Proc Natl Acad Sci USA 2004; 101: 14871–6.

86. Davies PF, Civelek M. Endoplasmic reticulum stress, redox, and a proinfiammatory environment in athero-susceptible endothelium in vivo at sites of complex hemodynamic shear stress. Antioxid Redox Signal 2011; 15: 1427–32.

87. Takeshita S, Inoue N, Ueyama T, Kawashima S, Yokoyama M. Shear stress enhances glutathione peroxidase expression in endo-thelial cells. Biochem Biophys Res Commun 2000; 273: 66–71.

88. Hsiai TK, Hwang J, Barr ML, et al. Hemodynamics influences vascular peroxynitrite formation: implication for low-density lipoprotein apo-B-100 nitration. Free Radic Biol Med 2007; 42: 519–29.

89. Crabtree MJ, Channon KM. Synthesis and recycling of tetrahy-drobiopterin in endothelial function and vascular disease. Nitric Oxide 2011; 25: 81–8.

90. Takabe W, Warabi E, Noguchi N. Anti-atherogenic effect of lami-nar shear stress via Nrf2 activation. Antioxid Redox Signal 2011; 15: 1415–26.

91. Ramkhelawon B, Vilar J, Rivas D, et al. Shear stress regulates angiotensin type 1 receptor expression in endothelial cells. Circ Res 2009; 105: 869–75.

92. Fariss MW, Chan CB, Patel M, Van Houten B, Orrenius S. Role of mitochondria in toxic oxidative stress. Mol Interv 2005; 5: 94–111.

93. Li R, Beebe T, Cui J, et al. Pulsatile shear stress increased mitochondrial membrane potential: implication of Mn-SOD. Biochem Biophys Res Commun 2009; 388: 406–12.

94. Karangelis DE, Kanakis I, Asimakopoulou AP, et al. Glycosami-noglycans as key molecules in atherosclerosis: the role of versican and hyaluronan. Curr Med Chem 2010; 17: 4018–26.

95. Rouis M. Matrix metalloproteinases: a potential therapeutic tar-get in atherosclerosis. Curt Drug Targets Cardiovasc Haematol Disord 2005; 5:

541−8.

96. Dollery CM, Libby P. Atherosclerosis and proteinase activation. Cardiovasc Res 2006; 69: 625−35.

97. Galis ZS, Khatri JJ. Matrix metalloproteinases in vascular remod-eling and atherogenesis: the good, the bad, and the ugly. Circ Res 2002; 90: 251−62.

98. Ketelhuth DF, Back M. The role of matrix metalloproteinases in atherothrombosis. Curr Atheroscler Rep 2011; 13: 162−9.

99. Shukla S, Fujita K-i, Xiao Q, et al. A shear stress responsive gene product PP 1201 protects against Fas-mediated apoptosis by reducing Fas expression on the cell surface. Apoptosis 2010; 16: 162−73.

100. Qi YX, Qu MJ, Long DK, et al. Rho-GDP dissociation inhibitor alpha downregulated by low shear stress promotes vascular smooth muscle cell migration and apoptosis: a proteomic analy-sis. Cardiovasc Res 2008; 80: 114−22.

101. Yamane T, Mitsumata M, Yamaguchi N, et al. Laminar high shear stress up-regulates type IV collagen synthesis and down-regulates MMP−2 secretion in endothelium. A quantitative analysis. Cell Tissue Res 2010; 340: 471−9.

102. Dumont O, Loufrani L, Henrion D. Key role of the NO-pathway and matrix metalloprotease−9 in high blood flow-induced remodeling of rat resistance arteries. Arterioscler Thromb Vasc Biol 2007; 27: 317−24.

103. Kolpakov V, Gordon D, Kulik TJ. Nitric oxide-generating com-pounds inhibit total protein and collagen synthesis in cultured vascular smooth muscle cells. Circ Res 1995; 76: 305−9.

104. Death AK, Nakhla S, McGrath KC, et al. Nitroglycerin upregulates matrix metalloproteinase expression by human macrophages. J Am Coll Cardiol 2002; 39: 1943−50.

105. Baker AB, Chatzizisis YS, Beigel R, et al. Regulation of heparanase expression in coronary artery disease in diabetic, hyperlipidemic swine. Atherosclerosis 2010; 213: 436−42.

106. Korshunov VA, Schwartz SM, Berk BC. Vascular remodeling: hemodynamic and biochemical mechanisms underlying Glagov's phenomenon. Arterioscler Thromb Vasc Biol 2007; 27: 1722−8.

107. Mintz GS, Garcia-Garcia HM, Nicholls SJ, et al. Clinical expert consensus document on standards for acquisition, measurement and reporting of intravascular ultrasound regression/progression studies. EuroIntervention 2011; 6: 1123−30; 1129.

108. Feldman CL, Coskun AU, Yeghiazarians Y, et al. Remodeling characteristics of minimally diseased coronary arteries are consistent along the length of the artery. Am J Cardiol 2006; 97: 13−16.

109. Papafaklis MI, Koskinas KC, Chatzizisis YS, Stone PH, Feldman CL. In-vivo assessment of the natural history of coronary athero-sclerosis: vascular remodeling and endothelial shear stress deter-mine the complexity of atherosclerotic disease progression. Curr Opin Cardiol 2010; 25: 627−38.

110. Kroner ES, van Velzen JE, Boogers MJ, et al. Positive remodeling on coronary computed tomography as a marker for plaque vulnerability on virtual histology intravascular ultrasound. Am J Cardiol 2011; 107: 1725−9.

111. Alviar CL, Tellez A, Wallace-Bradley D, et al. Impact of adventitial neovascularisation on atherosclerotic plaque composition and vascular remodelling in a porcine model of coronary atherosclerosis. EuroIntervention 2010; 5: 981−8.

112. Kashiwagi M, Tanaka A, Kitabata H, et al. Relationship between coronary arterial remodeling, fibrous cap thickness and high-sensitivity C-reactive protein levels in patients with acute coro-nary syndrome. Circ J 2009; 73: 1291−5.

113. Okura H, Kobayashi Y, Sumitsuji S, et al. Effect of culprit-lesion remodeling versus plaque rupture on three-year outcome in patients with acute coronary syndrome. Am J Cardiol 2009; 103: 791−5.

114. Stone PH, Coskun AU, Kinlay S, et al. Effect of endothelial shear stress on the progression of coronary artery disease, vascular remodeling, and in-stent restenosis in humans: in vivo 6-month follow-up study. Circulation 2003; 108: 438−44.

115. Stone PH, Coskun AU, Kinlay S, et al. Regions of low endothelial shear stress are the sites where coronary plaque progresses and vascular remodelling occurs in humans: an in vivo serial study. Eur Heart J 2007; 28: 705−10.

116. Duivenvoorden R, Vanbavel E, de Groot E, et al. Endothelial shear stress: a critical determinant of arterial remodeling and arterial stiffness in humans-a carotid 3.0-T MRI study. Circ Car-diovasc Imaging 2010; 3: 578−85.

117. Baldewsing RA, Schaar JA, Mastik F, van der Steen AF. Local elasticity imaging of vulnerable atherosclerotic coronary plaques. Adv Cardiol 2007; 44: 35−61.

118. Slager CJ, Wentzel JJ, Gijsen FJ, et al. The role of shear stress in the generation of rupture-prone vulnerable plaques. Nat Clin Pract Cardiovasc Med 2005; 2: 401−7.

119. Wentzel JJ, Janssen E, Vos J, et al. Extension of increased atherosclerotic wall thickness into high shear stress regions is associated with loss of compensatory remodeling. Circulation 2003; 108: 17−23.

120. Moreno PR, Purushothaman KR, Fuster V, et al. Plaque neovas-cularization is increased in ruptured atherosclerotic lesions of human aorta: implications for plaque vulnerability. Circulation 2004; 110: 2032−8.

121. Sluimer JC, Kolodgie FD, Bijnens AP, et al. Thin-walled microvessels in human coronary atherosclerotic plaques show incomplete endothelial junctions: relevance of compromised structural integrity for intraplaque microvascular leakage. J Am Coll Cardiol 2009; 53: 1517−27.

122. Virmani R, Kolodgie FD, Burke AP, et al. Atherosclerotic plaque progression and vulnerability to rupture: angiogenesis as a source of intraplaque hemorrhage. Arterioscler Thromb Vasc Biol 2005; 25: 2054−61.

123. de Nooijer R, Verkleij CJN, von der Thüsen JH, et al. Lesional overexpression of matrix metalloproteinase−9 promotes intra-plaque hemorrhage in advanced lesions but not at earlier stages of atherogenesis. Arterioscler Thromb Vasc Biol 2006; 26: 340−6.

124. Giannoglou GD, Koskinas KC, Tziakas DN, et al. Total choles-terol content of erythrocyte membranes and coronary athero-sclerosis: an intravascular ultrasound pilot study. Angiology 2009; 60: 676−82.

125. Hohberg M, Knochel J, Hoffmann CJ, et al. Expression of ADAMTS 1 in endothelial cells is induced by shear stress and suppressed in sprouting capillaries. J Cell Physiol 2011; 226: 350−61.

126. Chu TJ, Peters DG. Serial analysis of the vascular endothelial transcriptome under static and shear stress conditions. Physiol Genomics 2008; 34: 185−92.

127. Davies PF, Remuzzi A, Gordon EJ, Dewey CF Jr, Gimbrone MA Jr. Turbulent fluid shear stress induces vascular endothelial cell turnover in vitro. Proc Natl Acad Sci USA 1986; 83: 2114−7.

128. Xu Q. Disturbed flow-enhanced endothelial turnover in athero-sclerosis. Trends Cardiovasc Med 2009; 19: 191−5.

129. Vasa M, Breitschopf K, Zeiher AM, Dimmeler S. Nitric oxide activates telomerase and delays endothelial cell senescence. Circ Res 2000; 87: 540−2.

130. Kovacic JC, Moreno P, Hachinski V, Nabel EG, Fuster V. Cellular senescence, vascular disease, and aging: part 1 of a 2-part review. Circulation 2011; 123: 1650−60.

131. Bombeii T, Schwartz BR, Harlan JM. Endothelial cells undergo-ing apoptosis become proadhesive for nonactivated platelets. Blood 1999; 93: 3831−8.

132. Potapova IA, Cohen IS, Doronin SV. Apoptotic endothelial cells demonstrate increased adhesiveness for human mesenchymal stem cells. J Cell Physiol 2009; 219: 23−30.

133. Zeng L, Xiao Q, Margariti A, et al. HDAC3 is crucial in shear-and VEGF-induced stem cell differentiation toward endothelial cells. J Cell Biol 2006; 174: 1059−69.

134. Zhou B, Margariti A, Zeng L, Xu Q. Role of histone deacetylases in vascular cell homeostasis and arteriosclerosis. Cardiovasc Res 2011; 90: 413−20.

135. Sumi T, Yamashita A, Matsuda S, et al. Disturbed blood flow induces

erosive injury to smooth muscle cell-rich neointima and promotes thrombus formation in rabbit femoral arteries. J Thromb Haemost 2010; 8: 1394-402.

136. Fry DL. Acute vascular endothelial changes associated with increased blood velocity gradients. Circ Res 1968; 22: 165-97.

137. Bernardo A, Ball C, Nolasco L, et al. Platelets adhered to endothe-lial cell-bound ultra-large von Willebrand factor strings support leukocyte tethering and rolling under high shear stress. J Thromb Haemost 2005; 3: 562-70.

138. Wechezak AR, Coan DE, Viggers RF, Sauvage LR. Dextran increases survival of subconfluent endothelial cells exposed to shear stress. Am J Physiol 1993; 264: H520-5.

139. Langille LB. Integrity of arterial endothelium following acute exposure to high shear stress. Biorheology 1984; 21: 333-46.

140. Dolan JM, Meng H, Singh S, Paluch R, Kolega J. High fluid shear stress and spatial shear stress gradients affect endothelial proliferation, survival, and alignment. Ann Biomed Eng 2011; 39: 1620-31.

141. Macario DK, Entersz I, Abboud JP, Nackman GB. Inhibition of apoptosis prevents shear-induced detachment of endothelial cells. J Surg Res 2008; 147: 282-9.

142. Metaxa E, Meng H, Kaluvala SR, et al. Nitric oxide-dependent stimulation of endothelial cell proliferation by sustained high flow. Am J Physiol Heart Circ Physiol 2008; 295: H736-42.

143. Zeng Y, Qiao Y, Zhang Y, et al. Effects of fluid shear stress on apoptosis of cultured human umbilical vein endothelial cells induced by LPS. Cell Biol Int 2005; 29: 932-5.

144. Segers D, Helderman F, Cheng C, et al. Gelatinolytic activity in atherosderotic plaques is highly localized and is associated with both macrophages and smooth muscle cells in vivo. Circulation 2007; 115: 609-16.

145. Fagerberg B, Ryndel M, Kjelldahl J, et al. Differences in lesion severity and cellular composition between in vivo assessed upstream and downstream sides of human symptomatic carotid atherosclerotic plaques. J Vasc Res 2010; 47: 221-30.

146. Fukumoto Y, Hiro T, Fujii T, et al. Localized elevation of shear stress is related to coronary plaque rupture: a 3-dimensional intravascular ultrasound study with in-vivo color mapping of shear stress distribution. J Am Coll Cardiol 2008; 51: 645-50.

147. Groen HC, Gijsen FJ, van der Lugt A, et al. Plaque rupture in the carotid artery is localized at the high shear stress region: a case report. Stroke 2007; 38: 2379-81.

148. Tang D, Teng Z, Canton G, et al. Sites of rupture in human ath-erosclerotic carotid plaques are associated with high structural stresses: an in vivo MRI-based 3D fluid-structure interaction study. Stroke 2009; 40: 3258-63.

149. Kenagy RD, Min SK, Mulvihill E, Clowes AW. A link between smooth muscle cell death and extracellular matrix degradation during vascular atrophy. J Vasc Surg 2011; 54: 182-91 e124.

150. Kenagy RD, Fischer JW, Davies MG, et al. Increased plasmin and serine proteinase activity during flow-induced intimal atrophy in baboon PTFE grafts. Arterioscler Thromb Vasc Biol 2002; 22: 400-4.

151. Min SK, Kenagy RD, Jeanette JP, Clowes AW. Effects of external wrapping and increased blood flow on atrophy of the baboon iliac artery. J Vasc Surg 2008; 47: 1039-47.

152. Gijsen FJ, Mastik F, Schaar JA, et al. High shear stress induces a strain increase in human coronary plaques over a 6-month period. EuroIntervention 2011; 7: 121-7.

153. Gijsen FJ, Wentzel JJ, Thury A, et al. Strain distribution over plaques in human coronary arteries relates to shear stress. Am J Physiol Heart Circ Physiol 2008; 295: H1608-14.

154. Sheriff J, Bluestein D, Girdhar G, Jesty J. High-shear stress sensi-tizes platelets to subsequent low-shear conditions. Ann Biomed Eng 2010; 38: 1442-50.

155. Kraemer BF, Schmidt C, Urban B, et al. High shear flow induces migration of adherent human platelets. Platelets 2011; 22: 415-21.

156. Para A, Bark D, Lin A, Ku D. Rapid platelet accumulation leading to thrombotic occlusion. Ann Biomed Eng 2011; 39: 1961-71.

157. Cicha I, Yilmaz A, Suzuki Y, et al. Connective tissue growth factor is released from platelets under high shear stress and is differentially expressed in endothelium along atherosclerotic plaques. Clin Hemorheol Microcirc 2006; 35: 203-6.

158. Cicha I, Garlichs CD, Daniel WG, Goppelt-Struebe M. Activated human platelets release connective tissue growth factor. Thromb Haemost 2004; 91: 755-60.

159. Reininger AJ, Heijnen HF, Schumann H, et al. Mechanism of platelet adhesion to von Willebrand factor and microparticle for-mation under high shear stress. Blood 2006; 107: 3537-45.

160. Samady H, Eshtehardi P, McDaniel MC, et al. Coronary artery wall shear stress is associated with progression and transformation of atherosclerotic plaque and arterial remodeling in patients with coronary artery disease. Circulation 2011; 124: 779-88.

161. Richardson PD, Davies MJ, Born GV. Influence of plaque con-figuration and stress distribution on fissuring of coronary ath-erosclerotic plaques. Lancet 1989; 2: 941-4.

162. Kumar RK, Balakrishnan KR. Influence of lumen shape and ves-sel geometry on plaque stresses: possible role in the increased vulnerability of a remodelled vessel and the "shoulder" of a plaque. Heart 2005; 91: 1459-65.

163. Doriot PA. Estimation of the supplementary axial wall stress gen-erated at peak flow by an arterial stenosis. Phys Med Biol 2003; 48: 127-38.

164. Naghavi M, Libby P, Falk E, et al. From vulnerable plaque to vul-nerable patient: a call for new definitions and risk assessment strategies: part I. Circulation 2003; 108: 1664-72.

165. Kolluru GK, Sinha S, Majumder S, et al. Shear stress promotes nitric oxide production in endothelial cells by sub-cellular delo-calization of eNOS: a basis for shear stress mediated angiogene-sis. Nitric Oxide 2010; 22: 304-15.

166. Di Francesco L, Totani L, Dovizio M, et al. Induction of prostacy-clin by steady laminar shear stress suppresses tumor necrosis factor-alpha biosynthesis via heme oxygenase-1 in human endo-thelial cells. Circ Res 2009; 104: 506-13.

167. Sjogren LS, Gan L, Doroudi R, et al. Fluid shear stress increases the intra-cellular storage pool of tissue-type plasminogen activator in intact human conduit vessels. Thromb Haemost 2000; 84: 291-8.

168. Rossi J, Rouleau L, Tardif JC, Leask RL. Effect of simvastatin on Kruppel-like factor 2, endothelial nitric oxide synthase and thrombomodulin expression in endothelial cells under shear stress. Life Sci 2010; 87: 92-9.

169. Lin Z, Kumar A, SenBanerjee S, et al. Kruppel-like factor 2 (KLF2) regulates endothelial thrombotic function. Circ Res 2005; 96: e48-57.

170. Yin W, Shanmugavelayudam SK, Rubenstein DA. The effect of physiologically relevant dynamic shear stress on platelet and endothelial cell activation. Thromb Res 2011; 127: 235-41.

171. Tedgui A, Mallat Z. Apoptosis as a determinant of atherothrom-bosis. Thromb Haemost 2001; 86: 420-6.

172. Lu Q, Malinauskas RA. Comparison of two platelet activation markers using flow cytometry after in vitro shear stress exposure of whole human blood. Artif Organs 2011; 35: 137-44.

173. Rubenstein DA, Yin W. Quantifying the effects of shear stress and shear exposure duration regulation on flow induced platelet activation and aggregation. J Thromb Thrombolysis 2010; 30: 36-45.

174. Borissoff JI, Spronk HM, ten Cate H. The hemostatic system as a modulator of atherosclerosis. N Engl J Med 2011; 364: 1746-60.

175. Chatzizisis YS, Jonas M, Beigel R, et al. Attenuation of inflammation and expansive remodeling by Valsartan alone or in combination with Simvastatin in high-risk coronary atherosclerotic plaques. Atherosclerosis 2009; 203: 387-94.

176. Sen-Banerjee S, Mir S, Lin Z, et al. Kruppel-like factor 2 as a novel

Role of endothelial shear stress in the destabilization of coronary plaque:
Acute coronary syndromes and rapid plaque progression | 235

18　内皮剪切力在冠状动脉斑块失稳定性中的作用：急性冠状动
脉综合征和斑块迅速进展

mediator of statin effects in endothelial cells. Circulation 2005; 112: 720−6.

177. Ali F, Hamdulay SS, Kinderlerer AR, et al. Statin-mediated cytoprotection of human vascular endothelial cells: a role for Kruppellike factor 2-dependent induction of heme oxygenase-1. J Thromb Haemost 2007; 5: 2537−46.

178. Matsumoto M, Kawaguchi S, Ishizashi H, et al. Platelets treated with ticlopidine are less reactive to unusually large von Willebrand factor multimers than are those treated with aspirin under high shear stress. Pathophysiol Haemost Thromb 2005; 34: 35−40.

179. Liang C, Xiaonan L, Xiaojun C, et al. Effect of metoprolol on vulnerable plaque in rabbits by changing shear stress around plaque and reducing inflammation. Eur J Pharmacol 2009; 613: 79−85.

180. Kushner FG, Hand M, Smith SC Jr, et al. 2009 focused updates: ACC/AHA guidelines for the management of patients with ST-elevation myocardial infarction (updating the 2004 guideline and 2007 focused update) and ACC/AHA/SCAI guidelines on percutaneous coronary intervention (updating the 2005 guideline and 2007 focused update) a report of the American College of Cardiology Foundation/American Heart Association Task Force on Practice Guidelines. J Am Coll Cardiol 2009; 54: 2205−41.

181. Silber S, Gutierrez-Chico JL, Behrens S, et al. Effect of paclitaxel elution from reservoirs with bioabsorbable polymer compared to a bare metal stent for the elective percutaneous treatment of de novo coronary stenosis: the EUROSTAR-II randomised clinical trial. EuroIntervention 2011; 7: 64−73.

182. Reifart N, Hauptmann KE, Rabe A, Enayat D, Giokoglu K. Short and long term comparison (24 months) of an alternative sirolimuscoated stent with bioabsorbable polymer and a bare metal stent of similar design in chronic coronary occlusions: the CORACTO trial. EuroIntervention 2010; 6: 356−60.

19

使用虚拟组织学与 iMAP 判断组织学特征：目前状况及潜在临床应用

Tissue characterization using virtual histology and iMAP:
Current status and potential clinical applications

Salvatore Brugaletta and Hector M. Garcia-Garcia
郭 宁 译

概　　述

　　冠状动脉造影显示了对比剂充填的冠状动脉管腔，但不能提供血管壁上动脉粥样硬化的信息。相反，灰阶血管内超声（IVUS）已经成为公认的在体冠状动脉管壁成像的金标准。尽管如此，这种技术仍难以像组织病理学一样对于斑块形态做出定性诊断。为了克服这一局限性，出现了基于原始频率分析的虚拟组织学 IVUS 及 iMAP-IVUS。本章回顾了这些冠状动脉内影像学技术评估斑块，以及药物或支架治疗动脉粥样硬化有效性的作用。

引　　言

　　冠状动脉造影显示了对比剂充填的冠状动脉管腔的平面轮廓，而不能提供血管壁的图像，因此其并不适合用来评估动脉粥样硬化。造影术对于病变的评估主要基于狭窄节段与相邻 "正常" 血管的比较；但大量病理学及 IVUS 的研究表明，这些 "正常" 血管由于动脉粥样硬化的弥漫性特征往往并不正常[1]。

　　灰阶 IVUS 是公认的在体冠状动脉管壁成像的金标准[2]。然而，目前 IVUS 导管有限的分辨率及血管壁斑块的灰阶图像，使其对于斑块形态及斑块

组织成分的鉴别难以与组织病理学相比[3]。

　　近来，基于原始频率分析的新型 IVUS，如虚拟组织学 IVUS[4-6]（IVUS-VH, Volcano Therapeutics, Rancho Cordova, CA, USA）及 iMAP-IVUS[7,8]（Boston Scientific, Santa Clara, CA, USA）已经部分克服了灰阶 IVUS 的局限性。

重点提示 19.1

　　1. 血管造影评价冠状动脉斑块是有限的。它只提供管腔的信息。
　　2. 血管内超声和以血管内超声为基础的方式不仅能帮助我们全面评估冠状动脉血管壁，也可描述斑块的组织成分。

重点提示 19.2

　　虚拟组织学 IVUS 基于反向散射的解释，能够描述冠状动脉斑块中的纤维组织、纤维脂肪组织、坏死核心和致密钙化。

使用虚拟组织学 IVUS（IVUS-VH）判断组织学特征

　　第一个商业化的基于射频（RF）信号分析组织成分的工具就此称为组织虚拟学软件（IVUS-VH, Volcano Therapeutics）。为了提供动脉粥样硬化斑

块成分的详细描述，它使用反向散射RF信号的深度分析原理，通过一根 20 MHz、2.9 Fr 的传感器导管（Eagle Eye™ Gold，Volcano Therapeutics）或 45 MHz、3.2 Fr 的旋转导管（Revolution，Volcano Therapeutics）来获取依赖于心电信号的IVUS数据[6]。这项技术的主要原理在于它不仅使用了反射的RF信号的振幅（同灰阶IVUS），而且通过每种频率的具体内容对冠状动脉斑块进行成分分析（图19.1）。这些信息结合后通过自回归模型将斑块组织成分分为四类：① 纤维组织（深绿色）；② 纤维脂肪组织（浅绿色）；③ 坏死核心（红色）；④ 致密钙化（白色）。目前的软件自动将血管外层轮廓的内层假定为中膜层。已经有人类及动物试验将这项技术与组织学进行了对比（表19.1）。

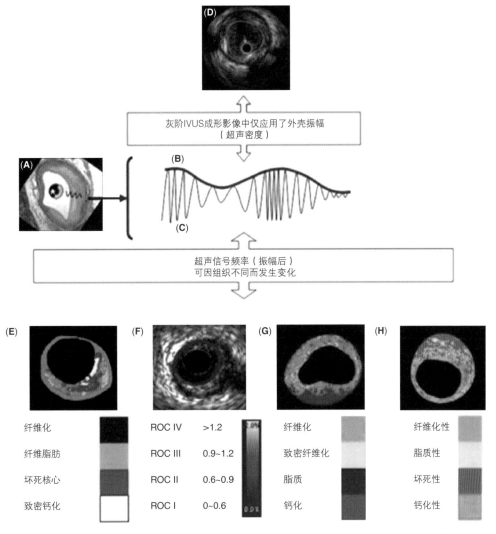

图19.1 从血管壁获得的血管内超声信号（A）。灰度血管内超声图像的形成是基于声学信号的振幅（B）及射频信号（C）。通过灰度，动脉粥样斑块可分为四类：软斑块、纤维斑块、钙化斑块及混合斑块。D部分显示灰度图像的横截面。蓝线范围为实际的动脉粥样硬化。不同组织的信号的频率和强度也不同。可以从反向散射射频数据中获得不同类型的信息：虚拟组织学（E）、palpography（F）、整合的反向散射血管内超声（G）及iMAP（H）。虚拟组织学能够检测四种组织类型：坏死核心、纤维、纤维脂肪及致密钙化。斑块可变形性在palpography中解释为应变值，随后根据鹿特丹分类（ROC）分为四个等级。集成的反向散射血管内超声将组织分为脂质、纤维性和钙化性；iMAP将组织分类为纤维性、脂质、坏死性和钙化性[1]。

表19.1 IVUS-VH 验证性研究

参考文献	研究类型	年份	研究目的	结 果
4	体外	2002	血管内超声射频数据分析冠状动脉斑块的分类	自回归分类方案比经典傅里叶光谱能获得更好的精度，这体现在使用自回归分类纤维的精度为90.4%，纤维脂质的精度为92.8%，钙化的精度为90.9%，钙化坏死区的精度为89.5%，而使用经典傅里叶光谱获得的精度分别为79.7%、81.2%、92.8%、85.5%
46	体内	2006	体内冠状动脉斑块形态精度评价：一项关于体内虚拟组织学与体外组织病理学的验证研究	从整体的患者队列的预测精度：纤维为87.1%，纤维脂肪为87.1%，坏死核心为88.3%，稠密钙化区域为96.5% 敏感性：坏死核心为67.3%，纤维为86%，纤维脂肪为79.3%，致密钙化为50% 特异性：坏死核心为92.9%，纤维为90.5%，纤维脂肪为100%，致密钙化为99%
5	体外	2007	使用血管内超声反散射自动得到冠状动脉斑块的特征：来自体外的验证	总体预测精度：纤维为93.5%，纤维脂肪为94.1%，坏死核心为95.8%，致密钙化为96.7% 敏感性：坏死核心为91.7%，纤维为95.7%，纤维脂肪为72.3%，致密钙化为86.5% 特异性：坏死核心为96.6%，纤维为90.9%，纤维脂肪为97.9%，致密钙化为98.9%
47	体外	2007	对于复杂冠状动脉病变，使用虚拟组织学血管内超声的猪模型可以得到体内斑块特征	与组织学相比，虚拟组织学IVUS分别能准确辨认病变中58.33%的纤维、38.33%的纤维脂肪和38.33%的坏死组织
48	体外	2009	通过兔动脉粥样硬化模型的虚拟组织学特点来验证体内斑块特征	运动虚拟组织学IVUS（IVUS-VH）检测无钙化及钙化的薄帽纤维粥样斑块具有高敏感性、特异性及阳性预测率（无钙化的分别为88%、96%和87%，钙化的分别为95%、99%和93%）。这些值在无钙化的薄帽纤维粥样斑块分别为82%、94%和85%，在钙化的薄帽纤维粥样斑块分别为78%、98%和84%。在病理性内膜增厚可以获得的最低值（分别为74%、92%和70%）。对于各种斑块类型，虚拟组织学IVUS（IVUS-VH）的kappa值为0.79
49	体外	2010	使用虚拟组织学IVUS评估猪冠状动脉疾病的坏死核不可靠	从虚拟组织学IVUS（IVUS-VH）得到的坏死核心大小与组织学上看没有相关性。虚拟组织学IVUS提示病变中存在坏死核心，但组织学上却没有坏死核心

动脉粥样硬化的自然进程

急性冠状动脉综合征（ACS）通常首先表现为冠状动脉粥样硬化，因此有效识别斑块是否高风险及临床事件的发生是一个降低动脉粥样硬化发病率与死亡率的重要策略。我们当前理解的斑块生物学显示，60%的临床明显的斑块破裂与薄纤维帽的炎症反应有关[9,10]。病理学研究证明破裂斑块通常发生在左前降支、回旋支的近端，以及右冠状动脉的任何部位[11]。斑块多发生在这些地方是因为这些地方的血管弯曲或分支较多造就了低剪切力的条件。低剪切应力可能引起脂质和单核细胞

迁移到血管壁，这将导致病变进展，斑块破裂风险增加[12]。

虽然动脉粥样硬化发展的描述和斑块组成的细节不属于本章的范围，但是为了更好地阐述鉴别斑块性质的影像学方法，这里介绍一些重要的概念。总的来说，动脉粥样斑块的形成是一个复杂的过程，并不一定按顺序逐一发生。这些过程包括细胞外脂质的堆积、内皮功能障碍、白细胞黏附聚集、细胞内脂质聚集（泡沫细胞）、平滑肌细胞迁移与增殖、细胞外基质的分泌、新生血管组织的坏死、后期的斑块矿化[13,14]。动脉粥样硬化斑块的特征取决于斑块处于这些过程的哪一个阶段[13]。因此，在

组织学横截面上，病理性内膜增厚时斑块富含蛋白聚糖和脂质池，但没有坏死核心。相反的，纤维粥样斑块中（FA）可见坏死核心，这是出现心脏病症状的前驱病变。薄帽纤维粥样斑块（TCFA）是一个包含有大量胆固醇结晶、细胞碎片和微钙化物质的坏死核心。覆盖的纤维帽很薄且富有炎症细胞、巨噬细胞、T淋巴细胞及少量平滑肌细胞。

IVUS-VH 定义的斑块类型与特征

使用IVUS-VH可以定义动脉粥样硬化的各个阶段（图19.2）。例如，由IVUS定义的TCFA是指在连续三帧图像中必须满足以下标准：① 斑块负荷 ≥ 40%；② 与管腔直接接触的坏死核心总和 ≥ 10%（即未见明显的覆盖组织）[15]。在急性冠状

病变类型
合适的内膜厚度 (AIT) <600 μm，内膜厚度 <20% 的周长
病理性内膜增生 (PIT) ≥600 μm，内膜厚度 >20% 的周长，纤维脂肪>15%，没有坏死核心及致密钙化聚集
纤维斑块 (FT) 纤维占明显的优势，没有坏死核心及致密钙化聚集
纤维钙化斑块 (FC) >10% 的稠密钙质聚集而没有坏死核心聚集
纤维粥样斑块 (FA) 在连续三帧图像中>10% 的坏死核心且与血管腔不相邻
薄帽纤维粥样斑块 (TCFA) 在连续三帧图像中>10% 的坏死核心与血管腔相邻

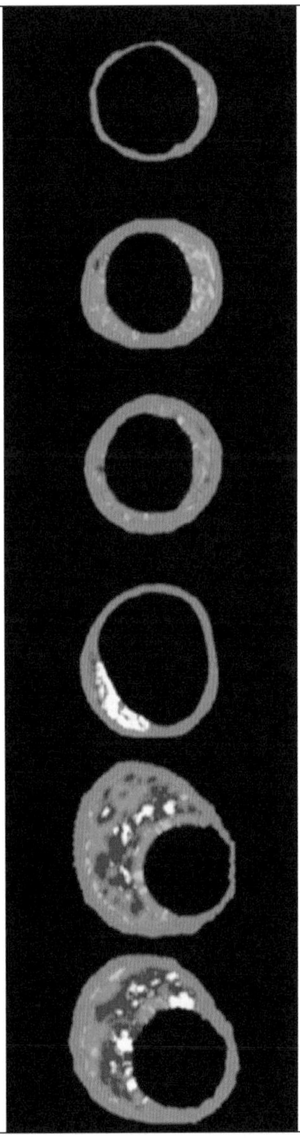

图 19.2　虚拟组织学的斑块类型。来源：参考文献1。

动脉综合征（ACS）接受IVUS检查三支冠状动脉的患者中，每个患者平均有两个此定义下的薄帽纤维粥样斑块（TCFA），其中一半同时伴有血管正性重塑[15]。

Hong等报道了一个三支冠状动脉的IVUS-VH研究，这项研究纳入了105例急性冠状动脉综合征（ACS）患者及107例稳定型心绞痛（SAP）患者，观察IVUS定义的TCFA发生的频率及分布情况[16]。平均每例ACS患者存在（2.5±1.5）个IVUS定义的TCFA，而平均每例SAP患者有（1.7±1.1）个TCFA（$P < 0.001$）。ACS是多发IVUS-VH定义的TCFA（VH-TCFA）唯一独立预测因子（$P = 0.011$），83%的VH-TCFA位于距冠状动脉开口40 mm范围内。

一项国际多中心前瞻性研究（PROSPECT研究）评价了IVUS-VH发现的斑块特征对于不良冠状动脉事件的预测价值[17]，这项研究主要观察了ACS患者的自然病程。所有纳入的ACS患者均接受了经皮冠状动脉介入治疗处理罪犯病变，并进行三支主要冠状动脉的造影随访与IVUS-VH随访。研究发现一个最小管腔面积 ≤ 4 mm^2 而且斑块负荷 ≥ 70%的TCFA，3年内发生事件的概率为17.2%。有趣的是，在超过3年的随访中，预期的高频率的急性血栓性心血管事件没有发生，只有非罪犯血管导致的1%心肌梗死发生率，没有患者因非罪犯血管死亡。这些结果表明，非罪犯病变最有可能导致症状增加，而不是急性血栓事件；有8.5%的患者表现为原有心绞痛加重，有3.3%的患者表现为不稳定型心绞痛。近来发表的VIVA研究进一步验证了PROSPECT研究的结论[18]。

IVUS-VH同样对斑块成分的变化进行了研究。特别是Kubo等人的研究表明，大部分VH-TCFA在12个月的随访中已愈合。然而在这段时间里，新发的VH-TCFA出现并发展。总的来说，与纤维斑块及纤维钙化斑块相比，病理性内膜增厚及坏死核心斑块进展显著，导致了斑块的增加及管腔的缩小[19]。在冠状动脉分叉病变的部位，使用IVUS-VH及光学相干断层扫描（OCT）相结合

的方法发现大多数坏死核心丰富的斑块保持不变（图19.3）[20]。

尽管斑块特征（即组织表征）还不影响当前的治疗指南，现在已有的临床成像模式，IVUS和以IVUS为基础的组织表征技术，如虚拟组织学与iMAP，有识别病理性脂质斑块的能力。此外，这将帮助我们进一步了解动脉粥样硬化与临床事件的

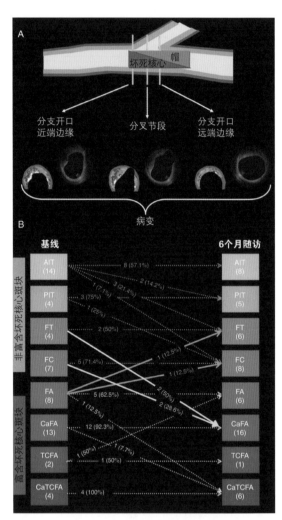

图19.3 （A）在分叉部位，分析主支冠状动脉的侧支开口近端的斑块（从侧支近端开始的第一帧），在分叉部位（侧支开口直径最大的那一帧），主支冠状动脉的侧支开口远端的斑块（从侧支远端开始的第一帧）。选取虚拟组织学与光学相干断层扫描（OCT）的图像。（B）6个月的随访中，分叉部位斑块类型的变化。对于每个斑块类型，报道变化的数量及百分比。缩写：AIT，合适内膜厚度；CaFA，钙化性纤维粥样斑块；CaTCFA，钙化薄帽纤维粥样斑块；FA，纤维粥样斑块；FC，纤维钙化斑块；FT，纤维斑块；PIT，病理性内膜厚度；TCFA，薄帽纤维粥样斑块。

发生之间复杂的关系。

　　PROSPECT研究表明，通过IVUS-VH定义的TCFA与长期临床随访的结果相关。

使用iMAP-IVUS描述组织学特征

　　最近，另外一个基于射频方法的用以鉴别冠状动脉斑块的组织学特征的IVUS、iMAP-IVUS（波士顿科学）已经上市[7]。从方法学角度来说，这项软件在描述组织学特征上可以与IVUS-VH及以IVUS为基础的其他技术相媲美（表19.2）。然而，在设计上，这两种IVUS导管对于组织学特征的识别具有不同的能力。不同于VH，iMAP使用的是在驱动轴上一个40 MHz的单旋转传感器（机械探测器），能够获得连续射频数据；VH使用类似导管，但其为20 MHz的电子探测器，因此VH获得的仅为心电图门控数据。但是，VH从射频数据获得的光谱使用自回归模型进行分类，已经有报道指出，这种技术识别斑块成分的精确度超过90%[5]。而iMAP则通过快速傅里叶变换及组织学数据库得到的光谱并采用模式识别算法来鉴别斑块特征[7]。综上所述，这些差别可能导致这些方法鉴别组织学特征时获得的图像存在差异。iMAP与VH（40 MHz与45/20 MHz）在显示灰度图像上有相对的优势与劣势。iMAP有更高的分辨率，但有特殊的伪像，如非均一旋转，因为它的成像原理是一根导管旋转成像。此外，由于放大衰减与增强血液反向散射信号，高频导管在远场成像中存在更多的问题。

　　不同的组织类型，颜色代码是不一样的。iMAP描述斑块为纤维性（浅绿色）、脂质（黄色）、坏死（粉红色）和钙化组织（蓝色）；而VH描述为纤维性（绿色）、纤维脂肪性（黄绿色）、坏死核心（红色）和致密钙化（白色）。

　　Shin等对比了这两种以IVUS在体鉴别组织学特征的结果，发现这两种方法鉴别斑块特征时存在显著差异[8]。iMAP将低回声信号的斑块判断为坏死组织，如导丝后的声影；而VH则将此类斑块定义为纤维脂肪性（图19.4）。VH显示外弹力膜为灰色的条带，然而iMAP对即使是非常薄的斑块也能进行斑块成分判定。VH往往高估支架的小梁厚度，而iMAP比VH能更为准确地判断支架小梁。此外，VH往往将支架小梁周围组织判定为坏死核心，而iMAP则没有此伪像。

　　综上所述，这些成像技术的研究结果值得在大规模人群中继续探索及验证。

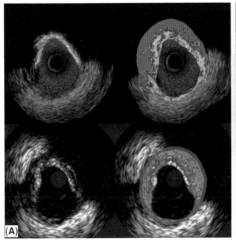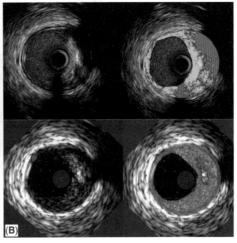

图19.4　相对应的iMAP图像（上面）与VH图像（下面）的横截面。iMAP显示钙质后的大量坏死组织，而VH在同一区域则表现为纤维组织或纤维脂肪组织。（B）iMAP将导丝后的部位误认为坏死组织。来源：参考文献8。

表 19.2　IVUS 与以 IVUS 为基础的成像技术的异同点

	IVUS	VH	iMAP	集成反向散射	回声反射
设备的类型	机械和电气	机械和电气	机械	机械	机械和电气
探头频率（MHz）	20~40	20~45	40	40	20~40
色码	灰度	纤维：绿色 坏死核心：红色 钙质：白色 纤维脂肪：浅绿色	纤维：浅绿色 坏死核心：粉红色 钙质：蓝色 纤维脂肪：黄色	纤维：绿色 坏死核心：蓝色 钙质：红色 纤维脂肪：黄色	高回声区为红色，低回声区为绿色
反向散射频信号分析	振幅（dB）	自回归模型	快速傅里叶变换	快速傅里叶变换	不使用后向散射频信号的振幅

使用 IVUS-VH 评价药物对动脉粥样硬化的作用

IVUS-VH 已经在几项研究中被用来显示使用不同他汀类药物治疗的患者斑块成分的变化（表 19.3）。

在其中的一项研究中，使用氟伐他汀治疗 1 年的 80 例稳定型心绞痛患者中，动脉粥样斑块体积显著减少，且以纤维脂肪成分的减少为主（$P < 0.0001$）。纤维脂肪斑块体积的改变与低密度脂蛋白胆固醇（$r = 0.703$，$P < 0.0001$）及超敏 C 反应蛋白（$r = 0.357$，$P = 0.006$）的水平有显著的相关性[21]。值得注意的是，坏死核心的体积并没有明显的改变。

在另一项研究中，Hong 等纳入 100 例稳定型心绞痛和 ACS 患者随机使用 1 年的瑞舒伐他汀 10 mg 或辛伐他汀 20 mg。在使用他汀类药物治疗后，坏死核心总的体积显著减少（$P = 0.010$），但纤维脂肪斑块的体积却明显增加（$P = 0.006$）。在瑞舒伐他汀组，坏死核心的体积减小更为明显（$P = 0.015$）。通过多元分步回归分析发现，坏死核心的体积减

表 19.3 基于 IVUS 的组织学特征研究

参考文献	研究的类型	年份	治疗	患者数量	随访时间	主要终点	结果
Yokoyama[39]	RCT	2005	阿托伐他汀组 控制组	25 25	6 个月	通过 IB IVUS 检验整体斑块大小与组织学特征	阿托伐他汀减少斑块的大小及改变斑块的组成成分
Kawasaki[40]	RCT	2005	普伐他汀组 阿托伐他汀组 饮食组	17 18 17	6 个月	通过 IB IVUS 检验整组织学特征	他汀类减少脂质，但不改变斑块的大小
IBIS 2[13]	RCT	2008	Darapladib 组 安慰剂组	175 155	12 个月	通过 IVUS-VH 检验坏死核心的体积	Darapladib 显著减少坏死核心
Nasu[4]	观察性研究	2009	氟伐他汀组 控制组	40 40	12 个月	通过 IVUS-VH 检验整体组织学特征	氟伐他汀减少斑块和纤维脂肪的体积
Hong[5]	RCT	2009	辛伐他汀组 瑞舒伐他汀组	50 50	12 个月	通过 IVUS-VH 检验整体组织学特征	两组均能减少坏死核的体积，但增加纤维脂肪的体积
Toi[41]	RCT	2009	阿托伐他汀组 普伐他汀组	80 80	2~3 周	通过 IVUS-VH 检验整体组织学特征	普伐他汀减少斑块的体积和纤维脂肪组织
Miyagi[42]	观察性研究	2009	他汀组（普伐他汀、匹伐他汀、阿托伐他汀、氟伐他汀、辛伐他汀） 无他汀组	44 56	6 个月	通过 IB IVUS 检验整体组织学的特征	他汀类减少脂质，但增加纤维

注：斑块总体积＝外弹力膜（EEM）体积－管腔体积。

PAV＝（EEM 体积－管腔体积）/EEM×100。

缩写：RCT，随机对照研究；PAV，动脉粥样斑块体积的百分比；IVUS，血管内超声；IB，集成反向散射；VH，虚拟组织学。

斑块体积改变的百分比＝（随访时的斑块总体积－基线的斑块总体积）/基线的斑块总体积×100。

小的唯一独立的临床预测因子是基线高密度脂蛋白胆固醇的水平（$P = 0.040$, OR：1.044, 95%CI 1.002~1.089）[22]。

IBIS2研究对比了330例使用12个月Darapladib（口服的脂蛋白相关的磷脂酶A_2，每日160 mg）或安慰剂治疗的患者[23]。研究终点包括坏死核心的大小（通过IVUS-VH来判断）及斑块大小的变化（通过灰度IVUS来判断）。两组治疗12个月，低密度脂蛋白胆固醇水平没有区别［安慰剂组：（88 ± 34）mg/L；Darapladib组：（84 ± 31）mg/L，$P = 0.37$］；然而安慰剂组坏死核的体积显著增加，而Darapladib组并没有增加，两组之间存在−5.2 mm^3的显著差异（$P = 0.012$）。虽然动脉粥样斑块内的组成成分发生改变，但两组间总体动脉粥样硬化斑块的容积并没有显著差异。

在所有的临床试验中，没有一项能够表明斑块体积和（或）斑块的组成成分减少与临床事件有直接的关系。最有这种趋向的是一项纳入6项研究包含4 137例使用IVUS患者的池分析：对动脉硬化斑块体积变化的百分比与主要不良心血管事件（MACE）之间的关系进行了研究，结果发现动脉硬化斑块体积百分比每增加1个标准值，MACE的发生将增加1.32倍（95%CI 1.22~1.42；$P < 0.001$）[24]。

通过IVUS-VH评估支架

聚合物支架

之前我们已经提到Kim的研究发现IVUS-VH显示的西罗莫司与紫杉醇药物洗脱支架的金属小梁周围的伪像干扰了支架梁后的斑块分类[25]。通常情况下，药物洗脱支架小梁表现为致密钙化，且被红色的环所包绕。尽管可吸收支架由非金属材料构成，但在IVUS-VH图像中仍被识别成致密钙化和坏死核心。此外，这种致密钙化和坏死核心的伪像可以用来定量支架上的聚合物，同样也可以用来评估随访过程中生物可吸收支架的进程[26-29]。在ABSORB亚组队列研究中，我们已经提出聚合物支架被射频反向散射信号识别为钙化组织，IVUS识别聚合物支架能力的重要性不仅体现在研究支架植入后的图像，同样有助于了解器械的支撑力生物与可吸收支架的进程（图19.5）[27]。但是，VH还不能分辨聚合物材料。

支架植入后斑块成分变化分析

IVUS-VH也可以用来分析金属或生物可吸收支架植入后斑块成分的改变。Kubo等运用IVUS-VH分析了药物洗脱支架（DES）与金属裸支架（BMS）对冠状动脉壁形态学的长期影响，结果显示随访时DES植入后的病变比BMS植入的病变出现不稳定病变形态的频率高[30]。尤其是评估了VH四种颜色代表成分的总和，结果显示尽管两组平均坏死核心面积没有显著性差异，但DES组中坏死核心邻近管腔发生率较BMS组明显升高。这是因为DES抑制了保护性新生内膜的增生。

Aoki等已经证明与支架植入即刻相比，西罗莫司药物洗脱支架后的斑块体积在4个月随访时轻微增加，而在4年随访时则显著减少，同时伴有回声的改变，这些均表明斑块成分发生了变化[31]。他们同样证明了紫杉醇药物洗脱支架外的斑块体

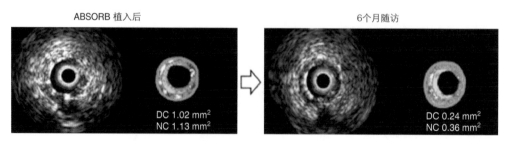

图19.5　IVUS-VH将可吸收支架的聚合物支架小梁误识别成致密钙化（DC），并被坏死核心（NC）形成的红色的环所包绕。随访时同一部位DC及NC均减少。根据Shin的理论，为了获得所有支架的信息，管腔的轮廓通过环绕导管绘制。

积在6个月时显著增加,2年时减少[32]。根据这些研究结果,我们很想知道这一过程中组织成分的变化,甚至希望开发出能够对支架周围组织及新生内膜进行定量与定性分析的 VH 软件,因为目前 VH 缺乏评估支架内再狭窄组织的能力。

Sarno 等运用 IVUS-VH 分析了第一代可吸收支架后的斑块特征,发现从6个月到2年的随访期间坏死核心成分减少,这可能与生物可吸收支架的吸收进程以及依维莫司抗炎效应的协同作用相关[33]。

然而,由于 IVUS-VH 可将支架梁误认为致密钙化及坏死核心,因此在分析支架后斑块时需进行仔细评估,以免出现错误的分类[25,28]。近来,已经出现一种新软件用以显示支架后轮廓,它使用半自动方式仅对支架后斑块进行分析[34]。

支架血栓

IVUS-VH 另一个可能的适应证是判断支架血栓的发生机制。众所周知,冠状动脉支架血栓形成的病理机制之一是在富含坏死核心斑块的区域植入支架后发生斑块脱垂及斑块未完全覆盖出现斑块破坏[35,36]。因此,在植入支架前进行 IVUS-VH 检查,不仅可以让我们观察到斑块的严重程度,同时还能预测支架能否完全覆盖坏死核心。在此背景下,对24例患者的26个病变运用 IVUS-VH 进行评估其支架植入情况。这些患者富含坏死核心区域均无支架覆盖,也无支架内血栓发生[36]。但 Ramcharitar 等报道了第1例通过 IVUS-VH 发现的非罪犯薄帽纤维粥样斑块病变并成功进行了冠状动脉介入治疗的临床病例,且6个月造影随访结果很好[37]。因此,需要大型随机对比 IVUS-VH 或血管造影介导下的冠状动脉支架植入术的临床研究给我们确切的结论。

通过 IVUS-VH 评估边缘效果

在以前病理研究基础上,通过 IVUS-VH 的评估,我们推测在紫杉醇支架边缘斑块的增长主要为纤维脂肪组织。纤维脂肪组织在 IVUS-VH 上被描述为松散的胶原纤维束伴有脂质沉积和细胞外基质,但无坏死区域[5]。

BETAX 研究[38]共纳入24例患者(植入了26枚紫杉醇支架),连续性观察发现支架近端与远端血管节段正性重塑,主要为纤维脂肪组织和纤维组织的增生。如果将支架近端和远端分为5个1 mm的节段,那么在支架近端最开始的两个节段,血管壁的增长抵消了斑块的增长,从而不影响管腔的大小。但在随后的3个节段,血管壁过度增长超过斑块增长,管腔扩大。在支架远端的5个节段,均观察到血管壁过度增长超过了斑块增长,管腔扩大。总而言之,支架近端和远端增长可定性为纤维脂肪组织成分增加($P<0.001$, $P<0.001$)、坏死核心减少($P=0.014$, $P<0.001$)及致密钙化减少($P<0.001$, $P<0.001$)。

使用 VH 及其他成像技术联合评估冠状动脉粥样硬化

整合多种成像技术的导管将能够更全面地评估冠状动脉系统。使用 IVUS-VH 及 OCT 相结合的办法能提高 TCFA 检测的准确性[39,40]。IVUS-VH 的轴向分辨率有限(100~200 μm),无法精确测量纤维帽的厚度;相反,OCT 是一种高分辨率成像技术(10~20 μm),可以用来评估微观结构,但仅使用 OCT 辨别斑块特征可能导致误判。事实上,OCT 信号穿透力低,局限于1~2 mm,不能检测到厚纤维帽后面的脂质池和钙质,因而在信号差的区域易出现误差[41]。使用 IVUS-VH 及 OCT 相结合的办法能提高 TCFA 检测的准确性[39,40]。最近,将 IVUS-VH 和一种直接测量冠状动脉病变的生理意义的方法(即血流储备分数 FFR)结合应用已经同样被研究了:当冠状动脉病变的 FFR 大于或小于0.80时,斑块的成分和虚拟组织学并没有差异(图19.6)[42]。

IVUS-VH 与近红外光谱(NIRS)检测富含脂质/坏死核心的斑块也已进行比较:尽管大的斑块内均可检测到 VH 坏死核心和 NIRS 脂质核,但 NIRS 检测的脂质核和 VH 检测的坏死核心之间的相关性较差(图19.7)[43]。

此外,有几项研究验证了冠状动脉 CT 成像技

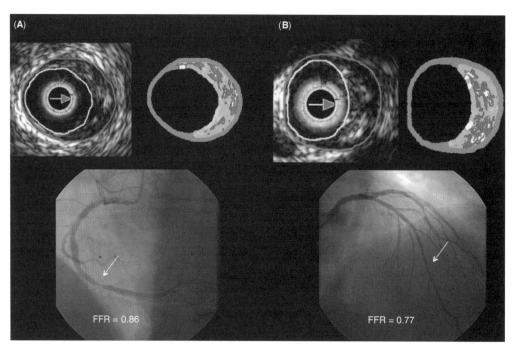

图19.6 两个不同病变的纤维粥样斑块的例子(白色箭头),图A FFR＞0.80,图B FFR≤0.80。IVUS图像中红色和黄色分别显示血管外膜和管腔的轮廓。来源:参考文献42。

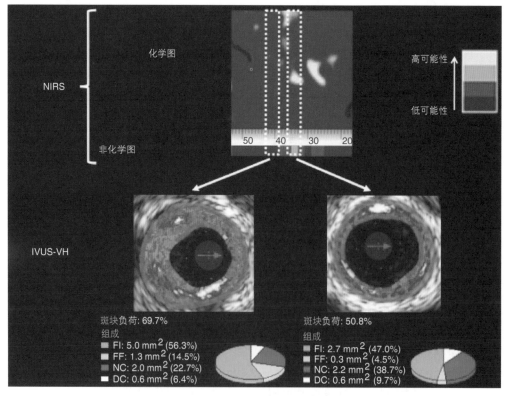

图19.7 近红外光谱显示脂质核斑块颜色从红色(低概率)到黄色(高概率)错误的可能性。在这个例子中,两个VH识别的坏死核心分别被NIRS显示成不同的颜色。缩写:FI,纤维化;FF,纤维脂质;NC,坏死核心;DC,致密钙化。

术与其他成像技术（如 IVUS-VH 或 OCT）对于斑块成分的比较[44]。值得一提的是，冠状动脉 CT 成像检测到的低密度非钙化斑块往往与 IVUS-VH 检测到的坏死核心及纤维脂肪组织相关[45]。

重点提示 19.6

1. IVUS-VH 可以用于评估金属／聚合物支架。对于聚合物支架，它可以用来检测生物可吸收的进程或支架后斑块成分的变化。

2. 对于金属支架，IVUS-VH 不仅用来研究支架后斑块成分的变化，同样能够发现坏死核心是否完全被覆盖，这往往是支架内血栓和边缘效应的基础。

个 人 观 点

近年来，IVUS-VH 已经被广泛应用来研究在体冠状动脉粥样斑块的自然进程，以及评估新的药物和设备的效果。到目前为止，取得了很大的成就：① 使用 IVUS 发现的 TCFA 与远期冠状动脉事件明显相关；② VH 还指出了药物及器械治疗冠状动脉粥样硬化可能会以一种积极的方式改变斑块组成；③ IVUS-VH 能够鉴别 DES 失败的原因，将来在生物可吸收支架时代具有巨大使用潜力。

尽管在上述领域中这项技术的潜力很清楚，但其在日常临床实践中的作用尚不清楚。目前来说，是否运用 IVUS-VH 筛查 TCFA 来预防将来的不良事件的研究是有必要的。在治疗方面，判断有效药物治疗或器械治疗时 IVUS-VH 是必需的。通过随机试验来解决这些问题将较为困难和昂贵。

重点提示 19.7

使用 IVUS-VH 与其他成像技术相结合的办法可全面评估冠状动脉斑块。

参 考 文 献

1. Garcia-Garcia HM, Costa MA, Serruys PW. Imaging of coronary atherosclerosis: intravascular ultrasound. Eur Heart J 2010; 31: 2456-69.

2. Mintz GS, Nissen SE, Anderson WD, et al. American college of cardiology clinical expert consensus document on standards for acquisition, measurement and reporting of intravascular ultrasound studies (ivus). A report of the american college of cardiology task force on clinical expert consensus documents. J Am Coll Cardiol 2001; 37: 1478-92.

3. Garcia-Garcia HM, Gogas BD, Serruys PW, Bruining N. Ivusbased imaging modalities for tissue characterization: Similarities and differences. Int J Cardiovasc Imaging 2011; 27: 215-24.

4. Nair A, Kuban BD, Tuzcu EM, et al. Coronary plaque classification with intravascular ultrasound radiofrequency data analysis. Circulation 2002; 106: 2200-6.

5. Nair A, Margolis MP, Kuban BD, Vince DG. Automated coronary plaque characterisation with intravascular ultrasound backscatter: ex vivo validation. EuroIntervention 2007; 3: 113-20.

6. Garcia-Garcia HM, Mintz GS, Lerman A, et al. Tissue characterisation using intravascular radiofrequency data analysis: Recommendations for acquisition, analysis, interpretation and reporting. EuroIntervention 2009; 5: 177-89.

7. Sathyanarayana S, Carlier S, Li W, Thomas L. Characterisation of atherosclerotic plaque by spectral similarity of radiofrequency intravascular ultrasound signals. EuroIntervention 2009; 5: 133-9.

8. Shin ES, Garcia-Garcia HM, Ligthart JM, et al. In vivo findings of tissue characteristics using imap ivus and virtual histology ivus. EuroIntervention 2011; 6: 1017-9.

9. Virmani R, Burke AP, Farb A, Kolodgie FD. Pathology of the vulnerable plaque. J Am Coll Cardiol 2006; 47: C13-18.

10. Schaar JA, Muller JE, Falk E, et al. Terminology for high-risk and vulnerable coronary artery plaques. Report of a meeting on the vulnerable plaque, 17 and 18 June 2003, Santorini, Greece, Eur Heart J 2004; 25: 1077-82.

11. Cheruvu PK, Finn AV, Gardner C, et al. Frequency and distribution of thin-cap fibroatheroma and ruptured plaques in human coronary arteries: a pathologic study. J Am Coll Cardiol 2007; 50: 940-9.

12. Cunningham KS, Gotlieb AI. The role of shear stress in the pathogenesis of atherosclerosis. Lab Invest 2005; 85: 9-23.

13. Virmani R, Kolodgie FD, Burke AP, Farb A, Schwartz SM. Lessons from sudden coronary death: a comprehensive morphological classification scheme for atherosclerotic lesions. Arterioscler Thromb Vasc Biol 2000; 20: 1262-75.

14. Ross R. Atherosclerosis-an inflammatory disease. N Engl J Med 1999; 340: 115-26.

15. Garcia-Garcia HM, Goedhart D, Schuurbiers JC, et al. Virtual histology and remodeling index allow in vivo identification of allegedly high risk coronary plaques in patients with acute coronary syndromes: a three vessel intravascular ultrasound radiofrequency data analysis. EuroIntervention 2006; 2: 338-44.

16. Hong MK, Mintz GS, Lee CW, et al. A three-vessel virtual histology intravascular ultrasound analysis of frequency and distribution of thin-cap fibroatheromas in patients with acute coronary syndrome or stable angina pectoris. Am J Cardiol 2008; 101: 568-72.

17. Stone GW, Maehara A, Lansky AJ, et al. A prospective natural-history study of coronary atherosclerosis. N Engl J Med 2011; 364: 226-35.

18. Calvert PA, Obaid DR, O'Sullivan M, et al. Association between ivus findings and adverse outcomes in patients with coronary artery disease the viva (IVUS-VH in vulnerable atherosclerosis) study. JACC. Cardiovascular imaging 2011; 4: 894-901.

19. Kubo T, Maehara A, Mintz GS, et al. The dynamic nature of coronary artery lesion morphology assessed by serial virtual histology intravascular ultrasound tissue characterization. J Am Coll Cardiol 2010; 55: 1590-7.

20. Diletti R, Garcia-Garcia HM, Gomez-Lara J, et al. Assessment of coronary atherosclerosis progression and regression at bifurcations using combined ivus and oct. JACC. Cardiovascular Imaging 2011; 4: 774-80.

21. Nasu K, Tsuchikane E, Katoh O, et al. Effect of fluvastatin on progression of coronary atherosderotic plaque evaluated by virtual histology intravascular

ultrasound. JACC Cardiovasc Interv 2009; 2: 689−96.

22. Hong MK, Park DW, Lee CW, et al. Effects of statin treatments on coronary plaques assessed by volumetric virtual histology intravascular ultrasound analysis. JACC Cardiovasc Interv 2009; 2: 679−88.

23. Serruys PW, Garcia-Garcia HM, Buszman P, et al. Effects of the direct lipoprotein-associated phospholipase a(2) inhibitor darapladib on human coronary atherosclerotic plaque. Circulation 2008; 118: 1172−82.

24. Nicholls SJ, Hsu A, Wolski K, et al. Intravascular ultrasound-derived measures of coronary atherosclerotic plaque burden and clinical outcome. J Am Coll Cardiol 2010; 55: 2399−407.

25. Kim SW, Mintz GS, Hong YJ, et al. The virtual histology intravascular ultrasound appearance of newly placed drug-eluting stents. Am J Cardiol 2008; 102: 1182−6.

26. Serruys PW, Ormiston JA, Onuma Y, et al. A bioabsorbable everolimus-eluting coronary stent system (absorb): 2-year outcomes and results from multiple imaging methods. Lancet 2009; 373: 897−910.

27. Garcia-Garcia HM, Gonzalo N, Pawar R, et al. Assessment of the absorption process following bioabsorbable everolimus-eluting stent implantation: temporal changes in strain values and tissue composition using intravascular ultrasound radiofrequency data analysis. A substudy of the absorb clinical trial. EuroIntervention 2009; 4: 443−8.

28. Sarno G, Onuma Y, Garcia-Garcia HM, et al. Ivus radiofrequency analysis in the evaluation of the polymeric struts of the bioabsorbable everolimus-eluting device during the bioabsorption process. Catheter Cardiovasc Interv 2010; 75: 914−8.

29. Ormiston JA, Serruys PW, Regar E, et al. A bioabsorbable everolimuseluting coronary stent system for patients with single de-novo coronary artery lesions (absorb): a prospective open-label trial. Lancet 2008; 371: 899−907.

30. Kubo T, Maehara A, Mintz GS, et al. Analysis of the long-term effects of drug-eluting stents on coronary arterial wall morphology as assessed by virtual histology intravascular ultrasound. Am Heart J 2010; 159: 271−7.

31. Aoki J, Abizaid AC, Serruys PW, et al. Evaluation of four-year coronary artery response after sirolimus-eluting stent implantation using serial quantitative intravascular ultrasound and computer-assisted grayscale value analysis for plaque composition in eventfree patients. J Am Coll Cardiol 2005; 46: 1670−6.

32. Aoki J, Colombo A, Dudek D, et al. Peristent remodeling and neointimal suppression 2 years after polymer-based, paclitaxel-eluting stent implantation: Insights from serial intravascular ultrasound analysis in the taxus ii study. Circulation 2005; 112: 3876−83.

33. Sarno G, Onuma Y, Garcia-Garcia HM, et al. Ivus radiofrequency analysis in the evaluation of the polymeric struts of the bioabsorbable everolimus-eluting device during the bioabsorption process. Catheter Cardiovasc Interv 2010; 75: 914−8.

34. Brugaletta S, Garcia-Garcia HM, Garg S, et al. Temporal changes of coronary artery plaque located behind the struts of the everolimus eluting bioresorbable vascular scaffold. Int J Cardiovasc Imaging 2011; 27: 859−6.

35. Farb A, Burke AP, Kolodgie FD, Virmani R. Pathological mechanisms of fatal late coronary stent thrombosis in humans. Circulation 2003; 108: 1701−6.

36. Garcia-Garcia HM, Goedhart D, Serruys PW. Relation of plaque size to necrotic core in the three major coronary arteries in patients with acute coronary syndrome as determined by intravascular ultrasonic imaging

radiofrequency. Am J Cardiol 2007; 99: 790−2.

37. Ramcharitar S, Gonzalo N, van Geuns RJ, et al. First case of stenting of a vulnerable plaque in the secritt i trial-the dawn of a new era? Nat Rev Cardiol 2009; 6: 374−8.

38. Garcia-Garcia HM, Gonzalo N, Tanimoto S, et al. Characterization of edge effects with paclitaxel-eluting stents using serial intravascular ultrasound radiofrequency data analysis: The betax (beside taxus) study. Rev Esp Cardiol 2008; 61: 1013−9.

39. Sawada T, Shite J, Garcia-Garcia HM, et al. Feasibility of combined use of intravascular ultrasound radiofrequency data analysis and optical coherence tomography for detecting thin-cap fibroatheroma. Eur Heart J 2008; 29: 1136−46.

40. Gonzalo N, Garcia-Garcia HM, Regar E, et al. In vivo assessment of high-risk coronary plaques at bifurcations with combined intravascular ultrasound and optical coherence tomography. JACC Cardiovasc Imaging 2009; 2: 473−82.

41. Manfrini O, Mont E, Leone O, et al. Sources of error and interpretation of plaque morphology by optical coherence tomography. Am J Cardiol 2006; 98: 156−9.

42. Brugaletta S, Garcia-Garcia HM, Shen ZJ, et al. Morphology of coronary artery lesions assessed by virtual histology intravascular ultrasound tissue characterization and fractional flow reserve. Int J Cardiovasc Imaging 2012; 28: 221−8.

43. Brugaletta S, Garcia-Garcia HM, Serruys PW, et al. Nirs and ivus for characterization of atherosclerosis in patients undergoing coronary angiography. J Am Coll Cardiol Imaging 2011; 4: 647−55.

44. Voros S, Rinehart S, Qian Z, et al. Coronary atherosclerosis imaging by coronary ct angiography: Current status, correlation with intravascular interrogation and meta-analysis. JACC Cardiovascular Imaging 2011; 4: 537−48.

45. Voros S, Rinehart S, Qian Z, et al. 3rd. Prospective validation of standardized, 3-dimensional, quantitative coronary computed tomographic plaque measurements using radiofrequency backscatter intravascular ultrasound as reference standard in intermediate coronary arterial lesions: results from the atlanta (assessment of tissue characteristics, lesion morphology, and hemodynamics by angiography with fractional flow reserve, intravascular ultrasound and virtual histology, and noninvasive computed tomography in atherosclerotic plaques) i study. JACC Cardiovascular Interventions 2011; 4: 198−208.

46. Nasu K, Tsuchikane E, Katoh O. Accuracy of in vivo coronary plaque morphology assessment: a validation study of in vivo virtual histology compared with in vitro histopathology. JACC 2006; 47: 2405−12.

47. Granada JF, Wallace-Bradley D, Win HK, et al. In vivo plaque characterization using intravascular ultrasound-virtual histology in a porcine model of complex coronary lesions. Arterioscler Thromb Vasc Biol 2007; 27: 387−93.

48. Van Herck J, De Meyer G, Ennekens G, et al. Validation of in vivo plaque characterisation by virtual histology in a rabbit model of atherosclerosis. EuroIntervention 2009; 5: 149−56.

49. Thim T, Hagensen MK, Wallace-Bradley D, et al. Unreliable assessment of necrotic core by VH^{TM} IVUS in porcine coronary artery disease. Circ Cardiovasc Imaging 2010; 3: 384−91.

20

血管内镜在动脉粥样硬化斑块评估中的作用：现状和潜在临床价值

The role of angioscopy in the assessment of the atherosclerotic plaque:
Current status and potential clinical applications

Yasunori Ueda and Kazuhisa Kodama
高晓飞　张俊杰　译

概　述

通过血管内镜能直接看到冠状动脉内的结构，多项关于血管内镜的研究已经证实，黄色斑块常和血栓一起出现在急性冠状动脉综合征（acute coronary syndrome, ACS）患者中。另一方面，还有许多这样的斑块通常无临床症状。因此，斑块的出现对于发生临床事件来说是必要的，但不是充分的先决条件。其他全身和局部的因素肯定也扮演了重要的角色，将来的研究需要明确血管内镜对这类原发性病灶的患者的危险分层和治疗选择的重要性。

在既往植入裸金属支架（bare metal stents, BMS）或药物洗脱支架（drug-eluting stents, DES）的患者中，对于支架部位发生ACS的机制，血管内镜提供了独特的理解。支架部位的血栓主要出现在没有内皮化的支架钢梁、支架钢梁下或邻近支架的未愈的破裂斑块、支架植入时已经存在的黄色斑块新发破裂或支架植入后形成的黄色斑块新发破裂上。因此，我们也许能通过血管内镜评价内皮化的范围、黄色斑块和血栓来评估支架内血栓的危险性。在DES完全被白色的新生内膜覆盖的情况下，此时支架下也可以覆盖黄色的斑块但没有血栓存在，我们相信这种情况下双联抗血小板是不需要的，当然这种假说需要在临床试验中证实。

引　言

血管内镜是能直接看到冠状动脉内结构的唯一工具，它能直接可视化地评估血管管腔表面和管腔本身。在正常的血管中，冠状动脉壁是白色的和平滑的。动脉粥样斑块在颜色上是黄色的，它们可能凸起或形成溃疡，可能突向管腔，而且表面常附着血栓。血管内镜有非常高的敏感性去检测血栓。血栓可表现出白色或红色，像棉花样或不规则形状，也可在管腔中或附着在血管壁上。虽然目前还不能获得准确和可重复地定量评估的血管内镜图像，但是血管内镜图像中尚有大量丰富的信息目前还不能完全开发利用。血管内镜检查可以被描述成在患者身上行和组织病理学等效的肉眼检查。血管内镜检查中重要的发现和依据这些发现的潜在假说总结在表20.1中。

应用、局限、技术方面、合理评估（技巧和陷阱）和可能的并发症

血栓和破裂斑块的检测

血管内镜最重要的作用是破裂斑块的检测和分类，破裂的斑块可以分为有明显破裂口的斑块

表20.1　血管内镜的发现和潜在提示

目标	发现和提示
急性冠状动脉综合征（ACS）	在ACS罪犯病变中，破裂的黄色斑块和血栓是常见的 白色的血栓可以直接附着在血管壁上 在闭塞病变的中央血栓变得更加微红 破裂的黄色斑块存在于非罪犯节段（无症状破裂）
风险评估	在破裂的黄色斑块处行经皮冠状动脉介入（PCI）术有更高的风险出现无复流现象 黄色斑块的数目也许能反映出未来发生ACS事件的风险
药物洗脱支架（DES）	相比于裸金属支架（BMS），药物洗脱支架（DES）的新生内膜覆盖不够广泛 支架和黄色斑块不能完全被新生内膜覆盖 在第一代DES支架的血管内镜随访中，约20%的患者出现血栓 DES被白色新生内膜完全覆盖时，双联抗血小板也许是不需要的

和表面糜烂的斑块。因为破裂斑块处出现血栓是发生ACS常见的机制[1-3]，因此检测破裂斑块对于ACS罪犯病变的识别和研究少数这些斑块诱发心脏临床事件的机制就显得尤为重要（图20.1；视频片段20.1）。我们从血管内镜的研究中可以知道有很多破裂的斑块激活形成血栓，但并没有任何临床事件，因此易损斑块的破裂肯定不是ACS发病机制中唯一重要的步骤。在这一过程中其他重要的因

素包括血液的致栓性[4]和管腔狭窄程度。然而，我们依旧不能全面了解ACS的病理生理机制。目前显而易见的是，绝大多数ACS事件是因为斑块破裂处形成血栓引起的，少数是因为血管痉挛造成的。因此，当ACS的患者有多支血管狭窄时，血管内镜有明确真正罪犯病变的潜质。另外，破裂的斑块并不总是位于造影上最小管腔面积（minimal lumen area, MLA）处，也可以位于MLA近端。破裂斑块的位置被称为"罪犯病变"的"罪犯位点"。为了确保完全覆盖病变，植入的支架一直覆盖到罪犯病变两边的正常段是非常重要的，而不是只覆盖破裂斑块的中间段，这样能最大限度地降低支架内血栓和支架边缘再狭窄的风险。

重点提示20.1

破裂的、黄色的斑块处血栓是ACS主要的（90%）原因。

破裂的斑块是否是PCI的适应证

稳定型心绞痛的患者行经皮冠状动脉介入（percutaneous coronary intervention, PCI）的主要适应证是处理血流受限及引起症状或缺血的狭窄病变。在一定程度上，这种情况和急性冠状动脉综

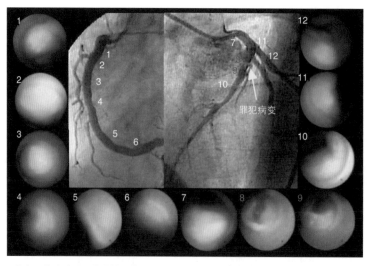

图20.1　急性心肌梗死患者冠状动脉的血管内镜图像。在三支主要的心外膜冠状动脉中都能发现黄色斑块。罪犯病变有已经破裂的黄色斑块（#8和#9）。来源：参考文献2。

The role of angioscopy in the assessment of the atherosclerotic plaque: Current status and potential clinical applications | 251 |

20 血管内镜在动脉粥样硬化斑块评估中的作用：现状和潜在临床价值

合征是不一样的。对于处理不稳定型心绞痛，早期积极的策略比保守治疗会有更好的结果；对于处理急性ST段抬高型心肌梗死（acute ST elevation myocardial infarction, STEMI），常规于罪犯病变处置入支架优于单纯球囊扩张或溶栓。这样的结果提示破裂的斑块有冠状动脉血栓闭塞的风险，其可以导致不良事件，而常规支架术也许可以改善预后。我们可以通过使用压力导丝去测量血流储备分数（fractional flow reserve, FFR）来决定狭窄病变是否严重到引起心肌缺血。然而，在ACS的情况下这样技术的有效性受到限制，因为微血管的堵塞导致FFR的高估。这种情况下未来事件的风险可能更多地与病变闭塞（或再闭塞）的倾向相关，而不是与其本身解剖结构的复杂性相关。考虑到通过支架支撑来稳定病变，所以对于ACS患者的狭窄病变植入支架是明智的。如果我们确信伴有破裂斑块的狭窄是不稳定型心绞痛或急性心肌梗死的罪犯病变，即使狭窄没有引起缺血也应该植入支架。此外，这项原则可以扩展到不同临床表现的伴有破裂斑块的临界病变。随机对照试验将有助于决定破裂斑块出现时血管内镜是否是一项合适的危险分层的工具，在上述情况下其能否指导个体化治疗。

重点提示20.2

尽管事实上狭窄的程度并没有严重到引起缺血，但在ACS患者中破裂伴有血栓的斑块是PCI的潜在指征。

检测易损斑块和易损患者

多项研究的结果发现，ACS患者中超过90%的罪犯病变是破裂的黄色斑块。因此，在血管内镜检查中黄色斑块可以作为易损斑块的标志。有观察研究[5]发现越黄的斑块越有血栓和破裂的风险（图20.2），这也证实之前的观点。最近关于OCT的研究也证实越黄的斑块其纤维帽越薄[6]。另外，破裂和被侵蚀的黄色斑块有相似的动脉粥样硬化病变特征，包括VH-TCFA[7]。易破裂和易糜烂的斑块常被血管内镜以黄色斑块检出。然而，目前还没有办法检测一般人群中无症状斑块破裂的发生率，

以及确定斑块易损性和临床事件之间的关联还是不可能。前瞻性的血管内镜研究[8]结果提示，患者冠状动脉内出现越黄的斑块其将来出现ACS事件的概率越高（图20.3），这类患者也就是我们所说的"易损患者"，当然每一处黄色斑块发生ACS事件的概率是非常低的。

斑块稳定性的评估

他汀治疗是降低未来ACS风险和减少IVUS评估的冠状动脉内斑块负荷的标准治疗。在一项前瞻性TWINS研究[9]中，我们使用血管内镜和IVUS来证实他汀治疗降低黄色斑块的程度和冠

非狭窄性黄色斑块中血栓性事件

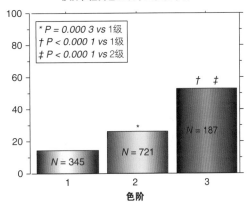

图20.2 基于颜色分级的黄色斑块处血栓形成的发生率。在非狭窄节段检测黄色斑块。较黄级别的黄色斑块有更高的血栓发生率，因此可能更加容易破裂。来源：参考文献5。

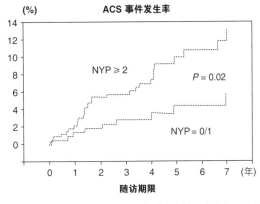

图20.3 0/1级黄色斑块对比≥2级黄色斑块的患者中ACS事件的发生率。冠心病的患者依据每根血管中黄色斑块的数目（NYP）被分为两组：NYP = 0/1 VS NYP≥2。NYP≥2组中ACS事件的发生率明显高于NYP = 0/1组。来源：参考文献8。

状动脉内斑块的负荷（图20.4）。因为黄色斑块是ACS发生的基础，而且正如上文讨论的一样，黄色程度是斑块易损性的构成部分，所以黄色程度的降低将是评估易损斑块的稳定性和评价易损患者风险降低非常有价值的替代指标。斑块负荷的减少和斑块黄色程度的降低可能反映不同的病理生理过程，然而尚不能确定这两种病理生理过程和ACS风险的降低有直接的关系。虽然他汀治疗已经展现出减少斑块负荷和降低黄色程度的作用，但是一些其他治疗也许能影响这其中的一种过程。

重点提示20.3

　　黄色斑块是易损斑块，有黄色斑块的患者是易损患者。

评估支架内血栓的风险

　　临床上比较重要的冠状动脉内的栓塞事件是支架内血栓，特别是药物洗脱支架（drug-eluting stent, DES）植入后发生的极晚期支架内血栓（very late stent thrombosis, VLST）。血管内镜的研究已经证实DES植入后在随访过程中有20%的病例在支架部位有血栓形成，然而在植入金属裸支架（bare

metal stent, BMS）时这个比例会非常低[10]。支架部位的血栓形成常和病变部位黄色斑块及支架部位内膜覆盖不全相关（图20.5；视频片段20.2、20.3）。换而言之，黄色斑块和没有内膜覆盖的支架钢梁可能是形成血栓非常强的诱因。另外，与BMS植入相比，DES植入会促进[11]支架处病变黄色斑块的形成（图20.6），而且在VLST部位常常能检测到破裂的黄色斑块。因此，VLST可能的原因是：① 支架钢梁内膜覆盖不全；② 支架钢梁下或支架旁边未愈的破裂斑块；③ 支架植入时已经出现新发的破裂黄色斑块；④ 支架植入后出现新发的破裂黄色斑块。病理研究[12,13]也已经证实其与BMS不同，DES植入后早期的新生内膜处会出现动脉粥样硬化病变。OCT研究也证实在VLST处会出现破裂的斑块。考虑到所有的这些发现，DES和BMS之间较大的不同似乎是支架部位动脉粥样硬化进展的速度，其在DES植入后VLST形成中扮演了很重要的角色。在BMS植入后[14,15]，支架处厚的、白色和非粥样硬化新生内膜通过封闭效应形成支架植入前黄色斑块厚的纤维帽。因此，黄色易损斑块在血管壁表面形成需要耗费很长时间。然而，DES植入后非常薄的新生内膜并不能保护之前存在的黄色易损斑块，因

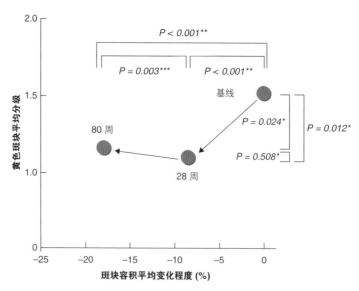

图20.4　TWINS研究中他汀治疗后斑块负荷和颜色的改变。在阿托伐他汀治疗期间，从基线到28周，斑块的黄色级别明显下降，但是从28周到80周没有进一步明显的下降。从基线到28周，斑块负荷大约下降10%，从28周到80周再次下降了10%。在临床试验中他汀早期获益的效应证实可能来源于斑块黄色级别的下降。来源：参考文献9。

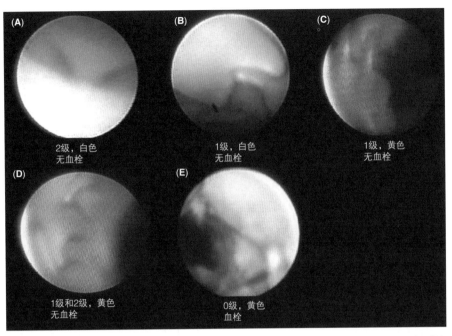

图20.5　DES植入后随访期间血管内镜图像。在支架病变部位评估了新生内膜覆盖的范围（0~2级）、病变颜色（黄色或白色）、血栓的出现。血栓通常在黄色病变处检测到，而很少在白色新生内膜（2级）处检测到；在BMS植入后常可以看到白色新生内膜。来源：参考文献11。

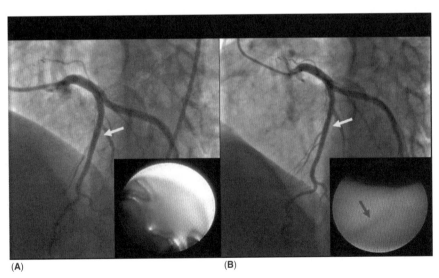

图20.6　DES植入后黄色斑块形成的病例。虽然DES植入后即刻没有出现黄色斑块（A），但在随访期间DES支架钢梁处黄色新生内膜很明显（B）。DES植入可能促进了黄色动脉粥样斑块的形成；新的动脉粥样硬化斑块出现在DES植入后的早期，之前的假设和这项生理观察一致。黄色箭头提示支架植入的部位，红色箭头代表支架钢梁覆盖在黄色新生内膜下。来源：参考文献11。

此促进了黄色斑块形成。所以相比BMS，DES植入后较早出现新破裂的黄色斑块和血栓。在BMS时代，许多病例报道，支架植入10年后在支架部位出现急性心肌梗死。在那些病例中，BMS部位的血栓

血管内镜表现和未植入支架部位原发的急性心肌梗死的罪犯病变表现是完全一样的。BMS植入后耗费很长的时间（约10年）所形成的动脉粥样硬化再次进展成ACS，这样的观点在那个年代是广泛被

接受的。DES植入后用血管内镜评估新生内膜对于评价VLST的风险是非常有用的。在数十年后形成新的动脉粥样硬化斑块之前，白色平滑的、无血栓附着的新生内膜完全覆盖支架钢梁和钢梁下的黄色斑块也许可以作为病变稳定的标志。在独立的个体患者中，用血管内镜评估新生内膜对于DES植入后制订抗血小板治疗的时间是非常有帮助的。

重点提示20.4

颜色强度降低的程度可能是黄色斑块稳定等级的一个标志。

重点提示20.5

支架内皮化不全、黄色斑块和（或）血栓是随后出现支架内血栓的标志。我们相信当DES植入后完全被白色新生内膜覆盖而无血栓或黄色斑块时，双联抗血小板治疗是不再需要的。

血管内镜的局限性

在过去一段时间中血管内镜导管并没有大的技术改善，而且不容易操作。用透明的3%右旋糖苷-40冲开血液以获得血管壁清晰的图像，这可以通过冠状动脉内注射伴或不伴球囊阻断实现。在不使用球囊阻断时，在一些病例中因为没有充分冲开血液而不能获得清晰的图像。在使用球囊阻断时，容易诱发心肌缺血而且观察时间相对受限，并不是在所有病例中都能获得一个完整的360°视野。然而，这些局限性都是关于当前的器械而不是血管内镜本身。因此，技术的提高是当务之急。

技术问题和血管内镜可能的并发症

目前的血管内镜有两种基本类型，一种是基于球囊阻断的；另一种是不需要球囊阻断的。在球囊阻断的血管内镜中，许多潜在并发症都是与缺血相关的（如心绞痛和心律失常），因此观察时间必须非常短暂以预防这种并发症。另一方面，在无阻断的类型中，在注射3%右旋糖苷-40后我们可以通过回拉导管持续性地从远端到开口观察整根血管。除

非导管（4F）阻断狭窄的病变，否则一般不会诱导心肌缺血。为了更加安全地探测严重狭窄病变，可以使用一根抽吸导管。通过这样的系统，当导管从近端前进时我们可以观察病变，以防止观察前导管在病变部位造成血管阻断。

血管内镜图像的分类、半定量评估和定量评估

血栓被定义为白色物质或红色物质，像棉花样或者不规则形状，能凸向管腔或附着在血管壁表面上（图20.7）。血栓可以分成红色血栓、白色血栓和混合血栓，大多数血栓都是混合血栓。白色血栓通常直接附着在血管壁上，因为血流紊乱的作用和越来越多的红细胞进入纤维网，白色血栓将变得越来越微红[16]。在破裂的斑块中，有时白色血栓包含坏死核心中的脂质成分，让血栓发黄（即黄色血栓）。

依据有无血栓出现，斑块被分为无破裂的斑块和破裂的斑块。根据有无坏死核心中的黄色物质突入管腔，破裂的斑块分为破裂[7,17]或糜烂的斑块。这时血管内镜分类和病理分类不一定一致，因为病理上小的破裂可以被血管内镜定义为糜烂斑块。

与标准颜色相比（图20.8），斑块颜色[5]可以分为四个等级：0级（白色）、1级（淡黄色）、2级（黄色）和3级（深黄色）。可以使用LCH色彩空间[18]系统的三个参数（亮度、饱和度和色相）来定量评估斑块颜色。随着黄色等级的提高，饱和度变大而色相变小。虽然定量评估比较客观而分级评估比较主观，但是单个图片需要色彩定量分析而分级需要观看全程图像。从全程图像中选择单个图片是关键，但这根本上是主观的步骤，它决定了色彩分析的结果。假如血流图像叠加在黄色斑块图像上，斑块颜色将变得偏红。另一方面，常通过观察斑块的全程图像来综合地进行分级，如此可以减小斑块周围血流的效应来影响分级。因此，分级比定量颜色分析更加可靠且重复性更高。

支架的新生内膜覆盖[10,19]可以分为三级：0级（支架未被覆盖）、1级（支架在血管壁上被薄层新

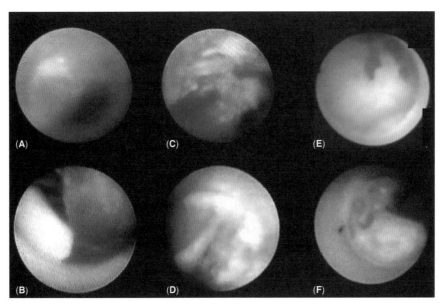

图20.7 血栓的血管内镜分型。血栓被分为红色血栓(A和B)、白色血栓(E和F)和混合血栓(C和D)。包含脂质成分的血栓呈黄色(D)，通常出现在破裂的斑块处。在急性心肌梗死患者中在闭塞病变中红色血栓是常见的特征(A)。在其他正常血管中平滑表面的红色血栓(B)可能是来源于冠状动脉外栓塞的血栓。

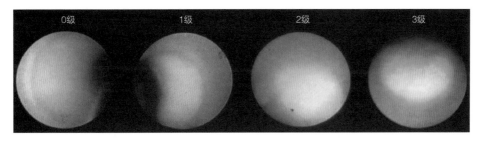

图20.8 斑块颜色标准的分类。斑块颜色可以分为四个等级：0级(白色)、1级(淡黄色)、2级(黄色)和3级(深黄色)。因为越高等级的黄色斑块在斑块处有越高的血栓发生率，它们越有可能成为易损斑块。来源：参考文献1。

生内膜覆盖)和2级(支架完全埋在新生内膜中且位于血管壁表面之下)；还可以根据支架是否可见将上面三级分类中"2级"分为：2级(可见)和3级(不可见)，即四级分类。

陷阱：临床疗效

将血管内镜的研究发现转化到临床实践中是非常困难的，因为目前还没有临床试验证实血管内镜所见的临床意义。例如，我们相信当白色新生内膜完全覆盖DES且没有血栓形成时，双联抗血小板将不再需要了。这样的想法是基于没有血栓形成的血管壁不会引起ACS的假设。许多心脏病学家也同意这样的假设。另一方面，我们相信DES支架下或附近的破裂黄色斑块，或者钢梁处的血栓形成是支架内血栓的高危因素。这样的理论是基于假设：致血栓病变的出现是未来血栓事件的标志。显然这样依据直觉的假设需要临床试验的验证。在自身冠状动脉中，比如破裂斑块这样潜在致血栓的病变常没有临床症状并且不引起ACS。因此，仅仅出现致血栓病变并不一定导致ACS，破裂斑块和发生临床事件之间的联系是难以琢磨的。另外，血管壁没有血栓病变而附着黄色易损斑块，当斑块破裂时，其有同样发生ACS的风险。因此，我们需要仔细解释血管内镜下的发现，然而这些发现本身包含大量的信息，其有可能提高我们对ACS机制的认识，最终帮助危险分层及指导个体化的治疗。

个人展望

基于自身和支架植入后的冠状动脉病变的观察，血管内镜已经对冠心病的病理生理研究提供了重要的视角。这些发现已经形成了很多假设，并且对危险分层和个体化治疗有重要的临床价值。然而，缺乏前瞻性的随机对照试验意味着整合血管内镜到日常临床实践的证据基础是缺失的。基于血管内镜的经验，有几点非常重要的假设值得我们在随机试验中去探索。

首先，DES植入后白色新生内膜完全覆盖支架钢梁可能是终止双联抗血小板治疗的指征。相反地，出现血栓或形成黄色斑块可能意味着支架内血栓的风险，需要继续双联抗血小板治疗。其次，造影显示临界病变而血管内镜发现了破裂的黄色斑块，为了减少未来的临床事件，这可能是支架植入的适应证而不是单纯药物治疗。第三点，PCI的靶病变出现黄色斑块，尤其破裂的黄色斑块，可能有支架植入后无复流的风险，这样的风险可以通过系统地使用特殊支架及远端保护装置而降低。

在ACS患者中血管内镜对于鉴别真实罪犯病变是非常有帮助的（如血栓事件的罪犯病变），但是作为辅助的指导介入的影像学工具的证据是缺乏的。许多ACS患者是多支病变，通过血管造影严重狭窄的病变被扩张或植入支架。然而，尽管造影图像满意，但血管内镜常发现破裂的附着血栓的黄色斑块并没有完全被支架覆盖。这些破裂的斑块常在支架边缘或有时在远端检测出来。完全覆盖支架或其他部位的破裂斑块将降低远期临床事件的发生率，因此应该在对照试验中进行研究。

作为一个研究工具，血管内镜通过使用斑块黄色的改变作为替代指标，证实了其在评估易损斑块稳定性上的价值。在许多评估他汀药物效应的临床研究中，通过IVUS评估斑块负荷的降低已经成为这些临床试验中的替代指标。然而，虽然他汀研究中已经有了可信的证据，但通常斑块负荷的降低和心血管事件减少的因果关联并没有建立。我们相信比起斑块符合的降低，斑块黄色的改变和斑块稳定及ACS事件的减少有更加直接的关联。

最后，血管内镜的图像提供了丰富的信息，是未来研究灵感的源泉。然而，在血管内镜应用到日常临床实践中之前，我们需要器械技术的优化和随机对照试验。

视频片段20.1　急性心肌梗死患者的罪犯病变的血管内镜图像。在罪犯病变处，在介入前有典型的破裂斑块。凸出的坏死核心附着混合的白色血栓和红色血栓是清晰可见的。这是一个典型的破裂斑块附着血栓导致急性冠状动脉事件的病例。冠状动脉管腔充填了棉花样的混合血栓（白色和红色）。

视频片段20.2　第一代雷帕霉素洗脱支架（Cypher™）植入1年后的血管内镜图像。支架钢梁没有被新生内膜完全覆盖而贴在血管壁上。支架钢梁下的破裂黄色斑块处可以观察到白色血栓和红色血栓。

视频片段20.3　佐他莫司洗脱支架（Endeavor）植入1年后的血管内镜图像。支架钢梁几乎完全被平滑的白色新生内膜覆盖，没有发现血栓。这样完全的新生内膜覆盖与BMS相似，和第一代西罗莫司（雷帕霉素）和紫杉醇洗脱支架所报道的血管内镜表现明显不同。

参 考 文 献

1. Ueda Y, Asakura M, Yamaguchi O, et al. The healing process of infarct-related plaques. Insights from 18 months of serial angioscopic follow-up. J Am Coll Cardiol 2001; 38: 1916–22.

2. Asakura M, Ueda Y, Yamaguchi O, et al. Extensive development of vulnerable plaques as a pan-coronary process in patients with myocardial infarction: an angioscopic study. J Am Coll Cardiol 2001; 37: 1284–8.

3. Masumura Y, Ueda Y, Matsuo K, et al. Frequency and location of yellow and disrupted coronary plaques in patients as detected by angioscopy. Circ J 2011; 75: 603–12.

4. Matsuo K, Ueda Y, Nishio M, et al. Thrombogenic potential of whole blood is higher in patients with acute coronary syndrome than in patients with stable coronary diseases. Thromb Res 2011; 128: 268–73.

5. Ueda Y, Ohtani T, Shimizu M, Hirayama A, Kodama K. Assessment of

plaque vulnerability by angioscopic classification of plaque color. Am Heart J 2004; 148: 333-5.

6. Kubo T, Imanishi T, Takarada S, et al. Implication of plaque color classification for assessing plaque vulnerability: a coronary angioscopy and optical coherence tomography investigation. JACC Cardiovasc Interv 2008; 1: 74-80.

7. Sanidas EA, Maehara A, Mintz GS, et al. Angioscopic and virtual histology intravascular ultrasound characteristics of culprit lesion morphology underlying coronary artery thrombosis. Am J Cardiol 2011; 107: 1285-90.

8. Ohtani T, Ueda Y, Mizote I, et al. Number of yellow plaques detected in a coronary artery is associated with future risk of acute coronary syndrome: detection of vulnerable patients by angioscopy. J Am Coll Cardiol 2006; 47: 2194-200.

9. Hirayama A, Saito S, Ueda Y, et al. Qualitative and quantitative changes in coronary plaque associated with atorvastatin therapy. Circ J 2009; 73: 718-25.

10. Oyabu J, Ueda Y, Ogasawara N, et al. Angioscopic evaluation of neointima coverage: sirolimus drug-eluting stent versus bare metal stent. Am Heart J 2006; 152: 1168-74.

11. Higo T, Ueda Y, Oyabu J, et al. Atherosclerotic and thrombogenic neointima formed over sirolimus drug-eluting stent: an angioscopic study. JACC Cardiovasc Imaging 2009; 2: 616-24.

12. Nakazawa G, Vorpahl M, Finn AV, Narula J, Virmani R. One step forward and two steps back with drug-eluting-stents: from preventing restenosis to causing late thrombosis and nouveau atherosclerosis. JACC Cardiovasc Imaging 2009; 2: 625-8.

13. Nakazawa G, Otsuka F, Nakano M, et al. The pathology of neoatherosclerosis in human coronary implants bare-metal and drugeluting stents. J Am Coll Cardiol 2011; 57: 1314-22.

14. Ueda Y, Nanto S, Komamura K, Kodama K. Neointimal coverage of stents in human coronary arteries observed by angioscopy. J Am Coll Cardiol 1994; 23: 341-6.

15. Asakura M, Ueda Y, Nanto S, et al. Remodeling of in-stent neointima, which became thinner and transparent over 3 years: serial angiographic and angioscopic follow-up. Circulation 1998; 97: 2003-206.

16. Ueda Y, Asakura M, Hirayama A, et al. Intracoronary morphology of culprit lesions after reperfusion in acute myocardial infarction: serial angioscopic observations. J Am Coll Cardiol 1996; 27: 606-10.

17. Mizote I, Ueda Y, Ohtani T, et al. Distal protection improved reperfusion and reduced left ventricular dysfunction in patients with acute myocardial infarction who had angioscopically defined ruptured plaque. Circulation 2005; 112: 1001-7.

18. Okada K, Ueda Y, Oyabu J, et al. Plaque color analysis by the conventional yellow-color grading system and quantitative measurement using LCH color space. J Interv Cardiol 2007; 20: 324-34.

19. Kotani J, Awata M, Nanto S, et al. Incomplete neointimal coverage of sirolimus-eluting stents: angioscopic findings. J Am Coll Cardiol 2006; 47: 2108-11.

21

评价冠状动脉粥样硬化的最佳影像工具

What is the optimal imaging tool for coronary atherosclerosis

Takashi Kubo and Takashi Akasaka

孙中伟　徐　波　译

概　　述

与传统造影相比,近年来新发展的血管内影像学技术更能够揭示出冠状动脉粥样硬化的信息。灰阶血管内超声(intravascular ultrasound, IVUS)是一种应用广泛的经导管诊断工具,可用来测量斑块面积、斑块分布、病变长度和血管重构。结合射频信号的频谱分析,IVUS还可用于揭示斑块构成等更多细节。冠状动脉血管镜则可直接观察冠状动脉管腔和管壁的情况。由于其他影像学技术对血栓的检测都是基于影像学特征进行推断的结果,因此血管镜是检测管腔内血栓的最可靠工具。光学相干断层成像(optical coherence tomography, OCT)是一种高分辨率的影像学技术,可以很好地对冠状动脉粥样斑块的特征进行描述。与IVUS相比,OCT探测深度较浅,但分辨率高得多,因此可以用来检测薄纤维帽斑块。综合各种影像学技术提供的信息,对冠状动脉粥样斑块进行综合评估,是未来的发展方向。

引　　言

冠状动脉粥样硬化的影像学资料有助于我们理解包括管腔变窄、斑块破裂等现象的冠心病的进展过程。观测粥样硬化的传统手段是冠状动脉造影。选择性冠状动脉造影可有效观测心外膜动脉血管的管腔大小,现今仍然是检测狭窄病变的金标准。IVUS技术的发展,提供了可同时观测到管腔和管壁的血管截面影像,可用于血管尺寸的精确测量。通过对IVUS射频信号进行频谱分析,还可获得斑块构成的详细信息。冠状动脉血管镜是一种独特的影像学技术,可直接观察到血栓、斑块破裂及冠状动脉血管壁颜色等信息。OCT与IVUS类似,可以提供血管的截面影像,但OCT分辨率要高得多。尽管随着影像学技术的发展,已有多种有创方法可用于检测易损斑块不同方面的特征,但目前仍然没有获得广泛认可的诊断方法。未来的挑战是在斑块破裂继发血栓而引发临床事件前,就鉴别出相关易损斑块。本章目的在于简要介绍用于评价冠状动脉粥样硬化斑块的各种影像学技术的优缺点。

各种影像学技术的优缺点

冠状动脉造影

冠状动脉造影是用于评估管腔狭窄部位和程度的标准方法,也是决定是否进行介入治疗的临床决策工具。定量冠状动脉造影被广泛应用于评价粥样斑块进展和消退的各种研究中。各种对造影结果的分类评价方法,如美国心脏病学会和美国心脏协会(ACC/AHA)工作组分类法[1]及Ambrose分类法[2]等,纳入了对分叉病变、完全闭塞、血栓、钙化和小血管等特征的考量,用于评估冠状动脉病变的复杂程度,预测介入或外科血运重建的风险。造影发现的病变血管支数是后续发生临床事件风险的简单预测指标。而一些造影特征,如符合血栓特征的管腔内充盈缺损,符合溃疡特征的管壁侵蚀及管腔轮廓不清等,往往提示病变的不稳定性。

尽管在评估冠心病方面有巨大价值,但冠状动脉造影仍有缺陷。首先,在临床实践中造影示病变狭窄严重程度通常为目测所得,不同观察者间差异高达30%~60%[3]。第二,弥漫病变的存在,会导致病变狭窄程度被低估,而这种情况在糖尿病患者中更为常见。这是因为病变狭窄程度通常由狭窄处管腔直径与邻近正常段参考管腔直径的百分比来衡量,而对于弥漫病变,通常没有完全正常的血管段作为参考。第三,除非有明确可见的管腔狭窄,否则造影无法用于诊断早期阶段的冠心病。第四,在复杂分叉、血管重叠及严重弯曲等情况下,由于造影投照的局限性,很可能出现低估病变狭窄程度甚至漏掉病变的情况。最后,造影无法提供斑块负荷、斑块构成等微观信息[4,5]。而急性冠状动脉综合征(acute coronary syndrome, ACS)的发生大多是由狭窄程度小于50%的斑块破裂或侵蚀造成,冠状动脉造影对这类易引发急性事件的易损斑块的鉴别能力较弱。

重点提示21.1

冠状动脉造影无法提供斑块负荷或斑块构成的信息。

灰阶IVUS

灰阶IVUS是一种提供冠状动脉二维截面影像的血管腔内影像学技术。IVUS轴向分辨率为100~200 μm,探测深度为5 mm。利用IVUS影像,可对冠状动脉血管壁进行定性评估,对外弹力膜、管腔、斑块和中膜截面面积等进行定量测量[6]。与造影相比,IVUS可更清楚地展示斑块破裂(图21.1A)及冠状动脉内血栓(图21.1B)。伴高信号衰减的低回声斑块被认为与富含脂质的坏死核心相关(图21.1C)。使用IVUS可很好地描述口部病变及弥漫病变的特征。而通过序列IVUS来分析斑块体积变化,可评估小样本量患者在较短阶段内冠状动脉粥样硬化进展和消退的情况[7]。这种对血管重构的评估有助于鉴别出有高度自发破裂及继发血栓风险的斑块。

然而,灰阶IVUS提供斑块构成信息的能力有限。例如,钙化或致密纤维组织都可形成较强的超声反射,背后都有声影,不易鉴别。另外,同样表现为低回声的区域,构成成分则有多种可能,如泡沫细胞、坏死核心、纤维组织、斑块内出血、新鲜或仍在形成阶段的腔内血栓等。IVUS研究一般采用外弹力膜与管腔轮廓围成的截面面积替代实际斑块负荷,然而因IVUS无法精确量化中膜,这种对斑块的定量分析缺乏准确性,当然IVUS也无法完全准确地判别斑块的组织学特征。最后,在许多IVUS研究中,斑块体积变化虽然被用来评估冠状动脉粥

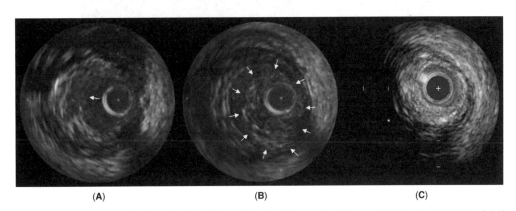

(A)　　　　　　　　(B)　　　　　　　　(C)

图21.1　灰阶IVUS影像。(A)冠状动脉粥样斑块破裂(箭头处)。(B)管腔内血栓(箭头处)。(C)伴高信号衰减的低回声斑块(*)。

样斑块的进展和消退，但其对预后的意义目前仍尚不明确。

虚拟组织学IVUS

虚拟组织学IVUS（virtual histology iVUS, VH-IVUS）（volcano corporation, rancho cordova, cA, USA）采用先进射频分析技术对超声信号进行分析，克服了灰阶IVUS的主要缺陷，提供了斑块构成的更详细信息[8]。VH-IVUS可在人体内实时定量评估四种冠状动脉斑块成分，即纤维、纤维脂质、致密钙化和坏死核心（图21.2）。据报道，VH-IVUS鉴别富含脂质坏死核心的敏感性和特异性分别为91.7%和96.6%。VH-IVUS检测坏死核心的高度准确性支持其作为鉴别易损斑块潜在工具的论点。通常，伴大量坏死核心的薄纤维帽斑块（thin-cap fibroatheroma, TCFA），若其纤维帽厚度小于65 μm则被判定为易破裂斑块。而VH-IVUS判定的易损斑块则定义为：① 总坏死核心面积大于总斑块面积的10%；② 斑块上无明确纤维帽覆盖；③ 钙化较少（小于总斑块面积的10%）[9]。采用这一定义，一系列研究对VH-IVUS判定的TCFA发生率、分布及预后进行了研究[10]。最近，一项进行了3年临床随访的前瞻性VH-IVUS研究发现，出现VH-IVUS判定的TCFA是后续发生与该病变相关的主要心血管不良事件的独立预测因素（hazard ratio, 3.35; 95% CI, 1.77~6.36; $P < 0.001$）[11]。VH-IVUS有潜力检测到高危病变，且提供了一种从病理生理学角度洞察冠心病的新手段。这种对冠状动脉粥样硬化的人体内组织学分析方法有助于更好地依据危险分层制订冠心病的不同治疗方法。

VH-IVUS前景广阔，但同时也应认识到其技术上的一些不足。目前VH-IVUS在血管和管腔自动边缘检测方面的能力较弱。而准确的边缘检测，对进行定性定量VH分析而言尤为重要。对自动

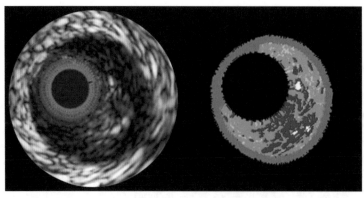

图21.2 薄纤维帽斑块（TCFA）的灰阶IVUS和VH-IVUS影像。VH-IVUS下各种组织标识色：绿色（纤维组织）、黄绿色（纤维脂质组织）、白色（致密钙化组织）、红色（坏死核心）。VH-IVUS判定的易损斑块则定义为：① 总坏死核心面积大于总斑块面积的10%；② 斑块上无明确纤维帽覆盖；③ 钙化较少（小于总斑块面积的10%）。

边缘检测的结果可进行人工校正,但需要一定的灰阶IVUS影像经验,且在对较长血管段进行评估时人工校正非常费时。并且,VH-IVUS影像进行获取和分析的方式为:以固定速度回撤超声导管,每个心动周期只选取一帧图像,即舒张末期(R波峰值点)所在帧的图像进行VH分析。这种受限于心电门控的图像获取方式,极大地降低了VH-IVUS的长轴分辨率。同时VH-IVUS的轴向分辨率仅为100~200 μm,这一分辨率不足以对临界TCFA进行鉴别,因而VH-IVUS判定的TCFA中包含了部分纤维帽厚度大于65 μm的斑块[12]。最后,VH-IVUS分析中血栓会被误判为纤维斑块或纤维脂质斑块,因而VH-IVUS无法用于血栓检测。

iMAP-IVUS

iMAP-IVUS(Boston Scientific Corporation, Maple Grove, Minnesota, USA)是基于射频信号分析的另一种斑块特征检测方法。iMAP-IVUS采用频率为40 MHz的机械探头(VH-IVUS则采用20 MHz的相控阵探头)。与VH-IVUS采用的分类树分类算法不同,iMAP-IVUS基于比较待分类组织与参考数据库中不同组织特征频谱的相似程度进行分类,将斑块组织分为四种:纤维、坏死、脂质及钙化(图21.3)。体外验证结果表明其对坏死、脂质、纤维和钙化分类准确度的最高置信水平分别

为97%、98%、95%和98%[13]。VH-IVUS无法对比中膜层还薄的斑块进行组织分类,而iMAP却可以做到。

iMAP会将信号较差区域,如导丝伪影后区域,误判为坏死组织,这种误判降低了iMAP的准确度,是其一个主要的缺陷,而VH-IVUS不存在此问题。为了解决这一问题,临床研究中可考虑去除导丝后再采集影像进行iMAP分析。

背向散射积分IVUS

背向散射积分IVUS(integrated backscatter IVUS, IB-IVUS)(Terumo Corporation, Tokyo, Japan)提供了利用射频信号分析斑块构成的另一种解决方案。不同组织成分对射频信号进行不同能级的反射,IB-IVUS基于这一原理对不同组织进行分类。与VH-IVUS和iMAP-IVUS相似,IB-IVUS也采用不同颜色对四种斑块构成成分(钙化、纤维、致密纤维和脂质池)进行标识(图21.4)。采用组织学方法作为金标准对其进行验证,IB-IVUS检测脂质池的敏感性和特异性分别为95%和98%[14-16]。

IB-IVUS也有不足之处。首先,反射信号角度对IB-IVUS影响较大。一项体内研究发现,正常组织或脂质斑块对超声信号的成角散射较少或几乎没有,而钙化和纤维组织的成角散射较多。反射信号成角或病变不在超声探头轴向的垂直方向,可能

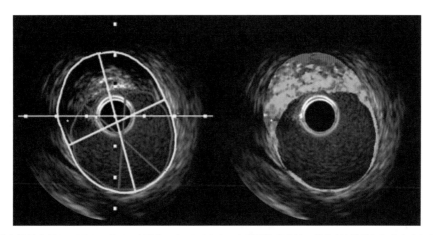

图21.3 纤维斑块的灰阶IVUS和iMAP-IVUS影像。iMAP-IVUS下各种组织标识色:绿色(纤维组织)、黄色(脂质组织)、红色(坏死组织)、蓝色(钙化组织),﹡为引导钢丝。

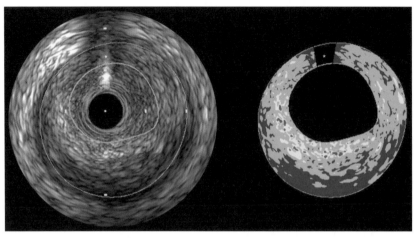

图21.4　纤维斑块的灰阶IVUS和IB-IVUS影像。IB-IVUS下各种组织标识色：绿色（纤维组织）、黄色（致密纤维组织）、蓝色（脂质组织）、红色（钙化组织），＊为引导钢丝。

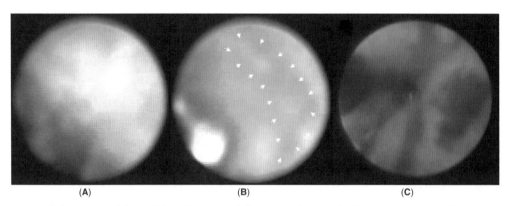

图21.5　冠状动脉粥样硬化斑块的血管镜影像。（A）呈闪亮黄色斑块的破裂;（B）斑块侵蚀（箭头处）;（C）冠状动脉内血栓。

造成IB-IVUS组织分类表现不稳定。第二，由于超声信号无法穿透钙化层，钙化组织对超声信号的强反射会在其背后形成声影，这是一种典型的IVUS影像特征。因此，常规IVUS无法对钙化后区域进行组织成分分类，这也在一定程度上降低了IB-IVUS诊断的准确性。最后，由于目前超声影像学技术分辨率的限制，IB-IVUS无法对纤维帽厚度小于65 μm的TCFA进行鉴别，这也是其缺陷之一。

血管镜

　　冠状动脉血管镜是一种可直接观察冠状动脉内表面的血管内技术。血管镜系统由一根4.5Fr的影像导管、300 W氙气灯光源、彩色监视器和记录仪组成。照明光源提供高亮度冷光，以避免对血管壁造成热损伤。血管镜尤其适合观察斑块破裂、斑块侵蚀及血栓。当病变表面粗糙、溃疡或不规则，并伴有破裂、裂纹或可见内膜片时，则被判断为发生斑块破裂（图21.5A）[17]。血管镜下斑块侵蚀的特征为斑块表面变红且无夹层、开裂或凹陷性溃疡（图21.5B）[18]。血栓则定义为红色、白色或两者混合色，贴附于管壁或突出于管腔内的团块（图21.5C）[17]，其中白血栓富含血小板，红血栓则为富含纤维蛋白、红细胞和血小板的混合物。采用组织学为金标准进行验证，发现血管镜检测斑块破裂的敏感性为73%，特异性和阳性预测值均大于90%[19]。另一方面，其检测血栓的特异性、准确率和阳性预测值均大于93%，敏感性为100%[19]。

冠状动脉粥样斑块在血管镜下表现为向管腔内突起而与周围正常管壁相延续的结构。正常血管壁呈现白色,而对粥样斑块则依据其所呈现黄色的深浅进行分类。斑块呈现浅黄色表明其仅含纤维组织或覆盖于坏死组织上的纤维帽较厚;斑块呈现深黄色表明纤维帽薄,透过纤维帽可看到其下的黄色粥样斑块;若斑块呈闪亮的黄色,说明其纤维帽极薄[20]。黄色的深浅还与斑块负荷、代偿性正性重构及血清C反应蛋白水平相关[21,22]。深黄色或闪亮黄色的斑块常见于急性冠状动脉综合征的罪犯病变。同时冠状动脉中黄色斑块数量较多是后续发生急性冠状动脉综合征的一个独立危险因素。与没有或仅有1处黄色斑块的患者相比,有2处以上或5处以上黄色斑块患者急性冠状动脉综合征的发病率分别为前者的2.2倍和3.8倍[23]。对斑块黄色深浅程度的评估将有助于评价斑块的不稳定性,找出有较高风险诱发急性冠状动脉综合征的易损斑块。

重点提示21.6

血管镜尤其适合观察斑块破裂、斑块侵蚀及血栓。

冠状动脉血管镜的不足之处在于:首先,获取血管镜影像时需阻断冠状动脉血流,乳酸林格液冲洗以清除血液,这一过程偶尔会引发严重的心肌缺血,且扩张球囊阻断血流有可能引发冠状动脉夹层及血管内膜损伤。第二,血管镜导管尺寸几乎为IVUS的2倍,因而只能观察到部分冠状动脉血管。第三,由于血管镜仅能观察到管腔表面,因而无法获知斑块向血管壁内的延伸情况。最后,血管镜影像完全依靠主观解读,对斑块颜色也未进行定量分析。而且除斑块构成外,光源强度、观察角度和观察距离等因素都会影响观察者对斑块颜色的认知。

重点提示21.7

血管镜仅能观察到管腔表面,因而无法获知斑块向血管壁内的延伸情况。

光学相干断层成像

OCT是近年来发展出的采用近红外光成像的一种血管影像学技术。OCT采用波长1 310 nm的近红外光作为信号源,这种波长可使水分、蛋白质、脂质和血红蛋白对光波的吸收最少,从而不造成组织损伤。目前时域OCT系统采用0.016 in光纤传导图像。与其他影像形式相比,OCT的主要优势是高达10 μm的轴向分辨率和20 μm的横向分辨率,这一分辨率比IVUS高近10倍。OCT可清晰区分冠状动脉血管壁的三层结构,包括位于管腔表层强信号的内膜、弱信号的中膜及包裹在中膜外强信号的外膜。在斑块鉴别方面,OCT的同一观察者和不同观察者结果一致的可靠性高(κ=0.83~0.84),同时具有高度敏感性和特异性(71%~98%)[24]。OCT下,纤维斑块表现为强信号的同质性病变(图21.6A),纤维钙化斑块表现为内部弱信号而边缘锐利的病变(图21.6B),富含脂质的斑块则表现为内部弱信号而边缘模糊、衰减的病变(图21.6C)。OCT还可以观察到斑块破裂(图21.6D)、斑块侵蚀(图21.6E)、冠状动脉内血栓(图21.6F)等易损病变形态[25,26]。而根据血栓后OCT信号的衰减情况,可判断出血栓为红血栓还是白血栓。白血栓表现为强信号、弱背散的管腔突出物,而红血栓为高背散,因而其背后会产生无信号的阴影。OCT拥有近组织学水平的分辨率,因而是检测TCFA的最佳工具[25]。OCT测量的纤维帽厚度与组织学检测结果呈很好的相关性(r=0.90; P<0.001)[27];能对巨噬细胞进行观察是OCT的另一个独特特性,研究发现在对纤维帽巨噬细胞密度进行观察时,OCT和组织学方法具有高度正相关性(r=0.84, P<0.000 1)[28]。

目前OCT技术已发展到第二代,即频域OCT(Fourier-Domain OCT, FD-OCT)。频域OCT导管设计为快速交换形式,外径为2.5~2.8 Fr,可使用0.014 in引导钢丝经6 Fr以上指引导管进行输送。FD-OCT进行图像采集时,通过指引导管注射造影剂以清除血液。最高达100帧/s的图像采集频率和20 mm/s的回撤速度,无须球囊阻断,这些优点

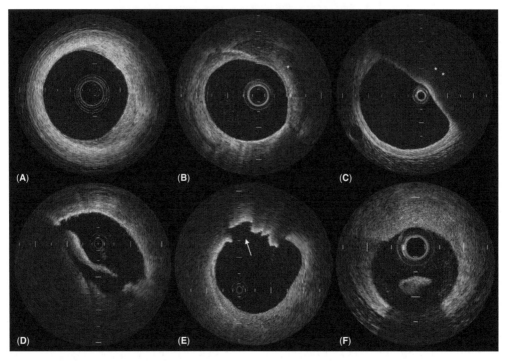

图21.6　冠状动脉粥样硬化斑块的OCT影像。(A) 纤维斑块；(B) 纤维钙化斑块(＊处)；(C) 富含脂质的斑块(＊＊处)；(D) 斑块破裂；(E) 斑块侵蚀(箭头处)；(F) 冠状动脉内血栓。

使得FD-OCT可以最大限度地降低图像采集所引发的心肌缺血，尤其是对长血管段进行检测时更具优势[29]。FD-OCT可以对冠状动脉的三维微观结构进行成像，与光谱偏振、多普勒等其他成像方式相比，可更便利地鉴别斑块特性[30]。相信FD-OCT获得充分利用后，将有能力极大地改变医师和研究者理解冠心病的方式，从而为患者带来更好的诊断和治疗效果。

重点提示21.8

OCT拥有近组织学水平的分辨率，因而是检测TCFA的最佳工具。

在目前的临床应用中，OCT尚有不足之处。首先，血液中的红细胞会衰减作为OCT光源的近红外光，因而OCT影像采集时需清除血液，这是OCT的一个固有缺陷。第二，不彻底的血液清除有可能导致管腔尺寸的低估。第三，OCT信号轴向穿透深度相对较弱，平均仅为2 mm。其穿透深度受组织

特性影响，信号在脂质斑块和血栓中衰减剧烈，因此OCT并不适合用于观测血管的整个横截面或对血管重构进行评估。第四，OCT无法定量测量脂质核的尺寸，既往研究中只能半定量地用脂质斑块所累及的象限进行描述。最后，OCT判定的TCFA的病变进展过程尚不清楚，其与真实易破裂而引发血栓斑块的等价性还未经验证。

结　　论

各种可用于研究冠状动脉粥样硬化的有创影像学技术的出现，引发了我们对理想影像学技术的思考。理想的影像学技术应能够对冠状动脉狭窄、斑块构成和病变易损性进行评价，对介入治疗进行指导，并在破裂前鉴别出相关易损斑块，帮助减少急性心血管事件的发生率。影像学技术的发展进步为我们提供了从病理生理学角度更好地理解急性冠状动脉综合征的途径，展现了对TCFA的检测潜力。然而目前大多数的影像学技术仅能从某一方面对易损

斑块进行评价,因此应考虑综合各种影像形式的信息来评估临床高危斑块,并探寻斑块易损性对后续心血管不良事件的预测价值,是验证作为冠心病临床管理工具的各种新影像学技术合格与否的重要指标。依托于今后影像学技术的进步及更大样本量的临床研究,相信经导管的冠状动脉影像学技术将在未来心脏病学中扮演更重要的角色。

重点提示21.9

OCT并不适合用于观测血管的整个横截面结构或对斑块重构进行评估。

个 人 观 点

近10年来,基于克服冠状动脉造影不足的目的,新的影像学技术得以发展,表21.1总结了部分上文讨论过的影像学技术的优缺点。理想的冠状动脉影像学技术应不仅能评估血管狭窄,还能用于评估斑块特征,这对鉴别易损斑块及对后续冠状动脉不良事件的发生进行危险分层十分重要。IVUS可很好地评估斑块负荷及血管重构,这一观点被广泛接受并应用于临床实践。IVUS因其安全性特点,可对长血管段进行检测,因而对粥样硬化斑块纵向分布范围的评估也多采用IVUS技术实现。冠状动脉血管镜有视野受限、影像解读存在主观性因素等缺陷,但与IVUS相比,采用血管镜或OCT对斑块破裂进行观察显然更为可靠。OCT还可对破裂纤维帽的厚度及破裂腔体大小进行测量。血管镜和OCT还可用于检测斑块侵蚀,虽然未经组织学验证,但其观察到的病变外观可支持这一判断。由于可以直视到冠状动脉内血栓,因此血管镜是观察白血栓和红血栓的最佳工具。OCT也可以用于血栓检测,但红血栓覆盖于斑块表面的情况可能会被误判为富含脂质的纤维斑块。灰阶IVUS和冠状动脉造影则可能会低估血栓的发生率,VH-IVUS则更是如此。但VH-IVUS可用于定量检测富含脂质的坏死核心。在灰阶IVUS和OCT下,高衰减的低信号区往往与坏死核心有关,这种坏死核心是介入治疗中发生慢血流的强预测因子。TCFA的组织病理学特征为纤维帽厚度小于65 μm并伴显著的巨噬细胞浸润,是发生斑块破裂的先兆。OCT非常适合用于鉴别TCFA,并可检测到纤维帽内的巨噬细胞。血管镜下,斑块表面黄色越深表明覆盖于坏死核心上的纤维帽越薄,而闪亮的黄色则提示斑块为TCFA。尽管TCFA的纤维帽厚度比IVUS的最小分辨率还小,使用VH-IVUS判定TCFA仍不失为一种组织学方法的实用替代手段。目前的各种影像学技术虽能从不同方面鉴别斑块的不同特征,且在临床应用上互为补充,却还没有哪种影像学手段能确保完全正确地鉴别出易损斑块。虽然或许并不适用于日常临床实践,但我们确实期待一种综合性影像学技术,能从各方面综合评估冠状动脉粥样硬化,对易损斑块进行准确鉴别。

表21.1 各种影像学技术的优缺点

	血管造影	灰阶IVUS	VH-IVUS	血管镜	OCT	IVPA/US
影像	血流轮廓影像	血管断层影像	血管断层影像	仅血管表面影像	浅层血管断层影像	血管断层影像
轴向分辨率(μm)	100~200	100	200	1~50	10	100
信号类别	X线	超声	超声	可见光	近红外光	近红外光+超声
管腔面积	—	++	++	—	++	++
斑块负荷	—	++	++	—		++
正性重构	—	++	++	—		++
坏死核心	—	±	++	±		++
纤维帽厚度	—	—	±	±	++	±
TCFA	—	—	±	±	++	±

（续表）

	血管造影	灰阶IVUS	VH-IVUS	血管镜	OCT	IVPA/US
斑块破裂	±	+	+	+ +	+ +	+
斑块侵蚀	—	—	—	+	+	—
血栓	±	±	±	+ +	+	±

注：灰阶IVUS、VH-IVUS、冠状动脉血管镜和OCT等血管内影像学技术可以用来评估冠状动脉粥样硬化斑块的特点。
缩写：IVUS，血管内超声；VH，虚拟组织学；OCT，光学相干断层成像；IVPA/US，冠状动脉内光学超声联合成像；++，优秀；+，良好；±，可观察到；—，无法观察到。

参 考 文 献

1. Ellis SG, Vandormael MG, Cowley MJ, et al. Coronary morphologic and clinical determinants of procedural outcome with angioplasty for multivessel coronary artery disease: implications for patient selection. Circulation 1990; 82: 1193–202.

2. Ambrose JA, Israel DH. Angiography in unstable angina. Am J Cardiol 1991; 68: 78B–84B.

3. Zir LM, Miller SW, Dinsmore RE, et al. Interobserver variability in coronary angiography. Circulation 1976; 53: 627–32.

4. Little WC, Constantinescu M, Applegate RJ, et al. Can coronary angiography predict the site of a subsequent myocardial infarction in patients with mild-to-moderate coronary artery disease? Circulation 1988; 78: 1157–66.

5. Ambrose JA, Tannenbaum MA, Alexopoulos D, et al. Angiographic progression of coronary artery disease and the development of myocardial infarction. J Am Coll Cardiol 1988; 12: 56–62.

6. Mintz GS, Nissen SE, Anderson WD, et al. American College of Cardiology Clinical Expert Consensus Document on Standards for Acquisition, Measurement and Reporting of Intravascular Ultrasound Studies (IVUS). A report of the American College of Cardiology Task Force on Clinical Expert Consensus Documents. J Am Coll Cardiol 2001; 37: 1478–92.

7. Nissen SE, Tuzcu EM, Brown BG, et al. Effect of intensive compared with Moderate Lipid-Lowering Therapy on progression of coronary atherosclerosis — a randomized controlled trial. JAMA 2004; 291: 1071–80.

8. König A, Margolis MP, Virmani R, et al. Technology insight: in vivo coronary plaque classification by intravascular ultrasonography radiofrequency analysis. Nat Clin Pract Cardiovasc Med 2008; 5: 219–29.

9. Rodriguez-Granillo GA, García-García HM, McFadden EP, et al. In vivo intravascular ultrasound-derived thin-cap fibroatheroma detection using ultrasound radiofrequency data analysis. J Am Coll Cardiol 2005; 46: 2038–42.

10. Kubo T, Maehara A, Mintz GS, et al. The dynamic nature of coronary artery lesion morphology assessed by serial virtual histology intravascular ultrasound tissue characterization. J Am Coll Cardiol 2010; 55: 1590–7.

11. Stone GW, Maehara A, Lansky AJ, et al. A prospective natural-history study of coronary atherosclerosis. N Engl J Med 2011; 364: 226–35.

12. Kubo T, Nakamura N, Matsuo Y, et al. Virtual histology intravascular ultrasound compared with optical coherence tomography for identification of thin-cap fibroatheroma. Int Heart J 2011; 52: 175–9.

13. Sathyanarayana S, Carlier S, Li W, et al. Characterisation of atherosclerotic plaque by spectral similarity of radiofrequency intravascular ultrasound signals. EuroIntervention 2009; 5: 133–9.

14. Kawasaki M, Takatsu H, Noda T, et al. In vivo quantitative tissue characterization of human coronary arterial plaques by use of integrated backscatter intravascular ultrasound and comparison with angioscopic findings. Circulation 2002; 105: 2487–92.

15. Okubo M, Kawasaki M, Ishihara Y, et al. Development of integrated backscatter intravascular ultrasound for tissue characterization of coronary plaques. Ultrasound Med Biol 2008; 34: 655–63.

16. Kawasaki M, Bouma BE, Bressner J, et al. Diagnostic accuracy of optical coherence tomography and integrated backscatter intravascular ultrasound images for tissue characterization of human coronary plaques. J Am Coll Cardiol 2006; 48: 81–8.

17. Nesto RW, Waxman S, Mittleman M, et al. Angioscopy of culprit lesions in unstable angina: correlation of clinical presentation with plaque morphology. Am J Cardiol 1998; 81: 225–8.

18. Hayashi T, Kiyoshima T, Matsuura M, et al. Plaque erosion in the culprit lesion is prone to develop a smaller myocardial infarction size compared with plaque rupture. Am Heart J 2005; 149: 284–90.

19. Siegel RJ, Ariani M, Fishbein M, et al. Histopathologic validation of angioscopy and intravascular ultrasound. Circulation 1991; 84: 109–17.

20. Kubo T, Imanishi T, Takarada S, et al. Implication of plaque color classification for assessing plaque vulnerability: A coronary angioscopy and optical coherence tomography investigation. JACC Cardiovasc Interv 2008; 1: 74–80.

21. Takano M, Mizuno K, Okamatsu K, et al. Mechanical and structural characteristics of vulnerable plaques: Analysis by coronary angioscopy and intravascular ultrasound. J Am Coll Cardiol 2001; 38: 99–104.

22. Nishikawa K, Satomura K, Miyake T, et al. Relation between plasma fibrinogen level and coronary plaque morphology in patients with stable angina pectoris. Am J Cardiol 2001; 87: 1401–4.

23. Ohtani T, Ueda Y, Mizote I, et al. Number of yellow plaques detected in a coronary artery is associated with future risk of acute coronary syndrome: detection of vulnerable patients by angioscopy. J Am Coll Cardiol 2006; 47: 2194–200.

24. Yabushita H, Bouma BE, Houser SL, et al. Characterization of human atherosclerosis by optical coherence tomography. Circulation 2002; 106: 1640–5.

25. Kubo T, Imanishi T, Takarada S, et al. Assessment of culprit lesion morphology in acute myocardial infarction. Ability of optical coherence tomography compared with intravascular ultrasound and coronary angioscopy. J Am Coll Cardiol 2007; 50: 933–9.

26. Ino Y, Kubo T, Tanaka A, et al. Difference of culprit lesion morphologies between ST-segment elevation myocardial infarction and non-ST-segment elevation acute coronary syndrome: an optical coherence tomography study. JACC Cardiovasc Interv 2011; 4: 76–82.

27. Kume T, Akasaka T, Kawamoto T, et al. Measurement of the thickness of the fibrous cap by optical coherence tomography. Am Heart J 2006; 152: 755; e1–e4.

28. Tearney GJ, Yabushita H, Houser SL, et al. Quantification of macrophage content in atherosclerotic plaques by optical coherence tomography. Circulation 2003; 107: 113–19.

29. Takarada S, Imanishi T, Liu Y, et al. Advantage of next-generation frequency-domain optical coherence tomography compared with conventional time-domain system in the assessment of coronary lesion. Catheter Cardiovasc Interv 2010; 75: 202–6.

30. Tearney GJ, Waxman S, Shishkov M, et al. Three-dimensional coronary artery microscopy by intracoronary optical frequency domain imaging. JACC Cardiovasc Imaging 2008; 1: 752–61.

22

优化一级和二级预防

Optimization of primary and secondary prevention

Katerina K. Naka, Aris Bechlioulis, and Lampros K. Michalis
丁凤华 译

概　述

冠心病有较高的发病率和死亡率。无论是确诊的冠心病还是无症状患者，预防治疗可有效地降低发病率和死亡率，减少医疗支出。在二级预防中，阿司匹林和其他一些特定药物是必不可少的。关于一级或二级预防，已经明确了诸多冠心病的危险因素，且与急性冠心病事件有关。各学术协会已明确，有4个重要的危险因素（血脂异常、高血压、糖尿病和吸烟）需要按照指南严格进行干预。其他的危险因素如肥胖、静息生活方式和不健康饮食习惯等主要通过生活方式干预和公共卫生健康宣教来改善。还有些不确定的危险因素，如炎症、社会心理压力、遗传因素正在研究中。对于医生和全社会来讲，将来的研究方向和实施目标是进一步优化一级和二级预防。

引　言

无论是发达国家还是发展中国家，冠心病的发病率和死亡率是最高的。因此，对于冠心病来讲，有效的预防应该包括降低发病率、死亡率和医疗费用，这些至关重要。

冠状动脉粥样硬化的流行病学

美国2011年的数据显示[1]，美国大约每6个死亡患者中，有1个死于冠心病。大约每25 s，就有一个美国人发生冠心病事件，大约每分钟，就有1例因此死亡。欧洲和美国的数据显示[1,2]，在过去的40~50年里，在西方高收入国家，冠心病的发病率和死亡率已经开始下降，而中低收入国家却在持续上升。冠心病发病率和死亡率的下降部分（45%~50%）是因为抢救水平提高、急性冠心病事件后（尤其是心肌梗死）依据循证医学给予药物治疗和心肌梗死或血运重建后的二级预防。另一部分原因是因为心血管危险因素的认识及有效干预和管理。然而，这些危险因素的改善部分地被肥胖和糖尿病发病增加而抵消[1]。英国一项1984—2004年的数据也显示，经年龄校正后，冠心病死亡也呈下降趋势[3]。然而，进一步分析发现，在年龄超过55岁的人群中，这一趋势最为明显，在较年轻人群（45~54岁）这一下降趋势较缓慢，而年龄在35~44岁的男性中甚至呈现上升趋势。年轻人出现这样的变化趋势也与肥胖和糖尿病增加有关。

一级和二级预防

目前，大多数的学术和卫生资源投入在冠心病的治疗上。然而，人们也逐步认识到，冠心病预防可以降低由冠状动脉和非冠状动脉粥样硬化导致的死亡、非致死性事件和再住院，它毫无疑问可以在很大程度上降低医疗开支。这也就是为什么冠心病（当然也包括心血管疾病）一级和二级预防越来越受到医生、公众和政府部门的关注。

二级预防

二级预防是对已知和明确心血管疾病患者（冠心病、外周血管疾病、脑血管疾病、腹主动脉瘤），以降低心血管风险为目的的各种干预措施。这些患者中的绝大部分（大概80%），会因为心血管疾病死亡，而没有心血管疾病史的患者大约仅有40%会因为心血管疾病死亡。

一级预防

一级预防是对没有心血管疾病史的患者进行干预来降低心血管风险。由于心血管疾病有较长的时期没有症状，因此有机会早期预防。一级预防较复杂，它包括：① 心血管危险因素筛查；② 心血管风险的整体评估；③ 在个体和整体人群水平上，分别权衡已知的危险因素和可承受的医疗开销，来决定干预策略以降低心血管风险。

心血管危险因素

目前，在心脏病学领域所称的危险因素是指与心血管疾病有因果关系的因素，有些危险因素还被用来心血管危险性的预测。对每个危险因素来讲，重要的是要明确该危险因素是否可控；在什么范围内，随着危险因素的控制心血管风险也随之下降；预防措施的成本和潜在的风险。心血管疾病往往是多个危险因素共同作用的结果，因此需要多重干

预来降低心血管风险。

冠心病的危险因素可以分为以下几种：① 根据其与心血管风险关联程度分为明确的和不明确的或新的；② 根据是否能被干预分为可调控的和不可调控的（重点提示 22.1）。而且，近来危险因素越来越多的是指那些预测心血管风险的指标，相反很少与冠心病相关联。这些危险因素见重点提示 22.2。

重点提示22.1　冠心病的危险因素

明确的危险因素	不明确的或新的危险因素
不可调控的	
1. 年龄	1. 特定基因多态性
2. 男性	2. 低经济收入状态
3. 早发冠心病家族史	
4. 以往心血管疾病史（冠状动脉、脑血管或周围血管疾病、腹主动脉瘤）	
5. 慢性肾病	
可调控的	*可调控的或潜在可调控的*
1. 血脂异常（总胆固醇和低密度脂蛋白胆固醇升高）	1. 肥胖、代谢综合征、胰岛素抵抗、糖尿病前期
2. 高血压	2. 低或无酒精（乙醇）摄入
3. 糖尿病	3. 少或无运动
4. 吸烟	4. 其他类型的血脂异常：Lp(a)和三酰甘油升高，高密度脂蛋白胆固醇降低
	5. 女性绝经后
	6. 高半胱氨酸血症
	7. 炎症、氧化应激
	8. 精神压力、性格

重点提示22.2　心血管风险的标记物——AHA/ACC 无症状成人心血管风险评估的推荐（4）

死　亡	标　记　物	推　荐
心电图	左心室肥厚	高血压或糖尿病,甚至所有无症状成年人
超声心动图	• 左心室肥厚	→高血压
	• 舒张功能减退	
	• 静息时室壁运动异常或收缩功能减退	
生化	• 高敏C反应蛋白	→中危成年人
	• 微量白蛋白尿（尿液分析）	→高血压或糖尿病

（续表）

死　亡	标 记 物	推　荐
动脉粥样硬化影像	● 颈动脉中层厚度	→中危成年人
	● 冠状动脉钙化积分	→中危或低中危成年人
	● 冠状动脉以外动脉粥样硬化（颈动脉斑块、外周肢体动脉、主动脉）	
外周动脉评价	● 踝臂指数	→中危成年人
	● 内皮功能	
	● 主动脉搏波传导速度	
	● 顺应性和膨胀性	
缺血的功能检测	● 运动心电图	→中危成年人
	● 负荷超声心动图	
	● 心肌灌注扫描	→糖尿病或家族史

不可调控的危险因素

包括年龄、家族史和男性。

毫无疑问，随着年龄的增加，冠心病风险逐步增加。虽难男性和女性第一次心肌梗死的平均年龄分别是65岁和70岁，但是何时开始出现心血管风险增加，目前尚无一个很明确的切分点。而且，冠状动脉粥样硬化从儿童时候就已开始。目前指南中有关心血管风险的评估通畅在35~40岁开始，为了使预防达到最佳效果，建议针对无症状的成年人的预防提前至20岁，尤其是生活方式的改变[4]。

早发冠心病家族史通常是指在一级亲属中，男性＜55岁（女性＜65岁）有冠心病的，是冠心病重要的危险因素；经过其他共同危险因素校正后，有家族史者第1次发生心血管病事件的危险性增加1.5~2.0倍[4]。目前推荐对心血管风险评估时，需要获取家族史信息[4]。对有冠心病家族史的人群，虽然强化预防措施可改善、可调控危险因素，但是否能有效地预防冠心病尚无依据。

无论男性还是女性，冠心病仍旧是死亡的主要原因，然而，男女之间冠心病的流行病学是不同的[1]。男性冠心病风险较高，而且冠心病事件更早，与男性相比，女性发病晚10年，更严重的心血管事件如心肌梗死和猝死的发生时间晚20年左右[1]。女性冠心病患者死亡率较高（首次心肌梗死后1年死亡率：女性为38%，男性为25%），这可能与女性首次发生心肌梗死的年龄较大、心血管危险因素和冠心病始终存在有关[5]。为了强调这点，美国心脏协会（AHA）特地发布了女性心血管预防的循证指南[5]。

可调控危险因素

大量流行病学数据已经明确，与40岁以上无症状个体发展为临床冠心病有关的四大可监测和调控的危险因素为吸烟、胆固醇、血压和糖尿病[4]。这4种危险因素在心血管疾病风险中占29%[6]。根据世界卫生组织的报道[7]，7种危险因素（4种经典的危险因素以外，还包括超重和肥胖、缺乏运动以及水果蔬菜摄入不足）在引起心血管死亡的风险中占71%，在冠心病风险中占75%以上。控制这7种危险因素将延长将近5年预期生命。INTERHEART研究的结果类似[8]，该研究发现在全世界范围内，9种可控危险因素在心肌梗死的发生中占大约90%的比重。这9项危险因素除了上述7项外，另2项是社会心理因素和低或无酒精摄入。

总体心血管风险评估——风险积分

正如大多数各学术协会推荐的，对每一个体绝对心血管风险的评估总是针对特定危险因素选择适合干预手段。不同的绝对风险，任何干预措施的重要性（尤其是成本效益）取决于绝对风险的高低：风险越高，干预的成本效益就越大。

在个别情况下，根据欧洲心脏病学会（ESC）患者被归类为极高危，而根据AHA/美国心脏病学院（ACC）又被归为高危[4]：① 具有明显临床症状或者有创或无创检测确诊的心血管疾病患者；② 糖尿病患者（2型或者有靶器官损害如微量白蛋白尿的1型糖尿病）；③ 慢性肾病患者［肾小球滤过率＜60 ml/（min·1.73 m²）］。根据ESC[9]，显著升高的单危险因素如家族性血脂异常和严重的高血压患者被认为是高危患者。

在没有明确的心血管疾病或上述因素时，心血管风险可以通过各种积分系统或心血管风险预测工具来评估。为了优化一级预防，对所有无症状且没有冠心病史的成年人均应计算风险积分[4]。目前有不少风险积分方法，有些还可以在网络上在线计算，也可从网络下载来帮助医生进行危险评估。最常用的危险评估工具是Framingham Risk Score（FRS，数据来源于美国人）（图22.1）[10]和European

Systematic Coronary Risk Evaluation（SCORE，数据来源于欧洲人，有两个版本，分别适合于高风险和低风险国家）（图22.2）[2]。其他人群的评估工具[4]还有Reynolds、PROCAM（来自德国男性人群）和QRISK积分（来自英国），在此暂时不详细介绍。此外，更长远的心血管风险预测工具（FRS）正在研究当中，以期提供更多的风险负荷信息，这更适合年轻人和女性。

在风险积分系统中主要包括：年龄、性别、总胆固醇或低密度脂蛋白胆固醇（LDL-c）、高密度脂蛋白胆固醇（HDL-c）或HDL/LDL、收缩压（SBP）、舒张压（DBP）和吸烟。糖尿病可能被直接整合在积分系统中或者糖尿病患者首先被认为是高危人群。有些风险积分还包括家族史和超敏C反应蛋白（CRP）。

除了致死和非致死冠心病事件（FRS）或心血管疾病死亡（SCORE）10年绝对风险的估计，心血管风险还可分为4类（表22.1），也就是低、中、高和极高危[4,9]。根据最新的AHA/ACC[4]或ESC[2]指南，如果患者是极高危或高危，那么就须保证强化

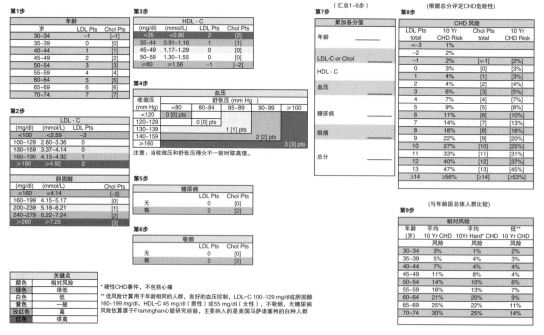

图22.1　男性Framingham 冠心病积分表，危险因素包括年龄、总胆固醇或低密度脂蛋白胆固醇（LDL-c）、高密度脂蛋白胆固醇（HDL-c）、血压、糖尿病和吸烟。根据Framingham在30~74岁人群中的基础数据，可估计10年冠心病风险。Pts代表点数。

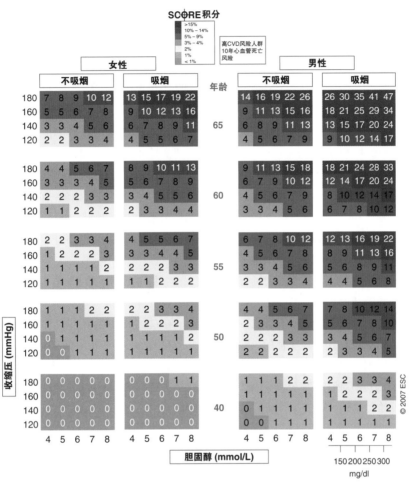

图 22.2　SCORE 表格用来计算欧洲高风险地区 10 年致死性心血管疾病的危险性。危险因素包括年龄、性别、收缩压、总胆固醇和吸烟状态。

预防措施，无需再增加其他的测试了。如果无症状成年人是低危的，也没有必要再做进一步的检查了。如果无症状成年男性是中危，可能需要进一步的检查来明确风险状态。进一步的检查详见重点提示 22.2。至于选择哪些检查来进行筛查取决于患者的具体情况[4]。

表 22.1　心血管风险分层

	10 年绝对风险	
	冠心病事件（致死或非致死）（FRS）	心血管疾病死亡（SCORE）
低危	＜10%	＜1%
中危	10%~20%	≥1%~＜5%
高危	＞20%	5%~10%
极高危	—	≥10%

降低心血管风险的预防措施

每天的临床工作中，针对特定的与心血管风险有关的可调控危险因素，开始预防干预之前，必须明确干预的长期获益须大于潜在的干预风险，而且治疗的花费也须验证，而这些往往通过设计合理、执行严谨的研究，如临床研究和各种流行病学研究（主要是随机对照试验和荟萃分析）来证实。通过大量高质量的证据，针对特定可调控危险因素进行干预，来进行一级和二级预防可分为3类[11]（图22.3）。

心血管预防可能有两种策略。第一种着重为了降低小部分高危患者的心血管风险。这种策略包括已有心血管疾病患者的二级预防和极有可能从一级预防中获益的高危人群。另一种着重为了降低更大人群的心血管风险。这种策略包括针对整体人群的一级预防措施，不考虑个体的风险和获益，也就是各种健康计划如控烟、宣传吸烟的危害、鼓励运动和健康饮食。众所周知，公众健康计划应该从年轻一代开始。这种社区卫生策略需要立法倡导、财政支持和健康宣教，虽然潜在获益很大，但推动实施这些改革是极具挑战的。

两种一级预防策略实际上是互补的，它们对1980—2000年美国心肌梗死死亡率的下降各有50%的贡献。然而，很大范围内，控制经典的危险因素仍然不尽如人意。通过不断地实践证明，在医院和社区推行经济而有效的预防，大量（大约超过50%）致死和非致死冠心病和心血管事件可以在短期内被预防。总之，心血管预防最重要和最具性价比的干预措施为：① 对合适的高危患者使用阿司匹林；② 血压控制；③ 胆固醇管理；④ 戒烟。除了阿司匹林以外，另3种干预需要有医生指导，更重要的是社区开展戒烟计划、合理营养和增加体育锻炼。这些简单的预防措施也是目前刚刚颁布的一项较大公众预防政策的一部分[12]，这一计划预期在未来的5年里预防100万心肌梗死和卒中，使得每年挽救超过10万生命。

指南：目前状态与发展目标

在过去的10年里，多个医学协会和组织先后发布有关冠心病的指南和专家共识，充分评估和总结了临床上有关冠心病一级和二级预防的证据，也包括了特殊的诊断和治疗方法对结果的影响和风险获益比。

明确的主要危险因素——干预

血脂异常

最近的ESC和欧洲动脉粥样硬化学会（EAS）联合发布心血管疾病预防的血脂异常管理指南指

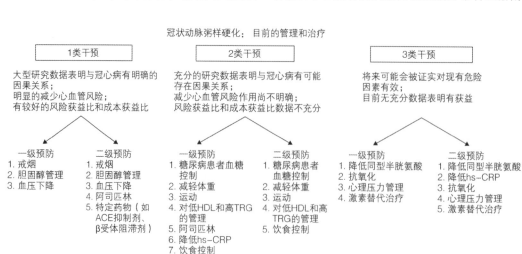

图22.3 心血管预防干预分类。

出，所有男性≥40岁、女性≥50岁或绝经女性都需要进行血脂筛查。除此之外，无论年龄多大，无临床症状的动脉粥样硬化、2型糖尿病、早发心血管病家族史、高血压、中心型肥胖、慢性自身免疫系统疾病、慢性肾病和家族性血脂异常患者均需要检测血脂。LDL-c是筛查和风险评估的主要指标，但是HDL-c和三酰甘油水平也是危险分层的重要指标。在混合型脂代谢异常、糖尿病、代谢综合征和慢性肾病时，载脂蛋白B（apoB）和非HDL胆固醇也可作为危险分层指标。脂蛋白（a）[Lp（a）]推荐用于早发冠心病家族史高危人群[9]。

基于临床研究结果，LDL-c仍旧是血脂异常管理的主要治疗目标。最近的胆固醇治疗协作组的一项纳入超过17万患者的荟萃分析证实了心血管疾病随着LDL-c的降低而降低。LDL-c每下降1 mmol/L（≈40 mg/dl），冠心病事件相应减少20%[13]。apoB和非HDL-c是次要治疗目标，然而，HDL-c不作为治疗目标。预防干预强度应根据总体心血管风险水平调整（图22.4）。值得注意的是无心血管疾病证据的糖尿病患者，美国糖尿病协会（ADA）在2011年的糖尿病管理指南中建议LDL-c的靶目标是＜100 mg/dl[14]，而在2011年ESC/EAS血脂异常管理的指南中推荐了更严格的靶目标＜70 mg/dl。

在血脂异常的管理中，生活方式的调整是首要的。目前最重要的生活方式改变建议如下：① 减少饱和脂肪酸、反式脂肪酸、胆固醇和碳水化合物的摄入；② 增加膳食纤维、富含植物类固醇和黄豆类产物的食品；③ 通过长期运动锻炼来降低体重；④ 减少酒精摄入。然而，大多数患者最终需要药物治疗来达到治疗目标。他汀类药物是降低LDL-c的首选药物，其他的药物，如胆酸螯合剂、烟酸和胆固醇吸收抑制剂等应该在他汀类药物不耐受且治疗未达标时使用。降三酰甘油药物应该在生活方式改变之后，仍无法控制在2.3 mmol/L（＞200 mg/dl）以下且总心血管风险为高危者考虑。贝特类药物、烟酸和n-3脂肪酸补充剂以及与他汀类药物的联合应用可降低患者三酰甘油。需要注意的是控制LDL-c仍然是患者的首要目标。根据2011年ESC/EAS指南，烟酸是升高HDL-c最有效的药物，他汀和贝特类药物也能升高HDL-c，但是幅度较小。目前，没有特定的临床研究证实HDL-c和三酰甘油的目标值[9]。

发展目标

近来，对严重的或家族性高胆固醇血症患者，许多新的药物可有效地降低LDL-c，可能有助于治疗达标。将来的研究将进一步阐明HDL-c的作用

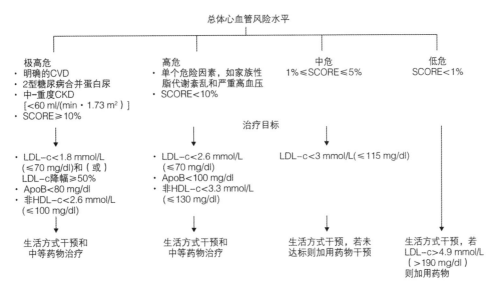

图22.4　根据2011年ESC/EAS指南，基于患者总心血管风险而定的血脂异常管理治疗目标。

和降低三酰甘油是否降低心血管风险。有关升高 HDL-c 和载脂蛋白 A_1 的药物研究进展将帮助我们定义 HDL-c 在冠状动脉粥样硬化和心血管事件预防中的作用。

高血压

高血压与各种心血管疾病有关，尤其是脑血管疾病，当然也包括冠心病、心力衰竭和慢性肾病。40~89 岁患者中，从收缩压 115 mmHg 和舒张压 75 mmHg 开始，冠心病和卒中的死亡随着血压升高而逐步升高[15]。收缩压每升高 2 mmHg，冠心病的死亡风险增加 7%[16]。来自 2005—2008 年美国的数据显示，高血压的知晓率为 79.6%，治疗率为 70.9%，而达标率仅为 47.8%[1]。

实际上仅有很小一部分高血压患者只有血压升高，大多数患者伴有其他心血管危险因素，所以最近有关高血压管理的指南[16-18]推荐高血压的诊断（重点提示 22.3）和管理均应该充分评估总体心血管风险。由于高血压相关的一些脏器的病程演变表明心血管疾病的进展将更加显著增加心血管风险，而不仅仅是心血管危险因素本身，因此指南强调靶器官损害的筛查（重点提示 22.4）。具有高血压靶器官损害的患者需要更严格的高血压管理。

总体上，所有低、中和高危的高血压患者指南建议收缩压应 < 140 mmHg，舒张压应 < 90 mmHg[18]。对于老年人（如年龄 > 80 岁）收缩压降至 140 mmHg 以下是否获益目前尚无随机对照研究的证实，NICE 指南推荐血压的目标值是 150/90 mmHg[16]。针对糖尿病和以往有心血管事件的患者血压目标值（< 130/80 mmHg）是没有研究证据支持的，而且这个目标值在大多数患者是很难做到的。基于临床研究的结果，如果收缩压降至 120~125 mmHg 以下，舒张压降至 70~75 mmHg 以下，可能会增加（而非降低）高危心血管风险患者冠心病事件，因而强化降压的观点确实有些降温。而且，血压较低的患者进一步降低血压心血管获益较小[18]。

一旦高血压诊断成立或怀疑有高血压，无论

重点提示 22.3　基于血压的高血压分级

最佳血压	收缩压（SBP）< 120 mmHg 和（或）舒张压（DBP）< 80 mmHg
正常血压	SBP 120~129 mmHg 和（或）DBP 80~84 mmHg
正常高值	SBP 130~139 mmHg 和（或）DBP 85~89 mmHg
高血压 1 级	SBP 140~159 mmHg 和（或）DBP 90~99 mmHg
高血压 2 级	SBP 160~179 mmHg 和（或）DBP 100~109 mmHg
高血压 3 级	SBP ≥ 180 mmHg 和（或）DBP ≥ 110 mmHg
单纯收缩性高血压	SBP > 140 mmHg 和 DBP < 90 mmHg

高血压 1 级相当于 AHA 分类高血压 1 级
高血压 2 和 3 级相当于 AHA 分类高血压 2 级

重点提示 22.4　高血压靶器官损害

心电图：左心室肥厚。
心脏超声：左心室肥厚（尤其是向心性）。
血管超声：颈动脉壁增厚[颈动脉内膜中层厚度（IMT）> 0.9 mm]或斑块。
动脉硬化：颈动脉股动脉脉搏波传导速度 > 12 m/s。
踝臂指数 < 0.9。
血清肌酐轻度升高：1.3~1.5 mg/dl（115~133 μmol/L）（男）；1.2~1.4 mg/dl（107~124 μmol/L）（女）。
估测肾小球滤过率 < 60 ml/（min · 1.73 m²）或内生肌酐清除率 < 60 ml/min。
微量白蛋白尿：30~300 mg/24 h 或尿白蛋白/肌酐比值 ≥ 22 mg/g 肌酐（男）；≥ 31 mg/g 肌酐（女）。

血压多高，应立即给予生活方式指导，然而是否立即给予药物治疗取决于总体心血管风险（表 22.2）。简单来讲，高血压 2 和 3 级应立即启动药物治疗，而高血压 1 级，当总体心血管风险是高危和极高危者[16,18]，也应当启动药物治疗。那些高血压 1 级，总体心血管风险是中危者，启动药物治疗前可以等待数周；而总体心血管风险是低危者，启动药物前可等待数月。

血压正常高值和心血管风险高危者，药物治疗除了延缓高血压的发生以外，目前无研究证据表明会带来其他获益[18]。血压正常高值和心血管极高危者，在使用降血压药物同时需要严格贯彻生活方式改变[17]。然而，血压正常高值的糖尿病患者，目前给予药物治疗的证据尚不充分。可以给这些患

表22.2 根据总体心血管风险进行血压管理

心血管风险	血压正常	正常血压高值	高血压1级	高血压2级	高血压3级
低危 SCORE < 1%	不用干预血压	不用干预血压	生活方式改变数月,随后药物治疗	生活方式改变+药物治疗	生活方式改变+药物治疗
中危 SCORE 为 1%~4%	生活方式改变	生活方式改变	生活方式改变数周,随后药物治疗	生活方式改变+药物治疗	生活方式改变+药物治疗
高危 SCORE 为 5%~10% 或靶器官损害	生活方式改变	生活方式改变	生活方式改变+药物治疗	生活方式改变+药物治疗	生活方式改变+药物治疗
极高危 SCORE > 10%或心血管疾病、糖尿病、肾脏疾病	生活方式改变	生活方式改变+考虑药物治疗	生活方式改变+药物治疗	生活方式改变+药物治疗	生活方式改变+药物治疗

者药物治疗,尤其是合并微量白蛋白尿患者,说明他们已经出现了靶器官损害的迹象[18]。

生活方式干预方法与降低血压或心血管风险是一致的,所有患者均需要:① 戒烟;② 控制体重;③ 调整酒精摄入;④ 运动;⑤ 减少盐的摄入;⑥ 增加水果和蔬菜的摄入;⑦ 减少饱和脂肪酸和总脂肪的摄入。5种降血压药物:噻嗪类利尿剂、钙通道阻滞剂、血管紧张素转换酶抑制剂(ACEI)、血管紧张素受体拮抗剂(ARBs)和β受体阻滞剂,适合于作为启动治疗和维持的首选药物,可以单一用药也可联合使用。2007年ESC/欧洲高血压学会(ESH)指南和2011年NICE指南的高血压治疗流程见图22.5。高血压1级低或中危患者,起始单药治疗,但往往仅少数患者能血压达标。高血压2级或3级的高或极高危患者,大多数需要1种以上的降压药物才能达标。2种药物的复方制剂联合降压治疗可以简化治疗且减少并发症[18]。

降血压药物带来的获益主要还是来自降血压本身,与使用的具体药物关系不大。然而,每种降压药具有各自的特点和特定优势(重点提示 22.5)。

发展目标

目前许多有关高血压管理的重要决策不完全依赖大型随机对照研究的结果。将来的研究需要阐明是否所有的降压药物可以用于:① 所有高血压1级的患者,因为在这些患者中心血管事件风险是非常低的,甚至总体心血管风险是低危或中

重点提示22.5 根据患者心血管风险和其他伴随情况来选择降压药物

卒中史	任何降压药物
心肌梗死史	β受体阻滞剂、ACEI、ARB
心绞痛	β受体阻滞剂、钙通道阻滞剂
外周血管疾病	钙通道阻滞剂
无症状的动脉粥样硬化	ACEI、钙通道阻滞剂
心力衰竭	利尿剂、β受体阻滞剂、ACEI、ARB、醛固酮受体拮抗剂
左室肥厚	ACE-1、钙通道阻滞剂、ARB
永久性房颤	β受体阻滞剂、非二氢吡啶类钙通道阻滞剂
肾功能衰竭/蛋白尿	ACE-1、ARB、襻利尿剂
肾功能障碍	ACE-1、ARB
微量白蛋白尿	ACE-1、ARB
单纯收缩性高血压(老年)	利尿剂、钙通道阻滞剂
糖尿病	ACE-1、ARB
代谢综合征	ACE-1、ARB、钙通道阻滞剂
怀孕	钙通道阻滞剂、甲基多巴、β受体阻滞剂
黑人	利尿剂、钙通道阻滞剂

危;② 老年人合并高血压1级,血压已控制在140/90 mmHg以下;③ 糖尿病或有心血管疾病史,而血压是正常高值的患者。而且,最低的安全血压目标在不同的情况下有不同的定义,也就是说,极高危患者血压是否应该低于130/80 mmHg?最后,众所周知各种生活方式改变有利于降低血压,减少发病率和死亡率,但没有随机研究证实它们

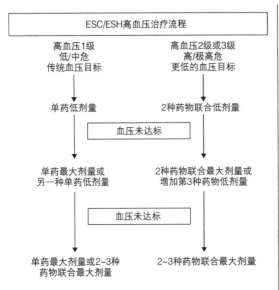

图 22.5　2007 ESC/ESH（2009 年更新）和 2011 NICE 指南有关高血压治疗流程。

的有效性。

糖尿病管理

心血管疾病是糖尿病患者主要的并发症和死亡原因，而且是糖尿病直接和间接主要的医疗开销。校正其他共同的心血管危险因素以后，糖尿病本身还是心血管事件的重要独立危险因素[14]。与非糖尿病者相比，糖尿病患者心血管风险在男性升高 2~3 倍，在女性升高 3~5 倍，最近的数据表明这一风险比 10 年前略有下降[1]。高血糖和心血管疾病的关系应该是呈线性的，也就是说，糖化血红蛋白（HbA1c）每升高 1%，心血管风险也随之升高。目前，糖尿病有特定诊断标准，与微血管并发症有关（重点提示 22.6）。然而，大血管疾病如冠心病和卒中是 2 型糖尿病和糖耐量受损患者死亡的主要原因[14]。

最近糖尿病心血管疾病管理指南都指出，糖尿

重点提示 22.6　根据 ADA（2011）糖代谢分类标准

糖尿病风险增加：糖尿病前期
空腹血糖受损：空腹血糖为 100~125 mg/dl（5.6~6.9 mmol/L）
或糖耐量受损：75 g 糖口服后 2 h 血糖为 140~199 mg/dl（7.7~11.0 mmol/L）
或糖化血红蛋白（HbA1c）为 5.7%~6.4%
糖尿病
糖化血红蛋白（HbA1c）≥ 6.5%
或空腹血糖 ≥ 126 mg/dl（7.0 mmol/L）
或 75 g 糖口服后 2 h 血糖 ≥ 200 mg/dl（≥ 11.1 mmol/L）
或患者有经典高血糖症状或高血糖危象，随机血糖 ≥ 200 mg/dl（≥ 11.1 mmol/L）

病患者即使没有心血管疾病，他们将来也是心血管事件的高危人群。大量研究证实，对糖尿病患者且伴有多种危险因素时，予以心血管疾病的预防，可使患者明显获益[14]。降低糖尿病心血管风险的一级和二级预防，医生应该按照上述循证证据的推荐来进行血压和血脂的治疗。

对于生活方式的干预应该重点关注血糖控制和主要心血管危险因素的控制。体重控制仍旧是生活方式干预的重要部分。对患者进行再教育，如有关食物选择（调整热量和脂肪的摄入），戒烟和常规运动可能是提高长期预后最有效的方法[19]。

糖尿病患者血糖控制的推荐见重点提示22.7。1型和2型糖尿病患者可以通过强化血糖控制来减少微血管并发症（视网膜病变、肾病和神经病变）风险，并发症随着血糖的控制而减少，两者关系可延续到血糖正常水平以下（HbA1c＜6%）。尽管如此，在降低大血管性心血管疾病方面，强化和标准血糖控制没有明显差异[19]。在1型糖尿病中，标准的血糖控制是强化胰岛素治疗。在2型糖尿病中，目前还没有固定的药物治疗方法。具体的指导和药物治疗流程可参阅文献[14]，此处不具体展开。简单来讲，早期的、循序渐进地控制血糖达标的治疗方法可显著减少2型糖尿病患者的并发症和死亡率。二甲双胍是超重的2型糖尿病患者的首选药物。血糖无法达标或餐后血糖显著升高的2型糖尿病患者可早期启动胰岛素治疗。

重点提示22.7　糖尿病患者血糖控制的治疗目标

- 目前认为1和2型糖尿病，将HbA1c降至＜7%是合理目标，可减少微血管和神经系统并发症。
- 如果没有明显低血糖或其他副作用时，在有些患者可以把HbA1c降得更低（＜6.0%）。
  - 糖尿病时程较短。
  - 预期寿命较长。
  - 无明显心血管疾病。
- 有些患者无法将HbA1c降至＜7%，可以考虑微宽松的HbA1c目标值。
  - 严重的低血糖史。
  - 预期寿命短。
  - 晚期的微血管或大血管并发症。
  - 较严重的并发症。
  - 长期糖尿病。

发展目标

尽管贯彻循证策略，但是很多糖尿病患者在首次事件之前处理不当，或即使给予了最佳的治疗，但还是经常发生心血管事件。尽管在过去的10年中，糖尿病患者中HbA1c、血压和LDL-c达标的比

例有所上升，但这只是很小一部分患者（约12%）达到了预期的目标，从而在长期随访中，使总体心血管风险下降。优化糖尿病管理需要一个有组织的、系统的方法，还需要一个多学科协作的专业医疗队伍。将来的研究需要进一步明确降糖治疗对心血管的安全性和有效性，从而走出噻唑烷二酮对心血管影响的阴影。

吸烟

虽然在过去的60年中吸烟率显著下降，但无论男女，吸烟仍旧是一个重要的危险因素。仅次于血脂异常，吸烟是心肌梗死的第2位危险因素[8]，无论年龄多少，无论收缩压和胆固醇水平如何，吸烟者10年致死性心血管风险增加大约1倍。吸烟相关的心血管风险对女性的危害比男性更大，对年轻人危害最大。冠心病死亡率与吸烟的时间和程度有密切的关联。长期处于吸烟的环境中，也是一个心血管危险因素[2,20]。

戒烟应该成为一级和二级预防的首要任务。在冠心病患者中，与继续吸烟者相比，戒烟可降低36%的死亡率和32%的再梗死率。在二级预防中，戒烟对冠心病死亡率的降低比其他的预防措施，如阿司匹林、β受体阻滞剂、ACEI或者降低胆固醇药物等更为有效。在一级预防中，戒烟是性价比最高的预防措施。与无症状者相比，冠心病患者停止吸烟后冠心病事件的风险下降更迅速。冠心病患者中，戒烟2~3年后，心血管风险下降，与从不吸烟者相当，然而，在无症状的人群中，需要10年的戒烟才能使风险下降至与从不吸烟者相当[2]。

吸烟和尼古丁依赖应该被视为慢性的、容易复发的医学状态。它如同其他主要的心血管危险因素一样，需要治疗、严密随访和不断地评估和干预。对吸烟者系统的评估和治疗方法可显著提高戒烟成功率。强烈建议每个专业部门对吸烟状态进行评估并提供戒烟辅助。目前有3类戒烟药物：尼古丁替代治疗、布普品和伐尼克兰，而去甲替林和可乐定可作为二线选择。这些药物治疗的有效性和安全性在很多研究中得到证实。如果同时伴有理

论和实践指导、环境的改变以及家人和朋友的支持时，戒烟的效果会更明显。对于吸烟者因急性冠心病事件住院，住院期间的戒烟将比出院后戒烟更有效[2,20]。

发展目标

虽然众所周知吸烟有害健康，有些人也想戒烟，但戒烟率非常低。普遍认为，吸烟不是医学问题，更多的人认为是一种"生活方式选择"。调查研究发现，仅有不到50%的医生会建议戒烟。预防吸烟和提高戒烟率需要全体医务工作者共同努力。更先进的戒烟随访和管理办法包括结构化的初级管理程序、社区戒烟资源（如戒烟咨询电话）和技巧性地电话随访。我们可以在很大范围内推行全社会健康烟草控制计划，它包括禁止在公共场合吸烟、减少香烟广告、提高烟草制品的价格和提高有效戒烟干预的医疗保险。在二级预防中，鼓励医生花一些时间和精力给患者提供医疗咨询，并在住院期间启动护士引导计划，这些是作为心血管事件后心脏康复的重要部分。

其他（潜在）可调控危险因素——干预

阿司匹林（ASA）

低剂量阿司匹林（75~162 mg/d），作为一种抗血小板治疗，沿用至今仍然是对心血管事件一级和二级预防的药物选择。ASA是一种性价比相当高的治疗措施。除非有禁忌证，所有急性冠状动脉综合征或慢性稳定型冠心病患者均需要低剂量ASA治疗[2,21]。经皮冠状动脉介入治疗后置入支架或急性冠状动脉综合征发作的第1年内，特别建议双联抗血小板治疗（见后述章节）。对阿司匹林过敏或不耐受的患者，其他抗血小板药物，如氯吡格雷可以替代，但价格较贵。

在一级预防中，阿司匹林的获益，在很大程度上取决于心血管疾病的风险和治疗的副作用（大多数为胃肠道出血和出血性卒中）。ASA可降低健康男性（除了女性）发生心肌梗死的风险约30%，而对健康女性来说，它可降低卒中的发生率约17%。阿司匹林的这种在不同性别的不同生物作用机制尚不清楚。ESC和AHA的指南推荐，对无症状的高危群体，如果出血风险较低，血压控制良好的情况下，给予低剂量ASA治疗（表22.3）[2,22]。近期多数ADA/ACC/AHA指南也建议低剂量的ASA作为Framingham危险积分为中危或高危的成人糖尿病的一级预防措施（表22.3）[19]。

发展目标

对于中等风险的糖尿病和老年人（80岁以上）的患者来说，需要研究来进一步明确阿司匹林在冠心病一级预防中的作用。

表22.3　心血管一级预防中低剂量阿司匹林的应用推荐

2007年ESC和2002年AHA指南	2009年USPTF指南	2011年ADA/ACC/AHA糖尿病指南
ASA推荐用于	ASA推荐用于	ASA推荐用于无出血风险的糖尿病患者及以下情况
心血管风险较高，治疗获益远超过风险的患者预防冠状动脉事件 如Framingham风险积分中，冠心病风险＞10%或SCORE＞10%血压控制良好者	• 男性年龄为45~79岁，且当减少心肌梗死的获益远超过胃肠道出血的风险时 • 女性年龄为55~79岁，且当减少卒中的获益远超过胃肠道出血的风险时 ASA不建议用于女性＜55岁的卒中预防和男性＜45岁的心肌梗死预防 对于年龄超过80岁以上者，目前尚无证据提供ASA对心血管疾病预防的获益和危害的评估办法	• 心血管风险增高者 大多数50岁以上男性和60岁以上的女性合并1个以上危险因素（吸烟、高血压、血脂异常、早发心血管疾病史和白蛋白尿） • 中危心血管风险 年轻患者合并1个以上危险因素，无危险因素的老年患者，10年Framingham心血管风险为5%~10% 阿司匹林不建议用于低危的糖尿病成年人（男性＜50岁，女性＜60岁无心血管危险因素；10年Framingham心血管风险＜5%），因为出血的副作用会抵消获益

二级预防的特定药物

β受体阻滞剂

大量研究证实，心肌梗死后使用β受体阻滞剂可有效降低全因死亡20%~25%和非致死性再次心肌梗死。除非有禁忌证，所有心肌梗死、急性冠状动脉综合征、伴或不伴有心衰的左心室功能障碍患者均应该使用β受体阻滞剂。稳定型冠心病患者也应长期使用[24,25]。

ACEI-ARB

研究已经证实ACEI能改善心血管结果，特别是对于左心功能障碍患者。除非有禁忌证，所有心肌梗死、急性冠状动脉综合征伴有左心室射血分数≤40%、心力衰竭、糖尿病、高血压和慢性肾病患者均强烈推荐使用ACEI类药物。推荐剂量的ACEI也可以被用于预防心肌梗死后缺血事件。若出现ACEI不耐受，ARB则是一个理想的替代选择[24,25]。

醛固酮受体拮抗剂

醛固酮拮抗剂即依普利酮，它能有效降低左心功能减退，哪怕是中等程度心功能减退的心肌梗死患者心血管死亡。因此，除了ACEI和β受体阻滞剂以外，醛固酮受体拮抗剂被推荐用于心肌梗死患者，通常左室射血分数≤35%~40%、伴有糖尿病或心衰患者，但无明显肾功能不全[男性：血清肌酐>221 μmol/L（>2.5 mg/dl）；女性：>177 μmol/L（>2.0 mg/dl）]或高钾血症（血钾>5.0 mEq/L）。使用时须常规监测血钾，尤其是合并使用其他保钾药物[24,25]。

对于心血管疾病患者，季节性流感的危害可以预防。除非禁忌，推荐冠心病和动脉粥样硬化患者接受流感疫苗接种，来降低心血管死亡和非致死性事件，同样也被推荐用于糖尿病[21]。

发展目标

尽管已知二级预防的获益，但许多患者仍忽视冠心病的治疗，特别是女性。优化对患者的治疗管理通常是一个与患者自身、医生、医疗体系相关的多因素的工程。多学科管理计划的实施有助于提高药物治疗的依从性，减少住院率，并且提高冠心病患者的生活质量。将来，期待一个理想的随机研究能够充分评价这种综合管理计划对冠心病管理和临床预后的影响。

饮食和营养

改善饮食是心血管一级和二级预防的一个重要方面。尽管大多数研究关注某种营养成分和食物，但是心血管危险因素和心血管疾病的发生发展与多重饮食因素有关。食物干预有两大目标：一是更健康的营养成分，二是平衡能量摄入和消耗，从而达到理想体重（重点提示22.8）。总体来讲，脂肪含量应低于总能量的30%~35%，而蛋白质和碳水化合物分别为10%~35%和45%~65%。日均食盐摄入应低于2.3 g（约一小勺），而对于年龄51岁，非裔美国人（不论年龄多大）、伴有高血压、糖尿病或慢性肾病的患者，日均食盐摄入应进一步控制在1.5 g以下。如DASH饮食方案或地中海饮食方案能有效降低特定的心血管危险因素甚至冠心病风险（表22.4）[2,26-28]。

酒精摄入

适度的酒精摄入（包括红酒或者其他酒精性饮料）证实可减少心血管事件[8]。另一方面，如果上瘾或者过度摄入则会带来严重的健康和社会问题，比如高甘油三酯血症、高血压、肥胖、肝脏损害、暴力、交通和工作事故，以及患癌症风险的增加。由于这些原因，我们不推荐人们为了预防心血管疾病而开

重点提示22.8　降低心血管风险的饮食推荐

- 平衡能量摄入和体育运动来达到健康的体重。
- 饮食中富含蔬菜和水果。
- 选择全谷、高纤维素食物。
- 多种蛋白质饮食（海鲜、瘦肉、鸡蛋、豆类和花生、大豆食物、新鲜的坚果和种子）。
- 鱼类，尤其是鱼油每周2次。
- 减少饱和脂肪酸（<总能量的7%，）、反式脂肪酸（<总能量的1%，）和每天胆固醇（<300 mg/d）的摄入。
  - ■ 改食瘦肉和蔬菜。
  - ■ 选择无脂、1%脂肪和低脂食物。
  - ■ 减少氢化脂肪产物的摄入。
- 减少饮料和加糖的食物。
- 食物中无或少盐。
- 适度饮酒。

表22.4　根据潜在危险因素的饮食方案推荐

糖尿病（AHA/ACC 2007）	血脂异常（ESC/EAS 2011）	高血压——DASH饮食计划（NIH/NHLBI）	地中海饮食（基本成分）
• 总脂肪占总能量的25%~35%（主要是单不饱和脂肪酸和多不饱和脂肪酸）	• 总脂肪占总能量的25%~35%（主要是单不饱和脂肪酸和多不饱和脂肪酸）	• 总脂肪占总能量的27%，饱和脂肪酸占6%	• 纯天然食物（如水果、蔬菜、谷物、麦、马铃薯、豆类、坚果）
• 饱和脂肪低于总能量的7%，胆固醇<200 mg/d，反式不饱和脂肪酸低于总能量的1%[a]	• 饱和脂肪低于总能量的7%，胆固醇<300 mg/d，反式不饱和脂肪酸低于总能量的1%	• 胆固醇150 mg	• 当地生长、最小加工食物
• 足够的纤维素：>14 g/kcal（1 kcal≈4.186 kJ）	• 膳食纤维：25~40 g，可溶性纤维>7~13 g	• 膳食纤维30 g/d	• 鱼肉和猪肉（至少每周2次）
• 饮酒者，男性<2杯/d，女性<1杯/d	• 碳水化合物：总能量的45%~55%	• 碳水化合物占总能量的55%	• 瘦肉摄入相对较少（每周1次）
• 食盐摄入量低于2.3 g/d（甚至1.5 g/d）	• 添加的糖[b]低于总能量的10%	• 蛋白质占总能量的18%	• 每周4个全蛋
		• 食盐摄入量低于2.3 g/d（甚至1.5 g/d）	• 中等量乳制品
		• 钾摄入增加值为4.7 g/d[c]	• 橄榄油作为脂肪的主要来源
		• 钙1.25 g，镁0.5 g	• 中等量的红酒
			• 新鲜水果作为甜品

a 限制反式脂肪摄入，如部分氢化油、固态脂肪是最重要的。
b 不是指食物中天然存在的糖，如水果和日常食物；更严格的糖摄入的相关指导可能对需要控制体重和高甘油三酯血症患者更有用。
c 慢性肾病3或4级患者应限制钾摄入。

始饮酒。但如果是酒精性饮料，那么饮酒量应该限于：男性每天≤2杯，女性≤1杯，并且最好在就餐时间。应该注意，酒精性饮料也具有较高热量[21,28]。

补充抗氧化剂

不建议使用抗氧化的维生素来预防心血管疾病。虽然观察性研究发现来自食物和补充剂中大量抗氧化维生素与降低心血管疾病的风险有关，但抗氧化维生素临床试验尚未证实[27]。

植物甾烷醇/甾醇

植物甾烷醇/甾醇可降低LDL-c达15%，因此可作为LDL升高者除饮食和生活方式改变以外的另一种治疗选择。为了控制胆固醇，需要像降脂药物一样每日服用[27]。

鱼油补充剂

鱼的摄入量与降低心血管疾病的风险有关。鼓励无冠心病患者食用各种鱼，最好是油鱼，至少每周2次。冠心病患者每日宜进食>1 g ω-3多不饱和脂肪酸（PUFA），虽然可以从补充剂中获得，但最好从油鱼中获得。也可以适当考虑增补。高甘油三酯血症患者，推荐每日2~4 g ω-3 PUFA[9,27]。

大豆蛋白

虽然早期的研究表明，大豆蛋白对LDL-c水平与其他心血管危险因素具有临床意义，但最近的研究却没有证实这些结果。然而，如果富含蛋白质的大豆食物替代了含有饱和脂肪和胆固醇的动物和乳类制品，那么也可间接地减少心血管疾病的风险[27]。

发展目标

最近的研究表明，与有营养的食物相比，合理饮食心血管获益更大。对医务工作者和政府官员的挑战是，如何制订和实施有效的临床和公共健康策略，使公众生活方式和饮食持续改进。为达到这个目标，需要整体和合作方法，鼓励社会各界，改造环境，使健康选择成为主动的、简单可行的。同时，还需要立法，例如，在公共场所和学校，限制减少食物加工过程中盐的添加，用健康的油类代替人工反式脂肪，在餐馆的食物上添加反式脂肪的食物标签，便于顾客自行选择。

体力活动

缺乏体育锻炼是西方国家的一个重要的公共卫生问题，并且是一个心血管死亡的独立危险因素。久坐的生活方式增加了一倍的过早死亡的和心血管风险。随访研究发现，体力活动水平和持续时间与冠心病的发生率呈负相关。在成年期避免久坐的生活方式可能延长寿命和无心血管疾病1.3~3.5年[1,2]。规律的锻炼可以改善血糖控制和胰岛素抵抗,降低三酰甘油,升高HDL-c(可能对LDL-c无效),降低血压,减轻体重、体脂肪,减小腰围,并提高幸福感[2, 9, 14, 17, 29]。参与各种体育活动,对心血管疾病的一级和二级预防在本质上是相同的(重点提示22.9)[2, 9, 14, 17, 30, 31]。运动指导和训练作为二级预防策略的一部分已成为心脏康复中心重要组成部分;许多在康复过程中所必需的危险因素的改善是通过运动训练来进行调节的[31]。

发展目标

所有卫生专业人士所面临的挑战是让更多的人参与运动计划并长期坚持。使用有效的行为管理和环境变化的策略,来让更多人意识到体育锻炼生活方式所带来的益处。

重点提示22.9　18~65岁成年人运动推荐

- 每周至少5次中等强度有氧运动,每次≥30 min(45~60 min更好)或者每周3次稍大强度的有氧运动,每次≥20 min(日常生活中经常做一些轻度的活动)。
- 每周至少保持2次增强肌肉力量和耐力的运动,主要肌群重复8~10次(8~12次)。
- 参加上述体育锻炼的最小推荐量即可带来健康获益和体型改善。
- 65岁以上的成年人,行动不便者:尽量进行体育锻炼。
- 高危冠心病患者(如近期急性冠状动脉综合征、血运重建或心力衰竭)在医生指导下进行运动。
- 以往肥胖者:每天60~90 min的运动来保持体重。
- 高血压患者:避免高强度无氧运动,例如举重物。如果高血压控制欠佳,在加用药物后血压控制前,不鼓励高强度体育锻炼。

肥胖和减轻体重

肥胖是一个日益严重的全球性流行病;在西方国家近70%的成年人超重或肥胖。在成年人中,超重是指身体质量指数(BMI)为25~29.9 kg/m²,肥胖是指BMI ≥ 30 kg/m²。肥胖是心血管疾病的主要危险因素,而且与已知心血管危险因素如2型糖尿病、高血压、血脂异常和代谢综合征等有关。是否由于肥胖导致心血管危险因素从而增加心血管风险还是肥胖本身就是一个独立危险因素目前还不明确。除了BMI,衡量中心型肥胖的腰围为心血管风险评估提供了重要信息(重点提示 22.10)。腰臀比也可能是一个有用的糖尿病和心血管风险的预测指标,但它比腰围更难测量[32,33]。

对于BMI > 25 kg/m²的患者应该进行干预,但是体重减轻的目标和干预策略应该根据患者的相关伴发疾病而个体化制订。对于BMI为25~35 kg/m²的患者,肥胖相关的伴发病发病率较低,此类患者应减少5%~10%的体重(5~10 kg)以减少心血管和代谢风险。对于BMI > 35 kg/m²的患者,肥胖相关的伴发疾病更多,因而此类患者应将其减肥目标设定为 > 15%~20%(总是大于10 kg)[33]。

通常推荐结合节食、体育锻炼和设计生活计划,以减少总热卡的摄入,保持合理的营养和纤维摄入,增加能量消耗。每日消耗能量为500~1 000 kcal(1 cal≈4.186 J),来达到减轻体重的目的。对于肥胖

重点提示22.10　根据体重指数(BMI)和腰围(WC)来进行疾病风险分层

分类	BMI(kg/m²)	男性 WC 94~102 cm 女性 WC 80~88 cm	男性 WC > 102 cm 女性 WC > 88 cm
超重	25.0~29.9	增加	高危
肥胖			
轻度:Ⅰ级	30.0~34.9	高危	很高危
中度:Ⅱ级	35.0~39.9	很高危	很高危
重度:Ⅲ级	≥40.0	极高危	极高危

相对正常体重和腰围来说,2型糖尿病、高血压和心血管疾病的风险。即使正常体重,腰围增加也使疾病风险增加。

或已处于减肥瓶颈期者，可以考虑低或超低卡路里饮食（分别是每天 1 000~1 600 kcal 和 < 1 000 kcal）。正如前文所述，应鼓励成人加强体育锻炼以获得其他健康获益（减少糖尿病和心血管疾病风险）[32]。减肥药物（罗氏鲜、利莫那班）的疗效温和并且一些产品可能有严重的副作用。对于 BMI ≥ 28 kg/m² 的患者（和伴随疾病）或者 BMI ≥ 30 kg/m² 的患者，药物治疗是生活方式干预控制体重的辅助疗法，并且总要个体化的评估其风险和获益[2,33]。

尽管在一级预防中已经确立了肥胖与心血管风险增加的关系，但是矛盾的是对于已知有冠心病、冠状动脉血管成形术后、心力衰竭或多种危险因素患者，他们相比消瘦的患者预后更好（肥胖悖论），这就为二级预防是否需要减轻体重带来疑惑[34]。然而，这些观察结果并未经过前瞻性的随机试验证实，目前在指南或共识中也未加以表述。

代谢综合征

代谢综合征描述了在包括数个心血管危险因素（重点提示 22.11），在美国成年人中，肥胖或者胰岛素抵抗达35%~40%。这些患者有更高的心血管风险，这与包含的相关危险因素是一致的，但是代谢综合征本身是否会增加心血管风险尚不明确[35]。对非糖尿病患者来说，代谢综合征的诊断尤为重要，它能预示 2 型糖尿病和心血管疾病的风险。重要的是，代谢综合征患者应该努力减轻体重和增加运动，同时根据指南和不同的危险分层来给予危险因素的管理和阿司匹林治疗[2,36]。

重点提示 22.11　代谢综合征的新定义（IDF/AHA/NHLBI 2009）[36]	
符合下列 5 项标准中 ≥ 3 项	
腰围增加	男性 ≥ 94 cm，女性 ≥ 80 cm
三酰甘油升高（为降低 三酰甘油而使用药物）	≥ 150 mg/dl（1.7 mmol/L）
HDL-c 降低（为升高 HDL-c 而使用药物）	男性 < 40 mg/dl（1.0 mmol/L），女性 < 50 mg/dl（1.3 mmol/L）
血压升高（曾有高血压 使用药物治疗的患者）	收缩压 ≥ 130 mmHg 和（或）舒张压 ≥ 85 mmHg
空腹血糖升高（为降血糖 而使用药物）	≥ 100 mg/dl（5.6 mmol/L）

发展目标

目前尚无前瞻性研究表明有意减重可以增加存活率，降低心血管的不良事件（如心血管疾病的非致死和致死性事件）。需要进一步的研究来评估肥胖治疗的有效性和安全性（生活方式干预、药物，甚至减肥手术）以及它们对不同人群心血管疾病预后的影响，特别是在二级预防中。探寻最佳生物标记和遗传决定因素来预测哪些肥胖的人处于最高风险也极为重要。

炎症——降低高敏 C 反应蛋白

CRP 是与心血管风险有关的被研究最为深入的炎症因子。一项最近由美国预防服务工作组进行的包括22项研究的荟萃分析显示，CRP 浓度 > 3.0 mg/dl 的人约60%有发生冠心病事件的额外风险[37]。然而，尽管 CRP 与心血管事件之间有粗略的统计学上的关联，从多个研究证据表明，与传统危险因素相比，CRP 预测准确度仅略有提高[37]。目前建议 CRP 检测可应用于无症状的中危人群即 ≤ 50 岁的男性或 ≤ 60 岁的女性的心血管风险评估，而不建议在低或高危人群中使用[4]。再者，最近的一项一级预防的临床试验（JUPITER）[38]表明他汀类药物的使用可以显著降低低危或中危的，LDL-C < 130 mg/dl 和 CRP > 2 mg/dl 的非糖尿病人群的心血管事件。尽管有批评指出此试验原本并没有设计运用 CRP 来筛查适合他汀治疗的人群，但是最近的指南正对无症状的成人的心血管一级预防推荐测定 CRP 水平，来决定是否使用他汀[4]。

发展目标

JUPITER 研究遗留了许多有关 CRP 水平在心血管风险评估中的问题。将来的研究需要阐明他汀类药物在低 CRP 水平患者中使用的价值，以及以 CRP 为基础的心血管一级预防治疗策略是否是有效并具有成本效益。

降低同型半胱氨酸

同型半胱氨酸是一种氨基酸，来源于肝脏中正常的蛋氨酸代谢。血浆中同型半胱氨酸的增加会增加心血管风险已被广泛认可。尽管先前已有单个报道同型半胱氨酸水平每增加 5 μmol/L，冠心病的风险就增加25%~30%[39]，近来美国预防服务工作组做的一项荟萃分析显示出更小的效应（约9%的增长）[37]。因此，至少在低或中等风险人群中血浆同型半胱氨酸的测量目前不推荐用于心血管风险评估[37]。单独使用叶酸或者联合其他维生素B已经被证明可以降低高同型半胱氨酸水平，但在一级或二级心血管预防没有任何获益[37,40]。

发展目标

多数临床试验显示降低同型半胱氨酸疗法对心血管影响，并没有考虑患者的同型半胱氨酸水平，将来的研究需要阐明对高同型半胱氨酸血症患者的治疗是否获益，合适的治疗启动水平，合适的治疗目标，以及选择最有效的治疗方法（饮食与补充剂）。

社会心理因素/压力管理

社会心理因素越来越被认为是一个对于心血管健康的独立决定因素。根据INTERHEART报道，心理压力在急性心肌梗死风险中占大约30%。除了增加心血管事件风险和恶化冠心病预后，这些因素可以阻碍治疗依从性及生活质量的改善[2,8,41]。这些社会心理危险因素已经被证明能够影响心血管风险和预后（重点提示 22.12）。显然，社会心理因素并不独立存在，它往往存在于正常人和患者群众。在高危患者或已知心血管疾病中，进行多模式行为干预，其中包括社会心理危险因素的咨询，同时考虑压力和疾病的联合治疗，若患者存在明显的情绪低落，应转介给专科医生。认知行为策略，以减少或管理压力的临床方法来帮助人们改变行为和生活方式，但是目前无法证明这些一级和二级预防能减少心血管风险或改善心血管预后。

发展目标

将来的研究需要阐明对心理因素的行为干预和药物治疗对心血管预后尤其是二级预防策略的影响。重要的是要在临床心脏病学实践中，针对合适的患者，制订和实施简单、人性化的临床模型，可以帮助到心理筛查和治疗。

绝经期激素替代疗法

大多数心血管疾病发生在绝经期的女性，或55岁以后，说明绝经后雌激素减少和心血管疾病风险增加存在某种关联。雌激素对心血管疾病的影响已争论了几十年。早期和最近的观察性研究表明，激素替代疗法（HRT）可以将心血管风险减少30%~50%。然而，过去10~15年有关HRT的随机试验显示，HRT在冠心病的一级或二级预防中总体无效。因此，最新的女性心血管疾病预防指南不推荐对绝经后女性应用HRT来进行心血管预防。HRT是目前被批准用于有绝经后症状与骨质疏松症的治疗，但建议最低有效剂量和最短的疗程。

发展目标

大多数HRT的随机试验，涉及心血管高危女性（一级预防）或已知心血管疾病，这些血栓倾向和炎症状态是适合HRT治疗的。现有证据多数来自观察性研究或大型随机研究的亚组分析，结果显示年轻的绝经期（50~59岁）即绝经后早期（绝经后10年内）使用HRT可能有心血管获益。还需要更多研究证实对低危和中危绝经早期女性使用HRT的心血管一级预防作用。

> **重点提示22.12 对心血管疾病有或无影响的社会心理危险因素**
>
> *明确的危险因素*
>   社会隔绝
>   缺乏社会支持
>   抑郁
>   低收入
>   灾难性生活事件令人极度压抑（如地震、恐怖袭击）
>
> *不明确的危险因素*
>   工作压力
>   家庭压力
>   焦虑和惊恐发作
>   A 型性格
>   愤怒

遗传因素

有人认为遗传信息（多个常见的基因变异）的

表达对个体来讲，其预测价值可能超过心血管风险评估中的危险因素评价。全基因组关联研究发现第一个可导致冠心病的突变基因是染色体9p21.3，该单基因多态性（SNPs）的人群心血管风险增加了1.3~2.0倍[46]。然而，虽然多态性可小幅增加风险，但在总体风险积分系统中加入基因检测并未证明有效，因此目前尚不推荐在无症状成年人的冠心病风险评估中添加该项检查[4]。近来，全基因组关联研究报道了基于多个SNP位点的遗传积分可改善危险分层，尤其是中危人群[47]，但这一结果在所有的研究并非一致[48]。而且，没有足够数据证实基因型检测可优化冠心病管理和改善预后。

发展目标

目前越来越多的候选基因/变异与冠心病风险有一定关联，但没有进一步的研究来证实和提高它们的可信度。而且，将来可能有许多（＞40）的SNP需要验证来提高其临床实用性。更重要的是，对遗传多态性之间相加作用和遗传、环境因素之间相互作用的分子机制的理解，将有助于新的心血管预防策略的发展。

个 人 观 点

冠心病是世界上首要死亡原因。大多数的致死和非致死冠心病与那些已知的心血管危险因素有关。为了减少全球冠心病医疗负担，医生和社区机构需要重视加强一级和二级预防。在一级预防中，非常重要的就是综合面向人口基础和临床干预措施，预防无症状的个体心血管事件的发生，同时具备满意的成本效益和获益风险比值。公共卫生策略需要在更大的范围内实施，针对整个社会，包括妇女和儿童，改善饮食（减少食用盐和反式脂肪摄入），阻止或禁止吸烟，鼓励规律的运动，维持健康的体重。肥胖和糖尿病发病率日益增多，从年轻时候开始预防至关重要。无论是在美国还是欧洲，大型心血管病学术团体都大力倡导以人群为基础的干预措施。而且，在面向民众采取干预措施减少心血管事件的可行性和实施程度，效果和

成本效益的评估也是一个值得研究的问题。在个体层面，应定期筛查所有心血管危险因素（已知的和新的，可调控的和不可调控的），有助于进行整体心血管风险评估，也就是，将来心血管事件的风险。学术团体发布的指南已经确立的目标也是医生和患者主要关注的那些心血管危险因素，而非整体心血管风险。然而，除了医生要掌握药物治疗，还应特别注意非药物治疗，例如生活方式改变，这个目标更难达到。需要研发降低残余风险的新药，尤其是升高HDL，降低三酰甘油，改善血糖控制。而且，将来的研究需要探索"新的"危险因素（主要是炎症和遗传因素方面），以及它们在心血管风险中的作用，同时也需要寻找更有效的工具和更高效的方法（影像、生物标记物等），将这些工具和方法整合到风险预测工具中，来提高心血管风险预测的可靠度，尤其应用在那些中等心血管风险的人群中。

在二级预防中，现行的指南对已有冠心病和曾经发生过心血管事件的患者有了明确的治疗方案，即管理危险因素，使用药物，改善生活方式，调节用药方案和随访。特定的药物可以提高生存率，减少心血管事件。如何加强患者宣教、提高依从性（特别是对于非医疗干预）和遵循指南是将来的发展目标。最后，实行有组织、以医护为主导的心脏康复计划有望改善冠心病患者的生活质量。

参 考 文 献

1. Roger VL, Go AS, Lloyd-Jones DM, et al. Heart disease and stroke statistics-2011 update: a report from the American Heart Association. Circulation 2011; 123: e18-e209.

2. Graham I, Atar D, Borch-Johnsen K, et al. European guidelines on cardiovascular disease prevention in clinical practice: full text. Fourth Joint Task Force of the European Society of Cardiology and other societies on cardiovascular disease prevention in clinical practice (constituted by representatives of nine societies and by invited experts). Eur J Cardiovasc Prev Rehabil 2007; 14(Suppl 2): S1-113.

3. O'Flaherty M, Ford E, Allender S, Scarborough P, Capewell S. Coronary heart disease trends in England and Wales from 1984 to 2004: concealed levelling of mortality rates among young adults. Heart 2008; 94: 178-81.

4. Greenland P, Alpert JS, Beller GA, et al. 2010 ACCF/AHA guideline for assessment of cardiovascular risk in asymptomatic adults: a report of the American College of Cardiology Foundation/American Heart Association

Task Force on Practice Guidelines. J Am Coll Cardiol 2010; 56: e50−103.

5. Mosca L, Benjamin EJ, Berra K, et al. Effectiveness-based guidelines for the prevention of cardiovascular disease in women−2011 update: a guideline from the american heart association. Circulation 2011; 123: 1243−62.

6. Guallar E, Banegas JR, Blasco-Colmenares E, et al. Excess risk attributable to traditional cardiovascular risk factors in clinical practice settings across Europe — The EURIKA Study. BMC Public Health 2011; 11: 704.

7. World Health Organization Global Health Risks — Mortality and burden of diseae attributable to selected major risks. 2009. [Available from: www. who. int/healthinfo/global_burden_disease/global_ health_risks/en/index.html]

8. Yusuf S, Hawken S, Ounpuu S, et al. Effect of potentially modifiable risk factors associated with myocardial infarction in 52 countries (the INTERHEART study): case-control study. Lancet 2004; 364: 937−52.

9. Reiner Z, Catapano AL, De Backer G, et al. ESC/EAS Guidelines for the management of dyslipidaemias: the Task Force for the management of dyslipidaemias of the European Society of Cardiology (ESC) and the European Atherosclerosis Society (EAS). Eur Heart J 2011; 32: 1769−818.

10. Wilson PW, D'Agostino RB, Levy D, et al. Prediction of coronary heart disease using risk factor categories. Circulation 1998; 97: 1837−47.

11. Gaziano JM, Manson JE, Ridker PM. Primary and Secondary Prevention of Coronary Heart Disease, in Braunwald's Heart Disease. In: Zipes DP, et al. eds. A textbook of Cardiovascular Medicine. 7th edn. Philadelphia, Pennsylvania: Elsevier Saunders, 2005: 1057−84.

12. Frieden TR, Berwick DM. The "Million Hearts" initiative — preventing heart attacks and strokes. N Engl J Med 2011; 365: e27.

13. Baigent C, Blackwell L, Emberson J, et al. Efficacy and safety of more intensive lowering of LDL cholesterol: a meta-analysis of data from 170,000 participants in 26 randomised trials. Lancet 2010; 376: 1670−81.

14. American Diabetes Association. Standards of medical care in diabetes — 2011. Diabetes Care 2011; 34(Suppl 1): S11−61.

15. Chobanian AV, Bakris GL, Black HR, et al. The Seventh Report of the Joint National Committee on Prevention, Detection, Evaluation, and Treatment of High Blood Pressure: the JNC 7 report. JAMA 2003; 289: 2560−72.

16. National Institute for Health and Clinical Excellence — Hypertension — Clinical management of primary hypertension in adults. 2011. [Available from: www. nice.org.uk/guidance/CG 127]

17. Mancia G, De Backer G, Dominiczak A, et al. 2007 Guidelines for the management of arterial hypertension: the Task Force for the Management of Arterial Hypertension of the European Society of Hypertension (ESH) and of the European Society of Cardiology (ESC). Eur Heart J 2007; 28: 1462−536.

18. Mancia G, Laurent S, Agabiti-Rosei E, et al. Reappraisal of European guidelines on hypertension management: a European Society of Hypertension Task Force document. J Hypertens 2009; 27: 2121−58.

19. Skyler JS, Bergenstal R, Bonow RO, et al. Intensive glycemic control and the prevention of cardiovascular events: implications of the ACCORD, ADVANCE, and VA Diabetes Trials: a position statement of the American Diabetes Association and a Scientific Statement of the American College of Cardiology Foundation and the American Heart Association. J Am Coll Cardiol 2009; 53: 298−304.

20. Erhardt L. Cigarette smoking: an undertreated risk factor for cardiovascular disease. Atherosclerosis 2009; 205: 23−32.

21. Smith SC Jr, Allen J, Blair SN, et al. AHA/ACC guidelines for secondary prevention for patients with coronary and other atherosclerotic vascular disease: 2006 update: endorsed by the National Heart, Lung, and Blood Institute. Circulation 2006; 113: 2363−72.

22. Pearson TA, Blair SN, Daniels SR, et al. AHA guidelines for primary prevention of Cardiovascular disease and stroke: 2002 Update: Consensus Panel Guide to Comprehensive Risk Reduction for adult patients without coronary or Other Atherosclerotic Vascular diseases. American Heart Association Science Advisory and Coordinating Committee. Circulation 2002; 106: 388−91.

23. Aspirin for the prevention of cardiovascular disease: U.S. Preventive Services Task Force recommendation statement. Ann Intern Med 2009; 150: 396−404.

24. Van de Werf F, Bax J, Betriu A, et al. Management of acute myocardial infarction in patients presenting with persistent ST-segment elevation: the task force on the management of ST-Segment Elevation Acute Myocardial Infarction of the European Society of Cardiology. Eur Heart J 2008; 29: 2909−45.

25. Hamm CW, Bassand JP, Agewall S, et al. ESC Guidelines for the management of acute coronary syndromes in patients presenting without persistent ST-segment elevation: The Task Force for the management of acute coronary syndromes (ACS) in patients presenting without persistent ST-segment elevation of the European Society of Cardiology (ESC). Eur Heart J 2011; 32: 2999−3054.

26. Trichopoulou A, Costacou T, Bamia C, Trichopoulos D. Adherence to a Mediterranean diet and survival in a Greek population. N Engl J Med 2003; 348: 2599−608.

27. Lichtenstein AH, Appel LJ, Brands M, et al. Diet and lifestyle recommendations revision 2006: a scientific statement from the American Heart Association Nutrition Committee. Circulation 2006; 114: 82−96.

28. Flock MR, Kris-Etherton PM. Dietary Guidelines for Americans 2010: implications for Cardiovascular disease. Curr Atheroscler Rep 2011; 13: 499−507.

29. Marwick TH, Hordern MD, Miller T, et al. Exercise training for type 2 diabetes mellitus: impact on cardiovascular risk: a scientific statement from the American Heart Association. Circulation 2009; 119: 3244−62.

30. Haskell WL, Lee IM, Pate RR, et al. Physical activity and public health: updated recommendation for adults from the American College of Sports Medicine and the American Heart Association. Circulation 2007; 116: 1081−93.

31. Corrà U, Piepoli MF, Carré F, et al. Secondary prevention through cardiac rehabilitation: physical activity counselling and exercise training: key components of the position paper from the Cardiac Rehabilitation Section of the European Association of Cardiovascular Prevention and Rehabilitation. Eur Heart J 2010; 31: 1967−74.

32. Poirier P, Giles TD, Bray GA, et al. Obesity and cardiovascular disease: pathophysiology, evaluation, and effect of weight loss: an update of the 1997 American Heart Association Scientific Statement on Obesity and Heart Disease from the Obesity Committee of the Council on Nutrition, Physical Activity, and Metabolism. Circulation 2006; 113: 898−918.

33. Scottish Intercollegiate Guidelines Network — Management of Obesity — A national clinical guideline. 2010. [Available from: www. sign.ac.uk/guidelines/fulltext/115/index.html]

34. Morse SA, Gulati R, Reisin E. The obesity paradox and cardiovascular disease. Curr Hypertens Rep 2010; 12: 120−6.

35. Mottillo S, Filion KB, Genest J, et al. The metabolic syndrome and cardiovascular risk a systematic review and meta-analysis. J Am Coll Cardiol 2010; 56: 1113−32.

36. Alberti KG, Eckel RH, Grundy SM, et al. Harmonizing the metabolic syndrome: a joint interim statement of the International Diabetes Federation Task Force on Epidemiology and Prevention; National Heart, Lung, and Blood Institute; American Heart Association; World Heart Federation; International Atherosclerosis Society; and International Association for the Study of Obesity. Circulation 2009; 120: 1640−5.

37. Helfand M, Buckley DI, Freeman M, et al. Emerging risk factors for coronary heart disease: a summary of systematic reviews conducted for the U.S. Preventive Services Task Force. Ann Intern Med 2009; 151: 496−507.

38. Ridker PM, Danielson E, Fonseca FA, et al. Rosuvastatin to prevent vascular events in men and women with elevated C-reactive protein. N Engl J Med 2008; 359: 2195−207.

39. Wald DS, Law M, Morris JK. Homocysteine and cardiovascular disease: evidence on causality from a meta-analysis. BMJ 2002; 325: 1202.

40. Clarke R, Halsey J, Lewington S, et al. Effects of lowering homocysteine

levels with B vitamins on cardiovascular disease, cancer, and cause-specific mortality: Meta-analysis of 8 randomized trials involving 37 485 individuals. Arch Intern Med 2010; 170: 1622–31.

41. Das S, O'Keefe JH. Behavioral cardiology: recognizing and addressing the profound impact of psychosocial stress on cardiovascular health. Curr Hypertens Rep 2008; 10: 374–81.

42. Berkman LF, Blumenthal J, Burg M, et al. Effects of treating depression and low perceived social support on clinical events after myocardial infarction: the Enhancing Recovery in Coronary Heart Disease Patients (ENRICHD) Randomized Trial. JAMA 2003; 289: 3106–16.

43. Gulliksson M, Burell G, Vessby B, et al. Randomized controlled trial of cognitive behavioral therapy vs standard treatment to prevent recurrent cardiovascular events in patients with coronary heart disease: Secondary Prevention in Uppsala Primary Health Care project (SUPRIM). Arch Intern Med 2011; 171: 134–40.

44. Bechlioulis A, Naka KK, Calis KA, et al. Cardiovascular effects of endogenous estrogen and hormone therapy. Curr Vasc Pharmacol 2010; 8: 249–58.

45. Schenck-Gustafsson K, Brincat M, Erel CT, et al. EMAS position statement: Managing the menopause in the context of coronary heart disease. Maturitas 2011; 68: 94–7.

46. McPherson R, Pertsemlidis A, Kavaslar N, et al. A common allele on chromosome 9 associated with coronary heart disease. Science 2007; 316: 1488–91.

47. Ripatti S, Tikkanen E, Orho-Melander M, et al. A multilocus genetic risk score for coronary heart disease: case-control and prospective cohort analyses. Lancet 2010; 376: 1393–400.

48. Paynter NP, Chasman DI, Paré G, et al. Association between a literature-based genetic risk score and cardiovascular events in women. JAMA 2010; 303: 631–7.

23

冠心病患者抗心肌缺血药物治疗

Anti-ischemic pharmacotherapy in patients with established coronary artery disease

Dimitrios Alexopoulos and Ioanna Xanthopoulou
梁 春 译

概 述

药物在冠心病（coronary artery disease，CAD）的治疗中仍至关重要，尤其是在稳定性CAD及因各种原因不适合进行血运重建的患者。β受体阻滞剂是抗心肌缺血治疗的一线药物，因为其不但具有抗心绞痛作用，而且能改善预后。硝酸酯类药物和钙离子通道阻滞剂也具有抗心肌缺血的作用，可与β受体阻滞剂联用，当β受体阻滞剂效果不佳或患者不能耐受时可作为替代治疗。当传统的药物无效或患者不能难受时，新型制剂可能为治疗提供新的选择。在本章节中我们回顾了几类主要的抗心肌缺血药物，以及其在当前指南中CAD不同临床表现时的使用方法。

引 言

CAD是欧洲和美国人群死亡的主要原因。在2006年大约有33%的心血管死亡发生在75岁以前，而平均期望寿命为77.7岁。在2010年预计有785 000名美国人初发心肌梗死，大约470 000人再发心肌梗死。数据显示，2006年心血管死亡在2 426 264例总死亡中占34.3%（831 272例），即在美国每2.9例死亡就有1例死于心血管疾病[1]。

心肌缺血可由心肌需氧增加、氧供减少或两种共同作用引起。

心肌氧供减少的原因有冠状动脉粥样硬化进展、冠状动脉痉挛、动脉粥样硬化斑块因侵蚀及破裂形成冠状动脉内血栓或微血管疾病（X综合征、血管炎等）。罕见的原因包括心肌桥、冠状动脉栓塞和冠状动脉慢血流现象。心肌需氧量增加则可能由心率加快、动脉压增高或左心室肥厚引起。

冠状动脉粥样硬化是心肌缺血最常见的原因，但其他原因也可引起心肌缺血，如：肥厚型或扩张型心肌病、主动脉狭窄。

心肌缺血的临床表现很多，包括劳力性心绞痛、不稳定型心绞痛（unstable angina，UA）和急性心肌梗死（myocardial infarction，MI）。根据2007年发布的共识[2]，急性MI的定义是：心肌标志物典型的上升和下降，且至少一个数值超过第99百分位数的参考上限，同时伴有缺血证据。UA/非ST段抬高型心肌梗死（non ST-elevation myocardial infarction，NSTEMI）定义是：心电图显示ST段压低或显著的T波倒置和（或）心肌坏死标志物（如肌钙蛋白）阳性，并伴有相应的临床表现（胸部不适或心绞痛的等同症状）[3]。稳定型心绞痛典型的临床表现是由用力或情绪激动引起的胸部或毗邻区域的不适感，且经休息或使用硝酸甘油能缓解。

过去几年CAD的治疗有了很大的进展，包括介入和药物治疗方法及护理措施的更新，显著提高了生存率。药物治疗的目标是降低死亡风险、缓解症状、提高生活质量，并预防远期缺血并发症。最佳的药物治疗对稳定型CAD患者非常重要，因为BARI2D[4]和COURAGE[5]试验结果显示：在低/中风险患者中，初始选择药物治疗与选择冠状动脉旁路移植或经皮冠状动脉血管成形术在改善远期死亡上无差异。特别强调的是，抗缺血药物在CAD患者治疗中发挥关键作用。这些药物通过不同的作用机制减少心肌缺血；其主要种类有硝酸酯类、β受体阻滞剂和钙离子通道阻滞剂。

硝 酸 酯 类

作用机制

硝酸酯类药物是一种前体药，在体内被转换为一氧化氮（nitric oxide，NO）。NO是一种自由基，能活化鸟苷酸环化酶，导致细胞内环鸟苷酸（cyclic guanosine monophosphate，cGMP）水平升高，引起

平滑肌细胞舒张及血管扩张。

硝酸酯类抗缺血方面的主要作用是引起下肢静脉舒张，进而减少心室充盈，降低前负荷，减少心肌耗氧。这会降低左室舒张末压力、左室壁压力和心肌耗氧量。硝酸酯类还可以通过扩张动脉和减少外周血管床至升主动脉的波反射而降低后负荷[6]。它还能扩张大的冠状动脉及直径大于100 μm的小动脉[7]，降低冠状动脉血管紧张度，增加缺血区域的血供。

药动学

硝酸酯类药物经胃肠道、皮肤和黏膜吸收。硝酸甘油通过肝外途径（红细胞和血管壁）代谢，半衰期短，仅有几分钟。硝酸异山梨酯口服后经肝脏代谢转变为半衰期4~6 h的单硝酸盐。单硝酸异山梨酯不经肝脏转换，生物利用度达100%。表23.1总结了常用的硝酸盐制剂的用量、起效和持续作用时间。

表23.1 常用的硝酸盐制剂的用量、起效和持续作用时间

药物	途径	剂量	起效时间	持续时间	备注
亚硝酸戊酯	吸入	2~5 mg	30 s内	1~10 min	用于辅助诊断左室流出道梗阻的肥厚型心肌病
硝酸甘油	舌下含服	0.3~0.6 mg	2~5 min	10~30 min	避光密封冰箱内保存可储存3~6个月
硝酸甘油	喷雾剂	0.4 mg	2~5 min	10~30 min	储存2~3年
硝酸甘油	静脉	5~200 μg/min	数秒内	数分钟内	迅速耐药，可能会造成血压显著下降
硝酸甘油	口腔（经黏膜吸收）	1~3 mg 3次/d	2~3 min	3~5 h	
硝酸甘油	皮肤贴片	0.2~0.8 mg/h	数分钟内	3~5 h	每天应停用12 h以免耐药
硝酸甘油	口服（延长释放）	2.5~13 mg	60 min	12 h以上	
单硝酸异山梨酯	舌下	2.5~10 mg	5~10 min	30~60 min	
单硝酸异山梨酯	口服（快速释放）	5~40 mg,2~3次/d	15~30 min	3~6 h	
单硝酸异山梨酯	口服（缓慢释放）	40 mg,1~2次/d		6~8 h以上	
5-单硝酸异山梨酯	口服	20~60 mg,1次/12 h	30 min内	6~8 h	优选延长释放剂型。初始剂量30 mg，每天1次，必要时可达120 mg，每天1次

硝酸酯类在STEMI中的应用

目前没有证据表明硝酸酯类药物能提高MI后的短期生存率。GISSI-3试验纳入19 000多名患者,实验组前24 h持续静脉应用硝酸酯类制剂后序贯经皮给予甘油基三松香酸盐(glyceryltrinitrate,GTN)10 mg/d,对照组根据缺血情况选择性应用硝酸酯类,观察6周,结果显示系统性应用硝酸酯类不能显著减少死亡[8]。同样,在ISIS-4试验中,58 000名拟诊急性MI(包括STEMI和NSTEMI)的患者随机分配到接受1个月口服控释单硝酸盐组(起始剂量为30 mg/d,直至60 mg/d)或安慰剂对照组,无论是整体分析还是亚组分析,应用硝酸酯类均不能显著降低5周内的死亡[9]。但对照组院前和入院后应用硝酸盐是潜在的混杂因素,解读上述结果时需考虑这一因素。根据ACC/AHA的STEMI指南[10],患者存在持续的缺血症状应舌下含服硝酸甘油(0.4 mg),每5 min 1次,最多3次,若无效可根据需要决定是否静脉给药(级别Ⅰ,证据等级C)。静脉应用硝酸甘油的指征有MI后48 h内仍有持续缺血、充血性心力衰竭(congestive heart failure,CHF)或高血压。任何情况下,它们的应用都不应妨碍使用其他已经证明可以减少死亡率的干预手段,如β受体阻滞剂或ACEI。STEMI发生48 h后,可应用硝酸酯类治疗反复发作的心绞痛和持续性的CHF(级别Ⅰ,证据等级B)。收缩压低于90 mmHg或较基线水平下降等于或超过30 mmHg、严重的心动过缓(少于50次/min)、心动过速(超过100次/min)或右室梗死时不应使用硝酸酯类(级别Ⅲ,证据等级C)。硝酸酯类制剂还禁用于24 h内曾使用磷酸二酯酶抑制剂治疗勃起功能障碍的患者(他达拉非为48 h)(级别Ⅲ,证据等级B)。

硝酸酯类在UA/NSTEMI中的应用

两项应用硝酸酯类治疗拟诊为急性MI(STEMI和NSTEMI)患者的大型随机试验显示,无论是整体人群还是NSTMI亚组分析,硝酸酯类均不能改善短期生存率[8,9]。因此,使用这类药物似乎仅是为了缓解症状。对于UA患者,尚没有应用硝酸酯类的随机对照实验,我们和ACC/AHA的NSTEMI/UA指南[3]建议参照上述在STEMI患者中推荐。

硝酸酯类在稳定型心绞痛中的应用

对于稳定型劳力性心绞痛患者,硝酸酯类制剂可改善运动诱发的心肌缺血,增加活动耐量[11,12]。目前尚无证据表明慢性稳定型心绞痛患者长期应用硝酸酯类可提高生存获益。短效制剂能快速缓解急发的心绞痛症状,长效制剂能改善依从性并预防心绞痛发作。

ACC/AHA指南推荐慢性稳定型心绞痛患者[13]舌下含服或喷雾硝酸甘油以快速缓解症状(级别Ⅰ,证据等级B)。当β受体阻滞剂存在禁忌时,可将长效硝酸酯类制剂作为初始治疗以改善症状(级别Ⅰ,证据等级B);当β受体阻滞剂效果不佳时可两者联用(级别Ⅰ,证据等级B);当β受体阻滞剂存在不能耐受的副作用时可作为替代治疗(级别Ⅰ,证据等级C)。

副作用及与其他药物的相互作用

其最主要的副作用是头痛,多见于初始用药时,继续用药或减量后会减轻。因为前负荷和后负荷降低,所以可能会产生严重的低血压。其他副作用包括面部潮红、头昏、乏力和罕见的高铁血红蛋白症(仅在高剂量)时。

与其他血管扩张药物(ACEI、肼屈嗪、钙离子通道阻滞剂、西地那非)联用可加剧硝酸酯类诱导的低血压。静脉内大剂量使用硝酸甘油(>200 μg/min)可导致肝素抵抗,因为其能导致肝素从抗凝血酶Ⅲ上移位。

硝酸盐类的耐药

长时间应用硝酸盐类药物(药物水平持续保持一定阈值水平以上),其药效会逐渐减弱,可能的原因是至活性成分的转换减弱及氧化应激增加。为避免产生耐药,应用长效制剂的患者每日需有一段空白期。用药间期,心绞痛症状可能会发生反弹，使用硝酸甘油皮肤贴片时这种情况更明显[11]。CAD患者应用硝酸酯类制剂的原则见重点提示23.1。

β 受体阻滞剂

β肾上腺受体阻滞剂（β受体阻滞剂）是治疗CAD（血管痉挛型心绞痛除外）的基石。其是唯一被证实能在急性MI后预防冠状动脉事件复发、MI和猝死的抗缺血药物[14]。这类药物大多数经胃肠道吸收良好，半衰期从9 min（艾司洛尔）至26 h（喷布洛尔）不等。

作用机制和分类

β受体阻滞剂是内源性儿茶酚胺β肾上腺受体竞争性的阻滞剂（β受体）。β受体分为β_1受体（心肌）和β_2受体（平滑肌细胞、细支气管和其他组织）。阻滞β_1受体可降低心肌收缩力，减缓心率，延缓传导，以及减少心脏输出量、氧耗和肾素分泌的变兴奋性的负面影响。阻滞后突触β_2受体可导致血管收缩、支气管痉挛、代谢作用、心肌收缩力减弱和负性变时作用，但效果不如β_1受体阻滞剂。阻滞前突触β_2受体能减少去甲肾上腺素释放。

β受体根据其选择性特性分以下几类。

• 非选择性（同时阻滞 β_1 和 β_2 受体）：如普萘洛尔、纳多洛尔、索他洛尔和卡维地洛。这类药物通过阻滞β_1受体减缓心率，减慢传导速度，减弱心肌收缩力。通过阻滞β_2受体可导致支气管痉挛，在一些有易患因素的患者中可能会加重糖尿病和外周血管疾病。

• 心脏选择性（选择性阻滞β_1受体）：如阿替洛尔、比索洛尔和美托洛尔。这些药物不影响糖代谢，慢性阻塞性肺疾病（COPD）和外周血管疾病患者应用更安全。但大剂量可降低它们的心脏选择性。

β 受体阻滞剂根据其脂溶性特性分类如下。

• 脂溶性：经肝脏代谢，能通过血脑屏障（可能会引起失眠或抑郁）。如普萘洛尔、美托洛尔和卡维地洛。

重点提示23.1　硝酸酯类制剂在CAD患者中的应用

ACS患者，硝酸酯类制剂需应用在治疗持续性缺血、高血压或顽固性CHF等情况。	用于稳定型心绞痛，硝酸酯类制剂可增加活动耐量。
低血压、右心室（RV）梗死或近期使用磷酸二酯酶抑制剂的患者不能使用硝酸酯类制剂。	应用长效硝酸酯类制剂每日需有空白期，以防耐药。

• 非脂溶性：经肾脏代谢，半衰期更长，很少引起中枢神经系统副作用。如阿替洛尔、比索洛尔和纳多洛尔。

β受体阻滞剂有潜在的拟交感神经活性（intrinsic sympathomimetic activity，ISA），如纳多洛尔和醋丁洛尔，具有部分的β受体激动剂作用，休息时其负性延时作用减弱，在情绪激动时能阻滞儿茶酚胺对心脏的激动作用。有些β受体阻滞剂如拉贝洛尔和卡维地洛可通过α肾上腺受体阻滞产生额外的血管舒张作用。常用的β受体阻滞剂常规用量见表23.2。

β 受体阻滞剂在STEMI中的应用

在MI急性期常规经静脉给予β受体阻滞剂的策略难以建立。COMMIT试验入组5 852名拟诊MI的患者，静脉推注后继续口服美托洛尔未能提高生存率[14]。同样，GUSTO-I是一项前瞻性的有计划的事后分析研究，其也未得到早期静脉应用阿替洛尔能改善生存的证据[15]。一项荟萃分析纳入了82个随机实验，先于急性MI后的短期给予β受体阻滞剂，后长期应用进行二级预防，分析结果为STEMI后长期应用β受体阻滞剂以减少发病率和死亡率提供了强有力的证据[16]。根据ACC/AHA STEMI指南[10]，无禁忌证的患者应及时口服β受体阻滞剂，无论后续是否进行溶栓或PCI干预（级别Ⅰ，证据等级A）。无禁忌证时，特别是存在心动过速或高血压时，STEMI患者静脉应用β受体阻滞剂是合理的（级别Ⅱa，证据等级B）。STEMI早期存在中等程度的左心衰竭不应静脉使用β受体

表23.2　常用的β受体阻滞剂常规用量

β 受体阻滞剂	口服给药	静脉应用
非心脏选择性		
普萘洛尔	80~160 mg × 2	1 mg/min（极量为 6 mg）
噻吗洛尔	10 mg × 2	
有心脏选择性		
阿替洛尔	50~200 mg × 1	5 mg（5 min 以上）
美托洛尔	50~200 mg × 2	5 mg × 3（需间隔 2 min）
倍他洛尔	10~20 mg × 1	
有血管舒张作用		
拉贝洛尔	100~400 mg × 2	2 mg/min
纳多洛尔	2.5~7.5 mg × 3	
卡维地洛	12.5~25 mg × 2	
有心脏选择性和血管舒张作用		
奈必洛尔	5 mg × 1	

阻滞剂，除非心衰已得到控制，但有很强的指征在患者离院前给予口服制剂。除了低危（心功能正常或接近正常，进行了有效的再灌注，无明显室性心律失常）及有禁忌证的患者，所有STEMI的患者均应接收β受体阻滞剂治疗。如果起病一开始时未应用，所有患者均应在事件后的前几天内即开始治疗，并且建议无限期地继续使用（级别Ⅰ，证据等级A）。中重度左心衰竭患者应使用β受体阻滞剂，并且从小剂量开始，以滴定法缓慢增加剂量（级别Ⅰ，证据等级B）。同样，无禁忌证的低危STEMI患者应用β受体阻滞剂是合理的（级别Ⅱa，证据等级A）。

β受体阻滞剂在UA/NSTEMI中的应用

目前还没有可信的证据显示β受体阻滞剂对UA患者有益。一项随机试验比较了美托洛尔和安慰剂对UA患者的作用，结果显示应用美托洛尔的短期获益处于临界值[17]。有研究分析了5个随机对照试验（冠状动脉介入治疗时使用阿昔单抗），结果证明行经皮冠状动脉介入治疗的UA或急性MI患者应用β受体可降低短期死亡率[18]。纳入STEMI和NSTEMI患者的多项研究均证实，β受体阻滞剂能缩小梗死面积，减少再发梗死和急性MI后的死亡率[19]。对于MI后合并左室功能不全的患者，卡维地洛可减少全因死亡、心血管死亡及非致死性MI的复发。ACC/AHA 在 UA/NSTEMI指南中推荐[3]，应使患者在发病24 h内口服β受体阻滞剂，除非存在一项及以上下列情况：① 有心力衰竭（HF）的体征；② 存在低心输出量的证据；③ 增加心源性休克的风险；④ 其他应用β受体阻滞剂的禁忌证（PR间期大于0.24 s，二或三度心脏传导阻滞，哮喘急性发作或反应性气道疾病）（级别Ⅰ，证据等级B）。若无上述禁忌，UA/NSTEMI患者合并血压升高应静脉使用β受体阻滞剂（级别Ⅱa，证据等级B）。除非有禁忌证，UA/NSTEMI恢复中的患者均应使用β受体阻滞剂。如果起病一开始时未应用，所有患者均应在事件后的前几天内即开始治疗，并且建议无限期地继续使用（级别Ⅰ，证据等级B）。UA/NSTEMI恢复中的患者若伴有中重度左心衰竭，应使用β受体阻滞剂，需从小剂量开始，以滴定法缓慢增加剂量（级别Ⅰ，证据等级B）。若无禁忌，UA/NSTEMI恢复中的低危患者（如左室功能正常、血运重建后、无高危因素）应用β受体阻滞剂是合理的（级别Ⅱa，证据等级B）。

β受体阻滞剂在稳定型心绞痛中的应用

虽然β受体阻滞剂在急性MI患者中应用可减少心血管死亡，但目前相对缺乏其在无MI史的CAD患者中应用有生存获益的证据。ASIST试验采用安慰剂对照，入选稳定CAD和有轻度心绞痛症状的患者，其结果显示阿替洛尔能轻度降低复合终点发生率，其中包括需治疗的心绞痛症状[20]。更大的APSIS和TIBET试验针对劳力性心绞痛患者且没有安慰剂对照，结果显示β受体阻滞剂与钙离子通道阻滞剂的疗效相当[21,22]。现有研究已证实β受体阻滞剂能带上稳定性CAD患者的症状[23,24]。与单用硝酸酯类或β受体阻滞剂相比，这类药物与硝酸酯类联用能更有效地控制心绞痛症状[25]。

ACC/AHA指南推荐，若无禁忌，慢性稳定型心绞痛患者的初始治疗即应包含β受体阻滞剂，无论既往有（级别Ⅰ，证据等级A）或无（级别Ⅰ，证据等级B）MI病史。

副作用及与其他药物的相互作用

β受体阻滞剂能导致支气管痉挛（可能加剧COPD患者的呼吸困难）和勃起功能障碍，加重外周动脉疾病，掩盖低血糖症状，对血脂产生不利影响（升高低密度脂蛋白胆固醇、降低高密度脂蛋白胆固醇）。脂溶性制剂与失眠、抑郁有关。应用后可能发生心动过缓和（或）低血压，特别是与钙离子通道阻滞剂联用时。部分患者突然停药可能会导致心绞痛症状暴发（反弹现象）。β受体阻滞剂在CAD患者中的使用原则见重点提示23.2。

重点提示23.2　β受体阻滞剂在CAD患者中的应用

所有患者在MI后应接受β受体阻滞剂治疗。	β受体阻滞剂能改善稳定型心绞痛患者的症状。
禁忌证包括：HF、低心输出量状态、心源性休克的风险高、二或三度心脏传导阻滞。	突然停用可能会导致心绞痛症状暴发（反弹现象）。

钙离子通道阻滞剂

作用机制和分类

钙离子通道阻滞剂（calcium channel blockers，CCBs）阻止钙离子进入血管平滑肌细胞和心肌细胞（L型通道）。部分制剂也能阻滞窦房结和房室结的传导（T型通道）。

CCBs主要分两大类。

- 二氢吡啶类（dihydropyridines，DHP）包括硝苯地平、氨氯地平、尼卡地平、非洛地平、尼索地平和伊拉地平。
- 非二氢吡啶类（non DHP）包括维拉帕米（苯基烷胺类）和地尔硫草（苯丙噻氮草类）。

CCBs通过扩张冠状动脉和减少冠状动脉痉挛而增加冠状动脉氧供。这类药物具有负性延时作用，能通过扩张外周血管减少心脏后负荷，降低血压，从而减少心肌耗氧。其还能减小心肌收缩力，左心功能降低的患者需注意这一点。常用钙离子通道阻滞剂的主要特性见表23.3。

CCBs在STEMI中的应用

一般来说，CCBs很少用于STEMI急性期。一项关于STMEI早期应用CCBs的荟萃分析提供了很小的证据表明其对改善生存或减少再次心肌梗死有益[26]。

ACC/AHA STEMI指南[10]推荐，若无CHF、左室功能异常或房室传导阻滞，并且β受体阻滞剂无效或存在禁忌证（如支气管痉挛性疾病），为缓解持续的心肌缺血或控制心房颤动（AF）导致的快速心室率，STEMI患者使用维拉帕米或地尔硫草是合理的（级别Ⅱa，证据等级C）。地尔硫草和维拉帕米禁忌用于STEMI合并左室收缩功能异常及CHF（级别Ⅲ，证据等级A）。硝苯地平（速释型）禁用于STEMI，因为其会引起反射性交感神经兴奋、心动过速和低血压（级别Ⅲ，证据等级B）。

CCBs在UA/NSTEMI中的应用

目前，没有强证据显示CCBs应用于UA/

表23.3 常用钙离子通道阻滞剂特性

药物名称	剂量	起效时间	舒张血管	传导延迟	负性肌力作用
硝苯地平缓释片	30~90 mg × 1	20 min	+++		
地尔硫䓬	60~90 mg × 3	30~60 min	+	+++	+
维拉帕米	40~120 mg × 3	30 min	++	+++	++
氨氯地平	2.5~10 mg × 1	30~60 min	+++		
非洛地平	5~20 mg × 1	120 min	+++		
伊拉地平	2.5~10 mg × 1	20 min	+++	+++	

NSTEMI有生存获益。一项针对19 000名患者、包含28项随机试验的荟萃分析显示,急性MI或UA患者常规应用钙离子通道阻滞剂不能减少新发或再发MI及死亡[27]。在一项纳入576名非Q波MI患者的安慰剂对照试验中,地尔硫䓬能降低再发心梗和严重心绞痛的发生率[28]。若不伴有有症状的左心衰或其他禁忌证,并且应用β受体阻滞剂存在禁忌时,有持续或反复心肌缺血的UA/NSTEMI患者的初始治疗中应包括非二氢吡啶类钙离子通道阻滞剂(如维拉帕米或地尔硫䓬)(级别Ⅰ,证据等级B)[3]。若无禁忌,足量应用β受体阻滞剂和硝酸酯类制剂后,UA/NSTEMI患者仍然反复发作心肌缺血可口服长效非二氢吡啶类钙离子通道阻滞剂(级别Ⅱa,证据等级C)。有持续缺血症状或高血压的UA/NSTEMI患者在充分应用β受体阻滞剂的基础上可给予速释型二氢吡啶类钙离子通道阻滞剂合(级别Ⅱb,证据等级B)。最后,在心脏X综合征患者,硝酸酯类制剂、β受体阻滞剂和钙离子通道阻滞剂可单独应用或联合应用(级别Ⅰ,证据等级B)。

CCBs在稳定型心绞痛中的应用

ACTION试验针对稳定型心绞痛患者,与安慰剂相比,长效硝苯地平不能降低联合终点(包括死亡、MI、难治性心绞痛、致残性脑卒中和心力衰竭)的发生率[29]。ACTION试验的亚组分析中,长效硝苯地平仅在高血压患者中能使全因死亡、MI、难治性心绞痛、心力衰竭、卒中和外周血管重建的发生率下降13%[30]。一项纳入72个试验的荟萃分析比较钙离子拮抗剂和β受体阻滞剂在稳定型心绞

痛患者中的疗效,结果两者在心源性死亡和MI的发生率上没有显著差异,但β受体阻滞剂因副作用停药的发生率比钙离子拮抗剂的低[31]。

ACC/AHA指南指出,当初始治疗应用β受体阻滞剂存在禁忌(级别Ⅰ,证据等级B)或治疗失败时(级别Ⅰ,证据等级B),钙离子拮抗剂(短效的二氢吡啶类除外)可应用于慢性稳定型心绞痛患者[13]以缓解症状;或当初始治疗应用β受体阻滞剂有不能耐受的副作用时用作替代治疗(级别Ⅰ,证据等级C)。长效的非二氢吡啶类钙离子拮抗剂(短效的二氢吡啶类除外)可替代β受体阻滞剂作为初始治疗(级别Ⅱa,证据等级B)。

副作用及与其他药物的相互作用

钙离子通道阻滞剂可能会引起踝部和低垂肢体的水肿(硝苯地平和氨氯地平更常见)、头疼、颜面潮红和烧灼感,以及低血压和眩晕。维拉帕米常引起便秘。在某些人群可能会影响心脏传导,阻滞窦房结和房室结的传导。其还可能会升高洋地黄的血药浓度。维拉帕米会增加口服抗凝剂的疗效。

抗心绞痛治疗的其他药物

依伐布雷定

依伐布雷定是一种窦房结I_f电流选择特异性的抑制剂,与安慰剂相比具有抗心绞痛作用[32]。在一项包含939名患者的非劣效性研究当中,在改善活动能力方面依伐布雷定被证明非劣效于阿替

洛尔[33]。该药物具有负性变时效应，但无负性肌力作用，根据2006年ESC针对稳定型心绞痛的指南规定[34]，它可以作为β受体阻滞剂不能耐受时的替代治疗（级别Ⅱa，证据等级B）。

BEAUTIFUL试验是一项安慰剂对照试验，纳入10 917名有稳定性CAD且射血分数小于40%的患者，依伐布雷定联合其他相应的心血管药物没能降低心血管死亡、因急性MI入院、因新发或加重的心衰入院等复合主要终点的发生率。但是在预设的心率在70或以上的亚组中，该药确实减少因致命性和非致命性MI导致的入院率和冠状动脉血运重建率[35]。

雷诺嗪

雷诺嗪是一种心肌慢钠通道（内向）的阻滞剂，可使进入胞质内的钙离子减少[36]。细胞内钙离子水平降低可有效增加舒张期血流以改善缺血。CARISA试验采用3组平行、安慰剂对照设计，纳入823名尽管服用标准剂量的阿替洛尔、氨氯地平或地尔硫草仍有症状的慢性稳定型心绞痛患者，结果显示雷诺嗪能增加活动力，提供额外的抗心绞痛效应[37]。ERICA试验，纳入565名经最佳剂量氨氯地平治疗仍反复发作心绞痛的稳定型冠心病患者，结果证明与安慰剂相比雷诺嗪能显著减少心绞痛发作和硝酸甘油的摄入量[38]。该药已经被美国食品和药物管理局批准用于治疗慢性稳定型心绞痛。因为其会延长QT间期，所以它只能用于其他抗心绞痛药物（长效硝酸酯类制剂、钙离子通道阻滞剂和β受体阻滞剂）治疗无效的患者。非ST段抬高型急性冠状动脉症状的患者，在标准治疗的基础上加用雷诺嗪未能减少复合终点事件（心血管死亡、MI或再发缺血）；但雷诺嗪组再发缺血显著减少，同时其没有增加全因死亡或有症状心律失常的风险[39]。

尼可地尔

尼可地尔是钾离子通道激动剂并具有类硝酸酯作用。在IONA试验中，对于稳定型心绞痛患者，

尼可地尔使非致死性MI和因心绞痛导致非预期的入院减少17%[40]。2006年ESC关于稳定型心绞痛指南建议[34]，当β受体阻滞剂无效或患者不能忍受时（级别Ⅰ，证据等级C）尼可地尔可作为替代治疗；或者为防止治疗失败可作为钙离子通道阻滞剂的替代品（级别Ⅱa，证据等级B）。

曲美他嗪和哌克昔林

这类药物能抑制脂肪酸的氧化，有助于改善稳定型心绞痛患者的缺血症状，且对血流动力学没有任何影响[41]。一项安慰剂对照试验纳入177名对硝酸酯类或β受体阻滞剂反应不佳的稳定型心绞痛患者，与安慰剂相比，曲美他嗪和β受体阻滞剂或长效硝酸酯类制剂联用能显著改善患者运动负荷试验的结果，缓解心绞痛的症状[42]。EMIR-FR研究的纳入对象为急性MI患者（接受或未接受溶栓治疗），结果显示应用曲美他嗪（MI后即刻静脉输注48 h）对35 d或长期死亡率无改善[43]。

个 人 观 点

CAD的治疗目标为进行二级预防、提高生存率、控制症状和改善生活质量。要达到这些目标需要联合应用药物治疗和血运重建。药物治疗对于不适合行血运重建的急性冠状动脉综合征和稳定型心绞痛的患者具有重要作用。

基于现有的证据，β受体阻滞剂应作为有MI史患者的一线药物。下列患者应避免使用此类药物：存在低输出状态、有心源性休克风险、合并充血性心力衰竭、血管痉挛型心绞痛或因使用可卡因引起的MI。β受体阻滞剂单用或联合应用其他抗心绞痛药物对控制稳定型心绞痛患者的症状非常有效。

短期静脉应用硝酸酯类药物对急性冠状动脉综合征、持续心肌缺血、充血性心力衰竭或高血压患者很有效。如应用长效制剂治疗稳定型心绞痛患者，应在避免耐药和有效预防心绞痛发作之间寻找平衡点。

钙离子通道阻滞剂对稳定型心绞痛的治疗有

效，尤其是在β受体阻滞剂不能耐受或无效的患者。对急性冠状动脉综合征患者，如果β受体阻滞剂有禁忌，或β受体阻滞剂和硝酸酯类制剂用量最大后仍有持续缺血，应使用具有控制心率作用的钙离子通道阻滞剂。但未充分应用β受体阻滞剂时，应避免使用速释型二氢吡啶类钙离子通道阻滞剂。

不能耐受β受体阻滞剂或使用了经典的抗心绞痛药物症状仍反复发作的稳定型心绞痛患者，可考虑使用雷诺嗪或依伐布雷定等新型抗心绞痛药物。

抗缺血治疗是CAD最佳药物治疗中至关重要的组成部分。但它应与适当的抗血小板、降脂、降压以及有指征的血运重建措施相联合。

参 考 文 献

1. Lloyd-Jones D, Adams RJ, Brown TM, et al. Heart disease and stroke statistics-2010 update: a report from the American Heart Association. Circulation 2010; 121: e46-e215.

2. Thygesen K, Alpert JS, White HD, et al. Universal definition of myocardial infarction. Circulation 2007; 116: 2634-53.

3. Wright RS, Anderson JL, Adams CD, et al. 2011 ACCF/AHA focused update incorporated into the ACC/AHA 2007 Guidelines for the Management of Patients with Unstable Angina/Non-ST-Elevation Myocardial Infarction: a report of the American College of Cardiology Foundation/American Heart Association Task Force on Practice Guidelines developed in collaboration with the American Academy of Family Physicians, Society for Cardiovascular Angiography and Interventions, and the Society of Thoracic Surgeons. J Am Coil Cardiol 2011; 57: e215-367.

4. Frye RL, August P, Brooks MM, et al. A randomized trial of therapies for type 2 diabetes and coronary artery disease. N Engl J Med 2009; 360: 2503-15.

5. Boden WE, O'Rourke RA, Teo KK, et al. Optimal medical therapy with or without PCI for stable coronary disease. N Engl J Med 2007; 356: 1503-16.

6. Kelly RP, Gibbs HH, O'Rourke MF, et al. Nitroglycerin has more favourable effects on left ventricular afterload than apparent from measurement of pressure in a peripheral artery. Eur Heart J 1990; 11: 138-44.

7. Harrison DG, Bates JN. The nitrovasodilators. New ideas about old drugs. Circulation 1993; 87: 1461-7.

8. Gruppo Italiano per lo Studio della Sopravvivenza nell'infarto Miocardico. GISSI-3: effects of lisinopril and transdermal glyceryl trinitrate singly and together on 6-week mortality and ventricular function after acute myocardial infarction. Lancet. 1994; 343: 1115-22.

9. ISIS-4 (Fourth International Study of Infarct Survival) Collaborative Group. ISIS-4: a randomised factorial trial assessing early oral captopril, oral mononitrate, and intravenous magnesium sulphate in 58,050 patients with suspected acute myocardial infarction. Lancet. 1995; 345: 669-85.

10. Antman EM, Anbe DT, Armstrong PW, et al. ACC/AHA guidelines for the management of patients with ST-elevation myocardial infarction; A report of the American College of Cardiology/American Heart Association Task Force on Practice Guidelines (Committee to Revise the 1999 Guidelines for the Management of patients with acute myocardial infarction). J Am Coil Cardiol 2004; 44: El-E211.

11. Parker JD, Parker JO. Nitrate therapy for stable angina pectoris. N Engl J Med 1998; 338: 520-31.

12. Thadani U, Lipicky RJ. Short and long-acting oral nitrates for stable angina pectoris. Cardiovasc Drugs Ther 1994; 8: 611-23.

13. Gibbons RJ, Abrams J, Chatterjee K, et al. ACC/AHA 2002 guideline update for the management of patients with chronic stable angina-summary article: a report of the American College of Cardiology/American Heart Association Task Force on practice guidelines (Committee on the Management of Patients With Chronic Stable Angina). J Am Coil Cardiol 2003; 41: 159-68.

14. Chen ZM, Pan HC, Chen YP, et al. Early intravenous then oral metoprolol in 45,852 patients with acute myocardial infarction: randomised placebo-controlled trial. Lancet 2005; 366: 1622-32.

15. Pfisterer M, Cox JL, Granger CB, et al. Atenolol use and clinical outcomes after thrombolysis for acute myocardial infarction: the GUSTO-I experience. Global utilization of streptokinase and TPA (alteplase) for occluded coronary arteries. J Am Coil Cardiol 1998; 32: 634-40.

16. Freemantle N, Cleland J, Young P, Mason J, Harrison J. Beta blockade after myocardial infarction: systematic review and meta regression analysis. BMJ 1999; 318: 1730-7.

17. Report of The Holland Interuniversity Nifedipine/Metoprolol Trial (HINT) Research Group. Early treatment of unstable angina in the coronary care unit: a randomised, double blind, placebo controlled comparison of recurrent ischaemia in patients treated with nifedipine or metoprolol or both. Br Heart J 1986; 56: 400-13.

18. Ellis K, Tcheng JE, Sapp S, Topol EJ, Lincoff AM. Mortality benefit of beta blockade in patients with acute coronary syndromes undergoing coronary intervention: pooled results from the Epic, Epilog, Epistent, Capture and Rapport Trials. J Interv Cardiol 2003; 16: 299-305.

19. Yusuf S, Peto R, Lewis J, Collins R, Sleight P. Beta blockade during and after myocardial infarction: an overview of the randomized trials. Prog Cardiovasc Dis 1985; 27: 335-71.

20. Pepine CJ, Cohn PF, Deedwania PC, et al. Effects of treatment on outcome in mildly symptomatic patients with ischemia during daily life. The Atenolol Silent Ischemia Study (ASIST). Circulation 1994; 90: 762-8.

21. Dargie HJ, Ford I, Fox KM. Total Ischaemic Burden European Trial (TIBET). Effects of ischaemia and treatment with atenolol, nifedipine SR and their combination on outcome in patients with chronic stable angina. The TIBET Study Group. Eur Heart J 1996; 17: 104-12.

22. Rehnqvist N, Hjemdahl P, Billing E, et al. Effects of metoprolol vs verapamil in patients with stable angina pectoris. The Angina Prognosis Study in Stockholm (APSIS). Eur Heart J 1996; 17: 76-81.

23. Frishman WH, Heiman M, Soberman J, Greenberg S, Eff J. Comparison of celiprolol and propranolol in stable angina pectoris Celiprolol International Angina Study Group. Am J Cardiol 1991; 67: 665-70.

24. Narahara KA. Double-blind comparison of once daily betaxolol versus propranolol four times daily in stable angina pectoris Betaxolol Investigators Group. Am J Cardiol 1990; 65: 577-82.

25. Krepp HP. Evaluation of the antianginal and anti-ischemic efficacy of slow-release isosorbide-5-mononitrate capsules, bupranolol and their combination, in patients with chronic stable angina pectoris. Cardiology 1991; 79(Suppl 2): 14-18.

26. Yusuf S, Held P, Furberg C. Update of effects of calcium antagonists in myocardial infarction or angina in light of the second Danish Verapamil Infarction Trial (DAVIT-II) and other recent studies. Am J Cardiol 1991; 67: 1295-7.

27. Held pH, Yusuf S, Furberg CD. Calcium channel blockers in acute myocardial infarction and unstable angina: an overview. BMJ 1989; 299: 1187-92.

28. Gibson RS, Boden WE, Theroux P, et al. Diltiazem and reinfarction in patients with non-Q-wave myocardial infarction. Results of a double-blind, randomized, multicenter trial. N Engl J Med 1986; 315: 423-9.

29. Poole-Wilson PA, Lubsen J, Kirwan BA, et al. Effect of long-acting

nifedipine on mortality and cardiovascular morbidity in patients with stable angina requiring treatment (ACTION trial): randomised controlled trial. Lancet 2004; 364: 849−57.

30. Lubsen J, Wagener G, Kirwan BA, de Brouwer S, Poole-Wilson PA. Effect of long-acting nifedipine on mortality and cardiovascular morbidity in patients with symptomatic stable angina and hypertension: the ACTION trial. J Hypertens 2005; 23: 641−8.

31. Heidenreich PA, McDonald KM, Hastie T, et al. Meta-analysis of trials comparing beta-blockers, calcium antagonists, and nitrates for stable angina. JAMA 1999; 281: 1927−36.

32. Borer JS, Fox K, Jaillon P, Lerebours G. Antianginal and antiischemic effects of ivabradine, an I(f) inhibitor, in stable angina: a randomized, double-blind, multicentered, placebo-controlled trial. Circulation 2003; 107: 817−23.

33. Tardif JC, Ford I, Tendera M, Bourassa MG, Fox K. Efficacy of ivabradine, a new selective I(f) inhibitor, compared with atenolol in patients with chronic stable angina. Eur Heart J 2005; 26: 25, 29−36.

34. Fox K, Garcia MA, Ardissino D, et al. Guidelines on the management of stable angina pectoris: executive summary: the Task Force on the Management of Stable Angina Pectoris of the European Society of Cardiology. Eur Heart J 2006; 27: 1341−81.

35. Fox K, Ford I, Steg PG, Tendera M,, Ferrari R. Ivabradine for patients with stable coronary artery disease and left-ventricular systolic dysfunction (BEAUTIFUL): a randomised, double-blind, placebo-controlled trial. Lancet 2008; 372: 807−16.

36. Chaitman BR. Ranolazine for the treatment of chronic angina and potential use in other cardiovascular conditions. Circulation 2006; 113: 2462−72.

37. Chaitman BR, Pepine CJ, Parker JO, et al. Effects of ranolazine with atenolol, amlodipine, or diltiazem on exercise tolerance and angina frequency in patients with severe chronic angina: a randomized controlled trial. JAMA 2004; 291: 309−16.

38. Stone PH, Gratsiansky NA, Blokhin A, Huang IZ, Meng L. Anti-anginal efficacy of ranolazine when added to treatment with amlo-dipine: the ERICA (Efficacy of Ranolazine in Chronic Angina) trial. J Am Coll Cardiol 2006; 48: 566−75.

39. Morrow DA, Scirica BM, Karwatowska-Prokopczuk E, et al. Effects of ranolazine on recurrent cardiovascular events in patients with non-ST-elevation acute coronary syndromes: the MERLIN-TIMI 36 randomized trial. JAMA 2007; 297: 1775−83.

40. Walker A, McMurray J, Stewart S, et al. Economic evaluation of the impact of nicorandil in angina (IONA) trial. Heart 2006; 92: 619−24.

41. Morrow DA, Givertz MM. Modulation of myocardial energetics: emerging evidence for a therapeutic target in cardiovascular disease. Circulation 2005; 112: 3218−21.

42. Chazov EI, Lepakchin VK, Zharova EA, et al. Trimetazidine in Angina Combination Therapy—the TACT study: trimetazidine versus conventional treatment in patients with stable angina pectoris in a randomized, placebo-controlled, multicenter study, Am J Ther 2005; 12: 35−42.

43. The EMIP-FR Group. European Myocardial Infarction Project—Free Radicals. Effect of 48-h intravenous trimetazidine on short-and long-term outcomes of patients with acute myocardial infarction, with and without thrombolytic therapy; A double-blind, placebo-controlled, randomized trial. Eur Heart J 2000; 21: 1537−46.

24
冠心病患者抗血栓形成药物治疗

Antithrombotic pharmacotherapy in patients with established coronary artery disease

Antonio Tello-Montoliu and Dominick J. Angiolillo
钱 杰 译

概 述

急性冠状动脉综合征（ACS）包括不稳定型心绞痛（UA）、非ST段抬高心肌梗死（NSTEMI）和ST段抬高心肌梗死（STEMI），其发生机制通常为冠状动脉斑块破裂或内皮细胞糜烂后血栓形成导致管腔完全或不完全闭塞所致。一系列临床试验结果及根据这些试验结果总结的现有临床指南均指出：抗血栓是治疗动脉粥样硬化性冠心病的关键。其内容包括抗血小板和抗凝两方面，它们可以单独或联合使用，以达到防治冠状动脉内病理性血栓形成的目标。本章节总结了目前常用的冠心病急性期和长期抗血栓治疗的各种方式。

血栓形成机制和抗血栓治疗的基本原理

在冠状动脉内，动脉粥样硬化斑块破裂导致的血栓形成是大多数ACS发生的原因。斑块破裂或内皮细胞糜烂会导致内皮细胞下胶原暴露，血小板黏附，随后发生血小板激活和聚集（图24.1）[1,2]。血栓形成的动态过程可以总结为下述4个阶段。

1. 开始形成血小板栓子。这个阶段包括同时发生的3个过程：开始阶段即血小板黏附；延展阶段包括血小板激活，吸附新的血小板和血小板聚集；存续阶段即血小板刺激和稳定血凝块。

2. 血凝块形成过程的扩展。主要由凝血级联反应主导，包括一系列无活性凝血酶原前体被系列激活，并致凝血反应不断被放大的过程。

3. 抗血栓形成机制启动，终止血凝块形成。

4. 纤维蛋白溶解系统启动，去除血凝块。

急性动脉粥样硬化事件中的血栓形成可以是不完全，也可以是完全堵塞血管[1,2]。前者主要是血小板聚集，后者则既包括血小板聚集，还有凝血级联反应导致的富含纤维蛋白血凝块形成。以血小板为主的白血栓通常不完全堵塞血管，并导致非ST段抬高（NSTE）ACS。当凝血级联反应诱导的富含纤维蛋白的红血栓形成，并结合在白血栓上面后，就常会完全堵塞血管并进一步导致ST段抬高心肌梗死（STEMI）[1,2]。对这些复杂调节机制认识的不断深入，是研究抗血栓治疗的关键，无论是抗血小板治疗还是抗凝治疗，下文将对这些防治动脉粥样硬化复发事件的方法进行细致描述。

抗血小板治疗

目前，治疗和预防冠状动脉疾病（CAD）复发事件的抗血小板药物共有3个不同种类。包括环氧合酶抑制剂（COX-1）、腺苷二磷酸（ADP）、P2Y12受体拮抗剂和糖蛋白（GP）Ⅱb/Ⅲa受体抑制剂。

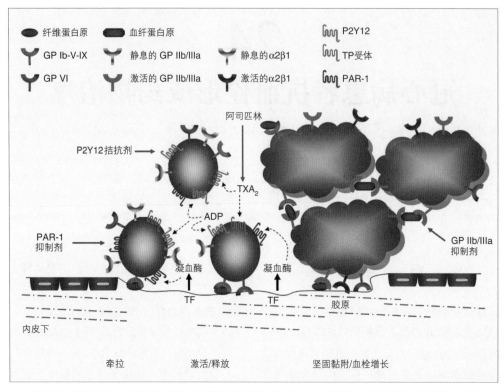

图24.1　血栓形成：最初形成血小板栓子。最初的血栓形成反应包括3步：血小板黏附、延展阶段和存续阶段。糖蛋白（GP）Ib 和 von Willebrand 因子（vWF）相互作用介导了血小板聚集，促进了随后的 GP Ⅵ 和胶原的相互作用。这促使整合素成为高黏附状态，并释放腺苷二磷酸（ADP）和血栓素 A_2（TXA_2），后两者和P2Y12、TP受体分别结合。组织因子（TF）局部刺激凝血酶生成，后者通过和血小板蛋白酶激活受体（PAR-Ⅰ）结合促进了血小板激活1。

阿司匹林

作用机制

阿司匹林发挥作用主要是不可逆抑制COX活性，即抑制前列腺素H（PGH）合酶1和合酶2，又名COX-1和COX-2（图24.2）[3]。血栓素 A_2（TXA_2）是血小板激活增强剂和血管收缩剂，主要来自血小板COX-1，对阿司匹林的抑制作用很敏感，然而 PGI_2，一种血小板抑制剂和血管扩张剂，主要来自COX-2，不容易受到小剂量阿司匹林的抑制。因此，小剂量阿司匹林最终倾向于通过抑制 TXA_2 的合成，从而减少通过血栓素（TP）受体通路的血小板激活和聚集[3]。阿司匹林可以通过上胃肠道快速吸收，60 min 内即可检测到其血小板抑制作用。其血浆半衰期大约是20 min，达峰时间在30~40 min。肠溶阿司匹林吸收延迟，达峰时间在服用后3~4 h。

因为血小板的蛋白合成功能很弱，当阿司匹林引发的COX-1不可逆阻断发生后，COX介导的 TXA_2 合成在血小板整个生命周期（7~10 d）中均被抑制[3]。

剂量、副作用和禁忌证

药效学和体外实验结果显示：阿司匹林对COX-1活性的抑制作用每天最低剂量30 mg 即可达到[3]。抗血小板荟萃研究结果显示：每天口服阿司匹林75~150 mg，可以和更高剂量阿司匹林同样起到长期预防心肌缺血事件作用；对于每天<75 mg 阿司匹林的使用方法目前没有充分的临床试验证据，因此，不推荐使用[4]。重要的是，更高剂量（>150 mg）的阿司匹林没有提供更好的预防复发性心肌缺血事件的作用，但带来更多副作用，主要是胃肠道刺激和出血[4]。抗血栓形成荟萃分析结果显示：抗血小板治疗增加大约60%颅外严

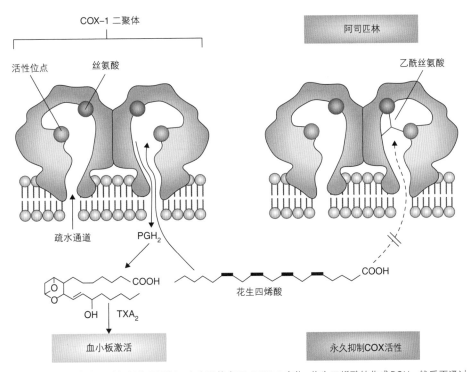

图24.2　阿司匹林对环氧合酶-1的抑制作用机制。在生理状态下，COX-1底物，花生四烯酸转化成PGH$_2$，然后再通过血栓素合成酶转化为TXA$_2$。阿司匹林通过位点529的丝氨酸残留酰化反应不可逆抑制COX-1，并阻断COX-1通路，将其控制在催化反应条件之下。为防止代谢成为中介产物，过氧化反应是不可逆的。结果，在血小板整个生命周期内，TXA$_2$产物均被抑制。缩写：COX-1，环氧合酶-1；PGH$_2$，前列腺素 H$_2$；TXA$_2$，血栓素 A$_2$。Ser-529 乙酰化。

重出血。虽然致命性出血的增加比例和非致命性出血相当，但只有非致命性出血增加达到显著统计学差异[4]。

　　一些非类固醇类消炎药（NSAID），如萘普生，可以竞争性占据COX-1活性部位，当和阿司匹林同时服用时，可以影响阿司匹林的作用，减少其抗血小板作用[3]。这可能使服用NSAID的冠心病患者发生心肌缺血事件风险增加，因此，对于使用阿司匹林的冠心病患者处方NSAID要十分谨慎。另外，3种阿司匹林过敏事件已经被报道：呼吸道过敏（哮喘或鼻炎）；皮肤过敏（荨麻疹或血管性水肿）；全身过敏（过敏反应）。在整个人群中由于阿司匹林导致的呼吸道疾病加重的发生率大约为10%，导致荨麻疹的发生率为0.07%~0.2%。对于具有 CAD 又对阿司匹林过敏或不能耐受患者，可以选择氯吡格雷[5,6]。使用递增剂量口服阿司匹林脱敏是另外一种选择[7]。

P2Y12 抑制剂

作用机制

　　噻氯匹定衍生物（抵克立得、氯吡格雷、普拉格雷）是口服、非直接作用P2Y12受体抑制剂，选择性、不可逆抑制P2Y12ADP受体亚型[8,9]。当和阿司匹林联合使用时，两者有协同作用，因此对血小板的抑制作用强于单独使用其中任何一种药物[9]。噻氯匹定的血小板抑制作用是浓度依赖的。但是，噻氯匹定是前体药物，它在体外是无活性的，需要经过肝脏细胞色素P450（CYP）系统代谢，从而生成活性代谢产物，进一步选择抑制P2Y12受体[9]。因为对P2Y12的阻断是不可逆的，因此这种由噻氯匹定引发的血小板抑制作用将持续存在于整个血小板生命周期（7~10 d）（图24.3）[9]。

　　抵克立得是第一代噻氯匹定，但由于氯吡格雷安全性更好，现在它已经大部分被氯吡格雷取

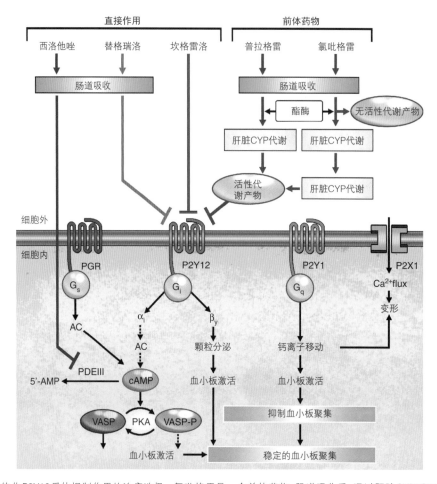

图 24.3　最佳化 P2Y12 受体抑制作用的治疗选择。氯吡格雷是一个前体药物，肠道吸收后，通过肝脏 CYP2C19 酶（CYP3A、CYP2C9 和 CYP1A2 参与步骤 1；CYP2B6，CYP2C19 两步反应均参与。）两步氧化生成一个活性代谢产物，通过和 P2Y12 受体不可逆结合，抑制血小板激活和聚集过程。大约 85% 氯吡格雷在进入肝脏前被酯酶水解为无活性复合物，因此，只有 15% 可以参与肝脏代谢。遗传多态性中编码各种负责调节氯吡格雷代谢蛋白和酶的各种水平的变化均能对其抗血小板抑制作用产生影响，包括：肠道吸收、P-糖蛋白（由 ABCB1 基因编码）、肝脏代谢、CYP 酶（特别是 CYP2C19 失去功能等位基因）和血小板膜受体（例如 P2 受体）。增加氯吡格雷剂量在代谢不良患者中有时不能明显增强其血小板抑制作用，这可以通过其他方法实现。普拉格雷同氯吡格雷一样也是前体药物，通过口服肠道吸收。但是，同氯吡格雷不同，酯化是它激活通路的一部分，普拉格雷的氧化更有效率，只通过 CYP 依赖的一步反应就转化成活性产物。直接对血小板发生作用药物（坎格雷洛、替格瑞洛和西洛他唑）具有可逆作用，不需要经过肝脏代谢产生药效学活性。替格瑞洛和西洛他唑口服给药，肠道吸收后，直接抑制 P2Y12 受体。遗传多态性中负责调节氯吡格雷血小板抑制作用的蛋白和酶（肠道、肝脏和血小板膜）不影响普拉格雷。西洛他唑、替格瑞洛和坎格雷洛的药效学活性，是通过调节血小板之间 cAMP 和 VASP-P 来最终抑制血小板激活和聚集。缩写：AC，腺苷酸环化酶；ADP，腺苷二磷酸；ATP，腺苷三磷酸；cAMP，环磷酸腺苷；PDE-Ⅲ，磷酸二酯酶（PDE-Ⅲ）；PGE₁，前列环素 E₁；PKA，蛋白激酶；VASP-P，血管扩张剂模拟磷蛋白磷酸化。

代[10]。氯吡格雷是第二代噻氯匹定，它需要经过肝脏 CYP 系统两次氧化代谢生成有活性产物[9]。然而，大约 85% 前体药物会被酯酶水解成无活性羧酸衍生物；另外 15% 被 CYP 系统代谢成活性产物。CYP3A4、CYP3A5、CYP2C9 和 CYP1A2 参与了其中一个氧化反应；CYP2B6 和 CYP2C19 则参与了所有两个反应。尽管氯吡格雷半衰期只有 8 h，但

它不可逆抑制血小板作用可持续 7~10 d[9]。

　　普拉格雷是第三代噻氯匹定[9]。它也是口服给药，像其他两个噻氯匹定药物一样，需要肝脏代谢生成活性代谢产物，从而不可逆抑制 P2Y12 受体。然而，同其他噻氯匹定不一样的是，普拉格雷起效更快，它经过一个羧酸酯酶水解过程，主要在肠道完成，然后只在肝脏 CYP 系统经过一步代

谢，需要的酶包括CYP3A、CYP2B6、CYP2C9和CYP2C19异构体（图24.3）[9]。这个有利的药代动力学特点可以转换成更好的药效学作用，即更强的血小板抑制作用，个体差异减少，无论多少剂量，均比氯吡格雷起效更快[9,11]。60 mg的负荷量普拉格雷可以在30 min内抑制50%的血小板作用，1~2 h可以抑制80%~90%的血小板作用[9,11]。

替格瑞洛是非噻氯匹定药物，它属于新型P2Y12抑制剂（环戊基三唑嘧啶，即CPTP）[12]。替格瑞洛是这种CPTP第一个药物，只在欧洲和加拿大获批。它口服给药，作用机制不同于噻氯匹定，直接起效（不需要经过代谢），并可逆性抑制P2Y12受体[12]。替格瑞洛快速吸收，半衰期为7~12 h，因此，每天需要服药两次。但是，替格瑞洛停用5 d后，血小板功能可以基本恢复。同氯吡格雷相比，替格瑞洛的血小板抑制作用更强，起效更快，很少有个体差异（图24.3）[12]。

剂量、副作用和并发症

氯吡格雷批准的负荷剂量和常规剂量分别是300 mg和75 mg。目前的临床实践中，推荐的氯吡格雷负荷剂量是300~600 mg[5,6]。STEMI溶栓治疗后一般给予300 mg[6]，然后每天给予75 mg维持量。肾功能受损包括终末期肾功能不全患者均不需要调整剂量。对于急诊ACS PCI患者，氯吡格雷负荷剂量应该尽早给患者服用[5,6]。使用氯吡格雷600 mg负荷量可以使术前给药时间最短减少到PCI前2 h[5,6]。ACS患者无论是否进行血运重建或者只进行药物治疗（药物、PCI、CABG），均应该每天服用75 mg氯吡格雷，持续至少12个月[5]。对完成PCI的患者，无论是否使用药物涂层支架（DES）或者裸金属支架（BMS），均需要每天给予氯吡格雷75 mg，至少12个月[5,6]。

氯吡格雷伴随出血风险增加，但同阿司匹林相比似乎没有显著差别[13]。氯吡格雷颅内出血发生率大约是0.4%，阿司匹林大约是0.5%。需要注意的是，按照推荐，在ACS或PCI患者中联合使用阿司匹林和氯吡格雷，它们的协同作用会增加胃肠

道出血[13]。氯吡格雷很少并发中性粒细胞减少症（0.1%）。氯吡格雷并发血小板减少性紫癜（TTP）更为少见，但这有可能致命[12]。CABG术前使用了氯吡格雷会增加二次手术机会，并增加术中和术后全血或血液制品用量[13]。但是，在入院时即给予氯吡格雷的总收益似乎超过了损害，即便是住院后转外科CABG患者[14]。通常推荐外科术前5 d停用氯吡格雷，以便减少对血小板的抑制作用[5,6]。此外，药物管理当局最近在药物包装上发布了一个患者警告。根据药效学研究结果，质子泵抑制剂（主要是奥美拉唑和埃索美拉唑）和氯吡格雷相互作用，另外等位基因功能缺失患者，主要是CYP2C19，这两种情况均会导致氯吡格雷抗血小板作用下降[15]。

普拉格雷目前的适应证是ACS准备行PCI患者[5,6,16]。这包括UA/NSTEMI和STEMI（无论是直接PCI，还是延迟PCI）患者。普拉格雷应该给予60 mg负荷量后，每天口服10 mg。治疗推荐时长是15个月。同氯吡格雷相比，普拉格雷伴随更多严重出血风险增加，包括致命性出血[17]。在下述亚组患者中，出血风险的增加减少了其临床净受益。年龄≥75岁和体重<60 kg患者使用普拉格雷没有净受益[17]。对于后者，可以减少维持量到5 mg/d，但这没有前瞻性研究证据。对于服用普拉格雷患者如果需要进行CABG，假如可以延迟，建议至少停药7 d后再手术[5,6,16]。

替格瑞洛的主要适应证是ACS（UA、NSTEMI或STEMI）患者的抗动脉粥样硬化事件防治，无论是药物治疗，还是PCI或CABG患者[16,18]。治疗方案包括180 mg负荷量，随后每日2次，每次90 mg，推荐使用12个月[18]。替格瑞洛相比氯吡格雷没有明显增加总的出血发生率。但是，它确实增加了非CABG相关严重出血发生率，包括颅内出血发生率[18]。替格瑞洛的其他非出血相关并发症也多于氯吡格雷，包括呼吸困难、室性间歇和血尿酸、血肌酐升高，由此引起的停药率也较高[11,18]。服用替格瑞洛患者需要CABG，建议术前至少停用7 d[16]。

糖蛋白Ⅱb/Ⅲa受体抑制剂

作用机制

目前有3种注射用GPⅡb/Ⅲa拮抗剂被批准用于临床：阿昔单抗、依替巴肽和替罗非班。阿昔单抗是一种巨大嵌合单克隆抗体，具有很高的结合性，从而产生长时间的药理作用[19]。此外，由于是单克隆抗体，它的Fab（抗原结合片段）是嵌合人鼠基因重组7E3片段[19]。它的血浆半衰期是两相的，起始半衰期小于10 min，第2段半衰期大约30 min。但是，由于它和GPⅡb/Ⅲa受体结合性非常高，它的生物半衰期是12~24 h，此外，它的体内清除速度非常慢，它的功能半衰期达到7 d；在停止使用阿昔单抗14 d后体内仍然可以检测到与之结合的血小板[19]。依替巴肽是可逆性的，高选择性七肽，快速起效，血浆半衰期短，只有2~2.5 h。在停止使用后4 h血小板开始恢复聚集功能[19]。替罗非班是酪氨酸衍生非肽类抑制剂，它在功能上模拟RDG序列，对GPⅡb/Ⅲa受体有很高特异性[19]。它快速起效，作用时间短，血浆半衰期大约2 h。就依替巴肽而言，其在停止使用后4 h血小板聚集功能大部分恢复[19]。

大多数使用GPⅡb/Ⅲa抑制剂的临床证据来自NSTE-ACS进行PCI治疗的患者；这些药物在心肌标志物阳性时似乎特别对患者有益[20]。对于不进行PCI治疗的患者使用GPⅡb/Ⅲa抑制剂的益处目前还不很清楚。尽管和NSTE-ACS患者相比，STEMI患者有关的证据少一些，但仍然有证据显示GPⅡb/Ⅲa抑制剂对直接PCI有益，特别是阿昔单抗[21]。

剂量、副作用和禁忌证

推荐的阿昔单抗剂量是PCI患者推注0.25 mg/kg，然后按照0.125 μg/(kg·min)（最大剂量是10 μg/min）进行静脉输注12 h[20]。在PCI中，依替巴肽两次推注（间隔10 min），每次剂量是180 μg/kg，然后按照2 μg/(kg·min)静脉输注至少12 h[6,16,21]。替罗非班目前FDA还没有批准用于PCI，尽管它

已经在欧洲获批并被广泛使用。一些研究显示：已经获批的推注和输注方案[10 μg/kg推注，然后0.15 μg/(kg·min)静脉输注18~24 h]对血小板的抑制作用即使到使用后4~6 h都不是很理想，这可以解释它在PCI中效果较差的原因[6,16]。由于这个原因，有专家推荐使用更大剂量推注（25 μg/kg），以便获得更好的血小板抑制作用[6,16]。依替巴肽和替罗非班大多数通过肾脏排泄，因此需要按照肾功能进行剂量调整（对于肌酐清除率<50 ml/min患者，依替巴肽静脉输注1 μg/(kg·min)；对于肌酐清除率<30 ml/min患者，替罗非班剂量减少50%）[19]。

GPⅡb/Ⅲa受体拮抗剂的主要副作用是出血和血小板减少症。后者发生的主要机制是免疫反应[19]。尽管血小板减少症总的发生率较低，但它可能致命。临床试验中报告的阿昔单抗致血小板减少症（定义是<100 000/L）发生率为2.5%~6%，严重血小板减少症（定义是<50 000/L）发生率为0.4%~1.6%。严重血小板减少症需要立即停药[19]。依替巴肽和替罗非班致血小板减少症不常见。此外，需要注意的是GPⅡb/Ⅲa抑制剂致假性血小板减少症，它是体外试验中人造血小板聚集的后果，阿昔单抗组最高发生率为2.1%。需要通过涂片法检查是否存在血小板聚集团[19]。

新型抗血小板药物研究进展

坎格雷洛是稳定的ATP模拟药物，选择性、可逆结合P2Y12受体拮抗剂，静脉给药，半衰期非常短[22]。因此，坎格雷洛可以非常迅速地强力抑制血小板（几分钟内抑制血小板超过90%），在停止使用后60 min内完全恢复血小板功能。但是，在两个大规模Ⅲ期临床研究中，坎格雷洛没有显示出对PCI患者的临床益处[22]。目前还有一个有关PCI患者的大规模Ⅲ期临床研究正在进行中，另外一个试验在测试准备接受CABG患者中使用它的桥接作用。

另外一类抗血小板药物的作用机制是直接抑制血小板凝血酶受体或蛋白酶激活受体（PAR）[23]。这个通路非常重要，因为凝血酶被认为是最强力血

小板激活剂。PAR-1是人血小板主要凝血酶受体。PAR-1拮抗剂结合这个受体后阻断了凝血酶诱发的血小板激活反应。临床前观察显示：对血小板PAR-1受体的抑制选择性影响凝血酶诱导的血小板激活，但对凝血酶介导的纤维蛋白生成和聚集没有影响，后两者是止血的核心内容[23]。两个PAR-1拮抗剂目前正在进行临床防治动脉血栓研究：atopaxar（E5555）和vorapaxar（SCH530348）。

其他药物靶点是抑制TXA₂-诱导的通过TP受体的血小板激活[22]。研发TP受体拮抗剂（例如，特鲁曲班）的基本原理是当COX-1被阿司匹林完全阻断后，血小板继续暴露于TXA₂。临床前和临床研究目前正在对这类血小板抑制剂及其他靶点包括5-羟色胺和胶原受体进行研究（图24.4）[22]。

抗 凝 治 疗

抗凝治疗的目的是阻断凝血因子的激活。对凝血因子在凝血过程中作用的认识促进了针对特殊靶点的抗凝血药物的研制。因子Ⅱa和因子Xa是两个丝氨酸蛋白酶，在凝血级联反应中起关键作用，针对这两个靶点已经研发了很多种抗凝药物[24]。

普通肝素

作用机制

普通肝素（UFH）是各种分子量（2 000~30 000 Da）多糖异构混合物。普通肝素有两个组成结构对它的功能有重要影响：① 独特的五糖系列，主要抑制因子Xa；② 长度超过18个单位糖链，可以抑

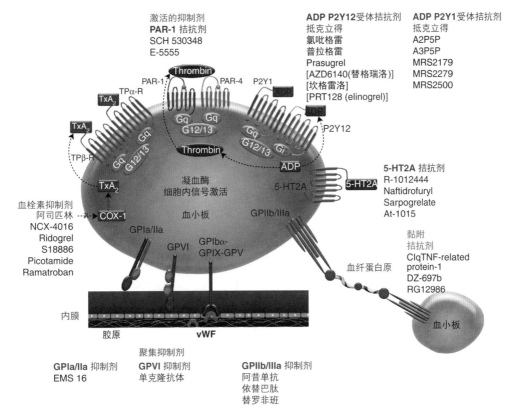

图24.4　目前和近期出现的抗凝抗血小板药物。血小板激活通过复杂的细胞间信号传导过程，生成一系列激动剂，包括TXA₂、ADP和局部产生的凝血酶。这些因子结合相应的G蛋白-偶联受体，中介旁分泌和自分泌血小板激活过程。此外，它们互相增强作用（P2Y12信号传导调节凝血酶生成）。血小板整合素GPⅡb/Ⅲa介导的血小板激活最后通路是通过构象的形态变化，结合纤维蛋白原和vWF因子并导致血小板聚集。这些相互作用的最终结果是通过血小板间和血小板纤维蛋白间相互作用导致血栓形成。目前和近期药物抑制血小板受体，参与血小板激活的整合素和蛋白，包括血栓素抑制剂、ADP受体拮抗剂、GPⅡb/Ⅲa抑制剂、新型PAR拮抗剂和黏附拮抗剂。可逆作用药物见括号。缩写：TP，凝血酶受体；5-HT2A，5-羟色胺2A受体。

制凝血酶[25]。五糖系列是UFH和抗凝血酶（AT）结合所必需的，这种结合可以增加抗凝血酶活性1 000倍（图24.5）。这个UFH：AT复合物可以对多种蛋白酶（因子Xa，IXa，XIa，XIIa和IIa）起到去活性作用。因子IIa或凝血酶和因子Xa对激活的AT反应最敏感，但凝血酶相比因子Xa更敏感，超过10倍[25]。

剂量、副作用和禁忌证

对于ACS患者，UFH的剂量通常是按照aPTT进行调整，相当于用鱼精蛋白滴定法测量的肝素水平在0.2~0.4 U/ml，或者达到抗因子Xa水平0.3~0.7 U/ml。对于许多aPTT试剂，这相当于患者/对照水平达到1.5~2.5倍[5,6]。当患者临床表现出ACS症状时开始使用UFH。对于UA/USTEMI患者，起始剂量是静脉推注60~70 U/kg（最大剂量4 000 U），然后持续输注剂量是12~15 U/(kg·h)（最大剂量1 000 U/h）[5,6]。对于STEMI患者接受非链激酶溶栓治疗，UFH的推注剂量是最少量60 U/kg（最大剂量4 000 U），然后持续输注剂量是12 U/(kg·h)（最

大剂量是1 000 U/h），调整并保持aPTT到1.5~2.0倍对照水平（50~70 s）。在剂量调整后6 h或患者状况发生明显变化时应该重新测量aPTT。溶栓治疗后UFH的使用时间一般不应该超过48 h[5,6]。

UFH的主要副作用是出血。最近的临床研究中静脉输注普通肝素的出血风险<3%[25]。随着剂量增加，联合使用抗血小板药物或口服抗凝药物以及年龄大（>70岁）会增加出血风险[25]。可以使用静脉鱼精蛋白快速中和UFH，1 mg中和100 U。与肝素有关的另外一个问题是肝素诱导的血小板减少症（HIT），通常发生在肝素治疗后5~15 d。如果患者既往接触过肝素，也可以更快速发生这种反应。如果发生HIT，需要选择另外一种抗凝血酶药物。此外，长时间使用肝素可能导致骨质疏松或罕见的过敏反应[25]。

低分子量肝素

作用机制

低分子量肝素（LMWHs）是通过解聚UFH多糖链生成，其片段大小为2 000~10 000 Da[26]。这

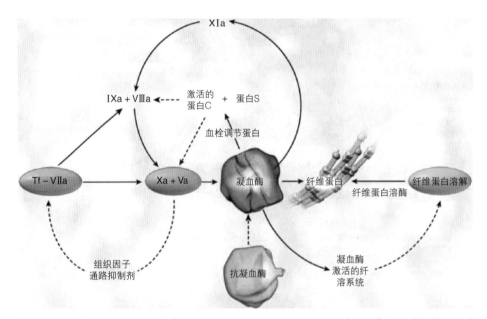

图24.5 凝血酶生成机制。凝血激活过程是一个蛋白酶级联激活反应，最终导致纤维蛋白网形成。当血管受损后，内皮细胞表达组织因子是最初阶段的一个关键步骤，继而激活因子XI，IX和VIII对纤维蛋白形成很重要。凝血酶在凝血级联反应过程中起关键作用。凝血块的形成高度受到自然的抗凝机制影响，从而确保止血反应仅限于血管损伤部位。大多数这些自然抗凝剂（包括抗凝血酶和蛋白C系统）直接抑制凝血酶生成及活性。实线代表激活通路，虚线代表抑制通路。

些短链里包含独特的五糖序列,是结合 AT 所必需的,但它太短了(<18糖)以致不能形成三元复合物,即同时结合 AT 及凝血酶。因此,LMWH 的主要作用是通过 AT 依赖的 Xa 因子抑制。LMWHs 强力抑制凝血酶(抗Ⅱa作用)和因子 Xa[26]。LMWH 可以皮下给药,由于它起效更快,吸收可预测,不需要监测。LMWH 对血小板激活作用更少,同时发生 HIT 机会也更少。皮下注射后,LMWHs 具有可以预测的抗凝作用和超过 90% 的生物活性。皮下注射(SC)后3~5 h 抗 Xa 活性达到峰值[26]。LMWHs 的清除半衰期是剂量依赖的,一次皮下注射后3~6 h。此外,由于 LMWHs 通过肾脏清除,对于肌酐清除率 < 30 ml/min 患者,其抗因子 Xa 活性会延长并线性累积。

剂量、副作用和禁忌证

LMWHs 的安全性和有效性已经在 UA/NSTEMI、STEMI 及行 PCI 患者中得到确认[5,6]。尽管目前有很多种 LMWH,但只有依诺肝素钠得到最充分的研究。对于 UA/NSTEMI 患者,抗凝治疗应该在抗血小板治疗后尽快启动[5,6]。无论是保守治疗,还是介入干预,依诺肝素钠(1 mg/kg 皮下注射每日 2 次)的有效性均得到证实。对于肾功能不全患者需要小心调整 LMWH 剂量(肌酐清除率 < 30 ml/min,1 mg/kg 皮下注射每日 1 次)[5,6]。如果 LMWH 开始作为上游抗凝药物使用,可以继续使用不必再加用 UFH。如果患者需要接受 PCI,依诺肝素钠可以有几种给药方法:① 皮下每日 2 次,每次 1 mg/kg;当按照这个方案给药时,重要的是确认最后一次皮下注射应该在 PCI 开始前 8 h 以内,并且这种皮下给药至少已经 2 次以便达到稳定的血药浓度;② 如果最后一次依诺肝素钠在 PCI 前8~12 h 给予患者,进行 PCI 时推荐再给予 0.3 mg/kg 静脉推注;③ PCI 术中静脉输注 1 mg/kg(如果没有使用 GPⅡb/Ⅲa 抑制剂),或者 0.75 mg/kg(如果使用 GPⅡb/Ⅲa 抑制剂)。对于择期 PCI,静脉输注 0.5 mg/kg 在 STEEPLE 研究中证实也是安全的(依诺肝素钠用于 PCI 安全性和有效性国际随机研究)[27]。

对于溶栓治疗后的 STEMI 患者,如果肾功能正常,推荐依诺肝素钠剂量是:<75 岁,30 mg 静脉推注,然后 1 mg/kg 皮下注射,每 12 h 1 次(头两次皮下注射的最大剂量是每次 100 mg);对 >75 岁,不用静脉推注,0.75 mg/kg 皮下注射,每 12 h 1 次(头两次皮下注射的最大剂量是每次 75 mg)。在溶栓治疗前更倾向于给予依诺肝素钠而非 UFH[5,6,16]。

同 UFH 一样,LMWH 不应该给予有抗凝治疗禁忌的患者,如正在活动出血、严重的血小板减少症、最近经历过神经系统手术、颅内出血或眼睛手术患者。应该在下述患者中小心使用:出血体质、脑转移、近期严重创伤、心内膜炎或严重高血压。LMWH 在急性静脉血栓栓塞患者中导致的严重出血少于 UFH[26]。UFH 和 LMWH 用于缺血性冠状动脉综合征患者不导致严重出血增加,但用于缺血性卒中患者时增加严重出血发生率[25,26]。当肾功能不全时,出血并发症发生率增加,应该注意此时滴定合适剂量依诺肝素钠。鱼精蛋白对 LMWH 抗 Xa 活性没有确定的中和作用。使用 LMWH 的患者可以发生 HIT,当患者有明确或可疑 HIT 时,不推荐使用这种药物[26]。

直接凝血酶抑制剂

目前批准可以使用的直接凝血酶抑制剂(DTIs)包括:重组水蛭素、阿加曲班和比伐卢定[28]。所有 DTIs 都直接和凝血酶结合并发生抗凝作用(图24.6)。因此,这直接抑制了凝血酶活性、凝血酶介导的激活其他凝血因子的作用(例如纤维蛋白原转化为纤维蛋白)以及凝血酶诱发的血小板聚集[28]。DTIs 对结合和自由凝血酶均有抑制作用,因此,对于 ACS 和 PCI 患者临床上均有使用它的强力基础。但是,目前对于重组水蛭素和阿加曲班只有 HIT 使用适应证[28],只有比伐卢定有 ACS 和 PCI 适应证[5,6,16]。

比伐卢定

作用机制

比伐卢定是 20 氨基酸多糖,是水蛭素的合成体。它的氨基末端 D-Phe-Pro-Arg-Pro 位点,可以

溶解的凝血酶

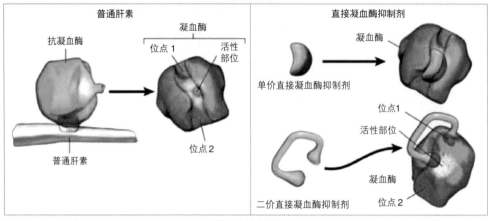

纤维蛋白结合凝血酶

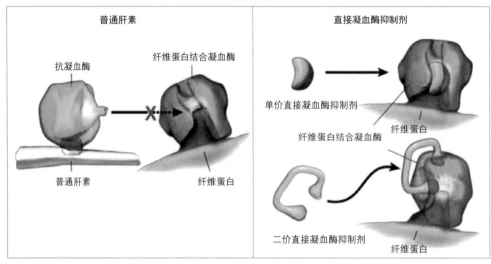

图24.6 直接凝血酶抑制剂和肝素作用机制比较。在没有肝素存在时，抗凝血酶对凝血酶的抑制作用是相对低的，但受到肝素影响发生构象变化后，抗凝血酶不可逆结合并抑制凝血酶的活性部位。因此，肝素的抗凝活性主要来自它能促进生成一个肝素–凝血酶–抗凝血酶三联体复合物。DTIs 的活性和抗凝血酶没有关系，它们直接和凝血酶发生作用。尽管二价DTIs同时和活性部位及位点1结合，但是这类二价药物只和酶的活性部位发生相互作用。在下方的图中，肝素抗凝血酶复合物不能和与纤维蛋白结合凝血酶结合，但是因为作用机制不同，DTIs既能够抑制溶解状态凝血酶，还能抑制和纤维蛋白结合凝血酶，见图中凝血块例子。

和凝血酶活性部位相互作用，它通过4个Glycolic残基和水蛭素（凝血酶位点）羧基末端十二肽模拟相连。比伐卢定和凝血酶按照1∶1结合成化学复合物，而且一旦结合，比伐卢定的氨基末端就会被凝血酶裂解，从而使凝血酶恢复活性[28]。比伐卢定的半衰期是25 min，蛋白水解、肝脏代谢和肾脏排泄均参与其清除过程[28]。当患者有严重肾功能不全时，其半衰期会延长，透析患者需要调整剂量。同水蛭素不同，比伐卢定没有免疫源性，但水蛭素抗体可能和比伐卢定有交叉反应，其临床预后未知[28]。

剂量、副作用和禁忌证

FDA已经批准比伐卢定作为PCI中UFH的替代产品。PCI中推荐剂量是静脉推注0.75 mg/kg，然后手术过程中静脉输注1.75 mg/（kg·h）[5,6,16]。目前有很多临床试验的证据支持在UA/NSTEMI和STEMI患者中使用比伐卢定替代UFH加GPⅡb/Ⅲa抑制剂[29]。特别是比伐卢定和GPⅡb/Ⅲa抑制剂有类似的抗缺血保护作用,但伴随的出血并发症下降,从而临床净获益增加。重要的是,这转换成了长期的死亡率下降[29]。

中度肾功能受损患者(30~59 ml/min)应该接受1.75 mg/(kg·h)剂量输注。如果肌酐清除率<30 ml/min,应该考虑减少剂量至1 mg/(kg·h)。如果患者是接受血透的,输注剂量应该减少到0.25 mg/(kg·h)。通常输注应该持续到术后4 h[5,6,16],具体时长由术者决定。

Xa因子抑制剂

磺达肝葵钠

作用机制

磺达肝葵钠是UFH中与AT结合的五糖序列合成模拟物。它是选择性Xa因子抑制剂,和AT可逆性结合,不可逆的改变AT反应部位的构象,从而增强它对因子Xa的作用[30]。一旦从AT释放,磺达肝葵钠可以激活其他AT分子。磺达肝葵钠皮下注射后快速吸收,具有100%生物利用度,在3~4个日剂量后达到稳定浓度[30]。它的清除半衰期是17 h,主要经过肾脏,因此它在严重肾功能受损患者中禁忌使用。磺达肝葵钠的抗凝作用是可以预测的,当皮下注射给药2~8 mg或静脉给药2~20 mg时,它的药动学呈线性表现,拮抗Xa因子活性大约是LMWHs的7倍[30]。磺达肝葵钠的抗凝作用可以用抗因子Xa试剂盒检测,尽管常规不需要监测。磺达肝葵钠对常规凝血测验如aPTT、激活的凝血时间或凝血酶原时间没有影响。磺达肝葵钠和血浆蛋白很少有非特异性结合。磺达肝葵钠不诱导UFH:血小板因子ⅠX复合物形成,和HIT抗体也没有交叉反应,几乎不可能导致HIT发生[30]。

剂量、副作用和禁忌证

对于没有接受血运重建治疗的急性期STEMI患者,磺达肝葵钠推荐剂量是2.5 mg静脉推注,然后皮下注射,每日1次,可以到9 d[6,29];对于接受溶栓治疗的急性期STEMI患者,这个磺达肝葵钠治疗方案可以替代肝素[6]。对于UA/NSTEMI患者,推荐剂量也是2.5 mg,皮下注射,每日1次[30],和依诺肝素钠相比,其严重出血发生率下降,进而总临床获益明显占优。重要的是,同依诺肝素钠相比,其6个月死亡率也明显下降。但是,在PCI治疗组,导管相关血栓形成明显增加,这说明PCI患者单独使用磺达肝葵钠抗凝不足,需要补充UFH。STEMI患者直接PCI不应该使用磺达肝葵钠。对于肌酐清除率<30 ml/min患者,不应该使用磺达肝葵钠[5,6,17]。

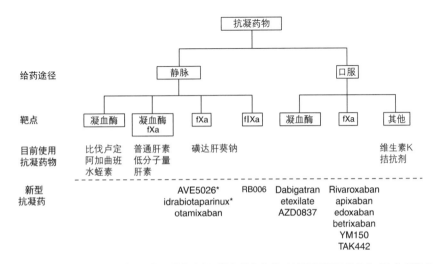

图24.7　目前使用和新型抗凝药物。目前使用抗凝药物和新型抗凝药物分类,以便了解不同给药方式和作用靶点。fⅠXa代表因子ⅠXa。*和凝血酶相互作用的非直接抗凝药物。AVE5026是一个超低分子量肝素,主要抑制fXa,对凝血酶活性抑制作用很小。

表24.1 抗血小板治疗

药物	作用机制	适应证（指南）	起始剂量	维持剂量	副作用/禁忌证	药物间相互作用	证据等级
阿司匹林	不可逆抑制COX活性	二级预防 ACS（UA、NSTEMI、STEMI）	162~325 mg，肠溶制型、口服或咀嚼	75~162 mg PCI术后：162~325 mg 肠溶剂型、口服或咀嚼 [a]	出血并发症：胃肠道（60%/颅外出血），增加其他抗血栓治疗药物联用的出血风险 过敏：呼吸道或皮肤或全身	NSAIDs：中和血小板作用	I A
氯吡格雷	非直接，不可逆抑制P2Y12受体	二级预防（替代阿司匹林） ACS（UA、NSTEMI、STEMI） PCI支架（稳定型患者）	300 mg 口服负荷量 [b] 在PCI时：300~600 mg负荷量，对于正在服用氯吡格雷患者，可以再给1次300 mg负荷量	75 mg 口服 ACS/PCI支架患者至少服用1年，使用BMS至少1个月（没有高危出血风险患者）	出血并发症：增加CABG相关出血（如果可能术前5 d停药） 中性粒细胞减少症，PPT（非常罕见）	PPIs：奥美拉唑和埃索美拉唑 [c] 警告等位基因失去功能携带者	I A I B（维持1年） I C
普拉格雷	非直接不可逆P2Y12受体抑制剂	ACS准备PCI患者	60 mg 口服负荷量	10 mg，每日口服（最多15个月）	出血事件：既往卒中和TIA患者应该避免使用；增加CABG相关出血（停药至少7 d）>75岁或体重<60 kg患者不受益	没有	I B
替格瑞洛	非噻吩吡啶（CPTP），直接可逆P2Y12受体抑制剂	ACS（NSTEMI）	180 mg 口服负荷量	90 mg 口服，每日2次（最多12个月）	出血事件：非CABG相关严重出血增加（禁忌颅内出血病史患者使用），呼吸困难，晕厥，室性停搏≥3 s（心动过缓或SSS禁忌使用），增加血尿酸和血肌酐水平	小心与ARB合用	只得到EU批准（I B）
阿昔单抗	注射用GPIIb/IIIa拮抗剂（单克隆抗体）	ACS计划进行PCI	0.25 mg/kg静脉推注	0.125 μg/（kg·min）持续输注12 h（最大剂量10 μg/min）	出血事件 血小板减少症 假性血小板减少症	再次给药轻度增加血小板减少症风险	I B
依替巴肽	注射用GPIIb/IIIa拮抗剂（七肽）	ACS计划进行PCI	180 μg/kg静脉推注	0.2 μg/（kg·min）静脉输注18~24 h	出血事件 血小板减少症（风险小于阿昔单抗） 假性血小板减少症	没有描述	I B
替罗非班	注射用GPIIb/IIIa拮抗剂（酪氨酸衍生非肽）	ACS计划进行PCI	0.4 μg/kg静脉推注	0.1 μg/（kg·min）静脉输注18~24 h	出血事件 血小板减少症（风险小于阿昔单抗） 血小板减少症	没有描述	I B

[a] 根据既往完成的随机试验。但是，小剂量阿司匹林（75~162 mg）应该更好（见正文）。[b] 指南通常推荐ACS患者使用300~600 mg，但是没有计划进行PCI的患者没有显示出600 mg好于300 mg（来自CURRENT—OASIS7）。[c] 洋托拉唑和氯吡格雷没有药效学相互作用。缩写：COX，环氧合酶；LD，负荷量；NSAIDs，非固醇类抗炎药；DES，药物洗脱支架；BMS，裸金属支架；CABG，冠状动脉旁路搭桥术；PPT，致血栓形成血小板减少性紫癜；PPI，质子泵抑制剂；CPTP，环吡戊三噻吩；TIA，短暂脑缺血发作；SSS，病态窦房结综合征；ARB，血管紧张素受体阻滞剂；EU，欧盟；GP，糖蛋白。

表24.2 抗凝治疗

药物	作用机制	适应证（指南）	起始剂量	维持剂量	副作用/禁忌证	药物间相互作用	证据等级
UFH	因子Xa和IIa抑制（非直接作用）	ACS(UA、NSTEMI、STEMI)早期治疗PCI（稳定患者）	开始给予静脉推注60~70 U/kg（最大剂量4 000 U），溶栓治疗前给予60 U静脉推注	持续输注12~15 U/（kg·h）（最大剂量1 000 U/h），溶栓治疗后12 U/（kg·h）静脉输注*持续时间不超过48 h	出血并发症<3%风险增加；更高剂量合并使用抗血小板药物或口服抗凝药，年龄>70岁 HIT: 5~15 d后骨质疏松和罕见的过敏反应（非常罕见）	避免和下述药物合用：科里油端林应用drotrecogin alfa时考虑调整剂量。	I A
LMWHs（依诺肝素钠）	因子Xa和IIa抑制（非直接）	ACS(UA、NSTEMI、STEMI)PCI(稳定患者)	30 mg静脉推注	每12 h SC注射1 mg/kg肌酐清除率<30 ml/min 24 h SC注射1 mg/kg，持续时间最多8 d	出血并发症：肾功能不全会增加出血风险 HIT	同肝素一样	I A 药物治疗患者 IIa B（24 h内不接受CABG患者）
比伐卢定	直接凝血酶抑制剂	PCI（替代UFH）直接PCI	0.75 mg/kg静脉推注	PCI期间给予1.75 mg/（kg·h）（持续到术后4 h）肌酐清除率<30 ml/min：1 mg/（kg·h）血液透析：0.25 mg/（kg·h）	出血事件	没有严重相互作用	I B
磺达肝葵钠	因子Xa抑制（非直接）	ACS(UA、NSTEMI)		2.5 mg, SC, 每日1次肌酐清除率<30 ml/min避免使用持续使用最多9 d	出血事件：发生率低于UFH或LMWHs增加导管相关血栓形成不要在STEMI患者直接PCI中使用	同肝素一样	I B IIa B

缩写：ACS，急性冠状动脉综合征；UA，不稳定型心绞痛；NSTEMI，非ST段抬高心肌梗死；STEMI，ST段抬高心肌梗死；PCI，经皮冠状动脉介入治疗；UFH，普通肝素；HIT，肝素诱导的血小板减少症；LMWHs，低分子量肝素；CABG，冠状动脉旁路搭桥术；IV，静脉内；SC，皮下。
*调整保持APTT在对照组1.5~2倍水平（50~70 s）。

新型抗凝药物

口服因子IIa和Xa抑制剂目前正在深静脉血栓和心房颤动患者中进行临床试验，希望取代华法林长期治疗这些疾病。此外，它们也正在ACS患者中进行临床试验（图24.7）[24]。达比加群是直接凝血酶抑制剂，根据RE-LY试验结果，最近被批准替代华法林用于心房颤动患者治疗[24]。它的半衰期为12~17 h，每日2次给药，不需要监测。达比加群用于ACS患者的效果正在进行临床试验；II期临床试验结果显示：同安慰剂相比，增加的严重出血事件很低[24]。口服抗因子Xa抑制剂，如欧哌沙班和利伐沙班，目前也在接受标准治疗ACS患者中进行补充治疗，观察其疗效[24]。需要注意的是，一个关于欧哌沙班的III期临床试验由于安全性问题而提前终止。另外一个有关利伐沙班的III期临床试验目前刚刚完成入选工作[24]。

指南

根据目前指南，各种抗凝药物的适应证、剂量、副作用和推荐等级总结见表24.1和表24.2。

个 人 观 点

抗血栓是治疗CAD的核心内容。特别是抗血小板和抗凝治疗联合使用是防治冠状动脉内血栓形成的关键，尤其是ACS早期，其中防治反复发生缺血事件更多依赖抗血小板治疗。对于这个病理过程的不断深入了解，为建立新治疗策略建立了基础，包括新型药物，目标是减少复发性动脉粥样硬化相关事件，同时减少出血并发症。目前正在进行的研究目标是确定对于不同的患者给予相应的个体化抗血栓治疗方案。此外，整合药效学和药理学数据的研究将会被证明是有用的方法。事实上，整合这些信息及患者的表型希望能够确定最佳的安全性和有效性平衡治疗策略，即达到最终的抗血栓治疗目标。

重点提示24.1

阿司匹林是CAD的主要治疗药物。

辅助使用P2Y12受体抑制剂可以改善短期和长期抗缺血获益。

氯吡格雷是最常用P2Y12受体抑制剂，它被批准用于各种动脉粥样硬化的治疗方案。

更多新型P2Y12受体抑制剂，例如普拉格雷和替格瑞洛，在用于ACS患者时，它们的作用比氯吡格雷更强，更多地减少了复发性动脉粥样硬化血栓事件，代价是增加自发性出血。

糖蛋白IIb/IIIa抑制剂可以减少ACS患者缺血事件，尽管可能增加出血风险。比伐卢定，直接凝血酶抑制剂，表现出类似的抗缺血作用，但比肝素加糖蛋白IIb/IIIa受体拮抗剂出血事件低。

新型抗动脉粥样硬化策略的发展目标是最大限度地平衡抗血小板和抗凝治疗的安全性和有效性。

参 考 文 献

1. Angiolillo DJ, Ueno M, Goto S. Basic principles of platelet biology and clinical implications. Circ J 2010; 74: 597−607.
2. Davì G Patrono C. Platelet activation and atherothrombosis. N Engl J Med 2007; 357: 2482−94.
3. Patrono C, García Rodríguez LA, Landolfi R, Baigent C. Low-dose aspirin for the prevention of atherothrombosis. N Engl J Med 2005; 353: 2373−83.
4. Baigent C, Blackwell L, Collins R, et al. Antithrombotic Trialists' (ATT) Collaboration. Aspirin in the primary and secondary prevention of vascular disease: collaborative meta-analysis of individual participant data from randomised trials. Lancet 2009; 373: 1849−60.
5. Wright RS, Anderson JL, Adams CD, et al. 2011 ACCF/AHA Focused Update of the Guidelines for the Management of Patients With Unstable Angina/Non-ST-Elevation Myocardial Infarction (Updating the 2007 Guideline) A Report of the American College of Cardiology Foundation/American Heart Association Task Force on Practice Guidelines Developed in Collaboration With the American College of Emergency Physicians, Society for Cardiovascular Angiography and Interventions, and Society of Thoracic Surgeons. J Am Coll Cardiol 2011; 57: 1920−59.
6. Kushner FG, Hand M, Smith SC Jr, et al. 2009 focused updates: ACC/AHA guidelines for the management of patients with ST-elevation myocardial infarction (updating the 2004 guideline and 2007 focused update) and ACC/AHA/SCAI guidelines on percutaneous coronary intervention (updating the 2005 guideline and 2007 focused update) a report of the American College of Cardiology Foundation/American Heart Association Task Force on Practice Guidelines. J Am Coll Cardiol 2009; 54: 2205−41.
7. Rossini R, Angiolillo DJ, Musumeci G, et al. Aspirin desensitization in patients undergoing percutaneous coronary interventions with stent implantation. Am J Cardiol 2008; 101: 786−9.
8. Hollopeter G, Jantzen HM, Vincent D, et al. Identification of the platelet ADP receptor targeted by antithrombotic drugs. Nature 2001; 409: 202−7.
9. Farid NA, Kurihara A, Wrighton SA. Metabolism and disposition of the thienopyridine antiplatelet drugs ticlopidine, clopidogrel, and prasugrel in humans. J Clin Pharmacol 2010; 50: 126−42.

10. Bertrand ME, Rupprecht HJ, Urban P, Gershlick AH. CLASSICS Investigators. Double-blind study of the safety of clopidogrel with and without a loading dose in combination with aspirin compared with ticlopidine in combination with aspirin after coronary stenting: the clopidogrel aspirin stent international cooperative study (CLASSICS). Circulation 2000; 102: 624−9.

11. Angiolillo DJ, Suryadevara S, Capranzano P, et al. Prasugrel: a novel platelet ADP P2Y12 receptor antagonist. A review on its mechanism of action and clinical development. Expert Opin Pharmacother 2008; 9: 2893−900.

12. Capodanno D, Dharmashankar K, Angiolillo DJ. Mechanism of action and clinical development of ticagrelor, a novel platelet ADP P2Y12 receptor antagonist. Expert Rev Cardiovasc Ther 2010; 8: 151−8.

13. CAPRIE Steering Committee. A randomised, blinded, trial of clopidogrel versus aspirin in patients at risk of ischaemic events (CAPRIE). Lancet 1996; 348: 1329−39.

14. Yusuf S, Zhao F, Mehta SR, et al. Clopidogrel in Unstable Angina to Prevent Recurrent Events Trial Investigators. Effects of clopidogrel in addition to aspirin in patients with acute coronary syndromes without ST-segment elevation. N Engl J Med 2001; 345: 494−502.

15. Holmes DR Jr, Dehmer GJ, Kaul S, et al. ACCF/AHA clopidogrel clinical alert: approaches to the FDA "boxed warning" : a report of the American College of Cardiology Foundation Task Force on clinical expert consensus documents and the American Heart Association endorsed by the Society for Cardiovascular Angiography and Interventions and the Society of Thoracic Surgeons. J Am Coll Cardiol 2010; 56: 321−41.

16. Wijns W, Kolh P, Danchin N, et al. European Association for Percutaneous Cardiovascular Interventions. Guidelines on myocardial revascularization: the Task Force on Myocardial Revascularization of the European Society of Cardiology (ESC) and the European Association for Cardio-Thoracic Surgery (EACTS). Eur Heart J 2010; 31: 2501−55.

17. Wiviott SD, Braunwald E, McCabe CH, et al. TRITON-TIMI 38 Investigators. Prasugrel versus clopidogrel in patients with acute coronary syndromes. N Engl J Med 2007; 357: 2001−15.

18. Wallentin L, Becker RC, Budaj A, et al. Ticagrelor versus clopidogrel in patients with acute coronary syndromes. N Engl J Med 2009; 361: 1045−57.

19. Bhatt DL, Topol EJ. Current role of platelet glycoprotein IIb/IIIa inhibitors in acute coronary syndromes. JAMA 2000; 284: 1549−58.

20. Kastrati A, Mehilli J, Neumann FJ, et al. Abciximab in patients with acute coronary syndromes undergoing percutaneous coronary intervention after clopidogrel pretreatment: the ISAR-REACT 2 randomized trial. JAMA 2006; 295: 1531−8.

21. De Luca G, Suryapranata H, Stone GW, et al. Abciximab as adjunctive therapy to reperfusion in acute ST-segment elevation myocardial infarction: a meta-analysis of randomized trials. JAMA 2005; 293: 1759−65.

22. Angiolillo DJ, Bhatt DL, Gurbel PA, et al. Advances in antiplatelet therapy: agents in clinical development. Am J Cardiol 2009; 103(Suppl 3): 40A-51A.

23. Angiolillo DJ, Capodanno D, Goto S. Platelet thrombin receptor antagonism and atherothrombosis. Eur Heart J 2010; 31: 17−28.

24. Ahrens I, Lip GY, Peter K. New oral anticoagulant drugs in cardiovascular disease. Thromb Haemost 2010; 104: 49−60.

25. Hirsh J. Heparin. N Engl J Med 1991; 324: 1565−74.

26. Weitz JI. Low molecular weight heparins. N Engl J Med 1997; 337: 688−98.

27. Montalescot G, White HD, Gallo R, et al. STEEPLE Investigators: Enoxaparin versus unfractionated heparin in elective percutaneous coronary intervention. N Engl J Med 2006; 355: 1058−60.

28. Di Nisio M, Middeldorp S, Buller HR. Direct thrombin inhibitors. N Engl J Med 2005; 353: 1028−40.

29. Mehran R, Pocock S, Nikolsky E, et al. Impact of Bleeding on Mortality After Percutaneous Coronary Intervention: Results from a Patient-Level Pooled Analysis of the REPLACE-2 (Randomized Evaluation of PCI Linking Angiomax to Reduced Clinical Events), ACUITY (Acute Catheterization and Urgent Intervention Triage Strategy), and HORIZONS-AMI (Harmonizing Outcomes With Revascularization and Stents in Acute Myocardial Infarction) trials. J Am Coll Cardiol Interv 2011; 4: 654−64.

30. Yusuf S, Mehta SR, Chrolavicius S, et al. Comparison of fondaparinux and enoxaparin in acute coronary syndromes. N Engl I Med 2006; 354: 1464−76.

25

临界冠状动脉狭窄的侵入性评估及治疗

Invasive assessment and management of intermediate coronary narrowings

William F. Fearom

徐凯 译

概　述

临界冠状动脉狭窄一般指血管造影显示狭窄程度在40%~70%的冠状动脉病变。临界冠状动脉狭窄临床上极为常见,在接受经皮冠状动脉介入术(PCI)患者中占得相当大的比例。尽管有研究提示临界冠状动脉狭窄预后较好,临床上亦应重视临界冠状动脉狭窄,因为1/3~1/2的临界冠状动脉狭窄病变会引起心肌缺血等症状,并造成远期心血管事件。而且,仅使用冠状动脉造影无法区别临界冠状动脉狭窄病变是否造成以上症状[1]。本章节我们着重介绍心导管室中用于评估临界冠状动脉狭窄的侵入性辅助检查,并分析这些检查方式如何为冠状动脉血运重建提供指导。

背景介绍

早在20多年前,人们就意识到冠状动脉造影在评估临界冠状动脉狭窄方面的不足[2]。冠状动脉造影试图将三维结构以二维呈现出来,这会造成一些实际并不严重的偏心型动脉粥样硬化血管造影结果呈现出非常严重的狭窄,同样也会使一些影响血流的病变看起来仅仅是轻度病变(图25.1)。

可以确定的是,冠状动脉疾病的潜在缺血可能性与不良预后密切相关。例如,心肌灌注扫描示无缺血症状的患者心因性死亡率仅为每年0.3%,

而轻度、中度及重度分别对应死亡率为0.8%、2.3%与4.6%[3]。近期研究显示,对于单独接受药物治疗或PCI伴药物治疗的冠心病患者,心肌缺血剩余病灶负荷与患者死亡率及心肌梗死率密切相关(图25.2)[4]。

另一方面,我们发现稳定型冠状动脉疾病不会引起心肌缺血,且药物治疗安全有效[5]。有人曾担心轻中度比重度冠状动脉病变更可能引起心肌梗死,现已证明该观点不正确[6]。理论上认为易损斑块现更倾向存在于易损患者中,这部分患者更为复杂的病变特征易造成斑块破裂进而引起心肌梗死[7]。基于上述原因,我们有必要将以解剖为中心的治疗方式(如解剖学上的完全血运重建)转变为鉴别、逆转心肌缺血(如功能上的完全血运重建)的治疗方式[8]。

冠状动脉血流储备

基于多普勒导丝技术的冠状动脉血流储备(CFR)检查是早期评估临界冠状动脉疾病的侵入检查之一。CFR的定义是冠状动脉最大血流量与剩余血流的比值[9]。该方法可通过多普勒技术完成,现多用热稀释法。冠状动脉血流速度与冠状动脉血流量成正比,因此可以通过检测静息冠状动脉血流速度及血管最大舒张状态的血流速度评估CFR。在心导管室,检查者可在常规血管成形术导

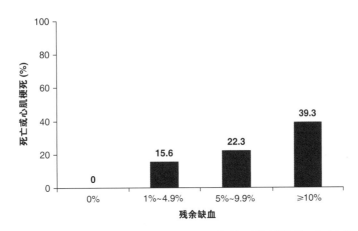

图25.1 为什么造影会出错？此图显示了一个轻度偏心狭窄如何在某些造影角度上看起来很重(左图)，而复杂严重的狭窄在很多角度上看起来都很轻[17]。

图25.2 COURAGE试验核素亚组患者根据残余心肌缺血严重程度分组后随访期间的死亡或心肌梗死发生率[4]。

丝加用多普勒传感器监测血流，并通过使用腺苷或罂粟碱等药物扩张血管。

冠状动脉结构及功能正常的患者CFR值大于2，部分可达5以上；若冠状动脉狭窄严重影响功能，CFR值小于2。Miller等人对比了此法与核素灌注成像发在27例临界冠状动脉病变(30%~70%直径狭窄)患者的检测效果[10]。他们发现14例患者CFR不大于2，核素灌注成像均显示可逆性心肌缺血。而13例CFR大于2的患者中有10人心肌灌注检测结果正常。两种方法的一致性为89%。

通过30例临界冠状动脉病变患者CFR检查与核素灌注成像检查结果对比，Joye等人进一步证明了上述发现[11]。他们也指出侵入性检测与无创性检测有良好的一致性，敏感性为94%，特异性为95%，诊断一致性及准确性为94%。以上研究证明了在评估临界冠状动脉病变方面，CFR侵入检查可以准确可靠地预测核素灌注成像所显示的心肌缺血情况。

随后，研究者开展了大型队列试验评估多普勒导丝CFR技术在临界冠状动脉病变缺血的检测效果，并与负荷超声心动图技术进行了对比[12-14]。但是这些研究结果显示多普勒导丝CFR与无创性检测的一致性不佳，3个研究分别为84%、79%及72%。

CFR的缺陷

CFR涵盖了包括微脉管系统与心外膜动脉在内的全冠状动脉循环状态，而这种方式在评估临界冠状动脉病变时成为制约CFR检测效能的因素之一，因为一些微脉管疾病的患者虽然在心外膜动脉方面无病变，但是CFR可能存在异常。为了解决这一问题，人们引入了相对CFR的概念，其定义为病变心外膜动脉CFR与正常血管CFR的比值。通过这种方式，我们将成为混杂因素的微脉管成分剔除，独立评价心外膜的病变情况[15]。

对于静息血流的定义是CFR的另一项缺陷。令人遗憾的是，导管室检测的CFR静息血流非常不稳定，现已证实患者心率、血压及左室收缩情况均可以明显影响CFR的可重复性[16]。而且CFR缺乏绝对正常值，正常范围是2~5，这就意味着对于一个患者来说2.5是正常CFR值，而对于另一个患者，4.5是正常的。基于以上原因，CFR最终没能作为临界冠状动脉疾病侵入检查方式，并不再作为常规检查[17]。

血管内超声

Yock及Fitzgerald等人于20世纪80年代末至90年代初引入血管内超声（IVUS）技术，并论证了该技术是否可用于获取有关血管大小、斑块复合、斑块形态及病变长度等方面的详细信息[18]。随后，血管内超声被用于检测临界冠状动脉疾病的显著性情况。

血管内超声有关数据

最初研究比较了无创性冠状动脉检测法与IVUS指导下侵入性检测法最小管腔面积检测效能方面的差异。例如，Nishioka与其合作者比较了

IVUS参数测量与核素灌注成像在70例再发冠状动脉病变（多数为临界冠状动脉病变）的检测效能[19]。研究者发现，对于≤4 mm²的最小管腔横截面积，IVUS预测核素灌注成像的可逆性灌注缺损效能敏感性为88%，特异性为90%。有研究者发现，若临界冠状动脉病变患者IVUS检测示最小管腔面积≥4 mm²，其预后疾病事件发生率较低[20]。

人们同时比较了IVUS与其他侵入性技术在评估临界冠状动脉疾病方面的差异，如血流储备分数（FFR）。Takagi与其合作者在51例冠心病患者（其中约一半为临界冠状动脉疾病）治疗中使用了IVUS，并比较了FFR值与IVUS指导下检测的最小管腔横截面积、区域狭窄百分比[21]。他们发现最小管腔横截面积与FFR成正相关（$r=0.79$，$P<0.0001$），区域狭窄百分比与FFR成负相关（$r=-0.77$，$P<0.0001$）。研究者分别采用<3.0 mm²及<0.75作为异常最小管腔横截面积与异常FFR的阈值，发现IVUS在评估FFR缺血危险性病变方面的敏感性为83%，特异性为92%。

其他比较IVUS与FFR的研究最小管腔横截理想面积阈值从2.4~4.0 mm²不等，例如Briguori及其合作者认为与FFR相关IVUS最小管腔横截面积阈值为4.0 mm²，敏感性为92%，特异性为56%。该研究入组的患者全部为临界冠状动脉疾病，这或可解释其与Takagi等人研究结果之间的差异[22]。另一方面，Kang等人开展的近期研究显示最小管腔横截面积阈值的最优值为2.4 mm²。

血管内超声的缺陷

因为IVUS实际是评估冠状动脉疾病解剖学异常，所以IVUS不能评估临界狭窄生理学层面的影响。造成狭窄病变缺血可能性的决定因素不仅仅是最小管腔面积，也包括病变长度、参考面积、出入口角度等其他因素，其中狭窄处血流情况最重要（图25.3）。例如，一处左前降支病变，即使在解剖学上与相同狭窄程度的右冠状动脉病变相当，但仍能显著影响冠状动脉功能并造成心肌缺血，造成这种现象的原因是左前降支供血的心肌面积较为广泛，

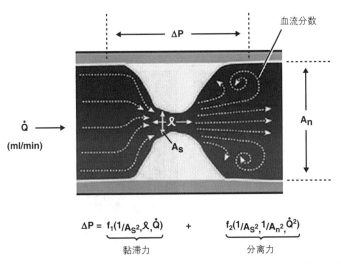

图25.3 决定狭窄压力阶差以及心肌缺血的因素包括黏滞力和分离力，后者取决于病变长度、狭窄面积、参考血管面积、血流以及黏滞摩擦和层流分离的常数[17]。

而且结果狭窄血管的血流量较大。另一种造成临界病变解剖学检查与功能评估不一致的情况多为临界病变的冠状动脉向另一处阻塞病变发出侧支循环，在这种情况下，临界病变冠状动脉的血流量因其心肌供血面积增加而大于通常值，导致狭窄处更大的梯度变化以及病变处更高的心肌梗死可能性（图25.4）。

另一方面，给予一个体型小的女性患者与一个体型大的男性患者相同的最小管腔横截面积阈值，因两者心脏及冠状动脉大小上的差异，这种做法明显是不合理的。除了上述情况，有研究显示，IVUS介导的最小管腔横截面积与FFR是否能得到最佳相关性取决于血管内病变的位置[24]。

左主干临界病变是IVUS与FFR相关性较为理想的临界冠状动脉病变亚组，其原因是左主干血管大小、长度及心肌供血范围方面变化小。有研究比较了IVUS与FFR在55例冠状动脉造影诊断不甚明确的左主干病变患者的检测效能差异，在预测显著性狭窄方面，IVUS指导下的5.9 mm²最小管腔横截面积检测敏感性为93%，特异性为95%，而2.8 mm²最小管腔横截面积检测敏感性为93%，特异性为98%[25]。然而最近的一项研究显示IVUS与FFR最佳相关性阈值为4.5 mm²[26]。

血流储备分数

血流储备分数（FFR）已经成为评估临界冠状动脉病变生理意义的参考标准。FFR最早由Pijls与DeBruyne等人报道，定义为狭窄处血管的最大血流量与假定无狭窄情况的最大血流量比值[28]。其理论假设为，在最大充血状态下，微血管阻力最小且为常数，在这种阻力最小的情况下，心肌血流量与压力成正比。FFR方程可写作，狭窄处远端冠状动脉充血状态下压力与假定无狭窄情况下冠状动脉压力的比值。正常心外膜血管血流近端至远端的压力损失非常小，因此，对于病变冠状动脉来说，其近端压力等于远端处无狭窄时应有的压力，而FFR公式可变形为充血状态下，远端冠状动脉压力与近端冠状动脉压力的比值。

在Pijls与DeBruyne等人开展的具有里程碑意义的研究中，研究者将FFR与3种无创性应激试验进行比较，评估其临界冠状动脉病变的检验效能[29]。如果患者在任何一项应激试验中显示缺血症状阳性，即认为其存在心肌缺血。利用3种检测结果的符合信息，研究者能够提高无创性应激试验的缺血诊断准确性。以0.75作为FFR缺血阈值，研究者发现21例FFR < 0.75的患者全部存在心肌缺

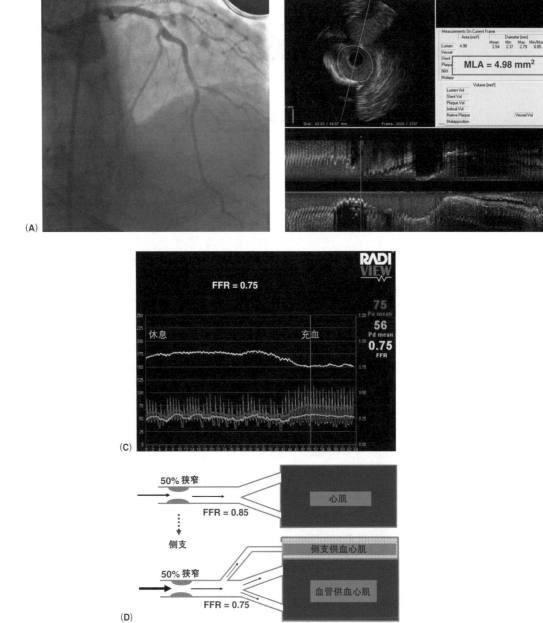

图25.4　图中显示的是一处前降支近端中度狭窄，该血管为另一根堵塞的血管提供侧支（A）。血管内超声显示，就在对角支以远处的最小管腔面积为4.98 mm²，正如图中的横截面及长轴面显示的那样（B），FFR值为0.75，低于预期，不像血管内超声显示的那样。可能的原因是狭窄位于大血管的近端，供应的心肌面积很大（C）。动画显示了同一处狭窄在侧支形成前后血流和FFR的变化（D）。这个病例显示了血管内超声只是一个解剖指标，而并没有考虑冠状动脉的生理变化。MLA，最小管腔面积。

血症状,而24例FFR≥0.75患者中,88%无心肌缺血症状。更重要的是,上述FFR≥0.75组24例患者未接受血运重建术,在平均随访14个月的时间内无心脏事件发生。在单血管病变患者群体,FFR诊断存在缺血可能性的病变准确度为93%。

后续的一些研究在多种患者群体中证实了FFR诊断临界冠状动脉病变下存在缺血可能性病变的准确度,包括冠状动脉多支病变、与多种无创性检测方式对比及心肌梗死后病变[30]。多数研究显示FFR的最佳阈值为0.75~0.80,而0.75~0.80被称作"灰色区域"。如果患者FFR>0.80,可以肯定其不会出现明显缺血症状,我们将在下文中更详细地描述;如果患者FFR<0.75,可以肯定其存在缺血症状,而接受血运重建治疗可缓解患者症状并改善其预后;如果患者FFR处于"灰色地带",则需要进行临床判断——若患者为左前降支病变伴典型症状,可选择血运重建治疗,若患者症状不典型或患者无症状,压力应激试验诊断不明确和(或)正接受非心脏手术评估,则药物治疗更为理想。

基于FFR延迟PCI术的安全性

一项有关延迟PCI治疗的研究评估了对于无明显血流动力学异常的临界冠状动脉狭窄患者(如FFR≥0.75),推迟血运重建术的安全性[31]。在此项多中心研究中,325例单支血管病变的临界冠状动脉狭窄患者接受了FFR检测,若患者FFR<0.75,则接受PCI治疗,若患者≥0.75,则随机接受PCI治疗(约50%植入裸金属支架,剩余患者仅接受脉管修补术)或延迟PCI治疗而进行药物治疗。在2年随访期间,延迟组与手术组无事件生存率相似(89% vs 83%,P=0.27)。近期研究将随访扩大至5年,两组无事件生存率依然接近(80% vs 73%,P=0.52)。延迟组的死亡率及心肌梗死发生率不到手术组的一半(3.3% vs 7.9%,P=0.21)[32]。该研究以及一些单中心回顾性研究证明了药物治疗无明显血流动力学异常的临界冠状动脉疾病的安全性[17]。

FFR与临界左主干病变

左主干临界病变患者群体是适用FFR检测的一个重要临界冠状动脉病变亚组。由于左主干的重要性及其供血心肌范围较大,有学者认为0.75~0.80的FFR阈值不适用于该亚组。近期的一项回顾综述分析了已往相关研究,入组研究都评估了使用FFR阈值>0.80延迟PCI术策略的合理性,统计结果显示236例患者在超过2年的随访期间生存率为100%,无事件生存率极佳,且与FFR指导下进行介入治疗患者相似[33]。

有研究者最近开展了一项临界左主干病变FFR检测效能的大型试验,研究者发现在213例左主干病变诊断不明的患者中,如果FFR阈值>0.80,符合标准的患者有138例,其5年生存率为90%,优于其他75例接受心脏搭桥手术的FFR<0.80患者85%的生存率[34]。FFR≥0.80患者5年无事件生存率为74%,与血运重建组相似。该研究及已往的小型研究都证实了在指导血运重建术方面,无论是左主干临界病变还是非左主干临界病变,FFR检测是安全有效的。

FFR指导下的临界冠状动脉疾病治疗

如果临界冠状动脉狭窄FFR显示无缺血,那么狭窄可能与患者症状无关,而且可用药物安全治疗。反之狭窄或与患者症状相关,而且很可能引起远期心脏事件,这种情况下,如果病变适宜PCI治疗而且药物治疗无法控制患者症状,很多人支持以缓解症状及改善预后为目的的血运重建治疗。相关FFR指导手术的证据来自多血管病变FFR对比血管造影术研究(FAME)。

FAME是一项前瞻性、跨国多中心随机对照试验,比较了FFR与血管造影术两种检测方式指导多支冠状动脉病变治疗的效果,此类患者至少有一个临界病变。入组1 000例患者均有2~3支冠状动脉病变,而且狭窄程度≥50%,基于造影结果及患者临床数据,上述患者均宜接受PCI治疗,研究者将患者随机分入血管造影指导的PCI或FFR指导的

PCI，PCI均采用常规药物涂层支架治疗，其中FFR指导的PCI组中患者FFR＜0.80才可接受PCI。

平均每例患者约有3处病变，其中47%的病变狭窄为50%~70%。血管造影指导的PCI平均每例患者植入3个支架，而FFR指导的PCI每例患者平均植入约2个支架，两组存在显著差异。更重要的是，FFR指导的PCI手术时间与血管造影指导的PCI相似，而且造影剂使用量明显降低。

该研究的主要终点事件为患者一年主要不良心脏事件发生率，包括死亡、心肌梗死及需要再次血运重建。血管造影指导的PCI组发生率为18.3%，而FFR指导的PCI组为13.2%，两组存在显著差异（P=0.02）。FFR指导的PCI组死亡及心肌梗死复合事件率也明显降低（11.1% vs 7.3%，P=0.04）（图25.5）。

FAME研究将随访时间延长至2年，研究者发现FFR指导的PCI组死亡及心肌梗死复合事件率依然显著降低（12.9% vs 8.4%，P=0.02），并且其主要不良心脏事件发生率较低（22.4% vs 7.9%，P=0.08）[36]。更重要的是，在513例因FFR＞0.80而延迟PCI治疗的患者中，仅有一处病变（0.2%）引起心肌梗死，16例（3.2%）需血运重建治疗。FFR指导的PCI组无心绞痛比例为79.9%，而血管造影指导的PCI为75.8%（P=0.14）。

FAME研究的另一项重要信息是，血管造影术在判断明显功能异常病变方面存在局限性[37]。在50%~70%程度的临界狭窄病变中，35%的病变FFR≤0.80，65%的病变＞0.80。而对于狭窄程度在71%~90%的严重病变组，20%的病变FFR＞0.80，而且推迟此类病变的PCI术较安全（图25.6）。在FFR指导的PCI组中，仅14%的冠状动脉造影显示3支病变患者存在功能异常3支病变，多数患者为1~2支病变FFR≤0.08。FAME研究再次证实了推迟FFR＞0.80病变PCI治疗的安全性，也使功能性完全血运重建成为新的治疗典范，即给予存在缺血可能性的病变PCI治疗，而予无缺血可能性的病变药物治疗。

FFR的局限性

FFR成立的前提是假设微血管阻力为常数，因此FFR不适用于检测急性ST段抬高型心肌梗死患者的罪犯血管，其原因病变可能存在不同程度的暂时性微血管顿抑。在急性条件下，患者能够达到的最大充血血流低于其微血管顿抑解除后1周的情况，因此，临床上多高估罪犯病变的FFR值。多项研究显示对于急性ST段抬高型心肌梗死患者的罪犯血管，临床上可在患者症状解除后的3~6 d非急性期精确测量其FFR[17]。

有必要指出的是，我们可以在ST段抬高型心肌梗死急性期精确检测患者的非罪犯血管FFR

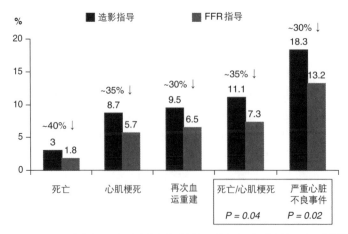

图25.5　FAME试验中FFR指导的患者与造影指导的患者1年随访结果的比较[36]。

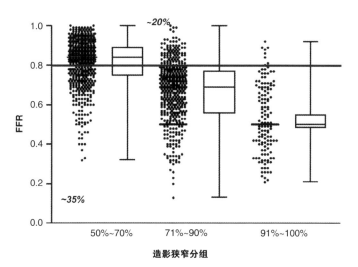

图25.6 在FAME试验FFR指导的病变中，冠状动脉造影狭窄程度与FFR值的关系。狭窄程度在50%~70%的病变中，35%的FFR<0.80，狭窄程度在71%~90%病变中，20%的FFR>0.80[38]。

值[38]。这些非罪犯血管通常存在一定程度的临界病变，在初始PCI对其侵入新检测为治疗争取时间、节省人力物力，为远期PCI治疗提供帮助。

对于严重左心室肥厚患者群，我们尚缺乏足够研究。很可能出现的情况是，心肌超出了微血管可支配范围，需要更大的血流分数避免缺血。因此，如果患者存在严重左心室肥厚，上述FFR阈值或不再适用。

另一个理论问题是，运动造成的血管收缩或引起FFR假阴性结果。例如，患者的临界冠状动脉病变并未导致血流受限，但是体力活动会引起血管收缩，加剧血管狭窄，进而导致心肌梗死。心导管室检测中如果使用扩血管药物后检测FFR，我们可以避免运动引起的血管收缩出现，狭窄也不会导致缺血型FFR值。

个 人 观 点

当我们使用侵入性检测方式评估临界冠状动脉狭窄时，首要目标是确定狭窄病变是否与患者症状相关，以及狭窄是否会造成远期心脏事件(图25.7)。心肌缺血出现与否是我们评价病变是否与患者有关以及是否会造成远期心脏事件的标尺。

FFR是心导管室判断病变是否可能引起缺血的参考标准，其空间解析度非常理想，不仅仅具有血管特异性，也具有病变特异性。现在我们有足够丰富的数据来证明FFR诊断临界冠状动脉病变缺血可能的精确性。FFR指导的PCI治疗这些病变可以改善预后，节省资源。血流动力学影响不显著的病变可以经药物安全治疗，且患者远期心脏事件率很低。在稳定型冠状动脉疾病中，我们需积极研究PCI是否优于最佳药物治疗。鉴别大型缺血区域、缓解患者缺血症状可以改善患者预后，这点得到多数研究者的赞成——FFR指导的PCI或是达成上述目标的最佳方案。

正文梗概：

1. CFR评估临界狭窄的局限性：

（1）缺乏绝对正常值。

（2）微血管异常可影响CFR。

（3）血流动力学改变可影响CFR。

（4）无法解释侧支循环情况。

2. IVUS评估临界狭窄的局限性：

（1）显著病变的定义标准过多，受血管大小及病变位置影响。

（2）无法解释狭窄病变处供血的心肌范围。

（3）无法解释侧支循环情况。

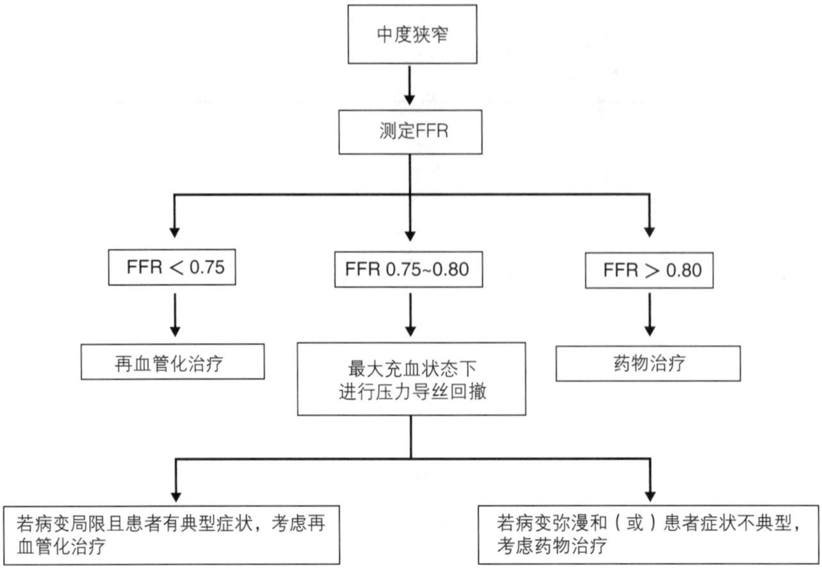

图 25.7 临界冠状动脉狭窄的决策树图。

3. FFR 评估临界狭窄的优势：

（1）无论任何患者的任何血管，其绝对正常值均为 1.0。

（2）阈值范围 < 0.75，用以判断病变是否有可能引起缺血。

（3）考虑到病变血管的心肌供血范围以及侧支循环情况。

（4）不受血流动力学变化的影响。

（5）有足够丰富的数据来证明血流动力学影响不显著的病变药物治疗的安全性。

参 考 文 献

1. White CW, Wright CB, Doty DB, et al. Does visual interpretation of the coronary arteriogram predict the physiologic importance of a coronary stenosis? N Engl J Med 1984; 310: 819–24.

2. Topol EJ, Ellis SG, Cosgrove DM, et al. Analysis of coronary angioplasty practice in the United States with an insurance-claims data base. Circulation 1993; 87: 1489–97.

3. Hachamovitch R, Berman DS, Shaw LJ, et al. Incremental prognostic value of myocardial perfusion single photon emission computed tomography for the prediction of cardiac death: differential stratification for risk of cardiac death and myocardial infarction. Circulation 1998; 97: 535–43.

4. Shaw LJ, Berman DS, Maron DJ, et al. COURAGE Investigators. Optimal medical therapy with or without percutaneous coronary intervention to reduce ischemic burden: results from the Clinical Outcomes Utilizing Revascularization and Aggressive Drug Evaluation (COURAGE) trial nuclear substudy. Circulation 2008; 117: 1283–91.

5. Boden WE, O'Rourke RA, Teo KK, et al. COURAGE Trial Research Group. Optimal medical therapy with or without PCI for stable coronary disease. N Engl J Med 2007; 356: 1503–16.

6. Manoharan G, Ntalianis A, Muller O, et al. Severity of coronary arterial stenoses responsible for acute coronary syndromes. Am J Cardiol 2009; 103: 1183–8.

7. Naghavi M, Libby P, Falk E, et al. From vulnerable plaque to vulnerable patient: a call for new definitions and risk assessment strategies: Part I. Circulation 2003; 108: 1664–72.

8. Park SJ, Ahn JM, Kang SJ. Paradigm shift to functional angioplasty: new insights for fractional flow reserve- and intravascular ultrasound-guided percutaneous coronary intervention. Circulation 2011; 124: 951–7.

9. Gould KL, Lipscomb K, Hamilton GW. Physiologic basis for assessing critical coronary stenosis. Instantaneous flow response and regional distribution during coronary hyperemia as measures of coronary flow reserve. Am J Cardiol 1974; 33: 87–94.

10. Miller DD, Donohue TJ, Younis LT, et al. Correlation of pharmacological 99mTc-sestamibi myocardial perfusion imaging with poststenotic coronary flow reserve in patients with angiographically intermediate coronary artery stenoses. Circulation 1994; 89: 2150–60.

11. Joye JD, Schulman DS, Lasorda D, et al. Intracoronary Doppler guide wire versus stress single-photon emission computed tomographic thallium–201 imaging in assessment of intermediate coronary stenoses. J Am Coll Cardiol 1994; 24: 940–7.

12. Heller LI, Cates C, Popma J, et al. Intracoronary Doppler assessment of moderate coronary artery disease: comparison with 201 Tl imaging and coronary angiography. FACTS Study Group. Circulation 1997; 96: 484–90.

13. Verberne HJ, Piek JJ, van Liebergen RA, et al. Functional assessment of coronary artery stenosis by doppler derived absolute and relative coronary blood flow velocity reserve in comparison with (99m) Tc MIBI SPECT. Heart 1999; 82: 509–14.

14. Duffy SJ, Gelman JS, Peverill RE, et al. Agreement between coronary flow velocity reserve and stress echocardiography in intermediate-severity coronary stenoses. Catheter Cardiovasc Interv 2001; 53: 29–38.

15. Kern MJ. Coronary physiology revisited practical insights from the cardiac catheterization laboratory. Circulation 2000; 101: 1344–51.

16. de Bruyne B, Bartunek J, Sys SU, et al. Simultaneous coronary pressure and flow velocity measurements in humans. Feasibility, reproducibility, and hemodynamic dependence of coronary flow velocity reserve, hyperemic flow versus pressure slope index, and fractional flow reserve. Circulation 1996; 94: 1842–9.

17. Kern MJ, Samady H. Current concepts of integrated coronary physiology in the catheterization laboratory. J Am Coll Cardiol 2010; 55: 173–85.

18. Yock PG, Fitzgerald PJ, Linker DT, Angelsen BA. Intravascular ultrasound guidance for catheter-based coronary interventions. J Am Coll Cardiol 1991; 17: 39B–45B.

19. Nishioka T, Amanullah AM, Luo H, et al. Clinical validation of intravascular ultrasound imaging for assessment of coronary stenosis severity: comparison with stress myocardial perfusion imaging. J Am Coll Cardiol 1999; 33: 1870–8.

20. Abizaid AS, Mintz GS, Mehran R, et al. Long-term follow-up after percutaneous transluminal coronary angioplasty was not performed based on intravascular ultrasound findings: importance of lumen dimensions. Circulation 1999; 100: 256–61.

21. Takagi A, Tsurumi Y, Ishii Y, et al. Clinical potential of intravascular ultrasound for physiological assessment of coronary stenosis: relationship between quantitative ultrasound tomography and pressure-derived fractional flow reserve. Circulation 1999; 100: 250–5.

22. Briguori C, Anzuini A, Airoldi F, et al. Intravascular ultrasound criteria for the assessment of the functional significance of intermediate coronary artery stenoses and comparison with fractional flow reserve. Am J Cardiol 2001; 87: 136–41.

23. Kang SJ, Lee JY, Ahn JM, et al. Validation of intravascular ultrasoundderived parameters with fractional flow reserve for assessment of coronary stenosis severity. Circ Cardiovasc Interv 2011; 4: 65–71.

24. Koo BK, Yang HM, Doh JH, et al. Optimal intravascular ultrasound criteria and their accuracy for defining the functional significance of intermediate coronary stenoses of different locations. JACC Cardiovasc Interv 2011; 4: 803–11.

25. Jasti V, Ivan E, Yalamanchili V, Wongpraparut N, Leesar MA. Correlations between fractional flow reserve and intravascular ultrasound in patients with an ambiguous left main coronary artery stenosis. Circulation 2004; 110: 2831–6.

26. Kang SJ, Lee JY, Ahn JM, et al. Intravascular ultrasound derived predictors for fractional flow reserve in intermediate left main disease. JACC Cardiovasc Int 2011; 4: 1168–74.

27. Tobis J, Azarbal B, Slavin L. Assessment of intermediate severity coronary lesions in the catheterization laboratory. J Am Coll Cardiol 2007; 49: 839–48.

28. Pijls NH, Van Son JA, Kirkeeide RL, De Bruyne B, Gould KL. Experimental basis of determining maximum coronary, myocardial, and collateral blood flow by pressure measurements for assessing functional stenosis severity before and after percutaneous transluminal coronary angioplasty. Circulation 1993; 87: 1354–67.

29. Pijls NH, De Bruyne B, Peels K, et al. Measurement of fractional flow reserve to assess the functional severity of coronary-artery stenoses. N Engl J Med 1996; 334: 1703–8.

30. Kern MJ, Lerman A, Bech JW, et al. Physiological assessment of coronary artery disease in the cardiac catheterization laboratory. A scientific statement from the American Heart Association Committee on Diagnostic and Interventional Cardiac Catheterization, Council on Clinical Cardiology. Circulation 2006; 114: 1321–41.

31. Bech GJ, De Bruyne B, Pijls NH, et al. Fractional flow reserve to determine the appropriateness of angioplasty in moderate coronary stenosis: a randomized trial. Circulation 2001; 103: 2928–34.

32. Pijls NH, van Schaardenburgh P, Manoharan G, et al. Percutaneous coronary intervention of functionally nonsignificant stenosis: 5-year follow-up of the DEFER Study. J Am Coll Cardiol 2007; 49: 2105–11.

33. Lindstaedt M. Patient stratification in left main coronary artery disease-rationale from a contemporary perspective. Int J Cardiol 2008; 130: 326–34.

34. Hamilos M, Muller O, Cuisset T, et al. Long-term clinical outcome after fractional flow reserve-guided treatment in patients with angiographically equivocal left main coronary artery stenosis. Circulation 2009; 120: 1505–12.

35. Tonino PA, De Bruyne B, Pijls NH, et al. FAME Study Investigators. Fractional flow reserve versus angiography for guiding percutaneous coronary intervention. N Engl J Med 2009; 360: 213–24.

36. Pijls NH, Fearon WF, Tonino PA, et al. FAME Study Investigators. Fractional flow reserve versus angiography for guiding percutaneous coronary intervention in patients with multivessel coronary artery disease: 2-year follow-up of the FAME (Fractional Flow Reserve Versus Angiography for Multivessel Evaluation) study. J Am Coll Cardiol 2010; 56: 177–84.

37. Tonino PA, Fearon WF, De Bruyne B, et al. Angiographic versus functional severity of coronary artery stenoses in the FAME study fractional flow reserve versus angiography in multivessel evaluation. J Am Coll Cardiol 2010; 55: 2816–21.

38. Ntalianis A, Sels JW, Davidavicius G, et al. Fractional flow reserve for the assessment of nonculprit coronary artery stenoses in patients with acute myocardial infarction. JACC Cardiovasc Interv 2010; 3: 1274–81.

26
稳定型心绞痛的治疗流程
Treatment algorithm in patients with stable angina

Andrew Cassar and Bernard J. Gersh
杨俊青　译

概　述

稳定型心绞痛是由于心肌氧供和需求之间失衡时引起心肌缺血的临床表现。稳定型心绞痛很常见，造成生活质量下降，影响预后。稳定型心绞痛患者应接受危险分层，以确定最有效的治疗策略。积极控制危险因素和最佳药物治疗是所有治疗的基石。症状持续、缺血负荷和药物不耐受时，应考虑冠状动脉血管重建。狭窄的罪犯血管发生显著血流动力学改变或引起缺血时，血管重建非常有效。血管重建方式的选择取决于以下因素：造影所见引起缺血病变的影像学特点，左心室功能不全的程度，以及根据并发症、成功率评估的外科手术的可行性。最终决策应根据循证医学和患者意愿做出。充分讨论各种治疗方案和实际预期生活质量是患者意愿的前提。

引　言

稳定型心绞痛表现为胸骨下不适、沉重或压迫感，可放射至下巴、肩膀、背部或手臂，一般持续数分钟；常因劳力活动、情绪激动、受寒或饱餐诱发，休息或使用硝酸甘油数分钟内缓解；部分患者中也可主要表现为上腹不适、呼吸困难、疲劳、虚弱，尤其常见于老年人。根据胸痛的特点是否符合上述标准的三点、两点或不足两点，症状可分为典型心绞痛、不典型心绞痛和非心源性胸痛（Diamond分类法）[1]。加拿大心血管学会的心绞痛严重程度分级[2]已被广泛应用（表26.1）。稳定型心绞痛的机制是心肌氧供和需求不平衡引起的心肌缺血。常见的原因是至少一支外膜冠状动脉内粥样硬化斑块引起管腔阻塞，也见于非动脉粥样硬化阻塞，如冠状动脉先天冠异常、心肌桥、冠状动脉炎、放射性冠状动脉病或冠状动脉痉挛。心绞痛也可见于非心外膜冠状动脉阻塞病变的患者，由冠状动脉内皮功能障碍、毛细血管疾病、严重的左室肥厚（肥厚性心肌病）或严重的主动脉瓣狭窄引起。

表26.1　修订的加拿大心血管病学会心绞痛严重程度分级

Ⅰ级	用力、快速或长时间活动时发生心绞痛
Ⅱ级	中等量活动时发生心绞痛：平路步行两个街区，通常情况下以正常步速上1层以上楼梯；或上坡；快速、寒冷时、风中、情绪压力或清醒后的数小时内步行或上楼梯
Ⅲ级	轻度活动时发生心绞痛：平路步行1~2个街区，通常情况下以正常步速上1层楼梯
Ⅳ级	任何程度的活动甚至静息时发生心绞痛

美国约有900万例稳定型心绞痛患者[3]。欧洲每百万人口有2万~4万稳定型心绞痛患者，其中50%患者日常生活明显受限[4]。无论男性还是女性，心绞痛的患病率随年龄急剧上升，45~54岁的女性患病率为0.1%~1%，男性为2%~5%，65~74岁分别增长至10%~15%和10%~20%。冠心病患者

中,约50%最初表现为心绞痛[5]。现代最佳药物治疗和血运重建出现之前弗雷明汉心脏研究的资料显示,稳定型心绞痛为初始症状的患者,2年内出现非致死性心肌梗死和心源性死亡的概率男性为14.3%和5.5%,女性为6.2%和3.8%[5]。这些数字清晰地提示了稳定型心绞痛最佳治疗在广大人群中减少致残、致死率极端重要的作用。事实上,冠心病的年龄准化死亡率在过往20年下降了40%,一半归功于更好的危险因子预防和管理,另一半归功于药物治疗和血运重建[3]。

稳定型心绞痛的危险分层

冠状动脉粥样硬化的诊断方法本书第2部分已有详述。然而,一旦诊断冠心病,危险分层即成为稳定型心绞痛患者治疗决策的基本依据。稳定型心绞痛患者生存率主要的预测因子为左心室功能、冠状动脉粥样硬化的解剖范围和严重程度、心

肌缺血的程度以及患者的一般健康情况和非冠状动脉并发症。

估计冠心病的严重程度病史特别重要,体格检查也可能有帮助。Pryor等[6]确定了11项临床特征建立模型以准确评估患者罹患严重疾病的可能性:年龄、性别、典型心绞痛、胸痛频率、症状持续时间、既往心肌梗死、高血压、糖尿病、脂血症、吸烟和周围血管性疾病(颈动脉杂音)。

高达50%的稳定型心绞痛患者静息心电图可能正常,这种正常提示预后良好,因为这通常意味着左室功能正常[7]。另一方面,心电图不正常如Q波、ST–T段改变,左室肥厚[8]、左束支阻滞(LBBB)、双分支传导阻滞、二度和三度房室传导阻滞、心房颤动及室性心律失常则与较差的预后相关,因为这些不仅标志了传导的病变,也是严重左室功能障碍的表现。左室功能是冠心病患者长期生存率的主要预测因子(图26.1A)[10],而左室舒张末容积则被证实为心肌梗死患者生存率的最佳预

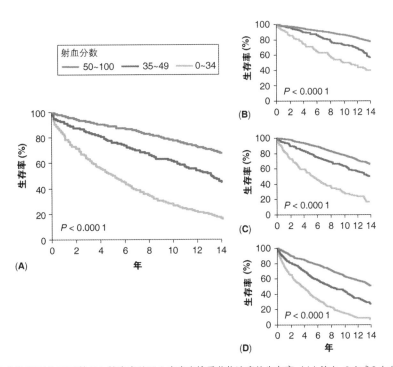

图26.1　不同射血分数(EF)和不同数目血管病变的冠心病患者接受药物治疗的生存率。(A)单支、2支或3支血管病变患者不同射血分数的生存率。(B)单支血管病变患者不同射血分数的生存率。(C)2支血管病变的患者不同射血分数的生存率。(D)3支血管病变的患者不同射血分数的生存率[10]。

测因子[11]。对有心力衰竭症状或体征、既往心肌梗死史或心电图有病理性 Q 波的患者，应用超声心动图（有时也用磁共振成像或核素成像）评价左室功能是合适的。而对于保留射血分数的患者，应予评估舒张功能，因为心绞痛患者（尤其是老年女性）可能出现舒张功能障碍，并且影响长期预后，尤其是心力衰竭患者[12]。

所有中度或高度怀疑冠心病的患者均应该进行运动心电图负荷试验，除非患者不能运动或静息心电图异常会干扰运动心电图的分析，以及那些治疗不大可能因为运动心电图结果而改变的患者（重点提示 26.1）。慢性冠心病患者心脏症状显著改变，也应该利用负荷试验进行危险分层。Duke 平板运动评分以运动耐量、ST 段改变及心绞痛作为主要因子，结合起来计算风险的有用工具。其得分为运动分钟数−5 倍最大 ST 段偏离的毫米数−4 倍心绞痛指数，后者无痛为 0、出现心绞痛为 1、因心绞痛终止试验者为 2。Duke 评分 ≥ 5 分认为低危，−10~4 分为中危，≤−11 分为高危。低危患者 5 年生存率及无死亡、心肌梗死生存率分别为 97% 和 93%，中危患者为 91% 和 86%，高危患者为 72% 和 63%。其他提示不良预后的危险因素包括，广泛且持久的 ST 段压低、短暂 ST 段抬高、心率恢复异常和运动收缩压反应延迟[14]。

重点提示 26.1

运动心电图负荷试验适用于所有中–高危冠心病可能性的患者，除非患者不能运动或静息心电图有影响解释的异常。

静息心电图异常（起搏心律、左束支阻滞、预激综合征以及左室肥厚、地高辛或电解质紊乱等引起的 ST 段压低 > 1 mm）令心电图分析无法实现的患者首选影像负荷试验（重点提示 26.2）。运动负荷方法优先考虑，但对于不能运动的患者，可采用药物负荷，如腺苷或双嘧达莫等血管扩张剂闪烁扫描术或多巴酚丁胺超声心动图。成像试验可提供一些额外信息：心肌受损的范围、程度及位置；不可逆瘢痕组织的范围；左室功能。负荷影像检查还可

以用于计划经皮冠状动脉治疗（PCI）患者的冠状动脉病变功能学意义的评估[15]。基于非侵入性负荷试验结果的危险分层，详见重点提示 26.2。

重点提示 26.2

静息心电图异常（起搏心律、左束支阻滞、预激综合征或左心室肥厚、地高辛或电解质紊乱引起的 ST 压低 > 1 mm）令 ECG 记录变得不能解释时，负荷影像试验成为首选。

冠状动脉造影术（CAG）按动脉粥样硬化的范围及位置对患者进行危险分层，适用于非侵入性检查（表 26.2）达到高危标准的患者，或药物治疗后加拿大心血管学会心绞痛分级仍达 Ⅲ ~ Ⅳ 级，或出现心力衰竭症状和体征的心绞痛患者，或从心搏骤停，或严重室性心律失常幸存的患者。冠状动脉造影也适合于以下心绞痛 Ⅰ ~ Ⅱ 级的患者：药物不能耐受、症状仍然影响生活质量（包括职业原因如飞行员）、左室功能障碍或非侵入性检查仍不能明确风险状况者。既往曾行血运重建或有心肌梗死病史的患者宜降低冠状动脉造影的门槛[15]。冠状动脉 CT 成像是一种检查心外膜主要动脉梗阻病变的无创方法，但仍有以下局限：高假阳性率（尤其在钙化或植入了支架的动脉）、需选择特定的患者（心率整齐 ≤ 70 次/min）、高剂量辐射暴露。冠状动脉 CT 成像在稳定型心绞痛的作用还未被充分阐明，但由于阴性预测值高，它可能有助于冠心病风险低到中度的患者或其他疾病（如肥厚性心肌病或主动脉狭窄）相关心绞痛患者排除严重冠心病[16]。

表 26.2　基于非侵入性检查的危险分层

高危（年死亡率 > 3%）
1. 严重的静息时左心室功能不全（LVEF < 0.35）
2. 高危的运动平板试验评分（得分 < −11）
3. 严重的运动左心室功能不全（运动 LVEF < 0.35）
4. 负荷诱发的大面积灌注缺损（尤其前壁）
5. 负荷诱发的多个中等面积的灌注缺损
6. 大面积固定的灌注缺损伴左心室扩大或肺吸收增加（铊−201）
7. 负荷诱发的中等面积的灌注缺损伴左心室扩大或肺吸收增加（铊−201）
8. 小剂量多巴酚丁胺 [≤ 10 μg/(kg·min)] 或低心率（< 120 次/min）超声心动图室壁活动异常（累及 2 个节段以上）
9. 负荷超声心动图提示广泛缺血

（续表）

中危（年死亡率为1%~3%）
1. 轻/中度的静息左心室功能不全（LVEF=0.35~0.49）
2. 中危的运动平板试验评分（−11＜得分＜+5）
3. 负荷诱发中等面积的灌注缺损不伴左心室扩大或肺吸收增加（铊−201）
4. 负荷超声心动图见局限的缺血伴加大剂量多巴酚丁胺作用下2个或以下节段的室壁活动障碍

低危（年死亡率＜1%）
1. 低危的运动平板试验评分（得分≥5）
2. 静息或负荷时心肌的灌注正常或小面积缺损
3. 负荷超声心动图室壁运动正常或静息下局限的室壁运动异常在负荷时无改变

心导管检查确定的冠状动脉粥样硬化范围和程度、左室功能不全是患者长期预后的最有力的预测因子（重点提示26.3，图26.1B~D）[10,17]。多种预测指数被用于量化冠心病的严重程度，但最简单、有效的，将冠心病分为单支、双支、三支或左主干病变的分类方法在临床上得到最广泛的应用，而且有效[18]。阻塞程度和部位提供进一步危险分层，近端病变预示着生存率下降（图26.2）[17]。量化冠状动脉病变的程度，包括非阻塞病变，有助于进一步危险分层[19]。

重点提示26.3

心导管检出的冠状动脉粥样硬化病变的范围和严重程度以及左心室功能不全是最强的长期结果的预测因子。

稳定型心绞痛的治疗

稳定型心绞痛的治疗主要有两个目的：第一，减少症状及缺血；第二，预防心肌梗死和死亡（重点提示26.4）。两者机制：症状和缺血是由于心肌氧供−需求比不足，通常由冠状动脉粥样硬化引起；心肌梗死和死亡则通常因为不稳定的冠状动脉斑块破裂。稳定型心绞痛患者的治疗方案详见图26.3。危险分层之后，药物治疗，包括积极控制危险因素，对所有稳定型心绞痛患者都不可或缺。第一步是诊断和治疗所有可以增加心肌氧耗（如心动过速、高血压）或较少心肌氧供（心力衰竭、肺部疾病或贫血）从而造成心绞痛的疾病。第二步是通过生活方式改变和药物治疗控制冠心病的危险因素、控制症状、预防心肌梗死，详见表26.3[20-64]。优化药物治疗（OMT）是所有稳定型心绞痛患者初始治疗的基石：符合逻辑、相对便宜并确切改善远期预后。然而，有许多患者在接受优化药物治疗后仍有症状，或需要马上缓解症状、减少心肌梗死和死亡的风险。稳定型心绞痛患者血运重建在缓解症状以及减少心肌梗死和死亡率方面的意义讨论如下。

重点提示26.4

稳定型心绞痛的管理有两个目的：① 减少症状和缺血；② 预防心肌梗死和死亡。

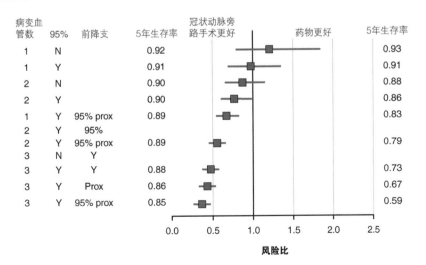

图26.2 不同狭窄程度和远近程度冠状动脉病变患者的5年生存率以及校正的CABG对药物治疗的风险比[17]。

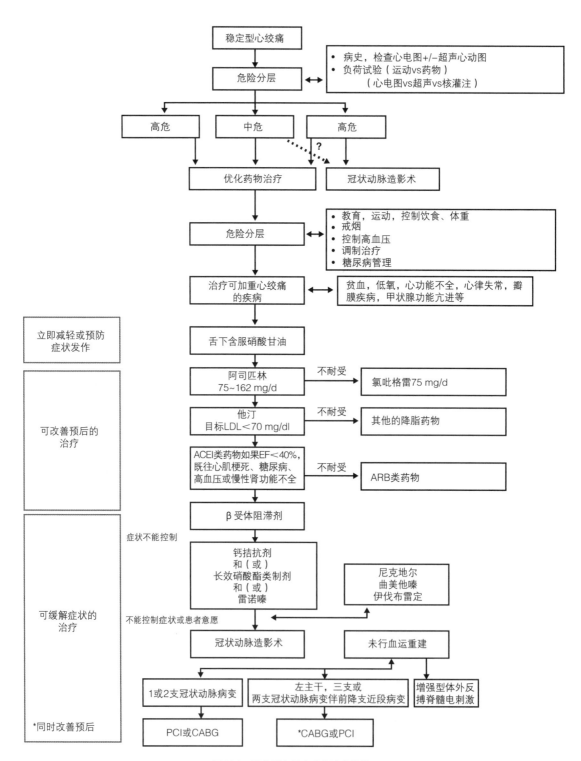

图 26.3 稳定型心绞痛患者治疗流程。

表26.3 冠心病患者的心血管风险减控

危险因素或治疗	推荐管理措施	治疗获益
体力活动	• 30~45 min体育活动，每周7 d(最少5 d) • 存在风险(如新近心肌梗死、心力衰竭)的患者进行心脏康复	• 控制冠心病的危险因素 • 改善运动耐量和心理感受[22] • 减少住院和血运重建[23] • 减少心肌梗死后死亡[24]
体重管理	• 目标体重指数：18.5~24.9 kg/m² • 腰围目标值：女性 < 35 in(约89 cm)，男性 < 40 in(约101 cm)	• 管理冠心病危险因素 • 减少心血管相关死亡和全因死亡[25]
戒烟	• 完全戒烟和避免烟草烟雾 • 咨询辅导，尼古丁替代疗法，丁胺苯丙酮和瓦伦尼克林	• 减少非致命性心肌梗死和全因死亡[26] • 减少因减慢动脉粥样硬化进展从而减少心绞痛，减少冠状动脉收缩，降低血小板凝集和增加氧供
血压控制	• 修正生活方式(体重控制、体育活动、适量饮酒、限制钠摄入和多进食新鲜水果、蔬菜及低脂奶制品) • 血压控制根据JNC-7指南(血压 < 140/90 mmHg，糖尿病或慢性肾功能不全的患者血压应 < 130/80 mmHg)[27] • 治疗起始使用β受体阻滞剂和(或)ACEI类，必要时加用其他药物以达目标	• 血压超过115/75 mmHg时，每增加20 mmHg的收缩压或10 mmHg的舒张压，会成倍增加冠心病风险[27] • 减少心肌梗死、心力衰竭、心血管事件、卒中、心血管相关死亡和全因死亡[28] • 逆转左心室肥厚，后者是心肌梗死、心力衰竭和猝死的强危险因素[29]
血脂管理	• 低饱和脂肪酸(< 7%总热量)、低反式脂肪酸和低胆固醇(< 200 mg/d)饮食 • 每日体育活动和体重管理 • 植物固醇(2 g/d)，黏稠纤维(> 10 g/d)用于降低LDL-C，以及Omega-3脂肪酸(1 g/d)以降低风险 • LDL ≥ 100 mg/dl时应使用降脂药物减少30%~40% LDL-C以达到 < 70 mg/L的目标 • 如果LDL-C的基线值为70~100 mg/dl，将其降至 < 70 mg/dl是合理的 • 他汀(HMG-CoA酶抑制剂)是降低LDL-C的首选药物。依折麦布是胆固醇吸收的抑制剂，可用于进一步降低LDL以达到目标值 • 如三酰甘油 > 200 mg/dl，应该使用烟酸或贝特控制非高密度脂蛋白至 < 130 mg/dl(最好进一步降低至100 mg/dl)[30]	• 减少心脏死亡、全因死亡、非致命性心肌梗死、卒中和血运重建[31,32] • 改善内皮功能和逆转动脉粥样硬化[33] • 抗炎作用[34]
糖尿病管理	• 通过改变生活方式和药物治疗将糖化血红蛋白控制在 < 7%的目标	• 可能减少非致命性心肌梗死、卒中和死亡[35,36]
抗血小板药物	• 开始并终身服用阿司匹林75~162 mg/d，除非禁忌 • 如阿司匹林绝对禁忌，可用氯吡格雷75 mg/d代替阿司匹林[37] • 发生急性冠状动脉综合征后氯吡格雷75 mg/d应服用1年[38]，替代的药物有噻氯匹定250 mg，每日2次[39]；普拉格雷10 mg/d[40]或替格瑞洛90 mg，每日2次[41] • CABG术后阿司匹林162~325 mg需用1年；后改为75~162 mg/d终身服用 • PCI后，如植入裸金属支架，阿司匹林162~325 mg/d至少1个月，如植入西罗莫司洗脱支架至少服用3个月，植入紫杉醇洗脱支架至少服用6个月；之后改为75~162 mg/d • 所有植入药物涂层支架的患者需用氯吡格雷75 mg/d(或上述替代药物)至少12个月，除非患者具有高出血风险。所有植入裸金属支架的患者，至少服用氯吡格雷1个月，最好12个月[42]	• 减少非致命性心肌梗死、卒中和心血管相关死亡[43]

（续表）

危险因素或治疗	推荐管理措施	治疗获益
β 受体阻滞剂	• 所有陈旧性心肌梗死、急性冠状动脉综合征或左室功能不全的患者应终身使用 β 受体阻滞剂，除非禁忌 • 需要时用于心绞痛、高血压及心律控制 • 严重心动过缓、高度或二度房室传导阻滞、病态窦房结综合征和严重哮喘时禁忌	• 减少既往心肌梗死患者的死亡和非致命性心肌梗死[44,45] • 减少心肌氧需（降低变力、变时和高张力）和增加心肌氧供（延长舒张期），从而改善心绞痛症状[46]
肾素-血管紧张素-醛固酮系统阻滞剂	• 左室射血分数 ≤ 40%、高血压、糖尿病、慢性肾病[47]或其他非低危患者终身服用 ACEI，除非禁忌 • 所有冠心病患者应考虑 ACEI 类药物，除非禁忌 • 血管紧张素受体阻滞剂可用于不能耐受 ACEI 的患者 • 醛固酮受体拮抗剂推荐用于无显著肾功能不全或高钾血症的心肌梗死后已接受治疗剂量的 ACEI 和 β 受体阻滞剂，LVEF ≤ 40%，有糖尿病或心功能不全患者	• 血压控制 • 抗心律失常 • ACEI 减少心血管相关死亡、全因死亡、非致命性心肌梗死和卒中、血运重建手术和心力衰竭[48,49] • 血管紧张素受体阻滞剂与 ACEI 获益等同，但两者联用不增加获益[50]
硝酸酯类	• 硝酸甘油：舌下含服硝酸甘油或硝酸甘油喷雾以立即缓解心绞痛或用于运动前预防 • 长效硝酸酯类药物：用于 β 受体阻滞剂单用无效或禁忌时以缓解症状。必须有用药的空白期以减少硝酸酯耐药	• 通过增加心肌氧供（扩张冠状动脉和向缺血部位重分布血流[51]）和减少心肌氧需（减轻前、后负荷）只减轻症状 • 与 β 受体阻滞剂联用进一步缓解症状[52]
钙拮抗剂	• 钙离子拮抗剂用于 β 受体阻滞剂单用无效或禁忌时缓解症状 • 冠状动脉痉挛时的用药[53]	• 通过减少心肌耗氧（降低后负荷 +/- 降低变力和变时）和增加心肌氧供（扩张冠状动脉 +/- 延长舒张期）只减轻症状
雷诺嗪	• 考虑雷诺嗪用于稳定型心绞痛以缓解症状[55] • 新近 FDA 批准为稳定型心绞痛的一线用药	• 合用 β 受体阻滞剂进一步缓解心绞痛症状[54] • 改变跨细胞晚钠电流，减少细胞内钙和减轻缺血 • β 受体阻滞剂和钙拮抗剂之外进一步缓解症状[56,57]，但不能减少心肌梗死和死亡[57] • 不影响血压和心率，可能减少心律失常 • 降低糖化血红蛋白 HbA1c[58]
尼可地尔	• 上述药物基础上考虑使用尼克地尔进一步缓解症状 • 不适用于美国	• 钾通道开放剂和硝酸酯，扩张冠状动脉 • 缓解症状的效果等同钙拮抗剂[59] • 可能减少冠状动脉事件[60]
曲美他嗪	• 上述药物的基础上考虑曲美他嗪进一步缓解症状 • 不适用于美国	• 改善心肌代谢的药物，调节细胞内钙和脂肪酸氧化 • 改善症状和活动耐量[61]
伊伐布雷定	• 上述药物的基础上考虑伊伐布雷定进一步缓解症状，尤其在使用 β 受体阻滞剂和钙拮抗剂后心率仍高于 70 次/min • 不适用于美国	• 选择性 I(f) 电流抑制剂，减慢心率 • 与 β 受体阻滞剂效果相似，联用 β 受体阻滞剂进一步缓解症状[62]，但不减少心肌梗死或死亡
流感疫苗	• 推荐冠心病患者每年注射流感疫苗	• 减少流感季节心脏事件、再住院事件及死亡[64]

血运重建的适应证

慢性冠心病患者推荐冠状动脉血运重建为达以下目的：① 缓解优化药物治疗不能缓解的顽固症状；② 无创检查（中到大面积的可逆缺血伴或不伴左室功能障碍）或造影（左主干、三支或包括近段左前降支近段的两支病变）提示高死亡风险患者的生存获益（重点提示26.5）。冠状动脉血运重建改善症状的疗效已被公认，事实上，它是过去30年来冠心病治疗的一场革命。然而，血运重建在稳定型心绞痛患者死亡和心肌梗死"硬终点"的获益仍有争议，不像它在ST段抬高心肌梗死[65,66]和非ST段抬高心肌梗死[67,68]等急性冠状动脉综合征（ACS）的获益一样被广泛接受。尽管COURAGE研究[68]和近期两项荟萃分析[69,70]等研究引起了比较血管重建（尤其PCI）和优化药物治疗之间的争论，上述基本推荐仍然合理[66]。

重点提示26.5

对慢性冠心病的患者，冠状动脉血运重建推荐用于以下目的：① 尽管优化药物治疗，仍有顽固性心绞痛的患者，用于缓解症状；② 非侵入性检查（中至大面积可逆的缺血伴或不伴左心室功能不全）或冠状动脉造影（左主干、三支血管或包括左前降支近段的两支血管病变）提示死亡临床危险高的患者，用于提高生存率。

最早比较稳定型心绞痛患者冠状动脉重建，特别是冠状动脉旁路移植术（CABG）和药物治疗的研究在20世纪70~80年代进行[71-73]。尽管药物治疗方面（特别是抗血小板和降脂治疗）和外科技术方面（包括内乳动脉的使用）都进步了，所有的这些临床研究和相关注册研究的总体结论至今仍然成立。CABG在缓解症状方面优于药物治疗，但两者在心肌梗死生存方面总体无差异，除非患者有左主干、多支病变伴左室功能不全，或严重心绞痛，包括左前降支近段的多支血管病变患者也可能获益[74-76]。心肌梗死后的心绞痛患者血运重建也显示生存获益。图26.2基于Duke大学一项大型单中心注册研究[17]的数据说明"风险越大，获益越大"

的概念。CASS研究接受CABG的患者80% 5年未再发心绞痛，但10年和15年分别减少至63%和15%。这很可能是由于冠心病发展的自然进程或静脉桥狭窄（10年60%）使用左内乳动脉至左前降支显著地改善了外科手术的结果，约90%左内乳动脉（LIMA）桥10年仍然保持开放。

20世纪90年代到21世纪初进行了下一轮研究，比较了稳定型冠心病患者血运重建（特别是经皮冠状动脉成形术）和药物治疗。从这些研究[77-81]得到的最重要信息是经皮冠状动脉成形术比单纯药物治疗更进一步缓解患者的症状，但是没有显著改变死亡和心肌梗死的硬终点，然而常见从药物治疗转为血运重建（高达50%）。后续的关于药物治疗和植入支架的PCI的研究在硬终点上再次得到中性结果，近期一项荟萃分析总结了20年来关于非急性冠状动脉病变患者PCI的临床研究，也显示在死亡或心肌梗死方面PCI并无更多获益[70]。只有两项纳入"无症状缺血"患者的研究，ACIP预备研究[82]和SWISSI-2研究[83]，提示血运重建在死亡或心肌梗死终点的获益，这些研究纳入了心肌梗死后合并左主干病变和左心功能不全的患者。近期另一项荟萃分析[84]提示PCI在死亡率方面的获益，该分析也纳入了心肌梗死后的患者，另一项则提示没有获益。最大程度反映目前实践两项研究是COURAGE（Clinical Outcomes Utilizing Revascularization and Aggressive Drug Evaluation）研究[68]和BARI-2D（Bypass Angioplasty Revascularization Investigation-2D）研究[85]，试图回答稳定型冠心病患者优化药物治疗加血管重建是否优于单纯药物治疗的问题。

COURAGE研究入选的患者为至少有一支心外膜冠状动脉近段狭窄＞70%以及负荷试验或静息心电图提示存在心肌缺血的证据，或者至少有一支冠状动脉狭窄超过＞80%以及非激发试验下有典型心绞痛的症状。平均随访4.6年，两组患者的主要终点事件，包括死亡和非致命性心肌梗死，无统计学差异。在随访过程中，PCI组患者心绞痛发生率始终低于药物治疗组，然而随访5年时，这种差别不再有统计学意义。同样的，PCI组患者需要再次进行血运重建的发生率更低。筛选的35 539名患者中，最终只有2 287名入选该项研究，其中42%患者症状轻微（加拿大心绞痛分级：Ⅰ或0级），这些患者在冠状动脉造影后进行随机分组，选择不同治疗方案。我们必须认识到，特定人群的研究可能带有入选或选择标准的偏倚，因为这些特定人群和总体人群间可能有本质的差别。近期报道的BARI-2D研究共入选了2 368名冠心病合并2型糖尿病患者，其中82%患者为轻至中度稳定型心绞痛，另外18%患者为负荷试验阳性，该研究再次证实，与进行最佳药物治疗相比，及时进行血运重建（PCI或CABG）对患者生存率无明显统计学差别。然而，与单用药物治疗相比，糖尿病患者进行CABG术（而不是PCI）主要心血管事件明显减少，主要由于非致命性心肌梗死的减少（图26.4）。接受血运重建的患者3年内新发心绞痛、心绞痛加重或血运重建的发生率较低。值得注意的是，这两个

研究有一部分患者（COURAGE研究中32%患者及BARI-2D中42%患者）从药物治疗转为进行血运重建术，这种治疗策略的转换不应被视为是研究的不足之处，相反，这些策略的转换为我们提供了宝贵的信息，初始选择药物保守治疗并非终身不变的决策，因为有1/3~1/2的患者在5年内可能需要血运重建（图26.5）。需要强调的是关于药物治疗的研究，如果观察两个月药物无效或不可耐受，则应该考虑血运重建，不应拖延数月。

PCI在减少死亡和心肌梗死事件方面没有获益，很可能是因为PCI只是直接干预了引起症状和缺血的罪犯血管。然而，有充分的证据表明，疾病的进展和后续冠状动脉事件的发生是由于斑块的破裂，而这些斑块的部位初期做冠状动脉造影时通常没有阻塞性狭窄。这充分说明，目前我们无法预测"未来"罪犯病变。另一方面，越来越清楚的是，包括积极控制危险因素的优化药物治疗和生活方式改变对血管内皮的功能和稳定斑块等有重要作

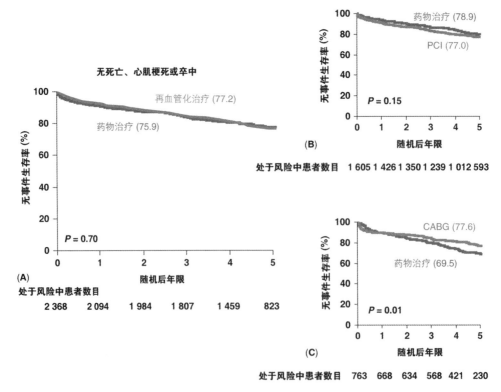

图26.4　BARI–2D研究药物治疗和血运重建的糖尿病患者的5年结果[85]。

用，能够减少远期冠状动脉事件。这些研究说明，对于随机分组前行冠状动脉造影提示低危到中危的稳定型冠心病患者，最初尝试药物治疗是合理的，如果患者的症状和生活质量没有改善，可以进而选择血运重建。

COURAGE研究一个较小规模的核素灌注亚组分析再次证实缺血程度是决定患者远期预后的重要因素（图26.6）[89-91]。这个亚组分析表明，核素灌注提示心肌缺血的患者，PCI减少心肌缺血百分数方面，优于优化药物治疗；心肌缺血程度较轻的患者死亡或心肌梗死的发生率也较低。缺血是提示这些患者需要更积极治疗的指标，尽管这并不否定COURAGE研究的总体结果和结论。即将进行的一项国际随机对照研究（ISCHEMIA研究）将会入选核素检测或超声负荷试验提示为中至高危稳定型冠心病患者，对这些患者进行两种初始治疗策

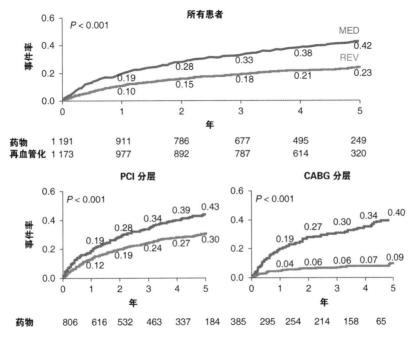

图26.5　BARI-2D研究起始药物治疗或血运重建的患者的累积血运重建率[87]。

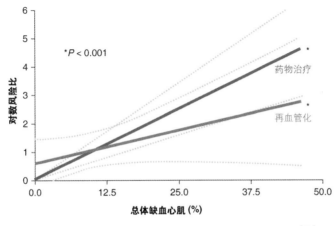

图26.6　心肌缺血百分比与血运重建和药物治疗的关系[91]。

略的疗效比较：即在可行的情况下进行血运重建（PCI或CABG）联合药物优化治疗与单用药物优化治疗的对比。

回顾性资料同样显示左心功能异常和有心力衰竭症状的患者，为存活的心肌进行血运重建可改善患者生存率。然而，近期发表的STICH研究却对此有争议。这项研究中，缺血性心肌病（射血分数≤35%）患者随机分组接受药物治疗或药物联合CABG。随访6年，两组患者主要终点全因死亡率相似，但CABG术的确减少心血管死亡、再住院或再次血运重建。17%的患者由药物治疗转至行CABG术；根据预设方案分析，CABG患者全因死亡率较低。对进行了心肌存活评估的患者进行亚组分析[94]证实，有心肌存活患者的生存率更高。然而，经过校正分析，无论有无心肌存活，行CABG和未行CABG患者结果无差别。虽然只是亚组分析，可能效能不足，而且某种程度令人困惑，这些结果仍具有重要价值，因为目前很多中心对于缺血性心肌病患者在考虑行冠状动脉血运重建前都会常规进行心肌存活评估，无心肌存活的患者常规只进行药物治疗。

并非所有看起来明显的狭窄都会对血流动力学产生显著影响。近期一项小规模的研究证实以客观测量评估血流动力学受损的严重程度作为依据进行靶血管血运重建能够使患者获益。在这项研究中[95]，血流储备分数（FFR < 0.80时）指导的PCI在增加患者无心肌梗死或无须血运重建存活方面优于冠状动脉造影指导的PCI术（7.3% vs 11.1%）。有狭窄病变但FFR正常（≥ 0.75）时暂不PCI的患者5年无心肌梗死或死亡的存活率相似[96]。总而言之，对于没有症状或心肌缺血的患者，不建议行血运重建，因为在现有的技术条件下，我们尚无法判断哪些病变的血管可能在今后会成为导致患者发生心肌梗死或死亡的罪犯血管。如何识别未来将会发生破裂或溃烂并引起心肌梗死的斑块（也就是所谓的不稳定斑块）是心血管领域的重要研究方向，而这些研究可能极大地改变冠心病的诊断和治疗。

COURAGE及其他研究提出了一个重要问题，究竟目前冠状动脉血运重建术（尤其是PCI）的应用是否合理，有无滥用。在美国，只有44.5%的患者在PCI前进行了非侵入性的负荷试验，而且不同地域之间差异很大（22%~71%）[97]。英国情况相似，只有43%患者在PCI前进行了负荷试验。而且，进行血运重建的比例在不同州也存在很大差异，如佛罗里达州的血运重建比例比俄勒冈州高83%。血运重建率（存在28%的差异性）取决于人种，心脏导管手术率（存在68%的差异性）取决于因冠心病入院率和当地心脏外科医生、介入医生的数量[99]。稳定型冠心病中，PCI的不恰当使用率高达43%[100]；另一方面在一些有临床指征的患者中，又常见冠状动脉造影（57%~71%）、PCI（34%）和CABG（26%）使用不足，这些患者未进行血运重建与较高的心血管事件发生率相关[101, 102]。COURAGE研究发表之后新英格兰北部地区PCI的手术量下降了26%。在英国接受PCI的稳定型冠心病患者中，老人、妇女、南亚人群以及贫困地区人群冠状动脉造影使用率较低[104]。2008年新英格兰北部CABG的合理使用率为87.7%[105]。

血运重建方法的选择

目前有两种成熟的血运重建方法——1986年开始应用的CABG以及后来的PCI。PCI包括1977年开始应用的经皮球囊血管成形术以及1995年开始使用的裸金属支架（BMS）、2003年开始使用的药物释放支架（DES）。2007年在美国约622 000名PCI患者中，90%植入了支架，其中76%使用了DES[3]。同年，232 000患者接受了CABG。PCI的平均费用为56 000美元，CABG为117 000美元[3]。在明尼苏达州奥姆斯特德县进行的以人群为基础的观察性研究提示，在1994—2004年期间，血运重建术增加了24%，不同手术类型趋势不同，PCI术的持续增加（高达69%）以及CABG术先稳定后下降（下降33%）[106]。2004—2009年间，美国联邦医保人群CABG量连续每年下降5%，PCI

每年下降约2.5%[107]。

过去30年里，许多研究曾比较不同血运重建方法的优劣，包括球囊血管成形术和BMS、BMS和DES、球囊血管成形术和CABG以及BMS和CABG。这些研究的共同之处在于证实各种血运重建方法在死亡或非致命性心肌梗死方面终点没有差别[70,108]。与球囊血管成形术相比，BMS减少约30%再狭窄或再次PCI[109]。与BMS相比，DES降低30%~70%支架内狭窄或靶血管血运重建，但支架术后4年生存率或心肌梗死率并没有进一步改善[110]。BMS和DES之间，早期（≤1个月）和晚期（>1个月至<1年）支架内血栓率无统计学差别；很晚期（>1年）支架内血栓DES组稍多[111]（但不增加死亡或心肌梗死）。

多支血管病变的患者接受CABG比PCI较少需要多次血运重建[108,112]；然而，除了BARI研究的糖尿病患者，CABG未显示生存率方面的优势[113]。但是，关于CABG术能够改善糖尿病患者生存率这一优势在最近荟萃分析中却存在争议[108,112]。当前年代CABG对糖尿病患者生存率的优势是否仍然成立一定程度上取决于SYNTAX研究的长期随访结果和由NHLBI发起的进行中的FREEDOM研究的结果。比较BMS与CABG最重要的4个临床研究（the ERAC–Ⅱ研究[114]、Stent or surgery研究[115]、ARTS研究[116]和MASS–Ⅱ研究[81]）的荟萃分析[117]再次证实两种策略具有相似的长期（5年）安全性，但BMS组患者与CABG组相比需要较多再次血运重建。与组患者相比，MASS–Ⅱ研究表明，在随访5~10年间，CABG组比置入BMS的PCI组更少心肌梗死事件，这在前5年随访并未观察到[81]。

最近发表的SYNTAX研究[118]将既往存在左主干或3支血管病变且未进行干预的患者随机分组接受最先进的CABG或置入DES的PCI。在36个月的随访中，两组患者死亡、心肌梗死和脑卒中的复合终点无差别，但PCI组患者需要加多再次血运重建（图26.7A~C）。PCI组患者3年心肌梗死率也较高，可能是由于PCI治疗只是针对罪犯病变，

而CABG术则通过对整段血管进行旁路搭桥，从而能够避开潜在的未来罪犯病变。CABG患者第1年脑卒中较多，可能与抗血小板药物使用率较低有关。研究者采用了血管造影评级工具（SYNTAX评分）确定冠心病的复杂程度。SYNTAX评分系统将冠状动脉血管分为16个节段，对血管直径大于1.5 cm、管腔直径狭窄超过50%的每个病变节段进行评分，并把评分相加。SYNTAX评分有助于识别低危患者，这些患者适合PCI，其结果至少与CABG相当。相反，SYNTAX评分为中至高危的患者，3年随访显示CABG比PCI减少主要心脑血管事件（图26.7D~F）。SYNTAX研究的最终结论有待长期（5年）随访的数据，但现有的数据均表现出一致性的趋势，那就是部分左主干或3支血管病变的患者PCI效果很好，但大部分病变较复杂和弥漫性的患者，CABG似乎获益更大。

因此，血运重建方案的选择取决于导致缺血病变的影像学特点、左心功能异常情况、并发症、患者是否适合外科手术、PCI技术成功上可能性、生活质量的预期值以及患者的意向（重点提示26.6）。PCI的优势在于创伤性小、无须全身麻醉、术后并发症少以及住院时间短。CABG的优势则在于可以绕过慢性闭塞和复杂的狭窄病变，旁路不仅绕过目前"罪犯"病变，还绕过"将来罪犯"病变，因而必然减少再次血运重建（图26.8）[119]。然而，CABG术后较多并发症如脑卒中、住院时间较长、恢复至正常活动的时间较长（长达6周）。目前实践中，高危左主干、3支血管病变或2支血管病变显著累及左前降支（尤其是近段）合并左心功能异常，尤其糖尿病患者，常倾向选择CABG[66,120]。某些左主干病变，尤其是开口处病变的患者，越来越多的数据表明PCI可以作为CABG的替代方案，两者死亡、心肌梗死和脑卒中的复合终点风险相似，除了PCI后较多需要再次血运重建[121,122]。一项比较CABG和DES应用于左主干病变患者的大型研究正在进行中。慢性闭塞和多支复杂病变者首选CABG（C类推荐）[120]。需要血管重建，可以PCI，未达上述首选CABG标准的患者大部分接受了PCI，而不

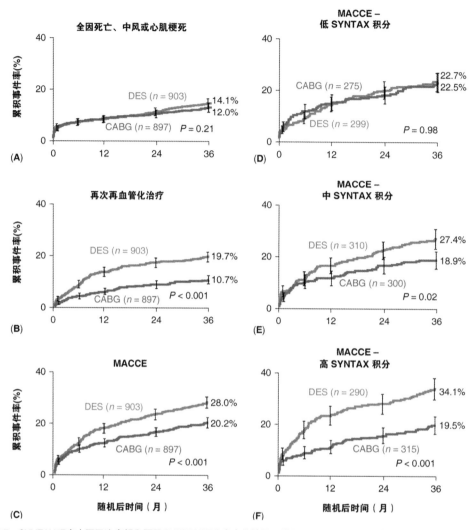

图 26.7　SYNTAX 研究中不同治疗组和不同 SYNTAX 评分患者的结果。缩写：MACCE，严重不良心脑血管实件。来源：第 24 届 2010 年会议 SYNTAX 3 年结果报告，经授权。

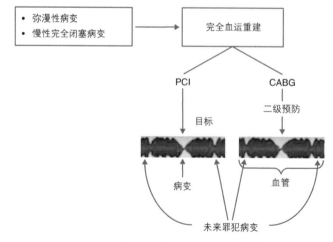

图 26.8　未来罪犯病变的 CABG 血运重建[119]。

是CABG。当选择PCI作为血运重建方式,通常植入DES,因为DES比BMS能减少支架内再狭窄和再次血运重建的发生。然而,对长期服用双联抗血小板治疗可能有问题的患者(因为出血、要进行非心脏手术或经济方面原因),可选用BMS。随着PCI和CABG技术的不断改进,PCI和CABG的相对指征也在不断发生变化。一个关键的问题是基于指南和合适性标准的各种治疗多大程度上被合理应用,尤其是在费用和医保支付能力不断改变的环境下。

> **重点提示26.6**
>
> 血运重建方法的选择取决于引起缺血病变的造影特点、左室功能不全、并发症和患者外科手术的合适性、PCI技术的成功可能性、生活质量期望值及患者的个人意愿。

难治性稳定型心绞痛的备选疗法

部分患者尽管使用了最大化药物治疗,心绞痛仍无法缓解,又适合进行血运重建。对这些患者一种选择是将电极置入颈7至胸1水平硬膜外间隙进行脊髓刺激(SCS)。电极刺激不传导疼痛的轴索从而减少传导疼痛的轴索向脑的传入(门控理论)。脊髓刺激可以减少高达80%的心绞痛发作,减轻心绞痛程度以及改善生活质量[123]。一项研究表明,顽固性的心绞痛患者脊髓刺激治疗随访5年,生活质量和生存率不亚于CABG[124]。由于该领域的很多研究都效能极低,因此还需要更多研究。

另一种可用于治疗顽固性心绞痛等方法是强化体外反搏(EECP)。EECP将袖套缠绕于患者腿部,在心脏舒张期时进行由远及近的依次加压充气,从而促进血液回流冠状动脉。7周内进行35次、每次1 h的EECP治疗。可能作用的机制是减少心肌需求、增加心肌灌注和改善内皮功能[125]。高达80%患者EECP能够减少心绞痛的发作频率或严重程度,推迟运动诱导心绞痛,改善症状性冠心病患者生活质量,并且一般耐受良好[126]。

经心肌激光血运重建术是治疗顽固性心绞痛的另一个方法,通过外科手术的方法,使用激光在心肌的外表面和内表面之间建立一些微小通道。激光治疗的作用机制尚未完全清楚,数项随机研究未能证实激光治疗改善生存率,强烈提示经心肌激光血运重建在减少心绞痛方面安慰剂效应的重要性[127],这一疗法目前很少使用。

心肌内骨髓干细胞注射目前被作为一项新的治疗选择正在研究中,用于不适宜血运重建的慢性心肌缺血患者。该疗法经髂嵴采集骨髓干细胞或从经过粒细胞集落刺激因子处理后去除白细胞,分离出的单核CD34+干细胞注射到缺血的心肌[128,129]。心肌注射已被证实安全性,一项小规模随机、安慰剂-对照研究[129]结果显示,心肌内注射干细胞在改善心肌灌注、左心室射血分数、运动耐量以及心绞痛严重程度方面优于安慰剂,差别有统计学意义,虽然程度轻微。但这项技术仍处于研究阶段,远期结果、对死亡率和并发症的有效性需要进一步研究评估。

结　　论

稳定型心绞痛的患者应该进行危险分层,从而选择最佳的治疗策略。积极控制危险因素及使用抗心绞痛药物、抗心肌缺血药物的优化药物治疗是所有慢性冠心病患者的治疗基石。事实上,稳定型心绞痛的患者尝试保守药物治疗是合理的,除非心血管风险高。症状持续、心肌缺血负荷严重或药物不耐受时应考虑血运重建。冠状动脉造影术前最好能行无创负荷试验评估缺血。冠状动脉造影术前未行无创负荷试验的患者,FFR有助于血运重建方面的正确决策,但这项技术需要经验,目前在很多导管室尚未广泛开展。血运重建、PCI或CABG,治疗稳定型心绞痛很有效,这仅当干预的目标罪犯狭窄有血流动力学意义或导致缺血时。血运重建方法的选择取决于引起心肌缺血病变的冠状动脉造影特点、左心功能异常、并发症、患者是否适合外科手术以及PCI技术成功概率。医生为患者的最终治疗决策必须结合现有循证医学、患者意愿以及生活质量预期。

个人观点——DR BJ GERSH

从公共卫生角度，慢性稳定型心绞痛的治疗极其重要，因为稳定但严重的症状性心绞痛患者数量庞大。药物治疗心绞痛改善症状的益处不言而喻，但治疗心绞痛药物对死亡率影响的研究目前尚未开展。治疗的基石是 β 受体阻滞剂和钙通道阻滞剂，联合发作时使用硝酸甘油，也可以预防性使用长效硝酸酯类，但需注意硝酸酯类耐药。数十年来，美国发布的唯一一个抗心绞痛新药是雷诺嗪，该药具有很大的应用空间。希望在未来我们将可以看到其他更多抗心绞痛药物。针对所有危险因素的积极的二级预防，对于每一名患者而言，都是必需的。

比较血运重建和药物治疗或CABG和PCI的研究都难以开展，因为总是会引起争议，包括不时有不合理的指责。我们必须认识到关于比较两种治疗的研究都存在"入组偏倚"的情况，这些研究会入选临床稳定，并且两种治疗策略都适合的患者。这将不能代表大部分冠状动脉造影检查的患者。另一方面，注册研究能够更全面地反映临床实践，其结果可推广至更广泛的患者。然而，注册研究无法避免"选择偏倚"，虽然统计学能够校正存在的混杂因素，但这种校正是不完全的。合理解释这些数据时的关键在于理解注册研究和随机研究的长处和局限性，它们是可以互补的。

从近30年的关于慢性稳定型心绞痛冠状动脉血运重建的研究中我们学到了什么？首先，与药物治疗相比，CABG改善生存率见于病情更重的患者，病情取决于症状或缺血程度、左心功能障碍程度、病变血管数目及病变解剖和部位。其次，比较CABG和PCI的研究证实两者在死亡和心肌梗死方面结果相似，除了较危重患者CABG策略更优，如BARI研究中的糖尿病患者、SYNTAX研究中较复杂病变的患者。左主干病变，基于SYNTAX的数据来，PCI很可能有一席之地，但我们仍需等待进行中的研究结果，我猜测左主干合并其他血管复杂和弥漫病变的，仍属于外科，但较局限的左主干病变，PCI或能觅得机会，尤其是对于那些不太适合进行外科手术治疗的患者。经过冠状动脉造影检查筛选的慢性稳定型心绞痛患者，两个研究均未能证实PCI优于最佳药物治疗。下一步的方案是在患者进行负荷试验时进行随机分组，而该项研究近期也刚刚启动。

总之，高危冠心病患者血运重建的益处毋庸置疑，例如，症状或缺血严重、左心功能异常、左主干病变以及前降支近段病变的患者。然而，对于轻中度慢性稳定型冠心病患者，起始给予药物治疗，进行严密随访，在药物治疗无效时可选择冠状动脉血运重建，仍是最合适的策略。而这些也在指南中得到体现。需要强调的是，在治疗开始的4~8周里，我们对药物疗效的评估不应当以治疗成功或者是疗效欠佳为评判标准（而这正是很多患者的评判标准），这段时间仍属滴定药物剂量阶段。

最后，合理使用有创治疗是全行业都应该注重的话题。在经历了30年的进步之后，谁接受冠状动脉血管重建的决定仍需要心内科和心外科医生共同拿主意，那将成为一种悲哀。为了避免这种情况，我们有责任采用循证策略，以合理选择患者接受有创还是药物治疗。

参 考 文 献

1. Diamond GA. A clinically relevant classification of chest discomfort. J Am Coll Cardiol 1983; 1: 574–5.
2. Campeau L. Letter: grading of angina pectoris. Circulation 1976; 54: 522–3.
3. Roger VL, Go AS, Lloyd-Jones DM, et al. Heart disease and stroke statistics–2011 update: a report from the American Heart Association. Circulation 2011; 123: e18–e209.
4. Fox K, Garcia MA, Ardissino D, et al. Guidelines on the management of stable angina pectoris: executive summary: The Task Force on the Management of Stable Angina Pectoris of the European Society of Cardiology. Eur Heart J 2006; 27: 1341–81.
5. Kannel WB, Feinleib M. Natural history of angina pectoris in the Framingham study. Prognosis and survival. Am J Cardiol 1972; 29: 154–63.
6. Pryor DB, Shaw L, Harrell FE Jr, et al. Estimating the likelihood of severe coronary artery disease. Am J Med 1991; 90: 553–62.
7. Rihal CS, Davis KB, Kennedy JW, et al. The utility of clinical, electrocardiographic, and roentgenographic variables in the prediction of left

ventricular function. Am J Cardiol 1995; 75: 220–3.

8. Frank CW, Weinblatt E, Shapiro S. Angina pectoris in men. Prognostic significance of selected medical factors. Circulation 1973; 47: 509–17.

9. Ruberman W, Weinblatt E, Goldberg JD, et al. Ventricular premature complexes in prognosis of angina. Circulation 1980; 61: 1172–82.

10. Emond M, Mock MB, Davis KB, et al. Long-term survival of medically treated patients in the Coronary Artery Surgery Study (CASS) Registry. Circulation 1994; 90: 2645–57.

11. White HD, Norris RM, Brown MA, et al. Left ventricular endsystolic volume as the major determinant of survival after recovery from myocardial infarction. Circulation 1987; 76: 44–51.

12. Senni M, Tribouilloy CM, Rodeheffer RJ, et al. Congestive heart failure in the community: a study of all incident cases in Olmsted County, Minnesota, in 1991. Circulation 1998; 98: 2282–9.

13. Mark DB, Hlatky MA, Harrell FE Jr, et al. Exercise treadmill score for predicting prognosis in coronary artery disease. Ann Intern Med 1987; 106: 793–800.

14. Gibbons RJ, Abrams J, Chatterjee K, et al. ACC/AHA 2002 guideline update for the management of patients with chronic stable angina-summary article: a report of the American College of Cardiology/American Heart Association Task Force on Practice Guidelines (Committee on the Management of Patients With Chronic Stable Angina). Circulation 2003; 107: 149–58.

15. Scanlon PJ, Faxon DP, Audet AM, et al. ACC/AHA guidelines for coronary angiography: executive summary and recommendations. A report of the American College of Cardiology/American Heart Association Task Force on Practice Guidelines (Committee on Coronary Angiography) developed in collaboration with the Society for Cardiac Angiography and Interventions. Circulation 1999; 99: 2345–57.

16. Ovrehus KA, Botker HE, Jensen JM, et al. Influence of coronary computed tomographic angiography on patient treatment and prognosis in patients with suspected stable angina pectoris. Am J Cardiol 2011; 107: 1473–9.

17. Jones RH, Kesler K, Phillips. HR 3rd, et al. Long-term survival benefits of coronary artery bypass grafting and percutaneous transluminal angioplasty in patients with coronary artery disease. J Thorac Cardiovasc Surg 1996; 111: 1013–25.

18. Gersh BJ, Califf RM, Loop FD, et al. Coronary bypass surgery in chronic stable angina. Circulation 1989; 79: 146–59.

19. Bigi R, Cortigiani L, Colombo P, et al. Prognostic and clinical correlates of angiographically diffuse non-obstructive coronary lesions. Heart 2003; 89: 1009–13.

20. Cassar A, Holmes DR Jr, Rihal CS, et al. Chronic coronary artery disease: diagnosis and management. Mayo Clin Proc 2009; 84: 1130–46.

21. Fraker TD Jr, Fihn SD, Gibbons RJ, et al. 2007 chronic angina focused update of the ACC/AHA 2002 Guidelines for the management of patients with chronic stable angina: a report of the American College of Cardiology/American Heart Association Task Force on Practice Guidelines Writing Group to develop the focused update of the 2002 Guidelines for the management of patients with chronic stable angina. Circulation 2007; 116: 2762–72.

22. Thompson PD, Buchner D, Pina IL, et al. Exercise and physical activity in the prevention and treatment of atherosclerotic cardiovascular disease: a statement from the Council on Clinical Cardiology (Subcommittee on Exercise, Rehabilitation, and Prevention) and the Council on Nutrition, Physical Activity, and Metabolism (Subcommittee on Physical Activity). Circulation 2003; 107: 3109–16.

23. Hambrecht R, Walther C, Mobius-Winkler S, et al. Percutaneous coronary angioplasty compared with exercise training in patients with stable coronary artery disease: a randomized trial. Circulation 2004; 109: 1371–8.

24. O'Connor GT, Buring JE, Yusuf S, et al. An overview of randomized trials of rehabilitation with exercise after myocardial infarction. Circulation 1989; 80: 234–44.

25. Kennedy LM, Dickstein K, Anker SD, et al. Weight-change as a prognostic marker in 12 550 patients following acute myocardial infarction or with stable coronary artery disease. Eur Heart J 2006; 27: 2755–62.

26. Critchley JA, Capewell S. Mortality risk reduction associated with smoking cessation in patients with coronary heart disease: a systematic review. JAMA 2003; 290: 86–97.

27. Chobanian AV, Bakris GL, Black HR, et al. Seventh report of the Joint National Committee on prevention, detection, evaluation, and treatment of high blood pressure. Hypertension 2003; 42: 1206–52.

28. Psaty BM, Lumley T, Furberg CD, et al. Health outcomes associated with various antihypertensive therapies used as first-line agents: a network meta-analysis. JAMA 2003; 289: 2534–44.

29. Levy D, Salomon M, D'Agostino RB, et al. Prognostic implications of baseline electrocardiographic features and their serial changes in subjects with left ventricular hypertrophy. Circulation 1994; 90: 1786–93.

30. Grundy SM, Cleeman JI, Merz CN, et al. Implications of recent clinical trials for the National Cholesterol Education Program Adult Treatment Panel III guidelines. Circulation 2004; 110: 227–39.

31. MRC/BHF Heart Protection Study of cholesterol lowering with simvastatin in 20, 536 high-risk individuals: a randomised placebocontrolled trial. Lancet 2002; 360: 7–22.

32. LaRosa JC, Grundy SM, Waters DD, et al. Intensive lipid lowering with atorvastatin in patients with stable coronary disease. N Engl J Med 2005; 352: 1425–35.

33. Nissen SE, Nicholls SJ, Sipahi I, et al. Effect of very high-intensity statin therapy on regression of coronary atherosclerosis: the ASTEROID trial. JAMA 2006; 295: 1556–65.

34. Ridker PM, Danielson E, Fonseca FA, et al. Rosuvastatin to prevent vascular events in men and women with elevated C-reactive protein. N Engl J Med 2008; 359: 2195–207.

35. Nathan DM, Cleary PA, Backlund JY, et al. Intensive diabetes treatment and cardiovascular disease in patients with type 1 diabetes. N Engl J Med 2005; 353: 2643–53.

36. Dormandy JA, Charbonnel B, Eckland DJ, et al. Secondary prevention of macrovascular events in patients with type 2 diabetes in the PROactive Study (PROspective pioglitAzone Clinical Trial In macroVascular Events): a randomised controlled trial. Lancet 2005; 366: 1279–89.

37. CAPRIE Steering Committee. A randomised, blinded, trial of clopidogrel versus aspirin in patients at risk of ischaemic events (CAPRIE). Lancet 1996; 348: 1329–39.

38. Yusuf S, Zhao F, Mehta SR, et al. Effects of clopidogrel in addition to aspirin in patients with acute coronary syndromes without ST-segment elevation. N Engl J Med 2001; 345: 494–502.

39. Bhatt DL, Bertrand ME, Berger PB, et al. Meta-analysis of randomized and registry comparisons of ticlopidine with clopidogrel after stenting. J Am Coll Cardiol 2002; 39: 9–14.

40. Wiviott SD, Braunwald E, McCabe CH, et al. Prasugrel versus clopidogrel in patients with acute coronary syndromes. N Engl J Med 2007; 357: 2001–15.

41. Wallentin L, Becker RC, Budaj A, et al. Ticagrelor versus clopidogrel in patients with acute coronary syndromes. N Engl J Med 2009; 361: 1045–57.

42. King SB 3rd, Smith SC Jr, Hirshfeld JW Jr, et al. 2007 Focused Update of the ACC/AHA/SCAI 2005 Guideline Update for Percutaneous Coronary Intervention: a report of the American College of Cardiology/American Heart Association Task Force on Practice Guidelines: 2007 Writing Group to Review New Evidence and Update the ACC/AHA/SCAI 2005 Guideline Update for Percutaneous Coronary Intervention, Writing on Behalf of the 2005 Writing Committee. Circulation 2008; 117: 261–95.

43. Collaborative meta-analysis of randomised trials of antiplatelet therapy for prevention of death, myocardial infarction, and stroke in high risk patients. Bmj 2002; 324: 71–86.

44. A randomized trial of propranolol in patients with acute myocardial infarction.I. Mortality results. JAMA 1982; 247: 1707–14.

45. A randomized trial of propranolol in patients with acute myocardial

infarction.II. Morbidity results. JAMA 1983; 250: 2814–9.

46. Quyyumi AA, Crake T, Wright CM, et al. Medical treatment of patients with severe exertional and rest angina: double blind comparison of beta blocker, calcium antagonist, and nitrate. Br Heart J 1987; 57: 505–11.

47. Solomon SD, Rice MM, K AJ, et al. Renal function and effectiveness of angiotensin-converting enzyme inhibitor therapy in patients with chronic stable coronary disease in the Prevention of Events with ACE inhibition (PEACE) trial. Circulation 2006; 114: 26–31.

48. Yusuf S, Sleight P, Pogue J, et al. Effects of an angiotensin-converting-enzyme inhibitor, ramipril, on cardiovascular events in high-risk patients. The Heart Outcomes Prevention Evaluation Study Investigators. N Engl J Med 2000; 342: 145–53.

49. Fox KM. Efficacy of perindopril in reduction of cardiovascular events among patients with stable coronary artery disease: randomised, double-blind, placebo-controlled, multicentre trial (the EUROPA study). Lancet 2003; 362: 782–8.

50. Yusuf S, Teo KK, Pogue J, et al. Telmisartan, ramipril, or both in patients at high risk for vascular events. N Engl J Med 2008; 358: 1547–59.

51. Tadamura E, Mamede M, Kubo S, et al. The effect of nitroglycerin on myocardial blood flow in various segments characterized by rest-redistribution thallium SPECT. J Nucl Med 2003; 44: 745–51.

52. Akhras F, Jackson G. Efficacy of nifedipine and isosorbide mononitrate in combination with atenolol in stable angina. Lancet 1991; 338: 1036–9.

53. Chahine RA, Feldman RL, Giles TD, et al. Randomized placebocontrolled trial of amlodipine in vasospastic angina. Amlodipine Study 160 Group. J Am Coll Cardiol 1993; 21: 1365–70.

54. Savonitto S, Ardissiono D, Egstrup K, et al. Combination therapy with metoprolol and nifedipine versus monotherapy in patients with stable angina pectoris. Results of the International Multicenter Angina Exercise (IMAGE) Study. J Am Coll Cardiol 1996; 27: 311–16.

55. Rousseau MF, Pouleur H, Cocco G, et al. Comparative efficacy of ranolazine versus atenolol for chronic angina pectoris. Am J Cardiol 2005; 95: 311–16.

56. Chaitman BR, Pepine CJ, Parker JO, et al. Effects of ranolazine with atenolol, amlodipine, or diltiazem on exercise tolerance and angina frequency in patients with severe chronic angina: a randomized controlled trial. JAMA 2004; 291: 309–16.

57. Wilson SR, Scirica BM, Braunwald E, et al. Efficacy of ranolazine in patients with chronic angina observations from the randomized, double-blind, placebo-controlled MERLIN-TIMI (Metabolic Efficiency With Ranolazine for Less Ischemia in Non-ST-Segment Elevation Acute Coronary Syndromes) 36 trial. J Am Coll Cardiol 2009; 53: 1510–16.

58. Morrow DA, Scirica BM, Chaitman BR, et al. Evaluation of the glycometabolic effects of ranolazine in patients with and without diabetes mellitus in the MERLIN-TIMI 36 randomized controlled trial. Circulation 2009; 119: 2032–9.

59. Guermonprez JL, Blin P, Peterlongo F. A double-blind comparison of the long-term efficacy of a potassium channel opener and a calcium antagonist in stable angina pectoris. Eur Heart J 1993; 14 (Suppl B): 30–4.

60. Effect of nicorandil on coronary events in patients with stable angina: the Impact Of Nicorandil in Angina (IONA) randomised trial. Lancet 2002; 359: 1269–75.

61. Detry JM, Leclercq PJ. Trimetazidine European Multicenter Study versus propranolol in stable angina pectoris: contribution of Holter electrocardiographic ambulatory monitoring. Am J Cardiol 1995; 76: 8B–11B.

62. Tardif JC, Ponikowski P, Kahan T. Efficacy of the If current inhibitor ivabradine in patients with chronic stable angina receiving beta-blocker therapy: a 4 month, randomized, placebo-controlled trial. Eur Heart J 2009; 30: 540–8.

63. Fox K, Ford I, Steg PG, et al. Ivabradine for patients with stable coronary artery disease and left-ventricular systolic dysfunction (BEAUTIFUL): a randomised, double-blind, placebo-controlled trial. Lancet 2008; 372:

807–16.

64. Gurfinkel EP, de la Fuente RL, Mendiz O, et al. Influenza vaccine pilot study in acute coronary syndromes and planned percutaneous coronary interventions: the FLU Vaccination Acute Coronary Syndromes (FLUVACS) Study. Circulation 2002; 105: 2143–7.

65. Keeley EC, Boura JA, Grines CL. Primary angioplasty versus intravenous thrombolytic therapy for acute myocardial infarction: a quantitative review of 23 randomised trials. Lancet 2003; 361: 13–20.

66. Patel MR, Dehmer GJ, Hirshfeld JW, et al. ACCF/SCAI/STS/AATS/AHA/ASNC 2009 Appropriateness Criteria for Coronary Revascularization: A Report of the American College of Cardiology Foundation Appropriateness Criteria Task Force, Society for Cardiovascular Angiography and Interventions, Society of Thoracic Surgeons, American Association for Thoracic Surgery, American Heart Association, and the American Society of Nuclear Cardiology: endorsed by the American Society of Echocardiography, the Heart Failure Society of America, and the Society of Cardiovascular Computed Tomography. Circulation 2009; 119: 1330–52.

67. FRagmin and Fast Revascularisation during InStability in Coronary artery disease Investigators. Invasive compared with noninvasive treatment in unstable coronary-artery disease: FRISC II prospective randomised multicentre study. Lancet 1999; 354: 708–15.

68. Boden WE, O'Rourke RA, Teo KK, et al. Optimal medical therapy with or without PCI for stable coronary disease. N Engl J Med 2007; 356: 1503–16.

69. Katritsis DG, Ioannidis JP. Percutaneous coronary intervention versus conservative therapy in nonacute coronary artery disease: a meta-analysis. Circulation 2005; 111: 2906–12.

70. Trikalinos TA, Alsheikh-Ali AA, Tatsioni A, et al. Percutaneous coronary interventions for non-acute coronary artery disease: a quantitative 20-year synopsis and a network meta-analysis. Lancet 2009; 373: 911–8.

71. The VA Coronary Artery Bypass Surgery Cooperative Study Group. Eighteen-year follow-up in the veterans affairs cooperative study of coronary artery bypass surgery for stable angina. Circulation 1992; 86: 121–30.

72. Varnauskas E. Twelve-year follow-up of survival in the randomized European Coronary Surgery Study. N Engl J Med 1988; 319: 332–7.

73. Passamani E, Davis KB, Gillespie MJ, et al. A randomized trial of coronary artery bypass surgery. Survival of patients with a low ejection fraction. N Engl J Med 1985; 312: 1665–71.

74. Yusuf S, Zucker D, Peduzzi P, et al. Effect of coronary artery bypass graft surgery on survival: overview of 10-year results from randomised trials by the Coronary Artery Bypass Graft Surgery Trialists Collaboration. Lancet 1994; 344: 563–70.

75. Myers WO, Schaff HV, Gersh BJ, et al. Improved survival of surgically treated patients with triple vessel coronary artery disease and severe angina pectoris. A report from the Coronary Artery Surgery Study (CASS) registry. J Thorac Cardiovasc Surg 1989; 97: 487–95.

76. Eagle KA, Guyton RA, Davidoff R, et al. ACC/AHA 2004 guideline update for coronary artery bypass graft surgery: a report of the American College of Cardiology/American Heart Association Task Force on Practice Guidelines (Committee to Update the 1999 Guidelines for Coronary Artery Bypass Graft Surgery). Circulation 2004; 110: e340–437.

77. Parisi AF, Folland ED, Hartigan P. A comparison of angioplasty with medical therapy in the treatment of single-vessel coronary artery disease. Veterans Affairs ACME Investigators. N Engl J Med 1992; 326: 10–16.

78. Pitt B, Waters D, Brown WV, et al. Aggressive lipid-lowering therapy compared with angioplasty in stable coronary artery disease. Atorvastatin versus Revascularization Treatment Investigators. N Engl J Med 1999; 341: 70–6.

79. Coronary angioplasty versus medical therapy for angina: the second Randomised Intervention Treatment of Angina (RITA–2) trial. RITA–2 trial participants. Lancet 1997; 350: 461–8.

80. Trial of invasive versus medical therapy in elderly patients with chronic

symptomatic coronary-artery disease（TIME）: a randomised trial. Lancet 2001; 358: 951–7.

81. Hueb W, Lopes N, Gersh BJ, et al. Ten-year follow-up survival of the Medicine, Angioplasty, or Surgery Study（MASS II）: a randomized controlled clinical trial of 3 therapeutic strategies for multivessel coronary artery disease. Circulation 2010; 122: 949–57.

82. Davies RF, Goldberg AD, Forman S, et al. Asymptomatic Cardiac Ischemia Pilot（ACIP）study two-year follow-up: outcomes of patients randomized to initial strategies of medical therapy versus revascularization. Circulation 1997; 95: 2037–43.

83. Erne P, Schoenenberger AW, Burckhardt D, et al. Effects of percutaneous coronary interventions in silent ischemia after myocardial infarction: the SWISSI II randomized controlled trial. JAMA 2007; 297: 1985–91.

84. Schomig A , Mehilli J, de Waha A, et al. A meta-analysis of 17 randomized trials of a percutaneous coronary intervention-based strategy in patients with stable coronary artery disease. J Am Coll Cardiol 2008; 52: 894–904.

85. Frye RL, August P, Brooks MM, et al. A randomized trial of therapies for type 2 diabetes and coronary artery disease. N Engl J Med 2009; 360: 2503–15.

86. Brown ML, Gersh BJ, Holmes DR, et al. From randomized trials to registry studies: translating data into clinical information. Nat Clin Pract Cardiovasc Med 2008; 5: 613–20.

87. Dagenais GR, Lu J, Faxon DP, et al. Effects of optimal medical treatment with or without coronary revascularization on angina and subsequent revascularizations in patients with type 2 diabetes mellitus and stable ischemic heart disease. Circulation 2011.

88. Shaw LJ, Berman DS, Maron DJ, et al. Optimal medical therapy with or without percutaneous coronary intervention to reduce ischemic burden: results from the Clinical Outcomes Utilizing Revascularization and Aggressive Drug Evaluation（COURAGE）trial nuclear substudy. Circulation 2008; 117: 1283–91.

89. Jones RH, Floyd RD, Austin EH, et al. The role of radionuclide angiocardiography in the preoperative prediction of pain relief and prolonged survival following coronary artery bypass grafting. Ann Surg 1983; 197: 743–54.

90. Ladenheim ML, Pollock BH, Rozanski A, et al. Extent and severity of myocardial hypoperfusion as predictors of prognosis in patients with suspected coronary artery disease. J Am Coll Cardiol 1986; 7: 464–71.

91. Hachamovitch R, Hayes SW, Friedman JD, et al. Comparison of the short-term survival benefit associated with revascularization compared with medical therapy in patients with no prior coronary artery disease undergoing stress myocardial perfusion single photon emission computed tomography. Circulation 2003; 107: 2900–7.

92. Tarakji KG, Brunken R, McCarthy PM. Myocardial viability testing and the effect of early intervention in patients with advanced left ventricular systolic dysfunction. Circulation 2006; 113: 230–7.

93. Velazquez EJ, Lee KL, Deja MA, et al. Coronary-artery bypass surgery in patients with left ventricular dysfunction. N Engl J Med 2011; 364: 1607–16.

94. Bonow RO, Maurer G, Lee KL, et al. Myocardial viability and survival in ischemic left ventricular dysfunction. N Engl J Med 2011; 364: 1617–25.

95. Tonino PA, De Bruyne B, Pijls NH, et al. Fractional flow reserve versus angiography for guiding percutaneous coronary intervention. N Engl J Med 2009; 360: 213–24.

96. Pijls NH, van Schaardenburgh P, Manoharan G, et al. Percutaneous coronary intervention of functionally nonsignificant stenosis: 5-year follow-up of the DEFER Study. J Am Coll Cardiol 2007; 49: 2105–11.

97. Lin GA, Dudley RA, Lucas FL, et al. Frequency of stress testing to document ischemia prior to elective percutaneous coronary intervention. Jama 2008; 300: 1765–73.

98. Fox KA. COURAGE to change practice? Revascularisation in patients with stable coronary artery disease. Heart 2009; 95: 689–92.

99. Hannan EL, Wu C, Chassin MR. Differences in per capita rates of revascularization and in choice of revascularization procedure for eleven states. BMC Health Serv Res 2006; 6: 35.

100. Hemingway H, Crook AM, Dawson JR, et al. Rating the appropriateness of coronary angiography, coronary angioplasty and coronary artery bypass grafting: the ACRE study. Appropriateness of Coronary Revascularisation study. J Public Health Med 1999; 21: 421–9.

101. Hemingway H, Crook AM, Feder G, et al. Underuse of coronary revascularization procedures in patients considered appropriate candidates for revascularization. N Engl J Med 2001; 344: 645–54.

102. Hemingway H, Chen R, Junghans C, et al. Appropriateness criteria for coronary angiography in angina: reliability and validity. Ann Intern Med 2008; 149: 221–31.

103. Ahmed B, Dauerman HL, Piper WD, et al. Recent changes in practice of elective percutaneous coronary intervention for stable angina. Circ Cardiovasc Qual Outcomes 2011; 4: 300–5.

104. Sekhri N, Timmis A, Chen R, et al. Inequity of access to investigation and effect on clinical outcomes: prognostic study of coronary angiography for suspected stable angina pectoris. Bmj 2008; 336: 1058–61.

105. O'Connor GT, Olmstead EM, Nugent WC, et al. Appropriateness of coronary artery bypass graft surgery performed in northern New England. J Am Coll Cardiol 2008; 51: 2323–8.

106. Gerber Y, Rihal CS, Sundt TM 3rd, et al. Coronary revascularization in the community. A population-based study, 1990 to 2004. J Am Coll Cardiol 2007; 50: 1223–9.

107. Riley RF, Don CW, Powell W, et al. Trends in coronary revascularization in the United States from 2001 to 2009: recent declines in percutaneous coronary intervention volumes. Circ Cardiovasc Qual Outcomes 2011; 4: 193–7.

108. Hlatky MA, Boothroyd DB, Bravata DM, et al. Coronary artery bypass surgery compared with percutaneous coronary interventions for multivessel disease: a collaborative analysis of individual patient data from ten randomised trials. Lancet 2009; 373: 1190–7.

109. Brophy JM, Belisle P, Joseph L. Evidence for use of coronary stents. A hierarchical bayesian meta-analysis. Ann Intern Med 2003; 138: 777–86.

110. Kastrati A, Mehilli J, Pache J, et al.Analysis of 14 trials comparing sirolimus-eluting stents with bare-metal stents. N Engl J Med 2007; 356: 1030–9.

111. Morice MC, Serruys PW, Sousa JE, et al. A randomized comparison of a sirolimus-eluting stent with a standard stent for coronary revascularization. N Engl J Med 2002; 346: 1773–80.

112. Bravata DM, Gienger AL, McDonald KM, et al. Systematic review: the comparative effectiveness of percutaneous coronary interventions and coronary artery bypass graft surgery. Ann Intern Med 2007; 147: 703–16.

113. The final 10-year follow-up results from the BARI randomized trial. J Am Coll Cardiol 2007; 49: 1600–6.

114. Rodriguez A, Rodriguez Alemparte M, Baldi J, et al. Coronary stenting versus coronary bypass surgery in patients with multiple vessel disease and significant proximal LAD stenosis: results from the ERACI II study. Heart 2003; 89: 184–8.

115. Coronary artery bypass surgery versus percutaneous coronary intervention with stent implantation in patients with multivessel coronary artery disease （the Stent or Surgery trial）: a randomised controlled trial. Lancet 2002; 360: 965–70.

116. Serruys PW, Ong AT, van Herwerden LA, et al. Five-year outcomes after coronary stenting versus bypass surgery for the treatment of multivessel disease: the final analysis of the Arterial Revascularization Therapies Study （ARTS）randomized trial. J Am Coll Cardiol 2005; 46: 575–81.

117. Daemen J, Boersma E, Flather M, et al. Long-term safety and efficacy of percutaneous coronary intervention with stenting and coronary artery bypass surgery for multivessel coronary artery disease: a meta-analysis with 5-year patient-level data from the ARTS, ERACI–II, MASS–II, and SoS trials. Circulation 2008; 118: 1146–54.

118. Serruys PW, Morice MC, Kappetein AP, et al. Percutaneous coronary intervention versus coronary-artery bypass grafting for severe coronary artery disease. N Engl J Med 2009; 360: 961–72.

119. Opie LH, Commerford PJ, Gersh BJ. Controversies in stable coronary artery disease. Lancet 2006; 367: 69–78.

120. Kim LJ, King SB 3rd, Kent K, et al. Factors related to the selection of surgical versus percutaneous revascularization in diabetic patients with multivessel coronary artery disease in the BARI 2D (Bypass Angioplasty Revascularization Investigation in Type 2 Diabetes) trial. JACC Cardiovasc Interv 2009; 2: 384–92.

121. Morice MC, Serruys PW, Kappetein AP, et al. Outcomes in patients with de novo left main disease treated with either percutaneous coronary intervention using paclitaxel-eluting stents or coronary artery bypass graft treatment in the synergy between percutaneous coronary intervention with TAXUS and cardiac surgery (SYNTAX) trial. Circulation 2010; 121: 2645–53.

122. Park SJ, Kim YH, Park DW, et al. Randomized trial of stents versus bypass surgery for left main coronary artery disease. N Engl J Med 2011; 364: 1718–27.

123. Hautvast RW, Delongste MJ, Staal MJ, et al. Spinal cord stimulation in chronic intractable angina pectoris: a randomized, controlled efficacy study. Am Heart J 1998; 136: 1114–20.

124. Ekre O, Eliasson T, Norrsell H, et al. Long-term effects of spinal cord stimulation and coronary artery bypass grafting on quality of life and survival in the ESBY study. Eur Heart J 2002; 23: 1938–45.

125. Bonetti PO, Barsness GW, Keelan PC, et al. Enhanced external counterpulsation improves endothelial function in patients with symptomatic coronary artery disease. J Am Coll Cardiol 2003; 41: 1761–8.

126. Barsness G, Feldman AM, Holmes DR Jr, et al. The International EECP Patient Registry (IEPR): design, methods, baseline characteristics, and acute results. Clin Cardiol 2001; 24: 435–42.

127. Saririan M, Eisenberg MJ. Myocardial laser revascularization for the treatment of end-stage coronary artery disease. J Am Coll Cardiol 2003; 41: 173–83.

128. Losordo DW, Schatz RA, White CJ, et al. Intramyocardial transplantation of autologous CD34$^+$ stem cells for intractable angina: a phase I/II a double-blind, randomized controlled trial. Circulation 2007; 115: 3165–72.

129. van Ramshorst J, Bax JJ, Beeres SL, et al. Intramyocardial bone marrow cell injection for chronic myocardial ischemia: a randomized controlled trial. Jama 2009; 301: 1997–2004.

27

非ST段抬高型心肌梗死和不稳定型心绞痛的治疗流程

Treatment algorithm in patients with NSTEMI and unstable angina

Francesco Saia

宋现涛　张东凤　译

概　　述

非ST段抬高急性冠状动脉综合征(non-ST elevation acute coronary syndrome, NSTE–ACS)包括一组具有长期高度心血管不良事件风险的异质性人群。应根据基于缺血和出血危险评估的个体化(动态)危险分层选择最佳的药物和介入治疗策略。最近,对中高危患者行早期侵入性策略(即冠状动脉造影,合适可行时行血运重建),仅对极低危患者行保守处理和后续进一步危险分层已达成普遍共识。目前指南推荐了多种抗血栓药物、抗血小板和抗凝药物的数量、多种给药途径、不同的给药时间可产生多种可能的药物组合。本章节回顾了目前指南及最新临床试验得出的可能结论,希望能为NSTE–ACS患者提供基于证据的治疗规范。

引　　言

急性冠状动脉综合征(acute coronary syndrome, ACS)始于动脉粥样硬化斑块血栓形成,包括从不稳定型心绞痛(unstable angina, UA)到非ST段抬高型心肌梗死(non-ST-elevation myocardial infarction, NSTEMI)和ST段抬高型心肌梗死(ST-elevation myocardial infarction, STEMI)的一系列不同状态(图27.1)[1,2]。尽管易损斑块类型不同,但其主要病

理生理学机制都是薄纤维帽的破裂[3]。ACS也可产生于其他导致心肌氧供需严重失衡的非动脉粥样硬化情况,如动态血管阻塞、冠状动脉夹层、心动过速、交感神经兴奋状态、甲状腺功能亢进、左心室后负荷增加、低血压、贫血或低氧血症[4,5]。ACS使发病率及死亡率增加,无论是在急性期还是在急性期后,ACS的处理都是一个重大的临床挑战。

本章节重点讲述UA和NSTEMI的早期管理,它们是具有共同临床和诊断特点的NSTE–ACS。两者之间的主要差异是缺血的严重程度不同,即如果缺血严重以致可以检测到心肌损伤则诊断为NSTEMI,如果无法检测到心肌损伤标志物如肌钙蛋白或肌酸激酶同工酶(CK–MB)则诊断为UA。ACS的共同特点是早期发生严重不良事件的风险高,这就要求适当分流、风险评估、及时使用药物和非药物干预。STEMI大多数事件发生于入院前或入院后不久,与此不同,NSTE–ACS患者风险的增加比较持久,长期随访表明NSTE–ACS患者实际死亡率更高[6]。因此,NSTE–ACS的治疗规范应同时包括出院后的治疗。

指南和新数据对指南可能的整合

NSTE–ACS的处理从适当的诊断开始,包括一系列的临床"十字路口":侵入性和保守性策略

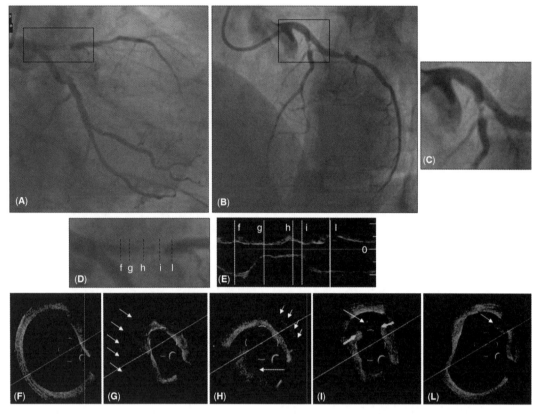

图 27.1 动脉粥样硬化斑块破裂导致急性冠状动脉综合征：冠状动脉造影和光学相干断层扫描（optical coherence tomography，OCT）表现。（A和B）右和左前位显示左前降支近段水平的一个复杂斑块（C图为放大后）。左回旋支也可见一个紧密的狭窄。（F~L）不同水平的OCT图像（如D和E图所示）。（F）正常血管。（G）混合大斑块。（H）血栓（大箭头）和钙化层（小箭头）。（I）破裂斑块：粗箭头所指为破裂纤维帽，细箭头所指为之前脂质池的位置。（L）远端病变显示一个钙结节和一些腔内血栓。

的选择，侵入性策略的时机，冠状动脉血运重建方式的选择，即经皮冠状动脉介入治疗（percutaneous coronary intervention，PCI）对比冠状动脉旁路移植术（coronary artery bypass graft，CABG），急性期及出院后适当抗血栓药物的选择（重点提示27.1）。所有这些步骤必须基于严格的危险分层（重点提示27.2）。

重点提示27.1

NSTE-ACS处理中的主要临床"十字路口"（抉择点）：
侵入性策略 vs 保守性策略。
冠状动脉造影的时机。
冠状动脉血运重建方式的选择。
最佳抗血栓药物治疗的选择。

重点提示27.2

推荐用于NSTE-ACS缺血和出血危险分层的评分：
GRACE危险评分[69]
GRACE危险评分（GRACE risk score，GRS）基于以下变量估计院内死亡率：Killip分级、收缩压、心率、年龄、肌酐水平、入院时心脏骤停、ST段偏移、心肌酶水平升高。

危险分级（院内死亡率的百分位数）：
低危（GRS ≤ 108，院内死亡率 < 1%）
中危（GRS 为 109~140，院内死亡率为 1%~3%）
高危（GRS > 140，院内死亡率 > 3%）
CRUSADE出血评分[70]
CRUSADE出血评分（1~100分）基于以下基线特征将NSTE-ACS患者院内大出血风险进行量化：基线血细胞比容、肌酐清除率、心率、女性、入院时心力衰竭征象、收缩压、既往血管疾病（外周血管疾病史或既往卒中)、糖尿病。

在推导队列中,大出血发生率随出血风险评分五分值增加而增高:

最低风险(≤20分,出血3.1%)

低风险(21~30分,出血5.5%)

中度风险(31~40分,出血8.6%)

高风险(41~50分,出血11.9%)

最高风险(>50分,出血19.5%)

必须指出的是,有几种心源性和非心源性疾病与 NSTE-ACS 有相似的表现。鉴别诊断不在本章范围之内,但每一个临床医生应谨记其中既有相对良性的疾病,也有与 NSTE-ACS 治疗措施完全不同的致命情况。

侵入性策略对比保守性策略

"与其诅咒黑暗,不如燃起蜡烛。"——中国谚语

一旦确诊为 NSTE-ACS,有两种可能的治疗途径:一种不经无创缺血检查,直接行侵入性诊断评价(如临床指征提示需行血运重建时的冠状动脉造影),被称为"侵入性或常规侵入性"策略;一种是最初采取保守治疗策略,旨在通过积极的药物治疗稳定患者,然后根据危险分层指导选择性冠状动脉造影和血运重建,被称为"保守性或选择侵入性"策略。一些对比这些策略的随机对照研究(randomized controlled trial, RCT)得到了不同的结论[7-13]。总的来说,RCT 显示侵入性策略增加围术期心肌梗死(myocardial infarction, MI)风险(早期风险)[14],但是降低长达5年随访的缺血性终点包括死亡率和 MI,这种最大绝对效应体现在风险较高患者[15]。目前指南推荐使用危险分层指导侵入性或保守性策略的选择(图27.2,重点提示27.1)[4,5,16]。对于有顽固性心绞痛、血流动力学或电活动不稳定型的 UA/NSTEMI 患者(无严重并发症或手术相关禁忌证)及有中至高度临床事件风险的初始稳定患者,应使用侵入性策略。现有多种危险评分模型,但最近更新的欧洲心脏病学会(ESC)和美国心脏协会/美国心脏病学会(AHA/ACC)指南推荐使用全球急性冠状动脉事件注册(Global Registry of Acute Coronary Events, GRACE)危险评分作为首选评分来区别侵入性和保守性策略[16-18]。GRACE 评分分数大于108(中度危险的下限)提示应72 h 内行侵入性策略。肌钙蛋白升高、ST 段动态压低、血流动力学不稳定、主要的室性心律失常等是早期侵入性治疗获益的独立预测因素。

当患者有低中度冠心病的可能性且肌钙蛋白和心电图(electrocardiogram, ECG)检查均无法确诊时,CT 血管成像可替代侵入性血管造影以排除 ACS[16]。

冠状动脉造影的时机

与保守性和侵入性之争相似,另一方面的不确定性引起近来有关 NSTE-ACS 临床研究的兴趣,即定义冠状动脉造影和血运重建执行的最佳时机。

TIMACS(Timing of Intervention in Acute Coronary Syndromes)研究结果已在最近报道[19]。在该试验中,与延迟侵入性策略(≥36 h,平均时间为50 h)相比,常规早期侵入性策略(≤24 h,平均时间为14 h)并未提供实质性获益。然而,ISAR-COOL(Intracoronary Stenting with Antithrombotic Regimen Cooling off)试验曾显示早期血管造影(<6 h,平均时间为2.4 h)优于延迟策略(抗血栓药物预处理3~5 d,平均时间为86 h)[20]。每个研究两组之间不同的时间间隔是导致研究结果不同的可能原因:ISAR-COOL 为83 h 而 TIMACS 为36 h。在 ISAR-COOL 研究中,尽管有最佳的抗血栓药物治疗,很多延迟组患者在这个相当长的"延迟"中都出现了不良事件,而术后两组事件发生率是相同的。ABOARD(Angioplasty to Blunt The Rise of Troponin in Acute Coronary Syndromes Randomized for an Immediate or Delayed Intervention)研究测试了 NSTE-ACS 患者可从极早期干预这一更积极的策略获益的假设,即类似于直接 PCI 的标准。TIMI(Thrombolysis in Myocardial Infarction)评分≥3分的 NSTE-ACS 患者被随机分为即刻介入组(平均时间为70 min)或第2工作日介入组(纳入后8~60 h,平均时间为21 h)。研究结果发现即刻

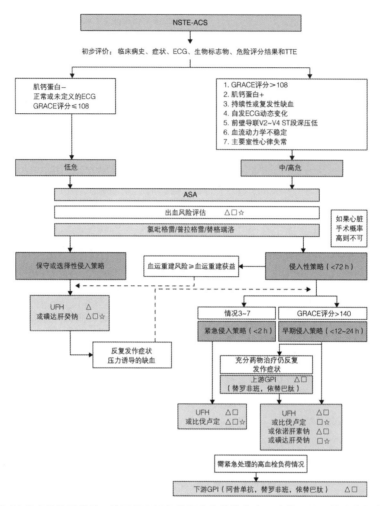

图27.2 NSTEMI和UA患者的处理规范。基于GRACE危险评分和其他临床因素将死亡风险分为低危（≤108分），中危（109~140分），高危（>140分）。出血风险根据CRUSADE出血评分评估：△（最低风险和低风险，≤30分），□（中度风险，31~40分），☆（高风险和最高风险，>40分）（重点提示27.2和表27.2）。

介入并未减少以肌钙蛋白峰值定义的心肌梗死面积[21]。以前对TIMACS的探索性分析发现不同研究中心早期介入组无论是在6 h以内，6~12 h，或是12 h以后造影，结局之间并未有任何差异[19]。然而，TIMACS、ABOARD和ISAR-COOL研究均论证了早期侵入性策略的安全性以及可以减少住院时间和费用[21]。因此，目前指南建议入院72 h内行冠状动脉造影[4,5,16,17,22]。更早的侵入性策略是否在某些情况下是明智的呢？虽然没有明确证据，我们推测不良事件风险增高的患者（GRACE评分>140）可从早期导管介入（12~24 h）中获益[17,22]。实际上，TIMACS试验一个预先设定的分析证实，

GRACE评分最高百分位点（>140）早期造影对比延迟侵入性策略可显著降低主要终点。有趣的是，ABOARD研究并未显示即刻导管介入会使这些患者获益。紧急（即刻或尽快）导管介入应限于表现为治疗无效的反复发作心绞痛、血流动力学不稳定、主要的心律失常或症状持续且前壁导联ST段显著压低（可能后壁透壁缺血）的患者（图27.2），而这些患者实际上已经被所有临床试验排除掉了[17,22]。最后，有一些回顾性研究表明aVR导联ST段抬高与高危冠状动脉病变有关，可预测院内及远期心血管死亡率，提供了GRACE评分之外的危险分层[23]。因此，同时有ST段偏移及aVR导联

ST 段抬高的患者可能会从早期（12~24 h）侵入性策略中获益。

血运重建的方法

冠状动脉造影之后必须确定血运重建类型。目前尚无专门对比 ACS 发作后稳定患者的 PCI 和 CABG 的前瞻性 RCT，因此普遍采用用于其他条件的一般标准[16,17,24]。血运重建策略的选择必须结合造影结果和临床观察，考虑到并发症，并使用推荐的评分系统权衡每种干预措施的获益和风险。SYNTAX（Synergy between Percutaneous Coronary Intervention with Taxus and Cardiac Surgery）是目前最可靠的 PCI 评分方法[25]，而评估手术风险则广泛采用欧洲心脏手术风险评估系统（EuroSCORE）[26]和美国胸外科协会风险评分模型（Society of Thoracic Surgeons，STS）[27]。SYNTAX 评分可提供解剖是否适合 PCI 及成功可能性等相关信息，但不能对 CABG 风险进行分层。相反，EuroSCORE 和 STS 评分是评估 CABG 手术风险的临床评分，然而，它们不涉及 CABG 相关技术问题（如全程主动脉钙化或冠状动脉远段弥漫性病变），对 PCI 围术期风险没有明显作用。显然，临床判断不能被任何单一或组合的评分系统替代，医生仍然需要整合所有可用信息。约 1/3 的 NSTE-ACS 患者为单支血管病变，这种情况最好采用临时 PCI。大约一半的患者为多支血管病变，此时决策更加复杂。大部分这种患者采用 PCI 治疗，仅有一小部分在初次住院期间采用搭桥手术[13]。究其原因，主要是考虑到搭桥时最初积极抗血小板治疗导致的出血并发症风险增高，以及不稳定患者外科手术整体风险较高。然而，SYNTAX 试验有令人信服的证据支持由多学科心脏团队对中高 SYNTAX 得分患者的血运重建策略进行讨论[16,17]。抗凝治疗应与所选血运重建策略相适应（表 27.1）。

表 27.1 根据血运重建方式不同抗血栓治疗的变化

项 目	PCI 相关推荐		
	PCI 术前或负荷剂量	维持剂量（每日）	PCI 术后
抗血小板			
ASA	150~325 mg，口服；250~500 mg，I.V.	75~162 mg，口服	长期持续
ADP 抑制剂			
氯吡格雷	300~600 mg	75 mg，口服	>6~12 个月[a]
普拉格雷	60 mg	10 mg，口服	>6~12 个月[a]
替格瑞洛	180 mg	90 mg，每日两次	>6~12 个月[a]
GPI			
阿昔单抗	0.25 mg/kg I.V.	0.125 μg/(kg·min) I.V.（最大量 10 μg/min）	12 h
替罗非班	0.4 μg/(kg·min) I.V.，30 min	0.1 μg/(kg·min) I.V.	18~24 h
依替巴肽	两次 180 μg/kg 弹丸 I.V.，间隔 10 min	2.0 μg/(kg·min) I.V.	18~24 h
抗凝血剂			
UFH	未联用 GPI 时 70~100 U/kg I.V.，联用 GPI 时 50~70 U/kg I.V.	ACT 监测，目标范围：联用 GPI 时 200~250 s，未联用 GPI 时 250~350 s	停用
比伐卢定	PCI 术前 0.5 mg/kg 弹丸 I.V.，速度增加至 1.75 mg/(kg·h)，静脉滴注	0.25 mg/(kg·h)，I.V.	停用
依诺肝素钠	距离上次 s.c. 使用<8 h，不使用；距离上次 s.c. 使用 8~12 h，0.30 mg/kg 弹丸 I.V.；距离上次 s.c. 使用>12 h，0.75 mg/kg 弹丸 I.V.	1 mg/kg，s.c.	停用
磺达肝癸钠	2.5 mg s.c.，加用 UFH 50~100 U/kg	2.5 mg，s.c.	停用

（续表）

项　目	CABG 相关推荐		
	CABG 术前	CABG 术中	CABG 术后
抗血小板			
ASA	继续使用	—	长期持续
ADP 抑制剂			
氯吡格雷	术前 5 d 停用	—	尽早开始,包括负荷剂量和 ＞6~12 个月[a]的维持剂量
普拉格雷	术前 ≥ 7 d 停用	—	尽早开始,包括负荷剂量和 ＞6~12 个月[a]的维持剂量
替格瑞洛	术前 48~72 h 停用	—	尽早开始,包括负荷剂量和 ＞6~12 个月[a]的维持剂量
GPI			
阿昔单抗	术前 ≥ 24 h 停用		停用
替罗非班	术前 4 h 停用		停用
依替巴肽	术前 4 h 停用		停用
抗凝血剂			
UFH	持续输注（ACT 指导）	ACT 监测,目标范围：联用 GPI 时 200~250 s, 未联用 GPI 时 250~350 s	停用
比伐卢定	术前 3 h 停用,UFH 剂量可根据每个机构的实践		停用
依诺肝素钠	术前 12~24 h 停用,UFH 剂量可根据每个机构的实践		停用
磺达肝癸钠	术前 24 h 停用,UFH 剂量可根据每个机构的实践		停用

a,根据支架类型（金属裸支架 vs 药物洗脱支架）和个体出血风险决定。缩写：ACT,活化凝血时间；ADP,腺苷二磷酸；ASA,阿司匹林；CABG,冠状动脉旁路移植术；GPI,糖蛋白 Ⅱ b/ Ⅲ a 抑制剂；I.V.,静脉注射；s.c.,皮下注射；PCI,经皮冠状动脉介入治疗；UFH,普通肝素。

造影结合 ECG 的变化往往能够确定罪犯病变,PCI 时应首先处理罪犯病变。对于多支血管病变,目前尚不清楚同时对所有明显狭窄病变置入支架是否会比只处理罪犯病变更有益。现有指南指出,应从个体出发决定行罪犯血管治疗还是完全血运重建(同一次或分阶段)。尤其当患者伴有心力衰竭、糖尿病和(或)左心室功能减低时,应努力实现完全功能性血运重建。血流储备分数可在此阶段指导治疗[28]。一个针对 ACS 的前瞻性自然史研究 PROSPECT(Providing Regional Observations to Study Predictors of Events in the Coronary Tree)提供了有趣的见解[29]。所有纳入患者 PCI 后均接受 3 支血管冠状动脉造影以及灰度超声影像和射频血管内超声影像检查。在平均时间为 3.4 年的随访过程中,基线时的罪犯病变和非罪犯病变相关的主要不良心血管事件发生率相似(分别为 12.9% 和 11.6%)。然而,与随访期间事件相关的非罪犯病变基线造影显示为轻度病变,他们呈现出易损病变的特征,即斑块负荷 ≥ 70%,最小管腔面积 ≤ 4.0 mm^2,射频血管内超声虚拟组织学显示为薄纤维帽。这些发现使罪犯病变血运重建和完全血运重建策略的选择更加复杂,对每个病变行冠状动脉介入时均应仔细评估风险和获益。此外,研究强调二级预防措施和研发以整个动脉粥样硬化进程为靶向的新药的重要性。

抗血栓药物治疗

ACS 患者具有血栓形成的环境,因此联合抗血小板和抗凝药物的有效抗血栓治疗会使其获益。每一种这类药物由于其固有的特性均会增加出血危险性,因此必须基于个体进行出血和缺血风险评估,以最大限度地提高治疗的临床净获益(图 27.2,表 27.2,重点提示 27.2)。

表27.2 缺血和出血终点危险评分

缺血事件（和死亡率）			出血		
TIMI[70]	PURSUIT[71]	GRACE[69,72]	CRUSADE[73]	GRACEa[74]	Mehrana[75]
年龄	年龄	年龄		年龄	年龄
	心率	心率	心率		
	收缩压	收缩压	收缩压（≤110 mmHg；≥180 mmHg）	收缩压	
	HF征象（啰音）	HF征象（Killip分级）	HF征象（啰音）		
ST段偏移	ST段偏移	ST段偏移			
		入院时心脏骤停			
		肾脏功能（血清肌酐水平）	肾脏功能（肌酐清除率）	肾脏功能（肾功能不全病史）	肾脏功能（血清肌酐水平）
	心肌标志物升高	心肌标志物升高			
至少3个冠心病（CAD）危险因素					
已知冠状动脉狭窄＞50%					
24 h以内≥2次心绞痛					
1周内使用阿司匹林					
	性别（男性）		性别（女性）	性别（女性）	性别（女性）
			贫血（基线血细胞比容）		贫血（是/否）
			既往血管疾病		
			糖尿病		
				出血史	
					入院诊断（STEMI/NSTEMI/UA）
					白细胞计数

a，GRACE研究中描述了缺血的独立预测因素，但是未建立正式危险评分。在GRACE研究和Mehran研究中，与出血有关的治疗变量（药物和非药物）也包括在模型中，但是在表格中并未报道。

抗血小板治疗

将讨论三类药物：阿司匹林（ASA）、噻吩吡啶类、糖蛋白Ⅱb/Ⅲa抑制剂（GPI）。

阿司匹林

NSTE–ACS患者应尽快服用阿司匹林，除非有并发症，否则应长期持续服用。尽管ASA已经使用了几十年，但是最佳剂量仍然不确定。ESC指南推荐150~300 mg口服或250~500 mg弹丸静注，随后75~100 mg/d[16]。最新的AHA/ACC指南推荐162~325 mg非肠溶剂型，可口服或嚼碎。然后，继续长期持续服用ASA 75~162 mg（支架置入后推荐162~325 mg，坚持至少1、3、6个月，根据支架类型决定）[22]。重要的是，使用ASA会引起剂量依赖性的出血风险增加，而血栓事件发生率则与剂量无关[30]。最近CURRENT–OASIS 7（Clopidogrel and Aspirin Optimal Dose Usage to Reduce Recurrent Events-Seventh Organization to Assess Strategies in Ischemic Syndromes）研究采用2×2析因设计，分别比较双倍剂量和标准剂量氯吡格雷的用药方案、高剂量300~325 mg/d和低剂量75~100 mg/d阿司匹林用药方案。结果显示，高剂量与低剂量阿司匹林的主要结局（30 d死亡、MI或卒中）及大出血无显著差异。提到阿司匹林抵抗，许多研究认为这一现象与不良临床结局相关。应该强调的是，真正的阿司匹林抵抗是非常罕见的，阿司匹林抵抗的首要原因是患者依从性差[32]。

　　腺苷二磷酸受体拮抗剂

　　最近与很多重要临床试验结果相关的改变与噻吩吡啶类有关。10年前，CURE（Clopidogrel in Unstable angina to prevent Recurrent Events）试验证实对接受ASA的ACS患者给予氯吡格雷300 mg负荷及75 mg/d长期服用，对比安慰剂可减少主要心血管事件[33]。氯吡格雷因此已被推荐在所有患者中与ASA联合使用，300~600 mg负荷量，随后75 mg/d剂量维持。多年来，我们已经发现了氯吡格雷与其代谢有关的诸多局限性。事实上，氯吡格雷是一种前体药，需要转化成活性代谢物。血小板对氯吡格雷的反应呈正态分布，处于分布曲线极值的患者可能存在缺血或出血的风险[34]。大量研究表明氯吡格雷低反应性（氯吡格雷治疗中高血小板反应性）与反复缺血事件有关，其存在于高达30%的患者中。导致氯吡格雷效果不佳的机制可能是多因素的，包括遗传、临床和细胞因素。有些RCT研究做出尝试以克服这一局限性，可以归纳如下：① 增加剂量；② 床旁血小板反应测试指导的个体化治疗；③ 床旁基因检测指导的个体化治疗；④ 新型药物（重点提示27.3）。

　　CURRENT–OASIS 7研究将拟行有创干预的NSTE–ACS患者随机分为双倍剂量氯吡格雷组（第1 d 600 mg负荷剂量，第2~7 d 150 mg/d，之后75 mg/d长期维持）或标准剂量氯吡格雷组（300 mg负荷剂量，之后75 mg/d长期维持）。不幸的是，两组心血管死亡、MI、卒中主要结局无显著差异，而双倍剂量组的大出血率增加[31]。GRAVITAS（Gauging Responsiveness with A VerifyNow assay-Impact on Thrombosis and Safety）试验验证了根据

重点提示27.3

　　克服氯吡格雷抵抗的假设和相关的主要临床试验：

　　增加剂量（CURRENT–OASIS 7）。

　　床旁血小板反应测试指导的个体化治疗（GRAVITAS, TRIGGER–PCI, RECLOSE 2 ACS）。

　　床旁基因检测指导的个体化治疗（GIFT, CLOVIS-2, ELEVATE–TIMI 56）。

　　新型药物：普拉格雷（TRITON–TIMI 38）、替格瑞洛（PLATO）。

　　试验设计和结果：

　　CURRENT–OASIS 7：RCT，双倍剂量氯吡格雷vs标准剂量氯吡格雷—完成—阴性。

　　GRAVITAS：RCT，VerifyNow测量无应答者标准剂量氯吡格雷vs双倍剂量氯吡格雷—完成—阴性。

　　TRIGGER PCI：支架置入后的稳定患者基于血小板反应性测试氯吡格雷vs普拉格雷–RCT，事件过少致试验提前终止（注：排除ACS患者）。

　　RECLOSE 2 ACS：前瞻、观察性队列研究。治疗中高血小板反应性的ACS患者在腺苷二磷酸测试的指导下增加氯吡格雷剂量（150~300 mg/d）或换为噻氯匹定（500~1 000 mg/d）。高血小板反应性与近远期缺血事件风险增加有关。治疗调整后血小板测试正常化与测试结果持续异常相比并未改善结局。

　　GIFT：GRAVITAS基因亚组研究：完成—CYP2C19*2携带者对高剂量氯吡格雷无应答。

　　CLOVIS-2：在CYP2C19*2基因变异的杂合子vs纯合子vs匹配野生型评估不同负荷剂量氯吡格雷—完成—杂合子携带者通过增加剂量可克服氯吡格雷抵抗，纯合子携带者则不能。

　　ELEVATE–TIMI 56：评价与基因型（功能缺失的等位基因CYP2C19*2非携带者vs杂合子vs纯合子）有关的不同维持剂量氯吡格雷在稳定患者中的血小板反应性。杂合子携带者达到非携带者75 mg/d剂量的血小板反应性需要3倍的维持剂量，即225 mg/d。在纯合子患者，即使氯吡格雷达到300 mg/d的高剂量，仍达不到最佳血小板抑制程度。

　　TRITON–TIMI 38：RCT，ACS患者普拉格雷vs氯吡格雷—完成—普拉格雷可使主要缺血终点相对减少19%。

　　PLATO：RCT，ACS患者替格瑞洛vs氯吡格雷—完成—替格瑞洛可使主要缺血终点相对减少19%。

测得血小板抵抗指导个体化治疗的假设[35]。根据VerifyNow P2Y12（Acumetrics, San Diego, CA）检测的结果，接受氯吡格雷治疗的P2Y12反应单位（P2Y12 reaction units, PRU）≥230（应答差）的患者被随机分为高剂量组或标准剂量组。高剂

量组第 1 d 给予氯吡格雷 600 mg，其后 150 mg/d 持续 6 个月。标准剂量组给予 300 mg 负荷量，随后 75 mg/d 维持。6 个月时，高剂量氯吡格雷组 30 d 治疗中高血小板反应性与标准剂量氯吡格雷相比降低了 22%，但是主要终点发生率并未降低（心血管死亡，非致命性 MI 或支架内血栓）[35]。GRAVITAS 的随后分析研究了结局与氯吡格雷治疗中高血小板反应性的关系。PCI 术后 12~24 h 或随访期间反应性＜208 PRU 时心血管事件风险降低[36]。有趣的是，GRAVITAS 研究中高剂量氯吡格雷组只有不到一半的患者达到这一阈值，这也许可以解释研究的阴性结果。RECLOSE 2–ACS（responsiveness to Clopidogrel and Stent Thrombosis 2–ACS）研究证实，PCI 术后接受血小板反应性指导的抗血栓药物治疗的患者，高残余血小板反应性显著增加近远期缺血事件的风险[37]。一个令人费解的额外研究结果是，经调整治疗后血小板测试正常化与测试结果持续异常相比并未改善结局。

细胞色素 P450（Cytochrome P450，CYP）同工酶 CYP2C19 在氯吡格雷转化为其活性代谢产物的过程中起着关键作用，CYP2C19 基因功能降低遗传变异的携带者氯吡格雷活性代谢产物水平较低，血小板抑制减少。一项纳入 9 项研究的 meta 分析显示，仅携带一个功能降低 CYP2C19 等位基因的患者发生主要不良心血管事件和支架内血栓的风险显著增加，有两个这种基因的风险更高[38]。实际上，美国食品与药品管理局（Food and Drug Administration，FDA）发布了有关氯吡格雷的"黑框"警告，指出需要进行药物基因学检测来确定患者对氯吡格雷代谢的差异，以此预估出现氯吡格雷不良临床结果的风险。CLOVIS–2（Clopidogrel and Response Variability Investigation Study 2）研究发现携带功能缺失 CYP2C19 基因的氯吡格雷抵抗，杂合子携带者可通过增加氯吡格雷剂量得到改善，纯合子携带者却不能[39]。PAPI（Pharmacogenomics of Antiplatelet Intervention）研究发现 CYP2C19*2 基因型占氯吡格雷反应变异的大约 12%，因此大多数血小板对氯吡格雷反应

变异的原因不明[40]。GIFT（Genotype Information and Functional Testing）是 GRAVITAS 有关基因的亚组研究，它发现有一个或两个 CYP2C19 功能缺失等位基因（*2）的患者应用双倍剂量氯吡格雷并不一定有效（M. Price，个人通信，2011ACC 年会）。最近，两个 RCT 研究 TRITON–TIMI（Therapeutic Outcomes by Optimizing Platelet Inhibition with Prasugrel-Thrombolysis in Myocardial Infarction）38[41] 和 PLATO（PLATelet inhibition and patient Outcomes）[42] 研究在 ACS 患者中对两个第 3 代噻吩吡啶类药物与氯吡格雷进行了头对头对比。这些试验发现普拉格雷和替卡格雷（一种非噻吩吡啶腺苷二磷酸受体拮抗剂）与氯吡格雷相比可降低反复缺血事件的发生率，但均增加非 CABG 相关性出血，而 CABG 相关性出血仅在接受普拉格雷治疗的患者中较高，可能与普拉格雷半衰期较长有关。重要的是，这两项试验有关基因的亚组研究表明获益独立于 CPY2C19 和 ABCB1 基因多态性[43,44]，这为对大多数患者行氯吡格雷个体化治疗及对氯吡格雷无应答的患者提供普拉格雷和替格瑞洛提供了进一步的支持。争论仍在继续，临床试验将进一步澄清这些问题，明确如何正确使用所有的 P2Y12 抑制剂（重点提示 27.4）。目前，对于 ACS 患者，欧洲指南推荐普拉格雷和替格瑞洛替代氯吡格雷[16,17]。不同的是，2011 年更新的 ACC/AHA 关于 UA/NSTEMI 的指南仅推荐普拉格雷，因为指南更新时替格瑞洛尚未被 FDA 批准或上市[22]。更多关于普拉格雷和替格瑞洛的信息详见第 24 章。

重点提示 27.4

ADP 受体抑制剂个体化治疗的理由（所有患者使用氯吡格雷，氯吡格雷无应答者使用普拉格雷或替格瑞洛）：

- 氯吡格雷抵抗可通过床旁检测容易测得。
- 最常见的基因多态性检测在市场上可以获得。
- 节约花费：2/3 的患者对氯吡格雷应答良好，价格较高的新型药物可限于对氯吡格雷无应答者。
- 增加安全性：仅对氯吡格雷应答差的患者使用更强大的药物，可以使更少的患者面临普拉格雷和替格瑞洛所致的高出血风险。

反对个体化治疗的因素：

- 有多个氯吡格雷床旁检测试验可用，但最佳试验仍未确定。
- 无应答的截断值不确定（抑制血小板聚集呈现正态分布，应答者和无应答者之间没有二元分离）。
- 评估的时机尚未确定（对氯吡格雷应答的变量）。
- 尽管增加氯吡格雷剂量，有些患者仍表现为治疗中高血小板反应性（功能缺失等位基因CYP2C19*2携带者的校正更加困难，纯合子几乎无校正可能）。
- 基因测试仅约占血小板抑制变异的12%。
- TRITON–TIMI 38和PLATO有关基因的亚组研究中，没有功能缺失基因型CYP2C19*2的患者中也可观察到普拉格雷和替格瑞洛的获益。

必须注意，由于竞争结合CYP2C19导致氯吡格雷与质子泵抑制剂（proton pump inhibitor，PPI）之间可能存在相互作用。这一药效学相互作用的临床意义仍有争议，因为不同注册研究的结果是矛盾的。此外，不是所有PPI与CYP2C19存在相同的相互作用。唯一的大型随机试验COGENT（Clopidogrel and the Optimization of Gastrointestinal Events Trial）因资助者财务问题过早中断，它发现联合应用氯吡格雷和奥美拉唑与单独应用氯吡格雷相比并未增加缺血事件风险，而胃肠道出血显著减少[45]。这些结果表明有应用指征时PPI不应被阻止使用。在缺血风险高的情况下，如左主干支架，应及时检测氯吡格雷对血小板的抑制情况。胃肠道出血风险低时可使用替代的胃保护药物如雷尼替丁。

糖蛋白ⅡB/ⅢA抑制剂

多年来糖蛋白Ⅱb/Ⅲa抑制剂（glycoprotein Ⅱb/Ⅲa inhibitor，GPI）一直是NSTE–ACS治疗的支柱，尤其是接受早期侵入性策略的高危患者。实际上，GPI使PCI围术期风险减少，是使早期侵入性策略优于保守策略的"王牌"。抗血栓药物治疗的优化对使用充分氯吡格雷预处理情况下的GPI疗效以及GPI与直接凝血酶抑制剂比伐卢定的对比，提出了严重的质疑。另一争议是GPI的使用时机，冠状动脉造影术前常规使用（"上游"）还是在导管室已知冠状动脉解剖后选择性使用（"下游"）。解决这些问题的主要临床试验包括：ISAR–REACT（Intracoronary Stenting and Antithrombotic Regimen-Rapid Early Action for Coronary Treatment）–2试验[46]、ACUITY（Acute Catheterization and Urgent Intervention Triage strategy）试验[47]、ACUITY Timing试验[48]和EARLY–ACS（Early Glycoprotein Ⅱb/Ⅲa Inhibition in Patients With Non-ST-Segment Elevation Acute Coronary Syndrome）试验[49]。简单来说，ISAR–REACT 2试验对比行PCI的UA/NSTEMI患者使用阿司匹林、氯吡格雷、阿昔单抗三联抗血小板治疗和ASA、氯吡格雷双联抗血小板治疗。治疗前至少2 h给予600 mg氯吡格雷，在这一前提下，阿昔单抗降低了不良事件的风险，但这一获益似乎仅限于肌钙蛋白水平升高的患者。ACUITY试验在行早期侵入性治疗的中高危ACS患者中对比了3种抗血栓治疗方案：普通肝素（unfractionated heparin，UFH）或依诺肝素钠加GPI，比伐卢定加GPI，或单独使用比伐卢定。使用GPI的两组再次随机分为"上游"和"下游"使用GPI组（ACUITY Timing试验）。单独使用比伐卢定与肝素加GPI相比，可致非劣性的30 d复合缺血终点发生率，但显著降低大出血且与净临床获益相关。比伐卢定加GPI和肝素加GPI之间无明显差异[47]。值得注意的是，对造影或PCI前未接受噻吩吡啶的患者亚组分析显示，单独使用比伐卢定与UFH加GPI相比缺血事件风险增加。即使有出血过量，ACUITY Timing试验并未发现在导管室延迟选择性使用依替巴肽对比常规上游使用有非劣性[48]。然而，这个试验有很多不足，包括入选中危患者而不是高危患者，GPI预处理开始时间与造影间隔时间短（平均时间为4.0 h）。因此，大家对EARLY ACS试验的结果期待已久。该试验纳入了高危患者（包括以下至少两项：ST段压低或短暂的ST段抬高，生物标志物水平升高，年龄＞60岁），限制了随机化之前的延迟（平均时间5 h），预处理持续时间合适（平均时间21 h）且符合惯例[50]。EARLY ACS试验表明早期常规使用依替巴肽并不优于造影后临时使用依替巴肽，而且早期使用与较高的非致死性出血和需要输血的风险相关[49]。预先设定的基线特征,包括早期服用氯吡格雷和研究终点之间并无明显相互作用。在一项亚组分析中,行 PCI 的患者早期使用依替巴肽,缺血性事件数减少。基于这些发现,ESC 冠状动脉血运重建指南将上游使用 GPI 降为Ⅲ类推荐(即正式禁忌)[17]。上次更新的 ACC/AHA 指南包括了 2011 年 ESC 的 NSTE–ACS 指南,其内容有些不同:已经接受 ASA 和一种噻吩吡啶类药物治疗且选择侵入性策略的高缺血风险患者(肌钙蛋白水平升高,糖尿病或明显 ST 段压低)可以考虑上游使用 GPI(Ⅱb),前提是不存在高出血风险[16,22]。对初始选择保守策略,反复发作缺血且抗凝治疗充分的 UA/NSTEMI 患者为Ⅱa 类推荐。中高危风险拟行侵入性策略且未行双联抗血小板预处理的患者为Ⅰ类推荐[16,22]。

联合应用 GPI 与新型 ADP 受体拮抗剂的安全性及有效性知之甚少。TRITON–TIMI 38 试验中有 54.5% 的患者在首次住院期间使用了 GPI。对这些患者的分析发现,不管是否使用 GPI,普拉格雷对比氯吡格雷的心血管事件及支架内血栓形成的风险显著降低[51]。重要的是,GPI 加普拉格雷与 GPI 加氯吡格雷相比并未加重出血相关风险。在 PLATO 试验中,约有 26% 的患者使用了 GPI,但是目前尚无具体信息[44]。

抗凝治疗

UA/NSTEMI 患者入院后应尽快在抗血小板治疗外加用抗凝治疗。对 NSTE–ACS 患者目前推荐 4 种肠外抗凝剂:UFH、依诺肝素钠(一种低分子量肝素)、比伐卢定(直接凝血酶抑制剂)、磺达肝癸钠(Ⅹa 因子抑制剂)。药物种类和剂量应根据危险分层和治疗策略来选择(图 27.2,重点提示 27.2 和 27.5)。一般来说,比伐卢定和磺达肝癸钠(美国 FDA 尚未批准在 ACS 患者中使用)可在无缺血保护损失的前提下降低出血率[47,52],因此对出血风险增加的患者更有吸引力。然而,比伐卢定并未在极高危患者中验证。在 ACUITY 试验中,造影或 PCI 前未接受噻吩吡啶类药物的患者使用比伐卢定使缺血事件风险增高[47]。此外,值得

注意的是,该试验从研究药物到导管介入术有短时间间隔(平均时间为 4 h),因此试验结果无法外推至早期侵入方式治疗的患者[24]。由于比伐卢定的主要优势是减少出血并发症,只用 UFH(不用 GPI)能否保持这一优势仍是个问题。两个临床试验在选择性 PCI 患者(包括 UA 患者,但排除 NSTEMI 患者)中对比了比伐卢定和 UFH:ISAR–REACT 3(Intracoronary Stenting and Antithrombotic Regimen:Rapid Early Action for Coronary Treatment 3)试验[53]和 ARMYDA BIVALVE 试验。前者使用非标准剂量 UFH 140 U/kg,后者使用低剂量 75 U/kg。所有患者使用氯吡格雷预处理,未常规使用 GPI。两个试验都显示随机分配到比伐卢定组患者出血较少,缺血并发症的发生率相似。而这些和一些以前的研究中出血的减少相当一部分归功于穿刺点并发症的减少。此外,在随后的 ISAR–REACT 3A 研究中,减少的 UFH 剂量 100 U/kg 与 140 U/kg 的历史对照相比可减少出血,与比伐卢定相比达到非劣性标准[54]。

重点提示 27.5

NSTE–ACS 患者有关抗凝治疗的一般推荐:

- 入院后应尽快在抗血小板治疗上加用抗凝治疗。
- 避免抗凝剂交叉(尤其是 UFH 和低分子量肝素)。
- 单个机构应使用一致方法,以尽可能减少剂量和给药错误。
- 拟行紧急导管术的极高缺血风险患者(如持续心绞痛、血流动力学不稳定、难治性心律失常)应使用 UFH。出血相关风险高的患者应单用比伐卢定。
- 拟行早期侵入性策略的中高缺血风险患者(如肌钙蛋白阳性、反复心绞痛、ST 段动态演变),UFH 60 U/kg,弹丸式静脉注射,随后输注至 PCI;或依诺肝素钠 1 mg/kg,皮下注射,每日两次至 PCI(肾衰竭和年龄 > 75 岁时减量);或比伐卢定 0.1 mg/kg,弹丸式静脉注射,随后 0.25 mg/(kg·h)输注至 PCI;或磺达肝癸钠 2.5 mg/d s.c. 至 PCI,导管术时加用 UFH。
- 计划行初始保守策略的低缺血风险患者(肌钙蛋白阴性,无 ST 段改变),可以使用磺达肝癸钠、依诺肝素钠或 UFH。出血风险增高的患者,更推荐使用磺达肝癸钠。
- UFH:与 GPI 合用降低活化凝血时间目标值可能是合理的(目标范围:联用 GPI 时 200~250 s,未联用 GPI 时 250~350 s)。

Xa因子抑制剂如磺达肝癸钠（间接Xa因子抑制剂）在凝血机制的上游起作用。在OASIS-5（Organization to Assess Strategies for Ischaemic Syndromes-5）试验中[52]，磺达肝癸钠与依诺肝素钠相比表现出相似的联合缺血事件，但是可显著降低严重出血并发症的发生率，进而降低远期死亡率和卒中发生率。然而，在行冠状动脉造影和PCI的患者中，磺达肝癸钠与较高的导管血栓形成率相关。可能是由于Xa因子抑制剂对已经形成或产生的凝血酶没有任何作用。因此，侵入性操作中使用磺达肝癸钠的患者应给予UFH。

FUTURA/OASIS 8（Fondaparinux with UnfracTionated heparin dUring Revascularization in Acute coronary syndromes）试验解决了磺达肝癸钠辅以UFH的最佳剂量[55]。该试验表明在预防出血并发症方面固定低剂量肝素并不优于ACT指导的标准剂量肝素。与OASIS-5PCI人群的磺达肝癸钠组间接对比表明在磺达肝癸钠基础上加用任何剂量的普通肝素均不会增加大出血风险[55]。

依诺肝素钠是一种低分子量肝素，可克服UFH的大部分药动学局限性。实际上，依诺肝素钠结合血浆蛋白和内皮细胞减少，可预测的剂量效应关系更多，通常不需要实验室监测活性。此外，依诺肝素钠与UFH相比血小板活化减少，肝素诱导的血小板减少症风险降低。依诺肝素钠的另一个优势是皮下给药比较方便。与UFH相比，依诺肝素钠可减少死亡或MI，但被增加的出血风险所抵消，导致整体呈现中性效应[56]。由于抗凝治疗监测比较困难，医师在介入期间不太情愿使用低分子量肝素代替UFH。因此接受依诺肝素钠治疗的患者很少在导管室接受额外UFH。SYNERGY（Superior Yield of the New Strategy of Enoxaparin, Revascularization and Glycoprotein Ⅱb/Ⅲa Inhibitors）研究的事后分析表明，已经给予依诺肝素钠的患者在PCI时交叉给予UFH与过量出血相关[57]。这一假设最近被STACKENOX（STACK-on to ENOXaparin）试验证实[58]，除非Xa因子活性水平低，否则给予1 mg/kg依诺肝素钠后10 h内不鼓励使用UFH。因为患者可能对依诺肝素钠应答程度不同（如明显肥胖患者、严重肾衰竭和5~8剂量皮下注射后达到稳定状态的患者），在拟行导管术的患者需建立一种快速可靠的床旁抗Xa活性评估方法[50]。目前已经提出了基于依诺肝素钠药效学时机的替代策略[59]。

UFH的一个小优势是缺血事件时它的作用可以通过鱼精蛋白及时扭转，依诺肝素钠只有部分可被鱼精蛋白逆转，而比伐卢定和磺达肝癸钠因缺乏鱼精蛋白结合域需要输注凝血因子。

急性期后的护理

正如前面所指出的，ACS后数月缺血性事件风险仍然很高，实际上出院后NSTE-ACS患者的死亡率高于STEMI患者[60]。因此，在此阶段的二级预防是至关重要的（图27.3）。推荐对危险因素进行积极修正[24]，但是ACS后很难坚持饮食、运动、戒烟的行为建议[61]，常使用有效的心脏病药物。

指 南 之 外

有几个问题因缺乏明确的证据要么不存在要么仅被指南轻微触碰。其中最重要的是：① 超敏肌钙蛋白检测的作用；② 冠状动脉造影和PCI时桡动脉入径对比股动脉入径；③ 所谓的治疗-风险悖论（重点提示27.6）。

最近开发了新的高灵敏度肌钙蛋白检测，能够更灵敏、快速地诊断心肌坏死。然而，诊断假阳性率也会增加。有了这些检测，许多以前被诊断为UA的患者现在将被重新归类为NSTEMI[62]。尽管高灵敏度肌钙蛋白检测的确切作用还有待确定，它们已被证实可以改善ACS患者的风险评估，进而提示需要积极治疗的情况[63,64]。

出血风险是ACS患者的一个主要问题。桡动脉入径冠状动脉造影和PCI可明显降低穿刺部位出血事件[65]。AHA/ACC指南仅陈述"编写委员会支持可减少出血的技术（如桡动脉入径和小尺寸

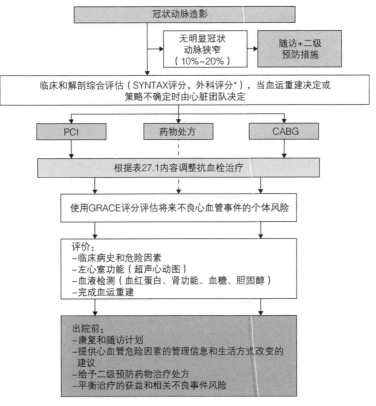

图 27.3　血运重建策略和急性期后的处理。

鞘管)的进一步研究"[24]。ESC指南对"高出血风险患者使用桡动脉入径"给予一般推荐[16,17]。实际上,最近一项对比ACS患者桡动脉入径和股动脉入径的随机试验发现两者主要结局无差别。然而,预先设定的亚组分析显示,与股动脉入径相比,在经桡动脉冠状动脉介入治疗手术量排在前1/3的介入中心接受治疗的患者桡动脉入径效果明显较好(HR: 0.49, 95% CI: 0.28~0.87; P=0.015);桡动脉入径还可减少血管并发症的发生率[66]。

许多研究报道,缺血事件风险较低的患者与风险较高的患者相比,可能会采取更积极的治疗,包括侵入性策略[67,68],这可能是由于缺血和出血风险的增加是平行的,但不合理性仍然存在且可能与最差的结局相关[60]。有意识地使用肾保护策略,仔细调整剂量并根据肾脏功能和体重调整药物剂量,侵入性操作时采用经桡途径,可能有助于减少指南与临床实践之间的差距。

个 人 观 点

ACS领域非常复杂，治疗策略常常根据新的研究而发生变化。多年来，已明确NSTE–ACS是一种严重的疾病，必须积极治疗。根据早期冠状动脉解剖学信息，需要时行冠状动脉血运重建，使用最合适的血运重建策略，而早期侵入性策略是最有效的措施之一，应在大部分ACS患者中使用。在一般情况下，越多限制临床试验保守组的冠状动脉导管术，侵入组获益越多。冠状动脉造影必须足够快，以防止早期不良事件，但是除了极少数的例外情况，不要和STEMI患者一样快，以允许对每位患者进行精确动态的风险分层。根据缺血和出血风险的细致个体化评估以及选择的治疗策略，目前有广泛的药物和药物组合可用于每个患者的个体化治疗。一些注册研究表明，现有指南与临床实践之间存在一定的差距，尤其是危险分层和其在整个治疗过程中的效果。对ACS病理生理学的深入了解、新型生物标志物与临床实践的整合、新的成像技术、新型药物、急性期后管理的改善，必在不久的将来改善NSTE–ACS的处理和预后。NSTE–ACS后残余心血管风险的处理具有挑战性，尤其是在一些患者亚组（如老年人），仍需不断关注，后续随访，确定新的目标和相关的治疗药物。

参 考 文 献

1. Fuster V, Badimon L, Badimon JJ, Chesebro JH. The pathogenesis of coronary artery disease and the acute coronary syndromes（2）. N Engl J Med 1992; 326: 310–18.

2. Fuster V, Badimon L, Badimon JJ, Chesebro JH. The pathogenesis of coronary artery disease and the acute coronary syndromes（1）. N Engl J Med 1992; 326: 242–50.

3. Naghavi M, Libby P, Falk E, et al. From vulnerable plaque to vulnerable patient: a call for new definitions and risk assessment strategies: Part I. Circulation. 2003; 108: 1664–72.

4. Anderson JL, Adams CD, Antman EM, et al. ACC/AHA 2007 guidelines for the management of patients with unstable angina/non ST-elevation myocardial infarction: a report of the American College of Cardiology/ American Heart Association Task Force on Practice Guidelines（Writing Committee to Revise the 2002 Guidelines for the Management of Patients With Unstable Angina/Non ST-Elevation Myocardial Infarction）: developed in collaboration with the American College of Emergency Physicians, the Society for Cardiovascular Angiography and Interventions, and the Society of Thoracic Surgeons: endorsed by the American Association of Cardiovascular and Pulmonary Rehabilitation and the Society for Academic Emergency Medicine. Circulation. 2007; 116: e148–304.

5. Bassand JP, Hamm CW, Ardissino D, et al. Guidelines for the diagnosis and treatment of non-ST-segment elevation acute coronary syndromes. Eur Heart J 2007; 28: 1598–660.

6. Terkelsen CJ, Lassen JF, Norgaard BL, et al. Mortality rates in patients with ST-elevation vs. non-ST-elevation acute myocardial infarction: observations from an unselected cohort. Eur Heart J 2005; 26: 18–26.

7. The TIMI Investigators. Effects of tissue plasminogen activator and a comparison of early invasive and conservative strategies in unstable angina and non-Q-wave myocardial infarction. Results of the TIMI IIIB Trial. Thrombolysis in Myocardial Ischemia. Circulation 1994; 89: 1545–56.

8. McCullough PA, O'Neill WW, Graham M, et al. A prospective randomized trial of triage angiography in acute coronary syndromes ineligible for thrombolytic therapy. Results of the medicine versus angiography in thrombolytic exclusion（MATE）trial. J Am Coll Cardiol 1998; 32: 596–605.

9. Boden WE, O'Rourke RA, Crawford MH, et al. Outcomes in patients with acute non-Q-wave myocardial infarction randomly assigned to an invasive as compared with a conservative management strategy. Veterans Affairs Non-Q-Wave Infarction Strategies in Hospital（VANQWISH）Trial Investigators. N Engl J Med 1998; 338: 1785–92.

10. Wallentin L, Lagerqvist B, Husted S, et al. Outcome at 1 year after an invasive compared with a non-invasive strategy in unstable coronary-artery disease: the FRISC II invasive randomised trial. FRISC II Investigators. Fast Revascularisation during Instability in Coronary artery disease. Lancet 2000; 356: 9–16.

11. Cannon CP, Weintraub WS, Demopoulos LA, et al. Comparison of early invasive and conservative strategies in patients with unstable coronary syndromes treated with the glycoprotein IIb/IIIa inhibitor tirofiban. N Engl J Med 2001; 344: 1879–87.

12. Fox KA, Poole-Wilson PA, Henderson RA, et al. Interventional versus conservative treatment for patients with unstable angina or non-ST-elevation myocardial infarction: the British Heart Foundation RITA 3 randomised trial. Randomized Intervention Trial of unstable Angina. Lancet. 2002; 360: 743–51.

13. de Winter RJ, Windhausen F, Cornel JH, et al. Early invasive versus selectively invasive management for acute coronary syndromes. N Engl J Med 2005; 353: 1095–104.

14. Mehta SR, Cannon CP, Fox KA, et al. Routine vs selective invasive strategies in patients with acute coronary syndromes: a collaborative meta-analysis of randomized trials. JAMA 2005; 293: 2908–17.

15. Fox KA, Clayton TC, Damman P, et al. Long-term outcome of a routine versus selective invasive strategy in patients with non-ST-segment elevation acute coronary syndrome a meta-analysis of individual patient data. J Am Coll Cardiol 2010; 55: 2435–45.

16. Hamm CW, Bassand JP, Agewall S, et al. ESC Guidelines for the management of acute coronary syndromes in patients presenting without persistent ST-segment elevation: The Task Force for the management of acute coronary syndromes（ACS）in patients presenting without persistent ST-segment elevation of the European Society of Cardiology（ESC）. Eur Heart J 2011; Epub ahead of print.

17. Wijns W, Kolh P, Danchin N, et al. Guidelines on myocardial revascularization: The Task Force on Myocardial Revascularization of the European Society of Cardiology（ESC）and the European Association for Cardio-Thoracic Surgery（EACTS）. Eur Heart J 2010; 31: 2501–55.

18. Kushner FG, Hand M, Smith SC Jr, et al. 2009 focused updates: ACC/AHA guidelines for the management of patients with ST-elevation myocardial infarction（updating the 2004 guideline and 2007 focused update）and ACC/ AHA/SCAI guidelines on percutaneous coronary intervention（updating the 2005 guideline and 2007 focused update）a report of the American College of Cardiology Foundation/American Heart Association Task Force on Practice Guidelines. J Am Coll Cardiol 2009; 54: 2205–41.

19. Mehta SR, Granger CB, Boden WE, et al. Early versus delayed invasive intervention in acute coronary syndromes. N Engl J Med 2009; 360: 2165–75.

20. Neumann FJ, Kastrati A, Pogatsa-Murray G, et al. Evaluation of prolonged antithrombotic pretreatment ("cooling-off" strategy) before intervention in patients with unstable coronary syndromes: a randomized controlled trial. JAMA 2003; 290: 1593–9.

21. Montalescot G, Cayla G, Collet JP, et al. Immediate vs delayed intervention for acute coronary syndromes: a randomized clinical trial. JAMA 2009; 302: 947–54.

22. Wright RS, Anderson JL, Adams CD, et al. 2011 ACCF/AHA Focused Update of the Guidelines for the Management of Patients With Unstable Angina/Non-ST-Elevation Myocardial Infarction (Updating the 2007 Guideline) A Report of the American College of Cardiology Foundation/ American Heart Association Task Force on Practice Guidelines Developed in Collaboration With the American College of Emergency Physicians, Society for Cardiovascular Angiography and Interventions, and Society of Thoracic Surgeons. J Am Coll Cardiol 2011; 57: 1920–59.

23. Taglieri N, Marzocchi A, Saia F, et al. Short-and Long-term prognostic significance of ST-Segment Elevation in Lead aVR in patients with Non-ST-segment Elevation Acute Coronary Syndrome. Am J Cardiol 2011; 108: 21–8.

24. Anderson JL, Adams CD, Antman EM, et al. 2011 ACCF/AHA Focused Update Incorporated Into the ACC/AHA 2007 Guidelines for the Management of Patients With Unstable Angina/Non-ST-Elevation Myocardial Infarction: a Report of the American College of Cardiology Foundation/American Heart Association Task Force on Practice Guidelines. Circulation 2011; 123: e426–579.

25. Serruys PW, Morice MC, Kappetein AP, et al. Percutaneous coronary intervention versus coronary-artery bypass grafting for severe coronary artery disease. N Engl J Med 2009; 360: 961–72.

26. Roques F, Nashef SA, Michel P, et al. Risk factors and outcome in European cardiac surgery: analysis of the EuroSCORE multinational database of 19 030 patients. Eur J Cardiothorac Surg 1999; 15: 816–22; discussion 822–3.

27. Dewey TM, Brown D, Ryan WH, et al. Reliability of risk algorithms in predicting early and late operative outcomes in high-risk patients undergoing aortic valve replacement. J Thorac Cardiovasc Surg 2008; 135: 180–7.

28. Tonino PA, De Bruyne B, Pijls NH, et al. Fractional flow reserve versus angiography for guiding percutaneous coronary intervention. N Engl J Med 2009; 360: 213–24.

29. Stone GW, Maehara A, Lansky AJ, et al. A prospective natural-history study of coronary atherosclerosis. N Engl J Med 2011; 364: 226–35.

30. Yusuf S, Zhao F, Mehta SR, et al. Effects of clopidogrel in addition to aspirin in patients with acute coronary syndromes without ST-segment elevation. N Engl J Med 2001; 345: 494–502.

31. Mehta SR, Bassand JP, Chrolavicius S, et al. Dose comparisons of clopidogrel and aspirin in acute coronary syndromes. N Engl J Med 2010; 363: 930–42.

32. Angiolillo DJ, Suryadevara S, Capranzano P, et al. Antiplatelet drug response variability and the role of platelet function testing: a practical guide for interventional cardiologists. Catheter Cardiovasc Interv 2009; 73: 1–14.

33. Mehta SR, Yusuf S, Peters RJ, et al. Effects of pretreatment with clopidogrel and aspirin followed by long-term therapy in patients undergoing percutaneous coronary intervention: the PCI-CURE study. Lancet 2001; 358: 527–33.

34. Angiolillo DJ, Fernandez-Ortiz A, Bernardo E, et al. Variability in individual responsiveness to clopidogrel: clinical implications, management, and future perspectives. J Am Coll Cardiol 2007; 49: 1505–16.

35. Price MJ, Berger PB, Teirstein PS, et al. Standard- vs high-dose clopidogrel based on platelet function testing after percutaneous coronary intervention: the GRAVITAS randomized trial. JAMA 2011; 305: 1097–105.

36. Price MJ, Angiolillo DJ, Teirstein PS, et al. Platelet reactivity and cardiovascular outcomes after percutaneous coronary intervention. A time-dependent analysis of the Gauging Responsiveness with a VerifyNow P2Y12 Assay: impact on Thrombosis and Safety (GRAVITAS) trial. Circulation 2011; 124: 1132–7.

37. Parodi G, Marcucci R, Valenti R, et al. High residual platelet reactivity after clopidogrel loading and long-term cardiovascular events among patients with acute coronary syndromes undergoing PCI. JAMA 2011; 306: 1215–23.

38. Mega JL, Simon T, Collet JP, et al. Reduced-function CYP2C19 genotype and risk of adverse clinical outcomes among patients treated with clopidogrel predominantly for PCI: a meta-analysis. JAMA 2010; 304: 1821–30.

39. Collet JP, Hulot JS, Anzaha G, et al. High doses of clopidogrel to overcome genetic resistance the randomized crossover CLOVIS–2 (Clopidogrel and Response Variability Investigation Study 2). JACC Cardiovasc Interv 2011; 4: 392–402.

40. Shuldiner AR, O'Connell JR, Bliden KP, et al. Association of cytochrome P450 2C19 genotype with the antiplatelet effect and clinical efficacy of clopidogrel therapy. JAMA 2009; 302: 849–57.

41. Mega JL, Close SL, Wiviott SD, et al. Genetic variants in ABCB1 and CYP2C19 and cardiovascular outcomes after treatment with clopidogrel and prasugrel in the TRITON–TIMI 38 trial: a pharmacogenetic analysis. Lancet 2010; 376: 1312–19.

42. Wallentin L, James S, Storey RF, et al. Effect of CYP2C19 and ABCB1 single nucleotide polymorphisms on outcomes of treatment with ticagrelor versus clopidogrel for acute coronary syndromes: a genetic substudy of the PLATO trial. Lancet 2010; 376: 1320–8.

43. Wiviott SD, Braunwald E, McCabe CH, et al. Prasugrel versus clopidogrel in patients with acute coronary syndromes. N Engl J Med 2007; 357: 2001–15.

44. Wallentin L, Becker RC, Budaj A, et al. Ticagrelor versus clopidogrel in patients with acute coronary syndromes. N Engl J Med 2009; 361: 1045–57.

45. Bhatt DL, Cryer BL, Contant CF, et al. Clopidogrel with or without omeprazole in coronary artery disease. N Engl J Med 2010; 363: 1909–17.

46. Kastrati A, Mehilli J, Neumann FJ, et al. Abciximab in patients with acute coronary syndromes undergoing percutaneous coronary intervention after clopidogrel pretreatment: the ISAR–REACT 2 randomized trial. JAMA 2006; 295: 1531–8.

47. Stone GW, McLaurin BT, Cox DA, et al. Bivalirudin for patients with acute coronary syndromes. N Engl J Med 2006; 355: 2203–16.

48. Stone GW, Bertrand ME, Moses JW, et al. Routine upstream initiation vs deferred selective use of glycoprotein IIb/IIIa inhibitors in acute coronary syndromes: the ACUITY Timing trial. JAMA 2007; 297: 591–602.

49. Giugliano RP, White JA, Bode C, et al. Early versus delayed, provisional eptifibatide in acute coronary syndromes. N Engl J Med 2009; 360: 2176–90.

50. Alexander D, Mann N, Ou FS, et al. Patterns of upstream antiplatelet therapy use before primary percutaneous coronary intervention for acute ST-elevation myocardial infarction (from the CRUSADE National Quality Improvement Initiative). Am J Cardiol 2008; 102: 1335–40.

51. O'Donoghue M, Antman EM, Braunwald E, et al. The efficacy and safety of prasugrel with and without a glycoprotein IIb/IIIa inhibitor in patients with acute coronary syndromes undergoing percutaneous intervention: a TRITON–TIMI 38 (Trial to Assess Improvement in Therapeutic Outcomes by Optimizing Platelet Inhibition With Prasugrel-Thrombolysis In Myocardial Infarction 38) analysis. J Am Coll Cardiol 2009; 54: 678–85.

52. Yusuf S, Mehta SR, Chrolavicius S, et al. Comparison of fondaparinux and enoxaparin in acute coronary syndromes. N Engl J Med 2006; 354: 1464–76.

53. Kastrati A, Neumann FJ, Mehilli J, et al. Bivalirudin versus unfractionated heparin during percutaneous coronary intervention. N Engl J Med 2008; 359: 688–96.

54. Schulz S, Mehilli J, Neumann FJ, et al. ISAR–REACT 3A: a study of reduced dose of unfractionated heparin in biomarker negative patients undergoing percutaneous coronary intervention. Eur Heart J 2010; 31: 2482–91.

55. Steg PG, Jolly SS, Mehta SR, et al. Low-dose vs standard-dose

unfractionated heparin for percutaneous coronary intervention in acute coronary syndromes treated with fondaparinux: the FUTURA/OASIS–8 randomized trial. JAMA 2010; 304: 1339–49.

56. Murphy SA, Gibson CM, Morrow DA, et al. Efficacy and safety of the low-molecular weight heparin enoxaparin compared with unfractionated heparin across the acute coronary syndrome spectrum: a meta-analysis. Eur Heart J 2007; 28: 2077–86.

57. Mahaffey KW, Ferguson JJ. Exploring the role of enoxaparin in the management of high-risk patients with non-ST-elevation acute coronary syndromes: the SYNERGY trial. Am Heart J 2005; 149: S81–90.

58. Drouet L, Bal dit Sollier C, Martin J. Adding intravenous unfractionated heparin to standard enoxaparin causes excessive anticoagulation not detected by activated clotting time: results of the STACK-on to ENOXaparin (STACKENOX) study. Am Heart J 2009; 158: 177–84.

59. Martin JL, Slepian M. Use of low-molecular-weight heparins during percutaneous coronary intervention. J Invasive Cardiol 2011; 23: 1–8.

60. McManus DD, Gore J, Yarzebski J, et al. Recent trends in the incidence, treatment, and outcomes of patients with STEMI and NSTEMI. Am J Med 2011; 124: 40–7.

61. Chow CK, Jolly S, Rao-Melacini P, et al. Association of diet, exercise, and smoking modification with risk of early cardiovascular events after acute coronary syndromes. Circulation 2010; 121: 750–8.

62. Goodman SG, Steg PG, Eagle KA, et al. The diagnostic and prognostic impact of the redefinition of acute myocardial infarction: lessons from the Global Registry of Acute Coronary Events (GRACE). Am Heart J 2006; 151: 654–60.

63. Ndrepepa G, Braun S, Mehilli J, et al. Prognostic value of sensitive troponin T in patients with stable and unstable angina and undetectable conventional troponin. Am Heart J 2011; 161: 68–75.

64. Lindahl B, Venge P, James S. The new high-sensitivity cardiac troponin T assay improves risk assessment in acute coronary syndromes. Am Heart J 2011; 160: 224–9.

65. Agostoni P, Biondi-Zoccai GG, de Benedictis ML, et al. Radial versus femoral approach for percutaneous coronary diagnostic and interventional procedures; Systematic overview and meta-analysis of randomized trials. J Am Coll Cardiol 2004; 44: 349–56.

66. Jolly SS, Yusuf S, Cairns J, et al. Radial versus femoral access for coronary angiography and intervention in patients with acute coronary syndromes (RIVAL): a randomised, parallel group, multicentre trial. Lancet 2011; 377: 1409–20.

67. Bhatt DL, Roe MT, Peterson ED, et al. Utilization of early invasive management strategies for high-risk patients with non-ST-segment elevation acute coronary syndromes: results from the CRUSADE Quality Improvement Initiative. JAMA 2004; 292: 2096–104.

68. Fox KA, Anderson FA Jr, Dabbous OH, et al. Intervention in acute coronary syndromes: do patients undergo intervention on the basis of their risk characteristics? The Global Registry of Acute Coronary Events (GRACE). Heart 2007; 93: 177–82.

69. Granger CB, Goldberg RJ, Dabbous O, et al. Predictors of hospital mortality in the global registry of acute coronary events. Arch Intern Med 2003; 163: 2345–53.

70. Antman EM, Cohen M, Bernink PJ, et al. The TIMI risk score for unstable angina/non-ST elevation MI: a method for prognostication and therapeutic decision making. JAMA 2000; 284: 835–42.

71. Boersma E, Pieper KS, Steyerberg EW, et al. Predictors of outcome in patients with acute coronary syndromes without persistent ST-segment elevation. Results from an international trial of 9 461 patients. The PURSUIT Investigators. Circulation 2000; 101: 2557–67.

72. Eagle KA, Lim MJ, Dabbous OH, et al. A validated prediction model for all forms of acute coronary syndrome: estimating the risk of 6-month postdischarge death in an international registry. JAMA 2004; 291: 2727–33.

73. Subherwal S, Bach RG, Chen AY, et al. Baseline risk of major bleeding in non-ST-segment-elevation myocardial infarction: the CRUSADE (Can Rapid risk stratification of Unstable angina patients Suppress ADverse outcomes with Early implementation of the ACC/AHA Guidelines) Bleeding Score. Circulation 2009; 119: 1873–82.

74. Moscucci M, Fox KA, Cannon CP, et al. Predictors of major bleeding in acute coronary syndromes: the Global Registry of Acute Coronary Events (GRACE). Eur Heart J 2003; 24: 1815–23.

75. Mehran R, Pocock SJ, Nikolsky E, et al. A risk score to predict bleeding in patients with acute coronary syndromes. J Am Coll Cardiol 2010; 55: 2556–66.

28

ST 段抬高型心肌梗死患者治疗流程

Treatment algorithm in patients with STEMI

Luca Golino and Giuseppe De Luca

曲新凯　韩文正　译

概　述

ST段抬高型心肌梗死（STEMI）是发达国家人口死亡的主要原因之一。在"时间就是心肌"的理念下，急诊医师对STEMI患者是否进行合理及时的救治对患者的死亡率及病死率至关重要。指南的颁布规范了STEMI患者的评估、诊断及救治流程，其中强调了早期心肌灌注对于STEMI患者的重要性。为保证早期灌注的成功实施，通过完善区域网络救治系统，可进一步提高早期再灌注的效果。其中改进救护车内的救治流程对于避免血管延迟开通具有重要作用，其中包括早期溶栓以及将患者快速转运至具备直接PCI（primary PCI，PPCI）能力的医院。当然，即便患者接受了早期溶栓治疗，仍然应当将其转运至具备直接PCI能力的医院，确保一旦溶栓失败或早期再梗死后尽早施行再灌注治疗。

多个临床研究证实，直接PCI由有经验术者操作并且无明显治疗延误的情况下，再灌注效果要显著优于溶栓治疗。然而不幸的是，在不同地区及不同能力的中心，直接PCI的效果也大不相同。因此，在具有规范的分诊流程、有效的网络转运以及定期监管的中心，应首选直接PCI。当施行直接PCI时，早期抗凝及抗血小板极其重要，其不仅有利于术前血流再通，更能够有效避免"凝血瀑布"效应及血小板的聚集。此外，血栓抽吸及药物涂层支架（DES）的应用也能进一步改善早期以及远期预后。

引　言

STEMI不仅是发达国家所面临的一项重大卫生问题，在发展中国家其发病率同样不断增长。从NRMI-4研究数据来看，美国每年约有500 000例新发的STEMI患者。

过去数十年间，多项工作的开展有效降低了STEMI患者的死亡率，其中包括早期诊断及救治、心肌梗死并发症合理化的处理（如再次缺血事件、心力衰竭）以及大量药物的广泛应用（包括阿司匹林、β受体阻滞剂、ACEI、GP Ⅱ b/ Ⅲ a抑制剂等）。开展上述工作均是为了早期开通STEMI患者罪犯血管的前向血流[1,2]。

虽然对于所有STEMI患者进行直接血管造影并不完全合理，但无可争议的是直接血管造影相比较溶栓治疗显著降低了STEMI患者的死亡率。事实上心肌缺血时间对于患者的预后至关重要[3]，因此在"时间就是心肌"的理念下，急诊医师是否采用了恰当且有效的治疗手段对于STEMI患者的远期预后起到了重要作用。而指南的颁布正是为了规范化及优化STEMI患者的评估、诊断及救治流程，以此为临床工作提供一个框架式的再灌注流程，进一步减少STEMI患者出现血栓性再梗死、出血、心源性休克等并发症的发生。

本章节将主要回顾部分研究数据及目前主要的指南推荐，为临床治疗STEMI患者提供一个规范化的流程。

指南及相关最新数据

直接经皮冠状动脉介入治疗（primary percutaneous coronary intervention，PPCI）

直接PCI是指STEMI患者在未进行溶栓治疗情况下直接进行经皮冠状动脉介入治疗。大量的RCT研究及META分析发现在有经验的大型中心，对于症状出现6~12 h的STEMI患者直接PCI较院内溶栓在血管再通率、再梗死发生率、左室残余功能改善及临床预后的改善上均更有优势。急诊PCI手术的高风险与心脏中心及术者的手术例数呈明显的负相关性[4]，因此ACC/AHA指南指出，能够进行PPCI的中心每年至少应当有超过400例的择期手术及36例直接PCI手术；而术者则每年要有75例择期手术及11例STEMI手术的例数[5]。对于手术量不足的中心不推荐进行直接PCI治疗。实际上，无论是溶栓或者机械性的血管再通，发病时间至治疗时间对于预后的影响极大。即便是症状发作后早期开通了罪犯血管且影像学上满意，但缺血时间窗内已经造成的心肌坏死已无法挽回。因此，如何建立有效的网络救治系统对缩短发病至救治时间十分重要[6]。

药物辅助治疗

鉴于缺血时间对直接PCI手术患者预后的重要性，转运过程中如何提高药物治疗再通血管的研究也在不断进行。

然而，目前最大型的溶栓治疗临床研究ASSENT-4[7]由于过高的死亡率而提前终止。FINESSE研究[8]是目前研究联合药物及介入治疗或上游应用阿昔单抗是否取得临床获益的最大型临床研究。事实上，外周应用阿昔单抗能够有效降

低患者的死亡率[9]，因而研究预期早期上游应用的获益也是显而易见的。然而这项临床研究却由于入组进度慢且未显现临床获益也同样提前终止。但值得庆幸的是，该研究亚组分析发现，高危患者发病4 h内早期应用阿昔单抗仍然可以取得临床获益。然而，从病理生理学的角度而言，大部分心肌坏死都发生在症状出现后的数小时内，因此对于所有STEMI患者采用这种治疗策略也并不合理。另一项大型META分析研究（EGYPT）结果提示[10]，早期应用GP Ⅱb/Ⅲa拮抗剂较使用阿昔单抗能够更有效地在术前恢复冠状动脉血流及改善术后生存率。对于这样的差异，有人解释为在EGYPT研究中发病至治疗时间及PCI的开展时间均要早于FINESSE。事实上，近期的研究也表明[11]，在患者出现症状后的数小时内，血栓主要以血小板成分为主，而后期则主要以纤维蛋白为主。

大量的前瞻性及回顾性研究例如EUROTRANSFER注册研究、APEXMI研究亚组分析、Emilia-Romagna注册研究及MISSION注册研究中也均发现GP Ⅱb/Ⅲa拮抗剂应用的获益。

因此，即便FINESSE研究结果不甚理想[8]，但是对于高危患者在发病早期的数小时内应用GP Ⅱb/Ⅲa拮抗剂依旧得到了临床研究的证据。因此我们认为近期ESC将早期应用GP Ⅱb/Ⅲa拮抗剂的推荐等级降低至Ⅲ级不甚合理，反观ACC/AHA指南则将GP Ⅱb/Ⅲa拮抗剂的推荐等级列为Ⅱa。

口服抗血小板药物

除了阿司匹林类药物，无论STEMI患者是否行机械性再灌注治疗，氯吡格雷标准剂量治疗已经成为抗血小板药物辅助治疗的金标准（负荷剂量300 mg，维持剂量75 mg/d）（表28.1）。当然，氯吡格雷本身也存在部分问题[13]。由于其药动学的关系，其药物起效高峰约4 h，而许多STEMI患者在进行PCI术时药物往往还没达到起效时间，这也从一定程度上增加了围术期血栓形成的风险[14]。此外，由于氯吡格雷代谢途径中酶学的多态性，临床

上还有15%~30%的患者存在氯吡格雷抵抗,因此目前也有不少新的治疗方案被提出以降低这种风险。其中给予高剂量的氯吡格雷就是解决方法之一,氯吡格雷600 mg被证实具有更快、更强的作用效果,同时对于降低氯吡格雷抵抗也具有一定作用。CURRENT研究[15]证实高剂量的氯吡格雷虽然轻度增加了出血的风险性,但由于降低了支架内血栓形成的风险,进一步降低了再梗死的风险指数。而600 mg氯吡格雷的应用也被新进指南所推荐(表28.1)。

普拉格雷是第三代噻吩吡啶类药物,其具有更快速的药代动力学,无论在起效时间或是抑制血小板聚集作用上均强于氯吡格雷。TRITON–TIMI 38研究的结果表明[16],应用普拉格雷对于STEMI患者相较于ACS患者具有更低的死亡率及支架内血栓形成风险,同时主要出血并发症并没有显著上升。而这一结果可能是由于STEMI患者体内血小板反应的基线水平更高。然而,对于ACS患者而言,高龄(＞75岁)、低体重(＜60 kg)及既往卒中病史的人群应用普拉格雷有更高的出血并发症风险。

替格瑞洛是一类非噻吩吡啶类药物,与600 mg氯吡格雷相同,具有更快速的起效时间和更强的抑制血小板聚集功能。其重要的一项优势在于每日2次口服,使得其抗血小板功能存在一定的可逆性。PLATO研究指出[17],替格瑞洛在不增加出血风险的情况下,能够显著降低心肌梗死的死亡率及支架内血栓形成的风险。

目前,ESC的PCI指南已经将普拉格雷和替格瑞洛列为Ⅰ类指征,但氯吡格雷在各大指南中Ⅰ类的指征位置并未受到动摇(表28.1)。

表28.1 ESC对于STEMI治疗推荐[1,12]

建 议	分 级	证据水平
对于新发胸闷胸痛症状小于12 h且合并持续ST段抬高或(可疑)新发左束支的患者应当进行再灌注治疗 Ⅰ		A
对于症状出现超过12 h的患者,但临床症状或心电图仍然提示有缺血依据患者应当进行再灌注治疗 Ⅱa		C
对于症状出现12~24 h的稳定患者可采用PCI进行再灌注治疗 Ⅱb		B
对发病超过24 h且无缺血症状的稳定患者进行PCI Ⅲ		B
直接PCI	应当在FMC后尽快由有经验的医疗团队进行	Ⅰ
A	FMC至球囊扩张时间应该小于2 h,对于梗死面积较大且低出血风险的患者应当小于90 min	Ⅰ
B	对于存在心源性休克或存在溶栓禁忌的患者可以忽略时间的延迟	Ⅰ
B	联合抗血小板治疗	
	阿司匹林	Ⅰ
B	NSAID和COX–2选择性抑制剂	Ⅲ
B	氯吡格雷600 mg负荷剂量	Ⅰ
C	普拉格雷	Ⅰ
B	替格瑞洛	Ⅰ
B	GP Ⅱb/Ⅲa抑制剂	
	阿昔单抗	Ⅱa
A	替罗非班	Ⅱb
B	依替巴肽	Ⅱa

（续表）

建　　议	分　　　级	证据水平
B	上游应用GP Ⅱ b/ Ⅲ a抑制剂	Ⅲ
B	抗凝血酶治疗	
	肝素	Ⅰ
C	比伐卢定	Ⅰ
B	磺达肝癸钠	Ⅲ
B	辅助器械	
	血栓抽吸	Ⅱ a
A	补救性PCI	溶栓失败后
Ⅱ a	A	溶栓治疗
无溶栓禁忌（推荐时间窗内无法进行直接PCI）	Ⅰ	A
给予纤维蛋白制剂	Ⅰ	B
院前直接给予溶栓治疗	Ⅱ a	A
联合抗血小板治疗		
如不能及时给予口服或静脉阿司匹林,加大其剂量	Ⅰ	B
年龄小于75岁,给予氯吡格雷负荷	Ⅰ	B
若年龄大于75岁,直接给予维持量氯吡格雷	Ⅱ a	B
联合抗凝血酶治疗（阿替普酶、瑞特普酶、替奈普酶）		
伊诺肝素钠首次皮下注射后15 min, 行弹丸注射; 若年龄大于75岁皮下注射伊诺肝素钠减量且无需弹丸注射	Ⅰ	A
无伊诺肝素钠情况下: 根据体重弹丸注射普通肝素后静脉应用链激酶, 3 h后首次测定APTT	Ⅰ	A
皮下应用磺达肝癸钠24 h后行磺达肝癸钠静脉弹丸注射	Ⅱ a	B
伊诺肝素钠首次皮下注射后15 min, 行磺达肝癸钠静脉弹丸注射; 若年龄大于75岁皮下注射伊诺肝素钠减量且无需弹丸注射	Ⅱ a	B
根据体重静脉注射给予肝素及磺达肝癸钠	Ⅱ a	C

抗凝治疗

除了价格低廉外, 普通肝素存在诸多问题: ① 依赖于抗凝血酶Ⅲ来抑制凝血酶的活性; ② 对血小板因子敏感; ③ 无法抑制已经凝集的凝血酶; ④ 使用存在个体反应的差异性; ⑤ 需要进行APTT监测。为了解决以上问题, 多种新型抗凝剂已经在临床上替代普通肝素[18]。

比伐卢定

大量的凝血酶主要都是在斑块破裂后, 组织因子聚集在破裂斑块表面激活凝血系统所形成, 而传统的阿司匹林及肝素仅能够抑制冠状动脉内血栓形成的部分过程。肝素对于纤维蛋白结合的凝血酶并没有抑制作用, 在凝血过程中这部分凝血酶能够不受影响而进一步形成血栓, 同时这部分相关的凝血酶还能够通过非血栓素–A_2依赖途径进一步激活血小板而不受阿司匹林的影响。直接凝血酶抑制剂能够同时抑制"凝血瀑布"过程及与血凝块结合的凝血酶来防止血栓形成, 同时还能够进一步抑制凝血块及血小板的聚集。目前已有多个临床研究应用直接凝血酶抑制剂对溶栓的STEMI患者进行治疗, 但其结果不甚理想。

HORIZONS–AMI研究[19]入选了3 602例直接PCI患者,随机分为比伐卢定组及GP Ⅱ b/ Ⅲ a拮抗剂(阿昔单抗49.9%,依替巴肽44.4%)+肝素组。3年随访发现,除早期支架内血栓形成率比伐卢定组高外,死亡率、再梗死率及主要出血并发症比伐卢定组均优于GP Ⅱ b/ Ⅲ a拮抗剂+肝素组,因此比伐卢定目前指南推荐级别为Ⅰ级(表28–1)。

低分子肝素(LMWHs)

低分子肝素的优势包括:① 具有稳定可靠的抗凝作用且无须频繁检测凝血指标;② 高度的生物可吸收性,可以皮下应用;③ 高度抗Ⅹa因子及Ⅱa因子,得以在凝血瀑布上游阻断凝血过程,有效抑制凝血酶生成。

许多临床研究也正对低分子肝素在直接PCI患者中的作用进行研究,其中主要以伊诺肝素钠为主。FINESSE亚组研究中,759例应用伊诺肝素钠与1 693例应用普通肝素患者进行比较,其中伊诺肝素钠在非颅内的主要出血(TIMI分级)事件中要更低(2.4% vs 4.4%,P=0.045),而在颅内出血事件中两组没有显著差异(0.27% vs 0.24%,P=0.98)。在30 d随访心源性死亡、心肌梗死、紧急再次血运重建及难治性缺血的发生率上伊诺肝素钠较肝素同样具有更好的结果(5.3% vs 8.0%,P=0.000 5);90 d的全因死亡率统计中发现伊诺肝素钠也具有更好的结果(3.8% vs 5.6%,P=0.046)。

ATOLL研究是唯一比较伊诺肝素钠与普通肝素在直接PCI患者中效果的一项RCT研究。其中450例患者入选伊诺肝素钠组,460例患者入选普通肝素组。2010年ESC会议上其公布了初步的研究结果显示在复合生存率及缺血终点事件(死亡、再发心肌梗死或ACS、紧急血运重建)比较中,伊诺肝素钠较普通肝素更为有效(6.7% vs 11.3%,P=0.001),但在出血并发症的发生率上两者无显著差异。

近期的一项META分析(包括多项观察性研究及ATOLL研究)指出,低分子肝素与肝素在死亡率[RR(95% CI)=0.51(0.41–0.64),P < 0.001,

ARR=3.0%]及主要出血事件[RR(95% CI)=0.68(0.49–0.94),P=0.02,ARR=2.0%]比较中均具有优势[20]。

目前指南还未推荐对于直接造影的STEMI患者应用伊诺肝素钠,其在这类患者中应用的有效性仍然有待更多的临床研究证实。

桡动脉穿刺入路

强化的抗凝及抗血小板治疗无疑降低了直接PCI患者近期及远期的缺血性事件发生,但从另一方面而言其增加了出血并发症的风险,其中又尤以穿刺部位伤口最为常见。尽管穿刺鞘管的外径越来越小且血管缝合器也不断改进,但传统股动脉穿刺途径(TFA)的院内及远期出血并发症发生率仍然高达10%。因此经桡动脉途径(TRA)直接PCI逐渐得到关注,然而在美国该入路的比例仅有10%,而在欧洲和亚洲也仅有约30%,其中还有部分只是次选桡动脉途径。近期Jolly的一项META分析发现[21],23项临床研究中7 020例患者随机进行TRA及TFA入路,其中TRA的穿刺部位出血并发症要显著低于TFA(0.05% vs 2.3%)。由此也进一步降低了MACCE事件发生率(2.5% vs 3.8%)及死亡率(1.2% vs 1.8%)。在该META分析中有6项临床研究针对了STEMI患者,将其作为亚组进行分析发现TRA的出血并发症OR值相对TFA达到了0.13。近期一项大型临床随机对照实验(RIVAL)[22]入选了3 507例TRA及3 514例TFA的ACS患者,30 d的初级终点(包括全因死亡、心肌梗死、卒中、非CABG相关的出血事件)TRA为3.7%,TFA为4.0%(P=0.50)。在STEMI亚组中,TRA的死亡率要显著低于TFA(1.3% vs 3.2%,P=0.006)。因此,在这些数据的支持下TRA途径在STEMI患者中的应用应当被指南所接纳。

血栓抽吸术

血管远段栓塞是心肌灌注不佳的主要原因,其发生率为10%~20%[23]。这一现象催生了STEMI患者中血栓抽吸装置的应用。血栓抽吸的优势主要基于以下几点：① 能够有效预防远段血管栓塞以及血小板释放的血管活性因子对于微循环功能的不利影响；② 支架的长度应当完全覆盖斑块而非血栓，血栓抽吸后能够帮助术者对于斑块位置进行更为准确的判断；③ 血栓及血管活性因子容易诱发血管痉挛，血栓抽吸后更利于准确判断血管直径；④ 血栓抽吸后可以直接植入支架以减少远段栓塞及无复流的发生；⑤ 血栓抽吸能够避免残余血栓在支架与血管壁之间造成支架贴壁不良。因此，对于STEMI患者应当常规进行血栓抽吸术。

机械性血栓抽吸与临床研究

目前关于血栓切除术的临床研究结果各有不同，其中阴性的结果包括2项大型临床研究。AIMI的多中心临床研究[24]中就Angiojet血栓抽吸装置与直接冠状动脉造影进行比较，主要终点为^{99m}Tc来评价心肌梗死范围。与传统的直接PCI相比，使用血栓抽吸术的患者具有更大的梗死面积及更高的死亡率。这一结果的产生可能与以下原因相关：① 抽吸技术的使用（逆行抽吸，由远段至近段）；② 排除了部分低危患者（对照组死亡率仅为0.8%）；③ 抽吸组具有更高的临时起搏器植入比例（58% vs 19%）；④ 对照组TIMI3级血流的比例更高（27% vs 19%）；⑤ 入选患者中不足10%明确冠状动脉内存在巨大血栓，而其他入选患者并没有明确的血栓依据。

丹麦的一项单中心临床研究中入选了215例STEMI患者，随机分入Rescue抽吸导管和直接PCI组。由于该研究同样没有将造影提示血栓作为入选依据，其结果与AIMI临床研究相似，最终血栓抽吸组的梗死面积并没有小于直接PCI组，同时血栓抽吸组的ST段回落也并不显著。

而Antoiucci等人进行的一项100例患者的小型临床研究结果与上述两项研究结果则完全不同。该研究发现在Angiojet抽吸术后心肌挽救及心外膜灌注要优于对照组。同样的结果在Antoiucci等人近期发布的大型多中心随机对照研究中得到证实，JETSTENT研究入选了500例STEMI患者随机进入Angiojet抽吸与对照治疗组。入选标准为胸痛症状出现12 h内且经造影证实血栓级别达到3~5级。主要研究终点为早期ST段回落超过50%、ST段30 min内回落及1个月后的心肌梗死范围。血栓抽吸术的应用在ST段快速回落中要显著优于直接支架植入术（85.5% vs 78.8%，$P=0.043$），而在梗死面积比较中两组无显著差异。在临床终点比较中主要统计MACCE事件发生率（包括死亡、再梗死、靶病变、再次血运重建、卒中），无论1个月（3.1% vs 6.9%，$P=0.05$）还是6个月随访（12% vs 20.7%，$P=0.012$），血栓抽吸组均要优于对照组。

基于上述数据，对于血栓负荷较重的STEMI患者应当常规应用血栓抽吸技术。

手动血栓抽吸与临床研究

数项临床随机研究应用了手动抽吸装置[25]。最近发布了TAPAS研究的结果[26]，该研究入选了1 000例STEMI患者，造影后分为手动血栓抽吸（Export导管）和直接PCI组，其中大部分患者接受了GP Ⅱ b/ Ⅲ a拮抗剂治疗。最终发现无论是在心肌灌注情况或1年的生存率，血栓抽吸组均有明显优势，特别是在心肌灌注情况中，所有亚组的分析结果均倾向于血栓抽吸组。此外，从研究者经验来看，发病3 h内的血栓抽吸对于心肌挽救作用最为显著。

De Luca等人近期的一项META分析涵盖了9项临床研究[25]，入选了2 401例患者，其中1 200例进行了手动血栓抽吸，1 201例进行直接PCI术。其结果显示在术后TIMI血流3级（87.2% vs 81.2%，$P < 0.000\ 1$）、术后MBG 3级（52.1% vs 31.7%，$P < 0.000\ 1$）、远段栓塞发生率（7.9% vs 19.5%，$P < 0.000\ 1$）及30 d死亡率（1.7% vs 3.1%，$P=0.04$）手动血栓抽吸组均具有更好的结果。

目前指南对于常规手动血栓抽吸推荐为Ⅱ a级。

药物涂层支架

对于无选择的STEMI患者而言，与球囊扩张技术相比较，虽然支架植入术并没有在死亡及再次心肌梗死上体现优势，但其确实有效降低了靶血管的再次血运重建率。对于有选择性的STEMI患者，药物涂层支架（DES）在靶血管的再次血运重建率上要低于裸支架（BMS）。早期的META分析提示DES的短期安全性较高，但近期一些前瞻性的研究则发现DES在STEMI患者中的支架内血栓发生率可能更高。

下面我们介绍数项相关临床研究的结果[27]。PASEO是一项小样本的临床研究，其比较了SES与PES在STEMI患者中的应用，6年的随访结果发现在没有增加支架内血栓及死亡率的情况下，两组的靶血管再次血运重建率并没有显著差异。而一些长时间随访的临床研究如TYPHOON（4年）、PASSION（5年）、HORIZONS–AMI（3年）均证实了DES在STEMI患者中的安全性及有效性（图28.1~图28.3）。然而在STEMI患者中应用DES依旧有许多问题需要重视，例如支架尺寸的选择（STEMI患者血管痉挛常见）、双联抗血小板药物的依从性、巨大血栓负荷时支架的贴壁情况直接关系到晚期支架内血栓形成风险。目前指南并未推荐在STEMI患者中应用DES。考虑到经济因素，DES应当应用于支架内再狭窄风险较高的STEMI患者（长病变、

分叉病变、小血管病变、多支病变、糖尿病患者）及缺血面积较大的STEMI患者（LAD近段病变、左主干病变）。

溶栓治疗

尽管溶栓治疗仍存在较多问题，如：较多的并发症、再灌注的局限性、高出血风险，但它依旧是院前急救中机械性血运重建重要的手段之一。在欧洲，取决于地理位置及中心能力，进行直接PCI的STEMI患者比例5%~85%不等。对于住址偏远或首诊在无直接PCI能力中心的STEMI患者，甚至即便在转运网络完善的地区，仍然存在直接PCI时间延误。对于超过溶栓时间窗的STEMI患者，一旦PCI延迟超过1~2 h，直接PCI获益将受到影响，而这也取决于患者年龄、症状持续时间以及梗死部位。CAPTIM研究发现[28]，院前通过紧急医疗服务系统（EMS）明确诊断STEMI后进行全剂量的溶栓治疗，其30 d和5年的预后与直接PCI比较无显著差异。当然在院前救护车中溶栓后应当尽快将患者转运至具有全天候直接PCI能力的中心。对

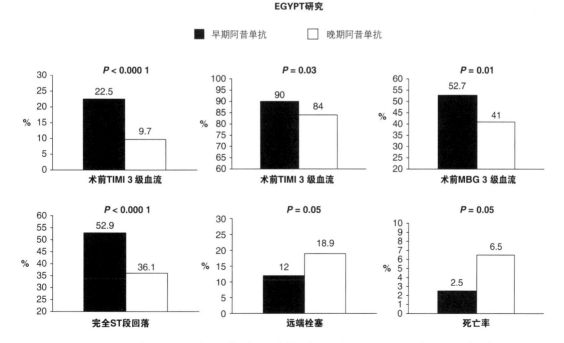

图28.1　EGYPT研究中发现早期应用阿昔单抗对于术前血流再通、术后心外膜和心肌灌注及死亡率的优势。

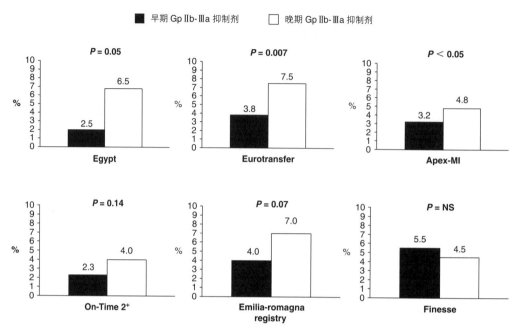

图 28.2　早期应用 GP Ⅱ b/ Ⅲ a 在各临床研究中对于死亡率的影响。

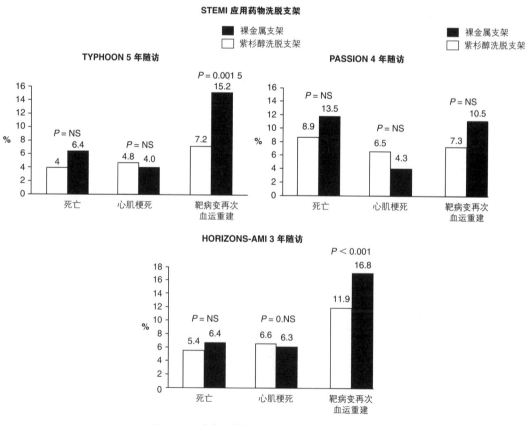

图 28.3　3 个大型临床研究中 DES 与 BMS 的比较。

于超早期的STEMI患者,应当鼓励院前早期溶栓以提高梗死心肌的早期灌注。

补救性血管成形术

补救性PCI是指对于溶栓失败的血管进行PCI治疗。目前如何通过无创手段评价溶栓失败仍然是个问题,因此现阶段主要还是以自溶栓开始60~90 min内ST段高峰是否下降50%为评价标准。补救性PCI被认为是溶栓失败后一项可行且安全的治疗措施。在一项入选427例患者的随机研究中(REACT)[29],补救性PCI的6个月无事件生存率要显著高于溶栓失败后再次溶栓或保守治疗。近期的一项META分析则指出,补救性PCI与保守治疗相比较能够有效降低STEMI患者心衰、再次心肌梗死的发生率以及全因死亡率,当然随之而来的其卒中及出血并发症的发生率则相对更高。溶栓后ST段回落不足50%的患者,应当考虑进行补救性PCI,目前其指南推荐为Ⅱa类(表28.1)。

延迟性经皮冠状动脉介入治疗

对于胸痛症状出现12~24 h,甚至60 h之内,即便胸痛症状缓解或在血流动力学稳定的情况下进行造影乃至PCI治疗,患者依旧存在获益。但对于冠状动脉闭塞3~28 d的患者且无持续性胸痛或可诱发的缺血表现,PCI治疗并不能使其获益。因此,对于急性事件后数天已经出现Q波的患者而言,除非有再发心绞痛或者存在客观缺血范围加重的依据,否则不推荐进行再次血运重建。

救 治 程 序

如图28.4所示,最佳的救治流程为转运至具备PCI能力的中心,由经验丰富的医师进行无延迟的直接PCI治疗。患者初诊于无PCI能力的医院时,应当及时转运至具备直接PCI能力的中心,同时若首次医疗接触时间(FMC)至球囊扩张时间小于2 h时应当避免进行溶栓治疗。若预计转运时间超过2 h,患者初诊于无PCI能力的医院或院前急救诊断为STEMI,应当立即溶栓治疗后转运至具备PCI能力的中心,于3~24 h内施行PCI治疗。这类患者若症状出现在2 h内且为年龄小于75岁的广泛前壁心肌梗死,则预计转运时间应当不超过90 min。这

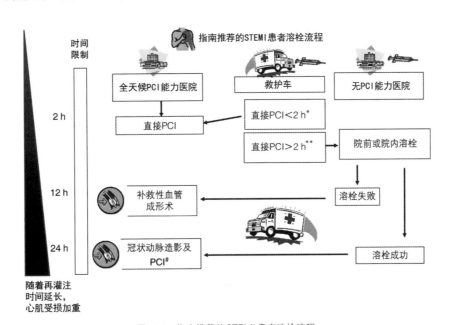

图28.4　指南推荐的STEMI患者溶栓流程。
*,FMC至球囊扩张时间小于90 min(症状出现小于2 h),显著大面积心肌缺血且出血低风险患者;**,若时间超过2 h应当尽早启动溶栓治疗;#,溶栓后至少3 h。

一流程能够有效减少机械性再灌注的延迟以降低溶栓的失败率及早期再梗死风险。

重点提示28.1

- STEMI患者无论施行PCI还是溶栓治疗，其治疗延误时间都是以分钟计算。因此应当尽可能尽早给予患者再灌注治疗，以挽救更多心肌，同时终止心肌梗死的过程。
- 对于在不具备PCI能力中心就诊的患者，若FMC至球囊扩张时间小于2 h（对于年龄小于75岁、大面积心肌梗死、症状出现小于2 h的患者应当小于90 min）应及时转运至具备直接PCI能力的医院。否则应当尽早给予溶栓治疗（即便在院前也应当尽早给予溶栓治疗），随后转运至在3~24 h内具备PCI能力的中心。
- 上游应用抗栓治疗（阿司匹林、肝素、普拉格雷/替格瑞洛、阿昔单抗）对提高闭塞血管再通率及降低直接PCI前由于时间延误造成的损伤具有重要作用。特别是对于高危患者，发病4 h内的上游抗栓治疗更为重要。
- 推荐经桡动脉途径介入治疗以降低穿刺部位出血并发症。
- 最佳的血栓去除术能够有效提高微循环灌注且降低远期支架贴壁不良的发生。对于术前TIMI血流0~1级的患者，应当行手动血栓抽吸术以便行直接支架术。在存在巨大血栓负荷的情况下，应当行机械性血栓抽吸术。
- 术后（或成功手术）患者应用鱼精蛋白能够缩短拔鞘时间，而比伐卢定的使用能够降低远期主要出血时间的风险。若手术成功，术后可停用GP Ⅱb/Ⅲa抑制剂，特别对于应用普拉格雷或替格瑞洛的患者。

个 人 观 点

构建合理的网络救治体系是对STEMI患者进行快速有效再灌注治疗的中心环节。"时间就是心肌"的观点已深入人心，心肌坏死时间越久，心力衰竭及死亡的风险就越高。缺血时间每延长30 min即便是进行了直接PCI治疗，STEMI患者死亡率依旧增加7.5%[30]。因此早期诊断STEMI和减少延迟时间是临床治疗的关键。通过政府在财政、法规以及政策上的支持，建立和监管指南推荐的网络化救治体系能够有效降低STEMI患者的死亡率。

除了治疗策略的问题，如何有效地治疗已经发生的STEMI是未来数十年的主要问题。对于在具备PCI能力中心直接就诊的患者，在应用肝素及阿司匹林的基础上，应上游应用阿昔单抗及普拉格雷、替格瑞洛以加强抗栓治疗；对于初诊在非PCI条件的医院或救护车上的患者，症状出现3 h内应当给予复合治疗（阿昔单抗＋半量溶栓药物），同

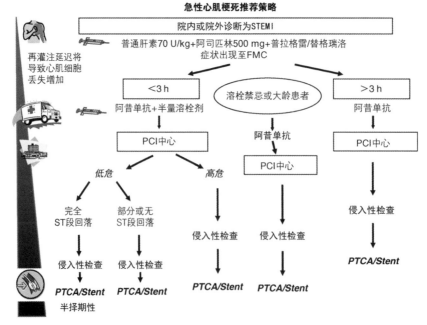

急性心肌梗死推荐策略

图28.5 STEMI患者推荐治疗路径。

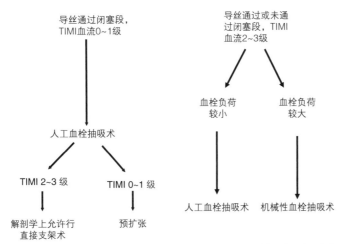

图 28.6　推荐再灌注策略（2012）。

时转运至具备 PCI 能力的中心，随后在 24 h 内尽早行冠状动脉造影检查。对于症状超过 3 h 的患者溶栓效果已经不甚明显，直接 PCI 是最佳的选择（图 28.5）。

　　在强化的抗血小板治疗情况下，桡动脉入路能够最有效降低出血的并发症。对于接受直接 PCI 的患者（图 28.6），如果造影提示 TIMI 血流 0~1 级时，应尽可能使用血栓抽吸技术而非球囊扩张以便于支架的定位。如果血栓抽吸效果不佳可以用 1.5~2.0 mm 直径的小球囊进行低压扩张以恢复血流。对于残余巨大血栓或术前 TIMI 2~3 级血流合并巨大血栓的患者，机械性的血栓抽吸术（Angiojet）要优于单纯手动血栓抽吸术。在情况允许的情况下，尽可能采用直接支架技术。对于支架内再狭窄风险高的 STEMI 患者（长病变、分叉病变、小血管病变、多支病变、糖尿病患者）及缺血面积较大 STEMI 患者（LAD 近段病变、左主干病变）应使用 DES。

　　此外，为了进一步减少手术成功后（心肌灌注良好且没有残余血栓及夹层）的出血并发症，我们还有以下几点建议：① HORIZONS–AMI 研究指出，在最佳抗血小板治疗条件下，无须延长术后抗凝时间来预防支架内血栓形成。因此术后可以使用鱼精蛋白来中和肝素；② 在患者口服新型抗血小板药物的条件下，术后无须持续静脉应用 GP Ⅱ b/ Ⅲ a 拮抗剂。

参 考 文 献

1. Van de Werf F, Bax J, Betriu A, et al.; ESC Committee for Practice Guidelines (CPG). Management of acutte myocardial infarction in patients presenting with persistent ST-segment elevation: the Task Force on the Management of ST-segment Elevation Acute Myocardial Infarction of the European Society of Cardiology. Eur Heart J 2008; 29: 2909–45.

2. Kushner FG, Hand M, Smith SC Jr, et al. 2009 focused updates: ACC/AHA guidelines for the management of patients with ST-elevation myocardial infarction (updating the 2004 guideline and 2007 focused update) and ACC/AHA/SCAI guidelines on percutaneous coronary intervention (updating the 2005 guideline and 2007 focused update) a report of the American College of Cardiology Foundation/American Heart Association Task Force on Practice Guidelines. J Am Coll Cardiol 2009; 54: 2205–41.

3. De Luca G, Suryapranata H, Ottervanger JP, Antman EM. Timedelay to treatment and mortality in primary angioplasty for acute myocardial infarction: every minute delay counts. Circulation 2004; 109: 1223–5.

4. Saia F, Marrozzini C, Ortolani P, et al. Optimisation of therapeutic strategies for ST-segment elevation acute myocardial infarction: the impact of a territorial network on reperfusion therapy and mortality. Heart 2009; 95: 370–6.

5. Nallamothu BK, Wang Y, Magid DJ, et al. National Registry of Myocardial Infarction Investigators. Relation between hospital specialization with primary percutaneous coronary intervention and clinical outcomes in ST-segment elevation myocardial infarction: National Registry of Myocardial Infarction–4 analysis. Circulation 2006; 113: 222–9.

6. De Luca G, van't Hof AW, de Boer MJ, et al. Time-to-treatment significantly affects the extent of ST-segment resolution and myocardial blush in patients with acute myocardial infarction treated by primary angioplasty. Eur Heart J 2004; 25: 1009–13.

7. Assessment of the Safety and Efficacy of a New Treatment Strategy with Percutaneous Coronary Intervention (ASSENT–4 PCI) investigators. Primary versus tenecteplase-facilitated percutaneous coronary intervention in patients with ST-segment elevation acute myocardial infarction (ASSENT–4 PCI): randomised trial. Lancet 2006; 367: 569–78.

8. Ellis SG, Tendera M, de Belder MA, et al. FINESSE Investigators. Facilitated PCI in patients with ST-elevation myocardial infarction. N Engl J Med 2008; 358: 2205–17.

9. De Luca G, Suryapranata H, Stone GW, et al. Abciximab as adjunctive therapy to reperfusion in acute ST-segment elevation myocardial infarction: a meta-analysis of randomized trials. JAMA 2005; 293: 1759–65.

10. De Luca G, Gibson CM, Bellandi F, et al. Early glycoprotein IIb–IIIa inhibitors in primary angioplasty (EGYPT) cooperation: an individual patient data meta-analysis. Heart 2008; 94: 1548–58.

11. Silvain J, Collet JP, Nagaswami C, et al. Composition of coronary thrombus in acute myocardial infarction. J Am Coll Cardiol 2011; 57: 1359–67.

12. Task Force on Myocardial Revascularization of the European Society of Cardiology (ESC) and the European Association for Cardio-Thoracic Surgery (EACTS); European Association for Percutaneous Cardiovascular Intervention (EAPCI). Kolh P, Wijns W, Danchin N, et al. Guidelines on myocardial revascularization. Eur J Cardiothorac Surg 2010; 38 (Suppl): S1–S52.

13. Angiolillo DJ, Fernandez-Ortiz A, Bernardo E, et al. Variability in individual responsiveness to clopidogrel: clinical implications, management, and future perspectives. J Am Coll Cardiol 2007; 49: 1505–16.

14. Osmancik P, Jirmar R, Hulikova K, et al. A comparison of the VASP index between patients with hemodynamically complicated and uncomplicated acute myocardial infarction. Catheter Cardiovasc Interv 2010; 75: 158–66.

15. Mehta SR, Tanguay JF, Eikelboom JW, et al.; CURRENT–OASIS 7 trial investigators. Double-dose versus standard-dose clopidogrel and high-dose versus low-dose aspirin in individuals undergoing percutaneous coronary intervention for acute coronary syndromes (CURRENT–OASIS 7): a randomised factorial trial. Lancet 2010; 376: 1233–43.

16. Montalescot G, Wiviott SD, Braunwald E, et al.; TRITON–TIMI 38 investigators. Prasugrel compared with clopidogrel in patients undergoing percutaneous coronary intervention for ST-elevation myocardial infarction (TRITON–TIMI 38): double-blind, randomised controlled trial. Lancet 2009; 373: 723–31.

17. Steg PG, James S, Harrington RA, et al. PLATO Study Group. Ticagrelor versus clopidogrel in patients with ST-elevation acute coronary syndromes intended for reperfusion with primary percutaneous coronary intervention: a Palatelet Inhibition and Patient Outcomes (PLATO) trial subgroup analysis. Circulation 2010; 122: 2131–41.

18. De Luca G, Suryapranata H, Chiariello M. Prevention of distal embolization in patients undergoing mechanical revascularization for acute myocardial infarction. A review of current status. Thromb Haemost 2006; 96: 700–10.

19. Stone GW, Witzenbichler B, Guagliumi G, et al. HORIZONS–AMI Trial Investigators. Heparin plus a glycoprotein IIb/IIIa inhibitor versus bivalirudin monotherapy and paclitaxel-eluting stents versus bare-metal stents in acute myocardial infarction (HORIZONS–AMI): final 3-year results from a multicentre, randomised controlled trial. Lancet 2011; 377: 2193–204.

20. Navarese EP, De Luca G, Castriota F, et al. Low-molecular-weight Heparins vs. Unfractionated heparin in the setting of percutaneous coronary intervention for ST-elevation myocardial infarction: a meta-analysis. J Thromb Haemost 2011; doi: 10.1111/j.1538-7836.2011.04445.x.

21. Jolly SS, Amlani S, Hamon M, Yusuf S, Mehta SR. Radial versus femoral access for coronary angiography or intervention and the impact on major bleeding and ischemic events: a systematic review and meta-analysis of randomized trials. Am Heart J 2009; 157: 132–40.

22. Jolly SS, Yusuf S, Cairns J, et al. RIVAL trial group. Radial versus femoral access for coronary angiography and intervention in patients with acute coronary syndromes (RIVAL): a randomised, parallel group, multicentre trial. Lancet 2011; 377: 1409–20.

23. De Luca G, Verdoia M, Cassetti E. Thrombectomy during primary angioplasty: methods, devices, and clinical trial data. Curr Cardiol Rep 2010; 12: 422–8.

24. Ali A, Cox D, Dib N, et al.; AIMI Investigators. Rheolytic thrombectomy with percutaneous coronary intervention for infarct size reduction in acute myocardial infarction: 30-day results from a multicenter randomized study. J Am Coll Cardiol 2006; 48: 244–52.

25. De Luca G, Dudek D, Sardella G, et al. Adjunctive manual thrombectomy improves myocardial perfusion and mortality in patients undergoing primary percutaneous coronary intervention for ST-elevation myocardial infarction: a meta-analysis of randomized trials. Eur Heart J 2008; 29: 3002–10.

26. Vlaar PJ, Svilaas T, van der Horst IC, et al. Cardiac death and reinfarction after 1 year in the Thrombus Aspiration during Percutaneous coronary intervention in Acute myocardial infarction Study (TAPAS): a 1-year follow-up study. Lancet 2008; 371: 1915–20.

27. De Luca G, Stone GW, Suryapranata H, et al. Efficacy and safety of drug-eluting stents in ST-segment elevation myocardial infarction: a meta-analysis of randomized trials. Int J Cardiol 2009; 133: 213–22.

28. Steg PG, Bonnefoy E, Chabaud S, et al. Comparison of Angioplasty and Prehospital Thrombolysis In acute Myocardial infarction (CAPTIM) Investigators. Impact of time to treatment on mortality after prehospital fibrinolysis or primary angioplasty: data from the CAPTIM randomized clinical trial. Circulation 2003; 108: 2851–6.

29. Wijeysundera HC, Vijayaraghavan R, Nallamothu BK, et al. Rescue angioplasty or repeat fibrinolysis after failed fibrinolytic therapy for ST-segment myocardial infarction: a meta-analysis of randomized trials. J Am Coll Cardiol 2007; 49: 422–30.

30. Parodi G, De Luca G, Moschi G, et al. Safety of immediate reversal of anticoagulation by protamine to reduce bleeding complications after infarct artery stenting for acute myocardial infarction and adjunctive abciximab therapy. J Thromb Thrombolysis 2010; 30: 446–51.

29

微血管性心绞痛的处理

Management of microvascular angina

Juan Carlos Kaski and Peter Ong

朱政斌　译

概　述

在冠状动脉造影正常的患者当中,冠状动脉微循环血管舒张功能受损和(或)不恰当的血管收缩(如微血管痉挛)可导致心肌缺血和心绞痛。有创性和非创伤性研究均指出在非心外膜冠状动脉病变时仍可有心肌缺血发生。心肌核素显像、心肌磁共振灌注显像、正电子发射断层扫描和经胸多普勒超声心动图都可用于检测微血管性心绞痛患者的血流特征。传统心血管危险因素、女性雌激素缺乏、慢性炎症和氧化应激引起的冠状动脉微循环血管内皮功能损害与微循环性心绞痛的发生密切相关。在这种状态下,治疗目标应定位于改善症状(如钙通道阻滞剂和硝酸酯)和改善内皮功能(如血管紧张素转换酶抑制剂和他汀类药物)。本章重点阐述非心外膜阻塞性冠状动脉疾病和心肌病相关的微血管性心绞痛的处理(图29.1)。直径<200 μm的冠状动脉微血管功能受损可导致微血管性心绞痛(图29.2)[1]。微血管功能受损也可表现在稳定性心绞痛和急性冠状动脉综合征的患者中。

引　言

近年来广为使用的诊断性冠状动脉造影发现,很大比例表现为典型劳力性心绞痛的患者冠状动脉造影结果为正常或无阻塞性冠状动脉病变[2]。

正常或接近正常的冠状动脉造影结果通常使内科医生将心脏相关因素排除在胸痛的原因之外。然而在微血管功能异常的患者中,即使冠状动脉造影正常,心绞痛症状也经常发生。数项研究指出,微循环血管舒张功能异常和(或)冠状动脉血管收缩功能增强[由血管内皮细胞和(或)血管平滑肌细胞功能异常引起]可导致无阻塞性冠状动脉粥样硬化患者出血心肌缺血和心绞痛表现[3,4]。

"微血管性心绞痛"一词最早于1988年被Cannon等人提出[3]。在Landmark研究[5]中,他们证实小冠状动脉舒张储备能力降低可引起无心外膜阻塞性冠状动脉疾病患者的心绞痛症状。

尽管最初有心血管危险因素的患者未被诊断为"微血管性心绞痛",这些冠心病的传统危险因素确实可以引起微血管功能异常[6,7]。以下定义总结了微血管性心绞痛的特征[8]:

- 典型稳定型心绞痛,仅或主要在劳累时产生。
- 诊断性检查发现心肌缺血或冠状动脉微血管功能障碍(CMVD)。
- 冠状动脉造影显示正常或接近正常(直径狭窄<20%)。
- 无其他特异性心脏疾病(如变异性心绞痛、心肌病、瓣膜疾病)。

最近,有观点认为在无阻塞性心外膜冠状动脉疾病的患者中,冠状动脉微血管功能异常也可表现为与急性冠状动脉综合征类似的症状。因此根据

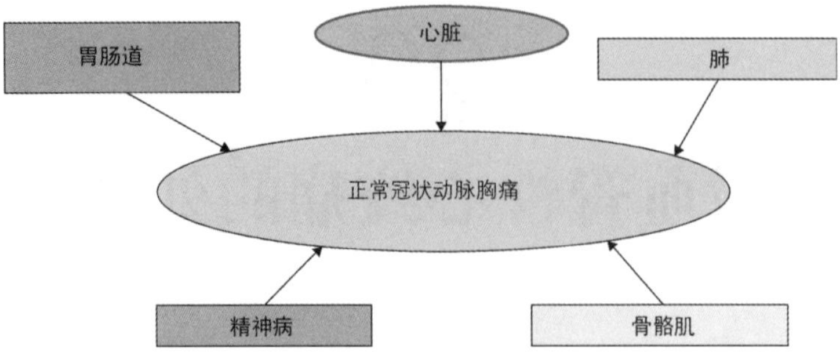

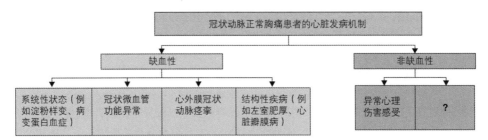

图29.1　冠状动脉正常的胸痛发生机制。

图29.2　冠状动脉正常胸痛患者的心脏发病机制。

临床表现提出了以下分类方法[2]：

- 稳定原发性微血管性心绞痛。
- 不稳定原发性微血管性心绞痛。

在本章中，我们主要讨论稳定原发性微血管性心绞痛的处理。

冠状动脉微血管系统的评估

目前尚无可以直接在人类活体内观察冠状微循环的技术。有创和非创伤性检查可以间接提供冠状微循环结构和功能的相关信息。在有创性检查技术中，最常使用能够根据多普勒原理检测血流超声特性的冠状动脉内多普勒导丝检测微循环功能。冠状动脉血流储备指数（CFR）是通过冠状动脉或静脉内注射腺苷、静脉内注射双嘧达莫或冠状动脉内注射乙酰胆碱来达到高峰血流值，其与静息状态血流之间的比值[7,9]。在这项检测中，腺苷和双嘧达莫是内皮非依赖性血管舒张剂，而乙酰胆碱是内皮依赖性血管舒张剂。CFR代表的是冠状动脉高灌注血流与静息灌注血流之比。由于血流

阻力主要由微血管结构决定，因此在心外膜冠状动脉正常时是微血管功能异常的指标[9]。CRF值低于2.0即为异常。然而，在健康人群中CRF值随着年龄和不同性别而存在差异。因此，有必要在年龄和性别匹配的基础上比较CRF值。

Reis等[10]应用冠状动脉内超声多普勒的方法检测了159名患者微血管功能，她们都是有典型胸痛而无阻塞性冠状动脉疾病基础的女性。其中47%的患者冠状动脉血流速率储备（冠状动脉血流速度对冠状动脉内注射腺苷的反应）降低，提示微血管功能异常。此外，Egashira等[11]在冠状动脉内注射乙酰胆碱后应用冠状动脉内多普勒方法检测冠状动脉血流变化。与正常对照相比，冠状动脉造影结果正常但表现为心绞痛的患者冠状动脉注射乙酰胆碱后，血流量增加显著降低。因此，阻力冠状血管的内皮依赖性舒张功能在有胸痛而造影结果正常的患者中存在缺陷，这可能也是其心肌灌注改变的原因。

除了用于检测舒张功能受损以外，乙酰胆碱也可用于检测是否劳力性微血管收缩也是引起造影结果正常患者胸痛的病理表现之一。最近，我们研

究了39名有典型心绞痛的患者，他们的运动应激试验阳性而冠状动脉造影结果正常，56%的患者冠状动脉内注射负荷剂量乙酰胆碱后出现心绞痛症状和缺血性ST段改变，提示异常微血管收缩可能是微血管性心绞痛的病理机制之一（见病例1）。一些有关冠状动脉微循环的研究开展了对微血管性心绞痛患者的心内膜下心肌活检。除了Escaned等[12]（图29.3，图29.4）发现的小动脉闭塞和毛细血管稀疏外，Chimenti等[13]还发现在微血管性心绞痛，尤其是顽固性心绞痛患者中，通常可检测到病毒感染。

无创性检测技术用于发现和检测微血管性心绞痛患者的心肌缺血和冠状动脉血流异常。Camici等[14]的研究指出，在胸痛而冠状动脉正常的患者中，约1/3的患者用13N标记氨气并通过正电子发射断层扫描测得的冠状动脉舒张能力对双嘧达莫的反应降低。Panting等[15]发现在微血管性心绞痛患者中，静脉注射腺苷后发生的心绞痛症状总是与磁共振显像提示的心内膜下低灌注有关，这提示微血管性心绞痛患者的症状具有缺血性因素（见病例2）。除此以外，Galiuto等用专用探针经胸多普勒超声的方法检测冠状动脉左前降支（LAD）血供范围内的冠状动脉血流，结果发现在微血管性心绞痛的患者中注射腺苷后检测到的CFR显著受损[16]。在微血管性心绞痛患者中，该方法所得出的结论与心脏磁共振应激灌注检测结果具有相关性[17]。值得指出的是，尽管这些方法被广泛应用

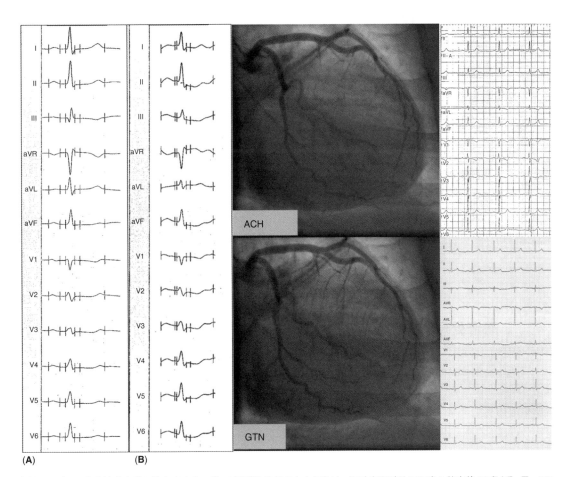

病例1. 一名56岁女性劳力性心绞痛患者的正常12导联休息状态心电图（A）。运动应激试验下再发心绞痛伴ST段（Ⅱ、Ⅲ、aVF、V3~V6导联）显著下移（≥0.1 mV）（B）。冠状动脉造影显示无心外膜性冠心病。冠状动脉内注射乙酰胆碱（ACH）引起患者典型心绞痛症状和心电图改变，但100 μg剂量ACH未引起显著心外膜血管直径减少，即无冠状微血管痉挛（右上面）。此症状和心电图改变在注射硝酸甘油（GTN）后消失。

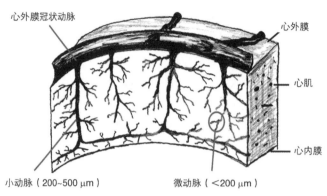

心外膜冠状动脉

心外膜

心肌

心内膜

小动脉（200~500 μm）

微动脉（<200 μm）

图29.3 冠状血管结构模式图。

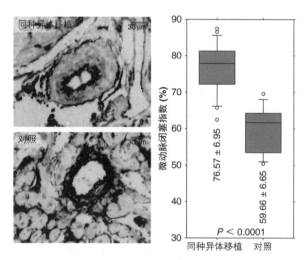

图29.4 对照和同种异体移植心内膜下心肌活检所示冠状动脉组织学样本及微动脉闭塞指数盒装图[12]。

于冠状动脉微循环的研究，但由于微血管功能异常所影响的范围较为分散，因此可能得出的检测结果并不显著，造成这些检测方法的敏感性有限[18]。

患者处理的当前观点

冠状动脉微血管功能异常在无阻塞性冠状动脉粥样硬化性疾病时，通常是传统冠状动脉危险因素所引起的功能异常[7]。由于这种功能异常至少是部分可逆的，因此其干预措施的目标包括降低危险因素的负荷及扩张冠状动脉血管树。除了传统心血管危险因素（如吸烟、高胆固醇血症、糖尿病、高血压）以外，生活模式因素，比如肥胖也与微血管功能异常相关（表29.1）[19]。除此以外，肾上腺素能

轴活动增强或异常心血管肾上腺素能神经支配也是引起部分患者微血管性心绞痛的机制之一[20]。女性微血管性心绞痛可能与雌激素缺乏有关[21]，因此这也可以解释为何在绝经期妇女中，心脏X综合征和微血管性心绞痛的发生率升高。

表29.1 冠状动脉微血管功能异常的原因

高胆固醇血症
吸烟
糖尿病
高血压
肥胖
雌激素缺乏（女性）
慢性系统性炎症反应（如类风湿关节炎）
异常心脏肾上腺素能神经支配

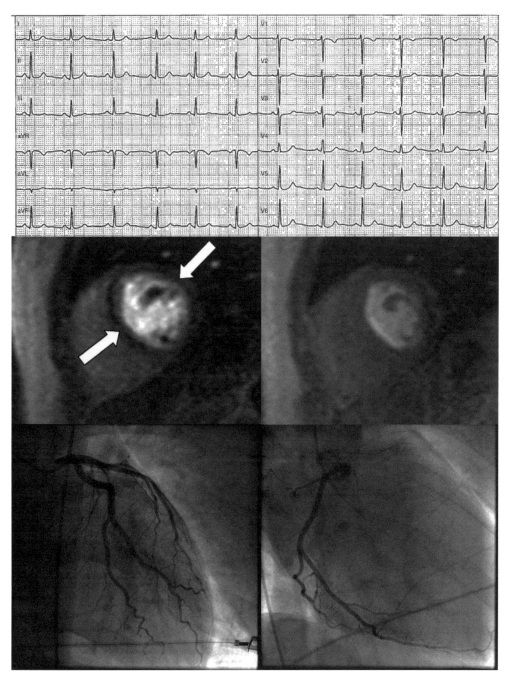

病例2. 一名42岁女性典型变异性心绞痛患者休息状态心电图正常。冠状动脉造影显示无心外膜冠状动脉阻塞,但心肌灌注扫描显示循环心内膜下低灌注,提示冠状动脉微血管功能异常(白色箭头所示)。

此外，即使在没有传统心血管危险因素时，慢性系统性炎症反应，如类风湿关节炎也可能导致微血管性心绞痛[22]。对微血管功能异常发生机制的理解有助于制订合适的治疗方案。对于微血管性心绞痛的处理应基于患者本身的病理生理基础、对药物治疗的接受度、症状学和参与非药物治疗计划的动机而制订个体化方案。微血管性心绞痛复合治疗方案的关键问题也是治疗的首要目标，应该是危险因素的调控，包括生活模式辅导如戒烟、合理营养和物理锻炼等。例如，Tyni-Lenne提出物理锻炼可以提高微血管性心绞痛患者的活动耐量和生活质量（表29.2）[23]。

表29.2 微血管性心绞痛的治疗方法

药 物	作 用 机 制
钙通道阻滞剂（如地尔硫草）	预防血管收缩，使血管平滑肌放松
β受体阻滞剂	降低α肾上腺素能负荷，增加一氧化氮生物活性（如奈必洛尔）
硝酸酯类	扩张血管
ACEI（如雷米普利）	通过血管紧张素Ⅱ效应阻滞和降低氧化应激改善内皮功能
他汀类（如辛伐他汀）	通过降低胆固醇水平和炎症反应改善内皮功能
尼可地尔	腺苷三磷酸（ATP）敏感性钾通道开放→冠状阻力血管舒张

当前认为微血管性心绞痛的药物治疗应包括改善微血管内皮功能的他汀类药物和血管紧张素转换酶抑制剂（ACEI），以及改善心绞痛症状和心肌缺血的药物，如β受体阻滞剂、钙通道阻滞剂或硝酸酯类。对于疼痛的处理方法还包括药物止痛剂和脊髓刺激[24]。

ACEI是治疗微血管性心绞痛的有效药物。我们的随机对照研究显示，在典型的微血管性心绞痛患者中，依那普利相比对照组可显著提高患者运动耐量和心电图所示ST段压低1 mm的时间[25]。Chen等[26]的研究发现长期使用ACEI依那普利能够提高冠状动脉微血管功能并改善微血管性心绞痛患者的心肌缺血。这一效应可能与降低血浆二甲基精氨酸水平并提高内皮一氧化氮生物活性有关。

HMG-CoA还原酶抑制剂（他汀类药物）也是治疗微血管性心绞痛的有效药物。Kayikcioglu等[27]在一项单盲、随机对照研究中发现，相比对照而言3个月的普伐他汀（40 mg/d）治疗有效改善了微血管性心绞痛患者肱动脉血流量相关的血管舒张功能、活动耐量和心电图所示ST段压低1 mm的时间。这一研究结论在另一项由Fabian等完成的应用20 mg/d辛伐他汀的研究中得到了验证[28]。此外，Pizzi等[29]在一项研究中证实6个月的阿托伐他汀和雷米普利有效提高了微血管性心绞痛患者的内皮功能和生活质量。

重点提示29.1

1. 微血管性心绞痛可由冠状动脉微循环功能异常［如舒张功能受损和（或）收缩增强）和结构异常（如血管平滑肌细胞肥大）引起[3,4]。
2. 有胸痛症状但冠状动脉造影正常的患者中微血管功能异常的发生比例较高[49]。
3. 传统心血管危险因素，如肥胖、慢性炎症反应和雌激素缺乏（女性）是引起冠状微血管功能异常的主要原因之一[6]。
4. 心脏磁共振激灌注显像是检测微血管性心绞痛患者瞬时低灌注（＝缺血）的强大临床应用工具[15]。

钙离子拮抗剂也对部分微血管性心绞痛患者有效。一项长期随访观察研究发现，钙离子拮抗剂单药治疗胸痛的有效率达31%，而和口服硝酸酯类药物联用则有效率达42%[30]。两项随机对照研究比较了这些药物在胸痛而冠状动脉正常或接近正常患者中的疗效。Cannon等[31]报道钙离子拮抗剂使26名胸痛，同时冠状动脉舒张储备能力降低的患者心绞痛发作频率降低，硝酸甘油片消耗减少，且运动耐量升高。但是Bugiardini等[32]却通过一项入选16名符合微血管性心绞痛诊断标准患者的研究，发现维拉帕米未能有效减少48 h连续心电监测所示的ST段压低发作频率。在这些小规模的研究中，不同的患者人群选择和研究设计可能与相反的研究结论有关。

关于硝酸酯类药物对微血管性心绞痛患者的疗效观点不一，且目前尚无大样本随机研究。尽管有研究[33,34]显示硝酸酯类药物未能有效降低微血管性心绞痛患者运动负荷试验中1 mm ST段压低时间和运动耐量,一些观察性研究[31,35]仍提示硝酸酯类药物对40%~50%临床表现为胸痛但冠状动脉造影正常的患者有效。口服硝酸酯类药物用于长期微血管性心绞痛治疗的疗效可能存在争议,需要通过大样本、设计良好的研究来澄清这一问题。根据我们的经验,不少患者对口服硝酸酯类药物反应良好,因此我们给予微血管性心绞痛硝酸酯类药物,尤其是那些对舌下含服硝酸甘油有效的患者。

β受体阻滞剂也对一部分微血管性心绞痛患者有效[36]。正如Remeo等[37]提出的,β受体阻滞剂对那些异常心血管肾上腺素能神经支配的患者尤其有效。在他们的研究中,维拉帕米有效改善了运动耐量和时间,同时,醋丁洛尔只对运动后血压心率高反应的亚组患者有效。在胸痛伴交感兴奋性高的患者和典型心动过速的患者中,β受体阻滞剂似乎显得尤为有效。最近一些研究显示,具有一氧化氮释放属性的β受体阻滞剂,例如奈必洛尔可能对微血管性心绞痛尤其有效[38]。Sen等观察了对两组程度相似的微血管性心绞痛患者(n=38)分别应用奈必洛尔(5 mg/d)和美托洛尔(50 mg/d)12周的疗效,与美托洛尔组相比,服用奈必洛尔12周后,患者血浆一氧化氮水平和其他循环内皮功能指标均显著升高。除此以外,服用奈必洛尔的患者1 mm ST段压低运动耐量和时间均较服用美托洛尔有显著提高。

尼可地尔是一种腺苷三磷酸(ATP)敏感的钾通道开放剂,与硝酸酯类药物类似,被证实在人体中具有舒张冠状动脉阻力血管和调节交感激活后血管舒缩反应的作用[39]。在一项针对微血管性心绞痛患者的随机对照研究中,Chen等[40]发现口服尼可地尔2周可提高1 mm ST段压低的运动时间和峰运动量,但对运动量级和运动相关ST段变化发生率无显著作用。因此,除非有更多具有说服力的证据支持尼可地尔能够有效治疗微循环缺血,我们仅推荐在那些有缺血症状但其他药物不足以有效控制的患者中使用尼可地尔。

在雌激素缺乏的女性患者中,激素替代治疗也可以作为选择[41],但必须权衡雌激素可能的有害作用。最近Xiao等[42]进行的一项研究显示,17β雌二醇和孕激素长期替代治疗可显著降低动脉阻力血管的血管紧张性,从而支持类固醇激素的血管保护特性。尽管如此,雌激素替代疗法应当在与妇科医生充分沟通个体化治疗的优点、缺点和副作用之后才能给予。

有系统性炎症反应状态的患者可能在无任何心血管危险因素时发生微血管性心绞痛[22],除了标准化的针对他们个体情况的基础治疗以外,也应该考虑钙通道阻滞剂、硝酸酯类、他汀类和ACEI类药物的使用,以改善症状和微血管功能。

止痛药物治疗可能对顽固性心绞痛且对传统药物治疗无效的患者有益。这一作用在应用三环类抗抑郁药物(丙咪嗪)的研究中得到证实[43]。此外,一些特殊治疗中心植入神经刺激器来刺激脊髓也对许多患者有效[44]。通过干扰抑制交感性疼痛可改善胸痛症状,并提高生活质量[45]。

在微血管性心绞痛患者中,具有血管收缩活性的内皮素-1常偏高[46],因此一种更新的观点是使用内皮素-1拮抗剂,以达到一氧化氮和内皮素-1的血管内稳态。在最近的一项随机临床研究中,Reriani等[47]研究了47名无冠心病但有微血管功能异常的患者。他们的研究结果显示应用阿曲生坦6个月可显著改善微血管功能不良,且与对照组相比,阿曲生坦能明显提高乙酰胆碱刺激后的冠状动脉血流。

个 人 观 点

由于微血管功能异常引起的微血管性心绞痛是引起冠状动脉造影正常患者胸痛的常见原因。基于此,内科医生应当考虑将微血管性心绞痛划归为另一种疾病诊断[48]。常规检测冠状动脉微血管异常舒张和收缩功能,以及其潜在机制的特征有利于制订针对该患者人群的治疗。由于存在对传统药物治疗反应欠佳的潜在患者人群,一些新的量身定制的治疗方案应当通过精心筛选合适的患者人群进行研究。在本文中，最近评估的内皮素–1受体拮抗剂具有临床应用前景[47]，但需要更多的研究来评价这一新型药物在微血管性心绞痛患者中的疗效。

对微血管性心绞痛的合适处理应当包括危险因素控制、体育锻炼、疼痛处理、血管舒张剂和生活模式调控。最后，未来的技术发展将克服冠状动脉微血管组织结构评估方面的困难，提供冠状动脉微循环的可视性客观依据。这将毋庸置疑地引导我们提高对此疾病的认知，并据此制订个体化治疗策略。

参 考 文 献

1. Lanza GA, Crea F. Primary coronary microvascular dysfunction: clinical presentation, pathophysiology, and management. Circulation 2010; 121: 2317–25.

2. Patel MR, Peterson ED, Dai D, et al. Low diagnostic yield of elective coronary angiography. N Engl J Med 2010; 362: 886–95.

3. Cannon RO III, Epstein SE. "Microvascular angina" as a cause of chest pain with angiographically normal coronary arteries. Am J Cardiol 1988; 61: 1338–43.

4. Crea F, Lanza GA. Angina pectoris and normal coronary arteries: cardiac syndrome X. Heart 2004; 90: 457–63.

5. Cannon RO, Watson RM, Rosing DR, Epstein SE. Angina caused by reduced vasodilator reserve of the small coronary arteries. J Am Coll Cardiol 1983; 1: 1359–73.

6. Camici PG, Crea F. Coronary microvascular dysfunction. N Engl J Med 2007; 356: 830–40.

7. Rubinshtein R, Yang EH, Rihal CS, et al. Coronary microcirculatory vasodilator function in relation to risk factors among patients without obstructive coronary disease and low to intermediate Framingham score. Eur Heart J 2010; 31: 936–42.

8. Lanza GA. Cardiac syndrome X: a critical overview and future perspectives. Heart 2007; 93: 159–66.

9. Kaufmann PA, Camici PG. Myocardial blood flow by PET: technical aspects and clinical applications. J Nucl Med 2005; 46: 75–88.

10. Reis SE, Holubkov R, Conrad Smith AJ, WISE Investigators. Coronary microvascular dysfunction is highly prevalent in women with chest pain in the absence of coronary artery disease: results from the NHLBI WISE study. Am Heart J; 2001 141: 735–41.

11. Egashira K, Inou T, Hirooka Y, et al. Evidence of impaired endothelium-dependent coronary vasodilatation in patients with angina pectoris and normal coronary angiograms. N Engl J Med 1993; 328: 1659–64.

12. Escaned J, Flores A, García-Pavía P, et al. Assessment of microcirculatory remodeling with intracoronary flow velocity and pressure measurements: validation with endomyocardial sampling in cardiac allografts. Circulation 2009; 120: 1561–8.

13. Chimenti C, Sale P, Verardo R, et al. High prevalence of intramural coronary infection in patients with drug-resistant cardiac syndrome X: comparison with chronic stable angina and normal controls. Heart 2010; 96: 1926–31.

14. Camici PG, Gistri R, Lorenzoni R, et al. Coronary reserve and exercise ECG

15. Panting JR, Gatehouse PD, Yang GZ, et al. Abnormal subendocardial perfusion in cardiac syndrome X detected by cardiovascular magnetic resonance imaging. N Engl J Med 2002; 346: 1948–53.

16. Galiuto L, Sestito A, Barchetta S, et al. Noninvasive evaluation of flow reserve in the left anterior descending coronary artery in patients with cardiac syndrome X. Am J Cardiol 2007; 99: 1378–83.

17. Lanza GA, Buffon A, Sestito A, et al. Relation between stressinduced myocardial perfusion defects on cardiovascular magnetic resonance and coronary microvascular dysfunction in patients with cardiac syndrome X. J Am Coll Cardiol 2008; 51: 466–72.

18. Maseri A, Crea F, Kaski JC, Crake T. Mechanisms of angina pectoris in syndrome X. J Am Coll Cardiol 1991; 17: 499–506.

19. Knudson JD, Dincer UD, Bratz IN, et al. Mechanisms of coronary dysfunction in obesity and insulin resistance. Microcirculation 2007; 14: 317–38.

20. Lanza GA, Giordano A, Pristipino C, et al. Abnormal cardiac adrenergic nerve function in patients with syndrome X detected by [1231] metaiodobenzylguanidine myocardial scintigraphy. Circulation 1997; 96: 821–6.

21. Rosano GM, Collins P, Kaski JC, et al. Syndrome X in women is associated with oestrogen deficiency. Eur Heart J 1995; 16: 610–14.

22. Recio-Mayoral A, Mason JC, Kaski JC, et al. Chronic inflammation and coronary microvascular dysfunction in patients without risk factors for coronary artery disease. Eur Heart J 2009; 30: 1837–43.

23. Tyni-Lenne R, Stryjan S, Eriksson B, Col Y. Beneficial therapeutic effects of physical training and relaxation therapy in women with coronary syndrome X. Physiother Res Int 2002; 7: 35–43.

24. Kaski JC, Vaienzuela Garcia LF. Therapeutic options for the management of patients with cardiac syndrome X. Eur Heart J 2001; 22: 283–93.

25. Kaski JC, Rosano G, Gavrielides S, Chen L. Effects of angiotensin-converting enzyme inhibition on exercise-induced angina and ST segment depression in patients with microvascular angina. J Am Coll Cardiol 1994; 23: 652–7.

26. Chen JW, Hsu NW, Wu TC, et al. Long-term angiotensin-converting enzyme inhibition reduces plasma asymmetric dimethylarginine and improves endothelial nitric oxide bioavailability and coronary microvascular function in patients with syndrome X. Am J Cardiol 2002; 90: 974–82.

27. Kayikcioglu M, Payzin S, et al. Benefits of statin treatment in cardiac syndrome X. Eur Heart J 2003; 24: 1999–2005.

28. Fábián E, Varga A, Picano E, et al. Effect of simvastatin on endothelial function in cardiac syndrome X patients. Am J Cardiol 2004; 94: 652–5.

29. Pizzi C, Manfrini O, Fontana F, Bugiardini R. Angiotensin-converting enzyme inhibitors and 3-hydroxy-3-methylglutaryl coenzyme A reductase in cardiac Syndrome X: role of superoxide dismutase activity. Circulation 2004; 109: 53–8.

30. Kaski JC, Rosano GM, Collins P, et al. Cardiac syndrome X: clinical characteristics and left ventricular function. Long-term follow-up study. J Am Coll Cardiol 1995; 25: 807–14.

31. Cannon R, Watson RM, Rosing DR, Epstein SE. Efficacy of calcium channel blocker therapy for angina pectoris resulting from small-vessel coronary artery disease and abnormal vasodilator reserve. Am J Cardiol 1985; 56: 242–6.

32. Bugiardini R, Borghi A, Biagetti L, Puddu P. Comparison of verapamil versus propanolol therapy in Syndrome X. Am J Cardiol 1989; 63: 286–90.

33. Radice M, Giudici V, Albertini A, Mannarini A. Usefulness of changes in exercise tolerance induced by nitroglycerin in identifying patients with syndrome X. Am Heart J 1994; 127: 531–5.

34. Lanza GA, Manzoli A, Bia E, Crea F, Maseri A. Acute effects of nitrates on exercise testing in patients with syndrome X. Circulation 1994; 90: 2695–700.

35. Kemp HG, Vokonas PS, Cohn PF, Gorlin R. The anginal syndrome associated with normal coronary angiograms. Am J Med 1973; 54: 735–42.

36. Lanza GA, Colonna G, Pasceri V, et al. Atenolol versus amlodipine versus isosorbide-5-mononitrate on anginal symptoms in syndrome X. Am J Cardiol 1999; 84: 854–6.

37. Romeo F, Gaspardone A, Ciavolella M, Gioffre P, Reale A. Verapamil versus acebutolol for syndrome X. Am J Cardiol 1988; 62: 312–13.

38. Sen N, TavilY, Erdamar H, et al. Nebivolol therapy improves endothelial function and increases exercise tolerance in patients with cardiac syndrome X. Anadolu Kardiyol Derg 2009; 9: 371–9.

39. Hongo M, Tanenaka H, Uchikawa S, et al. Coronary microvascular response to intracoronary administration of nicorandil. Am J Cardiol 1995; 75: 246–50.

40. Chen JW, Lee WL, Hsu NW, et al. Effect of short-term treatment of nicorandil on exercise-induced myocardial ischemia and abnormal cardiac autonomic activity in microvascular angina. Am J Cardiol 1997; 80: 32–8.

41. Rosano GM, Peters NS, Lefroy D, et al. 17-beta-Estradiol therapy lessens angina in postmenopausal women with syndrome X. J Am Coll Cardiol 1996; 28: 1500–5.

42. Xiao D, Huang X, Yang S, Zhang L. Direct chronic effect of steroid hormones in attenuating uterine arterial myogenic tone: role of protein kinase c/extracellular signal-regulated kinase 1/2. Hypertension 2009; 54: 352–8.

43. Cox I, Hann C, Kaski JC. Low dose imipramine improves chest pain but not quality of life in patients with angina and normal coronary angiograms. Eur Heart J 1998; 19: 250–4.

44. Sestito A, Lanza GA, Le Pera D, et al. Spinal cord stimulation normalizes abnormal cortical pain processing in patients with cardiac syndrome X. Pain 2008; 139: 82–9.

45. Sgueglia GA, Sestito A, Spinelli A, et al. Long-term follow-up of patients with cardiac syndrome X treated by spinal cord stimulation. Heart 2007; 93: 591–7.

46. Cox ID, Bøtker HE, Bagger JP, et al. Elevated endothelin concentrations are associated with reduced coronary vasomotor responses in patients with chest pain and normal coronary arteriograms. J Am Coll Cardiol 1999; 34: 455–60.

47. Reriani M, Raichlin E, Prasad A, et al. Long-term administration of endothelin receptor antagonist improves coronary endothelial function in patients with early atherosclerosis. Circulation 2010; 122: 958–66.

48. Kaski JC. Pathophysiology and management of patients with chest pain and normal coronary arteriograms (cardiac syndrome X). Circulation. 2004; 109: 568–72.

49. Ong P, Athanasiadis A, Borgulya G, et al. High prevalence of a pathological response to acetylcholine testing in patients with stable angina pectoris and unobstructed coronary arteries the ACOVA Study (Abnormal COronary VAsomotion in patients with stable angina and unobstructed coronary arteries). J Am Coll Cardiol. 2012; 59: 655–62.

30

合并心脏瓣膜疾病患者治疗流程

Treatment algorithm in patients with concomitant heart valve disease

Vassilis Voudris and Panagiota Georgiadou

王辉 刘震宇 译

概　述

随着人口老龄化,冠状动脉疾病合并心脏瓣膜病的发生率正逐年升高。40%的心脏瓣膜病患者合并冠状动脉疾病(coronary artery disease, CAD)。其中,CAD合并钙化性主动脉瓣狭窄是临床上最常见的情况。然而关于上述患者CAD的诊断与治疗的最佳策略尚缺乏足够的证据。除了无CAD危险因素的年轻患者(年龄<40岁的男性及绝经前女性)及冠状动脉造影风险超过获益者,对于有瓣膜手术指征的患者均推荐术前常规行冠状动脉造影检查。对于有瓣膜手术指征的患者,如合并冠状动脉3支病变且狭窄程度均超过70%者,应行冠状动脉旁路移植术(coronary artery bypass grafting, CABG)。对于有指征行CABG的患者,如同时合并严重缺血性二尖瓣反流,则有指征行二尖瓣手术。近期发布的关于瓣膜手术和CABG联合治疗的指南显示,联合手术可能增加死亡风险。这一发现连同这类手术患者的高危特点引起了临床上对上述两种疾病并存时最佳治疗策略的讨论。其他的治疗策略包括"杂交"经皮冠状动脉介入术联合择期瓣膜置换术或经皮冠状动脉介入术后行经导管主动脉瓣植入术。然而目前关于杂交技术的临床试验数据十分有限,尚需进一步研究证实上述治疗策略的临床意义。

引　言

尽管心脏瓣膜病(valvular heart disease, VHD)相对于CAD而言更为少见,但这两种疾病合并发生的情况是一个常见的临床问题,并因以下原因引起了广泛的临床关注。首先,冠状动脉粥样硬化性疾病和VHD在病理机制上有较多重合之处[1]。第二,近年来VHD在流行病学、临床表现及治疗方面均取得较大进展。第三,对于此类患者的最佳治疗策略及CAD预后缺乏充分的试验数据[2]。合并中-重度VHD的CAD患者是CAD一个重要的患者亚组,但却很少被纳入临床试验。对于此类患者的处理决策只能依据关于CAD治疗的小样本随机研究或注册研究,或来自因VHD行心脏手术患者的回顾性研究或比较研究[3,4]。现行的指南将合并CAD和VHD患者的诊断路径及治疗策略作为重要问题提出,凸显了现行指南和指南的有效执行之间所存在的差距,并指出了未来的研究需要。

本章总结了VHD合并缺血性心脏病患者的处理。由于成人心脏瓣膜病中最常受累的瓣膜为主动脉瓣和二尖瓣,本次讨论主要集中在这两个瓣膜疾病的处理。由于心室功能、瓣膜功能及冠状动脉缺血之间存在着复杂的交互作用,需要充分理解病理生理并对风险和预期结果进行精确评估才能成功地处理这一临床问题。

VHD患者中冠状动脉疾病的发生率及诊断

VHD患者中CAD的发生率可根据患者的年龄、性别及临床危险因素进行估算，其药物治疗则应参照普通CAD人群的治疗推荐。关于VHD的欧洲心脏调查项目（Euro Heart Survey Programme）证实了CAD的发生率占总人群的39.4%：单支病变为13.9%，双支病变为11.5%，三支病变为12.8%，左主干病变为1.2%[2]。与普通人群相比，心绞痛症状提示VHD患者严重冠状动脉病变的特异性较差。VHD患者的缺血样症状可能为其他病因所导致，如左室（left ventricular, LV）扩大、室壁张力增加或室壁增厚相关的心内膜下缺血及右室肥厚[3]。

主动脉瓣狭窄（aortic stenosis, AS）的成年患者中，CAD的发生率较高。在行主动脉瓣（aortic valve, AV）置换术的患者中，约40%的患者需要行冠状动脉旁路移植术（coronary artery bypass grafting, CABG）[2]。这两种疾病存在诸如年龄及性别分布等共同的危险因素，因此两者合并存在的发生率较高。在严重AS患者中，由于AS本身即可出现心绞痛症状，心绞痛对CAD的阳性预测值较低而阴性预测值高[5]。AS合并心绞痛的患者中，40%~50%的患者存在梗阻性CAD，而无胸痛症状的AS患者中仅20%存在梗阻性CAD。主动脉瓣反流（aortic regurgitation, AR）很少见于CAD患者，主要因为AR更常发生于年轻人群。15%~30%的AR患者合并严重CAD，其中约半数患者存在典型的心绞痛症状[3]。

CAD合并二尖瓣狭窄（mitral stenosis, MS）的发生率（平均20%）低于AV疾病[5,6]。MS患者中CAD的真实发生率尚不明确，但因风湿性疾病主要见于年轻患者，因此普遍认为两者合并存在的发生率较低。对于合并MS的患者，心绞痛症状对于CAD的提示作用并不可靠，因活动性风湿性血管炎、肺高压以及肺或冠状动脉栓塞等多种病因均可导致类似症状[6]。

一过性或永久性二尖瓣反流（mitral regurgitation, MR）往往是缺血性心脏病的后果。在重度MR行术前冠状动脉造影的患者中，梗阻性冠状动脉粥样硬化性狭窄的发生率为30%。在因急性冠状动脉综合征行冠状动脉造影的患者中，缺血相关MR的发生率为20%[7]，如行超声心动图评估则MR的发生率更高（达50%）[8]。急性缺血性MR更常见于老年患者和女性患者，并与严重的室壁运动异常、梗死相关动脉的持续闭塞及严重的心力衰竭有关。在慢性CAD患者中，合并MR者的较无MR者的LV射血分数更低、CAD更严重。在因二尖瓣（mitral valve, MV）脱垂行手术治疗的患者中，严重CAD的发生率极低（1.3%）[7]。目前已开发出多个用于评估梗阻性冠状动脉粥样硬化性狭窄发生率的风险模型，但其临床意义尚不肯定。

对于拟行瓣膜手术的患者，术前检出CAD是减少患者围术期不良心血管事件及改善术后长期预后的先决条件。对于VHD患者而言，尽管静息及运动心电图（ECG）并不是精确诊断合并CAD的特异手段，但运动试验常有助于这类患者的危险分层，特别是对无症状的患者，可暴露症状及异常的血流动力学反应[3]。胸部X线可能显示主动脉钙化，但作为筛查手段，其作用极其有限。经食管超声心动图检出胸主动脉粥样硬化斑块对于提示存在严重CAD有重要意义；在无胸主动脉粥样硬化斑块的VHD患者中，仅有10%合并严重CAD。联合评价胸主动脉及颈动脉粥样硬化可进一步提高敏感性。

运动或药物负荷灌注显像或超声心动图的敏感性低于100%，特异性更低。节段性室壁运动异常或异常的灌注显像可能与心肌肥厚有关，假阳性率较高。鉴于合并CAD对于临床十分重要，应慎重选择上述无创诊断技术替代心导管检查。对于轻-中度瓣膜狭窄或反流且LV的大小及室壁厚度均正常的患者，上述无创检查可能有一定的价值[5]。最近发展起来的无创冠状动脉检查，如CT可作为替代冠状动脉造影的一种选择，特别是用于伴有影响患者预后危险因素的相对年轻的患者[9]。

冠状动脉造影是确诊CAD的唯一检查手段，

重点提示30.1

冠心病合并心脏瓣膜疾病发生率和诊断要点：
- 合并心脏瓣膜病的发生率与涉及人群相关，如年龄、性别及动脉粥样硬化危险因素。
- 激发试验发现严重冠心病的敏感性有限。
- 非侵入性冠状动脉CT造影在选择性患者中诊断严重冠心病准确性高，可作为选择。
- 冠状动脉造影是唯一能明确心脏瓣膜病患者是否合并冠心病的方法。
- 男性40岁以上、女性45岁以上心脏瓣膜病患者术前应当接受冠状动脉造影。

在VHD患者中使用最多。尽管超声心动图可精确评价VHD，50%的患者还需同时行心导管造影以评价血流动力学。心导管检查对于每搏输出量下降、联合瓣膜病变或超声心动图显示瓣膜病变程度介于中度的患者更有价值[3,4]。

根据欧洲心脏调查项目关于VHD的研究显示，瓣膜手术前行冠状动脉造影的主要原因是术前存在一个以上危险因素（占72.1%）[2]。对于急性心内膜炎、主动脉夹层、血流动力学不稳定及行急诊瓣膜手术的患者，不推荐行冠状动脉造影，因可能增加死亡率。对于VHD患者，如合并临床症状、左室功能不全、明确的缺血证据、既往CAD病史或CAD危险因素（包括年龄），推荐行冠状动脉造影[3,4]。北美指南建议，对于年龄＞35岁的男性、年龄＞35岁且合并冠状动脉危险因素的绝经前女性及绝经后女性，推荐行冠状动脉造影[10]。而欧洲指南中最常使用的年龄阈值为：男性＞40岁，女性＞50岁[4]。对于无任何症状或危险因素的MV脱垂患者，推荐使用年龄＞45岁作为年龄的阈值。

心脏瓣膜病患者合并冠状动脉疾病的治疗——指南及指南所参考的试验数据

合并主动脉瓣疾病的冠状动脉疾病治疗

主动脉瓣置换的同时治疗冠状动脉疾病

在过去的数年里，AV手术已越来越多地应用

于存在并发症及CAD发生率更高的老年患者中。瓣膜病和冠状动脉疾病这两种疾病并存时的最佳治疗策略应依据两者的严重程度制定。关于对比主动脉瓣联合冠状动脉手术与无CAD的AS患者单纯行AV置换术（AVR）的研究结果尚无统一结论[5]。由于各项研究中AV疾病的类型（AS或混合性AV疾病）、冠状动脉疾病的严重程度及手术的时机并不相同，研究的异质性导致了试验结果的局限性[5]。

尽管AVR联合CABG的完全血运重建治疗增加了主动脉阻断时间，可能会增加围术期心肌梗死风险，但对于合并CAD的患者，上述联合治疗与单纯AVR相比，可进一步改善患者的近期及远期预后[11,12]。对于合并梗阻性CAD的患者，与AVR联合CABG治疗相比，单纯行AVR将增加围术期心肌梗死、术后死亡和远期死亡的发生率[11,12]。CAD影响瓣膜手术后的心肌恢复，主要表现在LV质量指数的改善和射血分数的提高均较差[13]。CAD的程度、AS的严重程度、高龄、较差的NYHA分级及LV功能下降均为术后死亡的重要预测因素[12]。一项纳入上述全部混杂因素的多变量分析显示，AVR联合CABG与手术死亡率降低直接相关[12]。在行AVR的患者中，即使是并发症发生率更高的年龄在80岁以上的老年患者，只要认真行患者筛选，CABG的相关风险仍然较低。上述发现提示，此类心脏手术的不良预后可能与粥样狭窄的总负荷有关，而与CABG本身无关。

因此，对于行AVR手术的患者，如果合并主要冠状动脉≥70%的狭窄，推荐行CABG（Ⅰ级，证据水平：C）（图30.1）[3,4]。对于合并中度CAD（狭窄程度为50%~70%），行主要冠状动脉的CABG是合理的（Ⅱa级，证据水平：C）（图30.1）[3,4]。推荐使用左侧内乳动脉作为左前降支的桥血管，特别是对于老年患者[5]。合并CAD也是选择人工瓣膜类型的主要参考依据。对于联合CABG的AVR手术，植入猪异体生物瓣患者的长期生存率较植入机械瓣患者更高[14]。

有限的研究数据显示，对于AS患者，即使合

并因解剖结构难以行旁路移植的严重CAD,行AVR仍可获益,这是因为AS的自然病程预后更差[4]。未来可进一步研究AVR联合激光打孔心肌血运重建治疗能否使不适合行CABG术的患者获益[5]。

经导管主动脉瓣植入(transcatheter aortic valve implantion, TAVI)使用基于支架的人工瓣膜,是近年开展的新兴技术,目前仅推荐用于老年高危患者[15,16]。手术风险为高危的定义为EuroSCORE超过20分或胸外科医师学会评分超过10分[15]。对于患有严重周围动脉疾病不适合行瓣膜移植的患者,可以采用微创经心尖的外科路径植入人工瓣膜。二尖瓣反流及未行再血管化治疗的CAD是TAVI的相对禁忌证,因为上述情况可能合并严重的LV功能不全导致血流动力学障碍。然而AS一经解除,上述患者往往可耐受良好。由于合并CAD对瓣膜操作后的近期及远期预后均有不良影响,对于拟行经导管瓣膜植入术的患者,通常先行经皮冠状动脉介入术(percutaneous coronary intervention, PCI)(图30.2)[13]。近期在微创及经皮操作领域的进展为今后开展杂交手术技术提供了新的方向,今后可能成为需要行AVR治疗的老年患者的首选治疗方法[16]。

拟行冠状动脉旁路移植术患者的主动脉瓣置换

对于需行CABG的患者,如同时合并严重的AV疾病或相关症状,应于血管重建术同期行AVR(Ⅰ级)[17]。对于无症状的轻-中度AS患者,是否行瓣膜置换是个困难的决定,目前仍存在争议[18]。如果未能与CABG同期行瓣膜手术,则患者将面临再次手术所带来的并发症风险。反之,CABG联合AVR治疗将给患者带来更高的手术风险、终身抗凝治疗及人工瓣相关的长期并发症。目前尚无评估CABG同期行预防性AVR是否获益的随机临床研究,临床决策只能依据非随机的观察性研究来制定[18]。治疗决策应考虑以下临床因素,包括AS的严重程度及进展速度、患者的预期寿命及可能发生

的瓣膜或手术相关并发症。

关于轻度AS自然病程的研究显示,8%的患者在10年内进展至严重AS。对于轻度AS,与单纯行CABG必要时择期再行AVR的治疗策略相比,CABG同期行AVR治疗将导致10年增加91个非必要的AVR和29个额外的死亡[18]。一些作者建议对于轻度AV疾病患者,可与CABG同期行瓣膜修复、手工或超声去钙化治疗,但预后无明显改善,继发的再狭窄及瓣膜功能不全也限制了这一技术的应用。然而也有文献报道,对于接受CABG治疗的轻度AV疾病患者,瓣膜置换后的长期预后较瓣膜修补术、单纯检查或不治疗的患者更好[19]。

关于中度AS患者是否与CABG同期行AVR是个较为复杂的问题,应将瓣膜疾病的进展速度作为考虑因素。一般而言,瓣口面积每年平均减少$0.12\ cm^2$,而瓣口的血流速度平均每年增加$(0.24 \pm 0.30)\ m/s$,但对于个体而言,很难预估其瓣膜狭窄的进展速度[5]。关于AV疾病进展的系列研究显示根据AV进展速度可将患者分为以下两类:一类患者的有效瓣口面积以$(0.1~0.3)\ cm^2/$年的速度进行性下降,另一类患者在随访3~9年内瓣口面积几乎无明显缩小[20]。尽管文献中曾以年龄、合并CAD、症状、退行性病理改变及瓣膜钙化作为AS进展的预测因素,但由于已发表的试验数据缺乏统一标准,目前尚无预测疾病进展的风险模型应用于临床[20]。

回顾性研究显示,对于先行CABG术后再行AVR治疗的患者,再次进行手术的平均时间为5~8年。尽管缺乏确切的数据,但由于之后再行AVR的风险将升高,故对于拟行CABG同时合并中度AV狭窄的患者(平均跨瓣压力阶差为30~50 mmHg或多普勒血流速度为3~4 m/s),可于血运重建治疗的同时行AVR(Ⅱa级,证据水平:B)[3,4]。对于无症状的AS患者,应根据AV的活动度、瓣膜钙化程度和(或)主动脉瓣病变是否快速进展(瓣口血流速度1年内增加0.3 m/s)决定是否行AVR(Ⅱb级,证据水平:C)[3,4]。

合并二尖瓣疾病的冠状动脉疾病处理

合并非缺血性二尖瓣疾病的冠状动脉疾病处理

关于CAD合并非缺血性MV疾病的文献数量较少。合并CAD的MV疾病患者的风险高于冠状动脉正常的MV疾病患者[21,22]。行MVR联合旁路移植术患者的院内死亡率及远期预后均较AVR联合旁路移植术者更差（表30.1）[21,22]。目前，用于纠正MR的MV手术主要包括以下三种术式：① MV修补术；② 保留部分或全部二尖瓣结构的MV置换术；③ 去除全部二尖瓣结构的MV置换术。每一种术式均有其各自的优点及劣势，具体使用何种术式则应根据术中所见具体确定。只有在有经验的中心才能首选瓣膜修补术而非瓣膜置换术。

严重MR的早期手术治疗对于合并CAD患者的获益更多（图30.1）[23]。尽管联合瓣膜手术及冠状动脉重建手术将增加手术风险。对于VHD合并CAD的患者，完全的血运重建较未行血运重建的获益更大，即使在旁路移植术不能完全消除CAD的不良影响情况下，这种获益仍然存在。行MVR联合血运重建治疗患者的早期及晚期危险因素为术前LV功能不全和狭窄冠状动脉的数量[21,23]。瓣膜修补术相对于瓣膜置换术而言，围手术期死亡率更低、远期预后更好，对于上述患者亚组，应将瓣膜修补术的这些优势作为考虑的因素。

合并缺血性二尖瓣反流的冠状动脉疾病处理

MV功能障碍是急慢性缺血性心脏病的一个常见并发症，但临床上常被忽视。对于缺血性MR患者而言，冠状动脉和瓣膜疾病并非两个并存疾病，事实上VHD是CAD导致的直接后果。缺血性MV反流可由多种因素导致，包括：乳头肌功能不全、二尖瓣瓣环扩张、LV重构导致的乳头肌位移、瓣叶活动受限及瓣膜过度膨隆伴收缩功能减低[3,4]。MR的发生率与心肌梗死的面积和部位有关——对于同样的梗死面积，下壁心肌梗死较前壁

心肌梗死的MR发生率高[5]。总之，缺血性MR的手术治疗仍是一大挑战，这类患者的预后远不及其他原因所致反流的患者[3]。

急性缺血性MR是由下壁心肌梗死急性期乳头肌断裂所致，患者的近期预后极差，应急诊手术干预[24,25]。对于急性后壁心肌梗死所致MR，应根据乳头肌部分或全部断裂，分别行MV修补术或保留瓣下结构的MV置换术[24,25]。

急性心肌梗死合并缺血性MR患者应行再血管化治疗。溶栓治疗或直接PCI治疗可减少缺血性MR及LV重构的发生率。晚期再血管化治疗（经皮或外科手术）很少对MR有治疗效果[26]。术前评估有助于识别哪些患者的缺血性MR在行再血管化治疗后可以得到改善。对于有存活心肌且无乳头肌收缩不协调的患者，单纯冠状动脉血运重建治疗可有临床获益[27]。

对于无症状的轻度缺血性MR，没有数据支持外科干预MR，特别是冠状动脉血运重建可通过PCI实现的患者，应对这些患者定期随访，及时发现缺血性MR病变程度的进展及远期并发症[4]。

轻-中度缺血性MR在处理上始终存在较大分歧[5]。对于轻-中度缺血性MR的患者，再血管化治疗主要取决于缺血症状，很少对MV进行修补或置换。对于这部分患者，联合行瓣膜及冠状动脉手术的主要缺点是空气栓塞的风险增加和体外循环的时间延长，因此增加了手术的死亡率。这样的手术可能更适合于LV功能不全的患者，如果存在存活心肌且并发症及手术危险因素较少，可以考虑行此类手术，因其可改善上述患者的LV功能及预后[28]。对于严重的缺血性MR，即使无明确的结构性病因，亦应在行旁路移植术同期行手术纠正。尽管对于某些特定病例，单纯CABG即可改善LV功能并减少缺血性MR，但通常单纯依靠CABG不足以完全纠正MR，往往残留严重的MR，这部分患者可从同期MV修补术中获益[21]。非随机研究显示，对于缺血所致严重功能性MR患者，在CABG同时行MV手术与单纯行CABG相比，可减少术后MR、改善早期症状，但并不改善远期心功能和生存

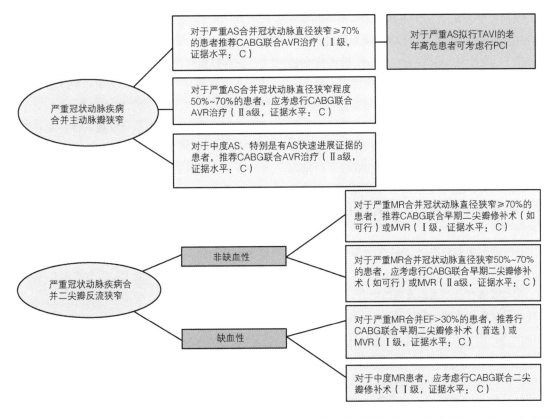

图 30.1 瓣膜手术联合冠状动脉旁路移植术的处理流程。缩写：CABG，冠状动脉旁路移植术；AVR，主动脉瓣置换术；AS，主动脉瓣狭窄；TAVI，经导管主动脉瓣植入术；MVR，二尖瓣置换术；MR，二尖瓣反流；EF，射血分数。

率[29]。血管重建及 MV 修复治疗决策的制订依据于症状、CAD 严重度、LV 功能障碍及是否存在大量存活心肌。

对于临床决定行 MV 手术者，首选 MV 瓣环成形术或保留瓣下结构的 MV 置换术[29,30]。尽管在缺血性 MR 患者中行 MV 修补术与在其他病因所致的 MR 患者中行相同手术的死亡风险及 MR 复发率更高，但这一手术成功后的结果较好。对于复杂的高危患者，修补术或置换术后的生存率无明显差异。经皮 MV 修补术可与 PCI 同期进行且适用于高危患者，因此越来越受到临床的关注。该手术既可以进行瓣环成形，也可通过在 MV 反流部位植入金属夹来进行缘对缘修复（图 30.1）[31]。

越来越多的证据显示，对于慢性缺血性 MR 的处理应遵循以下原则：对于因稳定或不稳定心绞痛行再血管化治疗的患者，如合并 2~4 级的 MR，则应行瓣膜手术（图 30.1）[10]。对于慢性缺血性心肌病合并 2~4 级 MR 的患者，处理原则与因室壁运动异常或无运动的瘢痕导致严重 MR 的患者相同，处理瓣膜的同时行心室减容及乳头肌修复为 I 级推荐（表 30.2）[10]。

对合并其他瓣膜疾病的冠状动脉疾病处理

主动脉瓣反流

AR 合并 CAD 常见于以下三种情况。第一，评估症状性 CAD 时意外发现 AR。第二，对无症状患者常规体检发现主动脉瓣关闭不全的杂音，进一步行心脏评估时发现 CAD。第三，VHD 相对晚期出现充血性心力衰竭后导致左室负荷加重和（或）缺血损伤。

在大多数关于 AVR 联合 CABG 手术的研究

中，AR的比例较低[32,33]。上述手术后的近期生存率超过90%，晚期生存率与AS合并CAD者相同。年龄和LV功能对AVR联合CABG术后死亡率的影响最显著[32,33]。CAD合并AV功能不全可产生不同的病理生理效应，它们对LV射血分数的特定影响尚存在争议。AR导致的心室扩张和心室功能异常通常是不可逆的，而再血管化治疗可改善LV功能。然而AR并不是AVR联合CABG术后早期及长期死亡率的独立危险因素。尚无证据表明对于合并CAD及不合并CAD的患者应采用不同的手术指征。

传统的临床经验提示，完全的血管重建治疗应于AVR同期进行[3,4]。对于老年患者，特别是无严重冠状动脉病变及严重心绞痛的患者，也可以考虑选择不完全血运重建治疗。对于这一亚组患者，其他可供选择的治疗方案还包括术前PCI或非体外循环冠状动脉旁路移植术[34]。AR通常与主动脉根部扩张有关，需要行主动脉瓣及主动脉置换术联合冠状动脉开口移植术。对于需联合行CABG术的患者，应选择内乳动脉作为桥血管，以避免移植血管与病变升主动脉间的吻合[5]。

二尖瓣狭窄

二尖瓣狭窄通常是MS合并CAD患者出现症状的主要原因。在极少数病例中CAD可能引起LV功能不全。CAD的处理与合并其他瓣膜疾病并无不同，主要取决于MS的严重程度[5]。

对于因严重MS导致严重心力衰竭及低心输出量的患者，如同时存在严重CAD，应于旁路移植术同期行MV手术。这种情况下患者很少因心绞痛症状行手术治疗。严重CAD合并MS的患者，如果技术上可行，应联合行CABG及二尖瓣扩张术。对于一些特定的病例，也可考虑经皮二尖瓣扩张术联合冠状动脉介入治疗来代替心脏手术[35]。MS和CAD联合手术治疗的早期死亡率约为8%，7年的长期死亡率约为50%。风湿性瓣膜病、术前LV功能及存在室性心律失常是晚期死亡的危险

因素[21,36]。

三尖瓣疾病

三尖瓣狭窄（tricuspid stenosis，TS）几乎均为风湿性病因所致，很少见于发达国家[3,4]。对于此类患者如认真评估几乎总会发现其合并左心瓣膜病变且左心瓣膜病变多与症状有关[4]。CAD通常很少见于单纯孤立性TS患者，多见于合并左心VHD的患者。对于经药物治疗仍有临床症状的患者，三尖瓣的干预通常与其他瓣膜手术同期进行。选择保守手术或瓣膜置换术取决于瓣膜修复时的解剖情况和外科医师的经验。对于合并可介入处理的冠状动脉病变的孤立TS，可首选经皮三尖瓣球囊扩张术[3,4]。

三尖瓣反流（tricuspid regurgitation，TR）很少由原发三尖瓣异常导致。多数的TR为功能性病变，常是左侧瓣膜病变导致的后果。左侧瓣膜病变偶尔是因缺血性心脏病导致[3,37]。除了中度或重度TR，临床上通常不会特别关注TR。通常认为，一旦处理了合并的CAD和左侧瓣膜病变，功能性TR可自行缓解[38]。由于TR患者往往资料不全且病变性质不同，目前关于其手术时机及合适的技术仍存在争议。作为一般原则，如果技术允许，保守手术较瓣膜置换更合适，此外应尽早手术，以避免出现不可逆的右室功能不全[3,4]。

重点提示30.2

主动脉瓣置换联合冠状动脉旁路移植术关键点：

- 对于所有严重AS合并严重CAD（主要冠状动脉狭窄＞70%）应联合行AVR和CABG。
- 对于主要冠状动脉狭窄为50%~70%的患者，CABG是合理的。
- 循证证据支持选择左侧内乳动脉作为狭窄≥70%的左前降支的桥血管。
- 对于严重症状性AS患者，合并难以行血管重建的CAD不是AVR的禁忌证。
- 对于中度AS（平均压力阶差为30~50 mmHg，多普勒血流速度为3~4 m/s），特别是有AS快速进展证据的患者，如合并严重CAD，联合行AVR和CABG是合理的。

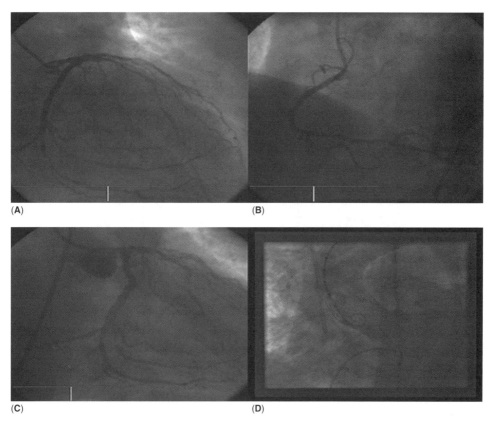

图30.2 一例80岁的严重钙化性主动脉瓣狭窄的高危患者,冠状动脉造影可见回旋支严重狭窄(A,B),于经导管主动脉瓣植入术之前,行经皮冠状动脉介入治疗成功(C,D)。

表30.1 关于心脏瓣膜疾病的欧洲心脏调查研究中的30 d死亡率:与外科手术注册研究比较

	STS	UKCSR	EHS
	2001	1999~2000	2001
主动脉瓣置换术,未行CABG	3.7	3.1	2.7
主动脉瓣置换联合CABG	6.3	7.0	4.3
二尖瓣修补,未行CABG	2.2	2.8	0
二尖瓣置换,未行CABG	5.8	6.2	1.7
二尖瓣修补或置换联合CABG	10.1	8.6	8.2
多瓣膜置换(联合或不联合CABG)	7.2	11.4	6.5

缩写:STS,胸外科医师协会(美国);UKCSR,英国心外科注册研究;EHS,欧洲心脏调查;CABG,冠状动脉旁路移植。

表30.2 慢性缺血性二尖瓣反流的手术治疗

Ⅰ级:对于下述患者,二尖瓣手术治疗MR是有充分证据或已达成共识的

合并严重MR且LVEF > 30%的拟行CABG的患者

Ⅱa级:证据或观点支持下述MR患者有二尖瓣手术指征

拟行CABG但合并可修复的中度MR的患者

有症状的严重MR、LVEF < 30%且需要行血管重建治疗的患者

Ⅱb级:对于下述MR患者是否有二尖瓣手术指征缺乏足够证据或统一观点

LVEF > 30%、无过多并发症、无须行血运重建,但内科药物疗效欠佳的严重MR患者

缩写:MR,二尖瓣反流;LVEF,左室射血分数;CABG,冠状动脉旁路移植。

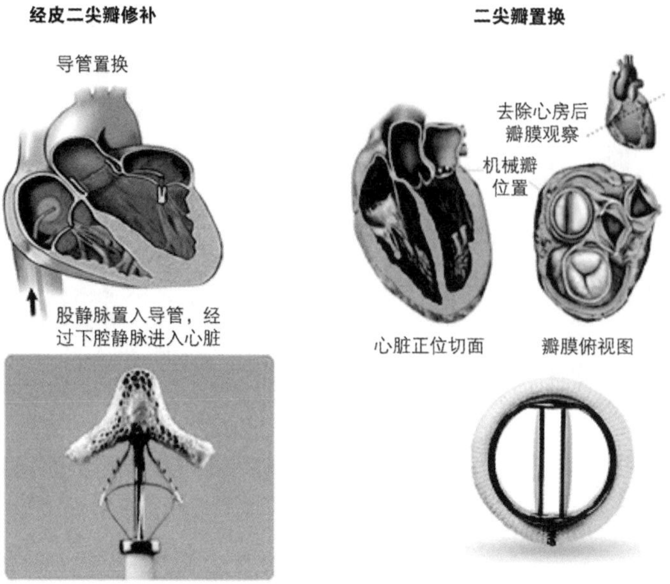

经皮二尖瓣修补

导管置换

股静脉置入导管，经过下腔静脉进入心脏

二尖瓣置换

去除心房后瓣膜观察

机械瓣位置

心脏正位切面　　瓣膜俯视图

图30.3　用于治疗二尖瓣反流的经皮二尖瓣修复系统和外科二尖瓣置换。

重点提示30.3

合并冠状动脉疾病的二尖瓣反流关键点：

- 术前评估的关键是对缺血性MR与合并CAD的非缺血性MR进行鉴别并对瓣膜修补术的可行性进行评估。
- 对于严重MR特别是合并CAD的患者，应尽早考虑行瓣膜修补。
- 对于心肌梗死急性期因乳头肌断裂导致的急性缺血性MR，应行急诊手术。
- 严重缺血性MR是联合二尖瓣及冠状动脉疾病外科治疗的手术指征。
- 对于某些不宜行手术治疗的特定患者，可考虑选择经导管治疗MV疾病联合PCI治疗。

参 考 文 献

1. Hasdai D, Lev EI, Behar S, et al. Acute coronary syndromes in patients with pre-existing moderate to severe valvular disease of the heart: lessons from the Euro-Heart Survey of acute coronary syndromes. Eur Heart J 2003; 24: 623–9.

2. Iung B, Baron G, Butchart EG, et al. A prospective survey of patients with valvular heart disease in Europe: the Euro Heart Survey on Valvular Heart Disease. Eur Heart J 2003; 24: 1231–43.

3. Bonow RO, Carabello BA, Chatterjee K, et al. 2006 Writing Committee Members; American College of Cardiology/American Heart Association Task Force. 2008 Focused update incorporated into the ACC/AHA 2006 guidelines for the management of patients with valvular heart disease: a report of the American College of Cardiology/American Heart Association Task Force on Practice Guidelines (Writing Committee to Revise the 1998 Guidelines for the Management of Patients With Valvular Heart Disease): endorsed by the Society of Cardiovascular Anesthesiologists, Society for Cardiovascular Angiography and Interventions, and Society of Thoracic Surgeons. Circulation 2008; 118: e523–661.

4. Vahanian A, Baumgartner H, Bax J, et al. Guidelines on the management of valvular heart disease: the Task Force on the Management of Valvuiar Heart Disease of the European Society of Cardiology. Eur Heart J 2007; 28: 230–68.

5. Iung B. Interface between valve disease and ischaemic heart disease. Heart 2000; 84: 347–52.

6. Mattina C, Green S, Tortolani A, et al. Frequency of angiographically significant coronary arterial narrowing in mitral stenosis. Am J Cardiol 1986; 57: 802–5.

7. Lin SS, Lauer MS, Asher CR, et al. Prediction of coronary artery disease in patients undergoing operations for mitral valve degeneration. J Thorac Cardiovasc Surg 2001; 121: 894–901.

8. Grigioni F, Enriquez-Sarano M, Zehr KJ, Bailey KR, Tajik AJ. Isch-emic mitral regurgitation: long-term outcome and prognostic implications with quantitative Doppler assessment. Circulation 2001; 103: 1759–64.

9. Meijboom WB, Mollet NR, Van Mieghem CA, et al. Pre-operative computed tomography coronary angiography to detect significant coronary artery disease in patients referred for cardiac valve surgery. J Am Coll Cardiol 2006; 48: 1658.

10. Jamieson WR, Cartier PC, Allard M, et al. Surgical management of valvular heart disease 2004. Can J Cardiol 2004; 20: 7E–120E.

11. Lund O, Nielsen TT, Pilegaard HK, Magnussen K, Knudsen MA. The influence of coronary artery disease and bypass grafting on early and late survival after valve replacement for aortic stenosis. J Thorac Cardiovasc Surg 1990; 100: 327–37.

12. Kvidal P, Bergström R, Hörte LG, et al. Observed and relative survival after aortic valve replacement. J Am Coll Cardiol 2000; 35: 747.

13. Grünenfelder J, Kilb I, Plass A, et al. Impact of coronary disease after aortic valve replacement. Asian Cardiovasc Thorac Ann 2009; 17: 248–52.

14. Akins CW, Hilgenberg AD, Vlahakes GJ, et al. Results of bioprosthetic

versus mechanical aortic valve replacement performedwith concomitant coronary artery bypass grafting. Ann Thorac Surg 2002; 74: 1098–106.

15. Vahanian A, Alfieri O, Al-Attar N, et al. Transcatheter valve implantation for patients with aortic stenosis: a position statement from the European Association of Cardio-Thoracic Surgery (EACTS) and the European Society of Cardiology (ESC), in collaboration with the European Association of Percutaneous Cardiovascular Interventions (EAPCI). Eur Heart J 2008; 29: 1463–70.

16. Byrne JG, Leacche M, Vaughan DE, Zhao DX. Hybrid cardiovascular procedures. JACC Cardiovasc Interv 2008; 1: 459–68.

17. Wijns W, Kolh P, Danchin N, et al. Guidelines on myocardial revascularization: the Task Force on Myocardial Revascularization of the European Society of Cardiology (ESC) and the European Association for Cardio-Thoracic Surgery (EACTS). Eur Heart J 2010; 31: 2501–55.

18. Rahimtoola SH. Should patients with asymptomatic mild or moderate aortic stenosis undergoing coronary artery bypass surgery also have valve replacement for their aortic stenosis? Heart 2001; 85: 337–41.

19. Ahmed AA, Graham AN, Lovell D, O'Kane HO. Management of mild to moderate aortic valve disease during coronary artery bypass grafting. Eur J Cardiothorac Surg 2003; 24: 535–9.

20. Otto CM. Aortic stenosis: even mild disease is significant. Eur Heart J 2004; 25: 185–7.

21. Lytle BW, Cosgrove DM, Gill CC, et al. Mitral valve replacement combined with myocardial revascularization: early and late results for 300 patients, 1970 to 1983. Circulation 1985; 71: 1179–90.

22. Seipelt RG, Schoendube FA, Vazquez-Jimenez JF, et al. Combined mitral valve and coronary artery surgery: ischemic versus non-ischemic mitral valve disease. Eur J Cardiothorac Surg 2001; 20: 270–5.

23. Dujardin KS, Seward JB, Orszulak TA, et al. Outcome after surgery for mitral regurgitation. Determinants of postoperative morbidity and mortality. J Heart Valve Dis 1997; 6: 17–21.

24. Thompson CR, Buller CE, Sleeper LA, et al. Cardiogenic shock due to acute severe mitral regurgitation complicating acute myocardial infarction: a report from the SHOCK Trial Registry. Should we use emergently revascularize Occluded Coronaries in cardiogenic shocK? J Am Coll Cardiol 2000; 36: 1104–9.

25. Russo A, Suri RM, Grigioni F, et al. Clinical outcome after surgical correction of mitral regurgitation due to papillary muscle rupture. Circulation 2008; 118: 1528–34.

26. Tenenbaum A, Leor J, Motro M, et al. Improved posterobasal segment function after thrombolysis is associated with decreased incidence of significant mitral regurgitation in a first inferior myocardial infarction. J Am Coll Cardiol 1995; 25: 1558–63.

27. Penicka M, Linkova H, Lang O, et al. Predictors of improvement of unrepaired moderate ischemic mitral regurgitation in patients undergoing elective isolated coronary artery bypass graft surgery. Circulation 2009; 120: 1474–81.

28. Prifti E, Bonacchi M, Frati G, et al. Should mild-to-moderate and moderate ischemic mitral regurgitation be corrected in patients with impaired left ventricular function undergoing simultaneous coronary revascularization? J Card Surg 2001; 16: 473–83.

29. Mihaljevic T, Lam BK, Rajeswaran J, et al. Impact of mitral valve annuloplasty combined with revascularization in patients with functional ischemic mitral regurgitation. J Am Coll Cardiol 2007; 49: 2191–201.

30. Vassileva CM, Boley T, Markwell S, Hazelrigg S. Meta-analysis of short-term and long-term survival following repair versus replacement for ischemic mitral regurgitation. Eur J Cardiothorac Surg 2011; 39: 295–303.

31. Feldman T, Cilingiroglu M. Percutaneous leaflet repair and annuloplasty for mitral regurgitation. J Am Coll Cardiol 2011; 57: 529–37.

32. Shahle E, Bergstrom R, Nystrom SO, Hansson HE. Early results of aortic valve replacement with or without concomitant coronary artery bypass grafting. Scand J Thorac Cardiovasc Surg 1991; 25: 29.

33. Flameng W, Szécsi J, Sergeant P, et al. Combined valve and coronary artery bypass surgery: early and late results. Eur J Cardiothorac Surg 1994; 8: 410–19.

34. Kolh P, Kerzmann A, Honore C, Comte L, Limet R. Aortic valve surgery in octogenarians: predictive factors for operative and long-term results. Eur J Cardiothorac Surg 2007; 31: 600–6.

35. Harikrishnan S, Bhat A, Tharakan J. Percutaneous balloon mitral valvotomy and coronary stenting in the same sitting. Heart Vessels 2003; 18: 150–2.

36. Garcia Andrade I, Cartier R, Panisi P, Ennabli K, Grondin CM. Factors influencing early and late survival in patients with combined mitral valve replacement and myocardial revascularization and in those with isolated replacement. Ann Thorac Surg 1987; 44: 607–13.

37. Mascherbauer J, Maurer G. The forgotten valve: lessons to be learned in tricuspid regurgitation. Eur Heart J 2010; 31: 2841–3.

38. Matsunaga A, Duran CM. Progression of tricuspid regurgitation after repaired functional ischemic mitral regurgitation. Circulation 2005; 112: 1453–7.

31

晚期稳定型冠状动脉疾病临床治疗展望

Clinical perspectives on the management of advanced stable coronary disease

Ranil de Silva and Kim Fox
张奇 译

概　述

稳定型心绞痛治疗包括两大目标：① 通过减轻症状而改善生活质量；② 通过预防死亡和心肌梗死来改善患者预后。临床医生面对的患者其老龄化正在更为严重，这类患者往往伴随有更晚期和复杂的冠状动脉疾病及其他多种并发症，且有很大一部分患者已经接受过多次冠状动脉血运重建治疗。制订此类患者的临床治疗策略具有一定挑战性，目前文献中通常没有明确的定律可循。本章节中讨论了3个晚期冠心病病例的治疗，通过病例的分析，我们期望强调的是多学科合作及应用已批准或研究中的新型治疗选择的重要性。

病　例　1

男性，58岁患者，加拿大心血管协会（CCS）心绞痛分级3级，运动耐量为平地行走100 m。其危险因素包括吸烟、高血压、2型糖尿病、脂血症及冠心病家族史。17年前发生心肌梗死并接受冠状动脉旁路手术（CABG），左侧乳内动脉（LIMA）搭到前降支（LAD）近段、大隐静脉桥（SVG）搭到第2钝圆支（OM）及右冠状动脉（RCA）远端。CABG术后10年，患者接受经皮冠状动脉介入治疗（PCI），在回旋支（LCX）自身血管内植入药物洗脱支架（DES）。4年后尝试PCI开通完全闭塞的RCA

未能成功。在这期间，其LIMA桥保持良好通畅，LCX支架也保持通畅。末次就诊前应用的药物包括：阿司匹林75 mg/d、比索洛尔5 mg/d、氨氯地平10 mg/d、雷米普利10 mg/d、阿托伐他汀80 mg/晚，以及二甲双胍1 g，每日2次。各项体格检查结果均在正常范围内，血压为113/70 mmHg，心率为（HR）55次/min，体重指数为29 kg/m^2。心电图检查为窦性心律，QRS宽度为98 m。空腹低密度脂蛋白胆固醇浓度为1.7 mmol/L，糖化血红白浓度为6.7%。

该患者接受针对心绞痛的最大化药物治疗，但效果相当有效。他也同时应用旨在改善心绞痛患者预后的辅助药物，除了他还持续吸烟外，其他危险因素都得到了适当控制。我们一开始针对其缺血部位、程度及左心室功能进行了具体定位和评估。激发核素扫描结果提示心尖部梗死伴下壁轻度可逆性缺血。心脏磁共振成像提示左心室轻度扩张伴心尖部透壁性心肌梗死，左心室射血分数为53%。冠状动脉计算机扫描成像（CT）提示LIMA桥血管通畅且远端血管流出区域良好，同时发现有向RCA远端提供的侧枝血管。LCX血管近段由于支架伪影未能良好成像，剩余部分未发现阻塞。RCA自身血管及通向RCA和OM2的静脉桥血管完全闭塞。总的来讲，该患者左心室功能保存良好，RCA供血区域存在小范围的缺血状态。鉴于其LIMA桥通畅且处于良好的药物控制下，该患者将来发生心血管原因死亡或非致命性心肌梗死的可能性较小（低危）。因此，我们开始的治疗策略选择了持续药物治疗、实施监督下的住家认知行为治疗方案（心绞痛计划）并让其就诊于戒烟门诊，并没有去尝试对其闭塞的RCA进行再血管化治疗。雷诺嗪（lenolazine）750 mg，每日2次，结合其抗心绞痛方案，患者心绞痛程度降低到CCS 1级，生活质量及运动耐量得到了有效改善。在这一过程中患者体重减轻了5 kg，但仍持续抽烟。

心绞痛源于心肌需氧和耗氧的失平衡。按照惯例，应用药物扩张血管、降低心率及左心室后负荷可减轻心绞痛。当代的临床指南建议最佳化药物治疗应当包括改善稳定型冠心病患者预后的药物（阿司匹林、血管紧张素转换酶抑制剂和他汀类）和至少两种抗心绞痛药物来缓解症状。后者至少有一种是β受体拮抗剂，特别是对于有心肌梗死病史的患者，目标心率控制在60次/min[1]。然而，目标剂量的β受体拮抗剂耐受性通畅较差，很多患者不能达到目标剂量[2]。在这种情况下或β受体拮抗剂应用有禁忌时，通常替代性应用慢释放型钙通道阻滞剂，如地尔硫草或维拉帕米。I_f通道阻滞剂依伐布雷定（ivabradine），通过直接作用于窦房结减慢心率，在近期被证明可作为有效的抗心绞痛药物，可单独应用[3]和（或）β受体拮抗剂联合应用[4]。对于因为低血压导致不能耐受常规抗心绞痛药物的患者，这一药物就显得特别有用了。联合长效硝酸酯类、尼可地尔（nicorandil）或二氢吡啶类钙通道阻滞剂，以及β受体拮抗剂治疗可对患者症状、心肌缺血的客观指标及运动耐量发挥中等程度的改善效应，虽然在一些患者心率控制并不是首要机制，但其临床获益仍十分显著[1]。血管紧张素转换酶（ACE）抑制剂和血管紧张素受体拮抗剂可有效降低左心室舒张末压、改善心肌松弛性，从而改善微循环功能，特别是在心内膜区域。因此，这些药物也可能对改善心绞痛有益。值得注意的是，在COURAGE研究中，尽管联合应用了常规药物及经皮冠状动脉介入治疗（PCI），但仅59%的患者没有心绞痛症状[5]，约70%的患者在CABG术后保留了至少一种抗心绞痛药物[6]。这些结果提示，研发新型的、能良好耐受的缓解心绞痛临床药物十分必要。

为此，其他类型的抗心绞痛药物也得到了开发，这些药物不是通过减慢心率或扩张血管来发挥作用。雷诺嗪是最新被批准用于治疗心绞痛的药物，其具有多种可降低心肌氧需作用机制，包括抑制心肌细胞晚期钠流，减轻缺血诱导的细胞内钙超负荷及酸中毒，纠正心肌细胞内从脂肪酸代谢转为葡萄糖代谢，减少乳酸产生等[7]。CARISA试验中，与安慰剂比较，雷诺嗪有效改善患者运动耐量（Bruce方案运动时间增加约25 s）、心绞痛频率以及在已接受阿替洛尔、地尔硫草或氨氯地平治疗的稳定性心绞痛患者短效硝酸酯类药物的使用次数[8]。近期一个针对MERLIN-TIMI 36研究中3 565例稳定型心绞痛患者的亚组分析报道指出[9]，雷诺嗪可显著减少缺血复发（HR：0.78；95% CI：0.67~0.91；$P=0.002$），心绞痛加重（HR：0.77；95% CI：0.59~1.00；$P=0.048$），抗心绞痛药物的使用程度（HR：0.77；95% CI：0.64~0.92；$P=0.005$）。雷诺嗪同时也减少严重缺血复发，定义为缺血伴随心电图改变、住院或血运重建治疗（11.9%和14.4%，HR：0.81；95% CI：0.67~0.98；$P=0.026$）。通过应用药物[如曲美他嗪（trimetazidine）]，部分抑制脂肪酸代谢来调节缺血心肌代谢可取得有效作用，可作为心绞痛患者治疗的有效方法[10]。正在观察中的新型抗心绞痛治疗方法包括Rho激酶抑制剂[11]。有趣的是，对已经接受了β阻滞剂的CCS 2/3级心绞痛患者，有初步研究提示了别嘌醇（allopurinol）在降低心绞痛发作、舌下含服硝酸酯频率以及运动耐量上的有益作用。可能机制包括增加心肌氧供、减少氧化应激、重新填充腺嘌呤核苷酸和高能磷酸、冠状动脉舒张、改善内皮功能并降低左心室后负荷[12]。若这些结果能在大样本量临床研究中得到证实，有可能为心绞痛患者治疗提供性价比极高的新方法。

已知改善稳定型心绞痛患者的药物包括抗血小板药物[13, 14]、ACE抑制剂[15, 16]和3-羟基-3-甲基戊二酰辅酶A（HMGCoA）还原酶抑制剂[17, 18]。

与常识相反的是，近期一些新方法，如针对2型糖尿病患者强化血糖控制[19]、应用torcetrapib增高高密度脂蛋白[20]及烟酸（AIM-HIGH）等，均未能与改善患者预后相关。相关临床研究因无效而提前终止。心率（HR）作为心血管病患者全因死亡和心血管死亡独立预测因子的重要性正被加深认识[21-23]。一项应用I_f通道阻滞剂依伐布雷定的安慰剂对照研究验证了心率是否一个可调控性危险因素这一假说，即当心率降低时稳定型心绞痛及心功能不全患者的预后改善。研究中85%的患者已经应用了β受体阻滞剂[24]，与心率低于70次/min的患者相比，安慰剂对照组中静息心率≥70次/min的患者心血管死亡风险（HR: 1.34, 95% CI: 1.1~1.36, P=0.004 1）、致命或非致命性心肌梗死（HR: 1.38, 95% CI: 1.02~1.91, P=0.006 6）、因新发或心衰加重住院率（HR: 1.53, 95% CI: 1.25~1.88, P＜0.000 1）均增加。该研究未能达到包括降低心血管死亡、因致命或非致命心肌梗死住院、新发或心力衰竭加重住院在内的主要复合有效性终点（依伐布雷定组：17.2%，安慰剂组：18.5%，HR: 0.91, 95% CI: 0.81~1.04, P=0.17）。但是，在预先设定的心率≥70次/min患者中，依伐布雷定应用可显著减少因心肌梗死住院（HR: 0.64, 95% CI: 0.49~0.84, P=0.001）、因心肌梗死或不稳定型心绞痛住院（HR: 0.78, 95% CI: 0.62~0.97, P=0.023）及应用PCI或CABG进行冠状动脉血运重建（HR: 0.70, 95% CI: 0.52~0.93, P=0.016）。这些结果的意义在SHIFT研究发表后被进一步增大，后者表明依伐布雷定的应用可减少因心力衰竭住院，从而改善缺血性心肌病患者预后[25]。CLARIFY纵向稳定型心绞痛患者注册性研究和SIGNIFY研究将评估应用依伐布雷定降低心率对改善心功能正常的稳定型心绞痛患者预后是否有益，这些结果的得出可进一步阐明相关问题，同时能支持降低心率不仅能改善心绞痛状态，并对改善稳定型心绞痛患者预后也有益这一概念。

最佳化药物治疗是稳定型冠心病患者治疗的基石，在许多患者中，药物治疗对预后的效果与血

运重建治疗相等[26,27]。现在有缓解心绞痛症状的新型药物，其中一些还有助于改善预后。症状性患者药物治疗应用流程可参见图31.1。

病 例 2

75岁男性患者，因顽固性心绞痛转诊。20年前接受CABG治疗，并在5年后再次手术（LIMA-LAD吻合，大隐静脉-OM2和PDA吻合）。再次手术后11年，发生非ST段抬高型心肌梗死（NSTEMI）并接受静脉桥血管（OM2）PCI治疗。3年后，患者出现心绞痛加重并发生下壁ST段抬高型心肌梗死，并接受溶栓治疗。转诊医院进行的冠状动脉和桥血管造影发现患者自身血管均完全闭塞，仅LIMA-LAD和SVG-OM2桥血管通畅；SVG桥血管支架内有局限性血栓迹象，OM2血管同时也供应右冠状动脉（PDA）侧枝；供应PDA的静脉桥血管已完全闭塞。考虑干预供应OM2的静脉桥血管风险太大，转诊医院未再次进行PCI治疗。患者有2型糖尿病、高血压、脂血症、既往吸烟史、外周动脉疾病和慢性肾病［估算肾小球滤过率（eGFR）42 ml/min］。转诊时用药包括阿司匹林75 mg/d、氯吡格雷75 mg/d、地尔硫䓬缓释片240 mg/d、硝酸异山梨酯60 mg/d、雷米普利2.5 mg/d、格列齐特30 mg/d，以及必要时舌下含服硝酸甘油片。患者既往应用比索洛尔和辛伐他汀不能耐受。转诊时静息心率为56次/min，血压为118/72 mmHg，体格检查各项指标均在正常范围内。

患者为进一步检查收入院，多巴酚丁胺激发心脏超声检查发现静息状态下左心室射血分数为0.50且伴有下后壁心肌活动低下。在多巴酚丁胺刺激时，患者出现心绞痛并在心超下表现出下壁、后壁及侧壁的可逆性缺血。患者再次接受冠状动脉造影并再次确认了之前的解剖状态，自身心外膜血管仅发现OM2到RCA远端侧枝血管通畅。考虑激发超声发现结果及药物控制无效的心绞痛症状，我们计划对搭到OM2的静脉桥血管进行PCI治疗，进行了OCT检查（图31.2）。6周后对完全闭塞的

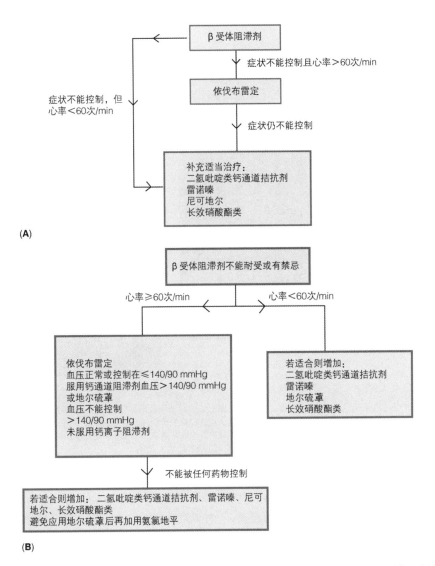

图31.1　稳定型心绞痛患者药物治疗建议流程。(A) 能耐受 β 受体阻滞剂患者；(B) 不能耐受 β 受体阻滞剂患者。

RCA血管通过SVG桥血管进行逆向PCI治疗(图31.1)，在这一过程中出现冠状动脉穿孔和血肿并发症，并成功植入了一个带膜支架，血肿通过保守治疗得以稳定。患者在接受这一系列治疗后心绞痛症状消失。

慢性完全闭塞(CTO)约占所有造影发现冠状动脉病变的20%，30%的CTO病变患者合并有多支血管病变，50%的CTO患者合并有左心室功能不全。对慢性完全闭塞病变介入治疗的主要目的是缓解患者心绞痛、改善左心室功能及无事件生存

率。PCI治疗CTO病变在技术上存在挑战，既往通常不鼓励对CTO病变行PCI治疗，很大比例的患者仅接受药物治疗或转到外科行CABG治疗。但在近十年中，日本学者的努力让我们对CTO病变的病理有了更深的了解，各种转为CTO设计的导引钢丝也得到了发展，冠状动脉影像指导下逆向介入治疗技术也得到了应用。这些进步和发展使CTO介入治疗的成功率在有经验的中心提升到了90%左右[28,29]，并使得绝大部分患者能得到完全血运重建治疗。但CTO介入治疗可能面临着更多并发发

静脉桥 PCI 前

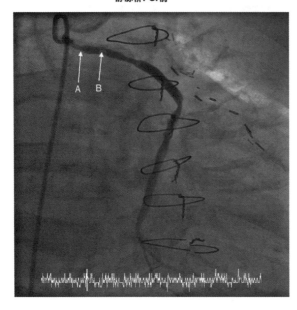

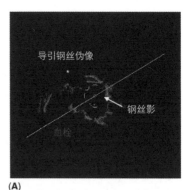

(A)

(B)

图 31.2 对供应 OM2 的静脉桥血管选择性造影提示桥血管近段支架内再狭窄及局部充盈缺损，支架远端出口处血管也存在狭窄。光学断层显像（OCT）是一种基于光源的显像技术，可在冠状动脉内提供分辨率高达 20 μm 的图像。OCT 检查发现支架近段扩张不良（A），桥血管内机化的血栓（A，B）。基于这些发现，后续 PCI 治疗采取直接支架植入术，以期减少远端血栓栓塞的风险。操作中无并发症发生，造影结果良好，术后通过侧支血管供应 RCA 远端血管血流良好。

生的可能，包括长时间照射下的皮肤损伤、高危患者大剂量造影剂应用后的造影剂肾病、心肌梗死、心包填塞及冠状动脉穿孔等。现代指南指出，严格的患者筛选及由专门接受过高级 CTO 介入治疗技术培训的有经验医生进行 PCI 治疗可使患者取得良好的预后。另外，此类操作需要在备有各种 CTO 治疗导丝或设备的中心进行，并且导管室也要留有充分的时间来允许进行这些长时间的复杂操作。

数个小样本临床研究及注册提示了 CTO 病变接受再血管化治疗的益处。FACTOR 试验中，有心绞痛症状的 CTO 病变患者成功接受再血管化治疗后心绞痛频率减少、运动耐量增加且生活质量得到改善（西雅图心绞痛问卷）[30]。对于无心绞痛症状的 CTO 病变患者，再血管化治疗的明显益处未被观察到。术前有存活心肌的患者可在术后有左心室功能的改善[31]。注册资料显示，与未成功患者

相比，CTO 病变成功 PCI 治疗与严重心血管不良事件风险减少相关，但这结果可能部分和操作失败导致的情况恶化相关[32, 33]。然而，目前尚无足够效力的临床随机研究来证实 CTO 病变介入治疗对预后的益处和相关效价比要优于 CABG 或药物治疗。这些不足正是 EURO–CTO 试验进行的部分原因，后者是一项随机对照研究，比较 CTO 病变患者接受 PCI 联合最佳化药物治疗及单纯药物治疗两种方案。研究主要有效性终点是 12 个月时的生活质量指数，主要安全性终点是 36 个月时死亡和心肌梗死的发生率。

高端的 CTO–PCI 治疗可显著减轻复杂冠状动脉病变患者心绞痛状态，这应当由经验丰富的专职医生在有充分人员和设备保障的中心进行。此类操作通常耗时长且复杂，需要在严格选择的患者中细心进行，这部分患者包括药物治疗后心绞痛不能

CTO PCI 前

CTO PCI 后

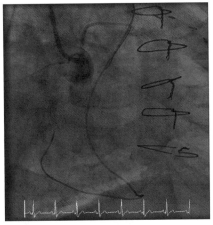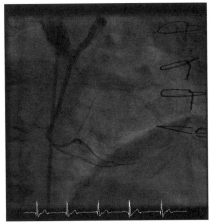

图31.3 右冠状动脉CTO病变术前及术后影像。操作采用逆向CART及逆向导丝出体外建立轨道技术。操作并发RCA近端穿孔（术后造影剂潴留），植入带膜支架处理。心脏超声未发现心包积液，但心脏磁共振显像发现RCA周围有一个巨大的血肿。后者经保守治疗，无进一步并发症。

控制及有客观证据提示存在可逆性缺血心肌或可逆性左心室收缩功能不全。CTO–PCI治疗对预后的改善作用目前尚不明确，这也是目前正在进行中的临床研究的主要目的。

病 例 3

74岁女性患者因新发心绞痛（CCS 3级）转诊。既往有吸烟、高血压史。转诊时应用药物包括阿司匹林75 mg/d，雷米普利5 mg/d。各项体检结果均在正常范围内。血压为146/82 mmHg，心率为84次/min。12导联心电图检查未见异常。经胸超声检查提示左右心室大小正常，左心室收缩功能良好，瓣膜功能完整，无局部室壁运动障碍。Bruce方案平板运动实验中1级即出现阳性结果，心电图出现ST段下降3 mm表现。患者在接受比索洛尔5 mg/d及每晚阿托伐他汀40 mg后症状缓解。冠状动脉造影发现左主干远端孤立性狭窄合并LAD开口明显病变，并在LCX存在非血流限制性斑块。RCA为优势型血管，未发现阻塞性病变。患者SYNTAX积分为22，回归EUROSCORE为1.8%。经过多学科团队讨论认为应当对该患者进行血运重建治疗来改善其预后。在治疗上PCI和CABG

应当都可以选择，患者同意参加EXCEL研究后随机分组接受PCI治疗（依维莫司洗脱支架治疗组）。随后在LAD至左主干体部植入一个支架并完成与LCX的对吻扩张，最终造影结果良好。术后24 h患者无并发症并出院。

稳定型心绞痛患者未来死亡及心肌梗死风险的常规评估需要考虑患者临床状态[1]、对运动实验的反应[1]、左心室射血分数（＜0.40）[22,34]以及冠状动脉病变累及程度[35,36]。毫无疑问，严重左主干狭窄患者预后最差，外科再血运化治疗后其在避免死亡和心肌梗死降低方面的获益最大。近期，关于PCI在治疗左主干病变中作用的讨论日趋热烈，而在过去这通常都由外科手术治疗。

近期临床研究比较了以支架植入为手段的PCI与外科手术治疗复杂冠状动脉病变（包括左主干病变）的疗效。SYNTAX非劣性随机对照研究入选1 800例多支冠状动脉病变患者，比较植入紫杉醇药物洗脱支架的PCI治疗与CABG[37]。3年临床随访结果提示全因死亡和卒中发生率在PCI组和CABG组无显著差异。但CABG组患者再次血运重建及心肌梗死发生率显著低于PCI组（分别为10.7%和19.7%，P＜0.001；3.6%和7.1%，P=0.002）。应用SYNTAX积分对患者数据进行分层以后发现，低分值（＜22）患者接受PCI或CABG治疗临床疗效相似。中分值（23~32）及高分值（＞33）患者接受CABG治疗术后3年临床疗效优于PCI治疗，这种优势主要是来自CABG治疗后再次血运重建发生率显著降低。在进行的平行注册研究中，包括死亡、心肌梗死、卒中和再次血运重建在内的主要复合终点在CABG组（n=649）和PCI组（n=192）分别为16.4%和38.0%。

在SYNTAX研究中，705例左主干病变患者接受随机分组[38]。12个月随访中主要终点时间发生率相似（CABG：13.7%和PCI：15.8%）。在研究主要部分，SYNTAX积分＞33的患者接受CABG治疗更有优势（PCI：29.7%和CABG：17.8%，P=0.02），但SYNTAX积分≤32的患者两种治疗方式终点事件发生率相似（PCI：20.5%和CABG：18.3%，P=0.48）。这些结果和既往小型临床随机研究[39]、注册研究[39-41]以及系统回顾[42]结果相似，后者均提示了PCI治疗左主干病变患者的优良效果。这些数据也是EXCEL研究设计的理论来源，其入选有效的样本量患者，采用随机对照非劣性设计，比较以新一代依维莫司洗脱支架为基础的PCI治疗和CABG在左主干病变患者中的疗效差异，入选患者均应用当代的药物治疗且SYNTAX积分≤32。我们这一患者就入选进了这一研究。

现有数据提示，CABG治疗仍是左主干合并多支血管病变患者的首选治疗方式。对于不能耐受或不愿意接受CABG治疗的患者，PCI是有效的替代治疗。对于这部分患者，应当避免冠状动脉造影后立即行PCI治疗。应当在包括心脏外科医生在内的多学科综合讨论后再制订最终治疗方式。在接受最终治疗之前，患者应当接受心脏内、外科医生的共同诊治。

总结和结论

这些临床病例场景反映了相应治疗的近期发展和治疗晚期稳定型冠心病患者我们所能应用的多学科手段。药物仍是治疗的基石，从各项临床研究中被证实有效的药物应当被强化应用，以期取得需要的心率、血压及血脂控制水平。对于判断预后不佳或接受最佳化药物后症状不能缓解的患者，冠状动脉再血管化治疗是首先要考虑的方式。需要注意的是，不管COURAGE研究的结果如何[43]，接近50%的患者在推荐接受PCI治疗时并没有得到最佳化的药物治疗。对于非左主干病变患者，在最佳化药物治疗基础上应用再血管化治疗对预后改善的有益性目前仍有争论，还需要临床随机研究去进一步评估。

尽管应用了强化的药物治疗和复杂的再血管化治疗，顽固性心绞痛患者的数量仍在不断上升。我们对此类患者设有心绞痛专病门诊，后者包括了非介入、介入心脏科医生、心外科医生、疼痛专科医生和心理学家等多学科医生[44]，以期给患者提供一种多方位的解决方案，包括应用最新抗心绞痛药物在内的最佳化药物治疗、复杂操作的再血管化策略、认知及行为治疗（如心绞痛计划）、教育、咨询和支持等[45]。引入疼痛专家对显著减轻症状、改善顽固性心绞痛患者生活质量极有帮助，前者需要各种止疼治疗经验，包括药物（如加巴喷丁、三环类抗抑郁药及鸦片制剂）、局部麻醉（如星状神经节阻滞）和神经调节干预（如经皮电神经刺激和脊髓刺激）。增强型体外反搏等技术在某些患者中有效，尽管有数据提示其在症状获益及缺血改善方面作用有限[46]。新技术，如冠状窦部分阻滞[47]、应用体外冲击波诱导血管新生型再灌血管化治疗[48]以及生长因子、基因和细胞再生治疗[49]均仍在临床早期试验评估阶段。

在西方国家，慢性稳定型心绞痛患病率为人口的2%~4%[1,50]。其发生率随着年龄增长而增加，在65~74岁男性中为10%~20%。女性中也有同样趋势，尽管其总体发病率要晚于男性约10年[1]。人口老龄化、2型糖尿病及肥胖发生率的增加使稳定型心绞痛的发生率也随之上升，其中包括了复杂冠心病的增加。冠心病现已成为发展中国家的主要致死原因，这些国家中的稳定型心绞痛患者数量也正急剧增加。治疗心绞痛的直接和间接费用巨大,因此,对其治疗已成为国民健康和经济领域的重要问题。发展和应用有效的、能被广泛接受及可提供的治疗策略来应付这一正在严重化的全球性问题仍是目前的挑战。

参 考 文 献

1. Fox K, Garcia MA, Ardissino D, et al. Guidelines on the management of stable angina pectoris: executive summary: the Task Force on the Management of Stable Angina Pectoris of the European Society of Cardiology. Eur Heart J 2006; 27: 1341–81.
2. Gislason GH, Rasmussen JN, Abildstrom SZ, et al. Long-term compliance with beta-blockers, angiotensin-converting enzyme inhibitors, and statins after acute myocardial infarction. Eur Heart J 2006; 27: 1153–8.
3. Borer JS, Fox K, Jaillon P, Lerebours G.Antianginal and antiischemic effects of ivabradine, an I(f)inhibitor, in stable angina: a randomized, double-blind, multicentered, placebo-controlled trial. Circulation 2003; 107: 817–23.
4. Tardif JC, Ponikowski P, Kahan T. Efficacy of the I(f) current inhibitor ivabradine in patients with chronic stable angina receiving beta-blocker therapy: a 4-month, randomized, placebo-controlled trial. Eur Heart J 2009; 30: 540–8.
5. Weintraub WS, Spertus JA, Kolm P, et al. Effect of PCI on quality of life in patients with stable coronary disease. N Engl J Med 2008; 359: 677–87.
6. Serruys PW, Unger F, Sousa JE, et al. Comparison of coronary-artery bypass surgery and stenting for the treatment of multivessel disease. N Engl J Med 2001; 344: 1117–24.
7. Nash DT, Nash SD. Ranolazine for chronic stable angina. Lancet 2008; 372: 1335–41.
8. Chaitman BR, Pepine CJ, Parker JO, et al. Effects of ranolazine with atenolol, amlodipine, or diltiazem on exercise tolerance and angina frequency in patients with severe chronic angina: a randomized controlled trial. JAMA 2004; 291: 309–16.
9. Wilson SR, Scirica BM, Braunwald E, et al. Efficacy of ranolazine in patients with chronic angina observations from the randomized, double-blind, placebo-controlled MERLIN–TIMI (Metabolic Efficiency with Ranolazine for Less Ischemia in Non-ST-Segment Elevation Acute Coronary Syndromes)36 Trial. J Am Coll Cardiol 2009; 53: 1510–16.
10. Ciapponi A, Pizarro R, Harrison J. Trimetazidine for stable angina. Cochrane Database Syst Rev 2005: CD003614.
11. Vicari RM, Chaitman B, Keefe D, et al. Efficacy and safety of fasudil in patients with stable angina: a double-blind, placebo-controlled, phase 2 trial. J Am Coll Cardiol 2005; 46: 1803–11.
12. Noman A, Ang DS, Ogston S, Lang CC, Struthers AD. Effect of high-dose allopurinol on exercise in patients with chronic stable angina: a randomised, placebo controlled crossover trial. Lancet 2010; 375: 2161–7.
13. CAPRIE Steering Committee. A randomised, blinded, trial of clopidogrel versus aspirin in patients at risk of ischaemic events (CAPRIE). Lancet 1996; 348: 1329–39.
14. Antithrombotic Trialists' Collaboration. Collaborative meta-analysis of randomised trials of antiplatelet therapy for prevention of death, myocardial infarction, and stroke in high risk patients. BMJ 2002; 324: 71–86.
15. Braunwald E, Domanski MJ, Fowler SE, et al. Angiotensin-converting-enzyme inhibition in stable coronary artery disease. N Engl J Med 2004; 351: 2058–68.
16. Fox KM. Efficacy of perindopril in reduction of cardiovascular events among patients with stable coronary artery disease: randomised, double-blind, placebo-controlled, multicentre trial (the EUROPA study). Lancet 2003; 362: 782–8.

17. The Scandinavian Simvastatin Survival Study Group. Randomised trial of cholesterol lowering in 4444 patients with coronary heart disease: the Scandinavian Simvastatin Survival Study(4S). Lancet 1994; 344: 1383–9.
18. LaRosa JC, Grundy SM, Waters DD, et al. Intensive lipid lowering with atorvastatin in patients with stable coronary disease. N Engl J Med 2005; 352: 1425–35.
19. Griffin SJ, Borch-Johnsen K, Davies MJ, et al. Effect of early intensive multifactorial therapy on 5-year cardiovascular outcomes in individuals with type 2 diabetes detected by screening(ADDITION-Europe): a cluster-randomised trial. Lancet 2011; 378: 156–67.
20. Barter PJ, Caulfield M, Eriksson M, et al. Effects of torcetrapib in patients at high risk for coronary events. N Engl J Med 2007; 357: 2109–22.
21. Daly CA, De Stavola B, Sendon JL, et al. Predicting prognosis in stable angina-results from the Euro heart survey of stable angina: prospective observational study. BMJ 2006; 332: 262–7.
22. Emond M, Mock MB, Davis KB, et al. Long-term survival of medically treated patients in the Coronary Artery Surgery Study (CASS) Registry. Circulation 1994; 90: 2645–57.
23. Steg PG, Bhatt DL, Wilson PW, et al. One-year cardiovascular event rates in outpatients with atherothrombosis. JAMA 2007; 297: 1197–206.
24. Fox K, Ford I, Steg PG, Tendera M, Ferrari R. Ivabradine for patients with stable coronary artery disease and left-ventricular systolic dysfunction (BEAUTIFUL): a randomised, double-blind, placebo-controlled trial. Lancet 2008; 372: 807–16.
25. Swedberg K, Komajda M, Bohm M, et al.Ivabradine and outcomes in chronic heart failure (SHIFT): a randomised placebo-controlled study. Lancet 2010; 376: 875–85.
26. Boden WE, O'Rourke RA, Teo KK, et al. Optimal medical therapy with or without PCI for stable coronary disease. N Engl J Med 2007; 356: 1503–16.
27. Frye RL, August P, Brooks MM, et al. A randomized trial of therapies for type 2 diabetes and coronary artery disease. N Engl J Med 2009; 360: 2503–15.
28. Borgia F,Viceconte N, Ali O, et al. Improved cardiac survival, freedom from mace and angina-related quality of life after successful percutaneous recanalization of coronary artery chronic total occlusions. Int J Cardiol 2011; [Epub ahead of print].
29. Rathore S, Katoh O, Matsuo H, et al. Retrograde percutaneous recanalization of chronic total occlusion of the coronary arteries: procedural outcomes and predictors of success in contemporary practice. Cire Cardiovasc Intervent 2009; 2: 124–32.
30. Grantham JA, Jones PG, Cannon L, Spertus JA. Quantifying the early health status benefits of successful chronic total occlusion recanalization: results from the FlowCardia's Approach to Chronic Total Occlusion Recanalization (FACTOR)trial. Circ Cardiovasc Qual Outcomes 2010; 3: 284–90.
31. Kirschbaum SW, Baks T, van den Ent M, et al. Evaluation of left ventricular function three years after percutaneous recanalization of chronic total coronary occlusions. Am J Cardiol 2008; 101: 179–85.
32. Hoye A, van Domburg RT, Sonnenschein K, Serruys PW. Percuta- neous coronary intervention for chronic total occlusions: the thoraxcenter experience 1992–2002. Eur Heart J 2005; 26: 2630–6.
33. Joyal D, Afilalo J, Rinfret S. Effectiveness of recanalization of chronic total occlusions: a systematic review and meta-analysis. Am Heart J 2010; 160: 179–87.
34. Detre KM, Myler RK, Kelsey SF, et al. Baseline characteristics of patients in the National Heart, Lung, and Blood Institute percutaneous transluminal coronary angioplasty registry. Am J Cardiol 1984; 53: 7C–11C.
35. Califf RM, Armstrong PW, Carver JR, D'Agostino RB, Strauss WE. 27th Bethesda Conference: matching the intensity of risk factor management with the hazard for coronary disease events. Task Force 5. Stratification of patients into high, medium and low risk subgroups for purposes of risk factor management. J Am Coll Cardiol 1996; 27: 1007–19.
36. Yusuf S, Zucker D, Peduzzi P, et al. Effect of coronary artery bypass graft

surgery on survival: overview of 10-year results from randomised trials by the Coronary Artery Bypass Graft Surgery Trialists Collaboration. Lancet 1994; 344: 563–70.

37. Serruys PW, Morice MC, Kappetein AP, et al. Percutaneous coronary intervention versus coronary-artery bypass grafting for severe coronary artery disease. N Engl J Med 2009; 360: 961–72.

38. Morice MC, Serruys PW, Kappetein AP, et al. Outcomes in patients with de novo left main disease treated with either percutaneous coronary intervention using paclitaxel-eluting stents or coronary artery bypass graft treatment in the Synergy Between Percutaneous Coronary Intervention with TAXUS and Cardiac Surgery (SYNTAX) trial. Circulation 2010; 121: 2645–53.

39. Buszman PE, Kiesz SR, Bochenek A, et al. Acute and late outcomes of unprotected left main stenting in comparison with surgical revascularization. J Am Coll Cardiol 2008; 51: 538–45.

40. Jones RH. Percutaneous intervention vs. coronary-artery bypass grafting in left main coronary disease. N Engl J Med 2008; 358: 1851–3.

41. Mehilli J, Kastrati A, Byrne RA, et al. Paclitaxel- versus sirolimuseluting stents for unprotected left main coronary artery disease. J Am Coll Cardiol 2009; 53: 1760–8.

42. Naik H, White AJ, Chakravarty T, et al. A meta-analysis of 3 773 patients treated with percutaneous coronary intervention or surgery for unprotected left main coronary artery stenosis. JACC Cardiovasc Intervent 2009; 2: 739–47.

43. Borden WB, Redberg RF, Mushlin AI, et al. Patterns and intensity of medical therapy in patients undergoing percutaneous coronary intervention. JAMA 2011; 305: 1882–9.

44. Wright C, Towlerton G, Fox KM. Optimal treatment for complex coronary artery disease and refractory angina. Br J Cardiol 2006; 13: 306–8.

45. Lewin RJ. Improving quality of life in patients with angina. Heart 1999; 82: 654–5.

46. McKenna C, McDaid C, Suekarran S, et al. Enhanced external counterpulsation for the treatment of stable angina and heart failure: a systematic review and economic analysis. Health Technol Assess 2009; 13: iii–v; ix–xi, 1–90.

47. Banai S, Ben Muvhar S, Parikh KH, et al. Coronary sinus reducer stent for the treatment of chronic refractory angina pectoris: a prospective, open-label, multicenter, safety feasibility first-in-man study. J Am Coll Cardiol 2007; 49: 1783–9.

48. Fukumoto Y, Ito A, Uwatoku T, et al. Extracorporeal cardiac shock wave therapy ameliorates myocardial ischemia in patients with severe coronary artery disease. Coron Artery Dis 2006; 17: 63–70.

49. Losordo DW, Henry TD, Davidson C, et al. Intramyocardial, autol ogous CD34[+] cell therapy for refractory angina. Circ Res 2011; 109: 428–36.

50. Lloyd-Jones D, Adams RJ, Brown TM, et al. Executive summary: heart disease and stroke statistics–2010 update: a report from the American Heart Association. Circulation 2010; 121: 948–54.

32

进展性稳定型冠状动脉疾病介入治疗展望

Interventional perspectives on the management of advanced stable coronary artery disease

Joanne Shannon, Azeem Latib, and Antonio Colombo

赵志敬 译

概　　述

本章节回顾了被作为经皮冠状动脉介入治疗证据基础的一系列试验，力图说明为什么经皮冠状动脉介入治疗（percutaneous coronary intervention，PCI）应当是稳定型心绞痛的首选治疗方法，这与依据COURAGE试验（临床结果指导的再血管化治疗和强化药物治疗评估试验）做出的治疗推荐恰恰相反。而且，结合Taxus支架PCI治疗与外科搭桥手术对照试验（SYNTAX）的结果，我们建议将PCI治疗作为绝大多数左主干和（或）3支病变的最佳替代治疗。我们辩证地对这两项试验进行了评价，说明了为什么对于任何试验的结果都需要进行谨慎的解释，而非直接拿来指导临床实践。SYNTAX试验中，基于安全性及疗效方面的顾虑，患者大多接受了过于积极的再血管化治疗，更多植入了早期支架而非新一代支架。COURAGE试验纳入的是心绞痛症状较少的低危患者，而且95%以上的患者植入了金属裸支架。因此，这两项试验都不能代表当前的治疗现状。我们详述了应用新一代支架植入技术如何实现完全的以及最佳的再血管化治疗，例如血管内超声和压力导丝等辅助装置的应用，这将会改善未来的临床疗效。

引　　言

PCI已被证实是一种有效的急性冠状动脉综合征（acute coronary syndrome，ACS）治疗手段，是ST段抬高型急性心肌梗死（acute myocardial infarction，AMI）最佳的治疗方法。一系列试验均表明，无论是近期疗效还是远期疗效，迅速而有效的直接PCI都明显优于溶栓治疗[1]。而且，纤溶治疗后6 h内进行的PCI与标准治疗相比，缺血并发症的发生率显著降低[2,3]。此外，非ST段抬高ACS患者的早期介入治疗具有显著的生存率获益，同时，它也被认为是大多数心肌酶学标志物阴性的不稳定型心绞痛患者的有效治疗方法[4]。COURAGE研究和SYNTAX试验结果公布后，PCI在稳定型心绞痛治疗中的重要地位受到了广泛的质疑。COURAGE研究支持以最优化药物治疗作为初始治疗策略，冠状动脉旁路移植手术（coronary artery bypass graft，CABG）是合理的替代补救措施，优于PCI治疗[5]。而SYNTAX试验则支持将PCI用于中低危的左主干（left main stem，LMS）病变或3支病变患者，仍推荐将心脏外科手术作为解剖结构复杂或合并糖尿病的3支病变或LMS患者的首选再血管化治疗策略[6]。我们谋求挑战这两项里程碑研究所给出的治疗推荐，认为这些推荐缺乏足够坚实的数据基础。

讨　论

为什么应当将PCI作为稳定型冠状动脉疾病的一线治疗方法？

与以往多项比较PCI和药物治疗的研究结果相一致[7]（表32.1），COURAGE 研究也只是再次肯定了如下假设：与最优化药物治疗（optimal medical therapy，OMT）相比，金属裸支架（bare mental stent，BMS）PCI联合OMT作为初始治疗策略，并不能降低死亡、心肌梗死（myocardial infarction，MI）或其他主要心血管事件（major cardiovascular event，MACE）的风险。然而，从该项试验的设计、原理以及实行方面来看，得到这些结果并不令人感到意外。

表32.1　各项药物治疗与PCI对比试验的患者特征

试验名称	样本量PCI/MT	入组年份	MVD 比例（%）	随访时间（年）
RITA–2	514/502	1992—1996	40	7
ACME–1	115/112	1987—1990	0	5
ACME–2	50/51	1987—1990	100	5
AVERT	164/177	1995—1996	44	1.5
Dakik 等	22/19	1995—1996	56	1
MASS	73/72	1988—1991	0	5
MASS Ⅱ	203/205	1995—2000	100	1
ALKK	151/149	1994—1997	0	4.7
Sievers 等	44/44	ND	0	2
Hambrecht 等	51/50	1997—2001	42	1
Bech 等	91/90	ND	34	2

缩写：MT, 药物治疗；MVD, 多支血管病变；ND, 未知；ACME, 血管成形术与药物治疗对比；AVERT, 阿托伐他汀与再血管化治疗对比；ALKK, Arbeitsgemeinschaft Leitende Kardiologische Krankenhausarzte[7]。

COURAGE 研究在许多层面上都存在缺陷（重点提示32.1）。首先，根据当时已有的试验数据[8,9]，该项研究设定了一个不切实际的目标：在已经很低的强化药物治疗年死亡率和MI率的基础上，再将稳定型冠状动脉疾病（coronary artery disease，CAD）患者的死亡和MI减低22%[10]。而且，该项研究的检验功效明显不足，因为即使放宽了MI的定义并延长随访期，在3年随访结束后药物治疗组仍只能达到67%的预期死亡率和MI发生率终点。更值得一提的是令人惊异的"宽松"围术期MI定义："症状合并肌酸激酶同工酶任意程度的升高"，这会明显增加终点事件，但却降低了PCI的获益，其预后相关性值得怀疑。

患者只有进行血管造影评估后方能入组。试

> **重点提示32.1**
>
> COURAGE 研究的缺陷：
> 检验功效不足。
> 症状轻且左心室射血分数正常的低危患者。
> 缺乏血管造影核心试验室，缺乏评估/标准化PCI。
> 未完全再血管化。
> 药物涂层支架比例极低（2.7%）。
> 不符合临床现状的药物治疗。

验人群整体的心源性年死亡率极低而且确实与现实状况不符（0.4%），这必然会引起选择性偏倚方面的质疑，即该研究纳入的仅是血管造影低危的患者。事实上，接受筛查的患者中，仅仅6.3%随后被随机纳入研究。而且，3/4以上的患者（78.6%）没有症状或症状轻微（加拿大心血管学会分级Ⅱ级或以下，中位数发病时间在5个月内），尽管排除标准仅为射血分数（ejection fraction，EF）＜30%的重度左心室收缩功能不全患者，但实际上该研究入组患者整体的心功能是正常的（平均EF=60.9%±10.8%）。以上事实都说明该项试验入组人群实质上是"精心挑选"的"低危患者"。

分别进行分析可以发现，该研究中两种治疗策略的执行都不够完善。COURAGE研究中，没有正规的血管造影核心试验室，因此很难进行任何正规的评估以及标准化PCI治疗，操作成功率也是如此。正因为这样，PCI疗效的可信性就存在很大的问题。而且，值得一提的是，尽管70%的PCI组患者存在两支血管病变，但只有一半进行了完全的再血管化治疗，考虑到入组时间段是1999—2004年，药物涂层支架（drug-eluting stent，DES）的使用率极低（2.7%）。即使是植入DES的患者，也只使用了Endeavor支架（Medtronic，Santa Rosa，加利福尼亚，美国）；这种支架的疗效已被证明显著低于新一代DES。当前，已有充分的证据表明，与BMS相比，DES可降低50%~70%的再狭窄以及临床症状驱使的靶血管重建[11-13]，因此，该研究的数据实际上已经过时了。更有意义的是，美国之外的其他试验中心的PCI结果与之有显著的差异。退伍老兵中心证实PCI可使初级终点相对降低约30%，如果各中心的结果与之相一致，则可满足该研究最初的假设，表明PCI优于药物治疗。然而，即便COURAGE研究的PCI治疗存在种种缺陷，在平均4.6年的随访期间，其血管重建的发生率仍显著降低（21.1% vs 32.6%；$P<0.001$），伴有生活质量的提高以及心绞痛症状的控制。总之，在4.6年的随访期间，初始PCI治疗可使死亡率相对降低13%。

说到COURAGE研究的OMT，必须质疑的是，它究竟能不能反映真实世界的治疗现状，依据其临床结果做出的推断是否具有适用性。该研究自诩其强化二级预防治疗的依从性堪为典范，90%以上的患者在1年内坚持服用阿司匹林、他汀以及β受体阻滞剂，特别强调其5年依从率依然如此高

（86%）。这种比例的依从性与已公布临床注册研究的结果差异很大。例如，CRUSADE（早期应用美国心脏病学会/美国心脏协会指南对不稳定型心绞痛患者进行快速风险分层能否降低不良事件）临床注册研究中，β受体阻滞剂单一药物治疗的依从性不足50%，与阿司匹林联合治疗的依从性降至36%，添加第3种药物后的依从性更是只有21%[14]。同样值得一提的是，COURAGE研究中，几乎1/3的OMT组患者（32%）因为症状加重或出现严重症状而交叉到PCI组。然而，在治疗分组方面，该部分患者仍然归于"药物治疗"组，因此会歪曲总体试验结果以致支持药物治疗。这就可以解释（至少部分解释）为什么在所有比较PCI与药物治疗的随机研究中，COURAGE研究是唯一没有观察到PCI减少临床症状方面长期获益的临床试验[8,9]。而且，尽管对占12%的高危患者亚组（发病时间在2个月内加拿大心血管学会心绞痛分级Ⅲ级，或者入组时ACS症状稳定不足2周）进行分析未发现OMT组与PCI组相比5年死亡或MI发生率有所升高，但是，高达42%的组间交叉率掩盖了OMT组较高的不良事件，其中30%发生在第1年内[15]。

最后，与既往研究相一致[16]，COURAGE研究核医学亚组为早期PCI治疗策略提供了证据支持。314名患者接受了基线和6~18个月的系列静息/负荷单光子发射心肌灌注扫描，发现残余缺血的范围与MI、死亡风险甚至于轻微的症状均成正比，甚至与症状，中到重度的缺血负荷与预后差密切相关。毫不奇怪，PCI联合OMT组比单纯OMT组缺血发生率显著降低（33% vs 19%；$P=0.000\,4$），治疗前存在中到重度缺血（＞10%心肌）的患者缺血发生率降低尤为显著[17]。PCI降低心肌缺血本身就会带来获益，即使联合OMT也是如此。

总之，尽管COURAGE研究过于保守且试验方案差强人意，仍证实以PCI作为初始治疗的患者在4.6年随访期间服药更少且生活质量更高。我们已经尽力揭示了COURAGE研究不能达到其不切实际的终点背后的根本原因，而且我们相信根据该试验的数据有充足的证据表明，或者至少假设应用新

一代DES进行完全再血管化并联合有效的抗血小板药物以及OMT，可作为绝大多数稳定型心绞痛患者最佳的初始化治疗，进而降低短期以及长期死亡、MI发生率。更为重要的是，两项近期的荟萃研究均支持这一假设，证实以PCI为基础的治疗策略与OMT相比可降低接近20%的死亡率[18,19]。

为什么SYNTAX试验的结果被过分夸大?

直到现在，依据1970—1980年的里程碑式试验，CABG仍被认为是LMS患者或冠状动脉3支病变伴左心室功能不全患者的标准治疗手段。两项近期的随机试验荟萃研究在近9 000例患者中比较了CABG与PCI（表32.2），发现两者的总体存活率无显著差异[20,21]，然而其中6项试验的亚组分析确实表明CABG可改善糖尿病患者的临床预后[21]。PCI的总体MACE事件发生率较高，再次血运重建发生率较高是其主要原因，而CABG组围术期卒中发生率较高，两者相互抵消。重要的是我们应当记得，PCI的发展是如此的迅速，以至于随机试验结果公布时经常会变得过时了和无用了，而且绝大多数的该类试验都比较的是CABG与PCI球囊成形术或BMS，而不是DES。

表32.2 比较CABG与PCI球囊成形术或支架的主要试验

试 验	对 比	年 度	例 数	疾病严重程度
RITA	PTCA vs CABG	1993	1 011	SVD & MVD
ERACI Ⅰ	PTCA vs CABG	1993	127	MVD
GABI	PTCA vs CABG	1994	323	MVD
CABRI	PTCA vs CABG	1994	1 054	MVD
EAST	PTCA vs CABG	1994	392	MVD
BARI	PTCA vs CABG	1996	1 829	MVD
ARTS Ⅰ	支架 vs CABG	2001	1 205	MVD
ERACI Ⅱ	支架 vs CABG	2001	450	MVD
AWESOME	PTCA/支架 vs CABG	2001	454	MVD
SOS	支架 vs CABG	2002	988	MVD
OCTOSTENT	支架 vs 不停跳 CABG	2003	280	SVD/MVD
MASS Ⅱ	MT vs 支架 vs CABG	2004	408	MVD
ARTS Ⅱ	DES PCI注册研究	2005	607	MVD
ERACI Ⅲ	DES PCI vs CABG	2007	450	MVD
CARDia	DES PCI vs CABG	2008	433	糖尿病MVD

缩写：PTCA，经皮腔内冠状动脉血管成形术；CABG，冠状动脉旁路移植手术；MT，药物治疗；DES，药物洗脱支架；PCI，经皮冠状动脉介入；SVD，单支血管病变；MVD，多支血管病变；RITA，心绞痛随机介入治疗试验；ERACI，阿根廷随机试验；GABI，德国血管成形术旁路手术研究；CABRI，冠状动脉血管成形术与旁路再血管化研究；EAST，埃默里血管成形术与外科手术试验；BARI，旁路血管成形术再血管化研究；ARTS，动脉再血管化治疗研究；AWESOME，心绞痛与危重手术死亡率评估；SOS，支架或外科手术研究；OCTOSTENT，支架与不停跳旁路手术研究；MASS，药物、血管成形术或外科手术研究；CARDia，糖尿病患者冠状动脉再血管化研究。

在同类试验中，SYNTAX是第一个比较了稳定型心绞痛、血管造影3支病变CAD或LMS伴1、2或3支病变患者DES［尽管使用的是第一代Taxus Express支架（波士顿科技公司，Natick，马萨诸塞州）］PCI与CABG疗效的试验，它无疑是近年来最有影响的试验。SYNTAX试验的主要效力来源于来者不拒的试验设计，排除标准很少，筛查的患者中有71%入组试验。PCI组复合MACE（全因死亡、卒中、MI或再次血运重建）发生率显著增高（17.8% vs CABG组12.4%；P=0.002）否定了非劣性假设,得出了被普遍接纳而且影响广泛的结论:CABG应当还是治疗该类患者的金标准。我们想要挑战这一论述,因为SYNTAX试验存在一系列的缺陷(重点提示32.2),正因为这样其结果才会被过分夸大。

重点提示32.2

SYNTAX试验的缺陷:
初级终点不完善,易被误读。
PCI的缺点是再次血运重建的发生率较高,但硬终点的发生率与CABG相近。
Taxus Express 支架安全性和疗效不佳。
PCI组再血管化治疗过于积极,包含了临界病变,这会增加再狭窄和支架内血栓的风险。
多项亚组研究结果均只能为临床治疗提供假说。

首先,也是最明显之处,SYNTAX试验的复合终点设计并不完善,损害了试验结果的效力,并且很容易被误读。必须强调以下结果的重要性,事实上1年随访时两组死亡和MI的硬终点无显著差异,只是再次血运重建率的增高(13.5% vs CABG组5.9%;$P < 0.001$)才使PCI组整体MACE事件发生率较高。而且,CABG组卒中发生率显著高于PCI组(2.2% vs 0.6%;$P=0.003$)。许多有力的证据均表明两组复合硬终点事件(死亡、MI、卒中)发生率几乎是等同的(PCI组7.6% vs CABG组7.7%),而且与PCI组相比,CABG组治疗1 000例患者仅能减少76例再次血运重建,因此该研究的总体结论以软终点为基础,其临床指导意义值得怀疑[22]。换而言之,再次微创介入操作的风险较低,最多只需要2 d的住院时间,与胸骨切开术的创伤、长时间的住院和康复治疗、认知障碍或卒中风险相比,具有明显的优势。然而,值得一提的是,包括住院时间、外科手术并发症和认知障碍等在内的这些"重要指标"均被SYNTAX试验排除在外。

CABG支持者质疑SYNTAX试验随访时间过短,认为长期随访后两组会出现更大的差异。事实并非如此,3年随访数据显示:尽管再次血运重建率轻度增高,但是其余终点事件的发生率无显著差异,我们有足够的对比BMS PCI与CABG的荟萃

分析数据可以证实,至少在8年内,两组的硬终点不会存在显著性差异[20,21]。事实上,BARI研究的随访数据更可以说明CABG与球囊成形术在10年间总体存活率(CABG组73.5% vs PCI组71.0%;$P=0.18$)以及无事件存活率(CABG组63.6% vs PCI组63.9%;$P=0.97$)大体相同[23]。

表32.3 SYNTAX试验3年累计事件率

累计事件率	CABG(%)	Taxus DES(%)	P值
MACE	20.2	28.0	< 0.001
死亡、卒中、MI	12.0	14.1	0.21
全因死亡	6.7	8.6	0.13
卒中	3.4	2.0	0.07
MI	3.6	7.1	0.002
再次血运重建	10.7	19.7	< 0.001

对SYNTAX试验的许多亚组进行分析可以发现,只有那些冠状动脉解剖结构最为复杂的患者(SYNTAX积分≥33)可从CABG明显获益,对于轻危和中危的患者PCI至少具有等同的效果。然而,在MI和死亡率方面,由于高危患者的样本数目不足难以得出有统计意义的结论。如果存在差异的话,我们可以据此结果在未来设计更为精细的试验。而且,SYNTAX试验在无保护LMS病变介入治疗方面还为我们带来了期待已久的突破,它是首个证实了至少在1年内PCI与CABG治疗LMS病变具有等同疗效和安全性的大样本随机试验(PCI组复合MACE事件15.8% vs CABG组13.6%;$P=0.44$)[24]。同时,总体安全性与血管病变的范围无关,与CABG相比,PCI治疗LMS合并2支或3支病变患者较治疗孤立LMS病变或LMS合并单支病变患者再次血运重建率显著增高。由于SYNTAX试验总体上未能达到其设定的初级终点,因此该试验的各项结果也只能是一种假说,对于许多LMS患者似乎PCI是一种安全而且有效的治疗手段。今后很有必要设计更为精细的试验来进一步验证这些假说。

同样需要重点说明的是,SYNTAX试验PCI治疗组的患者应用了第一代Taxus Express DES。随

着支架技术的不断完善，如近期公布的SPIRIT Ⅲ试验证实，与Taxus Express DES相比依维莫司涂层洗脱支架Xience Ⅴ（Abbott Vascular，伊利诺伊州，美国）可减低45%的MACE事件以及50%的晚期管腔丢失，我们相信PCI治疗的临床疗效只会越来越好[25]。考虑到Taxus支架在疗效以及安全性方面都不如新一代支架，故而SYNTAX试验的结果并不能代表当前的临床治疗现状。

有意思的是，SYNTAX试验PCI治疗组标准的再血管化治疗方案过于积极，这是一种过度的且没有循证支持的研究方案，涉及所有狭窄程度在50%以上且直径＞1.5 mm的血管。该方案使得1/3患者植入了＞100 mm的支架（平均86.1±47.9 mm），每位患者的支架数目平均为4.6±2.3，近半数患者植入了5个或以上的支架。考虑到大量的试验数据均表明支架长度与再狭窄以及支架内血栓密切相关，这必然会增加该试验再血管化以及MI的发生率，因此这也是该试验的另一个设计缺陷。如果该项研究采用了类似FAME试验的治疗方法，如血流动力学指导的PCI，那么植入支架的病变数目可能会减少37%[22]。尽管SYNTAX试验PCI组使用了过多的支架，其总体的完全再血管化率仍低于CABG组，主要是完全闭塞病变的开通率较低。只是人们必然会追问到底怎么样的完全再血管化才算是"完全的"，完全再血管化治疗策略是否真的必要，或者单凭心肌缺血范围做决策是否准确。而且，该研究设计方案要求在一次手术中就尽可能实现完全再血管化，而不是分次进行手术。这会使某些术者不愿进行完全再血管化，必然也不会在术中应用辅助装置来优化PCI手术，如使用血流储备分数（fractional flow reserve，FFR）评估或血管内超声（intravascular ultrasound，IVUS）。

检验效力不足的各项SYNTAX亚组研究更是让人迷惑，而且被夸大。例如糖尿病亚组研究表明在452例接受药物治疗的患者中，1年随访时SYNTAX积分处于最高1/3的患者与非糖尿病患者相比MACE发生率显著增加。该亚组研究推荐高危糖尿病患者接受CABG治疗。然而进一步分

析表明，尽管与非糖尿病患者相比糖尿病患者肯定有更高的再次血运重建率和死亡率，但是无论SYNTAX积分如何，糖尿病患者PCI治疗总体安全性（定义为死亡、卒中和MI）与CABG等同[26]。而且，考虑到再次血运重建被宽松地定义为任何血管的血运重建，而非靶病变或靶血管血运重建，那么毫无疑问糖尿病患者病变快速进展所致的不良事件会更多地出现在PCI组。最后，该亚组未能提供糖尿病患者PCI与CABG治疗的长期随访数据。此外，由于SYNTAX试验未能达到初级终点，任何亚组分析的结果也都只能是一种假说，因此应当谨慎解释，并不能直接指导临床实践。

令人失望的是，尽管SYNTAX试验在上述结论和试验设计上存在明显缺陷，但是最新的欧洲心脏病协会和欧洲心胸外科协会2010修订版指南仍旧推荐将CABG作为不涉及左前降支近端的单支/双支血管病变以外所有病变的首选治疗措施（ⅠA级推荐）[27]。此后，将PCI作为孤立LMS或LMS合并多支血管病变且SYNTAX积分处于中低2/3患者的ⅡaB级推荐。对于复杂多支±LMS病变以及SYNTAX积分处于最高1/3的高危患者，根本不推荐进行PCI治疗（分别是ⅢB和ⅢA证据级别）。因此，尽管当前的数据显示LMS±多支血管病变且SYNTAX积分处于中低2/3患者的PCI治疗等同于CABG，该指南仍旧未予采信，继续简单沿用历史数据推荐CABG治疗。未能将PCI推荐为绝大多数该类患者有效合理的治疗选择。

作为初始再血管化治疗策略，我们该如何优化PCI疗效？

依据现有ACS患者PCI治疗的临床证据，以及不断增加的稳定型CAD和多支血管/LMS病变患者PCI再血管化治疗的数据，我们这些心脏病介入专家必须致力于确保进行最优化的介入治疗，以不断改善临床疗效。因此，面对复杂病变时，我们必须降低IVUS的使用门槛，不仅可确保DES获得最佳的扩张效果，还能够加深我们对血管直径、病变程度以及斑块形态学特点的认识。尽管我们仍缺

乏充足的IVUS指导下PCI的数据，依据众多低检验效力的亚组分析数据或回顾性试验结果[28]，仍有肯定的证据支持在无保护LMS患者中以IVUS指导PCI治疗[29]。我们的观点是：无保护LMS和支架内血栓患者必须要用IVUS指导PCI治疗，强烈推荐以IVUS指导慢性完全性闭塞和支架内再狭窄患者的PCI治疗，IVUS可广泛应用于包括近端或者分支病变在内的其他PCI治疗。某些有价值且有临床应用潜力的IVUS辅助手段，如虚拟组织学，可以帮助我们了解斑块特性。尽管目前它只是作为一种临床研究的工具，但是也可能变成一种有潜力的应用手段，在稳定型CAD和多支病变的不稳定型患者中发现易损斑块。

其次，DES技术的不断进展是激动人心的，其中包括抗增生药物的改进、生物可降解涂层以及更晚出现的生物可降解支架。随着支架内血栓减少的临床证据不断增加，新一代支架系统常规用于临床会降低再次血运重建率，大型随机试验的结果支持进行PCI治疗。

临界病变（血管造影40%~70%狭窄）的评估与治疗通常是比较困难的，已有足够的证据支持应用FFR指导该类病变的治疗[30]。因此，我们的观点是应当将FFR广泛应用于血管造影临界病变的评估，单支病变FFR值≤0.75以及多支病变FFR值≤0.80时应当进行PCI治疗。重要的是，在极少数情况下，虽然FFR是阴性的，但是随后进行的IVUS检查却有可能发现是严重的病变。当功能学和解剖学评估发生冲突时，有限的证据支持将IVUS结果作为是否植入支架的依据。故而，虽然我们目前推荐尽量不处理此类病变，但可能很快会有证据支持其他的治疗选择。

目前复杂病变PCI治疗越来越多，为了尽可能地进行完全再血管化，我们认为应当分步手术，这不仅会提高疗效，还能增加安全性。在单次手术中进行完全再血管化PCI会增加造影剂肾病的风险，增大放射线照射剂量，也可能无法达到最优化治疗，比如无法适当应用FFR和IVUS。

最后，我们绝对不能忽视抗血小板治疗。目前推荐在DES PCI术后12个月内联合应用阿司匹林以及噻氯匹定和氯吡格雷。然而，现已证实高达20%服用氯吡格雷的患者血小板抑制率明显不足，因此，出现了一系列的替代性药物。普拉格雷是一种新型噻吩并吡啶类药物，TRITON-TIMI 38试验证实它可降低ACS患者PCI后心血管死亡、MI和卒中的复合终点事件约19%，显著高于氯吡格雷（9.9% vs 12.1%；$P < 0.001$），但会增加出血并发症发生率（2.4% vs 1.8%；$P=0.03$）[31]。在支架内血栓患者中，普拉格雷可减少34%的血栓复发事件（$P=0.034$）。这种获益在糖尿病患者中最为显著，与氯吡格雷相比，普拉格雷可减少60%复发事件风险（$P=0.003$）。一项小型ACS研究发现，另一种新型药物替格瑞洛（P2Y12直接抑制剂）在12个月内可减少心血管死亡、MI和卒中（9.8% vs 11.7%；$P < 0.001$），同时并不增加总的出血事件（11.6% vs 11.2%；$P=0.43$）[32]。此外，替格瑞洛组12个月内支架内血栓事件显著降低（2.8% vs 3.6%；$P=0.01$）。替格瑞洛和普拉格雷因此都已经被纳入欧洲心脏病协会和欧洲心胸外科协会2010修订版再血管化治疗指南中，分别为非ST段抬高心肌梗死患者的ⅠB类和ⅡaB类推荐[27]。概括来讲，优化PCI治疗推荐见重点提示32.3。

重点提示32.3

LMS±多支血管病变优化PCI治疗：

以完全再血管化为目标，广泛应用FFR指导临界病变治疗。

强烈推荐应用IVUS指导LMS病变、慢性闭塞病变、支架内再狭窄病变以及支架内血栓患者。

广泛应用IVUS指导分叉病变治疗。

多支血管病变采用分步再血管化治疗。

应用新型以及当前的DES系统。

应用当前的抗栓治疗。

个 人 观 点

已有众多的临床证据支持急性MI和ACS的PCI治疗。在当代，50%以上的PCI为急诊手术，使得心血管死亡率急剧降低。尽管稳定型心绞痛和单支或2支血管CAD患者的治疗方法一直有争议，但我们相信有充足的证据支持将PCI治疗联合强化药物治疗作为最恰当的初始治疗策略，支架技术的快速发展以及COURAGE研究等的缺陷都支持这一点。无论是理论上还是从临床证据上讲，我

们还相信PCI应当是解剖结构中低危的3支病变和（或）LMS病变患者的一线治疗方法。对于一小部分高SYNTAX积分、解剖结构复杂的患者，如果由经验丰富的术者操作、应用新一代DES实现完全再血管化、以IVUS和FFR指导同时联合当代的抗栓

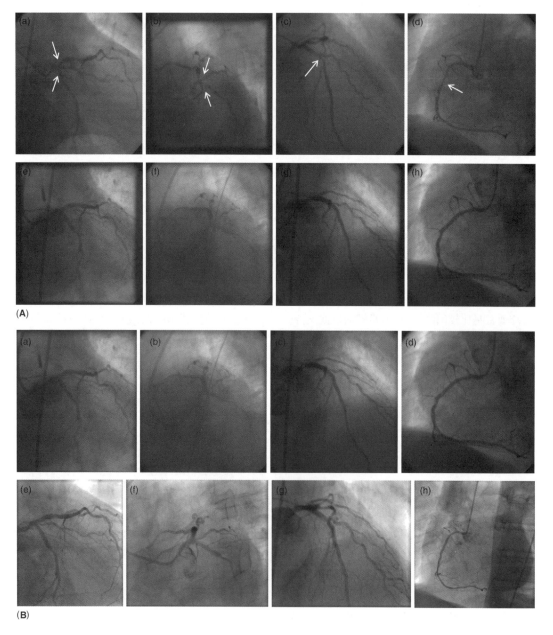

图32.1 （A）复杂病变PCI治疗1例。术前冠状动脉造影（a、b）可见复杂的LMS远端病变，累及前降支、回旋支和中间支的三分叉部位（箭头）；（c）可见前降支中段的另一处病变（箭头）；（d）可见右冠状动脉中段病变。（e~h）应用DES成功施行多支血管PCI后相同血管造影投照体位的图片。（B）3年随访冠状动脉造影结果。（a~d）复杂病变PCI术后血管造影结果。（e~h）3年后相同血管造影投照体位显示无支架内再狭窄。

治疗,那么也是一种可靠的治疗选择。

　　图32.1和影像32.1是我们中心的一个病例；76岁男性患者,2006年因运动负荷试验阳性入院。冠状动脉造影见复杂的LMS远端病变,累及前降支、回旋支和中间支的三分叉部位,前降支与第1对角支部位也存在分叉病变。右冠状动脉也存在严重狭窄。左心室功能正常且无糖尿病史。此患者SYNTAX积分为39,合并严重的外周动脉病变,包括既往的腹主动脉瘤修补术、严重的外周血管和颈动脉疾病,适于进行外科手术以完成再血管化,属于棘手的高危手术。即使这样,我们还是成功地对他施行了经皮再血管化治疗,以主动脉内球囊反搏支持,在IVUS指导下植入DES,在6周内分步手术。3年造影随访无支架内再狭窄,5年临床随访无不适症状。与之相反,图32.2和影像32.2的患者左前降支有两处闭塞,使得PCI治疗难以成功。这是一名66岁女性患者,有缺血性肺水肿发作。左心室功能轻度减低(射血分数为45%),无糖尿病史,无其他严重的并发症。该患者SYNTAX积分也是39。与我院外科同事进行讨论后,成功地进行了CABG,左乳内动脉-左前降支桥,大隐静脉-第2对角支桥,大隐静脉-右冠状动脉桥。

　　第1个病例特别强调了我们能做什么,事实上,即使SYNTAX积分属于最高的1/3,我们也能成功地进行PCI手术。第2个病例也有可能通过经皮介入手术实现完全再血管化;但是,依据我们的经验,成功开通任意一支血管上的两处闭塞病变的机会显然很小。累及左前降支的病变,外科手术建立前方左乳内动脉-左前降支桥是更好的选择。总而言之,我们相信未来会是激动人心的,当前的临床实践已

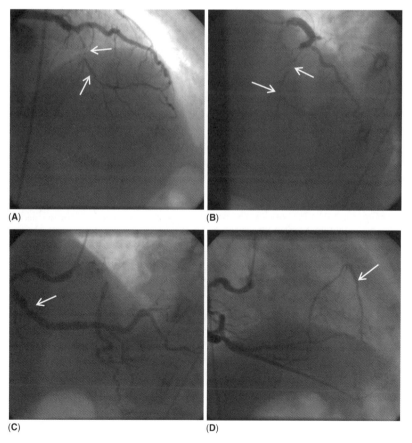

(A)　　　　　　　　　　(B)

(C)　　　　　　　　　　(D)

图32.2　最适于CABG病变1例。(A)和(B)可见左前降支2处闭塞(箭头);(C)可见巨大的优势型右冠状动脉,中段有局限性病变;(D)左前降支远端逆向充盈,适于植入左乳内动脉桥。

经超越了SYNTAX试验的时代，也许超乎我们的想象，PCI很快将会成为比CABG更好的治疗策略。

影像32.1复杂病变PCI治疗1例，成功植入DES。
影像32.2最适于CABG病变1例。

参 考 文 献

1. Keeley EC, Boura JA, Grines CL. Primary angioplasty versus intravenous thrombolytic therapy for acute myocardial infarction: a quantitative review of 23 randomized trials. Lancet 2003; 361: 13–20.

2. Cantor WJ, Fitchett D, Borgundvaag B, et al.; For the TRANSFER-AMI trial investigators. Routine early angioplasty after fibrinolysis for acute myocardial infarction. N Engl J Med 2009; 360: 2705–18.

3. Scheller B, Hennen B, Hammer B, et al.; for the SIAM III study group. Beneficial Effects of immediate stenting after thrombolysis in acute myocardial infarction. J Am Coll Cardiol 2003; 42: 634–41.

4. Bavry AA, Kumbhani DJ, Rassi AN, et al. Benefit of early invasive therapy in acute coronary syndromes- a meta-analysis of contemporary randomized clinical trials. J Am Coll Cardiol 2006; 48: 1319–25.

5. Boden WE, O'Rourke RA, Teo KK, et al. Optimal medical therapy with or without PCI for stable coronary disease. N Engl J Med 2007; 356: 1503–16.

6. Serruys PW, Morice M, Kappetein AP, et al.; For the SYNTAX Investigators. Percutaneous coronary intervention versus coronary-artery bypass grafting for severe coronary artery disease. N Engl J Med 2009; 360: 961–72.

7. Katritsis DG Ioannidis, JP. Percutaneous coronary intervention versus conservative therapy in nonacute coronary artery disease: a meta-analysis. Circulation 2005; 111: 2906–12.

8. Henderson RA, Pocock SJ, Clayton TC, et al. Seven-year outcome in the RITA–2 trial: coronary angioplasty versus medical therapy. J Am Coll Cardiol 2003; 42: 1161–70.

9. Hueb W, Lopes NH, Gersh BJ, et al. Five-year follow-up of the Medicine, Angioplasty, or Surgery Study (MASS II) — a randomized controlled clinical trial of 3 therapeutic strategies for multivessel coronary artery disease. Circulation 2007; 115: 1082–9.

10. Kereiakes DJ, Teirstein PS, Sarembock IJ, et al. The truth and consequences of the COURAGE trial. J Am Coll Cardiol 2007; 50: 1598–603.

11. Stone GW, Ellis SG, Cox DA, et al.; TAXUS IV Investigators. A polymer-based, paclitaxel-eluting stent in patients with coronary artery disease. N Engl J Med 2004; 350: 221–31.

12. Moses JW, Leon MB, Popma JJ, et al.; SIRIUS Investigators. Sirolimus-eluting stents versus standard stents in pts with stenosis in a native coronary artery. N Engl J Med 2003; 349: 1315–23.

13. Serruys PW, Kutryk MJ, Ong AT. Coronary artery stents. N Engl J Med 2006; 354: 483–95.

14. Mehta RH, Roe MT, Chen AY, et al. Changing practice for non ST-segment elevation acute coronary syndromes: trends from the CRUSADE luality improvement initiative (abstr). Circulation 2005; 112: II793.

15. Maron DJ, Spertus JA, Mancini J, et al.; For the COURAGE Trial Research Group. Impact of an initial strategy of medical therapy without percutaneous coronary intervention in high-risk patients from the Clinical Outcomes Utilizing Revascularization and Aggressive Drug Evaluation (COURAGE) Trial. Am J Cardiol 2009; 104: 1055–62.

16. Hachamovitch R, Hayes SW, Friedman JD, Cohen I, Berman DS. Comparison of the short-term survival benefit associated with revascularization compared with medical therapy in patients with no prior coronary artery disease undergoing stress myocardial perfusion single photon emission computed tomography. Circulation 2003; 107: 2900–7.

17. Shaw LJ, Berman DS, Maron DJ, et al.; For the COURAGE Investigators. Optimal medical therapy with or without percutaneous coronary intervention to reduce ischemic burden: results from the Clinical Outcomes Utilizing Revascularization and Aggressive Drug Evaluation (COURAGE) trial nuclear substudy. Circulation 2008; 117: 1283–91.

18. Schomig A, Mehilli J, de Waha A, et al. A meta-analysis of 17 randomized trials of a percutaneous coronary intervention-based strategy in patients with stable coronary artery disease. J Am Coll Cardiol 2008; 52: 894–904.

19. Jeremias A, Kaul S, Rosengart TK. The impact of revascularization on mortality in patients with nonacute coronary artery disease. Am J Cardiol 2009; 122: 152–61.

20. Bravata DM, Gienger AL, McDonald KM, et al. Systematic review: the comparative effectiveness of percutaneous coronary interventions and coronary artery bypass graft surgery. Ann Intern Med 2007; 147: 703–16.

21. Hlatky MA, Boothroyd DB, Bravata DM, et al. Coronary artery bypass surgery compared with percutaneous coronary interventions for multivessel disease: a collaborative analysis of individual patient data from ten randomized trials. Lancet 2009; 373: 1190–7.

22. Schächinger V, Herdeg C, Scheller B. Best way to revascularize patients with main stem and three vessel lesions: patients should undergo PCI! Clin Res Cardiol 2010; 99: 531–9.

23. Brooks MM, Alderman EL, Bates E, et al. The final 10-year follow-up results from the BARI randomized trial. J Am Coll Cardiol 2007; 49: 1600–6.

24. Morice M, Serruys PW, Keppetein AP, et al. Outcomes in patients with de novo left Main Disease treated with either percutaneous coronary intervention using paclitaxel-eluting stents or coronary artery bypass graft treatment in the synergy between percutaneous coronary intervention with TAXUS and cardiac surgery (SYN–TAX) trial. Circulation 2010; 121: 2645–53.

25. Stone GW, Midei M, Newman W, et al.; For the SPIRIT III Investigators. Randomized comparison of everolimus-eluting and paclitaxel-eluting stents: two-year clinical follow-up from the clinical evaluation of the xience v everolimus eluting coronary stent system in the treatment of patients with de novo native coronary artery lesions (SPIRIT) III trial. Circulation 2009; 119: 680–6.

26. Banning AP, Westaby S, Morice M, et al. Diabetic and nondiabetic patients with left main and/or 3-vessel coronary artery disease: comparison of outcomes with cardiac surgery and paclitaxel-eluting stents. J Am Coll Cardiol 2010; 55: 1067–75.

27. Wijns W, Kolh P, Danchin N, et al. Guidelines on myocardial revascularization: the task force on myocardial revascularization of the European Society of Cardiology (ESC) and the European Association for Cardio-Thoracic Surgery (EACTS). Eur Heart J 2010; 31: 2501–55.

28. Mintz GS, Nissen SE, Anderson WD, et al. American College of Cardiology Clinical Expert Concensus Document on Standards for Acquisition, Measurement and Reporting of Intravascular Ultrasound Studies (IVUS). A report of the American College of Cardiology Task Force on Clinical Expert Consensus Documents. J Am Coll Cardiol 2005; 95: 644–7.

29. Park SJ, Kim YH, Park DW, et al. Impact of intravascular ultrasound guidance on long-term mortality for unprotected left main coronary artery stenosis. Circ Cardiovasc Interv 2009; 2: 167–77.

30. Pijls NHJ, van Schaardenburgh P, Manoharan G, et al. Percutaneous coronary intervention of functionally nonsignificant stenosis: 5-year follow-up of the DEFER study. J Am Coll Cardiol 2007; 49: 2105–11.

31. Wiviott SD, Braunwald E, McCabe CH, et al.; Antman EM for the TRITON–TIMI 38 Investigators. Prasugrel versus clopidogrel in patients with acute coronary syndromes. N Engl J Med 2007; 357: 2001–15.

32. Wallentin L, Becker RC, Budaj A, et al.; For the PLATO Investigators. Ticagrelor versus clopidogrel in patients with acute coronary syndromes. N Engl J Med 2009; 361: 1045–57.

33

严重稳定型冠状动脉病变的
手术治疗展望

Surgical perspectives on the management of advanced stable coronary artery disease

Michael Mack, Stuart J. Head, and A. Pieter Kappetein
窦克非　何源　译

概　　述

冠状动脉搭桥术一直被公认为是多支病变冠心病患者治疗的最佳治疗方式,但经皮冠状动脉介入术(PCI)的出现使越来越多病情复杂的患者有了另一种治疗选择。PCI或冠状动脉旁路移植术(CABG)哪种方式更好取决于患者冠状动脉病变特点以及并发症。在过去的10年中,接受PCI或CABG治疗的临床预后很大程度上相持平,因此PCI的治疗指征正在不断扩大。虽然搭桥手术较之PCI并没有显著优势,但微创技术的不断提高和非体外循环手术的出现给这一领域注入了强心针。我们应更多地开展非体外循环手术,并提倡完全动脉血运重建。有必要进行进一步随机试验,在复杂的冠心病患者人群中来比较目前最先进的外科技术和PCI孰优孰劣。

引　　言

自从CASS(冠状动脉手术研究)试验证明CABG优于药物治疗,冠状动脉疾病患者的治疗一直是搭桥术[1]。但PCI术被用于临床后(包括球囊扩张和后来出现的支架植入术),心内科介入医师们越来越多地将其用于微创治疗冠心病患者[2,3]。

目前西方国家PCI/CABG手术量比例平均为3.29 ：1(图33.1)。具体为某位患者行PCI或CABG哪种更好尚存争论。尽管10年以来PCI的治疗适应证在不断扩大,但具体到某位患者应选择行PCI还是CABG仍要视具体情况权衡利弊而定,如冠状动脉病变的复杂性及并发症。我们在不断提高PCI支架术水平的同时,也应更多地致力于改善搭桥术后患者的预后。本章节将关注以上几方面,并具体详细地讨论某一种CABG技术的优点。

PCI还是CABG？

PCI技术在20世纪80年代被迅速应用于临床,随后一些对比PCI和CABG的随机对照试验在20世纪90年代中期被陆续发表[3]。人们后期又进行了更大的随机试验,并把结果纳入了最近的一项meta分析中,这项样本量8 000名患者的meta分析显示[4],PCI和CABG术在5年随访期内死亡率相同,但也提出CABG对于病变复杂合并糖尿病或老龄的患者是更好的治疗选择。

在球囊成形术和(或)金属支架时代后,药物洗脱支架(DES)的使用提升了人们的期待——PCI治疗的疗效可能会变得更好并接近CABG所报道的疗效。利用Taxus紫杉醇药物洗脱支架进行PCI

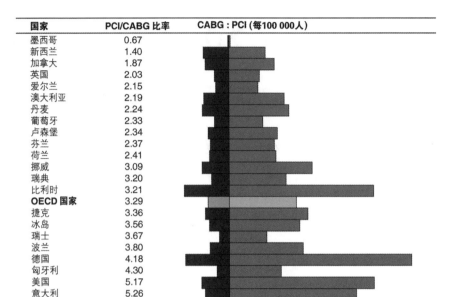

国家	PCI/CABG 比率	CABG : PCI（每100 000人）
墨西哥	0.67	
新西兰	1.40	
加拿大	1.87	
英国	2.03	
爱尔兰	2.15	
澳大利亚	2.19	
丹麦	2.24	
葡萄牙	2.33	
卢森堡	2.34	
芬兰	2.37	
荷兰	2.41	
挪威	3.09	
瑞典	3.20	
比利时	3.21	
OECD 国家	**3.29**	
捷克	3.36	
冰岛	3.56	
瑞士	3.67	
波兰	3.80	
德国	4.18	
匈牙利	4.30	
美国	5.17	
意大利	5.26	
法国	5.98	
西班牙	8.63	

图33.1　西方国家再血管化治疗操作：PCI–CABG 比率[48]。

术和心脏外科手术协同作用试验（SYNTAX）是第一个将复杂冠状动脉病变的患者随机分配到药物洗脱支架PCI术组和CABG组的临床试验[5]。术后第1年，PCI的非劣效性试验结果并未达到主要心血管不良事件（MACCE）的主要终点，其中主要心血管不良事件由死亡、卒中、心肌梗死、重复行血管重建组成。但SYNTAX试验验证了SYNTAX评分通过结合病变部位和特点作为患者冠状动脉病变复杂程度评分工具的合理性[6]。在这项试验中，评分低的患者（0~22分）接受PCI或CABG后MACCE发生率相近，分别是13.6%和14.7%，甚至在3年随访期后也相近，分别是22.7%和22.5%[7]。但SYNTAX评分中危（23~32分）和高危（≥33分）患者CABG的疗效更好（图33.2）。

左主干病变

有趣的是，SYNTAX试验的亚组分析显示对于左主干病变患者，SYNTAX评分低危和中危组疗效接近[7]。低危患者行PCI术后3年内MACCE发生率较CABG低，分别是18.0%和23.0%。在中危组

患者中，PCI和CABG术后MACCE发生率相同，这提示CABG只有在左主干病变和SYNAX评分高危患者中才是较好的治疗方式。然而，亚组分析的统计效能较低，因此这些结果应当仅被当做是一种假设的[8]。即使最新的一项meta分析显示左主干病变患者PCI和CABG术后疗效近。因此最终结论需要对左主干病变患者的大型随机对照试验来证明[9]。西罗莫司洗脱支架冠状动脉成形术和搭桥术的先驱随机对照试验（PRECOMBAT）在这方面进行了尝试，但方法学上的缺陷意味着试验数据无法提供任何实质性结论[10,11]。目前正在进行的左主干病变患者使用XIENCE PRIME或XIENCE支架植入术与搭桥术血管重建评估试验（EXCEL）结果将决定对于SYNTAX低分或中分患者，PCI是否是除CABG之外的合理选择。

糖尿病

自从BARI试验结果显示合并糖尿病的患者亚组行CABG疗效好于PCI，这一亚组的血管重建治疗就变得有挑战性[12]。患者行CABG和PCI术后

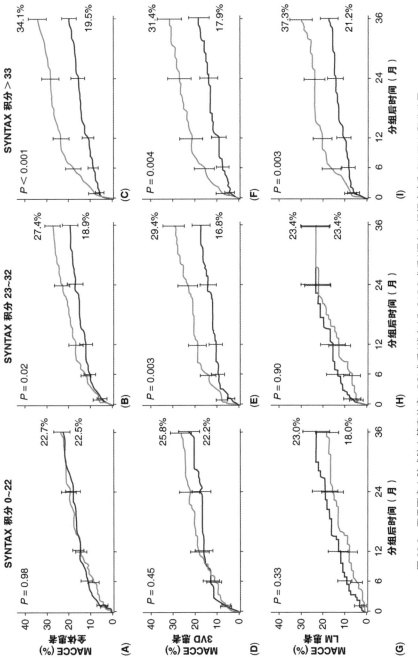

图 33.2 严重不良心脏或脑血管事件率：PCI 术后（浅色）和 CABG 术后（深色），根据病变和 SYNTAX 积分分层。

5年的生存率分别为80.6%和65.5%，在这一数据基础上人们通过后续的其他试验迅速地进行了一系列亚组分析[13]。这些结果最终再一次被纳入了一项meat分析，结果显示在非糖尿病患者中PCI和CABG死亡率相近，但在糖尿病患者中行CABG的患者生存率明显高于行PCI治疗的患者（图33.3）[4]。然而，比较CABG和药物洗脱支架PCI疗效的试验可采纳的结果目前仍很有限。SYNTAX试验结果依然显示该类患者CABG术后疗效好于PCI。即便如此，对于SYNTAX评分低分的患者糖尿病和非糖尿病亚组，CABG和PCI的疗效几乎是相同的[14]。

专注于糖尿病患者冠状动脉血管重建试验（CARDia）证实了对于多支冠状动脉病变需要行血管重建的糖尿病患者PCI劣于CABG。尽管与CABG相比，人们在行裸金属支架或药物洗脱支架PCI的患者中发现了一种显著的相互作用的趋势，但使用药物洗脱支架的PCI与CABG的比较性结果应在其他专注于糖尿病患者的临床实验中进行探究[15]。我们期待FREEDOM试验将在2012年报道关于糖尿病患者冠心病治疗领域的结果，并进一步了解其结论是否与CARDia试验有相同的发现[16]。

决策制订

总体而言，目前的心肌血运重建指南中将除单支或双支病变不累及左前降支近端之外的稳定型心绞痛作为CABG治疗的 I A级适应证（图33.4）[17]。尽管治疗指征已在各种指南中明确，但不恰当地实施血管重建手术的问题仍旧存在[18,19]。近期一项研究显示11.6%的稳定型心绞痛患者实施了不恰当的PCI，而另有38.0%的患者实施PCI的指征不确切。据COURAGE试验报道，在中位时间为4.6年的随访期后，在最佳药物基础上实施PCI在减少死亡和心肌梗死发生方面并不比单纯使用药物获益更多[20]。这提示有些患者并没有明确的指征就实施了PCI。尽管如此，血管重建治疗也可能未被充分使用。研究显示需要进行血管重建治疗的患者中25%~30%未被治疗，并与3年后随访期内的死亡率显著增高相关，其风险比达到3.23%（95% CI: 1.96~5.26）[21-23]。

决策制订的过程需要一个内外科医生配置均衡的心脏医疗团队，以保证患者接受的是最佳治疗方式，并改善PCI和CABG后的临床结局。

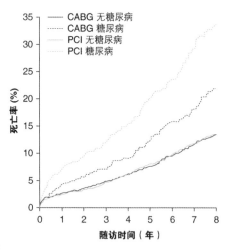

患者数*									
CABG 无糖尿病	3263	3169	3089	2877	2677	2267	1592	1380	1274
CABG 糖尿病	615	587	575	532	498	421	257	225	200
PCI 无糖尿病	3298	3217	3148	2918	2725	2281	1608	1393	1288
PCI 糖尿病	618	574	555	508	475	373	218	179	160

图33.3　根据糖尿病状态接受PCI或CABG术后患者未调整死亡率[4]。

冠心病根据解剖分组	倾向于CABG	倾向于PCI
1支或2支血管病变 - 非前降支近段	Ⅱb(C)	Ⅰ(C)
1支或2支血管病变 - 前降支近段	Ⅰ(A)	Ⅱa(B)
3支血管简单病变,PCI能够取得完全血运重建,SYNTAX积分≤22	Ⅰ(A)	Ⅱa(B)
3支血管复杂病变,PCI无法取得完全血运重建,SYNTAX积分>22	Ⅰ(A)	Ⅲ(A)
左主干病变(单纯左主干合并1支血管病变,开口或体部病变)	Ⅰ(A)	Ⅱa(B)
左主干病变(单纯左主干合并1支血管病变,远端分叉病变)	Ⅰ(A)	Ⅱb(B)
左主干病变合并2支或3支血管病变,SYNTAX积分≤32	Ⅰ(A)	Ⅱb(B)
左主干病变合并2支或3支血管病变,SYNTAX积分>33	Ⅰ(A)	Ⅲ(B)

图33.4 稳定型患者、解剖适合对两种操作均适合、预计手术死亡率低时的治疗建议:CABG 或 PCI。

非随机患者

SYNTAX试验制订了一套多学科患者评估标准来判断PCI和CABG是否符合临床均势。如果是,患者则被随机分配。PCI和CABG均可行的患者被归在嵌套式病例组中,无法行CABG的患者被归在PCI注册登记研究中,无法行PCI的患者被归在CABG注册登记研究中。对SYNTAX入选的3 075例接受治疗的患者,心脏医疗团队为198名患者(6.4%)决定并只行PCI,而1 075名患者被纳入了CABG注册登记研究[25]。PCI注册登记研究中的患者普遍都是相对高龄并有较重并发症的患者,因此,这些患者出现高MACCE发生率并不在意料之外,但PCI在这些高危患者群体中仍然是可行的。CABG组的患者较临床试验中患者SYNTAX评分较高,因此认为对于PCI来说操作会过于复杂[26]。对这些行CABG患者临床试验和登记注册研究的联合分析显示当代CABG治疗结果是非常卓越的。值得注意的是,CABG注册研究中的患者预后好于参加临床试验组患者,这归功于注册登记研究组的患者得到了更完全的血管重建治疗。这也是为什么各种指南中都提出对几乎所有治疗适应证,

CABG都是更好的治疗方式,这一证据强度甚至可以通过使用特殊手术技术被进一步强化,包括非体外循环手术、通过动脉移植和追求完全血管重建方式改良的血管重建。

CABG

技术的飞速进步使得过去10年的PCI疗效显著提高,而CABG疗效改善相对而言就显得停滞不前了。因此,PCI的疗效开始赶上CABG,许多既往行CABG的患者现在也开始行PCI治疗。但我们可以通过降低CABG的有创性和确保较长随访期内更好地移植血管通畅率来改善CABG患者围术期和长期预后。

非体外循环CABG

在最早被报道在不停搏的心脏实施了CABG后,非体外循环手术便收到了学术界青睐,2001年约25%的CABG使用了非体外循环方式[27]。在SYNTAX试验入选的从2005—2007年的患者中只有15.0%的CABG采用了非体外循环方式[5]。理论上,非体外循环CABG避免了心肺旁路和主动脉相关操作,因此可以降低术后并发症发生率,甚至是死亡率。采用非体外循环CABG也可以降低潜在卒中发生风险,这也是较之体外循环CABG的一项特殊优势。

最早的临床试验结果报道体外循环和非体外循环CABG疗效近似。尽管有相当多致力于分析这两种血管重建方式孰优孰劣的临床试验,但目前仍无统一意见。最近一项对49个研究汇总数据的分析证实非体外循环CABG对体外循环CABG的相对危险度降低率为30%[27]。此外,非体外循环手术和体外循环手术相比,患者的全因死亡率和心肌梗死率相似,因此是安全的。在手术死亡高风险的一类患者中,非体外循环手术甚至提示比体外循环手术安全得多。这可能是因为非体外循环手术较之体外循环方式可以显著改善这类患者的手术结果[28]。

尽管短期获益大于体外循环手术,但是非体

外循环手术移植血管寿命开始为人们所担心。有关报道公布了非体外循环手术在随访期内死亡率和重复血管重建率增加的结果[29]。最近一项对8 081位患者超过48 000例患者随访年数据研究的结果支持了这一假设并证实接受非体外循环CABG患者长期生存率降低，其调整风险比为1.18%（95% CI：1.02~1.38，图33.5）[30]。

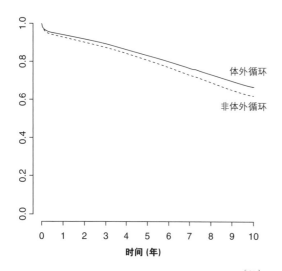

图 33.5　体外和非体外循环下 CABG 手术校正死亡率[30]。

非体外循环手术术后死亡和血运重建增加的假说是桥血管的通畅率不如体外循环手术好。根据迄今为止规模最大的ROOBY试验数据分析所提示，术后1年内体外循环和非体外循环CABG术的桥血管通畅率就会有显著统计学差异[31]。非体外循环CABG患者至少1支桥血管闭塞的相对危险度为27%（95% CI：9%~48%）。如果对所有桥血管进行评估，体外循环术治疗的患者桥血管通畅率为87.8%，而非体外循环术治疗的患者仅为82.6%（$P<0.001$）。这主要是由于大隐静脉桥血管总体通畅率更低，体外循环术和非体外循环术血管通畅率分别是83.8%和76.6%（$P<0.001$）。左胸廓内动脉桥血管的通畅率则相对较高，分别是96.2%和95.3%（$P=0.46$）。ROOBY试验的缺陷在于实施手术的医生经验不足，尽管已有其他纳入了手术经验丰富的外科医生临床试验以及1项meta分析

证实了其结论的正确性[32-34]。此外，非体外循环CABG和血管重建不完全发生率增加也有关，这也导致了其长期生存率的下降[35]。

有创最小化CABG

目前CABG的瓶颈之一仍是其有创性。即使CABG可能要比PCI的疗效好，一些心内科医生仍会将CABG视作是那种剖开患者的胸腔，并使患者因预期到术后的疼痛和长时间恢复而感到害怕的手术。

有创最小化CABG（MIDCABG）手术可能会成为一种患者友好型手术技术，并让CABG术变得不那么令人害怕。尽管MICABG会增加患者术后疼痛，但患者住院时间显著减少，并且相比于传统CABG术后生活质量得到显著提高[36,37]。MIDCABG通过更小的切口就可实施手术，而不需要行胸骨切开术。然而其手术视野只能局限在左前降支，因此只有单支左前降支病变的患者可以通过MIDCABG术行完全血管重建。几项前瞻性研究和随机化试验将这一技术与支架植入术在单纯LAD病变患者身上进行了比较，最终一项总结了这些研究和试验数据的meta分析得出了两者死亡、卒中和心肌梗死发生率相同的结论[38]。并且符合预期的是PCI的复发性性交痛和重复血管重建发生率更高。

MIDCABG可与PCI技术结合，通过杂交手术治疗多支冠状动脉病变的患者。在这些病例中，LAD通过移植左内乳动脉来提高患者长期生存，而支架被放置在"次重要"部位以减少症状和降低心肌梗死风险。

动脉血运重建

选择好的桥血管是术后长期疗效良好的必要保证。正如之前提到的，使用大隐静脉桥血管进行血管重建的通畅率低于动脉桥血管[39]。因此，我们提倡使用内乳动脉（IMA）桥血管，尤其推荐使用左内乳动脉桥血管，这样不必完全移动这条动脉的位置，可使其移植效果相比右内乳动脉更好[40]。

目前IMA桥血管的应用仍低于需求。尽管使用率在不断提高,但在使用IMA桥血管(至少1支IMA)行CABG方面,医院间仍存在差异。一些医疗中心使用IMA搭桥的手术率只有45%~65%,因此不能给予那些IMA搭桥手术指征明确的患者以最佳治疗方案[41]。在SYNTAX试验中随机试验和注册登记研究共计1 541例手术中,至少使用1支IMA搭桥手术率较高,令人满意,但也只是在97.1%的病例中。更令人不安的是据一项对54 138位患者病例的统计分析显示,双侧IMA(BIMA)搭桥术在美国的使用率只有4%(图33.6)[41]。在SYNTAX中纳入的治疗中心则有更高的BIMA搭桥手术率,占到手术总数的22.7%。

BIMA搭桥术和术后1年及长期随访期内死亡率下降相关,应作为多支冠状动脉病变患者的标准治疗方案。相比单支IMA搭桥术,BIMA搭桥术术后平均7.1年随访期内的校正风险比为0.76(95% CI:0.61~0.94)[42]。一项meta分析得出了类似结论,另一项对7个研究共计11 269例单支IMA搭桥治疗和4 693例BIMA搭桥治疗的汇总分析证实BIMA搭桥治疗的死亡风险比为0.81(95% CI:0.70~0.94)[43]。由于在手术技巧上更具挑战性,一些外科医生可能对实施BIMA搭桥术持谨慎态度[44]。在迄今为止仅有的1项相关随机试验——ART试验中,16.4%的患者被分配到BIMA搭桥组,但却未接受BIMA搭桥治疗。可能是有医生担心其并发症发生率和死亡率会更高。ART试验所纳入的3 102位患者中,单支IMA搭桥组术后BIMA

搭桥组术后30 d和1年内卒中、心肌梗死和重复血管重建的发生率相近[45]。实际上,BIMA搭桥术后胸骨损伤重建风险增加,其相对风险度为3.24%(95% CI:1.54~6.83),但这不会导致死亡率增加,因为Kaplan-Meier曲线显示的是叠加累积发生率。BIMA搭桥术的生存率是否更高需要更长期的随访。外科医师也应更多考虑使用BIMA搭桥术来提高CABG疗效。

通畅的桥血管也是CABG相对PCI的另一项优势。支架直接治疗引起症状的病变冠状动脉,但未植入支架的其他部位冠状动脉病变会加重,从而可能会需要植入其他支架。通畅的桥血管不仅可以为当前病变提供旁路血供,还能保护心肌不受病变血管内潜在病变的影响。因此CABG兼具治疗与预防功能。

完全血管重建

不完全血管重建被提示可增加长期随访期间死亡率和症状复发率。在SYNTAX试验中,随机分配到PCI组的患者不完全血管重建风险增高(风险比为1.55,95% CI:1.15~2.08),而分配到CABG组的患者主要心脑血管不良事件(MACCE)发生率增加(图33.7)[46]。

PCI和CABG术后影响疗效的不同之处也可以说成是引起不完全血管重建的原因不同。行CABG的患者,不完全血管重建的原因常常是狭窄血管的远端病变呈弥漫性。然而,不管这些血管是否实际达到了完全再血管化,其对疗效的影响其实

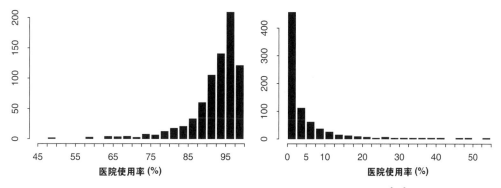

图33.6　应用至少1根内乳动脉桥(左)或双侧内乳动脉桥(右)比率[41]。

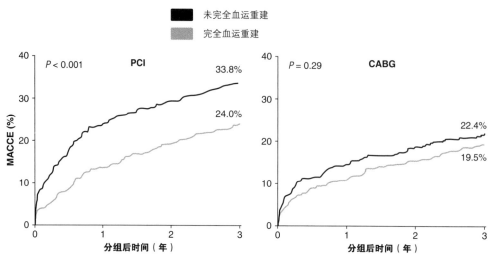

图 33.7 SYNTAX研究中PCI组（左）和CABG组（右）未完全血运重建对严重心脏或脑血管不良事件发生率的影响[46]。

都是很小的。只有一小部分区域的心肌有再梗死风险，两者中不完全的血管重建有时被当作适当的不完全血管重建治疗。

在PCI患者中，不完全血管重建的原因最常见于血管慢性完全性闭塞，管腔无法打开，受累的高风险心肌区域会大得多，这种不完全血管重建会

重点提示33.1

* PCI的出现为很多患者提供了另一种可以考虑实施的治疗策略。
* PCI/CABG手术比例在过去10年间显著提高。糖尿病患者是冠状动脉血管重建具有挑战性的亚组，这些患者更推荐接受CABG治疗。
* 冠状动脉病变复杂程度低的患者选择PCI比CABG更为合适。
* 不恰当地使用冠状动脉血管重建虽不常见，但会导致不必要手术风险增加。
* 治疗指征确切的患者未被实施血管重建治疗与随访期内死亡率增加相关。
* 非体外循环手术降低围术期卒中风险，但随访后桥血管通畅率可能偏低。
* 非体外循环手术尤其可以使手术高危的患者获益。
* 动脉血管重建相比大隐静脉桥血管与显著改善的预后相关，应被更多实施。
* 应提倡多使用双侧内乳动脉搭桥术，因为已有研究显示其优于单支内乳动脉搭桥术。
* 血管重建的完全性对PCI患者至关重要，因为不完全血管重建在这些病例中常常意味着治疗不当。

导致不良结局。因此，也被当作不适当非完全血管重建。

非体外循环CABG患者不完全血管重建发生率要更高，并且和体外循环CABG常见适当的不完全血管重建相反，非体外循环CABG患者不适当非完全血管重建更为常见。一项研究显示，非体外循环CABG患者完全血管重建和不完全血管重建的全因死亡率有着显著区别（P=0.02），而在体外循环CABG患者完全血管重建和不完全血管重建则不是（P>0.20）。

个 人 观 点

尽管PIC治疗正迅速赶超CABG，但对于许多患者来说，CABG仍是再血管化治疗的首选策略。CABG的"要害"，中风的发生可因非体外循环手术的进行而减少。有经验的外科医生应当选择非体外循环手术来减少术后并发症的发生。尽管桥血管的通畅率在非体外循环CABG后可能轻度降低，但应用至少1根内乳动脉桥（最好应用双侧内乳动脉桥）可消除潜在的晚期桥血管闭塞或症状复发。血运重建的完全与否仍是个问题，但远端弥漫性病变的小血管通常不需要再血管化治疗。当然我们应当尽量不变非完全血运重建，因为这样做是

不恰当的。

尽管CABG已经是一种良好的治疗手段，其术后及远期随访不良事件发生率低，但我们仍需不断努力来改善操作。

在最近的几年里，介入心脏病学家和外科医生学会了作为心脏团队来共同工作。PCI和CABG相辅相成的特点促使这两个专业的专家应当进行更多的努力合作，使所有患者获得最好的治疗。

参 考 文 献

1. Coronary Artery Surgery Study (CASS) principal investigators and associates. Coronary artery surgery study (CASS): a randomized trial of coronary artery bypass surgery. Survival data. Circulation 1983; 68: 939–50.

2. Epstein AJ, Polsky D, Yang F, Yang L, Groeneveld PW. Coronary revascularization trends in the United States, 2001–2008. JAMA 2011; 305: 1769–76.

3. Yusuf S, Zucker D, Peduzzi P, et al. Effect of coronary artery bypass graft surgery on survival: overview of 10-year results from randomised trials by the Coronary Artery Bypass Graft Surgery Trialists Collaboration. Lancet 1994; 344: 563–70.

4. Hlatky MA, Boothroyd DB, Bravata DM, et al. Coronary artery bypass surgery compared with percutaneous coronary interventions for multivessel disease: a collaborative analysis of individual patient data from ten randomised trials. Lancet 2009; 373: 1190–7.

5. Serruys PW, Morice MC, Kappetein AP, et al. Percutaneous coronary intervention versus coronary-artery bypass grafting for severe coronary artery disease. N Engl J Med 2009; 360: 961–72.

6. Sianos G, Morel MA, Kappetein AP, et al. The SYNTAX Score: an angiographic tool grading the complexity of coronary artery disease. EuroIntervention 2005; 1: 219–27.

7. Kappetein AP, Feldman TE, Mack MJ, et al. Comparison of coronary bypass surgery with drug-eluting stenting for the treatment of left main and/or three-vessel disease: 3-year follow-up of the SYNTAX trial. Eur Heart J 2011; 32: 2125–34.

8. Wang R, Lagakos SW, Ware JH, Hunter DJ, Drazen JM. Statistics in medicine-reporting of subgroup analyses in clinical trials. N Engl J Med 2007; 357: 2189–94.

9. Capodanno D, Stone GW, Morice MC, Bass TA, Tamburino C. Percutaneous coronary intervention versus coronary artery bypass graft surgery in left main coronary artery disease: a meta-analysis of randomized clinical data. J Am Coll Cardiol 2011; 58: 1426–32.

10. Correia LC. Stents versus CABG for left main coronary artery disease. N Engl J Med 2011; 365: 181; author reply–2.

11. Park SJ, Kim YH, Park DW, et al. Randomized trial of stents versus bypass surgery for left main coronary artery disease. N Engl J Med 2011; 364: 1718–27.

12. The Bypass Angioplasty Revascularization Investigation (BARI) Investigators. Comparison of coronary bypass surgery with angio-plasty in patients with multivessel disease. N Engl J Med 1996; 335: 217–25.

13. Roffi M, Angiolillo DJ, Kappetein AP. Current concepts on coronary revascularization in diabetic patients. Eur Heart J 2011; 32: 2748–57.

14. Mack MJ, Banning AP, Serruys PW, et al. Bypass versus drug-eluting stents at three years in SYNTAX patients with diabetes mellitus or metabolic syndrome. Ann Thorac Surg 2011; 92: 2140–6.

15. Kapur A, Hall RJ, Malik IS, et al. Randomized comparison of percutaneous coronary intervention with coronary artery bypass grafting in diabetic patients. 1-year results of the CARDia (Coronary Artery Revascularization in Diabetes) trial. J Am Coll Cardiol 2010; 55: 432–40.

16. Farkouh ME, Dangas G, Leon MB, et al. Design of the Future REvascularization Evaluation in patients with Diabetes mellitus: optimal management of Multivessel disease (FREEDOM) Trial. Am Heart J 2008; 155: 215–23.

17. Task Force on Myocardial Revascularization of the European Society of C, the European Association for Cardio-Thoracic S, European Association for Percutaneous Cardiovascular I, et al. Guidelines on myocardial revascularization. Eur J Cardiothorac Surg 2010; 38 (Suppl): S1–S52.

18. Chan PS, Patel MR, Klein LW, et al. Appropriateness of percutaneous coronary intervention. JAMA 2011; 306: 53–61.

19. Patel MR, Dehmer GJ, Hirshfeld JW, et al. ACCF/SCAI/STS/AATS/AHA/ASNC 2009 Appropriateness Criteria for Coronary Revascu-larization: a report by the American College of Cardiology Foundation Appropriateness Criteria Task Force, Society for Cardiovascular Angiography and Interventions, Society of Thoracic Surgeons, American Association for Thoracic Surgery, American Heart Association, and the American Society of Nuclear Cardiology Endorsed by the American Society of Echocardiography, the Heart Failure Society of America, and the Society of Cardiovascular Computed Tomography. J Am Coll Cardiol 2009; 53: 530–53.

20. Boden WE, O'Rourke RA, Teo KK, et al. Optimal medical therapy with or without PCI for stable coronary disease. N Engl J Med 2007; 356: 1503–16.

21. Filardo G, Maggioni AP, Mura G, et al. The consequences of underuse of coronary revascularization; results of a cohort study in Northern Italy. Eur Heart J 2001; 22: 654–62.

22. Kravitz RL, Laouri M, Kahan JP, et al. Validity of criteria used for detecting underuse of coronary revascularization. JAMA 1995; 274: 632–8.

23. Leape LL, Hilborne LH, Bell R, Kamberg C, Brook RH. Underuse of cardiac procedures: do women, ethnic minorities, and the uninsured fail to receive needed revascularization? Ann Intern Med 1999; 130: 183–92.

24. Head SJ, Bogers AJ, Serruys PW, Takkenberg JJ, Kappetein AP. A crucial factor in shared decision making: the team approach. Lancet 2011; 377: 1836.

25. Head SJ, Holmes DR Jr, Mack MJ, et al. Risk profile and 3-year outcomes from the SYNTAX percutaneous coronary intervention and coronary artery bypass grafting nested registries. JACC Cardiovasc Interv; in press.

26. Mohr FW, Rastan AJ, Serruys PW, et al. Complex coronary anatomy in coronary artery bypass graft surgery: impact of complex coronary anatomy in modern bypass surgery? Lessons learned from the SYNTAX trial after two years. J Thorac Cardiovasc Surg 2011; 141: 130–40.

27. Afilalo J, Rasti M, Ohayon SM, Shimony A, Eisenberg MJ. Off-pump vs. on-pump coronary artery bypass surgery: an updated meta-analysis and meta-regression of randomized trials. Eur Heart J; in press.

28. Puskas JD, Thourani VH, Kilgo P, et al. Off-pump coronary artery bypass disproportionately benefits high-risk patients. Ann Thorac Surg 2009; 88: 1142–7.

29. Williams ML, Muhlbaier LH, Schroder JN, et al. Risk-adjusted short- and long-term outcomes for on-pump versus off-pump coronary artery bypass surgery. Circulation 2005; 112: I366–70.

30. Filardo G, Grayburn PA, Hamilton C, et al. Comparing long-term survival between patients undergoing off-pump and on-pump coronary artery bypass graft operations. Ann Thorac Surg 2011; 92: 571–7; discussion 7–8.

31. Shroyer AL, Grover FL, Hattler B, et al. On-pump versus off-pump coronary-artery bypass surgery. N Engl J Med 2009; 361: 1827–37.

32. Sousa Uva M, Cavaco S, Oliveira AG, et al. Early graft patency after off-pump and on-pump coronary bypass surgery: a prospective randomized study. Eur Heart J 2010; 31: 2492–9.

33. Puskas JD, Mack MJ, Smith CR. On-pump versus off-pump CABG. N Engl J Med 2010; 362: 851; author reply 3–4.

34. Takagi H, Matsui M, Umemoto T. Lower graft patency after off-pump than on-pump coronary artery bypass grafting: an updated meta-analysis of randomized trials. J Thorac Cardiovasc Surg 2010; 140: e45–7.

35. Synnergren MJ, Ekroth R, Oden A, Rexius H, Wiklund L. Incomplete revascularization reduces survival benefit of coronary artery bypass grafting: role of off-pump surgery. J Thorac Cardiovasc Surg 2008; 136: 29–36.

36. Groh MA, Sutherland SE, Burton HG 3rd, Johnson AM, Ely SW. Port-access coronary artery bypass grafting: technique and comparative results. Ann Thorac Surg 1999; 68: 1506–8.

37. Diegeler A, Walther T, Metz S, et al. Comparison of MIDCAP versus conventional CABG surgery regarding pain and quality of life. Heart Surg Forum 1999; 2: 290–5; discussion 5–6.

38. Aziz O, Rao C, Panesar SS, et al. Meta-analysis of minimally invasive internal thoracic artery bypass versus percutaneous revascu-larisation for isolated lesions of the left anterior descending artery. BMJ 2007; 334: 617.

39. Goldman S, Zadina K, Moritz T, et al. Long-term patency of saphenous vein and left internal mammary artery grafts after coronary artery bypass surgery: results from a Department of Veterans Affairs Cooperative Study. J Am Coll Cardiol 2004; 44: 2149–56.

40. Hayward PA, Buxton BF. Contemporary coronary graft patency: 5-year observational data from a randomized trial of conduits. Ann Thorac Surg 2007; 84: 795–9.

41. Tabata M, Grab JD, Khalpey Z, et al. Prevalence and variability of internal mammary artery graft use in contemporary multivessel coronary artery bypass graft surgery: analysis of the Society of Thoracic Surgeons National Cardiac Database. Circulation 2009; 120: 935–40.

42. Kieser TM, Lewin AM, Graham MM, et al. Outcomes associated with bilateral internal thoracic artery grafting: the importance of age. Ann Thorac Surg 2011; 92: 1269–75; discussion 75–6.

43. Taggart DP, D'Amico R, Altman DG. Effect of arterial revasculari sation on survival: a systematic review of studies comparing bilateral and single internal mammary arteries. Lancet 2001; 358: 870–5.

44. Kappetein AP. Bilateral mammary artery vs. single mammary artery grafting: promising early results: but will the match finish with enough players? Eur Heart J 2010; 31: 2444–6.

45. Taggart DP, Altman DG, Gray AM, et al. Randomized trial to compare bilateral vs. single internal mammary coronary artery bypass grafting: 1-year results of the Arterial Revascularisation Trial (ART). Eur Heart J 2010; 31: 2470–81.

46. Head SJ, Mack MJ, Holmes DR Jr, et al. Incidence, predictors, and outcomes of incomplete revascularization after stenting and bypass surgery: a 3-year follow-up subgroup analysis of syntax. Eur J Cardiothorac Surg 2012; 41: 535–41.

47. Kleisli T, Cheng W, Jacobs MJ, et al. In the current era, complete revascularization improves survival after coronary artery bypass surgery. J Thorac Cardiovase Surg 2005; 129: 1283–91.

48. OECD (2009), Health at a Glance 2009: OECD Indicators, OECD Publishing.

34

杂交治疗及未来展望

Hybrid treatments and future perspectives

G. Russell Reiss and Mathew R. Williams

杨震坤 译

概　述

杂交技术（hybrid）治疗冠状动脉粥样硬化性心脏病（CAD）综合了左侧内乳动脉（LIMA）至左前降支（LAD）桥血管远期通畅率高以及微创经皮冠状动脉介入治疗（PCI）病死率低且疗效持久的特点，可替代传统外科冠状动脉旁路术。当今的心血管病患者常常虚弱而复杂，大多数患者不能耐受继发于传统心脏停搏下（on-pump）外科冠状动脉旁路术的并发症。这个现实，结合大量的证据显示静脉桥血管（SVG）的远期通畅率有限，支持在非LAD病变治疗中应用药物洗脱支架（DES）实施心肌血运重建。杂交技术包括3种策略：① 先行PCI，再行微创外科冠状动脉旁路术（MIDCAB）；② 先行MIDCAB，再行PCI；③ 同时施行MIDCAB和PCI。每种策略各有其优缺点，目前尚无一致公认的最佳策略。另外，由于住院费用和康复成本的经济学考量非常复杂，阻碍了杂交技术被广泛接受和进一步推广。杂交技术应该由涉及多学科的专业技术人员组成的团队来实施，这些学科包括介入心脏病学、心血管外科学、无创性心脏病学和麻醉学。团队合作可确保高危患者杂交治疗的无缝衔接。实施复杂的杂交治疗如同时施行MIDCAB/PCI或者诸如经导管主动脉瓣置换术（TAVR）常常需要一间精心设计的杂交手术室。

引　言

在冠状动脉粥样硬化性心脏病（CAD）的治疗中，"杂交"技术结合了传统上只能在心导管室实施的经皮血管重建术和只能在手术室实施的外科旁路术。这种技术为各种类型的冠状动脉病变患者提供了最佳治疗策略[1]。杂交技术目前在全世界数个心脏中心用于CAD治疗，同时评估其安全性、疗效和费效比[1-4]。迄今，有关最佳实施方案、分期手术的间隔时间、杂交技术是否对医患双方来说在临床和经济上具有优越性等问题仍然存在着争论[5]。

杂交冠状动脉血运重建术

单纯冠状动脉疾病

左侧内乳动脉（LIMA）移植至左前降支（LAD）在大多数患者中可保持血管通畅达到和超过20年。因此，在可预计的将来，对冠状动脉粥样硬化性心脏病（CAD）来说，LIMA–LAD仍然是最具有耐久性的靶病变血运重建策略。遗憾的是，静脉桥血管（SVG）无法具有相同的耐久性。目前的统计资料显示，静脉桥血管移植至非LAD冠状动脉后，尽管大多数手术技术上十分成功，但是术后数个月就可能发生闭塞，术后1年的再闭塞率高达30%[6,7]。早期闭塞的机制可能与内皮素激活和桥血管分离时损伤内皮层导致白细胞和血小板黏附，诱发慢性炎症反应有关[8]。根据这些资料，药物洗脱支架（DES）的出现提出了新的问题：哪种血运重建策略是降低非LAD冠状动脉病变再次血运重建术（TLR）发生率的最佳方案？SVG还是应用DES的PCI术？在单纯性CAD治疗中，杂交技术结合了通常通过微创技术实施的LIMA–LAD和建立在DES上的PCI术治疗非LAD冠状动脉病变。目前，杂交技术是否是CAD患者的最佳治疗策略尚未得到公认，有限的资料尚不足以得出最终结论。

冠状动脉疾病合并瓣膜病

在心脏瓣膜病外科手术时同时施行冠状动脉旁路术（CABG）的病死率和死亡率显著增加，既往的资料显示围术期可预测的死亡风险增加50%~100%，该风险在再次手术时尤其重要。然而，这些研究同时显示，在心脏瓣膜病施行外科手术时同时治疗严重的冠心病，尽管术后早期病死率较高，但是，带来更佳的长期预后[9]。因此，从理论上来说，任何能够降低围术期风险且减少相关CAD再次血管重建发生率的措施都将给患者带来获益，随着时间推移显示出生存上的获益。PCI联合外科瓣膜置换的杂交技术提供了施行微创瓣膜手术且完全冠状动脉血运重建的可能。对于那些需要同时进行瓣膜修补/置换和冠状动脉血运重建的患者，该杂交技术通常包含微创瓣膜置换术和PCI治疗任何有临床意义的非LAD冠状动脉病变。如同治疗单纯性冠状动脉疾病，杂交技术尚未获得公认，有关长期疗效的资料和报道相当有限。

目前的状况

在施行冠状动脉旁路术时，关于移植血管的选择在过去数十年来保持着相当一致的共识，即选择SVG和LIMA为血管重建术中的主要移植血管。在CAD外科手术中，建立LIMA–LAD和SVG至非LAD冠状动脉的血运重建已经成为当前技术上的金标准。对于多支冠状动脉病变患者，在施行CABG时，可选择心脏停搏（on-pump）或不停跳（off-pump）。随着虚弱患者的增多，外科手术已经

逐渐向微创切口和联合应用胸腔镜、机器人和微创开胸术发展。在非全胸切开下成功分离LIMA的技术鼓舞着大多数心外科医生通过钥匙孔大小的切口施行微创冠状动脉旁路术（MIDCAB），建立LIMA–LAD血运重建。

鉴于SVG的较低通畅率和DES日益提高的耐久性，杂交血运重建术被全世界大多数的心脏中心越来越推广应用。越来越多的证据支持在非LAD病变治疗上，DES是一线的治疗选择。

CAD的团队治疗模式

现代的心脏团队核心由心血管外科医生、心血管介入医生、无创性心血管医生和麻醉师组成。当然也可以增加一些成员，包括放射影像学医生、血管外科医生以及根据治疗特点配备的特定护理协调员。不同于传统的患者治疗模式，每位医生各自独立发挥作用，心脏团队内的各位医生在实施治疗前常规汇合在一起整合成一个单元通过多学科团队（MTD）会议来讨论复杂病例。这个核心团队同时也是治疗的实施者，出现在手术室中，在患者住院期间和治疗过程中开展讨论和交流。根据患者数的不同，建议MTD至少每周汇合1次，以便作为一种常规，合作参与制订诊疗计划。这就提供了一个稳定的平台讨论所有MTD治疗过程，包括HCR、经导管主动脉瓣置换术（TAVR）以及其他复杂病例的最佳杂交治疗方式。另外，这也提供了一个可能，即建立严格制度通过多方面回顾和评价来提升

重点提示34.1

利用LIMA–LAD和PCI术治疗非LAD病变的CAD杂交治疗技术。迄今，无论在单纯CAD还是合并瓣膜病的CAD治疗中，杂交技术是否在临床和经济效益上具有优势尚未取得共识。

重点提示34.2

心脏团队模式利用多学科合作来治疗复杂冠心病和心脏瓣膜病，是施行包括HCR和TAVR杂交技术的首选临床方案。

技术和治疗过程的质量控制水准。

除外为患者提供最佳的靶血管血运重建策略，HCR也是一个有关如何利用心脏团队通过事先规划和开放式交流来预防各种意外和不良事件的特例。这主要来自HCR实施前和实施中的协作，包括实施各种深度麻醉的训练、介入医生交叉合作的训练，甚至于患者可能需要紧急心肺体外循环的备案。心脏团队为杂交治疗提供了合适的预案，以确保每个成员知晓临床治疗计划。

HCR 的适应证

传统的CABG术中，用于治疗非LAD病变的桥血管大多数选用SVG。然而，一些研究通过术后常规冠状动脉造影显示，SVG术后6~12个月的闭塞率达到13%~21%[10-12]。DES的临床应用已经较金属裸支架（BMS）在降低再狭窄率上取得了显著进展[13]。虽然直径较大冠状动脉的简单短病变介入治疗后再狭窄率已经相当低了，但是，在更具挑战性的靶病变治疗中仍可以观察到在降低再狭窄率上的进展。在一个包括了400例糖尿病患者接受西罗莫司或紫杉醇洗脱支架治疗的前瞻性研究中，术后6个月冠状动脉造影的再狭窄率在紫杉醇组为8%，西罗莫司组为20%[14]。在SYNTAX研究中，226例糖尿病3支冠状动脉病变患者在接受多个第1代紫杉醇洗脱支架治疗后，术后12个月的靶血管再次血运重建率为14.2%[15]。DES和SVG在非LAD靶病变治疗上几乎相同的短期通畅率为HCR治疗冠状动脉多支病变提供了理论基础[16]。HCR的适应证是由心脏团队内心外科和心内科医生经多方面仔细选择和筛选后确定的。

HCR的一个适应证是非LAD病变行急诊血管重建术后，即在再狭窄风险较低的非LAD病变成功行PCI术后，尚存在孤立但复杂的LAD病变。这种情形常见于ST段抬高心肌梗死（STEMI）急诊介入治疗时，虽当时无完全血运重建适应证，但常需术后近期行择期完全血运重建。择

期处理的时机取决于残余病变的情况以及急诊PCI时选用的支架类型。此时，应用微创外科技术，如MIDCAB或全胸腔镜下冠状动脉旁路术（TECAB），将为那些不适宜正中胸骨切开术但存在复杂LAD残余病变的患者提供完全血运重建可能。这种治疗策略的不利之处在于患者在双联抗血小板药物治疗下行外科手术。

HCR的另一个适应证是患者自身冠状动脉血管大小不合适或缺乏合适的静脉桥血管。许多患者的冠状动脉靶血管由于大小或位置不适宜SVG。在这种情况下，已知外科手术疗效差，支架置入术可提供血运重建而避免SVG再闭塞的风险。另外，有些患者由于可供选择的自身静脉血管直径较小、长期静脉系统疾病或早期曾行静脉剥脱术，无提供静脉移植血管。同时，有些冠状动脉病变血管解剖上不适合行旁路术但是适合行支架置入术，如左回旋支上位于房室沟内纤细弥漫钝缘支的病变，这些都是HCR的适应证。另外，PCI术常常是那些需要再次行CABG术患者的首选策略，因为心外科医生不愿意再次开胸手术。

既往有纵隔炎、严重阻塞性肺部疾病和卒中史的患者，可能影响胸壁张开或减少预期寿命，是开胸手术的禁忌证，合适行HCR。HCR还适用于那些合并多脏器功能不全、大面积心肌梗死或严重主动脉粥样硬化的患者。重度肥胖或左室收缩功能不全的患者可能也不是传统外科旁路术的理想人选。杂交血管重建术的适应证和禁忌证详见表34.1和表34.2。

存在共患疾病的高危患者最可能从不停跳冠状动脉旁路术（OPCAB）、缩短手术时间和避免胸骨切开中获益，这些患者包括合并恶性肿瘤、主动脉严重钙化、既往有胸部放疗史、肥胖伴严重糖尿病、依赖拐杖或轮椅。同样，一些低危患者也可考虑行HCR，比如存在不适合支架置入术的LAD病变但非LAD病变适宜支架置入术。微创外科手术可以缩短康复时间，因而吸引着一些年轻患者在完全知情同意下要求行HCR。当然，在实施HCR前，应充分告知当今各种血运重建技术潜在的优、缺点。

表34.1　HCR适应证

非LAD病变行急诊血管重建术
　　非LAD罪犯病变成功行PCI术且再狭窄风险较低
　　残余孤立但复杂的LAD病变合适行HCR
自身冠状动脉血管大小不合适或缺乏静脉桥血管
　　LAD病变血管合适行MIDCAB
　　左回旋支病变无靶血管位于房室沟外
　　非LAD病变所在冠状动脉不适宜行SVG旁路术
　　由于既往静脉剥脱术缺乏合适的静脉移植血管
"高危"共患疾病
　　传统CABG术预测死亡率较高
　　老年残疾或全身状况不佳的患者
　　活动受限
　　显著虚弱
　　尽管知情同意仍不愿意接受胸骨正中切开术

表34.2　HCR禁忌证

临床状况
　　血流动力学不稳定或心源性休克
　　急性心肌梗死
　　失代偿性充血性心力衰竭或心肌病［左心室射血分数（LVEF）＜20%］
　　严重慢性肺部疾病［1秒用力呼气容积（FEV1）＜50%］
　　抗凝治疗增加出血风险
　　恶性室性心律失常
　　新近发生的大面积心肌梗死
　　既往有心包炎史
　　既往有左胸手术史
无法行PCI
　　病变特征预测存在高再狭窄风险
　　既往TLR失败
　　血肌酐值＞2.0 mg/dl或表皮生长因子受体（eGFR）＜60 ml/min
　　不能耐受氯吡格雷
　　严重外周血管疾病排除获得行PCI的安全途径
无法行MIDCAB
　　无法或曾剥离过LIMA
　　既往曾行胸部手术涉及左侧胸腔
　　LAD冠状动脉条件差或存在弥漫性病变
　　胸壁曾行放射治疗
　　左锁骨下动脉狭窄

HCR技术上考虑

　　HCR的最佳策略仍然是在3种基本策略上根据患者的具体情况度身定制的，在具体实施前应充分考虑到各种基本策略各具有其优、缺点。另一个有关最佳抗血小板治疗方案的问题尚不明确，取决于术者的选择。各种HCR策略的推荐抗血小板治疗方案详见表34.3。在第1种HCR策略中，先行PCI术，再择期行外科血运重建术，通常在PCI术后稳定一段时间或双联抗血小板药物治疗下行MIDCAB。在第2种HCR策略中，先行外科血运重建术，经过短暂术后恢复即行PCI术。最后一种策略是，两种治疗措施在杂交手术室内同时完成。当今，在大多数心脏中心，这3种HCR策略都得以开展，但是，尚无对照研究能明确回答哪种策略对患者来说是最佳选择，同时兼具经济上的合理性。迄今，尚无大规模前瞻性随机化对照研究来探讨这方面问题。

表34.3　HCR抗血小板治疗方案

---

1. 先行PCI，再行MIDCAB
　（1）金属裸支架
　　　阿司匹林80~325 mg/d，直至手术前
　　　PCI术后氯吡格雷75 mg/d，至少6周
　　　阿司匹林250 mg术后顿服，然后80~325 mg/d
　（2）药物洗脱支架
　　　阿司匹林80~325 mg/d，直至手术前
　　　PCI术后氯吡格雷75 mg/d，至少12个月
　　　阿司匹林250 mg术后顿服，然后80~325 mg/d
2. 先行MIDCAB，再行PCI
　（1）金属裸支架
　　　阿司匹林80~325 mg/d，直至手术前
　　　PCI术后氯吡格雷75 mg/d，至少6周
　　　阿司匹林250 mg术后顿服，然后80~325 mg/d
　（2）药物洗脱支架
　　　阿司匹林80~325 mg/d，直至手术前
　　　PCI术后氯吡格雷75 mg/d，至少12个月
　　　阿司匹林250 mg术后顿服，然后80~325 mg/d
3. 同时施行MIDCAB和PCI
　　　术前给予负荷剂量的阿司匹林
　　　术前给予负荷剂量的氯吡格雷300~600 mg
　　　全肝素化，用鱼精蛋白中和
　　　在PCI时追加肝素3 000~5 000 U
　　　阿司匹林250 mg术后顿服，然后80~325 mg/d
　　　根据置入支架的类型不同，氯吡格雷75 mg/d，服用6~52周

重点提示34.3

　　在实施HCR前仔细挑选具有各种适应证并剔除各种绝对和相对禁忌证的患者是成功的关键。

先行PCI，再行外科血运重建术

该方案是现代HCR开展最初的策略，即先行PCI，再行外科血运重建术。当时，那些复杂CAD患者因STEMI成功行急诊PCI后，经过一段稳定期后再行CABG。那时候CABG大多数在体外循环下通过胸骨正中切口来进行。尽管冠状动脉支架术取得了显著进展，大多数介入医生仍然认识到，当LAD病变适合行LIMA-LAD外科治疗时，PCI并不是冠状动脉多支病变的最佳治疗策略。另外，心外科医生更广泛采用微创和不停跳的MIDCAB。该HCR方案在某些冠状动脉病变治疗中具有一些独特的优势。首先，由于MIDCAB术中LAD常常需要暂时阻断血流，先行重建非LAD靶病变血流可减轻心肌缺血负荷并提供良好的侧支灌注，为外科手术提升了安全系数；其次，如果介入治疗效果不理想，外科血运重建术可以作为后备，从而为介入医生提供保障；最后，如前所述，如果急性心肌梗死（AMI）患者的罪犯病变不位于LAD，PCI能够立即再血管化非LAD病变，择期再通过MIDCAB处理遗留的LAD病变。

当然，该HCR方案也存在着一些与血栓形成、出血和影像有关的缺陷。DES时代，双联抗血小板治疗已经达成共识。这就使得外科医生在PCI术后行手术治疗时面临一个如何权衡血栓形成和出血风险的两难境地。PCI术后，由于外科手术，尤其当存在外科手术诱发的炎症反应时，停用抗血小板治疗，就可能面临发生急性支架内血栓的风险。因此，在MIDCAB期间中断抗血小板药物治疗，对新近置入的DES来说常常不是一个措施。另一方面，在AMI介入治疗中，BMS与DES具有相似的疗效。而且，对于位于直径较大冠状动脉的短病变来说，BMS术后再狭窄率与DES相似。另外，AMI患者DES血栓形成的风险增加。因此，DES仅适用于诸如合并糖尿病等再狭窄高风险的AMI患者。尽管大多数外科医生对因DES广泛应用继而双联抗血小板治疗的现状已经习以为常，但是，在双联抗血小板治疗下手术，出血风险显著增加，仍是大多数外科医生不愿意面对的。最后，随着杂交手术室的逐渐投入使用，越来越多的外科医生在LIMA-LAD术后即刻行冠状动脉造影，当外科血运重建不满意或存在吻合口问题时允许及时纠正。先行PCI，再择期行MIDCAB，将失去MIDCAB术后行即刻冠状动脉造影评估纠正外科治疗效果不佳的可能性。

先外科血运重建，再行PCI

由于DES的广泛应用，要求患者行双联抗血小板治疗，故该方案最常用于择期HCR。先行MIDCAB后，随后的PCI就可以在强化抗血小板治疗下进行，并根据指南推荐长期维持以确保支架通畅，避免急性支架内血栓事件。同时，该方案允许当患者不再应用血管加压素时通过冠状动脉造影常规评估LIMA-LAD吻合情况，精确观察吻合口形态。外科术后再行PCI的最大优势可能在于允许介入医生去干预一些高危病变，比如一些既往在介入治疗中并不涉及的复杂病变，如左主干病变和对角支分叉病变。遗憾的是，如果介入治疗失败，患者可能面临长期遗留冠状动脉残余病变或者必须通过传统方法再次行CABG的风险，预示着其死亡率增加。因此，根据非LAD病变的特征选择出PCI成功可能性最高的患者至关重要。

从外科的角度来看，大多数医生不愿意在术后遗留冠状动脉病变。由于仍然存在缺血心肌，根据缺血组织的数量不同，患者术后即刻就处于不同程度的危险中。外科术中，由于非LAD病变尚未血运重建，无法提供充足的侧支循环供血，微创LIMA-LAD旁路术可能变得相当复杂。此时，合适的患者选择、充足的冠状动脉旁路、部分或完全体外循环中注意术中充盈压和体循环血压监测是手术成功的关键。迄今，新近行外科血运重建术后PCI时机尚不明确。一般认为，至少应该在外科手术诱发的急性炎症反应恢复后。这个时间最快需要3~5 d，但是，许多患者可能需要更长时间来准备再次PCI。两个血运重建治疗一般在一次住院期间完成，但是，从经济上看，再次入院可能更合理。

同时行外科血运重建和PCI

随着经导管主动脉瓣置换术（TAVR）的迅速发展以及血管内外科技术被广泛接受，杂交手术室已经变得越来越流行。现代杂交手术室允许医生完成传统外科手术和血管内操作，如有必要，还可同时行冠状动脉造影和PCI。该HCR方案的主要优势在于一站式完成两种血运重建术并允许患者离开手术室前确认完全血运重建。通过冠状动脉造影检查，LIMA-LAD吻合口的情况和通畅性得以评估，如有必要，在关胸前可以立即加以修正。一旦LIMA-LAD血运重建，高危非LAD病变能够及时得到处理。显然，传统外科血运重建术即刻获得的效果稍差于成功PCI术的即刻疗效。

虽然一站式杂交技术具有许多优点，包括患者满意他们的复杂冠状动脉病变获得了最佳治疗，但是，仍然存在一些值得关注的问题，因此需要进一步调查。该HCR方案的潜在缺点和不足包括手术时间增加、住院费用增加、无法充分康复。后两者因基于医疗费用的限制可能影响到患者获得最佳的HCR治疗。临床上，由于充分抗血小板治疗和不完全肝素作用消失导致的外科手术出血增加，由于外科诱发的炎症反应导致的急性支架内血栓形成值得关注。随着DES的进一步改进，尽管存在许多未解决的问题，同时行MIDCAB和PCI仍然是3种HCR治疗策略中最受人欢迎的。

重点提示34.4

在杂交治疗中特定靶病变的再次血管重建术（TLR）时间选择根据综合患者个体情况、可用资源和经济考虑的最佳临床方案而各不相同。

重点提示34.5

HCR的3种常用方案为：先行PCI再行MIDCAB、先行MIDCAB再行PCI、通过杂交手术室在同一次手术中同时行MIDCAB和PCI。每种方案各有其优缺点（表34.4）。

3种常用的分期HCR方案为：先行PCI再行MIDCAB、先行MIDCAB再行PCI、应用杂交手术室在一次手术中同时行MIDCAB和PCI。每种方案都具有鲜明的优缺点（表34.4）。

表34.4 各种HCR方案的优缺点

1. 先行PCI再行外科血运重建术
   - （1）优点
     - 在行MIDCAB时心肌缺血风险较低
     - 万一PCI效果不满意，仍然可以行CABG
     - 可通过PCI治疗非LAD病变导致的STEMI
   - （2）缺点
     - 除非不中断抗血小板治疗，急性支架内血栓形成风险升高
     - 双联抗血小板治疗下MIDCAB出血风险增加
     - 无法应用冠状动脉造影评估LIMA-LAD
2. 先行外科血运重建术再行PCI
   - （1）优点
     - 强化抗血小板治疗不再成为问题
     - 在LAD血运重建保护下可尝试高危PCI
     - 可以行冠状动脉造影评估
   - （2）缺点
     - CABG完成后仍遗留需处理的冠状动脉病变
     - 在MIDCAB或OPCAB中缺血心肌无侧支循环供血可能成为一个问题
     - 如果PCI结果不满意再行CABG，预期死亡率增加
3. 同时行PCI和外科血运重建术
   - （1）优点
     - 可以行冠状动脉造影评估
     - 在LAD血运重建保护下可尝试高危PCI
     - 在患者离开手术室前可证实完全血运重建
   - （2）缺点
     - 双联抗血小板治疗增加出血风险
     - 外科手术诱发炎症反应，增加急性支架内血栓风险
     - 住院费用值得关注

杂交冠状动脉血运重建术的疗效

自从20世纪90年代中期HCR技术开展以来，迄今全世界已经发表了约20个有关该技术的研究结果（表34.5）。大多数研究入选的患者数不足50例，仅2个研究入选了100例以上患者。这些研究多为非对照研究且患者及HCR方案不均匀分布。HCR方案从传统的停搏胸骨正中切开行LIMA-LAD伴延期PCI至同时行机器人TECAB和PCI。大多数报道MIDCAB为主要外科血运重建方法伴

同时或延期PCI。

这些研究的平均随访时间从术后11.5 d至5年，大多数报道的随访时间为6~24个月。大多数研究报道的术后30 d死亡率为0，仅3个研究除外，分别是Gilard等研究中的1.4%[26]、Holzey等研究中的1.9%[29]和Zhao等研究中的2.6%[6]。在这些研究中93%~100%患者的LIMA通畅率达到100%。但是，Katz等研究中靶病变再次血运重建率（TLR）高达29.6%[24]，大多数TLR是由于冠状动脉支架内再狭窄。约半数研究在各自随访期无事件生存率为100%，超过75%的研究认为有必要报道该方面资料。遗憾的是，迄今尚无大规模、前瞻性、随机化对照研究来比较HCR与外科或PCI完全血运重建术的疗效。目前，至少有6个研究在全世界范围内继续收集HCR资料，但是仍然仅部分尝试真正的随机化入选患者并采取双盲治疗策略。

抗血小板治疗策略

建立冠状动脉支架置入术后强化双联抗血小板治疗与避免MIDCAB围术期过度出血和输血需求之间的良好平衡是任何HCR治疗的目标。遗憾

的是，HCR的最适抗血小板策略仍存在着争论。大多数外科医生不愿意在双联抗血小板药物治疗下施行手术，这使得先行PCI再行MIDCAB的方案难以推广。然而，MIDCAB术后择期或即刻行冠状动脉支架术，抗血小板治疗可能滞后，服药后紧接着麻醉插管，甚至术中通过胃肠管给药。表34.3参照Bonaros等的文章经修改后罗列了各种HCR方案的经典抗血小板治疗策略。

杂交手术室及其相关设置

随着杂交手术室的建立，一站式HCR得以开展。杂交手术室允许在平稳安全开展传统外科手术同时施行各种以往需要在导管室进行的介入操作，如冠状动脉造影和PCI。当今的杂交手术室装备有各种外科手术需要的设备和绝大多数先进的有创和无创影像和监护设备，从而允许在开胸或微创心脏停搏或不停搏手术后即刻行冠状动脉造影评估并施行DES或BMS下的PCI术。这些杂交手术室虽然相当昂贵，但是如果设计不合理或在手术计划不当仍然存在危险性。当然，在多学科人员通力协作下，经推广应用，已经完成了许多成功HCR

表34.5　有关HCR研究结果

作　者	发表年份	患者数	外科手术方法	术后30 d死亡率（%）	LIMA通畅率（%）	TLR/再狭窄率（%）	平均随访时间	无事件生存率（%）
Zenati et al.	1999	31	MIDCAB	0	100	9.6	10.8个月	100
Lloyd et al.	1999	18	MIDCAB	0	100	6	6个月	89
Wittwer et al.	2000	35	MIDCAB	0	100	7	11.5 d	87
Reiss et al.	2002	57	Hemisternotomy	0	97	24	24个月	98.3
Stahl et al.	2002	54	MIDCAB	0	100	NA	11.7个月	100
Cisowski et al.	2002	50	MIDCAB	0	100	10	24个月	100
Davidavicius et al.	2005	20	MIDCAB	0	100	0	19个月	100
Katz et al.	2006	27	TECAB	0	96	29.6	9个月	100
Vassiliades et al.	2006	47	MIDCAB	0	99	6.6	7个月	100
Gilard et al.	2007	70	MIDCAB	1.4	100	2.3	33个月	100
Kon et al.	2008	15	MIDCAB	0	100	3	1年	100
Kiaii et al.	2008	58	MIDCAB	0	93	10	20个月	NA
Holzhey et al.	2008	117	MIDCAB/TECAB	1.9	NA	17	1年	92.5
Zhao et al.	2009	112	CABG/OPCAB	2.6	NA	NA	5年	75
Gao et al.	2009	10	TECAB	0	100	0	5个月	100

案例，体现了良好的费效比。理想的杂交手术室（图34.1）应该能满足心血管介入医生、心外科医生和血管外科医生的需要，并为无创影像学医生（如超声心动图医生）和麻醉师提供熟悉和舒适的监测需要。顶级的杂交手术室最好建有最小700~100 ft²（1 ft≈0.30 m）的功能空间，至少10 ft高，备有与现代导管室相似的独立控制室。另外，需要提供充足的空间放置各种介入手术需要的器械和体外循环需要的设备。

杂交手术室可以新建或经外科手术室、导管室翻新改建。构建时如果有良好的设计方案都是可行的。设计时需要征询整个心脏团队人员的意见，包括来自心脏科、麻醉科、体外循环科、导管室、外

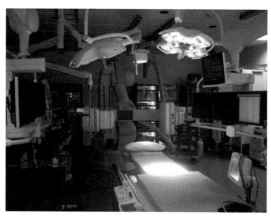

图34.1 杂交手术室。杂交手术室装备有全套固定于地面的影像学增强器、麻醉机、手术照明灯和各种操控台。

重点提示34.6

在实施HCR时，根据PCI和CABG施行顺序和间隔时间的不同，抗血小板治疗的时机和剂量各不相同。在PCI术后停止抗血小板治疗显然是不明智的，因此，在HCR患者治疗早期需要小心外科术中和术后出血加重的潜在风险。

重点提示34.7

构建杂交手术室应着眼于能最大限度满足多学科团队开展和完成各种复杂诊疗的需要并适用于非杂交手术。杂交手术室的设计至关重要，应听取所有参与杂交手术人员的意见和建议。避免建成后发现重要缺陷。

科、护士和其他专业人员代表的意见。

病例1 杂交冠状动脉血运重建术：一站式MIDCAB和PCI（http://www.informahealthcare.com/9781841848549/extras）

53岁女性，主诉心绞痛，负荷试验阳性，提示前壁和侧壁心肌缺血。她的既往史有高血压、胰岛素依赖型糖尿病和肥胖。其母亲死于冠心病，父亲死于癌症。她有20包/年的吸烟史。她平时应用药物包括胰岛素、辛伐他汀、尼福地平、拉贝洛尔和阿司匹林。图34.2是她术前冠状动脉造影和血管内超声图像，显示LAD近端严重狭窄病变、回旋支开口病变和右冠状动脉轻度病变。

该患者于杂交手术室行杂交血运重建术，拟MIDCAB下行LIMA–LAD，PCI治疗左回旋支。该治疗策略基于：① 已知LIMA–LAD长期获益；② 考虑到全胸切开下行双侧内乳动脉旁路术在肥胖糖尿病患者中的死亡风险；③ 该患者回旋支病变不适合外科旁路术。整个杂交手术为一站式完成，具体过程如下。

- 麻醉插管前给予波立维600 mg。
- 左胸小切口下直接分离LIMA。
- 为行PCI建立股动脉径路。
- 不停搏MIDCAB行LIMA–LAD旁路术。
- 半量肝素，ACT控制在＞300。
- 冠状动脉造影评估LIMA–LAD。
- 左回旋支行DES置入术。
- 部分中和肝素作用。

患者成功实施一站式MIDCAB和PCI。图34.3显示术后LIMA–LAD冠状动脉造影评估结果和左回旋支PCI结果。患者12 h内拔除气管插管，术后无明显出血。术后第5 d患者顺利出院。

病例2 一站式微创主动脉瓣置换术（AVR）和PCI（http://www.informahealthcare.com/9781841848549/extras）

81岁老年女性，已知主动脉狭窄，主诉气短进行性加重。她的既往史包括高血压、甲状腺功能减

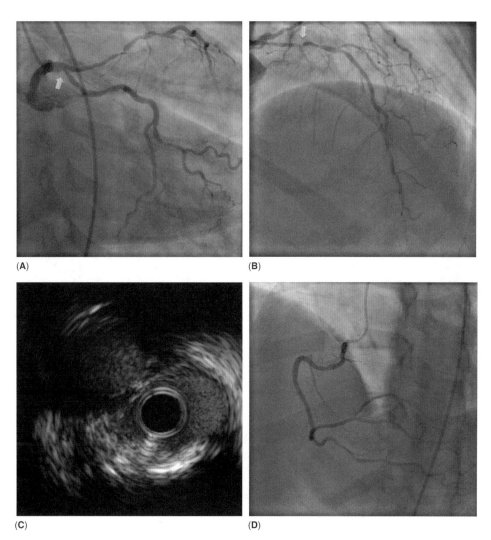

图34.2　杂交手术病例1术前冠状动脉造影结果：两支冠状动脉病变。（A）冠状动脉造影显示左回旋支开口病变（箭头）；（B）IVUS证实左回旋支近端严重狭窄和斑块负荷（箭头）；（C）冠状动脉造影显示LAD近端病变；（D）冠状动脉造影显示RCA仅轻度管腔狭窄。

退和哮喘。她的母亲死于急性心肌梗死，她的父亲死于冠心病。她不吸烟。她的药物包括甲状腺素片、氨氯地平、安替洛尔、欣流（顺尔宁）、阿司匹林和阿托伐他汀。图34.4显示她术前超声心动图和冠状动脉造影结果。

患者于杂交手术室行一站式微创AVR和IVUS指导下RAC、左回旋支PCI术（图34.5）。该治疗策略的决定基于以下考虑：存在需要行LIMA–LAD旁路术，剩余非LAD病变非常合适行PCI。另外，我们中心常规通过微创开胸术行AVR以避免全胸

切开术的死亡风险。该一站式手术过程如下。

- 麻醉插管前给予波立维600 mg。
- 为行PCI建立股动脉径路和股静脉回路。
- RCA和左回旋支行DES置入术。
- 微创AVR。
- 体外循环。
- 部分中和肝素作用。

该患者24 h内拔除气管插管，无显著出血和输血需要。她术后未发生重大不良事件，于术后第5 d出院回家。

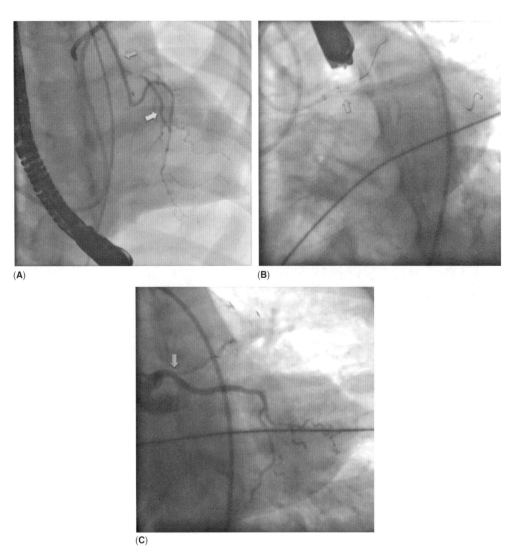

图34.3 杂交手术病例1术后冠状动脉造影结果：一站式 MIDCAB 并 PCI 治疗左回旋支。（A）MIDCAB 术后冠状动脉造影评估 LIMA－LAD，显示 LIMA（蓝色箭头）和自身 LAD（黄色箭头）血管；（B）对吻技术行左回旋支开口 PCI 术（蓝色箭头）；（C）左回旋支行 DES 置入术后造影结果（蓝色箭头）。

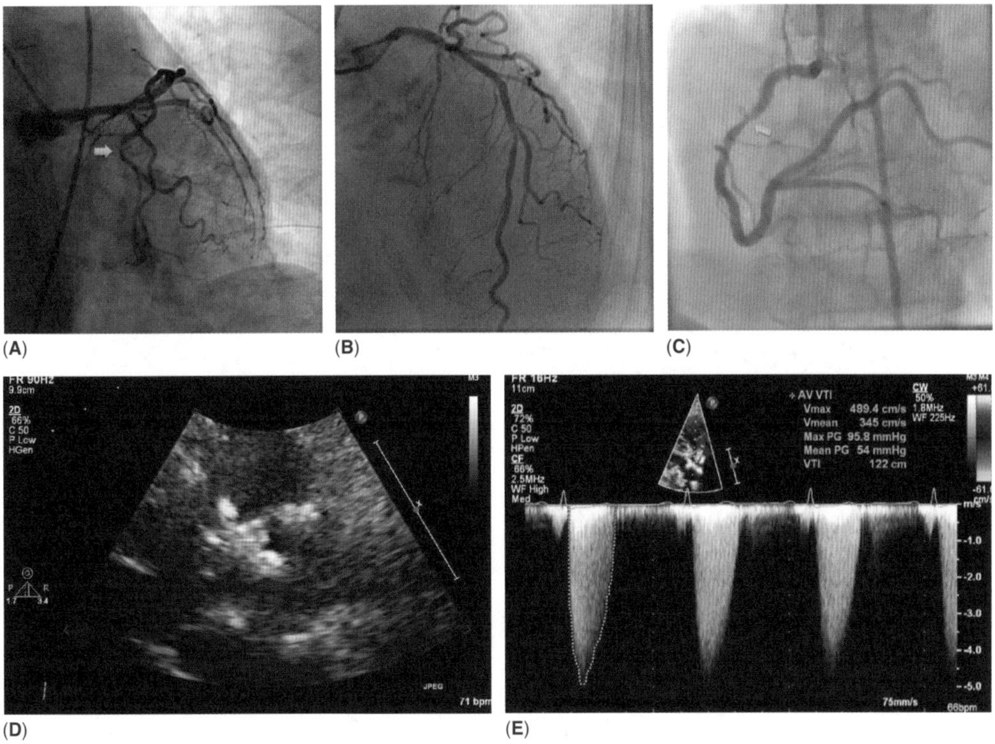

图34.4　杂交手术病例2术前冠状动脉造影和超声心动图结果：主动脉狭窄合并两支冠状动脉病变。（A）冠状动脉造影显示左回旋支中段病变（箭头）；（B）冠状动脉造影显示LAD正常；（C）冠状动脉造影显示RCA中段显著狭窄病变（箭头）；（D）超声心动图显示重度钙化性主动脉瓣；（E）多普勒超声证实高跨主动脉瓣压差和流速，提示重度主动脉瓣狭窄。

未 来 展 望

目前主要应用单一血运重建策略，外科旁路术或PCI，治疗冠心病。HCR在被广泛接受成为冠心病血运重建的另一种治疗策略前尚存在一些问题。首先，需要收集更多来自那些拥有技术高超术者且能够施行复杂治疗并开展多中心、前瞻性随机化对照研究的中心的资料。只有这些至少捕捉术后5年事件发生率的资料，才能告诉我们是否HCR策略对冠心病患者治疗有效。另一个更现实的问题是有关经济学。不管疗效如何，如果HCR不能证明其对医院来说具有更佳的费效比，则肯定无存在空间。如今，第三方支付者并没有提供一个渠道来显示心脏团队各个成员在各自服务中的真正开销。另一方面，除非医院直接提供，目前尚无对一

起工作参与HCR的医护人员的激励补偿机制。这肯定是一个需要关注的问题，健康卫生事业的改革必将预示着进一步降低治疗相关费用。最后，其他一些问题正阻碍着HCR的广泛开展，比如，绝大多数术者缺乏杂交手术室，导致无法拥有足够经验去开展设计良好的临床试验。随着更多杂交手术室的建成投入应用，越来越多用于血管内治疗和外周介入手术，这个问题看来可以改变。短期内，医院可以根据市场潜能筹建杂交手术室，配备相关心脏团队，将HCR作为一种新技术来用于治疗心血管疾病。尽管HCR已被全世界许多心脏中心广泛接受，但仍然需要收集更多有用的资料。总之，撇开经济方面的考虑，作为支架置入技术和微创外科技术的结合，HCR代表了一种发展，正在成为复杂冠心病患者治疗的标准。

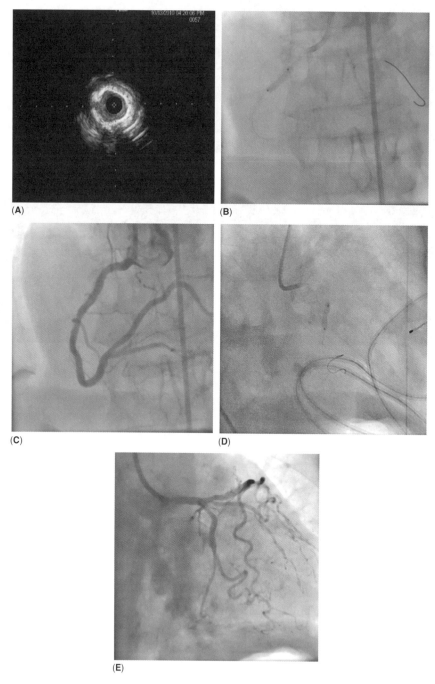

图34.5　杂交手术病例2术中IVUS和冠状动脉造影结果：一站式AVR和PCI治疗RCA和左回旋支病变。（A）术中IVUS证实RCA中段病变；（B）PCI治疗RCA病变；（C）RCA支架置入术后冠状动脉造影结果；（D）PCI治疗左回旋支病变；（E）术中左回旋支DES置入术后冠状动脉造影结果。

参 考 文 献

1. Byrne JG, Leacche M,Vaughan DE,Zhao DX. Hybrid cardiovascular procedures. JACC Cardiovasc Interv 2008; 1: 459–68.

2. Poston RS, Tran R, Collins M, et al. Comparison of economic and patient outcomes with minimally invasive versus traditional off-pump coronary artery bypass grafting techniques. Ann Surg 2008; 248: 638–46.

3. DeRose JJ. Current state of integrated "hybrid" coronary revascularization. Semin Thorac Cardiovasc Surg 2009; 21: 229–36.

4. Popma JJ, Nathan S, Hagberg RC, Khabbaz KR. Hybrid myocardial revascularization: an integrated approach to coronary revascularization. Catheter Cardiovasc Interv 2010; 75（Suppl 1）: S28–34.

5. Leacche M, Umakanthan R, Zhao DX, Byrne JG. Surgical update: hybrid procedures, do they have a role? Circulation Cardiovasc Intervent 2010; 3: 511–8.

6. Zhao DX, Leacche M, Balaguer JM, et al. Routine intraoperative completion angiography after coronary artery bypass grafting and 1-stop hybrid revascularization results from a fully integrated hybrid catheterization laboratory/operating room. J Am Coll Cardiol 2009; 53: 232–41.

7. Sarzaeem MR, Mandegar MH, Roshanali F, et al. Scoring system for predicting saphenous vein graft patency in coronary artery bypass grafting. Tex Heart Inst J 2010; 37: 525–30.

8. Wilbring M, Tugtekin SM, Zatschler B, et al. Even short-time storage in physiological saline solution impairs endothelial vascular function of saphenous vein grafts. Eur J Cardiothorac Surg 2011; 40: 811–5.

9. Chikwe J, Croft LB, Goldstone AB, et al. Comparison of the results of aortic valve replacement with or without concomitant coronary artery bypass grafting in patients with left ventricular ejection fraction ⩽ 30% versus patients with ejection fraction > 30%. Am J Cardiol 2009; 104: 1717–21.

10. Desai ND, Cohen EA, Naylor CD, Fremes SE; Investigators RAPS. A randomized comparison of radial-artery and saphenous-vein coronary bypass grafts. N Engl J Med 2004; 351: 2302–9.

11. Lopes RD, Hafley GE, Allen KB, et al. Endoscopic versus open vein-graft harvesting in coronary-artery bypass surgery. N Engl J Med 2009; 361: 235–44.

12. Yun KL, Wu Y, Aharonian V, et al. Randomized trial of endoscopic versus open vein harvest for coronary artery bypass grafting: six-month patency rates. J Thorac Cardiovasc Surg 2005; 129: 496–503.

13. Moses JW, Leon MB, Popma JJ, et al. Sirolimus-eluting stents versus standard stents in patients with stenosis in a native coronary artery. N Engl J Med 2003; 349: 1315–23.

14. Lee S-W, Park S-W, Kim Y-H, et al. A randomized comparison of sirolimus-versus paclitaxel-eluting stent implantation in patients with diabetes mellitus 2-year clinical outcomes of the DES-DIABETES trial. J Am Coll Cardiol 2009; 53: 812–3.

15. Serruys PW, Morice M-C, Kappetein AP, et al. Percutaneous coronary intervention versus coronary-artery bypass grafting for severe coronary artery disease. N Engl J Med 2009; 360: 961–72.

16. Narasimhan S, Srinivas VS, DeRose JJ. Hybrid coronary revascularization: a review. Cardiol Rev 2011; 19: 101–7.

17. Zenati M, Cohen HA, Griffith BP. Alternative approach to multivessel coronary disease with integrated coronary revascularization. J Thorac Cardiovasc Surg 1999; 117: 439–44; discussion 44–6.

18. Lloyd CT, Calafiore AM, Wilde P, et al. Integrated left anterior small thoracotomy and angioplasty for coronary artery revascularization. ATS 1999; 68: 908–11; discussion 11–2.

19. Wittwer T, Cremer J, Boonstra P, et al. Myocardial "hybrid" revascularisation with minimally invasive direct coronary artery bypass grafting combined with coronary angioplasty: preliminary results of a multicentre study. Heart 2000; 83: 58–63.

20. Riess F-C, Bader R, Kremer P, et al. Coronary hybrid revascularization from January 1997 to January 2001: a clinical follow-up. ATS 2002; 73: 1849–55.

21. Stahl KD, Boyd WD, Vassiliades TA, Karamanoukian HL. Hybrid robotic coronary artery surgery and angioplasty in multivessel coronaryartery disease. Ann Thorac Surg 2002; 74: S1358.

22. Cisowski M, Morawski W, Drzewiecki J, et al. Integrated minimally invasive direct coronary artery bypass grafting and angioplasty for coronary artery revascularization. Eur J Cardiothorac Surg 2002; 22: 261–5.

23. Davidavicius G, Van Praet F, Mansour S, et al. Hybrid revascularization strategy: a pilot study on the association of robotically enhanced minimally invasive direct coronary artery bypass surgery and fractional-flow-reserve-guided percutaneous coronary intervention. Circulation 2005; 112（9 Suppl）: I317–22.

24. Katz MR, Van Praet F, de Canniere D, et al. Integrated coronary revascularization: percutaneous coronary intervention plus robotic totally endoscopic coronary artery bypass. Circulation 2006; 114（1 Suppl）: I473–6.

25. Vassiliades TA, Reddy VS, Puskas JD, Guyton RA. Long-term results of the endoscopic atraumatic coronary artery bypass. Ann Thorac Surg 2007; 83: 979–84; discussion 84–5.

26. Gilard M, Bezon E, Cornily JC, et al. Same-day combined percutaneous coronary intervention and coronary artery surgery. Cardiology 2007; 108: 363–7.

27. Kon ZN, Brown EN, Tran R, et al. Simultaneous hybrid coronary revascularization reduces postoperative morbidity compared with results from conventional off-pump coronary artery bypass. J Thorac Cardiovasc Surg 2008; 135: 367–75.

28. Kiaii B, McClure RS, Stewart P, et al. Simultaneous integrated coronary artery revascularization with long-term angiographic follow-up. J Thorac Cardiovasc Surg 2008; 136: 702–8.

29. Holzhey DM, Jacobs S, Mochalski M, et al. Minimally invasive hybrid coronary artery revascularization. Ann Thorac Surg 2008; 86: 1856–60.

30. Gao P, Xiong H, Zheng Z, et al. Evaluation of antiplatelet effects of a modified protocol by platelet aggregation in patients undergoing "one-stop" hybrid coronary revascularization. Platelets 2010; 21: 183–90.

31. Bonaros N, Schachner T,Wiedemann D, et al. Closed chest hybrid coronary revascularization for multivessel disease — current concepts and techniques from a two-center experience. Eur J Cardiothorac Surg 2011.

35

经皮冠状动脉介入治疗远期预后的决定因素

Determinants of long-term outcome following percutaneous coronary intervention

Pedro A. Lemos
李 悦 译

概　述

经皮冠状动脉介入治疗(percutaneous coronary intervention，PCI)远期预后主要取决于其风险和获益比、动脉粥样硬化严重程度以及相关并发症。本章节将重点阐述PCI远期预后的主要影响因素。

引　言

PCI目的在于改善症状、提高生活质量、预防不良事件和延长预期寿命，其临床价值主要反映在手术风险与远期获益之间的平衡。因此，介入医生应深入了解PCI预后的影响因素，把握最佳临床适应证，选择个体化PCI治疗方案。

讨　论

PCI远期预后存在个体化差异。研究发现，PCI术后患者(除外再次血管重建者)两年内总死亡率为6%，死亡或心肌梗死发生率为10%[1]。术后不良事件发生主要与PCI并发症、基础冠心病进展和患者自身因素相关。

PCI操作相关因素

靶血管相关因素

过去急性冠状动脉闭塞是球囊扩张术最严重的并发症，使住院期间死亡率显著增高。引入金属支架后，围术期并发症发生率显著降低，目前同期冠状动脉搭桥手术率仅为0.3%[1]。但小面积急性心肌梗死更常发生，这是由于操作过程中反复/短暂冠状动脉闭塞、缺乏侧支循环、远端栓塞或无复流引起。尽管围术期急性心肌梗死对短期预后影响并不确切，但新近证据表明血管重建后心肌坏死标志物水平显著升高，提示预后不佳[2]。

在金属裸支架时代，支架内血栓形成被认为是有时限性的并发症，好发于支架植入后1周。目前证据表明，支架内血栓形成的风险在PCI术后将长期存在，尤其发生在药物洗脱支架植入后[3,4]。但实际上发生率极低，在接受第一代药物洗脱支架植入的人群中，支架内血栓形成4年累计发生率不到5%[4]，但会使大面积心肌梗死风险明显增加，短期死亡率达33%[5-7]，提示预后不佳[8]。

支架内血栓形成患者即使首次治疗成功，血栓再形成风险也较高(达36%)[7]，发生时间相对较晚[9,10]。随访早期与晚期血栓形成机制可能不尽相同。目前诸多研究已发现支架内血栓形成的独立预测因素(表35.1)包括：① 使用短小或膨胀不

表35.1 药物洗脱支架内血栓形成的预测因素

造影过程中或当日支架内血栓形成
- 年龄较轻[39]
- 基线最小管腔内径小[6]
- 每支血管支架长度过长[6]

1个月内支架内血栓形成
- 以急性冠状动脉综合征入院[3]
- 斑块溃疡[39]
- 基线TIMI血流0或I级[39]
- 分叉处病变[5,40]
- 左心室功能降低或充血性心力衰竭[5,39,40]
- 糖尿病(尤其是接受胰岛素治疗)[3,5,39]
- 支架数量多[40]
- 基线血小板计数增加[39]
- 支架长度增加[3,5]

1个月以后支架内血栓形成
- 以急性冠状动脉综合征入院[41]
- 基线TIMI血流0或I级[42]
- 分叉处病变[5,40,42]
- 吸烟[39,42]
- 年龄较轻[40,42]
- 左心室功能降低[5]
- 糖尿病(尤其是接受胰岛素治疗)[39-41]
- 支架长度增加[40]
- 恶性肿瘤[40]

1年以后支架内血栓形成
- 分叉处病变[43]
- 年龄较轻[14]
- 左心室功能降低[44]
- 糖尿病(尤其是接受胰岛素治疗)[39]

随访期任意时间支架内血栓形成
- 以急性冠状动脉综合征入院[4,45]
- 入院时伴有动脉瘤或斑块溃疡[39]
- 基线TIMI血流0或I级[39,45]
- 分叉处病变[5,40,48]
- 钙化斑块[49]
- 入院时心源性休克[45]
- 吸烟[39,47]
- 年龄较轻[4,40]
- 左心室功能降低或充血性心力衰竭[5,8,40,44,45,48,49]
- 参考血管内径小[47]
- 支架内径小[48]
- 糖尿病(尤其是接受胰岛素治疗)[4,5,39-41,47,49]
- 最终TIMI血流<III级[40]
- 基线血小板计数增加[39]
- 支架长度增加[4,47,49]

- 同一病变部位多个支架[6]
- 基线TIMI血流0或I级[39]

- 未给予血小板糖蛋白IIbIIIa治疗[40]
- 恶性肿瘤[40]
- 过早停止抗血小板治疗[5,41]
- 肾衰竭[3,5]
- 末端或邻近斑块残余[40]
- 支架边缘夹层[40]
- 支架型号过小[40]
- 前降支支架[3]

- 使用未批准药物[42]
- 动脉开口处病变[41]
- 外周血管疾病[40]
- 过早停止抗血小板治疗[5]
- 再次冠状动脉血运重建[42]
- 心肌梗死病史[39]
- 肾衰竭[41]
- 支架邻近参与斑块[40]
- 支架型号过小[40]

- 多个支架[39]
- 外科旁路移植手术史[43]
- 前驱心肌梗死[43]
- 肾衰竭[43]

- 血栓负荷重[46]
- 斑块钙化[47]

- 恶性肿瘤[45,47]
- 外周血管疾病[40]
- 过早停止抗血小板治疗[5,40,41,47]
- 再次冠状动脉血运重建[39]
- 卒中病史[49]
- 肾衰竭[5,41,49]
- 末端或邻近斑块残余[40]
- 支架边缘夹层[40]
- 支架型号过小[40]
- 左主干支架[47]
- 选择紫杉醇洗脱支架[4]

注：ACS，急性冠状动脉综合征；APT，抗血小板治疗；CHF，充血性心力衰竭；LAD，左前降支；LV，左心室；MLD，最小管腔直径。

全的支架；② 使用多个支架，总长度过长；③ 分叉处支架；④ 支架边缘残留病变或夹层；⑤ 支架植入时急性冠状动脉综合征发作；⑥ 左心室功能减低；⑦ 年轻患者；⑧ 肾衰竭；⑨ 糖尿病（尤其胰岛素依赖型）；⑩ 未坚持抗血小板治疗。

研究表明，能否坚持双联抗血小板药物治疗是支架内血栓形成最重要的影响因素。提前30 d停用噻吩吡啶类药物（总人数10%~15%[8,11]）使1年内死亡风险增加9倍[11]。过早停药与患者自身因素有关，如高龄、受教育程度低、单身、经济困难、合并其他心血管疾病或肾病、重要脏器出血和缺乏指导等[11,12]。

过去认为支架内再狭窄是PCI最主要并发症。研究发现，金属裸支架植入后1年，支架内再狭窄是最主要并发症，发生率为12%~17%[13,14]。而术后2~5年，靶病灶血运重建发生率仅为1.5%~2%，多与其他血管相关[13,14]。而药物洗脱支架显著降低支架内再狭窄风险（发生率不到10%），但其仍是支架植入后1年的主要并发症，是影响支架性能的主要因素之一[14,15]。尽管研究表明药物洗脱支架内再狭窄发生时间较晚[16]，但临床证实，药物洗脱支架内再狭窄与裸支架内再狭窄发生时间均在术后1年内[14,15]。

药物洗脱支架内再狭窄危险因素（表35.2）与前面提到的裸支架类似。事实上，病情复杂程度与再狭窄发生风险呈正相关。因此，病情复杂患者

表35.2 植入药物洗脱支架后再狭窄或靶病变部位血运重建预测因素

- 植入金属裸支架后再狭窄的治疗[50,51]
- 动脉开口处[50,51]
- 糖尿病[50]
- 支架长度增加[50,52]
- 支架内径小[50,51]
- 左前降支支架[50,51]或旁路移植[53]
- IVUS评估支架最小面积缩小[52]
- 小血管[54]
- 狭窄程度增加[54]
- 多部位支架或多支病变[51,53]
- 高龄[51]
- 肾衰竭[51]

发生支架内再狭窄仍是极具挑战性的临床难题。SYNTAX研究将3支病变或左主干狭窄患者分为植入紫杉醇洗脱支架组和外科旁路移植手术[17]。3年后两组患者死亡率、心肌梗死率和卒中率相近，但支架组患者再次血管重建风险显著增高（21.0% vs 11.0%；$P < 0.001$）[17]。

SYNTAX 评分是一种建立在冠状动脉复杂解剖基础上的危险分层工具，整合冠状动脉血管床和病变部位的诸多造影特点，用于评估多支病变支架植入后的远期预后[18]。研究表明，该系统具有预测价值。对于评分低者（约占患者总数的1/3），外科手术和支架植入术3年内预后类似；评分高者，尤其是3支病变者，冠状动脉旁路移植术预后较好[17]。

过去，多支病变者能否完全血运重建及其远期影响一直是争论焦点。一项大样本研究证实，不完全血运重建会增加远期不良事件风险[19]。但这一观点与许多研究结果相悖[20]，后者大多仅用造影数据来评估血运重建的完全性。因此，从功能和缺血角度对血运重建完全性进行定义，有助于选择恰当病灶进行干预，最大限度地改善临床预后[21]。新近研究发现，除已知并发症（如支架内血栓形成、再狭窄等）外，药物洗脱支架还会加速支架段血管动脉粥样硬化[22,23]，但其危险因素和远期影响尚不明确。

上述关于目前PCI远期安全性和临床疗效的研究多基于第一代药物洗脱支架。而目前应用的药物洗脱支架与第一代相比，临床疗效相当甚至优于后者。与紫杉醇支架相比，阿昔莫司洗脱支架两年内支架内血栓形成、心肌梗死（包括Q波型和非Q波型）和再次血运重建（包括PCI和外科手术）发生率显著降低[24,25]。因此，药物洗脱支架类型可能是远期预后的一个重要决定因素。

非靶血管相关因素

出血一直是PCI术后最严重并发症之一，主要与入路并发症以及非入路出血（如消化道）相关，特别是接受强效抗栓药物治疗者[26]。研究发现，该事

件发生率正逐年降低[27,28]。一项研究入选1994—2005年间PCI治疗患者17 901例,结果显示股动脉入路出血发生率从8.4%(1994—1995年)下降到3.5%(2000—2005年)(P<0.001),大量(≥3 U)输血率也相应减低(4.5% vs 1.8%;P<0.001)[27]。目前已有许多方法用于临床以减少出血风险[28],尤其是应用比伐卢定、磺达肝葵钠和依诺肝素钠,以及改良小型号导管和入路方法[26-28]。虽然PCI术后出血风险显著降低,但出血并发症仍提示预后不良。早期研究发现,围术期发生出血事件使30 d内死亡率增加14倍[27],1年内死亡率增加3倍[26]。

PCI术后一过性和持续性肾功能不全(发生率为2%~25%)是远期死亡率的独立危险因素[29,30]。一项研究入选2000—2006年间PCI治疗患者7 856例,结果显示,与术后无肾功能损害者相比,肾功能不全(一过性或持续性)者远期生存率明显降低(第1年60% vs 95%;第3年45% vs 88%;P<0.01)[30]。术前肌酐水平升高、低血压、行主动脉内球囊反搏术、充血性心力衰竭、慢性肾病、糖尿病、高龄和大剂量造影剂等都是对比剂肾病(肌酐升高0.5 mg/dl)和严重术后肾功能不全(术后需要透析:肌酐水平升高2.0 mg/dl或50%)的危险因

素[30,31]。而已有保护方法(如碳酸氢钠水化、N-乙酰半胱氨酸、他汀类、等渗对比剂和新型流体管理系统等)在预防对比剂肾病方面的作用尚存在争议,能否逆转术后肾功能受损也不十分清楚。

动脉粥样硬化性疾病相关因素

PCI是一种局灶病变治疗方法,主要针对狭窄段冠状动脉进行扩张。因此,介入治疗并不能改变靶病灶以外动脉粥样硬化进展。术后1年最常见并发症是非靶病变心血管事件[13-15](表35.3)。而术后2~5年,那些会增加非靶病变事件发生率的危险因素(如糖尿病、高血压和动脉粥样硬化负荷)也会加速动脉粥样硬化进展[13,14]。但无论是金属裸支架还是药物洗脱性支架都不能阻止冠心病自然病程(表35.3)。

PROSPECT研究证实,非靶病灶事件主要受患者基础动脉粥样硬化程度影响。该研究入选约700名急性冠状动脉综合征患者,经冠状动脉血管重建并用血管内超声(intravascular ultrasound, IVUS)评估3支病变血管斑块[32]。结果发现,3年后非罪犯血管相关心血管不良事件发生率为11.6%(犯罪

表35.3 随访期非靶病灶不良事件

	第1年		年发生率2~5年		5年累积率	
	BMS%	DES%	BMS%	DES%	BMS%	DES%
Cutlip等[13]						
非靶病灶靶血管血流重建	3.2	—	1.2	—	7.6	—
非靶血管血流重建	8.9	—	3.5	—	21.7	—
非靶病灶事件	12.4	—	6.3	—	37.4	—
Leon等[14]						
非靶病灶靶血管血运重建	4.5	4.3	2.1	1.8	—	—
非靶血管Q波型心肌梗死	0.1	0.2	0.1	0.1	—	—
Chacko等[15]						
非靶病灶靶血管血运重建	—	—	—	—	15.0	11.7
非靶血管血运重建	—	—	—	—	22.9	22.3
非靶血管心肌梗死	—	—	—	—	2.5	3.6

注:BMS,金属裸支架;DES,药物洗脱支架。

血管相关事件率为12.9%）。多元分析显示，非罪犯血管相关事件预测因素只有胰岛素治疗和多次血管重建合并以下IVUS评估基线值：斑块负荷＞70%，最小内径＜4.0 mm² 或纤维帽薄弱[32]。这些结果再次强调PCI术后二级预防的重要性，与之前研究发现他汀类药物可降低PCI术后4年非再狭窄不良事件结论一致[33]。

目前，一些患者因素已被认为会影响PCI远期预后。糖尿病是各种冠状动脉恶性事件（如支架内血栓形成、再狭窄和非靶病灶并发症）的主要危险因素。基线肾功能不全会使术后7年死亡率增加2倍，也对远期预后产生重要影响[34,35]，与支架种类无关[34]。新近研究发现，氯吡格雷抵抗也是PCI远期预后的主要决定因素[36]。

PCI治疗远期预后

如前所述，PCI治疗远期预后受诸多因素影响。死亡是临床不可避免的终末事件。介入心脏病学临床研究通常将死亡分为心源性和非心源性。后者定义为由明确非心源性病因导致的死亡，但由于许多患者病因和危险因素诊断困难，这一概念存在明显局限性。因此，有学者建议临床研究应将总死亡率作为评估存活状态的标准[37]。

从风险较低、病情稳定患者到风险极高的急性心肌梗死和心源性休克患者，PCI术后死亡的危险

因素因人而异[38]。很多研究已列出PCI治疗晚期生存率的影响因素，如表35.4所示。

个 人 观 点

介入医生应夯实冠心病流行病学、病理生理学和临床医学知识。除全面的专业技术和对疾病的深入认识，介入医生还应具备评估PCI术后短期和长期预后的能力。目前已知用于预测PCI预后的因素包括患者自身因素（如糖尿病和基线肾功能受损）、动脉粥样硬化相关因素（如随访期间非犯罪血管斑块进展）和PCI操作相关因素（如支架内再狭窄和血栓形成）。因此，临床医生应尽力平衡或消除可控因素影响，同时使不可控因素所致危害最小化。

重点提示35.1

综上所述，PCI一般在减轻患者症状或预防未来心血管不良事件前提下进行。PCI临床价值在于其风险和获益的平衡。PCI随访期间的不良事件主要与如下因素相关：① PCI直接相关并发症；② 冠心病本身并发症；③ 患者自身因素相关并发症。PCI相关风险应包括靶血管并发症（如再狭窄、血栓形成、支架内斑块形成加速）和非靶血管相关并发症（如出血、肾衰竭）。冠心病相关危险因素主要与动脉粥样硬化严重程度相关。患者自身因素包括糖尿病、肾功能不全、氯吡格雷抵抗等。

表35.4　接受PCI治疗的患者长期生存风险决定因素

稳定型冠心病[38]	稳定型冠心病伴随低风险ACS[24]	高风险ACS总人数[55]	STEMI无心源性休克[56]
年龄	年龄	年龄	年龄
3支病变	未戒烟	3支病变	3支病变
外周血管疾病	糖尿病	糖尿病	高胆固醇血症
充血性心力衰竭	左心室功能	左心室功能	前降支梗死
PCI治疗是否成功		STEMI/NSTEMI	基线TIMI 0/Ⅰ级
		心源性休克	
		肾功能不全	

ACS：急性冠状动脉综合征；STEMI：ST段抬高型心肌梗死；NSTEMI：非ST段抬高型心肌梗死。

参 考 文 献

1. Hannan EL, Racz M, Holmes DR, et al. Comparison of coronary artery stenting outcomes in the eras before and after the introduction of drug-eluting stents. Circulation 2008; 117: 2071–8.

2. Feldman DN, Minutello RM, Bergman G, Moussa I, Wong SC. Relation of troponin I levels following nonemergent percutaneous coronary intervention to short- and long-term outcomes. Am J Cardiol 2009; 104: 1210–5.

3. de la Torre-Hernandez JM, Alfonso F, Hernandez F, et al. Drugeluting stent thrombosis: results from the multicenter Spanish registry ESTROFA (Estudio ESpanol sobre TROmbosis de stents FArmacoactivos). J Am Coll Cardiol 2008; 51: 986–90.

4. Wenaweser P, Daemen J, Zwahlen M, et al. Incidence and correlates of drug-eluting stent thrombosis in routine clinical practice. 4-year results from a large 2-institutional cohort study. J Am Coll Cardiol 2008; 52: 1134–40.

5. Iakovou I, Schmidt T, Bonizzoni E, et al. Incidence, predictors, and outcome of thrombosis after successful implantation of drugeluting stents. JAMA 2005; 293: 2126–30.

6. Biondi-Zoccai GG, Sangiorgi GM, Chieffo A, et al. Validation of predictors of intraprocedural stent thrombosis in the drug-eluting stent era. Am J Cardiol 2005; 95: 1466–8.

7. Lemesle G, Sudre A, Modine T, et al. High incidence of recurrent in stent thrombosis after successful treatment of a first stent thrombosis. Catheter Cardiovasc Interv 2008; 72: 470–8.

8. Roy P, Bonello L, Torguson R, et al. Temporal relation between Clopidogrel cessation and stent thrombosis after drug-eluting stent implantation. Am J Cardiol 2009; 103: 801–5.

9. van Werkum JW, Heestermans AA, de Korte FI, et al. Long-term clinical outcome after a first angiographically confirmed coronary stent thrombosis: an analysis of 431 cases. Circulation 2009; 119: 828–34.

10. Porto I, Burzotta F, Parma A, et al. Angiographic predictors of recurrent stent thrombosis (from the Outcome of PCI for stent-ThrombosIs MultIcentre STudy [OPTIMIST]).Am J Cardiol 2010; 105: 1710–5.

11. Spertus JA, Kettelkamp R, Vance C, et al. Prevalence, predictors, and outcomes of premature discontinuation of thienopyridine therapy after drug-eluting stent placement: results from the PRE-MIER registry. Circulation 2006; 113: 2803–9.

12. Ferreira-Gonzalez I, Marsal JR, Ribera A, et al. Background, incidence, and predictors of antiplatelet therapy discontinuation during the first year after drug-eluting stent implantation. Circulation 2010; 122: 1017–25.

13. Cutlip DE, Chhabra AG, Baim DS, et al. Beyond restenosis: five-year clinical outcomes from second-generation coronary stent trials. Circulation 2004; 110: 1226–30.

14. Leon MB, Allocco DJ, Dawkins KD, Baim DS. Late clinical events after drug-eluting stents: the interplay between stent-related and natural history-driven events. JACC Cardiovasc Intervent 2009; 2: 504–12.

15. Chacko R, Mulhearn M, Novack V, et al. Impact of target lesion and nontarget lesion cardiac events on 5-year clinical outcomes after sirolimus-eluting or bare-metal stenting. JACC Cardiovasc Intervent 2009; 2: 498–503.

16. Park KW, Kim CH, Lee HY, et al. Does "late catch-up" exist in drug-eluting stents: Insights from a serial quantitative coronary angiography analysis of sirolimus versus paclitaxel-eluting stents. Am Heart J 2010; 159: 446–53; e443.

17. Kappetein AP, Feldman TE, Mack MJ, et al. Comparison of coronary bypass surgery with drug-eluting stenting for the treatment of left main and/or three-vessel disease: 3-year follow-up of the SYNTAX trial. Eur Heart J 2011.

18. Sianos G, Morel MA, Kappetein AP, et al. The SYNTAX Score: an angiographic tool grading the complexity of coronary artery disease. EuroIntervention 2005; 1: 219–27.

19. Hannan EL, Racz M, Holmes DR, et al.Impact of completeness of percutaneous coronary intervention revascularization on longterm outcomes in the stent era. Circulation 2006; 113: 2406–12.

20. Kim YH, Park DW, Lee JY, et al. Impact of angiographic complete revascularization after drug-eluting stent implantation or coronary artery bypass graft surgery for multivessel coronary artery disease. Circulation 2011; 123: 2373–81.

21. Pijls NH, Fearon WF, Tonino PA, et al. Fractional flow reserve versus angiography for guiding percutaneous coronary intervention in patients with multivessel coronary artery disease: 2-year follow-up of the FAME (Fractional Flow Reserve Versus Angiography for Multivessel Evaluation) study. J Am Coll Cardiol 2010; 56: 177–84.

22. Higo T, Ueda Y, Oyabu J, et al. Atherosclerotic and thrombogenic neointima formed over sirolimus drug-eluting stent: an angioscopic study. JACC Cardiovasc Imaging 2009; 2: 616–24.

23. Nakazawa G, Vorpahl M, Finn AV, Narula J, Virmani R. One step forward and two steps back with drug-eluting-stents: from preventing restenosis to causing late thrombosis and nouveau atherosclerosis. JACC Cardiovasc Imaging 2009; 2: 625–8.

24. Kereiakes DJ, Smits PC, Kedhi E, et al. Predictors of death or myocardial infarction,ischaemic-driven revascularisation,and major adverse cardiovascular events following everolimus-eluting or paclitaxeleluting stent deployment: pooled analysis from the SPIRIT II, III, IV and COMPARE trials. EuroIntervention 2011; 7: 74–83.

25. Smits PC, Kedhi E, Royaards KJ, et al. 2-year Follow-Up of a Randomized Controlled Trial of Everolimus- and Paclitaxel-Eluting Stents for Coronary Revascularization in Daily Practice COM-PARE (Comparison of the everolimus eluting XIENCE-V stent with the paclitaxel eluting TAXUS LIBERTE stent in all-comers: a randomized open label trial). J Am Coll Cardiol 2011; 58: 11–8.

26. Verheugt FW, Steinhubl SR, Hamon M, et al. Incidence, prognostic impact, and influence of antithrombotic therapy on access and nonaccess site bleeding in percutaneous coronary intervention. JACC Cardiovasc Intervent 2011; 4: 191–7.

27. Doyle BJ, Ting HH, Bell MR, et al. Major femoral bleeding complications after percutaneous coronary intervention: incidence, predictors, and impact on long-term survival among 17 901 patients treated at the Mayo Clinic from 1994 to 2005. JACC Cardiovasc Intervent 2008; 1: 202–9.

28. Dauerman HL, Rao SV, Resnic FS, Applegate RJ. Bleeding avoidance strategies consensus and controversy. J Am Coll Cardiol 2011; 58: 1–10.

29. Solomon R, Dauerman HL. Contrast-induced acute kidney injury. Circulation 2010; 122: 2451–5.

30. Brown JR, Malenka DJ, DeVries JT, et al. Transient and persistent renal dysfunction are predictors of survival after percutaneous coronary intervention: insights from the Dartmouth Dynamic Registry. Catheter Cardiovasc Interv 2008; 72: 347–54.

31. Brown JR, DeVries JT, Piper WD, et al. Serious renal dysfunction after percutaneous coronary interventions can be predicted. Am Heart J 2008; 155: 260–6.

32. Stone GW, Maehara A, Lansky AJ, et al. A prospective natural-history study of coronary atherosclerosis. N Engl J Med 2011; 364: 226–35.

33. Serruys PW, de Feyter P, Macaya C, et al. Fluvastatin for prevention of cardiac events following successful first percutaneous coronary intervention: a randomized controlled trial. JAMA 2002; 287: 3215–22.

34. Appleby CE, Ivanov J, Lavi S, et al. The adverse long-term impact of renal impairment in patients undergoing percutaneous coronary intervention in the drug-eluting stent era. Circ Cardiovasc Interv 2009; 2: 309–16.

35. Lemos PA, Arampatzis CA, Hoye A, et al. Impact of baseline renal function on mortality after percutaneous coronary intervention with sirolimus-eluting stents or bare metal stents. Am J Cardiol 2005; 95: 167–72.

36. Sofi F, Marcucci R, Gori AM, et al. Clopidogrel non-responsiveness and risk of cardiovascular morbidity. An updated meta-analysis. Thromb Haemost 2010; 103: 841–8.

37. Gottlieb SS. Dead is dead-artificial definitions are no substitute. Lancet

1997; 349: 662–3.

38. Lemos PA, Campos CA, Falcao JL, et al. Prognostic heterogeneity among patients with chronic stable coronary disease: determinants of long-term mortality after treatment with percutaneous intervention. EuroIntervention 2009; 5: 239–43.

39. Dangas GD, Caixeta A, Mehran R, et al. Frequency and predictors of stent thrombosis after percutaneous coronary intervention in acute myocardial infarction. Circulation 2011; 123: 1745–56.

40. van Werkum JW, Heestermans AA, Zomer AC, et al. Predictors of coronary stent thrombosis: the Dutch Stent Thrombosis Registry. J Am Coll Cardiol 2009; 53: 1399–409.

41. Yan BP, Duffy SJ, Clark DJ, et al. Rates of stent thrombosis in baremetal versus drug-eluting stents (from a Large Australian Multicenter Registry). Am J Cardiol 2008; 101: 1716–22.

42. Mishkel GJ, Moore AL, Markwell S, Shelton ME. Correlates of late and very late thrombosis of drug eluting stents. Am Heart J 2008; 156: 141–7.

43. Baran KW, Lasala JM, Cox DA, et al. A clinical risk score for the prediction of very late stent thrombosis in drug eluting stent patients. EuroIntervention 2011; 6: 949–54.

44. Voudris V, Kariofillis P, Thomopoulou S, et al. Predictors for very late stent thrombosis after drug-eluting stent implantation in diabetic patients. EuroIntervention 2009; 4: 485–91.

45. Tin-Hay EL, Poh KK, Lim YT, et al. Clinical predictors of stent thrombosis in the "real world" drug-eluting stent era. Int J Cardiol 2010; 145: 422–5.

46. Sianos G, Papafaklis MI, Daemen J, et al. Angiographic stent thrombosis after routine use of drug-eluting stents in ST-segment elevation myocardial infarction: the importance of thrombus burden. J Am Coll Cardiol 2007; 50: 573–83.

47. Baran KW, Lasala JM, Cox DA, et al. A clinical risk score for prediction of stent thrombosis. Am J Cardiol 2008; 102: 541–5.

48. de la Torre Hernandez JM, Alfonso F, Gimeno F, et al. Thrombosis of second-generation drug-eluting stents in real practice results from the multicenter Spanish registry ESTROFA–2 (Estudio Espanol Sobre Trombosis de Stents Farmacoactivos de Segunda Generacion–2). JACC Cardiovasc Intervent 2010; 3: 911–9.

49. Machecourt J, Danchin N, Lablanche JM, et al. Risk factors for stent thrombosis after implantation of sirolimus-eluting stents in diabetic and nondiabetic patients: the EVASTENT Matched-Cohort Registry. J Am Coll Cardiol 2007; 50: 501–8.

50. Lemos PA, Hoye A, Goedhart D, et al. Clinical, angiographic, and procedural predictors of angiographic restenosis after sirolimuseluting stent implantation in complex patients: an evaluation from the Rapamycin-Eluting Stent Evaluated At Rotterdam Cardiology Hospital (RESEARCH) study. Circulation 2004; 109: 1366–70.

51. Zahn R, Hamm CW, Schneider S, et al. Coronary stenting with the sirolimus-eluting stent in clinical practice: final results from the prospective multicenter German Cypher Stent Registry. J Interv Cardiol 2010; 23: 18–25.

52. Hong MK, Mintz GS, Lee CW, et al. Intravascular ultrasound predictors of angiographic restenosis after sirolimus-eluting stent implantation. Eur Heart J 2006; 27: 1305–10.

53. Zahn R, Hamm CW, Schneider S, et al. Incidence and predictors of target vessel revascularization and clinical event rates of the sirolimus-eluting coronary stent (results from the prospective multicenter German Cypher Stent Registry). Am J Cardiol 2005; 95: 1302–8.

54. Kastrati A, Dibra A, Mehilli J, et al. Predictive factors of restenosis after coronary implantation of sirolimus- or paclitaxel-eluting stents. Circulation 2006; 113: 2293–300.

55. Zahn R, Hamm CW, Schneider S, et al. Predictors of death or myocardial infarction during follow-up after coronary stenting with the sirolimus-eluting stent. Results from the prospective multicenter German Cypher Stent Registry. Am Heart J 2006; 152: 1146–52.

56. Kandzari DE, Tcheng JE, Gersh BJ, et al. Relationship between infarct artery location, epicardial flow, and myocardial perfusion after primary percutaneous revascularization in acute myocardial infarction. Am Heart J 2006; 151: 1288–95.

36

冠状动脉搭桥手术远期预后的决定因素

Determinants of long-term outcome following bypass surgery

A. Pieter Kappetein and Stuart J. Head

沈成兴 译

概　述

冠状动脉搭桥手术（CABG）是治疗严重且弥漫的冠状动脉病变（CAD）的有效措施。可以说冠状动脉搭桥手术是迄今研究最深入的手术治疗措施，具有优异的短中期疗效。而长期预后则取决于手术和患者自身因素。本章节对CABG术长期预后的决定因素做一阐述。

引　言

许多心绞痛患者需要选择究竟是通过CABG术还是经皮冠状动脉介入术（PCI）来进行冠状动脉血运重建治疗。在过去的10年里，随着药物洗脱支架的应用以及联合抗血小板抗血栓治疗，需要再次血管重建的概率明显减少。通过应用更多的动脉桥、更好的围术期护理以及术后优化药物治疗，CABG术的疗效取得了进一步改善。在复杂冠心病患者，CABG术对于心绞痛症状的长期缓解，其疗效仍然优于PCI和药物治疗，而CABG和PCI治疗的费用实际上相差不大[1]。这一章节将讨论有助于优化CABG疗效的相关因素。

冠状动脉手术的远期预后有赖于手术操作以及患者自身的因素。影响长期预后的手术相关因素包括移植动脉的通畅率、是否完全血运重建以及手术中的心肌损伤。术后的并发症，如卒中、肾功能不全，也将对长期预后造成不良影响。患者自身因素在很大程度上取决于CAD的严重程度以及CABG术中缺血对患者心室功能的影响。判断患者是否需要CABG术，以下几个方面必须重视：整体的健康状况、年龄、性别、是否有外周血管疾病、心脑血管事件的病史以及其他一些并发症[2]。

移植血管及其通畅率

移植血管的通畅是CABG长期预后的主要决定因素。远期的通畅率决定了不同血管的移植疗效。多种因素可造成CABG术的失败，包括移植血管的选择、原位血管竞争性血流级别、远端血管床血流的情况以及远端或近端吻合技术的优劣[3]。

左胸廓内动脉移植

左胸廓内动脉（LITA）移植的通畅率比静脉血管要高，使用LITA搭桥至前壁冠状动脉可以改善生存率[4]。将LITA吻合至左前降支（LAD）可以保持LITA的高通畅率，达到5年96%通畅，10年的通畅率是85%[5]。目前将LITA吻合至LAD的术式已应用于大部分患者，而大隐静脉桥则多用于LAD以外的其他冠状动脉病变。使用左乳动脉（LIMA）作为移植血管不但可改善患者长期预后，而且也可将围术期死亡率降低近50%[6]。由于LITA吻合至LAD存在生存率上的优势，此术式是处理LAD病变的标准术式。

原位左乳动脉通畅率的改善促使研究者探索使用其他的动脉进行移植，如右胸廓内动脉（RITA）、游离的胸廓内动脉、胃网膜动脉（GEA）以及桡动脉（RA）作为CABG的第2或第3移植血管的选择[7]。

右胸廓内动脉移植

RITA在解剖上与LITA相似，若RITA作为原位移植动脉与LAD吻合，其通畅率类似于LITA[8]。如果RITA作为游离动脉使用，则其通畅率将低于LIMA原位移植[3]。RITA移植动脉的5年通畅率为96%，10年为81%，15年为65%[9]。

双侧内乳动脉移植

单个内乳动脉移植（SIMA）替代静脉血管与LAD吻合，是CABG的标准手术。然而，双侧内乳动脉（BIMA）的使用仍未成为标准治疗，因为多年来对此术的优劣仍争论不断。一项涉及15 962名患者的系统研究显示选择BIMA能够提高生存率[10]。

虽然非随机研究显示BIMA移植改善了预后，但仍有人担心BIMA移植长期预后的改善是否能够超过短期围术期风险的增加，从而使患者得到净获益。该术式在技术上更具挑战性，且需时更长；这就可能增加早期死亡风险。此外，使用双侧的胸廓内动脉可导致围术期伤口感染以及纵隔炎发病率的增加，特别是年老、肥胖或糖尿病患者，而这类患者在CABG患者中相当普遍[11]。在目前临床实践中，双侧内乳动脉移植的应用率较低，美国约为4%，欧洲约为12%。

有关BIMA伤口感染率增加的报道也许不完全准确。在动脉血管重建试验（ART）中，受试患者被随机分为接受单侧或双侧内乳动脉移植，随访结果显示两组术后30 d和1年的死亡率和主要事件发生率相似。在BIMA移植组中需要胸骨伤口重建的概率仅仅少量增加[12]。胸廓内动脉的骨骼化处理可能会减少胸骨伤口并发症，特别是糖尿病

的患者[13]。

桡动脉

在过去的几年里RA作为第2或第3选择的移植动脉逐渐流行。选用RA作为移植血管，术前必须评价所选RA情况，并评估患者手部侧支循环，以免侧支循环不足导致手部缺血。RA近端可吻合至LITA，形成复合的移植血管；或者其近端与升主动脉吻合从而使其能够搭桥至任何病变区域。RA的缺点在于其血管壁肌层较厚，这使它容易痉挛。为减少痉挛，取RA时应带蒂，局部可应用罂粟碱扩张血管，术后应用钙通道阻滞剂等进行血管扩张治疗。由于RA血管肌层结构较多，故RA血管对血管收缩剂更敏感，如有些情况下术后应用的去甲肾上腺素。再者RA的血管内径比ITA大，因此RA并不是作为复合移植血管的最佳选择。

决定RA移植血管通畅或出现"线样征"（string sign）最重要的因素之一是原位冠状动脉血管的狭窄程度。应用RA作为移植血管，靶血管病变狭窄应至少超过70%。"桡动脉通畅研究试验"是一项前瞻随机对照研究，比较术后1年RA和大隐静脉桥（SVG）移植血管的通畅率，结果显示RA较SVGs较少发生完全闭塞（8.2% vs 13.6%）。然而，RA移植血管的"线样征"较SVGs更常见（7% vs 0.9%）。冠状动脉靶血管狭窄越严重，RA闭塞的可能性反而较小（靶血管狭窄＞90%，移植血管闭塞率为5.9%，靶血管狭窄70%~89%，移植血管闭塞率为11.8%）。因此研究结果显示，RA移植更适用于冠状动脉存在高度狭窄的病变[14]。

右胃网膜动脉（GEA）

右GEA最初是作为右冠状动脉及其分支血管旁路的主要原位移植血管，右冠状动脉GEA移植可使患者获得长期生存，并且近90%患者在术后5年内心绞痛得到缓解[15]。然而此动脉较脆弱，且吻合口处的靶血管直径常偏小。血管扭曲、长度有限，围术期时间增加以及肠梗阻是使用右GEA作为移植血管时要注意的问题。

大隐静脉移植

取自腿部的大隐静脉（SV）仍然被广泛应用，主要作为除LAD以外冠状动脉病变的旁路血管。SV的优点是管腔直径大、血管长、取材容易，缺点是术后4周闭塞率达到12%，术后1年达15%，而术后10年至少50%患者发展成严重狭窄[14]。预测大隐静脉移植血管容易病变的因素包括靶血管管腔直径小于2.0 mm、吸烟、高血压以及血脂异常等。应用阿司匹林和他汀类药物能够提高移植血管的通畅率。

大隐静脉移植桥移植失败分早中晚三期，受3个明确的因素影响。在术后最初30 d内，高达12%的移植血管可能会闭塞，此即所谓的早期移植失败，出现这种情况可能与靶血管管腔细小、原冠状动脉狭窄程度、技术因素以及血栓形成有关。在获取大隐静脉的过程中管腔内血液的瞬间丢失以及滋养血管破坏导致的缺血、在移植前用于维持和扩张移植静脉的液体（非血液）pH的非生理性改变以及动脉压可造成移植血管内皮细胞的损伤，从而使移植静脉更易形成血栓[16]。研究人员发现75%术后1个月内死亡的患者其移植血管内有附壁血栓的形成。而血栓形成的主要原因可能是体外循环导致血小板激活以及血管损伤[17]。

技术失误可促进血栓形成。由于远端吻合不精确，移植血管过长导致扭曲或过短以及移植血管和靶血管尺寸不匹配，这些原因可造成血流变慢或形成湍流或两者共存，从而引发血栓形成[16]。在SV移植术后1个月至1年期间，移植血管可出现纤维内膜增生（平滑肌细胞和内膜的细胞外基质聚积）伴或不伴血管内膜的血栓形成。在血管的中层，纤维瘢痕通过胶原纤维束增厚替代了平滑肌细胞，且可伸入到血管外膜。在SV移植术后1年，移植血管的直径将缩小25%。虽然此类狭窄的临床意义很小，但却由此可能引发移植血管出现动脉粥样硬化[17]。

通过对1971—1980年期间接受静脉CABG术的患者进行30年的随访研究，发现术后患者平均预期寿命为18年，94%的患者需要再次手术[18]。

不完全血运重建

CABG术的常规目标是要完全血运重建，因为不完全的血运重建可能会导致持续的心绞痛、再次手术、心肌梗死，甚至死亡。目前所谓的"完全血运重建"并没有通用的定义。不同的研究其定义并不相同，因此分析比较不同的研究必须要谨慎。ARTS试验的结果分析显示，搭桥术后1年，完全再血管化与不完全再血管化比较，两者死亡率、主要的不良心脑血管事件（MACCE）的发生率相似。两组患者无MACCE事件预期生存率分别是89.9%和87.8%[19]。用冠状动脉造影结果来定义完全血运重建的一项研究显示：多支病变以及不完全血运重建患者的5年主要不良心血管事件的发生率轻度升高[20]。LAD病变合并远端血管细小或严重冠状动脉钙化的病变，使用内乳动脉吻合至LAD的不完全血运重建策略较为合理且患者远期疗效尚可[21]。只有严重的不完全血运重建可能增加患者风险，可能与术后心绞痛、心肌梗死、不良心血管事件有关[22]。

移植技术：顺序吻合或复合吻合技术

一些改良的CABG术旨在提高移植血管的通畅率，这些技术包括顺序吻合技术。应用这种技术时，移植血管远端吻合口不止1个，而是有2个或多个远端吻合口，即移植血管对应的远端吻合口有2个或2个以上。这种技术通过将小血管依次与旁路移植血管连续吻合，可以使移植血流达到最大化，从而使顺序吻合比传统移植更能保持移植血管的开放。这种策略的安全性在观察性研究中已得到证实。在可供移植的血管数量很有限或者是患者冠状动脉病变非常严重的情况下，允许使用顺序吻合技术进行CABG。

然而Prevent Ⅳ试验的数据表明，使用复合吻合技术进行SV血管移植，患者有可能面临更多的移植失败，且倾向于高死亡率、心肌梗死或反复血管重建术[23]。虽然研究中的冠状动脉造影结果均来自随机试验中的患者，但这个研究仍只是观察性的研究，因为在这个研究中，患者术中接受单个还是多个远端吻合并不是随机分配的[24]。

复合技术也应用于动脉移植，是通过近端游离的 RIMA、胃网膜右动脉 GEA 或桡动脉与原位 LIAM 连接。复合动脉移植总的安全性和疗效在随机研究和观察性研究中被证实，这些研究显示复合动脉移植中 94% 患者术后平均长达 8.5 年无须重新干预。另一个复合动脉移植的优点是这个技术避免了涉及主动脉的操作，减少了因对主动脉的操作而导致的中风事件的发生[25]。

非体外循环手术

非体外循环 CABG 术较体外循环手术对患者是否有更好的获益，目前仍有争议。人们希望通过避免体外循环来减少围术期的并发症及死亡率。然而在跳动的心脏上进行操作的难度将会大大增高，这是非体外循环 CABG 术的主要顾虑，这将减少完全血运重建的机会以及降低再血管化效果，并使长期预后变差。一些前瞻性随机对照研究以及荟萃分析显示，和体外循环手术比较，非体外循环手术后移植血管的通畅率明显降低，从而导致不完全性的血运重建[26]。一项回顾研究入选了 2001—2004 年期间在纽约行 CABG 术的患者，分析这些患者术后 30 d 的死亡率和并发症的发生率以及术后 3 年的死亡率和重复血运重建情况。研究结果显示，与采用体外循环的 CABG 术比较，非体外循环手术降低住院死亡率和并发症的发生率，除了再次手术，两者长期预后相似，而在再次血管化方面，研究数据更支持采用体外循环的 CABG 术[27]。一项观察高危患者接受 CABG 的研究，将患者随机分为非体外循环手术组和体外循环手术组（高危患者定义为 Euroscore 5 分或以上），平均随访 3.7 年，结果显示两者的 MACCE 无明显不同，但体外循环 CABG 术后的死亡率升高[28]。因此我们需要鉴别出可能

从非体外循环术中获益的患者，并对其进行个体化治疗。观察性研究数据显示，有卒中高风险特别是有已知的主动脉粥样硬化或脑血管疾病的患者，在避免围术期并发症方面，能从非体外循环手术中获得最大的益处。这类研究将有利于我们为每个患者选择最佳的治疗方法，取得最好的疗效[29]。

围术期心肌损伤

伴有新的 Q 波和肌酸激酶同 2 酶 CK–MB 升高的围术期心肌梗死将增加短期和远期死亡率。CABG 术后常见有 CK–MB 和肌钙蛋白水平升高，CK–MB 升高超过上限值 5 倍可诊断为围术期心肌梗死。这种情况即使在移植血管未阻塞时也会出现。而心肌损伤标志物升高的部分原因包括：在体外循环或非体外循环术中对心肌保护不足而导致的心肌细胞死亡、空气栓塞以及术中局部或全心脏缺血[30]。CABG 术后 24 h 内心肌酶升高可预测患者近期及远期的死亡风险，CK–MB 增加 5 倍，其 30 d 和 1 年的死亡风险比分别为 1.12% 和 1.17%[30]。

药物治疗以优化长期预后

药物治疗以降低心血管并发症的发生以及改善长期预后，这些药物包括抗血小板类药物、他汀类、β 受体阻滞剂、血管紧张素转化酶抑制剂（ACEI）。Prevent Ⅳ 试验显示 CABG 术后使用二级预防的药物能降低术后死亡率或心肌梗死的发生[31]。戒烟、降压以及控制糖尿病患者的血糖水平也非常重要。

抗血小板药物

血栓形成是 CABG 术后 1 个月移植失败的最重要原因，血栓形成与血管内皮损伤以及技术失误有关。预防血小板活化和聚集的药物治疗能减少静脉移植血管的闭塞率。

通常 CABG 术前阿司匹林（ASA）需要停用 3~7 d，但 ST 段抬高的心肌梗死患者不应停用

ASA。一些研究显示,CABG术前应用ASA能改善移植血管的通畅率,但这需要权衡过多出血事件的发生[32]。术后6 h应该使用ASA来减少早期和晚期的移植血管闭塞[33]。

稳定的CAD患者联合应用抗血小板药物比如ASA联合氯吡格雷是有争议的,因为这种联合治疗可能导致术后出血增加。并且这种治疗能否进一步改善移植血管的通畅率仍不确定[34,35]。

与单独应用ASA比较,双联抗血小板治疗(ASA联合氯吡格雷或替格瑞洛治疗)能减少急性冠状动脉综合征患者缺血事件的复发。根据入院时病情,大约10%的急性冠状动脉综合征患者需要进行CABG术。随机临床实验显示CABG患者在使用氯吡格雷或替格瑞洛后能从抗血小板药物的抗缺血作用中获益,推荐近期急性冠状动脉综合征的患者CABG术前使用氯吡格雷或替格瑞洛,而术后需要继续使用以减少ACS的复发[36]。PLATO试验显示替格瑞洛较氯吡格雷减少了16%的复合不良终点事件,包括血管性死亡、心肌梗死以及卒中,但两者的主要出血事件发生率相似[37]。

β 受体阻滞剂

虽然β肾上腺素能受体阻滞剂被证实在缺血性心脏病中能改善急性和长期预后,但迄今没有随机试验来评价CABG患者术前使用β受体阻滞剂的作用。在观察性研究中显示CABG术前患者使用β受体阻滞剂显示出微弱但持续的生存获益,但左心室射血分数小于30%的患者没有获益[38]。另一项观察性研究显示β受体阻滞剂能降低所有亚组的死亡率,包括无既往心肌梗死或无心力衰竭病史的患者[39]。

他汀

强化降脂可降低SV移植血管动脉粥样硬化的进展与临床事件的发生[40]。CABG术后随访7.5年发现降脂治疗能减少30%的血运重建术和24%的心血管事件,包括心血管死亡、心肌梗死(MI)、卒中、再次CABG或血管成形术[41]。CABG术后

冠状动脉靶血管的动脉粥样硬化仍会持续进展,并可导致左心室功能恶化。因此以减缓冠状动脉靶血管动脉粥样硬化进展为目标的积极二级预防仍旧非常重要。

ACEI

ACEI能降低急性冠状动脉综合征患者梗死面积并能延长患者生命。应用ACEI也可减少CABG术中的心肌损伤,并减少CABG术后的缺血事件。ACEI的心脏保护作用在患有高血压、糖尿病、左心室功能减退或急性冠状动脉综合征的患者中特别突出[42]。

心脏手术的神经系统并发症

CABG术后的神经系统损伤并发症往往是灾难性的,然而随患者的病情、年龄、性别以及总体身体素质的不同其后果也有很大的不同。CABG术后的卒中发生率为1.6%~3%。单就卒中的症状判断卒中的发生会低估事件的发生率,而应用磁共振成像可发现术后脑梗死率明显升高[43]。一些患者在术中发生卒中,在麻醉苏醒后突然出现神经系统受损的明显症状。这些卒中主要是由于CABG术过程中纵隔内的操作所引起(通常涉及主动脉的操作)。还有一半的卒中在术后发生,发生率的峰值在术后2 d,病因主要是升主动脉和头臂血管的动脉粥样硬化、房性心律失常等导致脑血管栓塞[43,44]。患者CABG术后5年和10年无神经系统事件生存率较无其他事件生存率低5%~30%[45,46]。

神经认知功能障碍

参照专门的诊断标准,CABG术后数周有3%~34%的患者可被检出有记忆、执行功能、运动速度、注意力以及其他的认知功能紊乱。大部分患者认知功能障碍只是短期内存在,症状在术后3个月内可逆。但是术后长期认知功能障碍(症状持续1~5年)仍可发生,病情相对温和,这也可能与CABG患者本身就属于脑血管疾病高危人群有关[47]。

个人观点

CABG术和PCI并不是竞争的关系。这两种治疗策略是互补的[48,49]。在严重3支病变以及左主干病变的CAD患者，至少一个（最好是两个）动脉移植血管的冠状动脉搭桥术仍然是最有效的治疗和最佳的选择。由于能减少创伤，PCI是冠状动脉病变相对不严重的患者更好的选择。然而，随着支架技术的进步以及抗血小板治疗的应用，PCI也越来越多地成为复杂病变患者的合理选择。冠状动脉搭桥手术也需要进一步的发展，研究更多的动脉移植血管的使用、改良静脉血管移植技术、更少手术创伤、更好的围术期护理、术后药物治疗以及减少神经系统事件的发生，从而达到更好的疗效，并把并发症降至更低[50,51]。联合CABG和PCI的杂交技术也可选用，但其相对于传统的CABG或多血管PCI的比较优势仍需进一步评估。

重点提示36.1

- 和静脉血管比较，单个ITA移植到LAD是治疗标准，可改善长期预后。
- 双侧乳内动脉移植（BIMAs）的伤口并发症发生率轻度升高，但长期预后更好。
- 多动脉移植的好处主要体现在BIMAs的使用，而使用其他动脉则未能体现这些益处。
- 采用体外循环CABG术的移植血管的通畅率更高，但伴有主动脉粥样硬化的患者可能行非体外循环CABG术更好。鉴别出哪些患者适合何种手术策略从而得到更好的预后，这个非常重要。
- 围术期脑损伤可降低生活质量，影响患者的长期生存。

参考文献

1. Serruys PW, Morice MC, Kappetein AP, et al. Percutaneous coronary intervention versus coronary-artery bypass grafting for severe coronary artery disease. N Engl J Med 2009; 360: 961–72.

2. Shahian DM, O'Brien SM, Filardo G, et al. The soliety of thoracic surgeons 2008 cardiac surgery risk models: Part 1–coronary artery bypass grafting surgery. Ann Thorac Surg 2009; 88: S2–22.

3. Hayward PAR, Buxton BF. Contemporary coronary graft patency: 5-year observational data from a randomized trial of conduits. Ann Thora Surg 2007; 84: 795–9.

4. Loop FD, Lytle BW, Cosgrove DM, et al. Influence of the internal-mammary-artery graft on 10-year survival and other cardiac events. N Engl J Med 1986; 314: 1–6.

5. Goldman S, Zadina K, Moritz T, et al. Long-term patency of saphenous vein and left internal mammary artery grafts after coronary artery bypass surgery: Results from a department of veterans affairs cooperative study. J Am Coll Cardiol 2004; 44: 2149–56.

6. Leavitt BJ, O'Connor GT, Olmstead EM, et al. Use of the internal mammary artery graft and in-hospital mortality and other adverse outcomes associated with coronary artery bypass surgery. Circulation 2001; 103: 507–12.

7. Goldman S, Sethi GK, Holman W, et al. Radial artery grafts vs saphenous vein grafts in coronary artery bypass surgery: A randomized trial. JAMA 2011; 305: 167–74.

8. Fukui T, Tabata M, Manabe S, et al. Angiographic outcomes of right internal thoracic artery grafts in situ or as free grafts in coronary artery bypass grafting. J Thorac Cardiovasc Surg 2010; 139: 868–73.

9. Tatoulis J, Buxton BF, Fuller JA. Patencies of 2 127 arterial to coronary conduits over 15 years. Ann Thorac Surg 2004; 77: 93–101.

10. Taggart DP, D'Amico R,Altman DG. Effect of arterial revascularisation on survival: a systematic review of studies comparing bilateral and single internal mammary arteries. Lancet 2001; 358: 870–5.

11. Toumpoulis IK, Theakos N, Dunning J. Does bilateral internal thoracic artery harvest increase the risk of mediastinitis? Interact Cardiovasc Thorac Surg 2007; 6: 787–91.

12. Taggart DP, Altman DG, Gray AM, et al. Randomized trial to compare bilateral vs. Single internal mammary coronary artery bypass grafting: 1-year results of the arterial revascularisation trial（art）. Eur Heart J 2010; 31: 2470–81.

13. Saso S, James D, Vecht JA, et al. Effect of skeletonization of the internal thoracic artery for coronary revascularization on the incidence of sternal wound infection. Ann Thorac Surg 2010; 89: 661–70.

14. Desai ND, Cohen EA, Naylor CD, Fremes SE. A randomized comparison of radial-artery and saphenous-vein coronary bypass grafts. N Engl J Med 2004; 351: 2302–9.

15. Tavilla G, Kappetein AP, Braun J, et al. Long-term follow-up of coronary artery bypass grafting in three-vessel disease using exclusively pedicled bilateral internal thoracic and right gastroepiploic arteries. Ann Thorac Surg 2004; 77: 794–9; discussion 799.

16. Nwasokwa ON. Coronary artery bypass graft disease. Ann Intern Med 1995; 123: 528–45.

17. Cox JL, Chiasson DA, Gotlieb AI. Stranger in a strange land: the pathogenesis of saphenous vein graft stenosis with emphasis on structural and functional differences between veins and arteries. Prog Cardiovasc Dis 1991; 34: 45–68.

18. van Domburg RT, Kappetein AP, Bogers AJ. The clinical outcome after coronary bypass surgery: a 30-year follow-up study. Eur Heart J 2009; 30: 453–8.

19. van den Brand MJBM, Rensing BJWM, Morel M-aM, et al. The effect of completeness of revascularization on event-free survival at one year in the arts trial. J Am Coll Cardiol 2002; 39: 559–64.

20. Kim Y-H, Park D-W, Lee J-Y, et al. Impact of angiographic complete revascularization after drug-eluting stent implantation or coronary artery bypass graft surgery for multivessel coronary artery disease/ clinical perspective. Circulation 2011; 123: 2373–81.

21. Rastan AJ, Walther T, Falk V, et al. Does reasonable incomplete surgical revascularization affect early or long-term survival in patients with multivessel coronary artery disease receiving left internal mammary artery bypass to left anterior descending artery? Circulation 2009; 120: S70–7.

22. Dauerman HL. Reasonable incomplete revascularization. Circulation 2011; 123: 2337–40.

23. Mehta RH, Ferguson TB, Lopes RD, et al. Saphenous vein grafts with multiple versus single distal targets in patients undergoing coronary artery

bypass surgery: one-year graft failure and five-year outcomes from the project of ex-vivo vein graft engineering via transfection (prevent) iv trial. Circulation 2011; 124: 280–8.

24. Sabik JF 3rd. Understanding saphenous vein graft patency. Circulation 2011; 124: 273–5.

25. Raja SG. Composite arterial grafting. Expert Rev Cardiovasc Ther 2006; 4: 523–33.

26. Khan NE, De Souza A, Mister R, et al. A randomized comparison of off-pump and on-pump multivessel coronary-artery bypass surgery. N Engl J Med 2004; 350: 21–8.

27. Hannan EL, Wu C, Smith CR, et al. Off-pump versus on-pump coronary artery bypass graft surgery. Circulation 2007; 116: 1145–52.

28. Møller CH, Perko MJ, Lund JT, et al. Three-year follow-up in a subset of high-risk patients randomly assigned to off-pump versus on-pump coronary artery bypass surgery: the best bypass surgery trial. Heart 2011; 97: 907–13.

29. Lytle BW. On-pump and off-pump coronary bypass surgery. Circulation 2007; 116: 1108–9.

30. Domanski MJ, Mahaffey K, Hasselblad V, et al. Association of myocardial enzyme elevation and survival following coronary artery bypass graft surgery. JAMA 2011; 305: 585–91.

31. Goyal A, Alexander JH, Hafley GE, et al. Outcomes associated with the use of secondary prevention medications after coronary artery bypass graft surgery. Ann Thorac Surg 2007; 83: 993–1001.

32. Sethi GK, Copeland JG, Goldman S, et al. Implications of preoperative administration of aspirin in patients undergoing coronary artery bypass grafting. Department of veterans affairs cooperative study on antiplatelet therapy. J Am Coll Cardiol 1990; 15: 15–20.

33. Goldman S, Copeland J, Moritz T, et al. Starting aspirin therapy after operation. Effects on early graft patency. Department of veterans affairs cooperative study group. Circulation 1991; 84: 520–6.

34. Kulik A, Le May MR, Voisine P, et al. Aspirin plus clopidogrel versus aspirin alone after coronary artery bypass grafting: the clopidogrel after surgery for coronary artery disease (cascade) trial. Circulation 2010; 122: 2680–7.

35. Gao G, Zheng Z, Pi Y, et al. Aspirin plus clopidogrel therapy increases early venous graft patency after coronary bypass surgery a single-center, randomized, controlled trial. J Am Coll Cardiol 2010; 56: 1639–43.

36. Fitchett D, Eikelboom J, Fremes S, et al. Dual antiplatelet therapy in patients requiring urgent coronary artery bypass grafting surgery: a position statement of the canadian cardiovascular society. Can J Cardiol 2009; 25: 683–9.

37. Held C, Asenblad N, Bassand JP, et al. Ticagrelor versus clopidogrel in patients with acute coronary syndromes undergoing coronary artery bypass surgery: results from the plato (platelet inhibition and patient outcomes) trial. J Am Coll Cardiol 2011; 57: 672–84.

38. Ferguson TB Jr, Coombs LP, Peterson ED. Preoperative betablocker use and mortality and morbidity following cabg surgery in North America. JAMA 2002; 287: 2221–7.

39. Chan AYM, McAlister FA, Norris CM, Alberta Provincial Program for Outcome Assessment in Coronary Heart Disease Investigators. Effect of {beta}-blocker use on outcomes after discharge in patients who underwent cardiac surgery. J Thorac Cardiovasc Surg 2010; 140: 182–7.

40. The post coronary artery bypass graft trial investigators. The effect of aggressive lowering of low-density lipoprotein cholesterol levels and low-dose anticoagulation on obstructive changes in saphenous-vein coronary-artery bypass grafts. N Engl J Med 1997; 336: 153–62.

41. Knatterud GL, Rosenberg Y, Campeau L, et al. Long-term effects on clinical outcomes of aggressive lowering of low-density lipoprotein cholesterol levels and low-dose anticoagulation in the post coronary artery bypass graft trial. Post cabg investigators. Circulation 2000; 102: 157–65.

42. Lazar HL. All coronary artery bypass graft surgery patients will benefit from angiotensin-converting enzyme inhibitors. Circulation 2008; 117: 6–8.

43. Hammon JW, Stump DA. Editorial comment does the time of onset of postoperative stroke determine outcome? Eur J Cardiothorac Surg 2011; 40: 387–8.

44. Tarakji KG, Sabik JF, Bhudia SK, Batizy LH, Blackstone EH. Temporal onset, risk factors, and outcomes associated with stroke after coronary artery bypass grafting. JAMA 2011; 305: 381–90.

45. Ngaage DL, Dickson J, Chaudhry M, Cale AR, Cowen ME. Early and late prognostic significance of remote and reversible preoperative neurological events in patients undergoing coronary artery bypass grafting. Eur J Cardiothorac Surg 2010; 37: 1075–80.

46. Hedberg M, Boivie P, Engstrom KG. Early and delayed stroke after coronary surgery - an analysis of risk factors and the impact on short- and long-term survival. Eur J Cardiothorac Surg 2011; 40: 379–87.

47. Selnes OA, McKhann GM. Neurocognitive complications after coronary artery bypass surgery. Ann Neurol 2005; 57: 615–21.

48. Kolh P, Wijns W, Danchin N, et al. Guidelines on myocardial revascularization. Eur J Cardiothoracic Surg 2010; 38 (Suppl): S1–S52.

49. Kappetein AP, Feldman TE, Mack MJ, et al. Comparison of coronary bypass surgery with drug-eluting stenting for the treatment of left main and/or three-vessel disease: 3-year follow-up of the syntax trial. Eur Heart J 2011; 32: 2125–34.

50. Uva MS, Cavaco S, Oliveira AG, et al. Early graft patency after off pump and on-pump coronary bypass surgery: a prospective randomized study. Eur Heart J 2010; 31: 2492–9.

51. Elghobary T, Légaré J-F. What has happened to multiple arterial grafting in coronary artery bypass grafting surgery? Expert Rev Cardiovasc Ther 2010; 8: 1099–105.

37

斑块进展和预防的最新治疗方法

Novel therapeutic approaches to prevention and regression of atherosclerosis

Kuang-Yuh Chyu and Prediman K. Shah
张奇 译

概　述

动脉粥样硬化性血管疾病的常规治疗方法聚焦于采用和保持健康的生活方式联合各种危险因素的控制，如高血压、糖尿病、吸烟及血脂异常等。应用他汀或其他药物降低低密度脂蛋白（LDL）已成为稳定动脉粥样硬化性血管疾病的主要药物干预方法，但其他大量残余风险的负担促使我们不断进行新的研究来寻找新的动脉粥样硬化的治疗手段。本章内容聚焦于新型和正在尝试的针对动脉粥样硬化的治疗策略。

引　言

动脉粥样硬化现认为是动脉血管壁的一种慢性炎症性疾病。这一炎症过程的核心是致动脉粥样硬化性脂蛋白、针对致动脉粥样硬化性抗原的免疫反应激活以及后续炎症信号分子和细胞因子链的激活[1-4]。鉴于致动脉粥样硬化性脂蛋白在动脉壁的滞留和蓄积是斑块发展的必需性，降低循环中致动脉粥样硬化性脂蛋白是目前治疗动脉粥样硬化性心血管疾病的主要目标。他汀类，基于其大量的临床有效性证据，已成为动脉粥样硬化治疗的中流砥柱[5,6]。然而，尽管应用了他汀类药物，动脉粥样硬化性心血管疾病的发生风险仍持续增高。

众多原因，如他汀类应用不足、缺乏长期依从性、由于副作用无法耐受他汀类药物、在耐受剂量范围内无法达到胆固醇控制目标及肥胖、代谢综合征、糖尿病的全球化增加趋势等，可导致心血管疾病的发生率增加。另外，他汀类这一通过抑制羟甲基戊二酰辅酶A（HMG-CoA）还原酶和胆固醇合成、上调肝脏LDL受体的药物，通常在已发现动脉粥样硬化性心血管疾病或已产生并发症后才开始应用，这可能会影响其效果。因此，他汀类仅可降低约30%的心血管事件，继续发生残留事件的风险巨大（图37.1）。这些发现强调了动脉粥样硬化自然进程的复杂性和对其他新型干预手段的需求性。这些新型干预方法基本上都基于以下机制：① 通过非HMG-CoA还原酶抑制来降低LDL；② 增加高密度脂蛋白（HDL）水平或强化其功能；③ 调节炎症或免疫反应通路。

非HMG-CoA还原酶抑制途径降低LDL

循环胆固醇中的极低密度脂蛋白（VLDL）和LDL来源于两种途径：肝脏内源性合成和消化道外源性吸收。这过程牵涉着众多的酶类、运输体和脂蛋白转化途径，但这也为寻找非HMG-CoA还原酶抑制途径药物干预提供了机会（图37.2）。

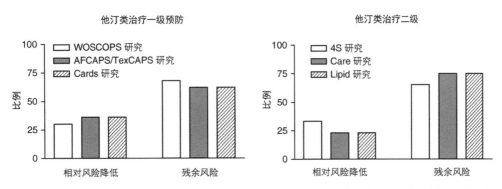

图37.1　一级和二级预防试验中应用他汀类治疗后的相对风险降低和残余心血管风险(死亡或非致命性心肌梗死)。

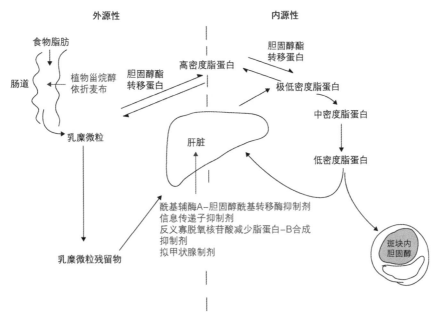

图37.2　LDL代谢和可被药物治疗干预的潜在环节图示。

胆固醇吸收抑制剂

植物甾烷醇是一种可以防止束状胆固醇形成的有意思的活性物质,从而可抑制肠道胆固醇吸收。其可通过激活小肠细胞的腺苷三磷酸结合盒转运蛋白A1(ATP-binding cassette transporter, ABCA1)活性而使小肠细胞流出胆固醇增加[7]。富含植物甾烷醇的油类产品可降低胆固醇浓度10%~14%[8]。

抑制胆汁酸转运子或被公认的小肠毛刷边缘的小肠胆固醇透性酶可阻断小肠胆固醇转运。依

折麦布就是这样一种制剂,伴有NPC1L1(Niemann-Pick C1-like 1)结构,后者的分子目标是小肠胆固醇转运子[9]。依折麦布可降低总胆固醇水平15%~20%,且其降胆固醇效应与他汀类药物具有协同性[10]。与单纯辛伐他汀治疗比较,在家族性高胆固醇血患者中,依折麦布与80 mg辛伐他汀联用可产生显著的降低LDL胆固醇效果[11]。有研究表明,低剂量他汀(10 mg阿托伐他汀)与10 mg依折麦布联用其降低LDL的幅度与单用高剂量阿托伐他汀(80 mg)相似[12],这使得依折麦布可单用于需要中等程度降低LDL的患者或者与他汀类(贝特

类)联用治疗需要大幅度降低LDL患者,特别是患者不能耐受大剂量他汀类药物或对单用他汀类药物反应不佳时。然而,依折麦布在降低心血管病事件上的有效性还存在疑问[11],在急性冠状动脉事件后联合应用依折麦布与他汀类药物是否比单用他汀类药物能提供额外的心血管事件降低效应还不明确。目前正在进行的关于依折麦布的临床研究(IMPROVE IT,临床研究登记号NCT00202878,clinicaltrials.gov)可能为依折麦布的胆固醇降低效应能否转化为临床获益提供答案[13]。尽管有些研究指出应用依折麦布后癌症相关性死亡增加,但临床研究到目前为止的总体数据并不支持这一假说性发现[14]。

酰基辅酶A–胆固醇酰基转移酶抑制剂

酰基辅酶A–胆固醇酰基转移酶(ACAT)与巨噬细胞、肝脏及小肠胆固醇酯化过程相关。ACAT的两种形式ACAT-1、ACAT-2已经得到描述。巨噬细胞内的ACAT-1和胆固醇酯形成有关,导致动脉粥样病变中泡沫细胞的形成。因此,ACAT-1的抑制理论上可提供抗动脉粥样硬化效应。肠道中ACAT-2的抑制可降低胆固醇吸收,可使循环中胆固醇水平降低。然而,在骨髓中应用基因修饰或转化来完全消除ACAT-1活性的临床前研究并未减少高胆固醇血症小鼠的动脉粥样硬化,反而增加其皮肤和脑部胆固醇聚集区域的病变面积和巨噬细胞坏死程度[15,16]。这些观察结果引起了关于选择性还是完全抑制ACAT-1的关注。

在高胆固醇型动脉粥样硬化性小鼠模型中应用同时作用于ACAT-1和ACAT-2的非选择性抑制剂来抑制ACAT活性显现出了有前景的结果[17]。同样的,通过基因修饰来抑制肝脏特异性ACAT-2可使饮食诱导的高胆固醇血症小鼠产生抗性[18],提示选择性抑制ACAT-2可能是减少胆固醇饮食吸收的另一种途径。选择性部分ACAT-1抑制剂(K-604)在临床前研究中表现出了斑块稳定和抗动脉粥样硬化特性[19],目前正在美国进行2期临床评估(临床研究登记号为NCT00851500, clinicaltrials.

gov)。两种非特异性ACAT抑制剂[阿伐麦布(avasimibe)和帕替麦布(pactimibe)]在临床研究中得出了阴性结果,这对此类制剂在人类动脉粥样硬化治疗中的有效性提出了更多的质疑[20-22]。

微粒体三酰甘油转运蛋白抑制剂

微粒体三酰甘油转运蛋白(MTP)是一种存在于肝细胞和小肠细胞内质网中的异质二聚体的脂质转运蛋白,其功能是在极低密度脂蛋白和乳糜微滴合成中将中性脂蛋白(三酰甘油、磷脂、胆固醇酯)转运到脂蛋白B。在人类,MTP基因缺陷(导致MTP严重缺失)可导致血浆三酰甘油、LDL和VLDL胆固醇显著减少(β脂蛋白缺乏症)以及脂肪吸收异常、脂肪泻、肝脏脂肪变性。目前已对两种MTP小分子合成抑制剂进行了测试,并发现其在缺乏功能性LDL受体的兔子中可显著减少致动脉粥样硬化性脂蛋白,这种动物模型类同于人类纯合子型家族性高胆固醇血症[23]。

BMS-201038[现已命名为洛美他派(lomitapide)]这一MTP抑制剂在纯合子型家族型高胆固醇血症患者中进行的临床试验表明,其降低LDL和脂蛋白B水平的效应呈剂量依赖性,但其伴随着胃肠道和肝脏的不良事件发生率高的副作用[24]。近期关于洛美他派的其他研究表明,其可降低中度高胆固醇血症患者的LDL水平,无论是单独应用还是和依折麦布联合应用,但其主要副作用为转氨酶升高[25]。洛美他派可作为不能耐受他汀类药物治疗或已应用治疗但LDL降低效果不足患者的治疗替代选择。然而,洛美他派的应用引发了其安全性的关注,包括胃肠道不良反应,如腹泻、恶心、腹部不适、呕吐、转氨酶增高及肝脏脂肪成分增加等。在此类药物正式被推荐应用于临床治疗之前,其牵涉到的安全性问题必须得到充分阐述。

反义寡核苷酸降低脂蛋白B-100产生

Mipomersen是一种第2代反义寡核苷酸,被开发用于降低肝脏合成脂蛋白B-100,后者是所有致动脉粥样硬化性脂蛋白中的一种蛋白组分,为肝脏组成和分泌VLDL所必需。Mipomersen皮下注射单用或和其他降脂药物联用可通过抑制脂蛋白B-100合成来降低LDL和脂蛋白B-100水平[26]。在已接受最大能耐受剂量降脂治疗的纯合子型或杂合子型家族性高胆固醇血症患者中进行的3期临床研究发现其可降低LDL[27]。常见的副作用包括注射局部反应、流感样症状和肝酶增高。Mipomersen可能也会增加肝脏三酰甘油，鉴于肝硬化是可能伴发的严重副作用，这一新制剂还需要进行长期的安全性研究[28]。

蛋白转化酶枯草杆菌9（subtilisin Kexin 9，PCSK‐9）抑制剂

PCSK-9与LDL受体降解相关，其抑制可增加细胞表面LDL受体[29,30]。先天性PCSK-9基因功能丧失变异与低LDL水平及保护患者无冠心病（CHD）相关[31]。因此，抑制PCSK-9可能是降低LDL和预防冠心病的潜在治疗策略。

在小鼠和猴模型中应用PCSK-9抗体可降低LDL[32]，提示了这一方法的可行性和有效性。Amgen公司研发的AMG145是一种针对PCSK-9的人体单克隆抗体，已在接受稳定他汀类治疗的高胆固醇患者中作为附加药物进行研究。目前正在进行1期临床研究（临床研究登记号为NCT01133522，clinicaltrials.gov，预期结束时间为2012年3月）。其他PCSK-9抑制性抗体，如REGN727免疫球蛋白（塞诺非–安万特公司，临床研究登记号为NCT01288469，clinicaltrials.gov）和RN316免疫球蛋白（辉瑞公司，临床研究登记号为01163851，clinicaltrials.gov）也正在进行临床试验。

拟甲状腺制剂

增加甲状腺激素水平可降低LDL，但对心脏和骨骼有不良作用。甲状腺激素受体由两种主要受体（TRα和TRβ）组成，同时伴有剪切后的其他一些亚型。TRα在心脏调节中起主要作用，TRβ介导细胞色素7A（CYP7A）对肝脏内T3的激活。短期研究结果发现，应用试验性激动剂KB2115选择性激活在肝脏中优先表达的TRβ，降低了人体LDL水平，同时也未发现心脏副作用[33]。其他的肝脏选择性拟甲状腺制剂（T-0681）在脂血症动物中应用可降低胆固醇水平和动脉粥样硬化[34,35]。在人体中应用此类制剂还需要更多的长期有效性和安全性数据。

扩增HDL数量或功能

HDL代谢

脂质池中ApoA-1扁圆小体通过ABCA1转运子从外周组织，如动脉壁中的巨噬细胞中接受胆固醇。随后，这些小体中的胆固醇通过卵磷脂胆固醇酰基转移酶（LCAT）被脂化，发生HDL颗粒性重构，变为椭圆形的HDL2和HDL3颗粒。HDL通过SRB1受体将胆固醇酯转移至肝脏，或者通过VLDL和LDL颗粒将胆固醇酯转变为三酰甘油，后一过程由胆固醇酯转移蛋白（CETP）促导。胆固醇酯转化成的LDL和VLDL通过LDL受体途径将成为肝脏摄取的目标，或者通过内皮细胞储留积聚在动脉血管壁中。与LDL胆固醇代谢相似，这一复杂的代谢过程牵涉多个步骤和转运机器。同样，这也给通过药物干预来扩增HDL数量或功能提供了机会（图37.3）。

HDL对于动脉血栓有益效应的生物学基础

刺激胆固醇逆向转运

由于动脉壁内胆固醇聚集是导致动脉粥样硬化的主要因素，HDL的主要作用之一是刺激胆固醇逆向转运，动员外周组织中的游离胆固醇及装载脂质的巨噬细胞，供肝脏摄取并通过胆汁最终从粪便中排泄。因此，ApoA-1和HDL从斑块巨噬细胞中动员游离胆固醇的作用有助于抗动脉粥样硬化的形成[36]。

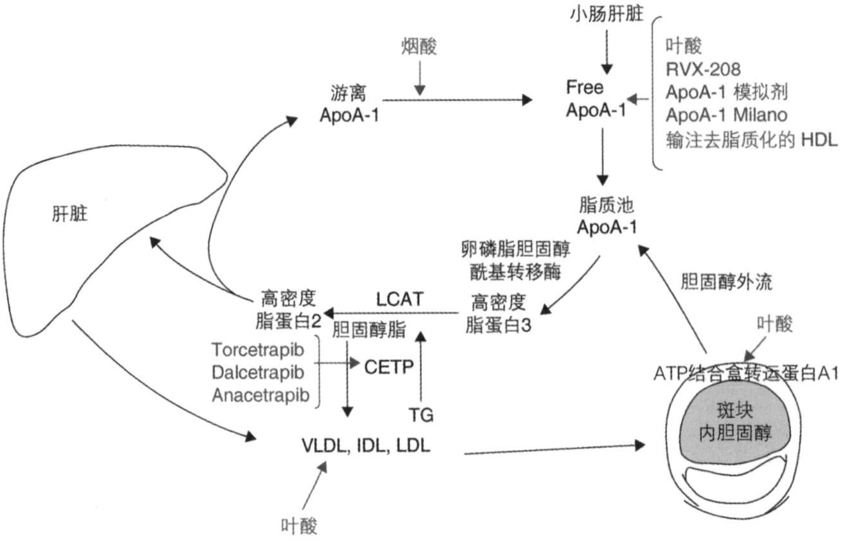

图37.3　HDL代谢图示及可供药物干预的关键步骤。

ApoA-1和HDL的抗炎和免疫调节效应

HDL的抗炎效应由ApoA-1的特异性作用发挥，包括抑制LDL氧化、从氧化的LDL中清除炎症前状态的脂质、鞘氨醇途径激活及激活ABCA1依赖的JAK/STAT3途径以减轻TLR/MyD88介导的炎症前反应[36-39]。HDL也可促进树突状细胞从血管病变中转移出到达局部淋巴结[40]，其机制可能是通过中和LDL氧化过程中产生的磷酸酯所发挥的树突状细胞稳定效应。HDL同时也可减轻对逆向胆固醇转运产生抑制效应的炎症。近期试验性观察发现，ABCA1和ABCG1，这两种巨噬细胞中胆固醇逆向转运起始步骤中的关键因素及HDL小体形成的重要调节因子，通过抑制骨髓原始细胞在抑制动脉粥样硬化形成相关的白细胞增多中起重要作用[39]。

ApoA-1和HDL的抗氧化效应

LDL在血管壁中的氧化在动脉粥样硬化中起重要作用。HDL可抑制LDL的氧化，从氧化的LDL中祛除毒性的磷脂化脂蛋白，并保护血管平滑肌和内皮细胞免受氧化的LDL带来的损害。HDL

的抗氧化效应来自其携带的对氧磷酶（PON）和血小板活化因子乙酰水解酶（PAF-AH）[36,37]。

HDL的内皮保护效应

内皮功能不全和内皮剥脱是动脉粥样硬化的重要原因和结果。HDL已被证实可通过SRB-1依赖的内皮型一氧化氮合酶（eNOS）诱导来减轻因血脂异常和动脉粥样硬化导致的内皮功能不全、减轻内皮细胞凋亡和刺激内皮修缮能力[41-44]。

ApoA-1和HDL的抗血栓效应

HDL抑制血小板聚集、激活蛋白c和抑制在阴离子磷脂表明凝血酶原复合物的合成[45]。

HDL的胰腺 β 细胞保护效应

胰岛素抵抗和2型糖尿病患者通常伴有HDL水平降低。2型糖尿病患者输注HDL可改善其胰岛 β 细胞功能。另外，HDL可能通过减少应激诱导的 β 细胞凋亡来保护糖尿病患者。再者，ABCA1和ABACG1介导的HDL抗炎效应可减轻胰岛细胞炎症，后者与2型糖尿病的发病关系密切[46-48]。

HDL功能及功能不全的概念

高血浆HDL胆固醇水平并不能确保其保护效应。近期研究表明,HDL的胆固醇逆向刺激效应与其血浆水平高低关系并不一致,提示HDL胆固醇水平可能并非是其抗动脉粥样硬化效应的可靠标记[49]。与之相反的是,某些低HDL胆固醇水平状态并不会促进动脉粥样硬化,因为其功能可能是完整或加强的[50,51]。HDL功能不全发生在炎症状态时或当HDL暴露在氧化剂(如丙二醛)和炎症介质中时(如髓过氧物酶或血清淀粉样蛋白A)[49]。总结这些观察结果,提示HDL的功能,而不是单纯关注HDL的数量,可能是决定其动脉粥样硬化保护效应的另一重要因素,且HDL的成分也可影响其动脉粥样硬化保护效应。对于评估HDL功能的检测在临床上还不能实行,但这一领域的发展可有助于加强对HDL功能本身在动脉粥样硬化性心血管疾病中作用的了解,并有助于监测提升HDL水平这一治疗手段的疗效。

针对HDL及其载脂蛋白的新兴治疗

烟酸-拉罗匹仑(laropirant)联合制剂

烟酸作为一种维生素B,已知其可增加HDL胆固醇水平,降低LDL、脂蛋白a和三酰甘油水平。烟酸在内源性胆固醇途径中可减少肝脏VLDL的产生和释放,从而降低相关脂蛋白水平,如VLDL残留和LDL。叶酸同时也可降低ApoA-1的分解速度,强化HDL水平的增加[52,53]。曾被推测的叶酸受体(GRP109A)近期已被证实可介导叶酸的部分生物学作用。在1期和2期的临床研究中,一种叶酸受体的部分激动剂MK-0354,在4周的治疗后对HDL、LDL或三酰甘油水平并没有产生影响[54]。近期一项临床前研究结果提示,叶酸的抗动脉粥样硬化活性通过激活免疫细胞表面的GRP109A受体,从而发挥其抗炎效应获得,与其脂质调节作用并无关系[55]。这些观察结果给叶酸的作用机制这一问题增加更多的疑问。

数项效性临床研究表明,在其他降脂药物的基础上加用叶酸可减轻动脉粥样硬化进展,促进消退,并在总体临床预后上表现出可喜的效应[56,57]。然而,广泛使用叶酸面临困难,因为其伴有不能耐受率高和其他副作用。叶酸的潮红-瘙痒副作用来自其和皮肤朗格汉斯(langerhans)细胞及角化细胞上叶酸受体GPR109A的交互作用,后者结合可激活前列腺素D_2和E_2途径,并后续激活血管平滑肌细胞的前列腺素DP_1受体从而导致血管扩张。拉罗匹仑是一种选择性DP_1受体抑制剂,可减轻叶酸导致的潮红现象[58]。缓释叶酸和拉罗匹仑联合制剂在欧洲已被批准用于治疗血脂异常。拉罗匹仑与叶酸的联合制剂在进行中的HP-2-THRIVE临床研究(临床研究登记号为00461630, clinicaltrials.gov)中接受了是否具备降低心血管事件效应的测试。与AIM-HIGH(临床研究登记号为00120289, clinicaltrials.gov)针对叶酸的研究一起,这些研究可提供明确的数据来表明叶酸或叶酸-拉罗匹仑联合制剂治疗的临床获益、耐受性/安全性。但是,美国国立卫生研究院(NIH)提前终止了AIM-HIGH研究,因为32个月的临床随访表明,与单独他汀类药物治疗相比,缓释叶酸制剂联合辛伐他汀治疗并不能减少致命性或非致命性心肌梗死、卒中、因急性冠状动脉综合征再入院或血运重建的发生率。

贝特类

贝特类是过氧化物酶体增殖物激活受体α(PPARα)的核受体配体,参与调节各种牵涉脂肪酸和脂蛋白代谢的基因。叶酸中度增加HDL胆固醇,降低三酰甘油,并对LDL胆固醇水平产生多种效应。已有研究表明吉非贝齐(gemfibrozil),但并非非诺贝特(fenobrate),可通过竞争性肝脏糖脂化与他汀类产生交互作用,这说明他汀类联合应用非诺贝特更为安全[59,60]。

临床随机研究的汇总分析表明,与安慰剂相比,尽管贝特类显著减少了非致命性心血管事件的发生率，但其并没有显著减少冠状动脉原因或全因死亡率[61]。鉴于贝特类升高HDL和降低三酰甘油的效应，与他汀类联合应用以期最大化调脂治疗的获益性是合乎逻辑的。近期一项临床研究（ACCORD研究），比较了贝特类联合辛伐他汀与单用辛伐他汀在2型糖尿病患者中的治疗效果，结果表明联合用药并不能减少心血管事件的发生[62]。贝特类胃肠道副作用发生率较高，皮肤、肌肉和骨骼副作用较少，特别是在与其他调脂药物联合应用时。因此，关于贝特类在减少心血管事件上的总体有效性目前仍有争议。

CETP抑制剂

CETP将胆固醇酯从HDL再分配到包含apo-B的脂蛋白中，并从IDL和LDL中交换出三酰甘油，促进其被肝脏LDL受体吸收。基因学研究表明CETP低活动性基因变异与循环中高HDL水平相关，提示抑制CETP来增加HDL循环水平存在希望，这一策略有望减少心血管事件的发生。首项应用口服CETP抑制剂托塞匹布（torcetrapid）的临床研究结果显示，与单纯应用阿托伐他汀治疗相比，应用托塞匹布和阿托伐他汀联合治疗组患者心血管和非心血管死亡率过高，尽管其HDL胆固醇水平得到显著升高，LDL胆固醇水平得到显著下降[63]。相似的，与单纯应用阿托伐他汀相比，托塞匹布与阿托伐他汀联合应用对颈动脉或冠状动脉粥样斑块进展也没有显著的作用[64,65]。尽管托塞匹布的失败大多归咎于其分子特异性、CETP依赖的血管紧张素－醛固酮激活和高血压效应，但也有争议认为CETP的抑制可能破坏胆固醇逆向转运途径并产生大颗粒的HDL胆固醇酯和富含ApoE的颗粒，后者存在功能不全。因此，目前为止，抑制CETP这一策略在动脉粥样硬化治疗中的地位仍存在争议。

另外两种无血管紧张素－醛固酮刺激及高血压效应的CETP抑制剂（dalcetrapib和anacetrapib）目前正在临床研究中[66,67]。在一项2期为期77周的人体研究中，anacetrapib每日应用100 mg可在

治疗后24周降低LDL水平39.8%，增高HDL水平138%，并无血压、电解质或醛固酮水平方面及临床综合事件上的副作用；然而临床全因死亡率趋势在anacetrapib组无优势，且hs–CRP水平在anacetrapib组不降反高，对这一药物的忧虑由此而生[68]。针对anacetrapib的3期致病率和死亡率试验正在设计中[69]。另一CETP抑制剂dalcetrapib（刚开始由日本烟草公司研发，代号为JTT–705）同样不会激活肾素–血管紧张素醛固酮途径，对血压无影响，可中度增加HDL胆固醇水平[70]。近期研究提示，与anectrapib和toretrapib不同，dalcetrapib不抑制在HDL颗粒之间的胆固醇酯的转移，仅选择性抑制胆固醇酯在HDL和LDL/VLDL颗粒之间的转移；因此其只被认为是CETP的调节剂[71]。dalcetrapib这一调节效应的具体生物学优势目前尚不清楚，近期完成的3期致病率和死亡率临床研究（Dal-Outcomes研究）还待补充更多的数据（临床研究登记号为01323153，clinicaltrials.gov）。这些临床研究的结果提供了明确的证据来支持或反对应用CETP抑制从而增加HDL胆固醇来进行心血管保护这一策略。

ApoA–1基因转录小分子刺激剂

RVX–208是一种通过刺激ApoA基因转录来增加其内源性产生的口服小分子[72]。实验研究表明，在猴和人类中RVX–208可增加HDL胆固醇和ApoA–1水平，特别是对于前β HDL的增加有效，后者认为对刺激逆向胆固醇转运高度有效[73]。一项近期研究报道指出，应用RVX–208（12周）与ApoA–1、HDL胆固醇和大HDL颗粒中度升高相关；但是，与其应用相关的肝酶增高引发了对进行其他研究的顾虑[74]。

重复注射自身去脂化HDL

基于少量脂质结合的ApoA–1颗粒能有效刺激ABCA–1介导的逆向胆固醇转运假说，重复注射离体去脂化自身血浆HDL这一方式在一项小规模1/2人体试验中进行了测试，结果与非人体相似取得了

有益的效果[75]。与对照组患者相比，在经过7周的去脂化置换和再注射后，接受自身选择性去脂化HDL血浆的患者表现出在血管内超声检查上无统计学差异的冠状动脉斑块消退结果[76]。要验证这一有趣的，但逻辑上复杂且费用昂贵的方法还需要更大规模的临床研究。

ApoA-1模拟多肽

多种模拟ApoA-1脂质转运效应的小多肽已被合成并在动脉粥样硬化试验模型中进行了测试，取得了有希望的结果。其中一种多肽，D-4F（伴有4个苯基丙氨酸残基的18肽，从氨基酸的右旋异构体中制备而成，以改善其口服生物活性，诺华公司-APP018），在小鼠模型中表现出了高度的动脉粥样硬化保护效应[77]。一项小型人体研究表明从接受单次口服D-4F个体中分离出来的HDL表现出了抗炎活性[78]。另一种多肽（ATI 5261）正在临床开发过程中，先期结果表明其对小鼠腹膜下注射可增加粪便固醇排泄、减轻动脉粥样硬化[79]。这些多肽的临床研究还受到较大限制，其应用还有很多不确定性。

静脉注射ApoA-1 Milano变异体或野生型ApoA-1（合成性HDL）

变异体是少数Limone Sul Garda区域居民携带的一种ApoA-1自然变异（A173C），这部分人群尽管其三酰甘油水平高，HDL和ApoA-1水平极低，但其心血管疾病患病率低。提示ApoA-1 Milano可能是一种功能性变异[50]。数项试验性研究已经表明，输注重组ApoA-1 Milano磷脂复合物（合成性HDL）可快速且有益性重塑动脉粥样硬化斑块，使斑块脂质和炎症降低，病变进展得到抑制，逆转内皮功能障碍，并在各种模型中促进斑块快速衰退[80-83]。这些观察在后续的一项小规模2期临床研究中得到了证实，后者应用连续性血管内超声检查，在基线和应用重组ApoA-1磷脂复合物（ETC216）干预后5周进行测定，发现冠状动脉斑块快速衰退[84]。进一步发展这一治疗的障碍包括其

需要静脉输注，大范围生产相关产品过程昂贵，重组蛋白来源于大肠杆菌（E Coli），其重组过程中面临的细菌污染挑战。SemBiosys基因公司提供了一种替代方法，应用植物生物科技，ApoA-1 Milano可在红花籽中得到表达，给发展这一治疗方法带来了新的途径。这种植物基因改变性蛋白的功能和来自大肠杆菌的重组蛋白相似，尽管其缺少了2个氨基酸（Des1，2 ApoA-1 Milano），但其制作费用低，可进一步升级且制备过程没有细菌宿主参与。

静脉注射人类血浆来源的野生型ApoA-1

一项小规模的概念验证性研究将人类血浆来源的野生型ApoA-1与大豆磷脂胆碱（CSL111）以40 mg/kg剂量注射到人体中。与对照组相比，注射5周后试验组在冠状动脉斑块上并没有显著获益（主要终点），但当和治疗前基线情况比较时，ApoA-1接受者与对照组相比在斑块消退上有了明显的不同[85]。80 mg/kg注射组由于其肝功能毒性在该研究中提前终止，但在另一研究中单次输注80 mg/kg的剂量在股动脉斑块组分上显示出了可喜的变化[86]。

内皮脂肪酶抑制以升高HDL水平

内皮脂肪酶是一种磷脂酶，与脂蛋白脂肪酶及肝酶一起，属于脂蛋白脂肪酶家族。主要由血管内皮细胞合成，少量由巨噬细胞及平滑肌细胞合成。这些细胞分泌内皮脂肪酶，后者与蛋白多糖在细胞表面结合以发挥作用。在动物中过度表达内皮脂肪酶导致血浆HDL水平降低，与之相反，内皮脂肪酶基因敲除[87]或应用抗体可增加血浆HDL水平[88]。内皮脂肪酶增加和代谢综合征及冠状动脉粥样硬化相关[89]，提示其抑制可能是在人类中增加HDL的策略之一。

HDL相关蛋白基因转录［ApoA-1、过氧化酶、P血小板活化因子、乙酰水解酶（PAF-AH）］

临床前研究表明，应用病毒载体有效转录编码ApoA-1或apoA-1变异体和其他HDL相关保护性

基因可显著减轻和（或）促进粥样硬化消退[90,91]，但此类研究的临床转化至今仍无报道。在基因转录治疗动脉粥样硬化成为现实之前，还有众多的挑战需要克服：为研发高效率、安全、无免疫源性、可升级的载体还需要做很多工作，后者需要能为宿主提供稳定、长期的转录基因表达，且不能诱发免疫副作用或非免疫性并发症。各种腺病毒相关的同工型载体具有相当大的在人体基因转录中应用的希望，并已经处于积极的研究阶段[90]。

炎症或免疫途径调节

脂蛋白相关磷脂酶（Lp-PLA-2）抑制剂（Darapladib）

脂蛋白相关磷脂酶2是一种与循环脂质相关的磷脂酶，已被证明是心血管风险增加的标志物，同样也被认为是一种炎症前风险因子，后者与斑块形成、斑块炎症相关[92]。Darapladib是一种合成抑制剂，在临床前模型中证实具有粥样硬化保护效应[93]。在一项应用血管内超声进行连续性冠状动脉斑块评估的2期临床研究中（IBIS-2），Darapladib治疗组表现出脂质坏死核心无进展，相反对照组在复查时脂质坏死核心区域出现了显著的增加。但Darapladib未能减轻斑块进展、高敏CRP水平及动脉硬化程度[94]。两项3期临床研究（STABILITY和SOLID TIMI 52研究）将近13 000名冠心病人群中调查Darapladib的有效性和安全性。这些研究结束后将能提供更多关于Darapladib应用在降低心肌梗死、卒中及心血管死亡方面的重要信息。

可溶性磷脂酶A-2抑制剂（sPLA2，Varespladib）

数种循环分泌性磷脂酶与动脉粥样形成和炎症关系密切，现已开发出此类分泌性磷脂酶的抑制剂，应用于包括动脉粥样硬化在内的炎症性疾病的治疗中[95]。一项应用4种不同剂量、为期8周的2期临床研究中发现，Varespladib呈剂量依赖性对血浆sPLA2浓度有降低效应，同时降低LDL水平[96]。另一项在ACS患者中应用Varespladib的研究（FRANCIS-ACS，临床研究登记号为00743925，clinicaltrials.gov）报告了类似的LDL降低效应，但其对减少心血管不良事件发生无作用[97]。

肝脏X受体（LXR）激动剂

肝脏X受体（LXRs）是由内源性氧化型胆固醇激活的核受体，前者脂质氧化而来。LXRs担当着胆固醇感受器的作用：当胆固醇浓度增加、细胞氧化型胆固醇聚集，LXRs诱导基因转录从而保护细胞免受胆固醇超负荷。LXRs的两种同工型（α和β）作为固醇受体，在调节脂质平衡及炎症中具有重要作用，这也激发了研发合成型LXR配体作为动脉粥样硬化性心血管疾病治疗药物的兴趣[98]。

合成型LXR配体已在治疗动物粥样硬化模型中进行了测试。两种LXR激动剂，GW3965和T0901317，在小鼠动脉粥样硬化模型中显示出了减轻斑块的效应，为LXR激动剂具有动脉粥样硬化保护效应提供了直接证据[99,100]。这些结果提示LXR配体可成为治疗动脉粥样硬化的有效治剂。然而，LXR激动剂的治疗益处被其副作用抵消，LXR的激活与刺激脂肪生成相关，可导致血浆三酰甘油水平增高和肝脏脂肪聚集[101-103]。近期另一强力的合成型LXR激动剂，N-N二甲基-3β-羟基胆烯酰胺（DMHCA），在ApoE基因缺陷小鼠中表现出了减轻动脉粥样硬化的效应，且不升高肝脏和血浆三酰甘油水平。基于这些观察，DMHCA可作为动脉粥样硬化治疗候选制剂而进一步进行研发。

多肽疫苗（CVX-210）或单克隆抗LDL表位抗体（BI-204）对动脉粥样硬化进行免疫调节

动脉粥样硬化目前被认为是一种免疫介导的动脉血管壁的慢性炎症性疾病。许多抗原性分子，如LDL、热休克蛋白等，已经被发现能诱发动脉粥样硬化形成相关的免疫反应。对脂血症兔或小鼠应用天然或氧化LDL作为免疫原诱发其主动免疫反应可减轻动脉粥样硬化,但其循环胆固醇水平并无明显变化[105-107]。现已开发了多种含有抗原性的多肽,其将人体 ApoB-100 作为目标,这些模拟合成的序列中含有20个氨基酸多肽,在小鼠中作为疫苗进行了测试[108-110]。多种此类 ApoB-100 相关多肽疫苗已在小鼠中表现出减轻动脉粥样硬化和斑块炎症的效应[108-110]。

除应用疫苗主动免疫治疗外,应用针对 ApoB-100 相关抗原性多肽中一种的单克隆抗体(BI-204)对高血脂小鼠进行被动免疫,可诱导斑块快速衰退和抗炎症反应[111, 112]。此类策略目前正在进行临床研究验证中。

个 人 观 点

动脉粥样硬化及其血栓性并发症仍是治病和致死的主要原因。众多因素参与这一过程,其中有促进动脉粥样硬化的,也有减轻或稳定动脉粥样硬化的(图37.4)。如上所述,许多新的、有潜力治疗策略如下。① 非他汀类药物降低 LDL 胆固醇;② 各种增加 HDL 水平或功能的配方;③ 炎症或免疫调节治疗,目前正在进行不同阶段的临床前或临床研发和测试。这些新型治疗中的其中一些是针对患者将来事件进行的二级预防(LDL 降低或 HDL 升高),有些目标定位于一级预防(针对动脉粥样硬化进行主动免疫)。鉴于动脉粥样硬化是一

个由年轻时即开始发展、中老年表现出症状的慢性炎症疾病,因此我们需要从年轻时开始动脉粥样硬化预防,到事件发生后进一步减少残余风险等涵盖不同阶段的各种方法。除了我们现有的预防和治疗动脉粥样硬化的药物外,本章节中讨论的其他治疗方法一旦其有效性和安全性得到证明,将会具有极高的价值。

在本章完成之前,关于 PCSK9 抗体和 Dalcetrapib 有效性的信息有了进一步的更新。

首个评估针对 PCSK-9 单克隆抗体(SAR236553/REGN727)应用12周有效性评估的2期临床研究,入选在稳定阿托伐他汀治疗基础上 LDL > 100 mg/dl 的患者,与安慰剂治疗比较(JACC 2012;59:2344-2353)。结果发现,与安慰剂相比,在12周后,SAR236553/REGN727治疗降低 LDL 的效应呈剂量和配方依赖性。此研究为"PCSK 9抗体可降低单用他汀类药物后 LDL 水平无法达标患者的 LDL"这一概念提供了证据。这一作用能否转化为临床心血管硬终点事件上的获益还需要进一步临床研究。

由于 Torcetrapib 治疗显著增加死亡率(尽管与单用他汀类药物治疗相比,其应用可使 HDL 胆固醇升高,LDL 胆固醇下降[63]),焦点就集中到了另一种 CETP 抑制剂(Dalcetrapib)上,后者没有在肾素–血管紧张素–醛固酮途径上的副作用。罗氏公司在全球进行 Dalcetrapib 相关项目(dal-

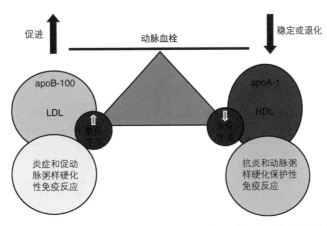

图37.4 致动脉粥样硬化性脂蛋白、氧化应激、炎症活动及免疫激活等在动脉粥样硬化及其血栓性并发症中起关键的调节作用。

HEART），其由6个临床研究组成：dal–PLAQUE、dal–VESSEL、dal–OUTCOMES、dal–OUTCOMES 2、dal–PLAQUE 2和dal–ACUTE。 在2012年5月，在对dal–OUTCOMES 3期临床研究数据再次进行中期分析后，罗氏公司决定停止所有dal–HEART项目。研究分析结果提示，在发生急性冠状动脉综合征事件后稳定的冠心病患者中，Dalcetrapib与现有标准治疗联用，其临床效果并无意义（http：//www.roche.com）。

参 考 文 献

1. Shah PK. Molecular mechanisms of plaque instability. Curr Opin Lipidol 2007; 18: 492–9.
2. Chyu KY, Shah PK. The role of inflammation in plaque disruption and thrombosis. Rev Cardiovasc Med 2001; 2: 82–91.
3. Andersson J, Libby P, Hansson GK. Adaptive immunity and atherosclerosis. Clin Immunol 2010; 134: 33–46.
4. Hansson GK. Inflammatory mechanisms in atherosclerosis. J Thromb Haemost 2009; 7（Suppl 1）: 328–31.
5. Grundy SM, Becker D, Clark LT, et al. Third Report of the National Cholesterol Education Program（NCEP）Expert Panel on Detection, Evaluation, and treatment of high blood cholesterol in adults（Adult Treatment Panel III）final report. Circulation 2002; 106: 3143–421.
6. Grundy SM, Cleeman JI, Merz CN, et al. Implications of recent clinical trials for the National Cholesterol Education Program Adult Treatment Panel III Guidelines. J Am Coll Cardiol 2004; 44: 720–32.
7. Plat J, Mensink RP. Increased intestinal ABCA1 expression contributes to the decrease in cholesterol absorption after plant stanol consumption. FASEB J 2002; 16: 1248–53.
8. Plat J, Mensink RP. Plant stanol and sterol esters in the control of blood cholesterol levels: mechanism and safety aspects. Am J Cardiol 2005; 96: 15D–22D.
9. Garcia-Calvo M, Lisnock J, Bull HG, et al. The target of ezetimibe is Niemann-Pick Cl-Like 1（NPC1L1）. Proc Natl Acad Sci USA 2005; 102: 8132–7.
10. Kerzner B, Corbelli J, Sharp S, et al. Efficacy and safety of ezetimibe coadministered with lovastatin in primary hypercholesterolemia. Am J Cardiol 2003; 91: 418–24.
11. Kastelein JJ, Akdim F, Stroes ES, et al. Simvastatin with or without ezetimibe in familial hypercholesterolemia. N Engl J Med 2008; 358: 1431–43.
12. Ballantyne CM, Houri J, Notarbartolo A, et al. Effect of ezetimibe coadministered with atorvastatin in 628 patients with primary hypercholesterolemia: a prospective, randomized, double-blind, trial. Circulation 2003; 107: 2409–15.
13. Cannon CP, Giugliano RP, Blazing MA, et al. Rationale and design of IMPROVE–IT（IMProved Reduction of Outcomes: Vytorin Efficacy International Trial）: comparison of ezetimibe/ simvastatin versus simvastatin monotherapy on cardiovascular outcomes in patients with acute coronary syndromes. Am Heart J 2008; 156: 826–32.
14. Peto R, Emberson J, Landray M, et al. Analyses of cancer data from three ezetimibe trials. N Engl J Med 2008; 359: 1357–66.
15. Accad M, Smith SJ, Newland DL, et al. Massive xanthomatosis and altered composition of atherosclerotic lesions in hyperlipidemic mice lacking acyl CoA: cholesterol acyltransferase I. J Clin Invest 2000; 105: 711–9.
16. Fazio S, Major AS, Swift LL, et al. Increased atherosclerosis in LDL receptor-null mice lacking ACAT1 in macrophages. J Clin Invest 2001; 107: 163–71.
17. Kusunoki J, Hansoty DK, Aragane K, et al. Acyl-CoA: cholesterol acyltransferase inhibition reduces atherosclerosis in apolipoprotein E-deficient mice. Circulation 2001; 103: 2604–9.
18. Bell TA III, Brown JM, Graham MJ, et al. Liver-specific inhibition of acyl-coenzyme a: cholesterol acyltransferase 2 with antisense oligonucleotides limits atherosclerosis development in apolipoprotein B100-only low-density lipoprotein receptor-/- mice. Arterioscler Thromb Vasc Biol 2006; 26: 1814–20.
19. Ikenoya M, Yoshinaka Y, Kobayashi H, et al. A selective ACAT–1 inhibitor, K–604, suppresses fatty streak lesions in fat-fed hamsters without affecting plasma cholesterol levels. Atherosclerosis 2007; 191: 290–7.
20. Tardif JC, Gregoire J, L'Allier PL, et al. Effects of the acyl coenzyme A: cholesterol acyltransferase inhibitor avasimibe on human atherosclerotic lesions. Circulation 2004; 110: 3372–7.
21. Nissen SE, Tuzcu EM, Brewer HB, et al. Effect of ACAT inhibition on the progression of coronary atherosclerosis. N Engl J Med 2006; 354: 1253–63.
22. Meuwese MC, de GE, Duivenvoorden R, et al. ACAT inhibition and progression of carotid atherosclerosis in patients with familial hypercholesterolemia: the CAPTIVATE randomized trial. JAMA 2009; 301: 1131–9.
23. Wetterau JR, Gregg RE, Harrity TW, et al. An MTP inhibitor that normalizes atherogenic lipoprotein levels in WHHL rabbits. Science 1998; 282: 751–4.
24. Cuchel M, Bloedon LT, Szapary PO, et al. Inhibition of microsomal triglyceride transfer protein in familial hypercholesterolemia. N Engl J Med 2007; 356: 148–56.
25. Samaha FF, McKenney J, Bloedon LT, et al. Inhibition of microsomal triglyceride transfer protein alone or with ezetimibe in patients with moderate hypercholesterolemia. Nat Clin Pract Cardiovasc Med 2008; 5: 497–505.
26. Visser ME, Kastelein JJ, Stroes ES. Apolipoprotein B synthesis inhibition: results from clinical trials. Curr Opin Lipidol 2010; 21: 319–23.
27. Raal FJ, Santos RD, Blom DJ, et al. Mipomersen, an apolipoprotein B synthesis inhibitor, for lowering of LDL cholesterol concentrations in patients with homozygous familial hypercholesterolaemia: a randomised, double-blind, placebo-controlled trial. Lancet 2010; 375: 998–1006.
28. Kling J. Safety signal dampens reception for mipomersen antisense. Nat Biotechnol 2010; 28: 295–7.
29. Soutar AK, Naoumova RP. Mechanisms of disease: genetic causes of familial hypercholesterolemia. Nat Clin Pract Cardiovasc Med 2007; 4: 214–25.
30. Lambert G, Charlton F, Rye KA, Piper DE. Molecular basis of PCSK9 function. Atherosclerosis 2009; 203: 1–7.
31. Cohen JC, Boerwinkle E, Mosley TH Jr, et al. Sequence variations in PCSK9, low LDL, and protection against coronary heart disease. N Engl J Med 2006; 354: 1264–72.
32. Chan JC, Piper DE, Cao Q, et al. A proprotein convertase subtili- sin/ kexin type 9 neutralizing antibody reduces serum cholesterol in mice and nonhuman primates. Proc Natl Acad Sci USA 2009; 106: 9820–5.
33. Berkenstam A, Kristensen J, Mellstrom K, et al. The thyroid hormone mimetic compound KB2115 lowers plasma LDL cholesterol and stimulates bile acid synthesis without cardiac effects in humans. Proc Natl Acad Sci USA 2008; 105: 663–7.
34. Tancevski I, Wehinger A, Demetz E, et al. The thyromimetic T–0681 protects from atherosclerosis. J Lipid Res 2009; 50: 938–44.
35. Tancevski I, Demetz E, Eller P, et al. The liver-selective thyromimetic T–0681 influences reverse cholesterol transport and atherosclerosis development in mice. PLoS One 2010; 5: e8722.

36. Shah PK, Kaul S, Nilsson J, et al. Exploiting the vascular protective effects of high-density lipoprotein and its apolipoproteins: an idea whose time for testing is coming, part I. Circulation 2001; 104: 2376–83.

37. Shah PK, Kaul S, Nilsson J, et al. Exploiting the vascular protective effects of high-density lipoprotein and its apolipoproteins: an idea whose time for testing is coming, part II. Circulation 2001; 104: 2498–502.

38. Yin K, Liao DF, Tang CK. ATP-binding membrane cassette transporter A1 (ABCA1): a possible link between inflammation and reverse cholesterol transport. Mol Med 2010; 16: 438–49.

39. Yvan-Charvet L, Wang N, Tall AR. Role of HDL, ABCA1, and ABCG1 transporters in cholesterol efflux and immune responses. Arterioscler Thromb Vasc Biol 2010; 30: 139–43.

40. Angeli V, Llodra J, Rong JX, et al. Dyslipidemia associated with atherosclerotic disease systemically alters dendritic cell mobilization. Immunity 2004; 21: 561–74.

41. Pu DR, Liu L. HDL slowing down endothelial progenitor cells senescence: a novel anti-atherogenic property of HDL. Med Hypotheses 2008; 70: 338–42.

42. Mineo C, Shaul PW. Role of high-density lipoprotein and scavenger receptor B type I in the promotion of endothelial repair. Trends Cardiovasc Med 2007; 17: 156–61.

43. Kimura T, Tomura H, Mogi C, et al. Role of scavenger receptor class B type I and sphingosine 1-phosphate receptors in high density lipoprotein-induced inhibition of adhesion molecule expression in endothelial cells. J Biol Chem 2006; 281: 37457–67.

44. Seetharam D, Mineo C, Gormley AK, et al. High-density lipoprotein promotes endothelial cell migration and reendothelialization via scavenger receptor-B type I. Circ Res 2006; 98: 63–72.

45. Oslakovic C, Krisinger MJ, Andersson A, et al. Anionic phospholipids lose their procoagulant properties when incorporated into high density lipoproteins. J Biol Chem 2009; 284: 5896–904.

46. Fryirs M, Barter PJ, Rye KA. Cholesterol metabolism and pancreatic beta-cell function. Curr Opin Lipidol 2009; 20: 159–64.

47. Fryirs MA, Barter PJ, Appavoo M, et al. Effects of high-density lipoproteins on pancreatic beta-cell insulin secretion. Arterioscler Thromb Vasc Biol 2010; 30: 1642–8.

48. Kruit JK, Brunham LR,Verchere CB, et al. HDL and LDL cholesterol significantly influence beta-cell function in type 2 diabetes mellitus. Curr Opin Lipidol 2010; 21: 178–85.

49. Smith JD. Dysfunctional HDL as a diagnostic and therapeutic target. Arterioscler Thromb Vasc Biol 2010; 30: 151–5.

50. Sirtori CR, Calabresi L, Franceschini G, et al. Cardiovascular status of carriers of the apolipoprotein A-I (Milano) mutant: the Limone sul Garda study. Circulation 2001; 103: 1949–54.

51. Franceschini G, Calabresi L, Chiesa G, et al. Increased cholesterol efflux potential of sera from ApoA-IMilano carriers and transgenic mice. Arterioscler Thromb Vasc Biol 1999; 19: 1257–62.

52. Shepherd J, Packard CJ, Patsch JR, et al. Effects of nicotinic acid therapy on plasma high density lipoprotein subfraction distribution and composition and on apolipoprotein A metabolism. J Clin Invest 1979; 63: 858–67.

53. Lamon-Fava S, Diffenderfer MR, Barrett PH, et al. Extendedrelease niacin alters the metabolism of plasma apolipoprotein (Apo) A-I and ApoB-containing lipoproteins. Arterioscler Thromb Vasc Biol 2008; 28: 1672–8.

54. Lai E, Waters MG, Tata JR, et al. Effects of a niacin receptor partial agonist, MK–0354, on plasma free fatty acids, lipids, and cutaneous flushing in humans. J Clin Lipidol 2008; 2: 375–83.

55. Lukasova M, Malaval C, Gille A, et al. Nicotinic acid inhibits progression of atherosclerosis in mice through its receptor GPR109A expressed by immune cells. J Clin Invest 2011; 121: 1163–73.

56. Brown BG, Zhao XQ, Chait A, et al. Simvastatin and niacin, antioxidant vitamins, or the combination for the prevention of coronary disease. N Engl J Med 2001; 345: 1583–92.

57. Taylor AJ, Sullenberger LE, Lee HJ, et al. Arterial Biology for the Investigation of the Treatment Effects of Reducing Cholesterol (ARBITER) 2: a double-blind, placebo-controlled study of extended-release niacin on atherosclerosis progression in secondary prevention patients treated with statins. Circulation 2004; 110: 3512–7.

58. Sanyal S, Kuvin JT, Karas RH. Niacin and laropiprant. Drugs Today (Barc) 2010; 46: 371–8.

59. Prueksaritanont T, Tang C, Qiu Y, et al. Effects of fibrates on metabolism of statins in human hepatocytes. Drug Metab Dispos 2002; 30: 1280–7.

60. Prueksaritanont T, Zhao JJ, Ma B, et al. Mechanistic studies on metabolic interactions between gemfibrozil and statins. J Pharmacol Exp Ther 2002; 301: 1042–51.

61. Jun M, Foote C, Lv J, et al. Effects of fibrates on cardiovascular outcomes: a systematic review and meta-analysis. Lancet 2010; 375: 1875–84.

62. Ginsberg HN, Elam MB, Lovato LC, et al. Effects of combination lipid therapy in type 2 diabetes mellitus. N Engl J Med 2010; 362: 1563–74.

63. Barter PJ, Caulfield M, Eriksson M, et al. Effects of torcetrapib in patients at high risk for coronary events. N Engl J Med 2007; 357: 2109–22.

64. Nicholls SJ, Tuzcu EM, Brennan DM, et al. Cholesteryl ester transfer protein inhibition, high-density lipoprotein raising, and progression of coronary atherosclerosis: insights from ILLUSTRATE (Investigation of Lipid Level Management Using Coronary Ultrasound to Assess Reduction of Atherosclerosis by CETP Inhibition and HDL Elevation). Circulation 2008; 118: 2506–14.

65. Bots ML, Visseren FL, Evans GW, et al. Torcetrapib and carotid intima-media thickness in mixed dyslipidaemia (RADIANCE 2 study): a randomised, double-blind trial. Lancet 2007; 370: 153–60.

66. Schwartz GG, Olsson AG, Ballantyne CM, et al. Rationale and design of the dal-OUTCOMES trial: efficacy and safety of dalcetrapib in patients with recent acute coronary syndrome. Am Heart J 2009; 158: 896–901.

67. Cannon CP, Dansky HM, Davidson M, et al. Design of the DEFINE trial: determining the EFficacy and tolerability of CETP INhibition with AnacEtrapib. Am Heart J 2009; 158: 513–9.

68. Bloomfield D, Carlson GL, Sapre A, et al. Efficacy and safety of the cholesteryl ester transfer protein inhibitor anacetrapib as monotherapy and coadministered with atorvastatin in dyslipidemic patients. Am Heart J 2009; 157: 352–60.

69. Cannon CP, Shah S, Dansky HM, et al. Safety of anacetrapib in patients with or at high risk for coronary heart disease. N Engl J Med 2010; 363: 2406–15.

70. Stein EA, Roth EM, Rhyne JM, et al. Safety and tolerability of dalcetrapib (RO4607381/JTT–705): results from a 48-week trial. Eur Heart J 2010; 31: 480–8.

71. Niesor EJ, Magg C, Ogawa N, et al. Modulating cholesteryl ester transfer protein activity maintains efficient pre-beta-HDL formation and increases reverse cholesterol transport. J Lipid Res 2010; 51: 3443–54.

72. McNeill E. RVX–208, a stimulator of apolipoprotein AI gene expression for the treatment of cardiovascular diseases. Curr Opin Investig Drugs 2010; 11: 357–64.

73. Bailey D, Jahagirdar R, Gordon A, et al. RVX–208: a small molecule that increases apolipoprotein A-I and high-density lipoprotein cholesterol in vitro and in vivo. J Am Coll Cardiol 2010; 55: 2580–9.

74. Nicholls SJ, Gordon A, Johansson J, et al. Efficacy and safety of a novel oral inducer of apolipoprotein a-I synthesis in statin-treated patients with stable coronary artery disease a randomized controlled trial. J Am Coll Cardiol 2011; 57: 1111–9.

75. Sacks FM, Rudel LL, Conner A, et al. Selective delipidation of plasma HDL enhances reverse cholesterol transport in vivo. J Lipid Res 2009; 50: 894–907.

76. Waksman R, Torguson R, Kent KM, et al. A first-in-man, randomized, placebo-controlled study to evaluate the safety and feasibility of autologous delipidated high-density lipoprotein plasma infusions in patients with acute coronary syndrome. J Am Coll Cardiol 2010; 55: 2727–35.

77. Sherman CB, Peterson SJ, Frishman WH. Apolipoprotein A-I mimetic

peptides: a potential new therapy for the prevention of atherosclerosis. Cardiol Rev 2010; 18: 141–7.

78. Bloedon LT, Dunbar R, Duffy D, et al. Safety, pharmacokinetics, and pharmacodynamics of oral apoA-I mimetic peptide D–4F in high-risk cardiovascular patients. J Lipid Res 2008; 49: 1344–52.

79. Bielicki JK, Zhang H, Cortez Y, et al. A new HDL mimetic peptide that stimulates cellular cholesterol efflux with high efficiency greatly reduces atherosclerosis in mice. J Lipid Res 2010; 51: 1496–503.

80. Kaul S, Coin B, Hedayiti A, et al. Rapid reversal of endothelial dysfunction in hypercholesterolemic apolipoprotein E-null mice by recombinant apolipoprotein A-I（Milano）-phospholipid complex. J Am Coll Cardiol 2004; 44: 1311–9.

81. Kaul S, Rukshin V, Santos R, et al. Intramural delivery of recombinant apolipoprotein A-IMilano/phospholipid complex（ETC–216）inhibits in-stent stenosis in porcine coronary arteries. Circulation 2003; 107: 2551–4.

82. Shah PK,Yano J, Reyes O, et al. High-dose recombinant apolipoprotein A-I（milano）mobilizes tissue cholesterol and rapidly reduces plaque lipid and macrophage content in apolipoprotein e-deficient mice. Potential implications for acute plaque stabilization. Circulation 2001; 103: 3047–50.

83. Shah PK, Nilsson J, Kaul S, et al. Effects of recombinant apolipoprotein A-I（Milano）on aortic atherosclerosis in apolipoprotein E-deficient mice. Circulation 1998; 97: 780–5.

84. Nissen SE, Tsunoda T, Tuzcu EM, et al. Effect of recombinant ApoA-I Milano on coronary atherosclerosis in patients with acute coronary syndromes: a randomized controlled trial. JAMA 2003; 290: 2292–300.

85. Tardif JC, Gregoire J, L'Allier PL, et al. Effects of reconstituted high-density lipoprotein infusions on coronary atherosclerosis: a randomized controlled trial. JAMA 2007; 297: 1675–82.

86. Shaw JA, Bobik A, Murphy A, et al. Infusion of reconstituted high-density lipoprotein leads to acute changes in human atherosclerotic plaque. Circ Res 2008; 103: 1084–91.

87. Santamarina-Fojo S, Haudenschild C. Role of hepatic and lipoprotein lipase in lipoprotein metabolism and atherosclerosis: studies in transgenic and knockout animal models and somatic gene transfer. Int J Tissue React 2000; 22: 39–47.

88. Badellino KO, Rader DJ. The role of endothelial lipase in highdensity lipoprotein metabolism. Curr Opin Cardiol 2004; 19: 392–5.

89. Badellino KO, Wolfe ML, Reilly MP, et al. Endothelial lipase concentrations are increased in metabolic syndrome and associated with coronary atherosclerosis. PLoS Med 2006; 3: e22.

90. Sharifi BG, Wu K, Wang L, et al. AAV serotype-dependent apolipoprotein A-I（Milano）gene expression. Atherosclerosis 2005; 181: 261–9.

91. Wang L, Sharifi BG, Pan T, et al. Bone marrow transplantation shows superior atheroprotective effects of gene therapy with apolipoprotein A-I Milano compared with wild-type apolipo- protein A-I in hyperlipidemic mice. J Am Coll Cardiol 2006; 48: 1459–68.

92. Corson MA. Emerging inflammatory markers for assessing coronary heart disease risk. Curr Cardiol Rep 2009; 11: 452–9.

93. Wilensky RL, ShiY, Mohler ER III, et al. Inhibition of lipoproteinassociated phospholipase A2 reduces complex coronary atherosclerotic plaque development. Nat Med 2008; 14: 1059–66.

94. Serruys PW, Garcia-Garcia HM, Buszman P, et al. Effects of the direct lipoprotein-associated phospholipase A（2）inhibitor darapladib on human coronary atherosclerotic plaque. Circulation 2008; 118: 1172–82.

95. Suckling K. Phospholipase A2s: developing drug targets for atherosclerosis. Atherosclerosis 2010; 212: 357–66.

96. Rosenson RS, Hislop C, McConnell D, et al. Effects of 1-H-indole-3-glyoxamide（A–002）on concentration of secretory phospholipase A2（PLASMA study）: a phase II double-blind, randomised, placebo-controlled trial. Lancet 2009; 373: 649–58.

97. Rosenson RS, Hislop C, Elliott M, et al. Effects of varespladib methyl on biomarkers and major cardiovascular events in acute coronary syndrome patients. J Am Coll Cardiol 2010; 56: 1079–88.

98. Zhao C, Hlman-Wright K. Liver X receptor in cholesterol metabolism. J Endocrinol 2010; 204: 233–40.

99. Joseph SB, McKilligin E, Pei L, et al. Synthetic LXR ligand inhibits the development of atherosclerosis in mice. Proc Natl Acad Sci USA 2002; 99: 7604–9.

100. Terasaka N, Hiroshima A, Koieyama T, et al. T–0901317, a synthetic liver X receptor ligand, inhibits development of atherosclerosis in LDL receptor-deficient mice. FEBS Lett 2003; 536: 6–11.

101. Repa JJ, Liang G, Ou J, et al. Regulation of mouse sterol regulatory element-binding protein-1c gene（SREBP-1c）by oxysterol receptors, LXRalpha and LXRbeta. Genes Dev 2000; 14: 2819–30.

102. Schultz JR,Tu H, Luk A, et al. Role of LXRs in control of lipogenesis. Genes Dev 2000; 14: 2831–8.

103. Grefhorst A, Elzinga BM,Voshol PJ, et al. Stimulation of lipogenesis by pharmacological activation of the liver X receptor leads to production of large, triglyceride-rich very low density lipoprotein particles. J Biol Chem 2002; 277: 34182–90.

104. Kratzer A, Buchebner M, Pfeifer T, et al. Synthetic LXR agonist attenuates plaque formation in apoE-/- mice without inducing liver steatosis and hypertriglyceridemia. J Lipid Res 2009; 50: 312–26.

105. Ameli S, Hultgardh-Nilsson A, Regnstrom J, et al. Effect of immunization with homologous LDL and oxidized LDL on early atherosclerosis in hypercholesterolemic rabbits. Arterioscler Thromb Vasc Biol 1996; 16: 1074–9.

106. Chyu KY, Reyes OS, Zhao X, et al. Timing affects the efficacy of LDL immunization on atherosclerotic lesions in apo E（-/-）mice. Atherosclerosis 2004; 176: 27–35.

107. Nilsson J, Calara F, Regnstrom J, et al. Immunization with homologous oxidized low density lipoprotein reduces neointimal formation after balloon injury in hypercholesterolemic rabbits. J Am Coll Cardiol 1997; 30: 1886–91.

108. Chyu KY, Zhao X, Reyes OS, et al.Immunization using an Apo B–100 related epitope reduces atherosclerosis and plaque inflammation in hypercholesterolemic apo E（-/-）mice. Biochem Biophys Res Commun 2005; 338: 1982–9.

109. Fredrikson GN, Soderberg I, Lindholm M, et al. Inhibition of atherosclerosis in ApoE-Null mice by immunization with ApoB–100 peptide sequences. Arterioscler Thromb Vasc Biol 2003; 23: 879–84.

110. Fredrikson GN, Hedblad B, Berglund G, et al. Identification of immune responses against aldehyde-modified peptide sequences in ApoB associated with cardiovascular disease. Arterioscler Thromb Vasc Biol 2003; 23: 872–8.

111. Schiopu A, Bengtsson J, Soderberg I, et al. Recombinant human antibodies against aldehyde-modified apolipoprotein B-100 peptide sequences inhibit atherosclerosis. Circulation 2004; 110: 2047–52.

112. Schiopu A, Frendeus B, Jansson B, et al. Recombinant antibodies to an oxidized low-density lipoprotein epitope induce rapid regression of atherosclerosis in apobec-1（-/-）/low-density lipoprotein receptor（-/-）mice. J Am Coll Cardiol 2007; 50: 2313–8.